马中夫临床求索集锦

——大医传承，济世良方

马中夫　赵　午　施旭辉　主审

邢立刚　王立洪　刘　伟　主编

辽宁科学技术出版社
·沈阳·

图书在版编目（CIP）数据

马中夫临床求索集锦：大医传承，济世良方/邢立刚，
王立洪，刘伟主编.—沈阳：辽宁科学技术出版社，2023.5
ISBN 978-7-5591-2862-1

Ⅰ.①马… Ⅱ.①邢… ②王… ③刘… Ⅲ.①中
医临床—经验—中国—现代 Ⅳ.①R249.7

中国版本图书馆CIP数据核字（2022）第257582号

出版发行：辽宁科学技术出版社
　　　　　（地址：沈阳市和平区十一纬路25号　邮编：110003）
印 刷 者：辽宁鼎籍数码科技有限公司
经 销 者：各地新华书店
幅面尺寸：185 mm×260 mm
印　　张：34.25
插　　页：10
字　　数：800千字
出版时间：2023年5月第1版
印刷时间：2023年5月第1次印刷
责任编辑：寿亚荷
封面设计：刘冰宇
责任校对：刘　庶　赵淑新

书　　号：ISBN 978-7-5591-2862-1
定　　价：120.00元

邮购热线：024-23284502
编辑电话：024-23284370
邮　　箱：1114102913@qq.com

内容提要

本书为"沈阳市名中医""全国基层优秀名中医"、中医主任医师马中夫的学术传承人精心编著的一部继承创新，御西弘中，精准良方，实用性强的中医内科、妇科、儿科、男科、皮肤科、针灸及现代中药药理学研究等方面的综合性著作。

马中夫唯德博学，笃志坚守，治学严谨，融汇中西，求真创新，形成了理论新、观念新、博采精华、敢为天下先的临床特点。临床60余载，愈病数以万计，日积月累，沉淀了丰富的宝贵医鉴。在其弟子们精心收集、整理下，著成此书，以此，弘扬中医宝贵学术以济苍生。

本书介绍了临床治疗心血管疾病，消化系统疾病，泌尿系统疾病，儿科、男科、妇科疾病，肺系疾病，神经及脑血管、血液、皮肤、口鼻类疾病，疑难杂症经验，针灸临床治验及马氏临床用药经验和常用中药药理等内容。详细论述了马中夫临床治疗各科各种疑难杂病的宝贵医鉴，对每种疾病详细介绍了病因、病机、临床表现、诊断要点等，其中诊断部分收入了中西医最新诊断标准，治疗部分突出了马中夫"核心方剂"的现代药理学方解，使中药方剂既具有鲜明的中医特色基础，又融入了现代科学理性。显示了传承精华、守正创新的一次新的飞跃和实践。本书编写注重突出"准、实、新"三个特点。

1. 求准——本书以传统中医理论结合现代医学理论相辅相成为指导思想，立论务求科学、准确，阐述务求切实、可靠。比如，对每个疾病的概述及辨病治疗部分，都充分运用传统中医与现代医学最新的理论基础和治疗方法进行阐述，每种病证都有一个体现现代思维的"核心方剂"，从而保证了论治的科学性和先进性。

2. 求实——本书材料的取舍，着眼于马中夫多年临床上的反复磨炼修正的医鉴，具有鲜明灵活、有的放矢的特点，具有实用性、可读性，可操作性强，使读者读后能用，用后见效。对于每个具体的疾病，均采用辨证与辨病结合、中医与西医合璧，形成了一套精准性、独特性、共识性、简约性的崭新的治疗模式。使读者临证之时，确实有所裨益。

3. 求新——本书突破了传统中医著作以"辨证论治"为纲的框框，采用辨证与辨病并举，在此基础上结合现代科技思维，力主继承与创新，彰显悟性与独创，坚持我主人随，把握御西弘中，使传统与现代结合，让中医学在原创思维中，踏上科学理性、经验和实践的坦途。其中的经验与体会，组方与用药，都精彩地演绎着传统与现代、继承与创新的精彩思维模式，画龙点睛地凸显了中医充满神奇疗效的魅力。

本书另一特点，是中药药理学研究，使中药从四气五味、归经的简约论述中进入了分子水平、基因水平，从现代科学角度，认识和理解中药理论内涵，进而从新的高度认识中药防病治病的现代科学机制以及产生药效的物质基础和药理作用。有助于医者辨证论治地准确选药，理性地、科学地组方施治，极大地提高了中医临床治疗效果。

编委会

主　审　马中夫　赵　午　施旭辉

主　编　邢立刚　王立洪　刘　伟

副主编　唐　璐　郑培林　孟祥熙

　　　　施煜麟　王明远　毕城铭

稿件编辑及电脑制作　唐　璐　邢立刚

马中夫简介

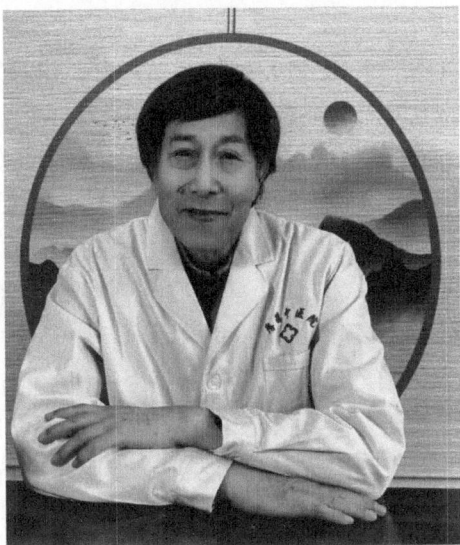

　　马中夫（本名马忠富），1941年出生，祖籍山东省诸城市。中医主任医师，沈阳市中医专家临床研究会副会长兼秘书长，辽宁省科学技术成果鉴定专家，中华医学会授予"全国基层优秀名中医"。沈阳市卫生局评定为"沈阳市名中医"。被法国医学研究院聘为研究员。带培三届法国针灸学习班，多次担任辽宁省、沈阳市中医进修班讲师。曾任辽宁省中医古文辅导老师，东北大学古文外聘老师。编撰出版中医著作10部，发表论文50余篇。业余时间喜欢舞文弄墨，常有诗、词、歌、画发表于《辽宁日报》《沈阳日报》《鸭绿江文艺》《芒种》《诗潮》《辽宁青年》等，编写出版了《马中夫诗文集》、散文集《心的旅程》。其诗歌作品获《文苑春秋》文学奖，并入选《中华文学》诗百家行列。其书画作品连续刊登于《沈阳日报》《名家》《文学之友》，其书法作品曾获"群众艺术节"书法大赛一等奖。其谱曲的《水调歌头·游泳》获中国音乐著作协会版权证。为辽宁省散文学会会员、沈阳市作家协会会员、辽宁省新诗学会理事。现出诊于沈阳市厚德中医院、蟾医堂中医院、沈阳市京桥中医院。

马中夫学术观点

一、学术渊源及观点

马中夫比较推崇《黄帝内经》及《伤寒论》，认为此二书奠定了中医之基础，是构成中医学演绎发展之轴心，是祖国医学不祧之祖。

马中夫对《黄帝内经》很有研究，经常在各种学习班讲授《黄帝内经》。他认为《黄帝内经》代表了中医学史上第一座高耸的巅峰，它标志着祖国医学踏上了科学、理性、经验和技术的坦途，奠定了中医坚实的基础，构成了中医发展的轴心。他常教导学生，不要把《黄帝内经》视为高深莫测的象牙之塔。其实学习《黄帝内经》只要弄清《黄帝内经》讲些什么，什么是其理论的核心，就可掌握其内涵要旨。马中夫认为《黄帝内经》所揭示的内容有：养心之道、人与自然和生理常识、病因病机、诊法、诸病、经脉针灸、运气、学医态度等。如按上述分类去学习探究《黄帝内经》，便可识门径而登堂入室，了然其要领精髓。上述分类，虽未将阴阳五行列为专项，但阴阳五行学说，却是《黄帝内经》的灵魂、统帅，即《黄帝内经》的理论核心。《黄帝内经》虽无一篇专论阴阳五行，却篇篇皆言阴阳五行。而且在论及阴阳五行时，不遗余力地昭示其最高统领地位。如："阴阳者，天地之道也，万物之纲纪，变化之父母，生杀之本始，神明之府也，治病必求于本"（《素问》）。"夫四时阴阳者，万物之根本也……故阴阳四时者，万物之终始也，死生之本也"（《素问》）。"阴阳者，数之可十，推之可百，数之可千，推之可万，万之大，不可胜数，然其要一也"（《素问》）。这些极高的评价，就是在向习此术者昭示阴阳五行是《黄帝内经》的最高理论，它在告诉人们，生（生理、养生）本乎阴阳五行；病（病因、病机）本乎阴阳五行，治病（诊法、治则）必求于本。故《黄帝内经》真乃为医者驭一而执万的纲领，是指导、规范着一代又一代医药学家的科学实验、临床实践和思维的核心。

关于《伤寒论》，马中夫认为，张仲景把医学的焦点集中于具体的疾病，《伤寒论》以《黄帝内经》理论为指导，总结前人和自己的宝贵临床经验，确立了中医临床辨证论治原则圭臬，仲景的医学贡献向人们证明了：中医学最精粹的内容及其生命力在于临床。若说盖伦医学反映了西方民族崇尚纯粹知识及追求智慧的特征，那么仲景医学则展示了中华民族讲求实际、"实用理性"的民族精神和传统。《伤寒论》的理论核心是"辨证论治"，六经辨证是仲景演绎的思维模式。仲景根据病邪侵害经络、脏腑盛衰程度、患者正气的强弱等，把外感病（伤寒）的发生、发展的各阶段所表现的不同症状，以六经进行系统性、条理性、统一性及普遍适用性概括，并以此作为辨证论治的纲领。每经提纲之后列了许多细目，不仅详介了各经各证的证候特点、治则、方药，还论述了各经病证的传变关系，以及合病、并病、变证、坏证等辨证与治疗。所以，六经病的演变及辨证论治，生动地体现了阴阳的对立统一，邪正斗争和消长，疾病传变、发展、转归的动态规律。学习《伤寒论》关键在于理解并掌握仲景所建立的普遍联系的辨证思维模式。论辨证，则八纲、气血寓于六经之中；论脉象，则《脉经》二十四脉尽有；论治法，则汗、吐、下、和、温、清、补、消八法齐全，针、灸、药三者皆备；论方剂，则汤液、丸散、内服外用、灌肠、含咽，一应俱全。重病因者，理出风伤卫、寒伤营，风寒两伤营卫，谓之三纲鼎立；重治法者，理出正治法、权变法、斡旋法、救逆法、类病法；重方药者，理出麻黄、桂枝、葛根、柴胡、栀子、泻心、承气、白虎、四逆、理中等十几类基本方。总之，学习《伤寒论》要学习仲景的普遍联系的辨证思维模式，要做到纵向能知六经体系，横向能晓方药体系，逆向能通治则体系，方为融会贯通。

关于金元四大家争鸣问题，马中夫认为，金元四大家虽彪炳医史，但若客观地分析，却没有多大理论上的突破和建树，他们只是凭借自身的经验和感悟，分别抓住《黄帝内经》《伤寒论》中的片言只字加以发挥，如刘完素致力于"六气化火"说，张从正阐述祛邪论，李杲着眼于"有胃气者生，无胃气者死"，朱震亨则发展了"相火"学说，从而分别主张寒凉、攻下、补脾、滋阴。研其实质，不过是对《黄帝内经》《伤寒论》理论中某一理论的重申和强调，并没有突破性的发展，只不过是使某一理论增加了些实践的资料而已。如果说值得肯定称许的只是对部分理论加深阐述，并在该理论所适应的部分疾病的临床治疗上，创造些新的治疗方法和主张，留下些宝贵的临床经验。马中夫认为，学术争鸣可繁荣学术，但自立门户、封闭自我是不可取的，也是没有前途的。业医者应广络原野，汲百家之所长，乃为良医建树之道。

关于温病学，王清任曾高度评价温病学派的创始人，自古以来，医家不引古经一语，自建所信著书立说者，只有张仲景和吴有性二人。其实温病学是一代温病学家与温热病斗争的集体实践结晶，温病学亦不是空绝无依，温病学理论源于伤寒，虽羽翼伤寒但有所突破，推动了祖国医学的向前发展。马中夫认为温病学有两大突出的特点：①简洁明了的思维框架。"自然界喜欢简单化"，温病学以其简洁明了的概括"大凡看法，卫之后，方言气，营之后方言血……"这"卫气营血"4个字，便把外感温热病的病理变化、病位深浅、病势演变等复杂内容，统一在简单的运动思变模式框架中，便于临床的轻易驾取，该是一个多么精巧的构成。爱因斯坦说："一种理论的前提的简单性越大，它给人的印象就越深刻。"而温病学的卫气营血理论，正体现了以一种简单明了的理论，囊括了极其复杂的温病病理在机体空间层次的多维变化及在时间上的阶段发展。它留给中医界的印象是极其鲜明而深刻的。②轻灵权衡的治则之法。"治上焦如羽，非轻莫举；治中焦如衡，非平不安；治下焦如权，非重不沉"。羽、衡、权；轻、平、重；举、安、沉所表示的温病治疗原则，真是臻至妙撮的法宝。然而，令人遗憾的是吴有性所创"戾气"学说的夭折，吴有性总结了治疗瘟疫病的经验，写出了《瘟疫论》，并天才地提出"戾气"致病不同于六淫致病。这一超于传统的六淫致病模式，堪称是划时代的伟大发现。

二、关于辨证用药

祖国医学几千年来逐步形成的"辨证施治"的医疗体系是中医学的精华，历代医家都十分重视。马中夫依据中医的辨证施治理论，在60多年的临床实践中，总结出定位用药和定性用药的辨证选药方法。对每个疾病，无论其临床表现如何，均先做好疾病定位、定性诊断，然后选用相应的药物治疗再配合现代药理学的依据。如对肺阴虚的病证，其病位在肺，病性属阴虚，则在养阴药中选用具有养肺阴的药物，如天门冬、沙参、天花粉等。如此类推，胃阴虚者则选用石斛、玉竹、怀山药、扁豆等；肝阴虚者则选用白芍、干地黄、女贞子、墨旱莲等；肾阴虚者则选用枸杞子、黄精、干地黄、女贞子、龟板胶等。又如对于湿热病证，则依据湿热所处部位不同而所选用的清热除湿药也不一样，若肝胆湿热则选用龙胆草、绵茵陈、鸡骨草、溪黄草等；胃肠湿热则选用黄芩、黄连、秦皮、白头翁等；膀胱湿热则选用黄柏、车前草、金钱草、海金沙等；关节湿热则选用黄柏、防己、忍冬藤等药。马中夫提倡临床上可依据疾病的病位、病性，对药物进行归类，方便临床选用，提高疗效。

三、重视对症选药

马中夫多年来的临床实践发现，要提高疗效，单纯的辨证用药还不够，需要在辨证的基础上再加上对症用药（特别是中药药理学的对症）。这样才有明确的针对性，使药与症相合。准确的对症用药才能更好地提高患者的整体疗效，有时会达到立竿见影的效果。如治头痛，可在辨证用药基础上适当选加天麻、川芎、白芷、藁本、独活、羌活、蒺藜、蔓荆子，既能对症又有药理学的依据；治腹痛也可在辨证基础上选加白芍、甘草、青皮、佛手、木香、砂仁、乌药、白豆蔻、香附、延胡索等止痛效果较好的对症药。我们在实践中体会到有些患者诊断虽然明确，用药虽也无误，但其疗效不够满意，其原因之一就是忽视了药理学上的对症用药。例如咽痒咳嗽患者，虽然同是除痰止咳药，但其咳不止，原因何在？马中夫认为原因在于缺乏对具有疏风止痒药药理学上的认识，经此指点，于方中加入蛇床子、蝉蜕、细辛、防风等，果然痒止咳除。所以，在辨证准确外，重视对症用药也非常关键。马中夫认为现代药理学的明确用药，改善了传统用药的模糊性，使中医辨证治疗更加明确具体。

四、擅长西为中用

中医的辨证用药是中医治疗用药的特点，有几千年的历史，屡见奇效，经久不衰，但同样也存在着不足之处。因为证候变化复杂，有些证候的辨证缺乏客观的标准，因此，辨证用药必然带来很大的随意性，运用起来难以统一，难以重复，难以发展。因此，马中夫深深感到作为现代的中医师，除精通中医药之外，还要努力去学习现代医学，把西医的知识拿过来御西弘中，为中医所用。比如胃溃疡，传统中医将其归于胃痛，而后将其分成五型，采用五种治法和五种方药加以治疗。马中夫重新学习西医有关胃肠道的解剖学、组织胚胎学、生理学、病理学、基础诊断方法、基础治疗方法、基础药理学以及临床药理学的有关部分，并掌握中医药现代相关的研究资料。经过深入地研究学习，马中夫认为，在充分发挥传统辨证治疗优势的同时，完全可以借用现代医学的基础理论、基础治疗方法来指导我们中医的医疗用药。目前，现代医学内科治疗胃溃疡病概括起来主要有以下6种方法：①制酸法。②胃黏膜保护法。③胃动力调节法。④幽门螺杆菌抑制法。⑤胃黏膜生长促进法。⑥胃黏膜微循环改善法等。前4种方法西医已经广泛使用，且行之有效，后两种方法作为现代基础医学理论来说，也已有明确的论述，但临床应用尚属少见。而中医药在溃疡的治疗上，几乎包括了所有的西医治疗方法。其中对胃酸分泌有抑制作用的中药有 18 种（含 2 种酸泵抑制剂，7 种弱碱性抗酸中药）；对胃黏膜有保护作用的中药有 25 种；对幽门螺旋杆菌有抑制作用的中药有 38 种（其中 10 种抑菌强度大于羟氨苄青霉素系，对胃肠动力有促进作用的中药有 28 种）；对胃肠动力有抑制作用的中药有 60 多种；对胃肠动力有双向调节作用的中药有 38 种；对胃黏膜微循环有改善作用的中药有多种；还有对胃黏膜生长有促进作用和对脑肠肽有调节作用的中药。虽从现代医学角度来看，尚没有多少研究，但中医在这方面却早已积累了丰富的治疗经验，像"培补脾胃""补益心脾""疏肝理脾"等都是传统中医常用的方法，也是公认较有疗效的治疗溃疡病的方法。马中夫认为，辨证用药的本质在于具体情况具体分析，依据不同的病情选用不同的治疗方法，选用不同的药物，正是中医辨证论治精神所在。正如上面所说的消化性溃疡病，在诸多的脏腑组织中，能够确定其病所在胃；在诸多的病变中，能够确定其病性属溃疡病；在诸多的病因中，能够确定其胃黏膜保护因子不足；在诸多的胃药中，能够选用胃黏膜保护中药。这也说明辨证施治的恰当性。

（一）依据菌种选药

参照抗菌谱，选择不同抗菌中药，比盲目用药疗效更好。例如痢疾杆菌感染选用白头翁、秦皮、黄连；结核杆菌感染选用黄精、百部、大蓟。对于严重的感染最好采用联合用药的方法，黄柏对细菌的 RNA 合成有显著的抑制作用；大黄对细菌的乳酸脱氢酶的抑制最强；黄连对细菌的呼吸作用和核酸合成的抑制作用最突出；甘草则防止细菌的 DNA 代谢。因此，由黄柏、大黄、黄连、甘草组成的方剂，干扰了细菌生长的多个环节，确保了抗菌效果。

最好事先依据常见的致病菌种，给每一种菌种拟订出数条有效的方剂，并将其制成适当的剂型，请检验室为患者做细菌培养和药物敏感度试验，而后选取其中最敏感的抗菌中药，其针对性更强。

（二）依据中医的辨证用药精神选药

不同患者，不同菌种感染，其所表现出来的证候亦不相同。即使同一患者，同一菌种感染，在疾病的不同阶段，其证候也不一样。因此，依据中医辨证用药原则选用不同的抗菌中药是很有必要的。以化脓菌感染引起的疮疡为例，依据疮疡初起成脓溃后 3 个阶段，应用消、补、托的方法。疮疡初起，热毒炽盛，可选用五味消毒饮，用金银花、野菊花、紫花地丁、天葵子、蒲公英等这些清热解毒抗菌中药，以使疮疡消散；疮疡中期，热毒虽减，气血亦虚，选用托里消毒散，用黄芪、人参、茯苓、白术、当归、川芎、白芍、金银花、白芷、桔梗等这些有补、有清的抗菌中药，以补益气血、托毒透脓；疮疡后期热毒已尽，气血大衰，疮口难收，可选用人参养荣汤，用黄芪、人参、茯苓、白术、当归、熟地、白芍、桂心、五味子、陈皮、远志等这些具有抗菌作用的中药，以补益气血、生肌收口。

（三）依据一药多用的原则选药

一种中药往往有多种功能，而用之得当往往可以一举两得或一举多得。温病学家在治疗湿温病时，非常强调在一派清湿热药中，加入适量的芳香化浊之药。消化道感染性、传染性疾病，往往表现为湿热或湿温，大多采用苦寒清热的抗菌之中药治疗。病在消化道，胃肠功能本已受影响，若再加苦寒败胃，其胃肠功能受损势必更甚，若加入适量的芳香化浊之抗菌中药，例如川厚朴、木香、藿香、砂仁、肉桂等能助苦寒药以抗菌；其次，能防苦寒药之败胃以促进胃肠功能的恢复，这实在是先贤的经验，科学的结晶。

1. 肺部感染：选用黄芩、鱼腥草、秦皮等，除有抗菌作用外，黄芩、鱼腥草兼有抗菌退热作用；秦皮兼有除痰、镇咳、定喘作用。

2. 肝胆道感染、胆囊炎：选用茵陈、山栀子、大黄。除有抗菌作用之外，尚有促进胆汁分泌，舒张胆道括约肌作用，有利于炎症的消除。

3. 湿疹合并感染：选用黄柏、苦参、秦皮、秦艽。除了抗菌作用之外，尚有平抑过敏、消炎止痒作用，如此用药事半功倍。

五、关于临床中西医结合问题

（一）医疗理论上的中西医结合

中医、西医是两套完全不同的医学体系，因此，在理论上也有很多不同之处。中医、西医因为观察问题的角度不同，分析问题的方法不一样，因此，得出来的理论也不完全一样，这是正常现象，也是推动医学发展的一种动力。

西医用现代医学理论作指导，医治患者；中医用传统的医学理论作指导，医治患者，双方都取得较好的效果。这说明中西医理论各有其特点，因此，中西医理论是应该能够结合的，马氏认为其结合方式有以下 3 种：

1. 以中医理论为指导的中西医结合：马中夫认为中医在病毒性疾病、慢性疑难病、老年病、原因不明性疾病、肿瘤康复等病症的治疗上，有其优势。因此，在这些病症的治疗上就可以采用中医理论作指导。例如一慢性肿脓疡，已采用多种抗生素治疗效果不好，患者又不愿意接受手术治疗，就可用中医的疮疡辨证用药理论，则不再用抗生素，改用仙方活命饮消热除痰，活血消痈，加上大剂量的黄芪托毒排脓，经过一个疗程的治疗，脓肿即可完全吸收。又如支气管哮喘的患者同时又患慢性骨髓炎，用红霉素、氨茶碱等治疗骨髓炎无效，哮喘也不见好，即可用中医阴疽的理论，选用阳和汤加金银花、蒲公英、紫花地丁、皂角刺治疗，不但骨髓炎医好了，同时多年未愈的哮喘亦因此治愈。

2. 以西医理论为指导的中西医结合：西医至今已经成为世界各国公认的、行之有效的医学。在临床治疗中，西医在抗感染、急救、手术等方面具有很大的优越性。因此，中医医生除了在辨证治疗方面力求精通之外，也必须重视对西医的学习，并用西医的基础理论、基础治疗原则指导中医的治疗，这种方法即称为"辨病治疗"。例如，慢性肾功能衰竭这一难治危重病症，除了使用传统的中医辨证治疗之外，还按照西医的基础理论、基础治疗原则，确立了中医的辨病治疗，其中包括原发病的治疗、可逆因素的消除、氮质血症的处理、并发症的处理等。

在慢性肾功能衰竭中某些原发病及诱发因素经过积极治疗是可以逆转的，例如，及早清除泌尿系结石、畅通泌尿道，及时发现并停用对肾有损害的药物（包括中药和西药）、控制感染、控制血压、纠正心衰等，对保护残存的肾功能，延缓透析期的到来有非常重要的作用。

在氮质血症的治疗方面包括：减少蛋白质的摄入量、减少肠道有毒物质的吸收、促进毒素的排出等，用西医理论作指导去运用中医药，可以扩大中医的眼界、提高中医的诊断技能和临床疗效。

3. 中西医临床理论的有机结合：中医、西医都是防治疾病的科学，尽管治疗方法不一样，但治疗对象是一致的。因此，许多认识疾病的基本理论也是一致的，只是由于东、西方文化背景不一样，语言习惯不一样，乍然看起来中西医两套理论，毫不相干，但如果你深入细研，你就会发现，中西医理论有很多"不谋而合"的地方。例如对人体的平衡调节，中医用"阴阳理论"作解释，认为人体内阴阳平衡，身体就会健康，中医古典医籍《黄帝内经》谓"阴平阳秘，精神乃治"，说的就是这个意思。中医这种理论不太为人们所理解，近代在西医的分子生物学的研究过程中亦发现在人体内有一类具有广泛调节功能的化合物，环核苷酸就是其中之一。在正常细胞中存在着两种环核苷酸，其中一种称为环状腺嘌呤单核苷酸（简称cAMP），另一种称为环状鸟嘌呤单核苷酸（简称cGMP），在正常情况下两者保持一定比例，但作用相反，以此来保持人体内环境的平衡。

中医认为，阴阳不平衡就会生病，人体生病之后通过调节阴阳就可以恢复健康。西医认为，cAMP与cGMP失去正常的比例就会生病，调整好这些比例，使之恢复正常，疾病也可以痊愈。

又如消化性溃疡病的发生，中医认为是因为"邪盛正虚、正不胜邪"所致。"邪"指的是"湿热""气滞""血瘀"等，"虚"指的是"脾胃阴虚""脾胃气虚""脾胃阳虚"等。西医则认为是因为"攻击因子增强，保护因子减弱"，保护因子敌不过攻击因子所致。"攻击因子"指的是幽门螺旋杆菌、过高的胃酸、胃蛋白酶、十二指肠反流液等，"保护因子"指的是胃肠黏膜的电屏障、胃肠黏膜丰富的血供与强大的再生能力，胃十二指肠黏膜的碳酸氢根—黏液保护系统等。中医的治疗理论是"扶正祛邪"，西医的治疗理论是"增强胃肠内的保护因子""削弱胃肠内的攻击因子"。可见中西医在消化性溃疡病的发病理论、治疗原则上"所见略同"。

（二）临床诊断上的中西医结合

1. 辨病与辨证相结合的诊断：中医在诊断上着重于整体的、宏观的"辨证"，西医在诊断上着重于局部的、具体的"辨病"。宏观"辨证"与具体"辨病"各有其优缺点。因此，中西医在诊断上最好结合起来，目前最常用的是西医病名诊断，中医的辨证分型。其方法是先用西医的诊断方法确定疾病的名称，后用中医的辨证方法确定疾病的证型，便于指导治疗。如此这样，就可以扬长避短，提高诊断效果。例如把以慢性腹泻为主诉的患者，按西医的检查方法，首先确定为"慢性细菌性痢疾"，然后再按中医的辨证方法确定为"脾虚湿热型"。没有西医这种病名诊断，单纯中医的辨证治疗，有时可能会偏离"抗菌"这一方向；没有中医的这种证型，有时可能会只顾杀菌，不顾及患者"脾虚"这一体质特点，其医疗效果亦不会令人满意，只有两种诊断方法结合起来才会取得更为完满的治疗效果。

2. 以西医或中医为主导的临床诊断：传统中医强调辨证，但是在一些感染性、传染性疾病的早期（或潜伏期），一些器质性疾病（隐性冠心病、无痛性心肌梗死、高脂血症、动脉硬化早期、无痛性胆结石、肾结石、骨质疏松症、癌肿无症状期等）因为无症可辨或者因无特征性的症状可辨，因而得出"无病"的结论，或者在非特异性症状的导向下做出错误的或不太准确的"辨证"，并且在错误的或不太准确的"辨证"的导向下做出错误的或不太准确的治疗方案。在这些情况下，可根据西医的诊断方法，按照西医的治疗原则、现代中医药的研究成果去运用中医药。

西医的诊断依据除症状、体征之外，很重要的是依靠现代的仪器检测手段。但不是所有的地区、所有的医院都有那么齐全的现代化设备。一些急重病不能等待所有检查完成之后才开始治疗，而且尽管现在有很多先进的仪器设备，但仍然有很多疾病无法做出诊断。在这种情况下可以依据中医的"四诊合参"做出辨证指导治疗，也是一种颇为实用的方法。

（三）治疗上的中西结合

在制订中西医结合的治疗计划之前，必须深入了解中医、西医对该病、该证各自的治疗办法，以及比较一下这些治疗办法各自有什么优缺点，就可根据"取长补短"的原则选好中西医各自的切入点，达到有机结合、优势互补的目的，避免盲目大"凑合"、大"混合"，以免造成药物资源的浪费、患者经济的负担，以及医源性疾病的增加。马中夫在治疗上的中西医结合，做了下列几方面的探讨。

1. 在治疗方法上的中西医结合：中医擅长"辨证治疗"，西医擅长"辨病治疗"，两种治疗方法各有特色。辨证治疗从患者的具体证候特点去确定疾病的属性、疾病的部位，从而确定疾病的治疗。

辨证治疗具有很大的优越性，但不难看出亦有其不足之处，从疾病的症状去研究、归纳得出来的"证"，显然在一定程度带有其主观性、模糊性，操作起来使人感到"灵活且无边际，心中无数"，其结果是：辨证治疗实施起来难以统一，难以重复，难以提高。例如中医把风湿性关节炎、类风湿性关节炎、痛风性关节炎、增生性关节炎等统称为痹证，然后按痹证加以治疗，显然缺乏针对性，如果把化脓性关节炎、骨结核，甚至骨肿瘤也当作痹证加以治疗，不但得不到满意的效果，还会延误病情。

辨病治疗本来也是中医固有的一种治疗方法，这种方法起源于《黄帝内经》，创立于《伤寒杂病论》。清代徐灵胎在《医本全集》明确指出："欲治病者，先识病之后，求其病之所以然，又当辨其之由各不同，而病状所由异，然后考虑其治之法，一病必有主方，一病必有主药。"但由于历史条件的限制，这种辨病治疗方法得不到应有的发展，反而被越来越突出的辨证治疗所掩盖。

所以马中夫认为，应该充分发挥中医辨证治疗的优势，但又不能仅仅满足于辨证治疗这一种方法，如果仅仅满足于这种治疗方法，并且把这种治疗方法看成是至高无上、完美无缺的，显然是错误的，不利于中医的发展。故马中夫主张发展中医的辨证治疗，其办法是借用西医的基础理论、基础诊断方法、基础治疗方法、基础药理方法，以及现代中医药的研究成果，并把它们运用到中医医疗上。马中夫认为，一是在辨证用药的基础上选加具有"辨病"治疗作用的方药；二是在辨证治疗效果不够好的情况下，则采用辨病治疗的方法，去运用中医药和重定性的治疗方案，去重组中药方剂，或重选中成药，以提高疗效。

2. 在疾病不同方面治疗上的中西医结合：一个病症往往有多个方面的表现，某些方面的治疗，中医可能优越于西医，而另一些方面的治疗西医可能优越于中医。因此，在处理同一病症的不同方面，有意识、有目地去选择中西医的治疗方法。例如病毒性心肌炎合并严重心衰时，马中夫选用中药苦参、虎杖、射干、淫羊藿等清除柯萨奇病毒或埃可病毒，在治疗心衰方面选用具有β受体阻滞作用的中药，如葛根、益母草和具有抑制血管紧张素Ⅱ（ACEI），如牛膝、泽泻和具有利尿作用的五苓散组成了抗心衰的金三角作用的心衰合剂，临床治疗心衰均获较好的医疗效果。

3. 在疾病不同阶段治疗上的中西医结合：任何疾病的发生、发展变化都有一定的阶段性，不同阶段所表现的主要矛盾各有不同。因此，应采用不同的治疗方法。例如，肝硬化腹水，首先要治疗腹水，解除患者痛苦，在利尿消肿方面西医药强于中医药，特效快于中医药，因而在此阶段以采用西药利水消肿为好。水肿消除后，为促进受损肝组织的康复，防止肝的进一步纤维化，则中医药优于西医药。因此，此阶段则采用中药活血化瘀、软坚散结、养肝扶脾治疗。同样道理，支气管哮喘发作时，先用氨茶碱或激素平喘，然后用中药补肾纳气，固肺定喘，健脾除痰以治本，防止复发。所以马中夫也非常注意中西医这种治标、治本相结合的治疗方法的运用。

六、关于中医证候规范化问题

马中夫认为，中医学的证候有其自身结构和层次。如表证与里证，大体上便反映出一种以空间因素为坐标的结构层次；而温病的卫、气、营、血以及伤寒六经证候等，则明显地还包含着以时间等因素为坐标的连续层次结构。处于连续层次中的各种证候之间，不仅具有相邻的关系，而且还有相继的关系。所以，叶天士曾经指出"大凡看法：卫之后方言气，营之后方言血"等。至于各种脏腑证候，则又近似于平面或扇形等层次结构。不同层次的证候，虽然具有相对的独立性，且各有其自身的特色，但是各有关层次的证候之间实际上又处于普遍联系和互相牵涉的状态中。因此，它们除了自身所固有的特点外，通常还遵循着共同的规律。若用现代层次分析法去探寻证候的结构规律，则中医学的证候既有其核心，也有其基本（基础）部分和定位标志，以及由这些成分共同组成的、由简到繁的各种具体证候。

1. **核心证候**：如虚、实、寒、热、气、血、阴阳等病机与症状，即是证候的核心，可称为"核心证候"。

2. **定位证候**：如心、肝、脾、肺、肾、卫、气、营、血等病机与症状，即是证候的定位标志和阶段标志，可视为"病位证候"。

3. **基础证候**：如阴虚、气虚、血虚、气滞、气逆、血瘀、湿热、痰浊等，则是由核心构成的比较基础部分，可以称为"基础证候"或"基本证候"。基础证候，实际上也就是用来划分证候门类的一些最基本的中医诊断学概念（至于已经揭示出病性、标明了病变部位的各种更为具体的证候概念当属"具体证候"）。

4. **具体证候**：如肾阴虚、脾气虚、肝气郁滞、膀胱湿热、热入营血、热结阴阳、脾肾阳虚等，则是由基础证候与病位证候共同合成的"具体证候"。具体证候，也就是中医日常工作中用来表述疾病诊断概念的、比较规范的证候名称。

具体证候，特别是具体的复合证候，其目的在于较全面而有重点地反映不同患者现实的病机特点，尽可能去揭示疾病的原因、表明病况、确定病性、标出病位等，为治疗提供依据并指出方向。因此，对于各种具体证候，尤其是多级复合证候，其组织结构应主次分明、严谨有序。通常宜将主证排列于首，次要证或兼夹证居后，这样才便于依法论治、选方用药。

综上所述，中医学的证候，从总的方面看显然存在着三个大的层次，即核心证候、基础证候、具体证候，或可视为一级、二级、三级结构层次。而具体证候的形成，又有赖于病位证候的补充，这样的层次结构似乎更接近于自然，可在一定程度上改变原来八纲证候、六淫证候、六经证候、气血证候、脏腑证候、卫气营血及三焦证候相互并列的状态，使中医证候的层次更加分明、令其结构略趋于立体化，有利于进一步去探求更加接近自然的最优化的层次结构模式。如此，可从根本上增强中医证候概念本身的稳定性，促进各种具体证候命名的规范化和诊断依据的标准化。且尽管临床证候头绪纷繁、千姿百态，而对于肩负辨证论治任务的医生来说，其复杂程度不但不会增加，反而更能扼住要领，以简驭繁。

七、关于诊断问题

马中夫主张以"四诊一参"入手的"经纬诊断"（二级诊断），即病名诊断和证候诊断。

临床诊断过程中，确定正确病名和证候，可以帮助医生从总的方面了解疾病矛盾运动变化的全过程或窥测其基本矛盾变化发展的大轮廓，有利于考虑总的治疗策略。例如某患者诊断为痰饮病，由于痰湿水饮均为阴邪，其性质一般皆寒，治疗总的原则自然是"当以温药和之"。但是只根据病名这一项诊断，并不能说明处于不同情况下的患者的具体状况和病机特点，因此也就难以及时采取针对性更强的、灵活机动的治疗措施。如面对一个具体的痰饮病患者，究竟该不该用"温药"，应当选择什么样的温药去"和之"，若不做具体分析、不辨证候，单纯从概念出发，则仍难免陷于盲目性。

所以中医诊断要求我们在辨病的同时还要识证，只有彻底弄清其属于何种证候，才有可能紧紧抓住患者当前病机发展的关键，采取富有针对性的治疗方法，从而求得疾病基本矛盾的解决。因此，若把疾病看成是用来编织疾病诊断模式的经线，证候是罗织此一模式的纬线，那么二者的准确结合和纵横交织便构成一幅比较清晰而完整的中医疾病诊断模式。这就是病和证之间自然的相互关系。病证结合的诊断模式显示了祖国医学的卓越成就，在世界医学领域中是独一无二的。

八、关于症状问题

症状一般是指患者自身觉察到的各种异常感觉，或由医生的眼、耳、鼻、指等感觉器官所直接感知的机体病理变化的外部表现。这些感觉和表现，是医者赖以识别疾病和分辨证候的纽带或依据。凡是按一定结构出现的、相互间有着内在联系的症状或症状群，便是疾病和证候的临床表现。

如寒热往来，这一症状是疟疾的表现，而寒热往来、胸胁苦满、默默不欲饮食、心烦喜呕等一组相关的症状综合出现时则是少阳证和邪踞少阳的临床表现。同时在某些症状群中，若居于主导地位的症状其具体情况有殊，则它所反映的证候类型便可能不一样。例如自汗这一症状，若属于主症，则一般多为虚证的表现，但从自汗的具体情况看，则汗液清稀者常是气虚使然，汗液清冷者多为阳虚的表现，而汗液黏稠酸臭者，又多半属于湿热证，而归于实证的范畴。因此，欲准确地辨析和鉴别证候，还必须了解中医证候自身在临床表现方面的运动变化规律，尤其要注意各种具体病证的症状结构和主症的特点等。

总之，病、证、症三者既有密切联系，又有严格区别。临床诊疗工作中必须处理好三者的关系，一般宜在分析症状的基础上认识疾病和辨别证候，在识病的同时仔细地辨证，同时还须适当揣度主要症状在诊断治疗过程中的指标性作用，"谨守病机，各司其属"把病、证、症三者正确地结合起来，从而求得疾病基本矛盾的解决。

关于中医现代化问题，马中夫认为科学是没有止境的，从《伤寒论》到《温病条辨》的发展，就可以看出中医需要突破，需要走出金科玉律的"山谷"。科学是不分中西的，科学需要广阔视野和胸怀。所以中医必须以继承原创思维和原创优势为前提，大胆地广纳一切先进的东西与时俱进，守旧是没有出路的。中医历尽风雨雷霆而不倒，是因为它本身具有强大的生命力，而这种强大的生命力，是因为它运用自己的理法方药所彰显出的客观疗效。

九、为医者

马中夫认为，医者，唯生死于反掌之间，千里毫厘，攸系匪轻，殊非易事。故不有精敏之思，不足以察隐；不有果敢之勇，不足以回天；不有圆融之智，不足以通变；不有厚积之学，不足以薄发；不有坚持之守，不足以万全；不有突破之志，不足以高远。故应搏击群书，广开天界，学贯中西，御西弘中，探究医理，精勤不倦，忘我尽性，格物致知，以求大医之精诚，以救含灵之疾苦，方不负为医之使命，亦不枉为医之一世！

古有三不朽之事，为立德、立功、立言也。能为良医处世，不矜名，不计利，此其立德也；挽回造化（生命），立起沉疴，此其立功也；阐发蕴奥，聿著方书，此其立言也。

序一

医之求索　惠济苍生

　　中医药学源远流长，博大精深。其独特的理论体系和卓越的临床疗效，为中华民族的繁荣昌盛和人类的文明与健康，做出了不可磨灭的伟大贡献。中医学有几千年光辉灿烂的历史，历尽各个时代的疾风暴雨而不衰，越来越受到广大人民的喜爱，并逐渐被世界人民所接纳。从 20 世纪 80 年代，中医药开始走向世界，先有针灸热，随之又有中医药热。针灸在美国，中医药在澳大利亚、英国、法国等许多国家都有合法地位，日本把研究中医药作为尖端科学，一个世界性的中医药热已经成为势不可挡的潮流。中医药学之所以能够成为潮流，是因为它本身具有的强大生命力，在养生、防病、治病、康复等方面，都有自己的特色。这种独特的医疗技术之所以能够发扬光大，更是因为它有一批承前启后、继往开来、为中医药事业献身的志士和学者的呕心沥血、发愤图强所致。

　　马中夫主任医师，今已耄耋之年，是一位为中医事业乐此不疲、奋斗不息的求索者。60 余年，他在杏林园里辛勤耕耘，正像在他诗词里所写到的："躬耕杏林数十年，一曲长歌护花魂；强项无畏张目鬼，柔肠最恐流泪人。"又如在他荣获"沈阳市名中医"时所写的《水调歌头》中云："风光动情柳，丹霞暖阳天。春回精神抖擞，老骥更加鞭。我与清晖同照，又似甘霖普降，美丽好河山。大医有精诚，缱绻在人间。杏林苑，三折肱，意犹酣。志存救济，万家疾苦系心弦。人生几度春秋，此生意在何求？杜鹃声声唤。愿洒满腔血，换来百花艳。"这是一个"心怜含灵无昼夜，情痴诗书有蓝天"的甘为杏林啼血的中医老者的内心歌唱，可谓："为公而忘私，为民而忘生。"他让我们感动，他给我们鼓舞。

　　马中夫是一个多才多艺的学者，在中医专业方面相继编撰出版了 10 部专著，发表了 50 多篇学术论文，并获得各种学术论文奖。被沈阳市卫生局授予"沈阳市名中医"，被中华医学会授予"全国基层优秀名中医"。在文学上相继出版了诗歌、散文集，大量的诗歌、散文、书画作品发表在全国各大报纸和期刊上，并获得各种文学、书画奖。为沈阳市作家协会会员、辽宁省散文学会会员、辽宁省新诗学会理事，并入选《中华文学诗百家行列》。

　　马中夫以精湛的医疗技术，效如桴鼓的医疗效果，赢得了广大患者的信赖，每日慕名求治的患者络绎不绝，而其医如烛照龟卜，无不爽也。故深得患者的美誉。更由于他厚积薄发的学识和与时俱进、中西融合的现代意识，经常在各种学术会议及各种学习班上演讲，深受医界同仁的仰慕，拜师求艺、问津索方者接踵而至，更有国外学者前来造访求经者为数不少。马老常说："善歌者使人继其声，善教者使人继其志，教学相长何乐而不为。"

中医是中华民族的传统文化，它承载着我们民族文化的精髓，它弘扬着我们民族奋发向上的精神，是我国软实力的重要体现。一个没有文化传承的国家，将是一个没有脊梁、没有方向的国家。在越来越广泛深入国际交往中没有文化的传承，则一定会受到轻视，就像"数典忘祖"的人得不到重视一样。"把根留住"不止是一句歌词，也是一种告诫！

古代的医学大家如张仲景、孙思邈、王冰、李时珍等无一例外的都是学富五车、忧国忧民、厚德济世的学者。振兴中医事业的今天，我们需要优秀的文化人才，有了优秀的文化人才，就有了丰厚精美的医院内涵建设，就有了中医特色的风采魅力。我们希望能有更多的像马中夫这样的佼佼者，为弘扬中医，为人类健康，开拓一片片繁花柳绿。

本书为马中夫老先生的弟子将其60余年的经验编撰整理而成，即将付梓，其中的每一药，每一方，每一案，每一论，都是日月的沉淀，都是智慧的结晶，都是生命的甘露，都是马老的求索的结晶和期盼。此书的出版，无疑将是杏林中绽放的又一奇葩，中医临床求索路上的又一把火炬，必将给阅读者以启迪和裨益。

沈阳市卫生健康委员会原副主任　赵午

序二

中医学是我国优秀民族文化遗产的重要组成部分，是一个伟大的宝库。早在 3000 多年前的周代已建立了医事制度，《周礼·天官》中将医生分为食医、疾医、疡医、兽医等 4 类，说明中医学在很早就已经达到专科水平了。在以后漫长的发展过程中，逐渐形成了完整的医学理论体系，积累了丰富的实践经验。中医学家历来有著书立说之传统，通过撰写医案、编写专著、注释典籍来总结自己的经验，或阐述前人的学说。中医学是世界各国传统医学中保存完好、水平高超的一门医学科学，为中华民族的繁衍昌盛做出了巨大的贡献。但进入 20 世纪，由于西医学的渗入和民族虚无主义的影响，却屡遭排斥，直至 20 世纪 50 年代之后，在老中医们的努力坚守和社会新生一代的兴起，中医学犹枯木逢春，开始得到长足的发展，经过多年的坚守、努力、创新，积跬步而至千里，积小流而成江海，中医学终于再现辉煌。我等在老师的勤勤恳恳教导下和自身的努力下，要有"桐花万里丹山路，雏凤清于老凤声"的勇气，与老师、同仁去完成前人未了的事业。在师徒们共同的努力下，几经讨论，几经寒暑，数易其稿，《马中夫临床求索集锦——大医传承，济世良方》渐臻完善，不胜欣喜。

这部凝聚马老 60 年临床之日煅月炼、千斟万酌的耕耘硕果，终于展现于我等面前，令我辈眼界大开，顿悟神明，为今后之临床平添清清汩汩活水。

马老为人谦恭儒雅，博古通今，为学无遗力，为业精于勤，为诗为画飘逸潇洒，堪比程门雪之"诗、书、医三绝"之誉。虽逾悬车之年，但日能异其技，岁能增其智，求新求异厚积薄发，与时俱进。博客、微信、彩绘、美篇、动漫样样精通，经常在各种报纸、杂志等发表诗歌、画作、学术论文、著作，是活跃在省市文化界、中医界的佼佼者。特别是在笃志治学上更为我等树以榜样。马老不但精通中医经典著作，经常在省市举办的各种进修班上讲授中医四大经典，同时又精通现代医学，为西医进修班讲授心电图、生理解剖，是一位中西兼融的学者。马老认为"科学没有止境，从中医《伤寒论》到温病论的发展，就可以看出中医需要突破，需要走出金科玉律的山谷。科学是不分中西的，科学需要广阔的原野，需要博大的胸怀。所以中医必须以继承原创思维和原创优势为前提，大胆地广纳一切先进的东西与时俱进，守旧是没有出路的，没有谁能打败自己，只会自己打败自己。""御西弘中，守正创新"是马老谆谆告诫我们的。

跟师多年，随诊体验老师开方用药，均体现出以下 4 个基本原则：强调辨证用药、重视对症选药、擅长西为中用、善于掌握剂量。

一、强调辨证用药

祖国医学几千年来逐步形成的"辨证施治"的医疗体系是中医学的精华，历代医家都十分重视。马老依据中医的辨证施治论，在 60 多年的临床实践中，总结出定位用药和定性用药的辨证选药方法。对每个疾病，无论其临床表现如何，均先做好疾病定位、定性诊断，然后选用相应的药物治疗。如心脉瘀阻的病证，其病位在心脉，病性属瘀阻，则在通心脉中选用具有活血化瘀止痛的药物，如丹参、红花、益母草、水蛭等。痰浊则选用瓜蒌、薤白；寒凝则选用熟附子、肉桂等；气阴两虚则选用黄芪、太子参、麦门冬类，以此类推。又如对于湿热病证，则依据湿热所处部位不同而所选用的清热除湿药也不一样，若肝胆湿热则选用龙胆草、栀子、绵茵陈、溪黄草等；胃肠湿热则选用黄芩、黄连、蒲公英、紫花地丁；膀胱湿热则选用黄柏、车前草、金钱草、海金沙等；关节湿热则选用黄柏、防己、忍冬藤等药。马老提倡临床上可依据疾病的病位、病性，对药物进行归类，方便临床选用，进而提高疗效。

二、重视对症选药

马老多年的临床体会得出，要想提高疗效，单纯的辨证用药还不够，需要在辨证的基础上再加上对症用药。对症用药往往可以提高患者整体疗效，有时会达到立竿见影的效果。如治头痛，可在辨证用药基础上适当选加天麻、独活、羌活、川芎、白芷、藁本、蔓荆子等对症药；治疗胃腹痛也可在辨证基础上选加白芍、甘草、牡丹皮、徐长卿、青皮、乌药、香附、延胡索等止痛效果较好的对症用药。我们在实践中体会到有些患者诊断虽然明确，用药虽然无误，但其疗效不够满意，其原因之一就是忽视了对症用药。例如咽痒咳嗽患者，虽然同是除痰止咳药，但其咳不止，原因何在？马老认为原因在于痒咳在喉，应选用对症的疏风止痒药，如蝉蜕、防风、蛇床子，经此指点，果然痒咳立止。可见马老在辨证准确外，十分重视对症用药。而且特别指出很多疾病，特别是一些慢性病并不是一两剂药就可以治愈的，但是作为一个临床医生，要细心对待每一个症状的特效用药，使其立竿见影，如果不见功效，患者就会对医生失去信心，不会再找医生复诊，医生的医疗计划最后也无法实现。

三、擅长西为中用

中医的辨证用药是中医治疗用药的特点，有几千年的历史，屡见奇效，经久不衰，但同样也存在着不足之处。因为证候的变化复杂，有些证候的辨证缺乏客观的标准，因此，辨证用药必然带来很大的随意性，运用起来难以统一，难以重复，难以发展。因此，马老深深感到作为现代的中医师，在精通中医传统药性之外，更要精通现代中药药理学，并需学习掌握西医，把西医的好东西拿过来，御西弘中为我医所用。如治疗冠心病心绞痛的选药三原则：

1. 改善冠脉流量：选用刺五加、淫羊藿、葛根、郁金、三七、徐长卿、牡丹皮、苏合香、毛冬青等中药及其制剂。增加冠脉流量，降低效率，改善心肌缺血、缺氧，缓解心绞痛。

2. 改善血液流变学：选用川芎、赤芍、红花、丹参、益母草等活血化瘀药及其制剂能改善血液流变性，具有抗血小板聚集等作用，起到类似于小剂量阿司匹林的治疗效果。

3. 降低心肌耗氧量：选用黄芪、西洋参、人参、党参、麦冬等补益药及其制剂，以减慢心律，降低心肌耗氧量，提高心肌耐缺氧能力。

马老根据以上三原则创立了"参芪汤"，作为辨证治疗冠心病心绞痛的基础方剂。

又如治疗胃溃疡，传统中医将其归于胃痛，而后将其分成5个证型，采用5种治法和5种方药加以治疗。在具体运用时，你就会感到这种用药方法灵活无边，难以掌握，心中无数。为此，马老在西医有关胃肠道的解剖学、生理学、病理学、基础诊断方法、基础治疗方法等与中医辨证论治相结合，并掌握中医药现代药理学相关的研究资料。经过深入的研究巧妙地构建了西为中用的治疗方法。既充分发挥传统辨证治疗优势的同时，又借鉴了现代医学的基础理论、基础治疗方法来指导中医的辨证用药，发挥拓展了中医特色，形成了一整套的独具特色的治疗胃溃疡的几种方法：①制酸法。②胃黏膜保护法。③胃动力调节法。④幽门螺旋杆菌抑制法。⑤胃黏膜生长促进法。⑥胃黏膜微循环改善法等。使中医药在溃疡的治疗上取得了副作用小，且明显优于西医的疗效。

四、善于掌握剂量

临床疗效和药物剂量密切相关。马老经常告诉我们：中药都是草根树皮、花叶种子之类，其成分繁杂，有效成分量微，所以用药要做到"胆要大，心要细"，一定要把握好每种药的有效用量。古今剂量单位有所不同，马老在临床中非常注意观察与总结每一种药的最佳剂量，除一些毒副作用明显的中药一定按常规用药，其余者只要辨证准确，在确保安全的前提下，可适当地大剂量使用。如黄芪、党参、太子参、葶苈子、车前子、白术、茯苓、石膏、龙骨、龙齿、牡蛎、石决明、珍珠母、代赭石、忍冬藤、鱼腥草、土茯苓、金钱草、白花蛇舌草、垂盆草、金荞麦、半枝莲、仙鹤草、沙参、玉竹、百合、黄精、蒲公英、紫花地丁、金银花、连翘、合欢花等。马老经常告诫我们："夫医者，惟生死于反掌之间，千里毫厘，攸系匪轻，殊非易事。故不有精敏之思，不足以察隐；不有果敢之勇，不足以回天；不有圆融之智，不足以通变；不有厚积之学，不足以薄发；不有坚持之守，不足以万全；不有突破之志，不足以高远。"故我等必以此为"座右铭"，行大医济世之职。

施旭辉

序三

C' estUngrand honneur d' écrire le préambule dUlivre demédecine chinoise dUMaître ZhondFUMA.

Près d' Un demi siècle aprèsmon oncle, le docteur René Casey, j' ai été invité à Shenyangpour découvrir lamédecine traditionnelle chinoise. En 1973, René Casey, spécialiste en acupuncture, rapportait de Pékin les premiers films d' analgésie par acupuncture. Immédiatement, aUcours de ses conférences et projections, j' ai pris la dimension dUsepticisme desmédecins occidentaux par rapport à ce système de santé complet, qui a fait son apparition en Occident dans les années 1950.

Il faut attendre 2002, pour que l' Organisationmondiale de la Santé définisse lamédecine chinoise comme « comprenant diverses pratiques, approches, connaissances et croyances sanitaires intégrant desmédicaments à base de plantes, d' animaux et/oUdeminéraux, des traitements spirituels, des techniquesmanuelles et exercices, appliqués seuls oUen association, afin demaintenir le bien- ê tre et traiter, diagnostiquer oUprévenir lamaladie ».

De nos jours, lamédecine chinoise fait son chemin et fascine lesmalades occidentaux qui comprennent la nécessité de thérapeutiques qui préviennent et soignent lesmaladies de notre civilisationmoderne. Lamajorité dUpublic occidental connait aUmoinsUn oUplusieurs des cinq piliers de lamédecine chinoise : acupuncture,massage Tui Na, diététique, pharmacopée et Qigong.

Cettemédecine, « expérimentale » vieille de près de 3000 ans apporteUne réponse pour chaquemalade à l' inverse de nosmédicaments occidentaux conçus pour le plusgrand nombre. Lamédecine chinoise, système de santéglobal basé sur l'énergie vitale – le « Qi », considère l'homme commeUn tout et rétablit l'harmonie entre le corps et l'esprit, prenant en compte les émotions et les comportements.

AUcours de nos voyages à Shenyang, nous avons remarqué que la pharmacopée chinoise, avec desmilliers de substances, dont plusieurs centaines d' Usage courant, semble ê treUne approche privilégiée enmédecine curative et préventive. Nous avons vUces hôpitauxmodernes qui possèdentUne importante pharmacopée, offrantUne immense variété de traitements àUn nombre impressionnant demalades. Ce sont desmillions de chinois qui bénéficient de cette pharmacopée. Alors que nos facultés demédecine nous enseignent qu' il est impossible de soignerUngrand nombre demalades sans l' aide desmédicamentsmodernes. Puissance de l' industrie pharmaceutique !

Là où notre pharmacologie occidentale s' empresse d' extraireUn ingrédient actif pour traiterUnemaladie, l'herboristerie chinoise,mise sur l'effet conjugué des diverses composantes d'Une oUde plusieurs plantes. Ces « préparations », auxquelles nous avons assistées,mettent à profit la synergie de plusieurs ingrédients ayant des propriétés similaires visant àminimiser les effets secondaires que pourrait causer la prise d' Une seule plante engrande quantité. Nous voyons dans cette différence d' approche l' opposition entre rentabilité et bénéfice pour lemalade ! De plus, l' ingrédientUnique de notre pharmacopée occidentale, appliqué à tous lesmalades, ne prend pas en compte le « terrain » de chacun.

En Occident, de plus en plus demalades se tournent vers lamédecine chinoise pour traiter les nombreuses affections qui ne répondent pas aux traitements allopathiques classiques comme par exemple, les douleurs chroniques, allergies, stress, fatigue, problèmes digestifs, arthrite, asthme, dorsalgies, infectionUrinaire, bronchite, pneumonie, problèmes respiratoires, sinusite, problèmes de sommeil, acouphènes,Ulcères, infection vaginale, infections virales et bactériennes. Lamédecine traditionnelle chinoise et sa pharmacopée ont pour objectif de prévenir lamaladie enmaintenant l'organisme en bonne santé en renforçant le système immunitaire.

Les plantes oUles préparations chinoises sont prescrites par praticiens enmédecine chinoise. Cettemédecine a aussi sa place dans les douleurs aiguës comme j' ai pUl' expérimentermoi–m ê me à ChenyangpourUn torticolis rebelle etguéri enUne heure par lamédecine traditionnelle faite demoxas, Tui Na et bains de plantes.

La formation en pharmacopée chinoise en France est le fait de quelquesUniversités comme par exemplemontpellier–Nîmes qui délivreUn diplôme demédecine chinoise etUne capacité d' acupuncturemédicale seule formation reconnue par le Conseil National de l' Ordre desmédecins permettant l' exercice de l' acupuncture.

Ces docteurs enmédecine chinoise, encore trop rares en France, peuvent poserUn diagnostic et prescrireUn traitementUtilisant la pharmacopée chinoise.

La qualité de l' enseignement, des prescripteurs et la sécurité des plantes de la pharmacopée sont les conditions pour que cette excellentemédecine chinoise trouve sa place dans notre arsenal thérapeutique occidental. La complémentarité de ces deuxmédecines devrait devenir la règle.mais l' enseignement de cettemédecine chinoise nécessiteUn longtravail personnel d' apprentissage pour nos confrères désireux de rendre service aUplusgrand nombre demalades.

Maître ZhondFUMAme confiait, aUcours d' Un dîner à Shenyang, qu' il craignait la disparition de ces immenses connaissancesmédicales chinoises, fruits d' Une expérimentation de près de 3000 ans.

Souhaitons que ce livre, reflet de l' immense expérience dUMaître ZhondFUMA, participe à la transmission de cettemédecine dUcorps et de l' âme de l' homme et que sa traduction profite aux soignants occidentaux qui désirent partager ses principes.

JACK · PORCHRON

怀着无比荣幸的心情，为马中夫先生的中医书籍写序。

半个世纪前，我的舅舅雷诺·卡塞医生于 1973 年受邀于北京，观摩并学习利用针灸如何快速麻醉镇痛，并拍摄了第一部针灸麻醉镇痛的电影。遗憾的是，西方医学界对中医学一直持怀疑态度。

直至 2002 年世界卫生组织对中医学有了定义：以植物、动物或矿物质为药物，包括多种形式的人工手动或练习，可单一用药或多种方式配合，达到治疗、诊断以及预防疾病的传统医学。

在现今的法国，中医学在西方现代文化中，治疗、预防某些疾病起到显著效果。法国大部分民众至少知道，中医的五行学说、针灸、推拿、食疗、中药以及气功等中医学的元素。中医学是以 3000 年对人类预防、治疗的经验医学，针对每个疾病对于每个个体实施治疗，而与西方医学药物面向大众而言，大相径庭。同时中医的整体观，以及对人体能量以"气"来解释极为精辟，同时更注重了心理及情绪对病症的影响。

回想在沈阳访问期间，我看到了数以万计的中药，对于每一位中药都有详细的解释及运用方法，同时中药具备的预防某些疾病的作用。在现代化的医院，仍然保留着中医科，接待患有不同疾病的患者。同时大部分民众对中医学中药治疗疾病是有信心与信任的。反观我们的医学院校是不可能在没有强大的现代制药工业的基础上，教授学生运用药物治疗疾病的。

较之西方医学用药原则是以有效快速地消除患者症状不同的是，中医中药是以"方剂"的形式，对多种中药进行配伍，不仅针对患者症状选药，同时对显现的症状之原因用药，在配伍中运用中药的相互作用以中和其产生的毒性及副作用。重要的是相比西方单纯对显现的病症用药，中医所说的"治标治本"原则有最大不同之处。

在西方，寻求用中医中药治疗病症的患者比比皆是，还有一些西方现代医学无法解释的病症运用中医中药治疗后达到了良好效果。例如：慢性疼痛、过敏症、焦虑紧张、疲惫乏力、消化系统问题、关节炎、背部疼痛、泌尿系统疾病、支气管炎、呼吸系统疾病、鼻炎、失眠、耳鸣、溃疡、阴道炎、由病毒细菌感染造成的炎症。同时还具有保健及预防疾病的功效。

作为亲历者，在沈阳访问期间，我体验了除中药以外的治疗手段。利用中药外敷、艾灸及中医推拿，1 小时之内解决了我的扭伤问题。

在法国中医教学方面，蒙彼利埃大学及尼姆大学教授针灸课程，法国执业医师协会对此文凭进行执业认证。

在法国像中国一样的职业中医师，能否运用中医望闻问切诊断开方，还是比较少的。

中医中药的教学，在西方还有很长的路要走，例如中药使用规范，较西方而言一些中药是不能在现有西方法律法规下运用的。试想一下如果中医的中药能和我们的植物草药学同等地位，并且能够对用药安全细化，更可能的引入中国以前的学徒制度，那该多好啊！这就需要东西方的医学同仁们携起手来，义无反顾地投入到这个大工程里来。

与马中夫老师相聚沈阳的晚餐之夜，使我对中国医学有了更深的认识，并在数千年的中医中药应用中汲取营养。

衷心希望此书，在汇集马中夫老师的临床经验上，能够惠及同仁，如有可能将其翻译后惠及西方。

雅克·鲍世宏

前　言

　　"沈阳市名中医""全国基层优秀名中医"、中医主任医师马中夫先生临床60余载，愈病数以万计，日积月累，沉淀了丰富的宝贵医鉴。由其弟子们编撰了《马中夫临床求索集锦——大医传承，济世良方》。

　　本书为马中夫60多年的中医临床诊断经验和体会的总结。根据现代中药药理学研究成果明确用药，改善了传统中医用药的模糊性。提出现代中医必须以继承原创思维和原创优势为基本前提，大胆地广纳一切先进的研究成果，与时俱进，守正创新。其中的经验与体会，组方与用药，都精彩地演绎着传统与现代，继承传统中医与现代中医创新的思维模式。最终能够以提高临床疗效为宗旨，力主继承与创新，彰显悟性与独创，坚持我主人随，把握御西弘中，使传统与现代结合，让中医学在原创思维中，踏上科学、理性、经验和实践的坦途。本书中的每一方、每一案、每一论，都是马中夫先生60年来临床经验的萃羽精华，是其融古治今，承先启后，在继承基础上的自主创新。恩师对吾辈弟子谆谆教诲，理法方药，倾囊相赠。并常常告诫："为医者当精敏果敢，圆融通变，厚积薄发，突破创新，志存救济，福泽民众。"恩师常念吾执教于学堂，时时叮嘱："善歌者使人继其声，善教者使人继其志，教学相长何乐而不为。"吾定将师之理念、师之学术继承传播。如吾师之所盼，让中医福泽含灵，济世中华，走向世界。恩师提出科学不分中西，科学需要广阔原野的胸怀，必须结合现代科学，创新发展使之更加完美无缺。

　　本书主要内容及撰写情况如下：第一章心血管疾病，撰写人施煜麟。第二章消化系统疾病，撰写人邢立刚。第三章泌尿系统疾病，撰写人王立洪。第四章儿科、男科疾病，撰写人刘伟。第五章妇科疾病，撰写人孟祥熙。第六章肺系疾病，撰写人王明远。第七章神经及脑血管、血液、皮肤、口鼻类疾病，撰写人唐璐。第八章马氏临床治疗疑难杂症经验，撰写人郑培林。第九章针灸临床治验，撰写人毕城铭。第十章马氏临床用药经验和常用中药药理，撰写人唐璐、邢立刚。

　　由于时间仓促，本书编撰不足之处在所难免，希冀读者批评指正。

邢立刚

2022年壬寅撰于格理楼

目　录

第一章　心血管疾病

第一节　马氏治疗心血管疾病框架

1. **扩张冠状动脉药**：丹参、川芎、葛根、赤芍、刺五加、红花、益母草、补骨脂、薤白、三七、淫羊藿。

2. **降血压药**：黄芪（30~100g）、益母草、半边莲、毛冬青、夏枯草、桑寄生、杜仲、牛膝、桑白皮、罗布麻。

3. **降血脂药**：泽泻、郁金、沙棘、绞股蓝、山楂、茵陈、草决明、女贞子、牡丹皮。

4. **控制心动过速药**：黄芪、党参、生地、玉竹、丹参、石菖蒲、半夏、黄连、苦参、珍珠母、龙骨、牡蛎。

5. **治疗心房颤动、室性早搏药**：苦参、甘松、半夏、石菖蒲、威灵仙、黄连、羌活、延胡索、三七。

6. **治疗窦性心动过缓药**：党参、黄芪、刺五加、仙茅、麻黄、细辛、茯苓、补骨脂、附子、款冬花、白鲜皮、莲子心。

7. **改善心绞痛药**：白芷、藁本、降香、延胡索、全蝎、羌活、独活。

8. **清热药**：牡丹皮、栀子、黄芩、黄柏、黄连、穿心莲、白花蛇舌草、蒲公英、紫花地丁、虎杖、紫草、金银花、连翘、马齿苋、重楼、玄参。

9. **利湿药**：益母草、泽兰、豨莶草、萆薢、苦参、茵陈、猪苓、茯苓、苍术、黄柏、土茯苓。

10. **驱寒温经药**：鹿角霜、干姜、附子、肉桂、麻黄、白芥子、牛膝、淫羊藿、巴戟天。

11. **抗动脉硬化药**：黄芪、葛根、丹参、水蛭、地龙、当归、白芍、山楂、海藻、泽泻、姜黄、蒲黄、萆薢、毛冬青、虎杖、玄参、黄芪、骨碎补、陈皮、漏芦。

12. **改善脑循环药**：川芎、葛根、刺五加、海风藤、肉桂、三七、汉防己、萆薢、水蛭、银杏叶、绞股蓝、淫羊藿、地龙、刺蒺藜、天麻、锁阳、珍珠、漏芦、马齿苋（含多巴胺）、吴茱萸、白术。

第二节　心绞痛

心绞痛是冠状动脉粥样硬化性心脏病（简称冠心病）的主要临床表现，是因动脉粥样硬化使冠状动脉管腔狭窄甚至闭塞，影响冠状动脉循环的一种心脏病。由于冠状动脉粥样硬化的部位、病变程度不同又可分为多个类型，1979 年世界卫生组织将其分为心绞痛、心肌梗死、心律失常、心力衰竭和心脏骤停 5 型。心绞痛是因心肌暂时缺血、缺氧而引起的以发作性胸痛为主要表现的一组临床综合征，95% 由于冠状动脉粥样硬化性心脏病所致。此病多为突然发作，多见于体力劳动或情绪激动时，受寒或饱餐后，发作持续约数分钟，休息或用硝酸甘油片后症状可缓解。心绞痛属于中医学的"胸痹""心痛"范畴。

【病因病机】

一、中医

中医学认为本病的发生与年老肾虚、饮食失节、情志失调、寒暑邪侵袭等因素有关。其病位主要在心，涉及肝、脾、胃、肾、肺等脏腑，多属本虚标实之证，常在心气、心阳、心血、心阴不足或肝、脾、肾失调的基础上，兼夹寒凝、痰浊、气滞、血瘀等病邪痹阻心脉，产生不通则痛和不荣则痛的表现。

二、西医

西医学认为心绞痛发生于冠状动脉的供血不能满足心肌代谢的需要，引起心肌急剧的、暂时的缺血、缺氧等多种因素综合引起的结果。心绞痛的主要病理改变是不同程度的冠状动脉粥样硬化。目前认为引起冠状动脉粥样硬化的危险因素有血脂代谢紊乱、高血压、糖尿病、吸烟、肥胖、高尿酸血症、遗传因素等。此外，男性、老年、不爱运动者多发。其中前五项危险因素在我国发病率高，影响严重，是应该主要控制的对象。

【临床表现】

1. 疼痛发作常见诱因：常见诱因是情绪激动，体力劳动，剧烈运动如登山、登楼、跑步、饱餐、寒冷、吸烟等。

2. 发作突然：很少在发作前有先兆，在发作间歇期感觉可完全正常。

3. 疼痛部位：典型的部位为胸骨上、中段，胸骨后稍偏左，有时可涉及心前区。少数病例发生在胸骨下段或上腹部。疼痛常放射到左肩、左臂前到无名指、小指，有时放射到颈、咽、下颌、牙齿、背部、上腹部。

4. 疼痛性质：呈压榨或窒息感，迫使患者停止一切活动，剧痛时伴出汗。

5. 疼痛时间：1～5min，很少超过15min，休息后可逐渐缓解，舌下含化硝酸甘油或硝酸甘油气雾剂常在1～2min内缓解。

6. 其他症状：心绞痛发作时常见患者有面色苍白、出冷汗、极度疲乏、心悸、胸闷、头晕甚至晕厥、呼吸困难等。

【理化检查】

1. 心电图：约半数人平时正常，发作时可出现缺血型ST-T段改变。

2. 心电图运动试验：对心电图无改变者，用运动增加心脏负荷以激发心肌缺血。可做双倍二阶梯运动或踏板和踏车运动。运动后做心电图，如ST段水平型或下斜型降低大于等于1mm，持续0.08s及U波倒置为阳性。

3. 长程心电图：全程记录24h心电图，能及时记录到心绞痛发作时心率、心律及ST段的改变。

4. 冠状动脉造影：显示冠脉狭窄部位、程度及其范围。

【中医辨证治疗】

一、马氏对冠心病心绞痛的辨证治疗

1. 确立冠心病心绞痛的主要病机：近年来对冠心病的发病机制有了深入的了解，尤其在冠脉造影等先进的冠心病介入性诊疗技术发展起来以后，许多过去悬而未决的问题都有了较为明确的答案。如许多按既往的诊断标准应该被诊断为冠心病的患者经检查被排除了冠心病的诊断，而一些临床症状不典型的患者却经检查发现了严重的冠状动脉病变，从而得到了及时的诊疗，避免了病变的进一步发展。

2. 中医药治疗：中医药对于冠心病自古以来就有较多的研究，对其发病机制、临床分型、诊断诊疗均有诸多阐述。现代诊疗技术的发展对中医诊治冠心病亦起了很大的促进作用。特别是近 10 年来，人们应用中医药疗法从不同的角度对冠心病心绞痛进行了研究，已被确认为有较好的疗效。在中医药疗法方面，运用行气活血、益气活血、益气养阴、活血化瘀等法治疗心绞痛取得显著的效果，其中，以活血化瘀的研究为最早、最全面。

3. 近年研究：尽管近年来中医药治疗冠心病的研究取得了较大进展，但是存在的不足也是显而易见的。如证型的客观化、规范化研究不够，有关的疗效标准制定不够缜密以致严重影响了治疗的可比性、科学性及可信性，优质、高效的中药制剂、中药专方不足或不确切都严重制约了临床研究的继续深入。

因此，马氏根据多年的临床经验总结，提出了冠心病心绞痛的主要病机是气虚血瘀，心脉瘀阻，并且确立了治疗选药的 3 个原则，制定了核心方剂的再辨证治疗方法，以期获得较为有效的治疗专方和药物，便于临床推广和深入研究。

二、选药三原则

1. **改善冠脉流量**：选用刺五加、淫羊藿、葛根、郁金、三七、徐长卿、牡丹皮、苏合香、毛冬青等中药及其制剂。增加冠脉血流量，改善心肌缺血、缺氧，缓解心绞痛。

2. **改善血液流变学**：选用川芎、赤芍、红花、丹参、益母草等活血化瘀药及其制剂能改善血液流变性，具有抗血小板聚集等作用，起到类似于小剂量阿司匹林的治疗效果。

3. **降低心肌耗氧量**：选用黄芪、西洋参、人参、党参、麦门冬等补益药及其制剂，减慢心律，降低心肌耗氧量，提高心肌耐缺氧能力。

马氏根据以上三原则创立了"参芪汤"作为辨证治疗冠心病心绞痛的基础方剂。

三、辨证治疗

本病主要症状是胸痛、胸闷、心悸、气短等，但部分危重病者可以无痛或仅出现面色苍白、大汗淋漓、四肢厥冷、脉微欲绝或脉涩结代等绝脱表现。因此，本病的急性发作期必须做出及时的处理以缓解心痛，在缓解期则予辨证治疗。

（一）**发作期的治疗**

心绞痛发作期应及时应用宽胸气雾剂等口腔喷雾给药，并舌下含服麝香保心丸、速效救心丸缓解疼痛。

（二）**缓解期治疗**

以"参芪汤"作为核心方剂进行辨证分型加减治疗。

1. **参芪汤**：黄芪 30g、丹参 30~50g、川芎 20g、刺五加 30g、桂枝 6g（血压高者去桂枝，加肉桂 10g）、红花 20g、葛根 30g、牡丹皮 20g、徐长卿 20g（后下）、绞股蓝 20g、益母草 30g、延胡索 20g、三七 9g、陈皮 15g、沙棘 20g、淫羊藿 20g。

临证加减：便不溏者加当归 20g、赤芍 30g；血瘀明显者（血栓）加水蛭 9g、土鳖虫 10g；心律不齐者加苦参 20g、半夏 20g、甘松 15g；便秘者加瓜蒌皮 20g、玉竹 15g、麦门冬 30g；血脂高者加泽泻 20g、郁金 15g。

2. 参芪汤方解：当归、川芎、赤芍、丹参、红花、益母草、三七等辛温之药养血和血，活血祛瘀。牡丹皮、徐长卿、延胡索活血行气止痛，急则治其标。水蛭破血逐瘀，推荡血中瘀滞，与养血药相伍，驱邪不伤正，血止不留瘀。黄芪补脾益气，性温散寒，与血药配伍有气为血之帅，血为气之母，增强血药之功，合陈皮健脾燥湿，止生痰之源，大量应用有降血压作用。桂枝温通心阳，助心君巡查四方，止痛，《名医别录》记载其主治心痛。刺五加降血压，保护缺血心肌。

3. 参芪汤中部分药物的现代药理学研究：

（1）黄芪：降低心肌耗氧量，对心肌细胞有明显的保护作用。其皂苷有正性肌力作用，并能抗心律失常、扩张冠状动脉和外周血管，降低血压，降低血小板黏附率，减少血栓形成。黄芪扩冠作用的用量应以 50～100g 为好，利尿应以 30g 为好。黄芪 100g 以上用量，非但不能提高免疫功能，反而成为免疫抑制剂；非但不能利尿，反而出现尿少。

（2）刺五加：具有明显的抗疲劳、抗辐射、抗应激、耐缺氧等作用。刺五加中的黄酮具有改善动脉血流量，对心肌缺血具有明显的保护作用，并有抗心律失调，改善大脑供血、升高低血压、降低高血压的作用。

（3）沙棘：增强免疫功能，抗氧化，抗衰老。沙棘中的沙棘黄酮可调节血脂血糖，降低冠心病血管堵塞风险，对急性心肌梗死大鼠模型具有抗心肌缺血作用及抗心律失常作用，此外还可以保护肝脏，抗癌，治疗阴道炎、哮喘、咳嗽等呼吸系统疾病。

（4）川芎：所含川芎嗪成分具有扩张冠状动脉，增加冠状动脉血流量，改善血液流变性，增加心肌血氧供应和降低心肌的耗氧量。动物实验还表明川芎嗪能增加微血管的开放数目和微循环的血速度，川芎嗪也具有抗血栓的作用。

（5）丹参：有扩张冠状动脉、增加冠脉血流量、减轻心肌缺血的损伤程度、加速心肌缺血或损伤的恢复、缩小心肌梗死范围等作用，并能改善血流变性，降低血流黏度，抑制凝血，激活纤溶，抑制血小板聚集及黏附性，提高血小板内 cAMP 含量，达到对抗和防止血栓的形成。

（6）淫羊藿：具有雄性激素的作用，具有增加冠脉血流量、改善心功能、镇静、降压、降血脂、降糖等作用，同时还具有促进机体免疫功能、抗衰老的作用。

（7）葛根：所含总葛根黄酮和葛根素具有明显的扩张冠状动脉作用，可使正常和痉挛状态的冠状血管扩张。总黄酮还能对抗垂体后叶素引起的冠状动脉痉挛，并可降低心肌耗氧量，对梗死心肌代谢有良好影响。葛根煎剂中的总黄酮还具有一定的降压作用和扩张血管、改善脑循环的功能。实验证明，葛根有广泛的 β 受体阻滞作用。

（8）徐长卿：能增加冠脉血流量，改善心肌代谢，从而缓解心肌缺血，并有降低血压、降低血脂的作用，素有"久服强悍轻身""久服益气延年"之论，同时还有镇痛、镇静作用。

（9）赤芍：能增加冠脉血流量，增加心输出量，并有抗血小板凝聚、抗血栓形成、抗心肌缺血、改善循环及降低门脉高压作用。用于治疗肺心病失代偿期，能扩张肺血管，降低肺动脉压和肺血管阻力，增加心输出量，改善右心功能和血液流变性，提高氧分压，使临床体征明显改善。

（10）土鳖虫：具有抗凝组分，含有纤溶酶原激活物，还可以降低血小板聚集率，延长凝血酶原时间，因此该药具有良好的抗血栓作用，还能抗肿瘤，调节血脂，保肝，保护血管内皮细胞，镇痛，促进骨骼愈合，增加心脑缺血耐受力。

（11）益母草：对心血管系统具有以下作用。

①抗心肌缺血和抗心绞痛：益母草对异丙肾上腺素和垂体后叶素引起的动物实验性心肌缺血都有保护作用，并证明这种保护作用同冠脉流量增加、微循环改善、心肌营养性血流量有关。

②抗实验性心肌梗死：对结扎狗冠状动脉前降支形成的实验心肌梗死有保护作用，能使梗死范围缩小，病变程度减轻，心肌细胞坏死量减少，对心肌细胞的超微结构，特别是线粒体有保护作用。

③抗血栓形成：服用益母草煎剂的大白鼠，其体外血栓形成时间较长，血栓长度较短，血栓湿重和干重都较轻，这种作用同益母草减少血小板数、抑制血小板功能、抑制血小板聚集有关。实验证明，益母草及其提取物对 ADP 诱导的血小板聚集有明显拮抗作用。这一作用初步证明由于益母草具有磷酸二酯酶抑制作用，从而提高血小板内 cAMP（环状核苷酸，是一种具有细胞内信息传递作用的小分子，被称为细胞内信使或第二信使）含量所致。近年来用益母草治疗冠心病心绞痛、心肌梗死、心力衰竭均取得较好疗效。

（12）绞股蓝：可降血脂，抗动脉粥样硬化，抗心肌缺血，还具有抗疲劳、抗缺氧、抗高温和抗低温的作用。绞股蓝能明显升高 SOD 活性，降低心、脑、肝细胞内脂褐素的含量。绞股蓝及绞股蓝皂苷能增加冠脉流量、增加脑血流量、抑制血栓形成，具有保肝、抑制结石生长的作用。绞股蓝还具有抗菌、乌发、护发、美容等作用。

（13）沙棘：沙棘总黄酮有增加受试小鼠的心肌营养血流量、改善心肌微循环、降低心肌氧耗量等作用。

4. 参芪汤的辨证治疗：

（1）心脉瘀阻：

主证：心胸剧痛，如刺如绞，痛处固定，入夜尤甚，心悸不宁，舌紫暗有瘀点或瘀斑，脉沉涩或结代。

治法：活血化瘀，通脉止痛。

方药：参芪汤合血府逐瘀汤加减。

参芪汤加当归 20g、熟地 15g、桃仁 15g、牛膝 15g。每日 1 剂，水煎服。

临证加减：若兼心气阴两虚者加太子参 20g、麦门冬 15g 益气养阴；若兼心烦失眠者加酸枣仁 50g、合欢花 20g、炙半夏 20g 安神助眠。

加味药的药理作用：

当归：有降低血小板凝聚和抗血栓作用，并能促进血红蛋白及红细胞的生成，并有显著扩张冠脉作用，增加冠脉血流量，因此有抗心肌缺血、抗心律失常及扩张血管作用。其所含阿魏酸能改善外周循环，降低血压作用。此外当归还有利尿、镇痛、抗炎、抗缺氧等作用。当归有滑肠作用，大便溏泄者慎用。

熟地：中等量的熟地有强心作用，对衰弱的心脏更为显著，其主要作用于心肌。另据报道，熟地具有降压、降低胆固醇、降低甘油三酯的作用。此药滋腻，脾胃虚弱、中满、便溏者慎用。

桃仁：能明显增加脑血流量和动脉的血流量，并可降低血管阻力，改善血液流变学状况，使凝血时间延长。

红花：有轻度兴奋心脏、降低冠脉阻力、增加冠脉流量和心肌营养性血流量的作用。红花小剂量（10~15g）可增强心肌收缩力，大剂量（30g以上）则有抑制心脏兴奋作用。此外，红花有抑制血小板聚集和增强纤维蛋白溶解作用。

牛膝：具有抗血管紧张素作用，因此具有降压、扩张血管、改善循环等作用。

（2）痰浊痹阻：

主证：胸闷如窒而痛，痛则引肩背，气短喘促，肢体沉重，体胖多痰，或有咳嗽，舌苔浊腻，脉象弦滑。

治法：化痰泄浊，通阳开胸。

方药：参芪汤和瓜蒌薤白半夏汤与涤痰通脉汤加减。

参芪汤加瓜蒌15g、薤白15g、法半夏15g、陈皮10g、茯苓15g、枳实15g、郁金15g、泽泻20g、草决明20g、生姜3片。每日1剂，水煎服。

临证加减：若兼阳虚有寒者加熟附子10g（先煎）、肉桂3g助阳散寒；若兼心脉瘀阻者加三七粉3g（冲服）、红花20g活血化瘀；若兼痰瘀化火者加黄连10g、天竺黄15g清热祛痰；若兼痰扰清窍眩晕者加天麻20g、石菖蒲15g定眩止晕。

部分加味药的药理作用：

瓜蒌：有扩张冠脉作用，对急性心肌缺血有明显的保护作用。瓜蒌酸对胶原、二磷酸腺苷、肾上腺素刺激的血小板聚集有抑制作用。本品含致泻物质，有泻下作用，脾虚便溏者慎用。

薤白：能促进纤维蛋白溶解，降低动脉脂质斑块、血脂、血清过氧化脂质，抑制血小板聚集和释放反应，抑制动脉平滑肌细胞增生。此外，有降压、利尿、抗癌、镇痛等作用。马氏常用薤白配半夏、甘松、三七等治疗心律失常，每获佳效。

法半夏：有镇咳祛痰、镇吐作用，并能使氯化苯性室性早搏迅速消失，且能使肾上腺素性心动过速转为窦性心律。另外有降眼压和促进胆汁分泌、增强肠道的输送能力的作用。马氏常用来治疗冠心病、心房纤颤、室上性心动过速、室性早搏等。

陈皮：主要成分为柠檬烯、橙皮苷与甲基橙皮苷，均有维生素P样作用，能降低毛细血管脆性，防止微血管出血。小量煎剂有增强心脏收缩力，使心输出量增加。其所含的磷酰橙皮苷对实验性高脂血兔，有降低血清胆固醇作用，并能明显地减轻和改善其主动脉粥样硬化病变。

茯苓：有显著的利尿作用。茯苓多糖有增强免疫功能作用，并具有抗胸腺萎缩及抗脾脏增大的作用。茯苓对肝损伤有保护作用，能明显降低谷丙转氨酶的活性，防止肝细胞坏死。茯苓还有镇静、降血糖作用。对实验动物心肌有增强和加快心率的作用。

枳实：枳实煎剂有强心作用，枳实注射液静脉注射有明显升压作用，升压有效成分是辛弗林及 N- 甲基酪胺。枳实注射液静脉注射还能增加冠脉流量，脑及肾的血流量。枳实能使胆囊收缩，奥狄括约肌张力增加，并有抑制血栓形成。枳实还有较强的抗过敏活性，所含的橙皮苷有维生素 P 样效应，能降低毛细血管的通透性和脆性。

郁金：主要成分是姜黄素、姜黄挥发油和郁金多糖，均有降低血浆胆固醇、β 脂蛋白和甘油三酯的作用，并能使主动脉、肝脏中的胆固醇、甘油三酯含量降低。

草决明：动物实验证明，草决明具有显著的保肝、利胆、降血压、降血脂作用，并有一定的抗动脉粥样硬化作用，是一种安全药物。

（3）寒凝心脉：

主证：心痛彻背，感寒痛甚，胸闷气短，心悸喘息，面色苍白，四肢厥冷，冷汗自出，口淡不渴或吐清涎，小便清长，大便溏薄，舌淡苔白，脉象沉迟。

治法：温通心阳，散寒止痛。

方药：参芪汤和通脉四逆汤加减。

参芪汤加熟附子 12g、炙甘草 10g、干姜 10g、桂枝 12g、当归 10g。每日 1 剂，水煎服。

临证加减：若兼血瘀心脉痛剧者可视其情况加羌活 20g、独活 20g、全蝎 15g、三七粉 3g（冲服）活血通脉；若兼气虚者加大黄芪 50 ~ 100g、吉林人参 15g（炖服）补益心气。

加味药的药理作用：

熟附子：有明显的强心作用。附子煎煮时间越长，其强心作用越显著，而其毒性越低，其强心作用与所含的消旋去甲基乌药碱有密切关系。临床证明附子煎剂有抗心肌缺血、缺氧的作用。临床应用时，对血压高的、心律快的患者当慎重使用。

马氏在临床上治疗风湿用生附子（量不可过大）；治疗心衰、回阳救逆用久煎的熟附子。

炙甘草：甘草具有补脾益气、清热解毒、祛痰止咳、缓急止痛及调和药性的功效。生甘草泻火解毒、止咳祛痰之力较强，适宜于咽喉肿痛、疮疡肿痛、痰热咳嗽、药物及食物中毒；炙甘草健脾益气、缓急止痛作用较优，适宜于脾气虚衰、心气不足、腹痛四肢挛急等。

①甘草具有盐皮质激素样功能。甘草酸、甘草次酸对多种动物均具有去氧皮质酮样作用，能促进钠、水潴留，排钾增加，显示盐皮质激素样作用。

②甘草具有增强和抑制机体免疫功能的不同成分，有调节机体免疫功能的作用。

③甘草黄酮类化合物，具有抗菌、抗病毒、抗炎、抗心律失常、抗变态反应作用。

干姜：具有温中散寒、回阳通脉、燥湿消痰之功效。药理显示干姜具有如下功能：

①干姜可使心房自主运动增强，其强心成分为姜酚和姜烯酮，对心肌细胞缺氧缺糖性损伤有较好的保护作用。

②抗血栓作用。干姜水提物对 ADP、胶原酶诱导的血小板聚集有明显的抑制作用，延迟实验性血栓形成，姜烯酮血小板环氧化酶活性和 TXA2 的生成有抑制作用。干姜挥发油亦具有抗血栓形成的作用，并能明显延长白陶土凝血活酶时间。

③抗炎作用。干姜的水、醚提取物都有明显的抗炎作用，均能抑制二甲苯引起的耳肿胀以及角叉菜胶引起的大鼠足跖肿胀。

④镇痛作用。干姜醚提物、水提物都有镇痛作用，能减少乙酸致小鼠扭体反应次数，且呈量效关系，同时还能延长小鼠热刺激反应潜伏期。

桂枝：有镇静、镇痛、解热、抗惊厥、抗菌、抗病毒、利尿等作用，还有芳香健胃作用，并能使冠状动脉血流量增加。桂枝用量过大易致头晕目胀、眼干涩、咳嗽、口渴、尿少、尿道灼热等类似肉桂的不良反应，故不可服用过量。

当归：有降低血小板凝聚和抗血栓作用，并能促进血红蛋白及红细胞的生成，并有显著扩张冠脉作用，增加冠脉血流量，因此有抗心肌缺血、抗心律失常及扩张血管作用。其所含阿魏酸能改善外周循环、降低血压作用。此外，当归还有利尿、镇痛、抗炎、抗缺氧等作用。当归有滑肠作用，大便溏泄者慎用。

（4）气阴两虚：

主证：胸闷隐痛，时发时止，心悸气短，倦怠懒言，面色少华，头晕目眩，遇劳则甚，舌偏红或有齿印，脉细数或结代。

治法：益气养阴，通脉止痛。

方药：参芪汤和生脉饮加味。

参芪汤加吉林人参 10g、麦门冬 15g、五味子 10g、西洋参 6g、绞股蓝 20g。每日 1 剂，水煎服。

临证加减：若兼心血虚明显者加当归 20g、白芍 20g 以补心血；心烦不寐者加酸枣仁50g、柏子仁 15g、合欢皮 15g 宁心安神；若心胸爵痛明显者加三七粉 3g（冲服）、刺蒺藜20g、延胡索 20g、全蝎 10g 活血通络。

加味药的药理作用：

人参：近年来，中医学界围绕人参的研究已越来越深入，特别是对人参皂苷的心血管药理学方面的研究，已进入到一个崭新的阶段。实验研究表明人参具有如下作用：

①人参总皂苷（GS）对心肌缺血再灌注损伤具有保护作用。

②人参皂苷对抗心律失常有较好的保护作用。其中人参三醇皂苷（PTS）不仅对心脏缺血再灌注损伤心律失常有保护作用，而且能抑制交感神经传出活动，减慢心律，降低血压。此外，PTS 能提高超氧化物歧化酶（SOD）活性，减少缺氧心肌超氧阴离子自由基含量，发挥抗自由基损伤的作用。

③人参对血压具有或升，或降，或双向调节（以降压为主）三种调节作用。其作用机制为直接作用于血管平滑肌；与兴奋突触前膜 α_2 减少交感神经递质释放有关。

④人参具有抑制血小板聚集、降低血脂、抗动脉硬化的作用。用高脂饲料同时给予人参水提取液饲养大鼠，结果发现，人参水提取液组较对照组能显著降低大鼠血清中胆固醇（TC）含量，提高高密度脂蛋白（HDL-C）含量，调节脂类代谢。有明显降低心、肝组织内过氧化脂质及全血黏度，纠正自由基代谢紊乱，预防动脉粥样硬化发生。

⑤研究证实，人参及人参皂苷还具有提高耐缺氧能力作用，能增加其血红蛋白含量，增加脑、心、肝和肌肉中的 L- 乳酸脱氢酶（LDH）活性，减少肌肉中因缺氧糖酵解造成

的乳酸积累，显著提高耐缺氧效应，因此具有较好的抗缺氧能力，对脑缺氧或心肌缺血均有改善作用。

⑥人参对不正常血糖具有双向调节作用，能降低高血糖，又能升高低血糖。

⑦人参有抗利尿、抗肝损伤、抗突变、抗氧化、抗炎等作用。

但人参不可长期服用或不辨证地滥用，滥用人参会导致人参滥用综合征，主要表现为血压升高、咽喉刺激感、烦躁、体温升高、皮疹、出血、晨泻、水肿、少数患者出现抑郁等。

麦门冬：麦门冬总皂苷及总氨基酸小剂量均可使心肌收缩力增强，冠脉流量增加；大剂量的麦门冬总皂苷Ⅰ、Ⅱ及总糖对心脏均产生抑制，可使心肌收缩力减弱、心输出量减少，房室传导阻滞，甚至停搏。因此麦门冬不可大剂量用。临床以 10 ~ 15g 为妥。此外，麦门冬小剂量有抗心律失常作用，对心肌梗死后心律失常有一定预防作用。

五味子：五味子具有强心、增加冠脉血流量等作用。五味子与人参、附子配伍制成抗休克合剂，主治血压过低或休克。五味子服用过量或使用不当，会出现腹部不适，胃部烧灼、胃痛或食欲减退等症状。亦有用五味子而见眼睑、手背及胸腰等皮肤出现过敏性丘疹、荨麻疹，需要注意。

西洋参：总皂苷（含量为 5% ~ 10%）是西洋参的主要药理成分，与人参相似，只是比例有所不同。它们的总皂苷的药理作用也基本相同，只是人参总皂苷侧重抗利尿和抗疲劳，而西洋参总皂苷侧重镇静。西洋参与人参味均甘、微苦，但性有温凉之别。两者均为补气生津之药，但西洋参以养阴生津清虚热见长，肺胃阴虚津亏液少多用；人参具有生津止渴的作用，是通过补脾肺之气，气充津生而达到止渴的目的，并非西洋参直接具有补阴生津的作用。西洋参具有多方面的药理活性作用：

①对心血管系统：改善心肌功能，抗缺血、抗心律失常、抗休克、抗动脉硬化。

②增强体质：抗缺氧、抗疲劳、耐高温、耐寒、耐饥渴。

③促进造血，具有镇静、降血糖作用，增强免疫力。

绞股蓝：含有 80 多种皂苷。其中 6 种与人参皂苷相似，具有抗疲劳、抗缺氧、降血压、降血脂、降血糖、抗动脉硬化、抑制血栓形成，治疗心血管疾病等多种作用。此外，还具有安神养性、延缓衰老、改善脑力活动、提高大脑功能、活化人体正常细胞、抑制肥胖、健脾胃、解疲劳、镇静、催眠、抗紧张等作用。在治疗偏头痛、抗癌防癌、抑制杀灭癌细胞、增强人体血液中淋巴细胞的活性、增强人体的免疫功能、消除激素类药物的毒副作用、治疗胃溃疡、萎缩性胃炎和便秘等均有良好效果，同时又有一定的乌发及美容作用，是马氏临床十分喜欢应用的药物。

（5）心肾阴虚：

主证：胸闷胸痛，心悸盗汗，心烦不寐，腰膝酸软，眩晕耳聋，大便秘结，舌红少苔或无苔，脉象细数。

治法：滋阴补肾，养心安神。

方药：参芪汤合左归饮加减。

参芪汤加山茱萸 12g、熟地 18g、山药 15g、枸杞子 15g、茯苓 15g、五味子 6g、当归

10g、麦门冬 15g、酸枣仁 50g。每日 1 剂，水煎服。

临证加减：若心胸瘥痛明显者加三七粉 3g（冲服）、全蝎 10g、羌活 20g 以活血止痛；若心气虚弱者以吉林参 10g（另炖）补气养心；腰痛者加川断 20g、杜仲 20g 补肾壮腰止痛。

加味药药理作用：

山茱萸：山茱萸注射液可改善心功能，增加心肌收缩性和心输出量，提高心脏工作效率，扩张外周血管，明显增加心脏泵血功能，使血压升高，具有抗休克作用。急救固脱用量 30~50g，与人参、附子配伍较好。本品性温收敛，对素有湿热、小便淋涩者，不宜应用。

熟地、茯苓、五味子、当归：药理作用同前，略。

山药：具有健脾益肾的功效，与枸杞子、茯苓、麦门冬、天门冬共成滋阴补肾之功。

枸杞子：药理显示有抗衰老、抗突变、抗肿瘤、降血脂、保肝及抗脂肪肝、降血糖、降血压等作用，对造血功能亦有促进作用。

麦门冬：其煎剂能显著提高实验动物耐氧能力，增加冠脉流量，对心肌缺血有明显保护作用，并能抗心律失常及改善心肌收缩力，还有显著降糖作用及一定镇静作用。

酸枣仁：有显著镇静、催眠作用，所含黄酮成分是镇静催眠的有效成分之一。马氏在治疗心悸失眠时，常加合欢皮 15g、制半夏 20g、独活 20g，合用疗效更加明显。此外，酸枣仁亦有镇痛、抗惊厥、降温、降压、降血脂等作用。水提取物对实验动物心律失常有对抗作用，能抑制离体蛙心的心律，使蛙心收缩力加强，对心肌细胞有保护作用，对微循环有扩张作用。

（6）心阳不振：

主证：心胸疼痛，气短乏力，形寒肢冷，面色苍白，或见唇色青紫，舌淡苔白，脉沉微或迟缓无力。

治法：补气助阳，温通心脉。

方药：参附汤合人参四逆汤加减。

参芪汤加人参 15g、熟附子 12g、干姜 10g、白术 15g、肉桂 3g、炙甘草 6g。每日 1 剂，水煎服。

临证加减：若兼血瘀心痛者加三七粉 3g（冲服）、独活 20g、延胡索 20g 活血通脉；兼尿少水肿者加猪苓 30g、桑白皮 20g、茯苓 30g 利水消肿。

加味药药理作用：参附汤及人参四逆汤皆为峻补阳气以救暴脱之剂，药理显示有增加冠脉流量及血管流量的作用，常用于治疗各种休克及心功能衰竭，亦用于心律失常、肾功能衰竭等的治疗。

【医案举隅】

医案 1：张某，男，58 岁，2014 年 6 月 14 日就诊，在某医院诊断为不稳定型心绞痛，住院半个月症状稳定后出院，寻求中医治疗，故来笔者医院就诊。主诉胸闷、心痛一周，查形体肥胖，舌苔腻，脉沉滑，自述心律失常，睡眠差，血脂高，纳差，心烦口苦，诊为心气滞血瘀证。

方用参芪汤加减：黄芪 50g、丹参 40g、刺五加 40g、绞股蓝 20g、延胡索 20g、葛根 25g、赤芍 30g、半夏 20g、酸枣仁 50g、合欢花 20g、合欢皮 15g、益母草 30g、牡丹皮 20g、徐长卿 20g、淫羊藿 20g、菟丝子 20g、黄芩 25g、栀子 15g、泽泻 20g、郁金 15g、苦参 20g、甘松 20g、羌活 20g。合复方川芎片治疗，10 剂，水煎服。

方解：方用牡丹皮、徐长卿、延胡索等活血止痛，急则治其标，减轻患者痛苦，且该患者血脂异常，用泽泻、郁金利湿降浊，降低冠脉阻塞风险，寐差用酸枣仁、合欢花、合欢皮、半夏等，使阳入于阴，阴阳平衡，正常睡眠可减少患者精神压力，进而防止交感神经过度激活，口苦乃是火之味，是火上炎之象，用黄芩、栀子苦寒泻火，苦参、甘松、半夏、羌活对改善心律失常有一定作用。

半个月后二诊：服上方后，患者自觉症状减轻，心慌气短好转，胸闷、心痛偶有发作，血脂下降，精神好转。

医案 2：潘某，男，75 岁，2014 年 6 月 15 日就诊。2 年前因心肌梗死，进行心脏介入手术，下支架后症状缓解，近日因胸闷、心痛再次发作，西医院考虑患者情况不予手术，故来笔者医院寻中医治疗，主诉胸闷、心痛 2 天，自述有室上速，头痛，心前区疼痛活动后加剧，舌苔腻，脉细小弦。诊为痰瘀交阻证。

方用参芪汤加减：地龙 20g、丹参 40g、刺五加 40g、天麻 20g、延胡索 25g、葛根 30g、半夏 20g、独活 20g、酸枣仁 50g、益母草 30g、白芷 10g、藁本 15g、牡丹皮 20g、徐长卿 20g、淫羊藿 25g、菟丝子 20g、黄芩 25g、栀子 20g、泽泻 20g、郁金 15g、苦参 15g、甘松 20g、羌活 20g、枸杞子 30g。

方解：方用天麻、葛根改善脑血管循环，减轻头部疼痛。淫羊藿、菟丝子补肾壮阳，使元阳兴旺，一身之气血周流有根并具有增加冠脉血流量、改善心功能、镇静、降压、降血脂、降糖等作用，缓解身体下部疼痛。用补肾药枸杞子等合独活共奏活血行气、滋补阴阳之功，舌苔腻说明身体痰饮多，痰多生瘀，血脂高，用泽泻、郁金利湿降脂。苦参、甘松、羌活改善患者室上速。藁本、白芷辛香开窍，与牡丹皮、徐长卿、延胡索等合用止痛效优。

【西医分类】

临床上常将心绞痛分为稳定型心绞痛和不稳定型心绞痛两种类型。

1. 稳定型心绞痛：是指在一段时间内的心绞痛的发病保持相对稳定，均由劳累诱发，发作特点无明显变化，属于稳定型劳力性心绞痛。

2. 不稳定型心绞痛：包括初发性心绞痛、自发性心绞痛、梗死后心绞痛、变异性心绞痛和劳力恶化性心绞痛。主要的特点是疼痛发作不稳定、持续时间长、自发性发作危险性大，易演变成心肌梗死。

不稳定型心绞痛与稳定型心绞痛不同，属于急性冠状动脉综合征，常常需要紧急处理，与非 ST 段抬高性心肌梗死非常接近，所以目前一般两者一并论述。

【发病机制】

1. 稳定型心绞痛：在冠状动脉狭窄时，冠状动脉血流量不能满足心肌代谢的需要，引起心肌缺血缺氧时，即产生心绞痛。稳定型心绞痛常常是由于人活动、激动后，心肌耗氧量增加，而狭窄的冠状动脉不能满足足够的供血而发生心绞痛。

2.**不稳定型心绞痛**：在冠状动脉粥样硬化的基础上，斑块破裂形成非阻塞性冠状动脉血栓是不稳定型心绞痛和非 ST 段抬高性心肌梗死的典型病理生理机制，其他病理机制还有血管痉挛，进行性动脉粥样硬化病变加重阻塞。另外还有一些继发性因素，包括心动过速、发热、甲亢、贫血、低血压等，均可导致不稳定型心绞痛的发生和加重。

【临床表现】

1.**稳定型心绞痛临床表现**：稳定型心绞痛以发作性胸痛为主要临床表现，疼痛的部位主要在心前区，有手掌大小范围，界限不很清楚。常放射至左肩、左臂内侧达无名指和小指，有时也可发生颈、咽或下颌部不适；胸痛常为压迫、发闷或紧缩性，也可有烧灼感，但不尖锐，不像针刺或刀扎样痛，发作时，患者往往不自觉地停止原来的活动，直至症状缓解；发作常由体力劳动或情绪激动（如愤怒、焦急、过度兴奋等）所激发，饱食、寒冷、吸烟、心动过速等亦可诱发。典型的心绞痛常在相似的条件下，早晨多发；疼痛一般持续 3～5min 后会逐渐缓解，舌下含服硝酸甘油片也能在几分钟内使之缓解。可数天或数星期发作 1 次，亦可 1 日内发作多次。

2.**不稳定型心绞痛临床表现**：表现特点为心前区痛，但是疼痛表现形式多样，发作诱因可有可无，可以劳力性诱发，也可以自发性疼痛。发作时间一般比稳定型心绞痛长，可达到 30min，疼痛部位和放射部位与稳定型心绞痛类似，应用硝酸甘油后多数能缓解。但是也经常有发作不典型者，表现为胸闷、气短、周身乏力、恶心、呕吐等，尤其是老年女性和糖尿病患者。

【疾病体征】

1.**稳定型心绞痛**：体检常无特殊发现，发作时常见心率增快、血压升高，表情焦虑、皮肤凉或出汗，有时出现第四心音或第三心音奔马律。

2.**不稳定型心绞痛**：和非 ST 段抬高性心肌梗死的体征一样，经常不明显，缺乏特异性。一般心脏查体可发现心音减弱，有时可以听到第三心音或第四心音以及心尖部的收缩期杂音，严重者可发现伴随的周身异常改变。

【诊断鉴别】

一、辅助检查

1.稳定型心绞痛：

（1）心电学检查：是诊断冠心病最有价值的检查手段。其中常规 12 导联心电图是发现心肌缺血、诊断心绞痛最方便、最经济的检查方法。特别是心绞痛发作时的心电图显示心肌缺血，症状缓解后心电图的缺血恢复更具有诊断价值。但是患者常常在发病时不能马上到医院检查，而到医院后症状已缓解，这时做心电图可能完全正常，这样不能认为患者没有心绞痛。应该根据情况建议患者做心电图运动负荷试验或者选择 24h 动态心电图测定来发现患者的心肌缺血改变，这样可使诊断的准确性提高。

（2）超声心动图：稳定型心绞痛患者的静息超声心动图大部分无异常表现，进行该项检查的主要目的在于评价心脏功能和发现其他类型心脏病，有助于鉴别诊断。超声心动图可以帮助识别心肌缺血的范围和程度。

（3）放射性核素检查：这种检查主要有 ^{201}TL- 心肌显像或兼做负荷试验，在冠状动脉供血不足部位的心肌，可显示灌注缺损。主要适合于心电学检查不能确诊或者需要进一步对心肌进行特殊评估者。

（4）冠状动脉 CT 检查：这项检查是近几年刚刚广泛用于诊断冠心病的方法，属于无创性，也需要应用对比剂显像。可以直接显示冠状动脉血管壁和腔内的情况，准确性稍差于冠状动脉造影。适合于临床冠心病诊断不清，或者需要判断冠状动脉病变程度，是一项最准确的无创性检查手段。

（5）冠状动脉造影：目前仍然是诊断冠心病冠脉病变最准确的方法，因为它是有创性的检查方法，通常在上述方法不能确诊时或者是对于诊断明确者需要介入治疗时才进行。

（6）化验检查：包括血脂、血糖、尿酸、肝肾功能、高敏感 CRP 等有助于对患者的危险因素评估和指导下一步的处理。

2. 不稳定型心绞痛：

（1）心电学检查：是最简单而实用的手段，常能发现一过性的 ST 段的水平或下斜行下移，T 波倒置。重要的是疼痛发作时出现心电图改变，而疼痛缓解后心电图改变也恢复，这是诊断心绞痛非常有意义的指标。少数患者可以没有任何心电图的改变，多见于多支冠状动脉病变的患者。本病不适合运动负荷心电图检查，可以进行动态心电图检查。

（2）心脏生化标志物的检查：肌钙蛋白 I（cTnI）、肌钙蛋白 T（cTnT）是心肌损伤最敏感和特异的指标，比 CPK–MB 具有更高的特异性敏感性。目前认为 cTnI 或 cTnT 检查超过正常范围提示非 ST 段抬高性心肌梗死，但是要排除继发性的其他个别原因。

（3）其他化验：包括血脂、血糖、尿酸、肝肾功能、血清离子、高敏感 CRP 有助于对患者的危险因素评估和指导下一步的处理。

（4）心脏超声、心脏核素、心脏 CT 和心脏磁共振检查等，可以观察心肌运动异常、心功能评价和病因学分析及直接冠状动脉的检查（同前述）。

（5）冠状动脉造影：这一技术是目前评价冠状动脉病变最有意义的检查手段，可以准确地判定病变范围、病变的程度、病变的类型。这组患者行冠状动脉造影检查的主要目的是指导进一步的治疗和评估预后。

二、疾病诊断

（1）稳定型心绞痛：根据典型的发作特点，稳定型心绞痛通常发作在 1～3 个月内并无改变，即每日和每周疼痛发作次数大致相同，诱发疼痛的劳力和情绪激动程度相同，每次发作疼痛的性质和部位无改变，疼痛时限相仿（3～5min），用硝酸甘油后，也在相同时间内发生疗效，结合年龄和存在冠心病易患因素，除外其他原因所致的心绞痛，一般即可建立诊断。

（2）不稳定型心绞痛：根据患者心前区疼痛的症状的特点和心电图心肌缺血的改变，结合年龄和冠心病的危险因素诊断较易。

三、鉴别诊断

1. 稳定型心绞痛要与以下情况进行鉴别：

（1）心脏神经症：本病患者常诉胸痛，但为短暂（几分钟）的刺痛或持久（几小时）

的隐痛，患者常喜欢不时地吸一大口气或做叹息性呼吸。胸痛部位多在左胸乳房下心尖部附近，或经常变动。症状多在疲劳之后出现，而不在疲劳的当时，做轻度体力活动反觉舒适，有时可伴有心悸、疲乏及其神经衰弱的症状。

（2）不稳定型心绞痛：与稳定型劳力性心绞痛不同，不稳定型心绞痛包括初发的劳力性心绞痛、恶化型心绞痛及自发性心绞痛，因其发病机制与稳定型心绞痛不同（见后述）。

（3）肋间神经痛：本病疼痛常累及 1~2 个肋间，但并不一定局限在胸前，为刺痛或灼痛，多为持续性而非发作性，咳嗽、用力呼吸和身体转动可使疼痛加剧，沿神经走行处有压痛，手臂上举活动时局部有牵拉疼痛，故与心绞痛不同。

（4）其他心脏病引起的心绞痛：肥厚性心肌病、主动脉瓣膜病变、严重的心律失常、主动脉夹层、大动脉炎等均可引起心绞痛，需要鉴别。

（5）其他疾病：包括食管疾病、纵隔疾病、肺和胸膜病变有时也可引起胸痛，需要鉴别。

2. 不稳定型心绞痛： 在诊断的过程中特别要排除急性心肌梗死，与 ST 段抬高性心肌梗死的鉴别相对较容易，主要依靠心电图的改变即可。对于与非 ST 段抬高性心肌梗死相区别，需根据心肌酶谱、心脏血清标记物和心电图的动态观察才能区别，一般需要冠状动脉造影进一步评估病变的程度。其他鉴别同稳定型心绞痛。

【西医治疗】

一、稳定型心绞痛

稳定型心绞痛的综合治疗措施包括：减少冠状动脉粥样硬化危险因素，药物治疗，冠脉内介入治疗，外科手术，冠状动脉旁路移植术。

1. 一般治疗： 发作时立刻休息，一般患者在停止活动后症状即可消除。平时应尽量避免各种确知足以诱致发作的因素，如过度的体力活动、情绪激动、饱餐等，冬天注意保暖。调节饮食，特别是一次进食不宜过饱，避免油腻饮食，禁绝烟酒。调整日常生活与工作量，减轻精神负担，保持适当的体力活动，以不致发生疼痛症状为度。处理诱发或恶化心绞痛的伴随疾病，治疗高血压、糖尿病、血脂紊乱等，减少冠状动脉粥样硬化危险因素。

2. 药物治疗： 用于稳定型心绞痛的药物包括调脂药物、抗血小板制剂、β受体阻滞剂、血管紧张素转换酶抑制剂、硝酸酯类和钙拮抗剂等。能够控制和改善心绞痛发作的药物主要是硝酸酯类（包括硝酸甘油、消心痛等）、β受体阻滞剂（比索洛尔、美托洛尔）和钙拮抗剂（合贝爽）。另外高血压的降压治疗、调血脂的他汀类药物治疗以及抗血小板的阿司匹林治疗对于降低稳定型心绞痛患者死亡率和致残率的证据充分，也作为心绞痛的主要药物治疗措施。

3. 介入治疗： 主要是冠状动脉内的支架植入术，尤其是新型支架的应用，介入治疗不仅可以改善生活质量，而且可明显降低患者的心肌梗死和死亡率。

冠脉内介入治疗的适应证： a. 单支冠脉严重狭窄，有心肌缺血的客观依据，病变血管供血面积较大者。b. 多支冠脉病变，但病变较局限者。c. 近期内完全闭塞的血管，血管供应区内有存活心肌，远端可见侧支循环者。d. 左心室功能严重减退（左心室射血分数

＜30%）者，冠状动脉病变适合的情况。e.冠脉搭桥术后心绞痛。f. PTCA 术后再狭窄。

4. 外科治疗：主要是施行主动脉、冠状动脉旁路移植手术，取患者自身的大隐静脉作为旁路移植材料。一端吻合在主动脉，另一端吻合在有病变的冠状动脉段的远端，以改善该冠状动脉所供血心肌的血流供应。

手术适应证：a.冠状动脉多支血管病变，尤其是合并糖尿病的患者。b.冠状动脉左主干病变。c.不适合于行介入治疗的患者。d.心肌梗死合并室壁瘤，需要进行室壁瘤切除的患者。e.狭窄段的远端管腔要通畅，血管供应区有存活心肌。

二、不稳定型心绞痛

不稳定型心绞痛是严重的具有潜在危险性的疾病，对其处理的第一步首先应是快速检查评估危险性，并立即开始抗缺血治疗。对中危和高危的患者应立即住院进一步评估、监测、综合治疗，对于低危患者可以在急诊观察一段时间后，行无创性检查评价心肌缺血，结果阴性可以门诊随访观察治疗。

1. 中、高危患者的处理：对中、高危患者，应该住院按急性心肌梗死进行处理，这类患者症状发作频繁，一般可有心衰、血压低、心电图改变明显、心脏生化标记物升高的表现。主要措施包括：

（1）一般处理：卧床休息、镇静，CCU 监护，对高危者应该至少监护 24h。

（2）抗心肌缺血治疗：硝酸酯类、β 受体阻滞剂及钙拮抗剂是常用的治疗药物，都可以缓解不稳定型心绞痛的症状。

（3）抗血栓治疗：目前主要有抗血小板和抗凝两种治疗方法，抗血小板的常用药物有阿司匹林、氯吡格雷、血小板糖蛋白Ⅱb/Ⅲa受体阻滞剂。抗凝的主要药物有肝素和低分子肝素，戊糖和水蛭素也已用于临床。

（4）其他药物治疗：硝酸甘油不能缓解胸痛或出现肺瘀血或躁动时，可静脉应用吗啡类镇静药。ACEI 类用于有左心收缩功能障碍、血压仍偏高以及合并糖尿病的患者。他汀类适用于各种类型冠心病的 1 级和 2 级预防及稳定斑块，也越来越广泛地应用于冠心病的治疗。

（5）冠状动脉造影和冠状动脉血运重建治疗：目前总的趋势倾向于采取早期介入的治疗方案，特别是对于 24h 内有心肌缺血发作的患者，早期行冠状动脉造影，明确冠状动脉病变，进行早期血管重建治疗包括心脏支架植入术和外科手术搭桥术，都是积极有效的措施。

2. 低危患者的处理：这组患者可以院外门诊治疗，表现症状、体征轻，心电图改变轻，没有心脏生化标记物升高的症状。治疗的措施是抗血小板、抗缺血，治疗心绞痛，提高生活质量，严格控制冠状动脉粥样硬化的危险因素，强化长期预防方案，达到改善预后，延长生存期的主要目标。但是与稳定型心绞痛相比需要密切随访观察，发现早期不稳定的因素，应积极处理。

【中西医结合治疗的体会】

目前，对心绞痛的治疗，西医药已有一套较为完善的治疗体系。但是，诸多研究表明，中西医结合治疗心绞痛可达到更好的治疗效果。心绞痛发作时，通过休息，吸氧，服用扩冠、解痉等中西药往往可以迅速缓解心前区疼痛症候。但经上述处理疼痛不能缓解，或发作越来越频繁，持续时间越来越长，则要警惕发展为心肌梗死的可能。

目前有许多研究表明，中药中益气活血、活血祛瘀类化痰药均有很好的改善冠心病患者异常的甲皱微循环作用，可降低全血黏度、血浆比黏度、血液黏滞性和红细胞电泳时间；益气活血化瘀、芳香温通药能改善冠心病患者血小板黏附性和聚集性。因此中医药在辨证分型的指导下，对不稳定型心绞痛患者进行治疗，可有效地预防或抑制粥样斑块的破裂、出血及血栓的形成，以缓解冠状动脉管腔狭窄的进程，防止完全阻塞进而导致心肌梗死的发生。

多种中药有增强冠脉流量的作用，如赤芍、牡丹皮、当归、益母草、川芎、五灵脂等，而丹参、红花、桃仁、刘寄奴、鸡血藤等有降低心肌耗氧量的作用；赤芍、当归可增加心输出量，红花、丹参、苏木、川芎尚可减慢心率。综上所述，有选择地辨证应用上述中药，能较好地减轻或治疗心肌缺血、损伤、预防坏死的发生。有报道指出促进冠状动脉侧支循环开放或新生血管的形成对于缓解心绞痛，防止心肌梗死的发生亦有重要作用。从丹参中提取的丹参酮ⅡA已经证实具有促进冠脉侧支循环开放的作用，为冠心病的治疗开辟新的可喜途径。因此，我们可以很有信心地说："中医药只要走现代化是有大作为的。"

第三节　心肌梗死

心肌梗死属于冠心病的严重类型，是在冠状动脉病变的基础上发生冠状动脉血液供应急剧减少或完全中断，以致相应心肌发生持久而严重的急性缺血，引起部分心肌缺血性坏死。临床主要表现为持久而剧烈的胸骨后疼痛，血清心肌酶升高以及心电图进行性改变。常发生心律失常、心力衰竭或休克。本病属中医"真心痛"的范围，其并发症属"心悸""喘证""厥脱"等范围。

【病因病机】

一、中医

急性心肌梗死多发生在中年以后，其病因病机和"心痛""胸痹"一样，与年老体衰、阳气不足、七情内伤、气滞血瘀、过食肥甘或劳倦伤脾、痰浊化生、寒邪侵袭、血脉凝滞等原因有关。寒凝气滞、血瘀痰浊闭阻心脉，心脉不通发生心胸疼痛，严重者部分心脉突然闭塞，气血运行中断而发为真心痛。真心痛的发病基础是本虚，标实是发病条件，在本病发生的过程中，可先实后虚，亦有先虚后实者，若病情进一步发展，可心胸猝然大痛，发作真心痛（急性心肌梗死），如心气不足，血无力，心脉瘀阻，心血亏虚，气血运行不利，可见心动悸、脉结代（心律失常）；若心肾阳虚，水邪泛滥，水饮凌心射肺，出现心悸、水肿、喘促（心力衰竭），或亡阳厥脱、亡阴厥脱（心源性休克），或阴阳俱厥，最后导致阴阳离决。总之，本病其病位在心，其本在肾，总的病机为本虚标实，而在急性期则尤以标实为主。

二、西医

西医认为本病的基本病因是冠状动脉粥样硬化，偶见病因包括冠状动脉栓塞、痉挛、炎症及冠状动脉先天畸形等。大部分患者均有诱因，其中以过劳及情绪激动或精神紧张最为多见，其次是饱餐或用力大便时，少数为手术大出血或其他原因的低血压、休克或心脏骤停复苏后等，亦有一部分患者是在睡眠休息中发作，这与睡眠时迷走神经张力增高，易使冠状动脉痉挛有关。

由于上述病因造成冠状动脉狭窄和供血不足，且相应的侧支循环尚未能建立，此时一旦出现冠状动脉闭塞，血流完全中断，使心肌严重而持久地急性缺血达 1h 以上即可发生急性心肌梗死。导致冠状动脉完全闭塞的原因，85% 是由于冠状动脉管腔内血栓形成，少数为持续的冠状动脉痉挛。冠状动脉闭塞最常累及左冠状动脉的前降支，引起心室前壁、心尖部、下侧壁、前间隔和二尖瓣前乳头肌梗死。心肌梗死常从心室壁的心内膜下和中层开始，向外层心肌发展。梗死累及心室壁的全层或大部分者，称为透壁性心肌梗死。如梗死仅累及心室壁内层，不到室壁厚度的一半，称为心内膜下心肌梗死。

【临床表现】

一、梗死先兆

部分患者发病前数日、数周内常有乏力、胸部不适，活动时有心悸、气急、烦躁、心绞痛等症状，心绞痛发作较以前频繁，性质较剧，持续时间较久，服硝酸甘油疗效差，诱发因素不明显，疼痛时伴恶心、呕吐、大汗淋漓或心动过缓等。

二、症状

1.**疼痛**：突然发作严重的心绞痛或原有的心绞痛加剧或服硝酸甘油无效，其疼痛性质与心绞痛相似但更剧烈，持续时间较长，可达数小时至数天。患者常有焦虑不安、汗出肢冷、面色苍白、全身软弱的症状。但有 10%～20% 的患者无疼痛，或疼痛的性质不典型，或疼痛的部位不典型，或表现为休克、心力衰竭，即所谓无痛性心肌梗死，常见于既往有糖尿病史、老年患者或中风患者，很容易造成漏诊或误诊。

2.**全身症状**：多在发病后第 2 天开始出现发热，系由坏死物质吸收所致。

3.**心律失常**：75%～95% 的患者多发生于发病 1～2 周内，可伴有心悸、乏力、头晕、昏厥等症状。心律失常以室性心律失常最多，尤以室性过早搏动常见，可频发或成对出现或呈短阵室性心动过速。前壁心肌梗死发生房室传导阻滞表明梗死范围广泛，情况严重，是急性期引起死亡的主要原因之一。房室传导阻滞和束支传导阻滞逐渐发展，可导致心室停搏或室性异节律，或无任何先兆而猝死。

4.**低血压和休克**：20%～30% 的急性心肌梗死患者合并低血压或休克。

5.**心力衰竭**：主要是左心衰竭，可在起病最初几天内发生，为梗死后心脏收缩力减弱或不协调所致，常见呼吸困难、咳嗽、发绀、烦躁等症，严重者发生肺水肿等表现，在后期亦可出现慢性心力衰竭。右心梗死者，早期出现右心衰竭。

6.**不典型临床表现**：急性心肌梗死可不发生疼痛，多数为梗死面积小，产生的致痛物质不足，或因糖尿病自主神经受损、中风、年老患者等感觉迟钝等。

三、体征

1.**心脏体征**：急性心肌梗死时心脏体征可在正常范围内，体征异常者大多数无特征性。心界可有轻到中度增大，心率增快或减慢，心音减弱，可出现第四心音或第三心音，

10%～20%患者在发病2～3天出现心尖部收缩期杂音提示乳头肌功能不全，但要除外室间隔穿孔，此时常伴有心包摩擦音，若合并心衰和休克会出现相应体征。

2. 血压：早期偶有血压升高，大部分患者都有血压下降，发病前血压升高者，血压可降至正常以下，且可能不再恢复到起病前水平。

四、常见并发症

急性心肌梗死常见并发症主要有乳头肌功能失调或断裂、心脏破裂、体循环或肺循环动脉栓塞、心脏壁瘤和心肌梗死后综合征等。

【实验室和其他辅助检查】

1. 心电图：典型的心肌梗死的特征性心电图改变是在起病数小时出现高尖T波，数小时后，ST段呈弓背向上抬高，与T波形成单向曲线；1～2日内出现病理性Q波，70%～80%Q波永存；2周内ST段渐回到等电位，T波平坦或倒置，3周倒置最深，有时呈冠状T波，数月或数年渐恢复，也可永久存在。根据心电图改变的导联可判断梗死的部位。

2. 实验室检查：

（1）白细胞计数：发病1周内白细胞可增至（10～20）×10^9/L，中性粒细胞多在75%～90%，嗜酸粒细胞减少或消失。

（2）红细胞沉降率：红细胞沉降率增快，可维持1～3周。

（3）血清酶测定：血清肌酸磷酸激酶（CK或CPK）发病6h内出现，24h达高峰，48～72h后消失，阳性率达92.7%。谷草转氨酶（AST或GOT）发病后6～12h升高，24～48h达高峰，3～6天后降至正常。乳酸脱氢酶（LDH）发病后8～12h升高，2～3天达高峰，1～2周才恢复正常。近年来还用α-羟丁酸脱氢酶（α-HBDH）、γ-谷酰基磷酸转肽酶（γ-GTP）、丙酮酸激酶（PK）等。肌酸磷酸激酶有3种同工酶，其中CK-MB来自心肌，其诊断敏感性和特异性均极高，分别达到100%和99%，它升高的幅度和持续的时间常用于判定梗死的范围和严重性。乳酸脱氢酶有5种同工酶，其中LDH1来源于心肌，在急性心肌梗死后数小时总乳酸脱氢酶尚未出现前就已出现，可持续10天，其阳性率超过95%。

（4）肌红蛋白测定：尿肌红蛋白排泄和血清肌红蛋白含量测定，也有助于诊断急性心肌梗死。尿肌红蛋白在梗死后5～40h开始排泄，持续平均可达83h。血清肌红蛋白的升高出现时间较CK出现时间略早，在4h左右，高峰消失较CK快，多数24h即恢复正常。

（5）其他：血清肌凝蛋白轻链或重链，血清游离脂肪酸，在急性心肌梗死后均升高。血清游离脂肪酸显著升高者易发生严重室性心律失常。此外，急性心肌梗死时，由于应激反应，血糖可升高，糖耐量可暂时降低，2～3周后恢复正常。

3. 放射性核素检查：利用坏死心肌血供断绝以致铊不能进入心肌细胞的特点，静注铊进行热点扫描或照相，可显示心肌梗死的部位和范围。

【诊断要点】

根据典型的临床表现、特征性的心电图改变和实验室检查发现，诊断本病并不困难。但对其症状不典型者诊断较困难。凡中老年患者突然发生休克、严重心律失常、心力衰竭、上腹部胀痛或呕吐等表现而原因未明者，或原有高血压而血压突然下降且无原因者，都应当想到心肌梗死的可能性。另外，年老患者有较重而持久的胸痛或胸闷者，即使心电图无特征性改变，也应考虑本病的可能，应动态观察心电图和心肌酶谱变化。

【马氏通脉治疗】

心肌梗死的发生是标病升为矛盾的主要方面，所以，一切治疗措施都应着眼于"通"，心脉得通，病才得愈。所以马氏认为通脉是治疗心肌梗死的大法。

疼痛是急性心肌梗死最早出现、最为突出的症状，其性质和发作的部位与心绞痛很相似。但疼痛更为剧烈，难以忍受，且疼痛的范围较心绞痛更广，疼痛持续时间亦更长。患者常有恐惧、濒死感。因此，在发作期必须选用有速效止痛作用之药剂（气雾剂、针剂）以迅速缓解心绞痛等症状。疼痛缓解后予以辨证治疗。

马氏常以益气活血通脉为大法，研制了补气活血通脉汤及通脉止痛散。临床应用效果颇佳。

补气活血通脉汤：黄芪 50g、丹参 30g、益母草 30g、川芎 20g、毛冬青 20g、红花 20g、赤芍 20g、延胡索 15g、白芷 10g、藁本 15g。

通脉止痛散：水蛭 300g、三七 450g、细辛 150g、麝香 2g、苏合香 15g、冰片 30g、荜茇 600g、延胡索 450g、白芷 225g、藁本 225g，加工制成 160 丸，每丸 0.3g，每次 1～2 丸，治疗心绞痛、心肌梗死。

补气活血通脉汤的药理作用：

黄芪：

（1）对心脏的影响：具有强心作用，使心脏收缩振幅增大，排血量增加，对中毒或疲劳衰竭心脏更为明显。其机制系抑制心肌细胞内钙调蛋白的活性，使磷酸二酯酶活性降低所致。

（2）对血管的影响：具有明显扩张外周、冠脉、脑、肠及肾血管，大剂量因血压下降可引起反射性肾血管收缩。黄芪还可改善微循环、增加毛细血管抵抗力，防止理化因素所致毛细血管脆性和通透性的增加。黄芪对多种动物均有降压作用，其降压作用特点是，作用迅速，持续时间短暂，连续给药无快速耐受性。

（3）对血液系统的作用：具有明显抑制血小板的聚集，其机制是通过抑制血小板钙调蛋白而使磷酸二酯酶的活性下降。黄芪能促进骨髓造血，促进各类血细胞的生长、发育和成熟过程，使低下的红细胞和白细胞数量恢复至正常水平。

丹参：

（1）具有扩张冠脉、增加冠脉血流量的功能，能使心功能不良的心脏功能改善。加强心肌收缩力而不增加心肌耗氧量，减轻心肌缺血的损伤程度，加速心肌缺血或损伤的恢复，缩小心肌梗死范围等作用，故适用心肌梗死的治疗和抢救。

（2）改善血液流变性，降低血流黏稠度，抑制凝血，激活纤溶，抑制血小板聚集及黏附性，提高血小板内 cAMP 含量，对抗血栓形成。

（3）丹参对组织的修复和再生作用与改善微循环、改善血液流变学特性和局部血流动力机制与肝微循环改善有关。

益母草：

（1）有抗心肌缺血和抗心绞痛作用。益母草对肾上腺素和垂体后叶素引起的动物实验性心肌缺血都有保护作用，并证明这种保护作用同冠脉流量增加、微循环改善、心肌营养性血流量增加有关。

（2）抗心肌梗死实验证明，益母草对心肌梗死有保护作用，能使梗死范围缩小、病变程度减轻、心肌细胞坏死减少，对心肌细胞的超微结构，特别是对线粒体有保护作用。

（3）抗血栓形成实验也证明了益母草煎剂能使大白鼠其体外血栓形成的时间较长，血栓长度较短，血栓的湿重和干重都较轻，这种情况与益母草减少血小板数、抑制血小板功能、抑制血小板聚集有关。

川芎：

（1）川芎嗪对心血管系统有强大活性，可明显降低动脉阻力和冠脉阻力，对心肌缺血、缺氧有明显的拮抗作用，对心肌梗死具有减轻病变程度、缩小梗死范围的作用。其所含的阿魏酸也能增加冠脉血流量，保护缺血心肌。

（2）具有抗血栓形成作用，能缩短血栓长度，减轻血栓的干重和湿重。川芎这一作用同其他具有抗血栓形成作用的中药配伍时更为明显，如川芎、红花、丹参、赤芍和降香均有抑制血栓形成的作用，体外实验证明其抗血栓形成作用各有特点，由上述五味组成的复方中药，兼有上述各种作用，且均较各单味药为强。

毛冬青：毛冬青所含的黄酮苷类能扩张外周血管及冠状血管，显著增加冠脉血流量及降低血压，其降压作用缓慢而持久，对冠脉痉挛、心肌缺血、心肌缺氧有很好的保护作用。同时还有抗心律失常、减慢心率、抑制血小板聚集及降低血清胆固醇的作用。此外毛冬青亦有镇咳、祛痰及抗菌作用。

红花：可降低冠脉阻力，增加冠脉流量，且可提高心肌营养性血流量。对垂体后叶素诱发的大白鼠心肌缺血及结扎犬冠脉左降支形成的急性实验性心肌梗死有明显保护作用。红花这一作用，已证明同红花黄色素有关。红花有抗凝血和抗血栓形成作用，可使全血凝固时间及血浆（缺血小板）复钙时间显著延长。红花和红花黄色素有明显抗血栓形成作用。此外，红花有降低血脂作用，如给高血脂家兔每日口服红花油，可明显降低血清中胆固醇及甘油三酯等血脂水平。

赤芍（见前，略）。

延胡索：能增加冠脉血流量和心肌营养性血流量，抗心肌缺血而具有抗心肌梗死和治疗冠心病的作用，所含的延胡索总碱对室性早搏有效。此外，延胡索尚有一定的镇痛、镇静、催眠、减少胃液分泌而具有抗胃溃疡作用。延胡索大剂量使用可出现呼吸抑制，并可出现帕金森综合征、尿中管型、四肢震颤等副作用。用量10～25g。醋制可使有效成分的溶解度提高而加强其止痛药效。

白芷：白芷素有扩张冠状动脉的作用。笔者多年临床体验，白芷和藁本配伍使用具有麝香的活血开窍止痛的功效。

藁本：药理显示有明显减慢耗氧速度，增加组织耐缺氧能力。实验证明有对抗由垂体后叶素所致大白鼠心肌缺血。此外，藁本内酯、苯酞及其衍生物能使实验动物气管平滑肌松弛，有明显的平喘作用。本品辛温而燥，凡阴虚血亏、肝阳上亢、火热内盛者，必须慎用。

通脉止痛散的药理作用：

水蛭：具有较强的抗凝血作用。水蛭素对弥散性血管内凝血（DIC）有很好的治疗作用，而且同肝素比较，具有增加凝血酶Ⅲ的消耗的特点。水蛭煎剂能降低全血比黏度、血浆比黏度、红细胞压积，减少纤维蛋白含量，缩短红细胞电泳时间，改善血液流变性，降低胆固醇、甘油三酯、β-脂蛋白，消退动脉粥样硬化斑块，增加心肌营养性血流量，对抗垂体后叶素引起的心律失常或明显的 T 波、ST 段的变化。水蛭水煎剂对肾缺血有明显的保护作用。

三七：有显著的抗凝作用，能抑制血小板聚集，促进纤溶，并使全血黏度下降；能增加麻醉动物冠脉流量，降低心肌耗氧量，促进冠脉梗死区侧支循环的形成，增加心排血量并有抗心律失常作用，有抗炎及镇痛、镇静作用。此外，还有增强肾上腺皮质激素皮质功能，调节糖代谢、保肝、抗衰老及抗肿瘤作用。

细辛：有明显的中枢抑制作用，对多种动物产生麻醉作用，麻醉时间的长短，随剂量变化而不同，其对中枢神经系统产生的作用主要成分是甲基丁香酚。细辛醇提物有升压、强心、增加冠脉流量的作用。其挥发油有表面麻醉作用，但煎剂无效。细辛有镇痛抗炎、解热、抑菌及免疫抑制等作用。

细辛用量：现代研究表明，其所含挥发油为主要有效成分，油中之黄樟醚有致癌等慢性毒性。因而有人以散剂和汤剂中上述成分的含量分析细辛用量与剂型的关系，认为其散剂中挥发油的含量为相同细辛用量作汤剂煎煮 10min 的 3 倍，若要达到相同的作用，则汤剂用量至少应为散剂的 3 倍以上。散剂中黄樟醚的含量，分别是汤剂煎煮 10min、20min 和 30min 的 4 倍、12 倍和 50 倍，汤剂中细辛用到 15g，只要煎煮 20min，其黄樟醚所产生的毒性不会超过细辛 3g 的散剂。研究还表明，细辛主要成分之一的甲基丁香酚的挥发性，不及黄樟醚，经煎煮 30min 后，前者在煎液中仍有一定含量，而后者含量已大大降低，证明了本品"用末（即散剂）不可大剂量，量大必须入汤药"这一用药的合理性。这与历代用法与用量的关系也是一致的。

麝香：有明显的强心作用，增强心肌收缩力使心排血量增大，显著地增加心肌的抗缺氧能力，但对心率无影响；能使血压上升及呼吸次数增加；有抗凝血酶作用并有弱的血小板凝聚抑制作用。

本品对中枢神经系统有兴奋作用，能明显缩短戊巴比妥所致小鼠睡眠时间，是由于激活肝微粒体药物转化酶作用而加速肝内戊巴比妥代谢失活的结果；对中枢神经系统的作用为双向性，小剂量兴奋，大剂量抑制。能增强中枢神经系统的耐缺氧能力，显著延长急性呼吸停止后 EEG（脑电波）的存在时间。还有镇痛作用和神经胶质成熟因子样作用。此外，麝香有雄性激素样作用，其乙醚提取物有类似睾酮样的激素效果。对小鼠艾氏腹水癌和肉瘤 S37 及 S180 细胞的呼吸有一定抑制作用，对肿瘤细胞有杀灭作用。麝香亦有较强的抗炎作用，其强度可为氢化可的松的 6 倍。

苏合香：能使心肌梗死狗的冠状窦血流回升，减慢心率，减少心脏动静脉血氧差，提示心肌血流量增加、耗氧量减少。由苏合香脂和冰片组成的苏冰滴丸对注射垂体后叶素所致心肌缺血亚微结构改变有明显保护作用，并能对抗心肌营养性血容量降低，对抗去甲肾上腺素所致的主动脉收缩。

冰片：具有通诸窍、入心开窍、通闭止痛的功效。与麝香相似的味辛、气香，长于走窜之性而力逊，两者常相须为用。治疗闭证神昏、心腹卒痛等。

荜茇：本品所含荜茇油非皂化物有降低血脂的作用，所含胡椒酸甲酯有降低血清 TC 的作用与抑制胆固醇的合成，促进胆固醇的脂化合排泄。荜茇挥发油能对抗由垂体后叶素引起的家兔 T 波变化、心率减慢及心肌缺血。所含的胡椒碱有抗惊厥作用。

【中医辨证治疗】

1. 气虚血瘀：

主证：胸痛胸闷，动则加重，休息减轻，伴短气乏力，汗出心悸，舌体胖大，边有齿痕，舌质暗淡或有瘀点瘀斑，舌苔薄白，脉弦细无力。

治法：益气活血，通脉止痛。

方药：补气活血通脉汤合保元汤及血府逐瘀汤加减。

补气活血通脉汤加人参 10g、当归 10g、生地 15g、桃仁 12g、牛膝 20g、枳壳 15g、桔梗 10g、柴胡 10g、甘草 5g。每日 1 剂，水煎服。

临证加减：若兼脾气虚者，腹胀便溏者，上方去生地、枳壳，加茯苓 15g、白术 10g、砂仁 10g（后下）、地榆 20g 健脾行气；若兼肾气不足，腰酸腿软，夜尿频数，加金樱子 30g、益智仁 15g 补肾固尿；若兼虚烦不眠者，去当归，加酸枣仁 50g、合欢花 20g、合欢皮 15g、败酱草 20g 益心安神。

2. 寒凝心脉：

主证：胸痛彻背，胸闷气短，心悸不宁，神疲乏力，形寒肢冷，舌质暗淡，舌苔白腻，脉沉无力、迟缓或结代。

治法：温补心阳，散寒通脉。

方药：补气活血通脉汤合当归四逆汤加味。

补气活血通脉汤加当归 10g、白芍 15g、桂枝 10g、细辛 5g、甘草 3g、大枣 15g、通草 10g、熟附子 15g（先煎）、人参 10g。每日 1 剂，水煎服。

临证加减：若兼胃寒、恶心呕吐者，加陈皮 15g、丁香 3g、法半夏 15g 温中降逆止呕；若兼血瘀心脉，加三七粉 3g（冲服）以通心脉。痛甚者，加服通脉止痛散。

3. 阳脱阴竭：

主证：心胸剧痛，四肢厥逆，大汗淋漓，或汗出如油，虚烦不安，皮肤青灰，甚至神志淡漠或不清，口舌青紫，脉微欲绝。

治法：回阳救逆。

方药：补气活血通脉汤合四逆汤合人参汤加味。

补气活血通脉汤加熟附子 15g（先煎）、干姜 10g、炙甘草 10g、人参 15g（另炖）、白术 15g、煅龙骨 30g、煅牡蛎 30g。每日 1 剂，水煎服。

临证加减：若肢冷汗出、面色苍白者，可用参麦注射液或参附芪注射液 20mL 加 5% 葡萄糖生理盐水 20mL 静脉推注，继用该注射液 40mL 加 5% 葡萄糖生理盐水 250mL 静脉滴注，兼心脉瘀阻，胸痛甚，唇色紫暗，脉细涩者，以三七粉 6g 冲服活血通络，或加服通脉止痛散。

4.痰浊痹阻：

主证：心胸窒痛，胸中憋闷或有窒息感，或有头昏重，或有咳嗽咯痰，腹胀纳呆，舌质暗淡，舌体胖嫩有齿痕，舌苔白腻，脉象弦滑。

治法：化痰泄浊，宣痹通阳。

方药：补气活血通脉汤合瓜蒌薤白半夏汤及涤痰汤加减。

补气活血通脉汤加瓜蒌 15g、薤白 15g、法半夏 15g、陈皮 9g、胆南星 12g、枳壳 12g、生姜 3 片、茯苓 15g、甘草 6g。每日 1 剂，水煎服。

临证加减：若痰浊中阻，心下痞满，恶心呕吐者，加陈皮 15g、藿香 15g、砂仁 15g、丁香 3g 和胃化浊止呕；若痰浊郁久化热，心胸灼痛，痰稠色黄，心烦发热者，加天竺黄 15g、黄芩 20g、鱼腥草 30g 清热除痰；若兼心脉瘀阻者，加三七粉 3g 冲服，以通心脉。

5.瘀热互结：

主证：胸痛胸闷，面赤烦躁，发热口苦或口臭，纳呆便秘，小便短赤，舌质暗红，舌苔黄腻，脉弦滑数。

治法：活血化瘀，通脉泄热。

方药：补气活血通脉汤合血府逐瘀汤加减。

补气活血通脉汤加生地 15g、桃仁 15g、赤芍 15g、柴胡 15g、枳壳 15g、牛膝 15g、三七粉 3g（冲服）、黄芩 15g、桔梗 12g、瓜蒌 15g、甘草 5g。每日 1 剂，水煎服。

临证加减：若兼咳吐黄痰者，加鱼腥草 30g、桑白皮 20g、黄芩 20g 清热化痰；若兼便秘加大黄 10g（后下）、蒲公英 3g，通腑泄热。痛甚者，可加服通脉止痛散。

6.气阴两虚：

主证：胸痛气短，倦怠乏力，自汗、盗汗，咽干口燥，舌红少苔，脉细数无力。

治法：益气养阴。

方药：补气活血通脉汤合生脉散加味。

补气活血通脉汤加人参 10g（另炖）、麦门冬 15g、五味子 6g、沙参 15g、浮小麦 25g、三七末 3g（冲服）。每日 1 剂，水煎服。

临证加减：若兼心烦少寐明显者，加酸枣仁 50g、合欢皮 15g、合欢花 20g、栀子 15g 清心安神；若心悸脉结代者，加甘松 15g、苦参 15g、炙甘草 10g 止悸复脉；若阴虚阳亢，症见眩晕、耳鸣者，去掉浮小麦，加天麻 20g、葛根 20g、钩藤 30g、白芍 20g、石决明 30g 以养肝息风潜阳；若肾虚腰痛者，加淫羊藿 20g、川续断 25g 补肾止痛。

上述诸证凡疼痛甚者，皆可加服通脉止痛散。亦可根据证候选用下列具有活血化瘀、止痛的药物：降香、延胡索、全蝎、土鳖虫、郁金、牡丹皮、水蛭、全蝎、蜈蚣、刺蒺藜、白芷、藁本、细辛、荜茇、三七等。

【其他治疗】

1.气雾剂：

（1）宽胸气雾剂：由檀香、细辛、荜茇、高良姜、冰片等组成，每次舌下喷雾 1～2

次，适用于本病心痛有寒者。

（2）热性心痛气雾剂：由牡丹皮、川芎等组成，每次舌下喷 1～2 下，适用本病心痛有热者。

2. 丸、片、散剂：

（1）速效救心丸、冠心苏合丸、复方丹参滴丸等。

（2）五灵止痛散：由冰片、五灵脂、炒蒲黄组成。散剂，每瓶 5g，口服，每次 0.3～0.6g，痛时即用，开水送服或舌下含服，具有活血行气止痛功效。

（3）心灵丸：由麝香、牛黄、熊胆、蟾酥、珍珠、冰片、三七、人参、水牛角干浸膏组成。用法：舌下含服或咀嚼后服，每次 2 丸，每日 1～3 次，也可在临睡前或发病时服。具有活血化瘀、益气通脉、宁心安神的功效。用于胸痹心痛、心悸气短、头痛眩晕等症以及心绞痛、心律失常及伴有高血压。

（4）环心丹：由麝香、蟾酥、三七、人参、珍珠等组成。用法：每次 6 粒，舌下含化服，每日 1～2 次。具有活血行气、开痹定痛功效。

3. 针刺疗法：

（1）取内关、心俞、厥阴俞、神门等；耳针取心、皮质下、肾上腺等穴。均用中等强度刺激。

（2）针刺膻中、内关，留针 20～30min，捻转 3～5 次。

4. 中药针剂：

（1）血塞通注射液 20～40mL，加入 10％葡萄糖液 250mL 静脉滴注。

（2）复方丹参注射液 20mL，加入 10％葡萄糖液 250mL 静脉滴注。

（3）参附注射液 20～40mL，加入 25％葡萄糖液 20～40mL 静脉注射，后改为 50～100mL 加入等渗液 500mL 静脉滴注。

（4）参麦注射液 60～120mL，加入 10％葡萄糖液 500mL 静脉滴注，每日 1～2 次。

【西医治疗原则】

急性心肌梗死的常规治疗：在此期间，治疗原则应保护和维持心脏功能，挽救濒死的心肌，防止梗死扩大，缩小心肌缺血范围，及时处理各种并发症。尽量使患者不但能渡过急性期危险阶段，而且康复后还能保有较多有功能的心肌，维持较有效的生活。

1. 入院前的处理：急性心肌梗死患者约 2/3 在被送到医院之前已经死亡，因此，缩短起病至住院间的时间，并在这期间进行积极的治疗，对挽救这部分患者的生命，有重要意义。对病情严重的患者，发病后宜就地进行抢救，待患者情况稳定容许转送时，才转送医院继续治疗。转送患者的救护车上，宜配备监护设备，以便在转送途中亦能继续监护病情的变化，及时予以处理。

2. 监护和一般治疗：

（1）休息：患者应卧床休息，保持环境安静，减少探视，防止不良刺激。

（2）吸氧：最初 2～3 天内，间断或持续地通过鼻管或面罩吸氧。

（3）监测措施：进行心电图、血压和呼吸的监测，必要时还监测血流动力学变化 5～7 天。密切观察病情，为适时做出治疗措施提供客观的依据。监测人员必须以极端负责的精神进行工作，既不放过任何有意义的变化，又要保证患者安静和休息。

3. 缓解疼痛：用哌替啶（杜冷丁）50～100mg肌肉注射或吗啡5～10mg皮下注射，每4～6h可重复应用，肌肉注射或口服。亦可试用硝酸甘油0.3mg或二硝酸异山梨醇5～10mg舌下含服，用硝酸甘油1mg溶于5%葡萄糖100mL中静脉滴注10～50μg/min，或二硝酸异山梨醇10mg溶于5%葡萄糖100mL中静脉滴注30～100μg/min，但均要注意监测血压变化。此时可用中药苏冰滴丸、苏合香丸、冠心苏合丸或宽胸丸含用或口服，或复方丹参注射液2～4mL加入50%葡萄糖液40mL中静脉注射，或8～16mL加入50%葡萄糖液或低分子右旋糖酐500mL静脉滴注。

4. β受体阻滞剂：通过减慢心率、减弱心肌收缩力，有效地降低心肌耗氧量，并因为舒张期延长而使损伤区的冠脉血流量增加，在极早期使用能缩小梗死面积，减少并发症，降低死亡率，最适合于心动过速及收缩期高血压的患者。常用美托洛尔（15mg静脉注射然后口服50mg，4次/日，服2天后改为100mg，2次/日连服3个月）、普萘洛尔、阿替洛尔、噻吗洛尔等，认为对血压较高、心率较快的前壁梗死患者有止痛效果且能改善预后，但用药过程要密切注意血压、心率和心功能。

5. 血管紧张素转换酶抑制剂：能扩张冠状动脉，增加缺血区心肌血流，降低动脉压和左室充盈压，降低心肌耗氧量，防止梗死早期梗死壁扩展和左心室扩张，对并发充血性心力衰竭有治疗作用。常选用伊拉普利，剂量6.25～25mg，每日3次。

6. 再灌注心肌：应尽早应用溶解冠状动脉内血栓的药物以恢复心肌灌注，挽救濒死的心肌或缩小心肌梗死的范围，保护心室功能，并消除疼痛。适于：a.发病≤6h。b.相邻两个或以上导联ST段抬高≥0.2mV。c.年龄≤70岁，而无近期活动性出血、中风、出血倾向、糖尿病视网膜病变、严重高血压和严重肝肾功能障碍等禁忌证者。

（1）静脉应用溶血栓药可选用：

①尿激酶国内最常用，100～150U，0.5～1h滴完。

②链激酶100万～150万U，1h滴完（同时用地塞米松2.5～5mg预防寒战发热反应）。

③重组组织型纤溶酶原激活剂（rtPA先推注10mg，继而50mg 1h滴完，再40mg 2h滴完。

④单链尿激酶型纤溶酶原激活剂（SCUPA）先推注20mg，继而60mg 1h滴完。

⑤甲氧苯基化纤溶酶原链激酶复合物（APSAC）一次推注30mg。用药前服阿司匹林300mg/d，3天后改为50mg/d长期服用。溶栓后每4～6h测凝血时间和血纤维蛋白原，当凝血时间恢复至正常对照值的1.5～2.0倍和血纤维蛋白原＞1000mg/L时，给予肝素5000U静注，继而500～1000U/h静滴，并调节剂量保持凝血时间在正常值的2倍，5～7天后停用。

用药期间密切注意出血倾向。出现以下情况时，提示心肌已得到再灌注：a.2h内胸痛解除。b.2h内抬高的ST段恢复或每半小时比较ST段回降＞50%。c.血清心肌酶CPK-MB峰值提前于发病后14h内出现。d.2h内出现室性心律失常或传导阻滞时。

（2）冠状动脉内应用溶血栓药：先做选择性冠状动脉造影，随后注入硝酸甘油2000μg。如用尿激酶先注入3万U，继而4000～8000U/min，每10～15min造影1次，如血管已再通，减半给药再维持 0.5～1h。如用链激酶先注入 3 万 U，继而 2000～4000U/min，血管再通之后再维持 0.5～1h。如用 rtPA 先注入 10mg，继而 30min 输注 40mg，最后 1h 内再输注 50mg。本法疗效较好，用药量较小，但要有造影的设备和技术，准备和操作过程会耽误给药时间，故目前已较静脉给药法少用。

用药物溶解血栓，被阻塞的冠状动脉再通率平均在 75% 左右。未再通的血管还可用 PTCA 使之扩张和再通。近年有主张直接用 PTCA 使冠状动脉再通而不需先用溶解血栓的药物，认为再通率可达 90%。

7. 消除心律失常：

（1）室性心律失常：有报道在心肌梗死发病后立即肌肉注射利多卡因 200～250mg，预防发生室性心律失常。频繁的室性过早搏动或室性心动过速，宜用利多卡因 50～100mg 静脉注射（如无效，5～10min 后可重复），控制后用利多卡因静脉滴注，每分钟 1～3mg 维持（利多卡因 100mg 加入 5% 葡萄糖液 100mL 中滴注，1～3mL/min）。情况稳定后可考虑改用口服美西律 150～200mg、普鲁卡因胺 250～500mg、溴苄铵 100～200mg、丙吡胺 100～200mg、妥卡尼 400～600mg 或奎尼丁 0.2g，每小时 1 次维持。发生心室颤动时，应立即进行直流电除颤，用最合适的能量（一般 300J），争取一次除颤成功。在无电除颤条件时可立即做胸外心脏按压和口对口人工呼吸，心腔内注射利多卡因 100～200mg 或普鲁卡因 200～300mg，或溴苄铵 250mg，并施行其他心脏复苏处理。加速的心室自主心律一般无须处理，但如由于心房输送血液入心室的作用未能发挥而引起血流动力失调，则可用阿托品以加快窦性心律而控制心脏搏动，仅在偶然情况下需要用人工心脏起搏或抑制异位心律的药物来治疗。

（2）房室传导阻滞：对第三度（包括估计有可能发展为第三度）和第二度Ⅱ型（Mobitz Ⅱ型）的房室传导阻滞，宜用临时性人工心脏起搏治疗，待情况好转后撤除。如传导阻滞成为持续性，则以后再安置埋藏式的起搏器，作为永久性应用。对第一度和第二度Ⅰ型（文氏现象）的房室传导阻滞，可根据患者情况先用肾上腺皮质激素、阿托品、异丙肾上腺素或麻黄素等治疗，并严密观察其发展。

（3）缓慢的心律失常：对各种缓慢的心律失常，包括窦性、房性、房室交接性和室性，可用阿托品、异丙肾上腺素、麻黄素或乳酸钠（静脉注射或滴注）等治疗。以往认为应用阿托品较为合适，如同时有低血压者也可用异丙肾上腺素，但后者还有增强心脏收缩力的作用，引起心肌氧耗量增加，并有导致心律失常的可能。近年来认为阿托品引起心率增快的同时，也使心肌氧耗量增加，也可引起严重心律失常，因此也应慎用。用上述药物无效或发生明显副作用时也可考虑应用人工心脏起搏器。

（4）室上性快速心律失常：如窦性心动过速、频发房性过早搏动、阵发性室上性心动过速、心房扑动和心房颤动等，可选用 β 受体阻滞剂、洋地黄类、维拉帕米、胺碘酮、奎尼丁、普鲁卡因胺、安他唑啉等药物治疗。对后三者治疗无效时可考虑应用同步直流电复律器或人工心脏起搏器复律，尽量缩短快速心律失常持续的时间。

（5）心脏停搏：立即做胸外心脏按压和人工呼吸，心腔内注射肾上腺素、异丙肾上腺素、乳酸钠和阿托品等，并施行其他心脏复苏处理。

8. 治疗休克：

（1）一般处理和监护：吸氧、保暖，密切注意血压、尿量、中心静脉压、肺毛细血管压（肺楔嵌压）和心排血量的变化，随时调整治疗措施。

（2）补充血容量：约20%的患者，由于呕吐、出汗、发热、使用利尿剂和不进饮食等原因，而有血容量不足，需要补充血容量来治疗，但又要防止补充过多而引起心力衰竭，可根据血流动力学监测结果来决定输液量。如中心静脉压低，在49～98Pa（5～10cmH$_2$O）之间，肺楔嵌压在0.8～1.6kPa（6～12mmHg）以下，心排血量低，提示血容量不足，可静脉滴注低分子右旋糖酐或10%葡萄糖液；输液过程中如中心静脉压升高超过196Pa（20cmH$_2$O），肺楔嵌压高于2.0～2.7kPa（15～20mmHg）即不应再输。

（3）应用血管收缩药：收缩压低于10.7kPa（80mmHg），静脉输液后血压仍不上升，而肺楔嵌压和心排血量正常时，可选用血管收缩药：a. 多巴胺：10～30mg加入5%葡萄糖液100mL中静脉滴注，也可和间羟胺同时滴注。b. 多巴酚丁胺：20～25mg溶于5%葡萄糖液100mL中，以2.5～10μg/（kg·min）的剂量静脉滴注，作用与多巴胺相类似，但增加心排血量的作用较强，增快心率的作用较轻，无明显扩张肾血管的作用。c. 间羟胺（阿拉明）：10～30mg加入5%葡萄糖液100mL中静脉滴注，或5～10mg肌肉注射。但对长期服用胍乙啶或利血平的患者疗效不佳。d. 去甲肾上腺素：作用与间羟胺相同，但较快、较强而较短，对长期服用胍乙啶或利血平的人仍有效。0.5～1mg（等于1～2mg重酒石酸盐）加入5%葡萄糖液100mL中静脉滴注。渗出血管外易引起局部损伤及坏死，如同时加入2.5～5mg酚妥拉明可减轻局部血管收缩的作用。

（4）应用血管扩张药：血管扩张药要在血流动力学严密监测下谨慎应用，可选用硝普钠（15～400μg/min静滴）、酚妥拉明（0.25～1mg/min静滴）、二硝酸异山梨醇（2.5～10mg舌下多次）或硝苯地平（10～20mg口服多次）等。

（5）强心苷和肾上腺皮质激素的应用：这两类药在急性心肌梗死并发休克时是否使用尚有不同意见。有认为有心脏扩大时强心苷仍可应用，而肾上腺皮质激素只有在用极大剂量时才有作用。

（6）纠正酸中毒和电解质紊乱、避免脑缺血和保护肾功能：休克较重、持续时间较长的患者，多有酸中毒存在，影响血管活性药物的作用，可用5%碳酸氢钠、11.2%乳酸钠溶液或3.63%氨丁三醇（THAM）静脉滴注；再参照血酸碱度或二氧化碳结合力测定结果来调节用量。纠正电解质失常时，特别要注意对低血钾、低血氯的纠正。避免脑缺血和注意保护肾功能。

（7）辅助循环和外科手术：上述治疗无效时，有人主张用主动脉内气囊反搏器进行反搏治疗，或在反搏的支持下，施行选择性冠状动脉造影，随后施行坏死心肌切除和主动脉、冠状动脉旁路移植手术，可能抢救患者的生命。

（8）右心室心肌梗死并发休克：其血流动力学检查常显示中心静脉压、右心房和右心室充盈压升高，而肺楔嵌压、左心室充盈压正常。治疗应给予补充血容量，每24h可达4000～6000mL，以增加右心室舒张末期容量和右心房–左心房的压力差，使血液通过低阻力的肺血管床，增加左心室充盈压，从而升高心排血量和动脉压。但补液过程中肺楔嵌压应保持在 2.0 ~ 2.7kPa（15 ~ 20mmHg）以下。

9. 治疗心力衰竭： 主要是治疗急性左心衰竭，以应用吗啡或哌替啶和利尿剂为主，亦可选用血管扩张剂减轻左心室的后负荷或用多巴酚丁胺治疗。洋地黄类药物可能引起室性心律失常，且早期出现的心力衰竭主要是心肌充血、水肿所致的顺应性下降所致，而左心室舒张末期容量并不增多，因此只宜用于心力衰竭较轻的患者，且在梗死发生后 24h 内宜尽量避免应用。右心室梗死的患者利尿剂应慎用。

10. 其他治疗： 下列疗法可能有防止梗死扩大、缩小缺血范围、加快愈合的作用，但尚未完全成熟或临床疗效尚有争论，可根据患者具体情况考虑选用。

（1）促进心肌代谢药物：维生素 C（3 ~ 4g）、辅酶 A（50 ~ 100U）、肌苷酸钠（200 ~ 600mg）、细胞色素 C（30mg）、维生素 B_6（50 ~ 100mg）等加入 5% ~ 10% 葡萄糖液 500mL 中，缓慢静脉滴注，1 次 / 日，2 周为 1 疗程。

（2）极化液疗法：氯化钾 1.5g、普通胰岛素 8U 加入 10% 葡萄糖液 500mL 中，静脉滴注，1 ~ 2 次 / 日，7 ~ 12 天为 1 个疗程。可促进心肌摄取和代谢葡萄糖，使钾离子进入细胞内，恢复细胞膜的极化状态，以利心脏的正常收缩，减少心律失常。

（3）低分子右旋糖酐或羟乙基淀粉代血浆 250 ~ 500mL 静脉滴注，1 次 / 日，2 周为 1 个疗程。可减少红细胞聚集，降低血液黏稠度，有助于改善微循环灌注。

（4）透明质酸酶：先用 150U 做皮内试验，如阴性，乃静脉推注 500U/kg，首次剂量后 2 ~ 6h 再分别给予同样剂量 1 次，此后每 6h1 次，共 42h。起病后尽早应用可能加速炎症的吸收，减小梗死范围。

（5）糖皮质激素：在起病 4h 内 1 次静脉滴注甲基泼尼松龙（25mg/kg），以稳定溶酶体膜，减少溶酶体酶的释出，可能防止梗死范围扩大。

（6）反搏术：反搏术升高舒张期动脉压而不增加左心室收缩期负荷，有助于增加冠状动脉灌流。其中主动脉内气囊反搏术为创伤性，体外反搏术为无创伤性，后者 1 ~ 2 次 / 日，每次 1 ~ 2h，共用 7 天左右。

（7）抗凝疗法：在梗死范围较广或为复发性梗死未用溶栓治疗，或有梗死先兆而又有高血凝状态者可考虑应用。有出血、出血倾向或出血既往史，严重肝肾功能不全，活动性消化性溃疡，血压过高，新近手术而创口未愈者禁用。先用肝素 5000 ~ 7500U 静脉滴注，1 次 /6h 或 1 万 U 深部肌肉注射，8h1 次，共用 2 天。维持凝血时间为正常对照的 2 ~ 2.5 倍。同时口服华法林首剂 15 ~ 20mg，第 2 天 5 ~ 10mg，以后 2.5 ~ 5mg/d 维持；或双香豆素首剂 200mg，第 2 天 100mg，以后 25 ~ 75mg/d 维持；或苯茚二酮开始 200 ~ 300mg，以后 50 ~ 100mg/d 维持。维持凝血酶原时间在正常对照的 2 倍左右，疗程至少 4 周。一旦发生出血，应即中止治疗。由肝素引起的，用等量鱼精蛋白静脉滴注；口服抗凝剂引起的，给予维生素 K_1 静脉注射，每次 20mg；必要时输血。

（8）其他：β 受体阻滞剂用于前壁梗死伴有心率快和血压高者，可降低其病死率，宜选择有心脏选择性制剂如美托洛尔或阿替洛尔。钙拮抗剂地尔硫草，血管紧张素转换酶抑制剂卡托普利也曾应用过。

11. 并发症的治疗： 并发栓塞时，用溶解血栓或抗凝疗法。心肌梗死后综合征可用糖皮质激素或阿司匹林、消炎痛等治疗，肩手综合征可用理疗或体疗。

并发心室间隔穿孔、急性二尖瓣关闭不全或室壁膨胀瘤，都可导致严重的血流动力改变或心律失常，宜积极采用手术治疗。这些患者多处于循环功能不全状态，先用辅助循环的措施改善循环情况，同时进行必要的术前检查，了解冠状动脉病变和心肌病变的情况，然后施行手术修补心室间隔的穿孔，替换人工二尖瓣、切除梗死的心肌或室壁膨胀瘤，同时兼做主动脉、冠状动脉旁路移植手术，改善心肌的血供。但急性的心室游离壁破裂常来不及施行手术挽救。

中医用于回阳救逆的四逆汤（熟附子、干姜、炙甘草）、独参汤或参附汤，对治疗本病伴血压降低或休克者有一定疗效。患者如兼有阴虚表现时可用生脉散（人参、五味子、麦门冬）。这些方剂均已制成针剂，紧急使用也较方便。

第四节　高脂血症和动脉粥样硬化

血脂是血浆或血清中脂类的总称，主要有胆固醇、甘油三酯、磷脂、游离脂肪酸等，血中的脂类含量超过正常浓度称为高脂血症。由于血浆脂质为脂溶性物质，在血液中与蛋白质结合，成为水溶性的复合物才能运转全身，所以又称高脂蛋白血症。

临床根据各种脂类升高的不同，分为高胆固醇血症和高甘油三酯血症。高胆固醇血症的空腹血清胆固醇 ≥ 6.2mmol/L（≥ 240mg/d），高甘油三酯血症的甘油三酯 ≥ 2.3mmol/L（≥ 200mg/d）。

动脉硬化是指动脉的一种非炎症性、退行性和增殖性疾病，导致管壁增厚变硬、弹性消失和管腔变小。

高脂血症与动脉粥样硬化的关系已十分明确，高脂血症特别是血清胆固醇（TC）和低密度脂蛋白胆固醇（LDL-C）的升高，高密度脂蛋白胆固醇（HDL-C）的降低是动脉粥样硬化发病的主要危险因素，也是冠心病患者冠状动脉事件增加的危险因素。动脉粥样硬化的主要病理变化是动脉壁出现粥样斑块，而胆固醇和胆固醇脂则是构成粥样斑块的主要成分。

中医学虽无高脂血症的病名，但在历代医籍中，有一些类似本病的记载。根据高脂血症主要表现为肢体困重、头昏目眩等症状特点，现代医家将其归属痰证、湿阻、胸痹、眩晕等范围论治。在中医古典文献中，亦无动脉粥样硬化之用语，但据其病机分析，可将本病归属于中医瘀证、痰证、脉痹等证的范畴。

【病因病机】

禀赋不足，好逸恶劳：因先天禀赋不足，肾虚不能温煦脾胃，以致脾虚不运聚湿生痰；或者生性好逸恶劳、贪睡恣食，或终日伏案、多坐少动，致使膏脂来源增多、利用减少，积于体内，而变生本病。

饮食不节，脾胃损伤：因饮食不节损伤脾胃，运化失司，精微浊化而成脂浊痰湿或因恣食肥甘、醇酒乳酪，以致膏脂过多，转输、利用、排泄不及，而成脂浊之变，发为本病。

情志内伤，肝胆失利：除忧思伤脾、脾失健运致使膏脂转输、利用、排泄障碍，浊变为痰湿之外，尚可因郁怒伤肝，而致肝胆失利，或肝郁脾虚，或肝郁脾困，最终亦导致膏脂聚集，变生痰湿，还可因肝郁化火，灼津为痰，阻滞脉道，亦可变生此病。

年老体衰，肾气不足：因年老体虚肾气不足，不能温煦脾胃，脂质运化失常，滞留血中；肾阴不足则水不涵木，则疏泄失职，气滞痰凝，而成本病。

本病属本虚标实之证，本虚主要是指脏腑虚损，功能失调；标实主要是指痰浊、血瘀、脉道不通。脑脉瘀阻则头痛、眩晕，甚而中风痴呆；心脉瘀阻则为胸痹、心痛；肝脉瘀阻则为胁痛、痞积；肾脉瘀阻则为阳虚、湿浊、瘀血；四肢脉道瘀阻则痿软无力、麻木不仁。

【临床表现】

1. 高脂血症：病情隐匿，多无明显临床症状。原发性者往往在童年甚至婴儿期即发病，多数患者属于继发性而伴有某种原发病。根据不同的临床类型，可能见到黄色瘤、肥胖、老年环、阵发腹痛、糖尿病、胰腺炎，血脂升高显著者可出现高黏血症表现，病久者出现动脉粥样硬化表现。

2. 动脉粥样硬化：动脉粥样硬化的表现与受累器官有关。早期多无明显证候，有时可见脑力与体力衰退，或见头眩、心悸、失眠、胸闷等症状。

3. 冠状动脉粥样硬化：指冠状动脉壁形成粥样斑块，导致其管腔增厚、变硬及狭窄等变化，致心肌缺血、缺氧，表现为胸闷、胸痛，甚至伴有呕吐、恶心、大汗、心动过缓、心律失常或休克等。

4. 脑动脉粥样硬化：指脑动脉壁形成粥样硬化斑块，纤维组织增生，其管壁增厚、变硬，管腔狭窄，使脑部组织供血不足，或由于斑块脂质脱落造成脑部栓塞，产生头痛、头眩、血压升高、偏瘫失语，或记忆力减退、睡眠不宁、痴呆等，甚者可出现中风昏迷，或脑萎缩引起痴呆、精神变态、行为失常和智力减退等，或脑动脉血栓形成或破裂出血引起中风。

5. 肾动脉粥样硬化：血管管腔增厚、狭窄使肾血流减少，可引起肾功能逐渐降低，以致形成慢性肾功能不全，亦可引起顽固性高血压，如有肾动脉血栓形成，可引起肾区疼痛、尿闭和发热等。

6. 肠系膜动脉粥样硬化：可能引起消化不良、肠道张力减低、便秘与腹痛等症状。血栓形成时，有剧烈腹痛、腹胀和发热。肠壁坏死时，可引起便血、麻痹性肠梗阻以及休克等症状。

7. 四肢动脉粥样硬化：以下肢较为多见，尤其是腿部动脉，由于血供障碍而引起下肢发凉、麻木和间歇性跛行，即行走时发生腓肠肌麻木、疼痛以致痉挛，休息后消失，再行走时又出现；严重者可有持续性疼痛，下肢动脉尤其是足背动脉搏动减弱或消失。动脉管腔如完全闭塞时可发生坏疽。

【马氏治疗高血脂采用的对策及核心方】

高脂血症合并动脉硬化（AS）是一个复杂的病理过程，影响因素较多，西医目前尚无理想的防治方法，而中医中药却在这方面积累了丰富的临床经验。马氏通过大量临床资料总结，并结合现代中医药研究成果提出以下治疗选药方案：

1. 改善脂质代谢：高脂血症和动脉粥样硬化（AS）的一个显著特点就是脂质的浸润和沉积，故调节血清脂质代谢紊乱，可延迟 AS 的进展或促其消退。现代药理学研究表明，制何首乌、女贞子、泽泻、大黄、虎杖、丹参、川芎、山楂、鸡血藤、蒲黄、姜黄、桃仁、红花、三七、郁金、土鳖虫、没药、地龙、水蛭等，可降低总胆固醇、甘油三酯、低密度脂蛋白，或纠正脂蛋白或载脂蛋白代谢的紊乱，不同程度地改善脂质代谢，对 AS 有防治作用。

2. 抗凝及抗血小板聚集：血小板黏附、聚集和释放生物活性物质，在高脂血症和 AS 发病中占重要地位。现代药理学研究证实，赤芍、川芎、蒲黄、水蛭、丹参、牡丹皮、刘寄奴、益母草、红花、郁金、苏木、莪术、延胡索、鸡血藤、三七等，均有抑制血小板黏附、聚集、释放生物活性物质和调节 PGI2/TXA2 平衡，改善血液流变，减少动脉硬化的形成等作用。

3. 抑制血管平滑肌细胞（SMC）增殖：中药药理实验表明，泽泻、何首乌、黄芪、丹参、蒲黄、三七、牡丹皮、川芎、姜黄、穿心莲等在动物实验和体外细胞培养方法中证实有抗 SMC 增殖的作用。

4. 保护血管内皮细胞、抗脂质过氧化反应：血管内皮细胞（VEC）结构和功能的改变是 AS 发生的始动环节，而自由基和脂质氧化反应是 VEC 损害的主要危险因素。临床和实验研究表明，漏芦、赤芍、玉米花粉、薤白、蒲黄、丹参、郁金、三七、益母草等，具有较好的保护 VEC、抗脂质过氧化、防止动脉粥样硬化的作用。

5. 消退 AS 斑块：AS 的粥样斑块已经形成，能否修复或消退，一直是医学界争论的问题。一些国内外文献指出动脉斑块有消退的可能性。中药复方的临床实验也证明了这一点，如补阳还五汤、山楂合剂（山楂、益母草）、冠心 2 号方、复方降脂敏（茵陈、泽泻、山楂、决明子、川芎、玄参）、大活络丸、扩冠祛瘀灵（瓜蒌、枳实、葛根、延胡索）以及蒲黄、水蛭、没药、大蒜油等能阻止 AS 病变的进展或促其斑块的消退。

目前中医对高脂血症的实验研究很多，较以往更具科学性与可比性。同时发现了许多单味中药、复方都有防治高脂血症和 AS 的作用。其降脂作用机制主要有以下几个方面，临床可根据病情需要选用。

（1）促进肠道胆固醇排泄，抑制外源性胆固醇吸收的中药，如大黄、生何首乌、生决明子、虎杖、番泻叶等。这类药物许多含有如黄酮类及其衍生物等致泻剂，能促进肠道蠕动，增加排便次数，以加快脂类的排出。

（2）竞争性地抑制肠道胆固醇吸收的中药，如蒲黄、绿豆、蚕豆、褐藻等。这类中药多含有植物固醇，可抑制肠内胆固醇吸收。另外，尚含蜂胶、维生素、果胶、琼脂等不能利用的多糖和胆盐结合形成的复合物，能阻碍胆固醇的吸收。

（3）抑制胆固醇、甘油三酯合成的中药，如泽泻能影响脂肪分解及胆固醇合成，姜黄可抑制脂肪酸合成，香菇可抑制体内胆固醇合成。

（4）影响血脂分布、运转与清除的中药，如丹参有促进脂肪在肝内氧化加强作用，水飞蓟素有清除肝肾组织脂质沉淀作用，女贞子对主动脉脂质斑块有消退作用，海南狗牙花生物碱能减少脂质在肝脏中沉积。

（5）降低血胆固醇含量的中药成分有红花油、橡胶种子油、蚕蛹油、豆油等，均含有不饱和脂肪酸，如花生四烯酸、亚油酸、亚麻油酸等，能与胆固醇结合成脂，使之比较容易转运、代谢和排泄，因而减少血浆中胆固醇含量，同时又可改变胆固醇在人体内的分布，减少在血管壁中胆固醇含量，使其较多地沉积于血管壁以外的组织中。

根据上述科研研究及马氏的大量临床实验，马氏提出治疗高血脂核心方"降脂灵"进行辨证分型加减治疗。

1. 降脂灵方剂组成：泽泻 15g、郁金 10g、沙棘 20g、萆薢 20g、玉竹 10g、漏芦 15～20g、鬼箭羽 10g（降糖、降脂）。

根据临床辨证可加：金樱子、草决明、蒲黄、茵陈。

具有房颤、室早症状可加：苦参 20～30g、甘松 15g、半夏 20g、羌活 20g、桑寄生 20g、酸枣仁 30～50g、黄连 15～20g、郁金 10～15g、三七粉 9g。

具有高血压症状可加：罗布麻 20g、夏枯草 30g、牛膝 30g、天麻 20g、杜仲 20g、半边莲 30g、防己 15g（作用相当于地平类）、泽泻 15g、黄芩 20g、黄柏 20g、菊花 15g、蒺藜 20g、沙苑子 30g（舒张压高）、草决明 20g、车前子 30g、石决明 30g、丹参 30g、前胡 15～30g（阻断血管紧张素Ⅱ）、桑寄生 30g、豨莶草 30g（降低压）。

具有降血脂、抗凝、抗硬化作用中药：三七、丹参、益母草、大黄、泽兰、水蛭、虎杖、绞股蓝、沙棘、桃仁、当归、女贞子、蒲黄、泽泻、黄芪、陈皮。

2. 降脂灵中药的药理作用：

（1）泽泻：具有通利水道、渗湿排浊功效，常可与泽兰一同配伍，治疗血脂紊乱后期导致的肾功能下降，出现的尿浊，或小便不利，或水肿者尤宜，多项现代药理研究表明，泽泻可以调节血脂水平，抗动脉粥样硬化，可增强肝脏吸收降解 TG、TC，此外还具有抗结石功能、抗动脉粥样硬化、免疫调节功能、保护肝脏等作用。

（2）郁金：具有活血止痛、行气解郁、利胆退黄的作用，现代药理研究表明，郁金能够抗真菌，调节免疫功能，降低血浆纤维蛋白原，具有活血作用，降血脂，能使主动脉中的总胆固醇、甘油三酯含量降低，促进消化液分泌，抗氧化，治疗中毒性肝炎，催眠，具有抑制中枢神经系统效应。

（3）沙棘：增强免疫功能，抗氧化，抗衰老，沙棘中的沙棘黄酮可调节血脂、血糖，降低冠心病血管堵塞风险，此外还可以保护肝脏，抗癌，治疗阴道炎、哮喘、咳嗽等疾病。

（4）萆薢：调节骨代谢，改善骨质疏松，降低尿酸水平，治疗痛风，保护肾脏，具有免疫调节作用，具有抗动脉粥样硬化（在不降低血清总胆固醇浓度情况下）、抗肿瘤、解毒杀虫、雌激素样作用。

（5）玉竹：降血糖，治疗消渴，增强免疫功能，抗肿瘤，抗氧化，抗疲劳，降血脂，对实验中的高脂血症兔的甘油三酯、血清胆固醇及 β- 脂蛋白均有降低作用，双向调节血压，大剂量使血压短暂下降。

（6）漏芦：抗氧化，抗衰老，降血脂和抗动脉粥样硬化，降低血浆胆固醇水平，可以改善肾病综合征患者脂质代谢紊乱，具有保肝、改善记忆障碍和益智作用。

（7）鬼箭羽：具有降低空腹血糖（尤其是 2 型糖尿病）作用，对糖尿病并发症也有一定作用，可改善微循环，提高心肌缺氧耐受力，降低血压、血脂，改善血黏度。

【中医辨证治疗】

高脂血症、动脉粥样硬化从中医证候角度看，属本虚标实的病证。本为脾、胃、心、肝之虚损，标为痰浊、瘀血。本病可分为 6 个证型。

1. 湿热内蕴：

主证：头重身倦，心胸烦闷，腹胀纳呆，口干口苦，便溏秽臭，小便黄浊，肌肤、眼睑呈橙黄色，舌质偏红，苔黄浊腻，脉象滑数。

治法：清热化湿，行气消滞。

方药：降脂灵合茵陈蒿汤加减。

降脂灵加茵陈 15g、大黄 5g、栀子 10g、虎杖 10g、荷叶 15g、藿香 15g、黄芩 20g。每日 1 剂，水煎服。

2. 脾虚湿盛：

主证：头重体倦，腹胀纳呆，乏力懒言，口淡不渴，大便溏薄，小便清长，健忘，面色欠华，或有下肢肿，眼睑虚浮，或肢体麻木，舌体淡胖，边有齿痕，苔白浊腻，脉缓无力。

治法：益气健脾，和胃渗湿。

方药：降脂灵合参苓白术散加减。

降脂灵加党参 20g、茯苓 20g、白术 15g、山药 20g、薏苡仁 20g、桔梗 15g、砂仁 10g、白豆蔻 10g（后下）、猪苓 20g、荷叶 20g。每日 1 剂，水煎服。便溏甚者加金樱子 30g、地榆 25g。

3. 痰浊阻滞：

主证：眩晕头重，心胸窒闷，恶心欲吐，纳呆，腹胀，或有咳嗽、咳痰，形体肥胖，反应迟钝，肢体沉重，或有胁下痞块，舌苔浊腻厚，脉象弦滑。

治法：行气除痰，健脾和胃。

方药：降脂灵涤痰汤加减。

降脂灵加陈皮 15g、法半夏 15g、胆南星 10g、枳实 15g、石菖蒲 10g、党参 15g、白术 15g、茯苓 15g、荷叶 20g、女贞子 15g（有消退动脉斑块作用）、姜黄 10g、陈皮 15g。每日 1 剂，水煎服。

4. 气滞血瘀：

主证：胸窒心痛，痛处固定，入夜为甚，或头晕头痛，或项强肢麻，舌质暗红，或瘀斑瘀点，舌下络脉迂曲，脉弦或涩。

治法：疏肝理气，活血通脉。

方药：降脂灵合血府逐瘀汤加减。

降脂灵加桃仁 15g、当归 15g、生地 15g、赤芍 20g、川芎 20g、牛膝 20g、桔梗 10g、柴胡 10g、枳壳 10g、黄芪 30g、葛根 20g、刺五加 30g、独活 20g、天麻 20g。每日 1 剂，水煎服。

5. 肾精亏虚：

主证：眩晕头痛，失眠健忘，发脱齿摇，耳鸣耳聋，行动迟缓，动作笨拙，精神呆钝或有肢肿，舌质淡暗，舌苔薄白，脉象沉弱，尺部为甚。

治法：补益肾精，充填脑髓。

方药：降脂灵合右归饮加减。

降脂灵加熟地 15g、山药 15g、山茱萸 20g、枸杞子 30g、龟板胶 12g（烊化）、鹿角胶 12g（烊化）、菟丝子 15g、杜仲 15g、女贞子 12g、益智仁 10g、酸枣仁 50g、合欢皮 15g、葛根 20g、淫羊藿 20g、川芎 15g。每日 1 剂，水煎服。

6. 阴虚阳亢：

主证：眩晕头痛，烦躁易怒，失眠多梦，腰膝酸软，耳鸣目涩，五心烦热，夜间盗汗，肢体麻木，舌红少苔乏津或无苔，脉弦细数。

治法：滋阴补肾，平肝潜阳。

方药：降脂灵合天麻钩藤汤加减。

降脂灵加天麻 20g、钩藤 30g、杜仲 20g、牛膝 20g、赤芍 20g、茯苓 20g、桑寄生 20g、栀子 15g、石决明 30g、夜交藤 15g、女贞子 15g、决明子 15g、菊花 15g、葛根 20g、酸枣仁 50g、合欢花 20g、龙骨 30g、牡蛎 30g、知母 20g、黄柏 20g、莲子心 10g（莲子心所含的非晶性生物碱 Nn-9 具有较强的降压作用）。每日 1 剂，水煎服。

上述各病症如血黏甚及动脉硬化者，可酌情加水蛭、地龙、田七、女贞子、蒲黄等。

【医案举隅】

刘某，女，85 岁。2014 年 6 月 18 日，患者近日体检，检查发现血清总胆固醇 6.23mmol/L，血压最高可达 170/100mmHg，反复服西药地平类、他汀类未能有效控制，经亲戚介绍来笔者医院就诊，主诉失眠加重 2 日，患者自述夜晚完全不能入睡，白天时寐时醒，精神压力大，脉弦细，舌苔白腻，诊为心肾气阴两虚，心脑供血不足。

方用安神汤加减：酸枣仁 50g、合欢花 20g、合欢皮 15g、天麻 20g、罗布麻 20g、夏枯草 20g、桑寄生 30g、益母草 30g、豨莶草 30g、沙苑子 30g、丹参 30g、绞股蓝 25g、葛根 25g、淫羊藿 20g、菟丝子 20g、泽泻 20g、郁金 15g、石斛 20g、枸杞子 30g、太子参 20g、夜交藤 20g、玉竹 10g、漏芦 20g、鬼箭羽 10g。

方中酸枣仁收敛心神；合欢花安五脏，利心志，令人欢乐无忧，久服轻身明目得所欲；天麻镇静催眠，降压，减慢心率；罗布麻、夏枯草、桑寄生、益母草可以降低收缩压；豨莶草、沙苑子可以降低舒张压；丹参也具有镇静催眠作用，且老年人多有心血管问题，丹参对心肌缺血、脑缺血都具有保护作用，还可改善微循环，降血压，护肝护肾；绞股蓝具有安神养性、延缓衰老、改善脑力活动、提高大脑功能作用，含有与人参相似的各种皂苷成分，乏力者用之；葛根引下部之水上行，增加脑供血；淫羊藿、菟丝子、枸杞子补肾，石斛、太子参滋阴，口干眼干者用之。

第五节　原发性高血压

原发性高血压是指动脉收缩压和（或）舒张压升高，常伴有心、脑、肾和视网膜等器官功能性或器质性改变为特征的全身性疾病。原发性高血压属于中医的"眩晕""头痛"等范畴。

【病因病机】

一、中医

根据原发性高血压的临床表现，中医学主要是通过眩晕、头痛来认识其病因病机的。常见病因有以下几个方面：

1.情志失调：原发性高血压中的情志失调常见过度恼怒、长期忧思及恐惧紧张和情绪波动等，这些因素一旦破坏人体的阴阳平衡，使脏腑气血功能失调，就会导致本病的发生。

2.饮食不节：饥饱失常，损伤脾胃，脾虚失运，酿生痰浊，上蒙清窍，及过食温热肥腻之品，体内痰热内盛，上冲清窍，导致本病发生。

3.久病过劳：久病和过劳可伤及人体正气，阴阳平衡失调，脏腑功能紊乱，发生本病。

4.先天禀赋异常：人体先天禀赋主要取决于父母之素质，即父母素质之偏盛偏衰可影响后代。父母因阴阳平衡失调而患原发性高血压，使其子女易患原发性高血压。

在上述病因的作用下，机体的阴阳平衡失调，脏腑、经络、气血功能紊乱，就形成了以头晕头痛为主要表现的原发性高血压。其主要病机如下：

1.肝阳上亢：素体阳盛阴衰之人，阴阳平衡失其常度，阴亏于下，阳亢于上；长期精神紧张或忧思郁怒，使肝失调达，肝气郁结，气郁化火伤阴，肝阴耗伤，风阳易动，上扰头目而出现眩晕、头痛。

2.肝肾阴虚：肝藏血，肾藏精，肾阴不足常可导致肝阴不足，肝阴不足，亦可致肾阴不足。肝肾阴虚，不能涵敛阳气，阳气亢逆上冲，而出现眩晕、头痛。

3.痰湿中阻：饮食不节，肥甘厚味太过，损伤脾胃，或忧思劳倦伤脾，以致脾虚健运失职，聚湿生痰；或肝气郁结，气郁湿滞生痰。痰湿中阻，或兼内生之风火作祟，则表现头痛、脘闷、眩晕欲仆等。

4.瘀血阻络：中医学认为"初病在经，久病入络""初病在气，久病入血""气病累血，血病则累气"。原发性高血压患者随病程的延续，病情进一步发展，殃及血分，使血行不畅，终至瘀血阻络。

5.阴阳两虚：多因病久不愈、阴阳俱损而致。在原发性高血压患者中多见阴损及阳，最终阴阳两虚。

二、西医

西医认为原发性高血压的病因尚未完全明了，长期精神紧张而缺少体力劳动，高血压家族史，体重超重，饮食中盐量过多，大量吸烟者，其患病率偏高。目前较为公认的发病学说有以下几种：

1.精神、神经学说：外界环境及内在的不良刺激引起强烈、反复、长期的精神紧张以及情绪波动，导致大脑皮层兴奋与抑制过程失调，皮层下血管舒缩中枢形成了以血管收缩神经冲动占优势的兴奋灶，引起全身细小动脉痉挛。外周阻力增加，血压逐渐升高。

2.肾源学说：肾脏缺血时，肾小球旁细胞分泌肾素增多，可作用于血管紧张素原形成血管紧张素I，后者又在血管紧张素转换酶作用下转化为血管紧张素II和血管紧张素III，具有强烈的血管活性，可使全身细小动脉痉挛。同时，还可通过刺激肾上腺素皮质球状带促使醛固酮分泌增加，水钠潴留，血容量增加而升高血压。

3. 内分泌学说：大脑皮层功能失调可引起下丘脑垂体后叶释放血管加压素增多，导致全身细小动脉痉挛和肾缺血。同时大脑皮质功能失调还可引起交感神经兴奋，使肾上腺髓质分泌肾上腺素和去甲肾上腺素增多，前者提高心排血量，后者促进细小动脉痉挛，均可促进血压升高。

4. 遗传学说：原发性高血压患者常有明显的家族史，占 50% ~ 60% 的患者有阳性家族史。本病属于遗传性缺陷，导致患者对各种诱发因素的应激性过强。还有人认为某些焦虑性格有遗传性，可能构成病因。

【治疗】

原发性高血压的诊断一经确立，即应考虑治疗。主要目的是降低动脉血压至正常或尽可能接近正常，以控制并减少与高血压有关的心、脑、肾和周围血管等靶器官损害，最大限度地降低心血管病的总死亡率和病残率。治疗的策略包括：非药物治疗如生活方式的改善、戒烟、限酒、严格控制钠盐的摄入、增加钙的摄入、平衡膳食、增加运动等；药物治疗应视病情选用中西药。

【马氏治疗高血压的观点】

马氏主张中医治疗高血压应在辨证的基础上，结合目前经药理证明具有降压作用的中药组方治疗。

(1) 具有血管扩张作用的药物：防己、黄芩、钩藤、益母草、赤芍、罗布麻叶等。

(2) 具有利尿作用的药物：防己、杜仲、桑寄生、泽泻、茯苓、萹蓄、茵陈、龙胆草、罗布麻等。

(3) 具有中枢性降压作用的药物：远志、酸枣仁、天麻。

(4) 具有钙离子阻滞作用的药物：防己、川芎、当归、赤芍、红花、三棱、丹参、前胡、肉桂、五味子、桃仁、藁本、白芷、羌活、独活、葶苈子、桑白皮、茵陈、海金沙、龙眼肉等。

(5) 具有中枢神经节阻断作用的药物：全蝎、地龙、钩藤、桑寄生等。

(6) 具有 β 受体阻滞作用的药物：葛根、佛手、淫羊藿、蜈蚣、益母草等。

(7) 具有影响血管紧张素 II 形成的药物：葛根、野菊花、牛膝、山楂、何首乌、青风藤、海风藤、白芍、木贼、红花、板蓝根、牛膝、泽泻、海金沙、胆南星、法半夏、瓜蒌、青木香、降香、细辛等。

又据研究，中药中已被证实具有减低原发性高血压靶器官损害的作用，现归纳如下：

(1) **降低血脂防止动脉硬化**：高血脂可以损伤内皮细胞导致动脉硬化。业已证明，何首乌、女贞子、金樱子、泽泻、决明子、山楂等中药有降血脂作用，有防止原发性高血压动脉硬化的作用。

(2) **抑制纤维组织增生，减轻动脉硬化**：丹参、赤芍、川芎、红花、三七、蒲黄等具有活血、抗凝、改善血流变、抑制纤维组织增生、防止动脉硬化等作用。

(3) **清除自由基**：过多的自由基可损害血管内皮细胞，促进细胞衰老，导致动脉硬化。大多数含挥发油的中药，如当归、砂仁、香附等有抗氧化作用，从而减少自由基，起到保护内皮细胞的作用。清除自由基作用的中药还有人参、何首乌、黄芪、桂枝、白术、茯苓、党参、麦门冬、山楂、生地等。清除自由基的复方中药有八味地黄丸、白虎加人参汤、清宫寿桃丸、清宫长寿丹、小柴胡汤等。

（4）ACEI 样作用中药的应用：ACEI 类不但有很好的降压作用，而且能够逆转左心室肥厚、清除自由基，预防缺血性心律失常，改善冠脉血流和防治充血性心力衰竭，还可以降低肾小球内压，减少蛋白尿，保护肾功能。具有 ACEI 样作用的中药有红芪、何首乌、白芍、牛膝、山楂、泽泻、海金沙、法半夏、降香等。

（5）钙离子拮抗剂：血管平滑肌细胞膜钙离子通道过多开放，导致钙离子内流过多，细胞内胞浆网释放钙离子浓度增加，血管平滑肌细胞张力增加，周围血管阻力增加，血压升高。同时过多的钙离子进入细胞造成钙超载，使血管平滑肌受损，导致血管硬化。因此，钙离子拮抗剂可以降压，还有利于防止血管硬化。具有钙离子拮抗作用的中药有防己、川芎、当归、赤芍、红花、丹参、牡丹皮、前胡、肉桂、五味子、藁本、白芷、桑白皮、海金沙、薏苡仁等中药。

因此，在辨证用药的基础上选加上述中药，有利于减少原发性高血压靶器官的损害，降低心血管并发症的发生率和死亡率。

马氏"平压合剂"可结合证型辨证治疗：

平压合剂：黄芪 50g、牛膝 30g、夏枯草 30g、杜仲 20g、豨莶草 30g（低压高）、沙苑子（低压高）、毛冬青 20g、泽泻 20g、防己 20g、川芎 15g、牡丹皮 20g、丹参 30g、红花 15g、葛根 20g、淫羊藿 20g、天麻 20g、钩藤 30～50g、酸枣仁 30g、黄芩 20g、黄柏 20g、益母草 30g、萹蓄 20g、半边莲 20g、罗布麻 20g、莲子心 10g。

方解：黄芪、牛膝、毛冬青、泽泻、夏枯草、杜仲（具有 ACEI 样作用）、防己、川芎、牡丹皮（具有钙离子拮抗作用）、女贞子、丹参、红花（具有降血脂抗动脉硬化作用）、葛根、淫羊藿（具有 β 受体阻滞作用）、天麻、钩藤、酸枣仁（具有中枢性降压作用）、黄芩、黄柏、益母草、萹蓄、半边莲、罗布麻（具有清热、利尿作用）、莲子心（所含的非晶性生物碱 Nn-9 具有较强的降压作用）、豨莶草和沙苑子对舒张压有抑制作用。

【中医辨证治疗】

1.肝阳上亢：

主证：头晕头痛，面红目赤，烦躁易怒，口干口苦，溲黄便秘，舌红苔黄，脉弦。

治法：平肝潜阳，清热息风。

方药：平压合剂合羚羊角汤加减。

平压合剂加羚羊角 15g（先煎）、石决明 30g（先煎）、龟板 20g（先煎）、夏枯草 20g、生地 15g、白芍 15g、栀子 15。如无羚羊角则用水牛角或山羊角 25g 代替。每日 1 剂，水煎服。

2.阴虚阳亢：

主证：头晕头痛，耳鸣眼花，失眠多梦，腰膝酸软，五心烦热，舌红苔少，脉弦细数。

治法：滋阴潜阳，平肝息风。

方药：平压合剂合天麻钩藤饮加减。

平压合剂加石决明 30g（先煎）、杜仲 20g、白芍 15g、茯苓 20g、生地 15g、夜交藤 25g、栀子 15g、知母 20g、桑寄生 20g。每日 1 剂，水煎服。

3. 肝肾阴虚：

主证：头晕耳鸣，目涩视矇，腰膝酸软，五心烦热，小便黄短，大便干结，舌红少苔或无苔，脉弦细或细数。

治法：滋补肝肾。

方药：平压合剂合杞菊地黄汤加减。

平压合剂加枸杞子 30g、菊花 15g、生地 15g、山茱萸 20g、茯苓 15g、山药 20g、杜仲 20g。每日 1 剂，水煎服。

4. 痰浊中阻：

主证：头晕头重，困倦乏力，心胸烦闷，腹胀痞满，呕吐痰涎，少食多寐，手足麻木，舌淡苔腻，脉象弦滑。

治法：健脾化湿，除痰息风。

方药：平压合剂合温胆汤加减。

平压合剂加白术 20g、法半夏 15g、姜竹茹 15g、枳实 15g、茯苓 20g、石菖蒲 15g、远志 15g、瓜蒌 15g。每日 1 剂，水煎服。

5. 血脉瘀阻：

主证：头痛经久不愈，固定不移，偏身麻木，心痛胸痹，面唇发绀，舌质紫暗，脉象弦涩。

治法：活血祛瘀，疏通血脉。

方药：平压合剂合血府逐瘀汤加减。

平压合剂加赤芍 20g、桃仁 15g、生地 15g、郁金 15g、合欢皮 15g、独活 20g、羌活 20g、白芷 10g、藁本 15g（白芷与藁本合用具有麝香开窍止痛的功效）。每日 1 剂，水煎服。

6. 阴阳两虚：

主证：头晕眼花，头痛耳鸣，心悸气短，腰酸腿软，失眠多梦，遗精阳痿，肢冷麻木，夜尿频数或少尿水肿，舌淡苔白，脉象弦细，尺弱。

治法：补肾养肝，益阴助阳。

方药：平压合剂合金匮肾气加减。

平压合剂加熟地 15g、山茱萸 20g、山药 20g、茯苓 20g、车前子 15g、肉桂 10g。每日 1 剂，水煎服。

临证加减：尿频加金樱子 30g、覆盆子 30g、桑螵蛸 20g、龙骨 20g、牡蛎 20g；少尿水肿加桑白皮 20g、猪苓 20g。

第六节　心律失常

心脏在正常情况下冲动起源于窦房结，以一定范围内的频率发生有规律的搏动并传布于心房与心室，引起收缩。

心律失常是指心律起源部位、心搏频率与节律以及冲动传导等任何一项异常。心律失常有多种，包括心动过缓、心动过速、心律不齐及异位心律等。心律失常临床表现多种多样，十分复杂。本病常见症状有心悸、乏力、头晕、晕厥等，亦可无症状。

中医药学古典著作中，类似心律失常证候的描述很多，散见于"心悸""怔忡""眩晕""昏厥""虚劳"以及有关脉率失常（数、疾、迟、缓、促、涩、结、代，各种怪脉）等病篇中。

【病因病机】

一、中医

本病的病因很多，主要由外邪侵袭、七情刺激、饮食不节、体质虚弱等原因所致，其病位在心，但与其他脏腑密切相关。心失所养、心脉瘀阻、脏腑功能失调是其基本病变，心悸、怔忡、脉率失常是其共同表现。

1. **外邪侵袭**：外邪之中以热毒之邪以及风寒湿热之邪最易犯心。温邪上受，首先犯肺，病邪可以顺传由卫入气，由气入营血，热传心脉，心脉受邪而致病；温邪上受亦可以逆传直犯于心或者由于热邪羁留不去，耗伤气阴，内损于心而成本病。

风寒湿热之邪亦可合而为痹，痹阻于经脉、肌肉、关节的病邪，在一定条件下也可内犯于心，正如《黄帝内经》指出的"脉痹不已，复感于邪，内舍于心"。

2. **七情刺激**：七情太过可以致病，可以伤心。除过喜可以直接损伤于心之外，过于忧愁思虑可以损伤脾胃，脾胃虚弱则聚湿成痰。郁怒伤肝，木盛化火，火热灼津，炼津为痰。肝郁脾困或肝郁脾虚，亦会引起湿聚痰生。痰阻气机，血脉不畅，心失所养而发病。

3. **饮食不节**：饮食不节，过食膏粱厚味、酗酒嗜烟，损伤脾胃，脾胃失健，痰湿由生，痰浊上扰心肺或阻碍气机，痹阻脉道，发为本病。

4. **体质虚弱**：体质虚弱的原因有因心的先天禀赋不足，也有因年老体弱，心脉不通，或因病体虚弱，心失所养。此外也有因服药不当，损害于心而发病的。

本病的临床表现很多，但不外虚实两端，虚证之中通常有心气不足、心血不足、心气阴两虚、心阳不足、心神不宁等；实证之中通常有痰扰心脉、心脉瘀阻等。证型可以变化发展，心气不足，帅血无力，可以造成心脉瘀阻；痰浊血瘀可以阻塞脉道，令心失濡养，心气不足，心血不通，气阴两虚，心阳不足，甚至心阳虚脱。

二、西医

1. **快速性心律失常**：

（1）窦性心动过速：迷走神经张力降低或交感神经兴奋性加强均能引起之。

（2）过早搏动（或称期前收缩、期外收缩）：可发生在任何年龄，以老年人为多见。早搏的产生机制可以归纳为以下4种。

①异位起搏点自律性增强：在窦房结未发出冲动前，异位起搏点提前发出冲动，或在异位起搏点附近产生一时性单向传导阻滞，使窦房结冲动不能传入，而异位起搏点冲动却可向外传出，引起早搏。

②折返现象：因心肌某一部分不应期恢复快慢不一，当窦房结冲动到达时，尚处在不应期的心肌不起反应，冲动只能绕过下传，但该部分脱离不应期时，绕过该部分冲动又折返回来，使其发生激动而成为一个异位起搏点。

③并行心律：一个持久而规则的异位起搏点和主导的窦性起搏点同时存在。异位起搏点周围常有单向保护性阻滞，故不受窦房结冲动的影响。

④触发激动：乃心肌复极过程中或复极后，膜电位形成平坡或发生振荡，如达到阈值，可触发激动而引起一提早的动作电位，即早搏。

（3）阵发性心动过速。

①室上性阵发性心动过速：功能性引起者多见于青年人，常因情绪激动、体力劳动、噩梦、吸烟过多、喝浓茶、饮酒或饱餐等激发。器质性心脏病如冠心病、高血压、风湿性心脏病、肺心病、心肌病、甲亢等均可引发。其他如预激综合征、低血钾症、洋地黄中毒等也能引起。

②室性阵发性心动过速：最常见的原因为严重的心肌损害，如冠心病尤其是急性心肌梗死、风湿性心脏病、急性心肌炎、心肌病等。

（4）心房颤动与扑动：多由于器质性心脏病如风湿性心脏病、冠心病、甲状腺功能亢进性心脏病、高血压性心脏病、缩窄性心包炎等引起。

（5）心室扑动与颤动：心室扑动时，心室有快而微弱无效的收缩。心室颤动则是心室内各部分纤维发生更快而不协调的乱颤，常为心脏病和其他疾病临终前的心律，也是猝死常见的表现之一。

2. 缓慢性心律失常：

（1）窦性心动过缓：由于迷走神经张力过高所引起。属生理情况者，见于运动员、强体力劳动者、老年人及健康人睡眠时等；属病理性者，由于心源性引起的有冠心病、心肌炎、心肌病等；属心外性疾病引起的如颅内压升高（脑出血、脑膜炎、脑肿瘤）、黄疸、黏液性水肿、伤寒、尿毒症等。药物作用（如洋地黄）、刺激喉部、压迫眼球、刺激颈动脉窦等也可发生窦性心动过缓。

（2）病态窦房结综合征：乃窦房结因病变导致组织学改变，并产生持久而不可逆的功能改变。主要病因有冠心病、风湿性心脏病、先天性心脏病、高血压性心脏病、心肌炎、心包炎、心肌病、二尖瓣脱垂、淀粉样变性、系统性红斑狼疮、营养不良、手术创伤、全身栓塞、白喉、恶性肿瘤及特发性窦房结硬化所引起。病理变化主要是窦房结细胞显著减少和纤维组织的大量增生。

（3）房室传导阻滞：多见于器质性心脏病，如风湿性心肌炎、白喉、流感、急性下壁心肌梗死等，药物如洋地黄、奎尼丁、普鲁卡因胺等也能引起暂时性的房室传导阻滞。持久性的房室传导阻滞见于冠心病、风湿性心脏病、克山病、心肌炎后遗症、先天性心脏病、甲状腺功能亢进、黏液性水肿，心脏直视手术或房室结退行性改变也能引起。个别迷走神经张力过高者也可引起I度或II度房室传导阻滞。

【临床表现】

一、快速性心律失常症状

（1）窦性心动过速：心率在每分钟 100~150 次范围内，可无症状，或有心悸、乏力、易激动等。

（2）过早搏动：偶发者可无症状或自觉心跳不规则，心跳停歇感或增强感。频发者有心悸、胸闷、乏力，甚则有心绞痛发作。

（3）阵发性室上性心动过速发作时，有心悸、头晕、心前区不适、乏力，发作时间长而严重的病例可出现心绞痛、呼吸困难、血压下降。

（4）阵发性室性心动过速发作时，患者突然头晕、血压下降、心绞痛发作，甚至昏厥、休克、猝死。

（5）房扑与房颤发作时，患者可有心悸、胸闷，严重者可出现昏厥、心绞痛或心衰。持久房颤者，心房内常有血栓形成，血栓脱落，即可造成栓塞。

（6）室扑与室颤一旦发生，瞬即出现意识丧失、抽搐，继之呼吸停止。

二、缓慢性心律失常症状

（1）窦性心动过缓：心率每分钟不低于 50 次，一般不引起症状，如心率每分钟低于 45 次，常引起心绞痛、心功能不全或中枢神经系统功能障碍等症状。

（2）病态窦房节综合征：轻者可出现头昏、乏力、失眠、记忆力减退、反应迟钝等，重者可反复晕厥或心脏停搏。

（3）房室传导阻滞：I度房室传导阻滞一般无症状；Ⅱ度房室传导阻滞可有心悸或心脏停顿感，心跳缓慢时可有头昏、乏力、活动后气促，甚至晕厥；Ⅲ度房室传导阻滞除上述症状外，还可出现心、脑、肾等脏器供血不足的临床表现，如心、脑、肾功能不全等。

【马氏治疗心律失常的观点】

马氏认为心律失常的辨病治疗主要有以下 3 个方面：病因治疗、抗心律失常治疗、合并症的治疗。

1.病因治疗：大部分心律失常均可查明其病因，例如由心肌炎、冠心病、肺心病、甲状腺功能亢进、甲状腺功能低下、低血钾症、高血钾症等原因所致的心律失常，若能消除其病因，其心律失常就有可能得以根除。例如由病毒引起的心肌炎所致的心律失常，选用黄芪、淫羊藿、苦参、虎杖、板蓝根等有抗病毒作用的中药；冠心病者选用三七、丹参、川芎、当归等具有活血通脉作用的中药。病因消除了，心律失常可以改善。

2.抗心律失常治疗：根据心律失常的类型，有针对性地选用不同药理作用的抗心律失常中药。

3.对快速性心律失常，可选用下列中药：

（1）阻滞心肌细胞膜钠通道的中药，如苦参、缬草、当归、石菖蒲、山豆根、甘松、三七、延胡索、地龙等。

（2）抑制心肌细胞膜 Na^+-K^+-ATP 酶的强心中药，如生脉散、葶苈子、北五加皮、蟾酥等。

（3）阻滞 β 受体的中药，如佛手、淫羊藿、葛根等；阻滞钙通道的中药如粉防己、川芎、藁本、羌活、独活、红花、赤芍、丹参、茵陈、五味子等。

（4）延长动作电位类药物如黄杨木、延胡索、黄连、木防己等。

4.对缓慢性心律失常，可选用具有兴奋β受体作用的中药：麻黄、附子、细辛、吴茱萸、椒目、丁香等。

在辨证用方的基础上，再结合辨证用药的精神作指导，选加具有对症抗心律失常作用的中药以及中成药，如快速性心律失常表现为肾虚者可选加淫羊藿、冬虫夏草、宁心宝等；血虚者选加当归、川芎等；气虚者选加人参、黄芪等；有热者选加苦参、茵陈、莲子心、黄连等；有痰者选加法半夏、石菖蒲、山豆根；血瘀者选加三七、丹参、延胡索等；有风湿者加防己、羌活、独活等；脾虚气滞者加甘松、佛手等；缓慢性心律失常表现为阳虚有寒者选加麻黄附子细辛汤和心宝，在使用麻黄附子细辛汤时，为防其温燥伤阴，可于辨证用药的同时加石斛、沙参、天花粉等养阴生津之药以和之。

严重病例，单纯使用中药治疗无效时，则要考虑中西医结合用药以及电复律和心脏介入治疗（如射频消融术、安装心脏起搏器等），待病情稳定之后再用中药调理。

【马氏经长期临床经验总结出如下用药规律】

1.**心动过速选药**：黄芪、党参、生地、玉竹、丹参、泽泻、黄连、苦参、延胡索、珍珠母、龙骨、威灵仙、羌活、酸枣仁、合欢、石菖蒲、半夏、赤芍、五味子、淫羊藿、土茯苓、佛手、益母草。

心动过速方：黄芪30g、党参20g（血糖高改用人参10g）、黄连20g、葛根20g、酸枣仁30g、炙半夏20g、龙骨30g。

2.**心动过缓选药**：吴茱萸、补骨脂、麻黄、附子、细辛、仙茅、乌药、厚朴、青皮、枳实、桂枝、肉桂、麦门冬、甘草、小蓟。

3.**窦性心律过缓方**：黄芪30g、党参20g（人参10g，血糖高者去党参加人参）、刺五加30g、淫羊藿20g、丹参30g、补骨脂15g、附子10g（高血压者慎用或去掉）、茯苓30g、麻黄5g、细辛5～10g、枳实20g、小蓟30g、仙茅10g、款冬花20g、麦门冬20g、浙贝母15g、干姜10g、枸杞子30g、黄精20g、葛根20g、莲子心15g、川芎20g、桂枝10g、牛膝20～30g、五味子15～20g。此方治疗病窦综合征有效，方中茯苓、麻黄、细辛、补骨脂、仙茅皆有兴奋窦房结提高心率的作用。

4.**房颤方**：黄芪30g、葛根20g、丹参30g、川芎20g、赤芍20g、苦参15g、延胡索20g、炙半夏20g、桑寄生20g、甘松20g、威灵仙20g、石菖蒲15g、黄连20g、酸枣仁50g、合欢皮15g、甘草10g。

5.**室早方**：黄芪30g、党参30g、苦参15g、半夏20g、延胡索20g、甘松20g、羌活20g、延胡索20g、淫羊藿20g、徐长卿20g、桑寄生20g、酸枣仁50g、麦门冬15g、川芎20g、赤芍30g、三七粉10g、甘草15g（高血压水肿者不用）。

6.**阵发性房颤及室早恢复验方**：黄芪40g、党参20g、赤芍30g、苦参15g、延胡索20g、半夏20g、桑寄生20g、酸枣仁50g、合欢皮15g、甘松20g、丹参30g、川芎15g、葛根20g、三七粉3g（冲服）。

7.**心脉四味方**：黄芪30g、刺五加30g、川芎20g、淫羊藿20g。

8. **室早经验方**：生甘草 30g、炙甘草 30g、泽泻 30g（血压高者慎用）。方中甘草，甘能缓急，而室早患者多见心悸怔忡，憋闷欲死，病情急迫，故用甘草，且炙甘草汤大量用甘草治疗"心动悸，脉结代"。

常用方：苦参 15～20g、甘松 15g、半夏 20g、三七 9g、延胡索 20g、珍珠粉、天麻（减慢心律、改善心肌供血）、钩藤（减慢心律、抗心律不齐）。

珍珠粉：抗衰（降低脂褐素），抗心律不齐，调节心脏功能，加快心律失常后窦性节律的恢复。

天麻、钩藤：该药对为天麻钩藤饮之君药，主治肝阳上亢。

9. **房颤有效方**：太子参 20、赤芍 30g、苦参 20g、延胡索 20g、半夏 20g、桑寄生 20g、酸枣仁 30g、合欢皮 15g、甘松 15g、丹参 30g、川芎 15～20g、葛根 20g、三七粉 9g（可配倍他乐克）。

10. **室早（房颤）方**：黄芪 30g、党参 20g、苦参 20g、延胡索 20g、淫羊藿 20g、葛根 30g、半夏 20g、甘松 15g、酸枣仁 30～50g、麦门冬 15～30g（大便溏者慎用）、合欢皮 15g、赤芍 30g、丹参 30g、川芎 20g、三七粉 9～10g、桑寄生 20g、徐长卿 20g、炙甘草 10～30g、羌活 20g、延胡索 20g（房早）。可加倍他乐克辅助治疗。

【辨证治疗】

根据不同的患者、不同病因、不同类型的心律失常所表现出来的不同的证候表现，可以分成 9 种基本证型加以治疗。

1. **心气不足**：

主证：心悸气短，疲倦乏力，头晕自汗，动则加剧，舌质淡红，舌苔薄白，脉虚无力或兼促、涩或兼结、代。

治法：益气复脉。

方药：心脉四味方合益气复脉加减。

心脉四味方加人参 10g、麦门冬 15g、五味子 15g、炙甘草 12g、当归 15g、熟地 15g。

临证加减：若血瘀胸憋闷痛者，加赤芍 20g、三七粉 3g（冲服）；若兼脾虚腹胀纳呆者，加枳实 20g、木香 15g、砂仁 15g；若心悸不寐者，加酸枣仁 30g、合欢皮 15g；若脉结代者加苦参 15g、甘松 15g。每日 1 剂，水煎服。

2. **心阳不足**：

主证：心悸不安，胸闷气短，面色苍白，畏寒肢冷，乏力气短，舌淡苔白，脉虚微或兼迟缓，或兼涩、结、代。

治法：温阳复脉。

方药：心脉四味方合温阳复脉加减。

心脉四味方加熟附子 15g（先煎）、干姜 10g、党参 20g、甘松 15g、炙甘草 12g。每日 1 剂，水煎服。

临证加减：若兼心气不足、气短乏力加人参 10g、绞股蓝 20g；若兼血瘀心脉胸憋闷痛者，加降香 15g、赤芍 20g、当归 15g 以通心脉；若兼痰阻心脉心胸翳痛者，加瓜蒌皮 15g、薤白 15g、法半夏 15g、石菖蒲 15g 豁痰开窍以通心脉；若兼阳虚水泛水肿者，加茯苓皮 30g、猪苓 30g、泽泻 15g、桂枝 15g 以温阳利水消肿。

3. 心阳虚脱：

主证：心悸气短，四肢厥冷，冷汗淋漓，面色苍白，表情淡漠，脉疾数微弱欲绝或疾数怪乱或促涩无力。

治法：回阳固脱复脉。

方药：心脉四味方合固脱复脉汤。

心脉四味方加人参 20g（另炖）、熟附子 15g（先煎）、干姜 10g、肉桂 5g、麦门冬 15g、五味子 10g、煅龙骨 30g（先煎）、煅牡蛎 30g（先煎）、炙甘草 30g。方中人参用高丽参或东北人参。每日 1~2 剂，水煎服。

临证加减：若兼有阴虚舌红少苔者，人参改为西洋参并加麦门冬 15g 以养阴生津；若兼见痰浊阻滞、心胸闷痛、舌苔浊腻者加石菖蒲 15g、法半夏 15g、佛手 15g 以理气豁痰。

4. 心血不足：

主证：心悸眩晕，乏力肢麻，面色无华，唇色淡白，舌质淡红，脉细或结代。

治法：养血复脉。

方药：心脉四味方合养血复脉汤加减。

心脉四味方加当归 12g、熟地 15g、阿胶 10g（烊化）、党参 20g、远志 10g、柏子仁 15g、酸枣仁 30g、木香 10g（后下）、炙甘草 15g。每日 1 剂，水煎服。

临证加减：若兼有阴虚潮热盗汗、心烦口干者，加西洋参 6g，去当归，熟地改为生地，并加麦门冬 15g、五味子 10g 以滋阴养心阴；兼心虚胆怯、善惊易恐者，加生龙骨 30g（先煎）、珍珠粉 0.3g（冲服）以养心安神。

5. 心脉瘀阻：

主证：心悸不安，胸闷不舒，心前区刺痛，入夜尤甚，或见唇甲青紫，舌质紫暗或瘀斑、瘀点，脉涩或结代。

治法：活血复脉。

方药：心脉四味方合活血复脉汤。

心脉四味方加桃仁 15g、红花 10g、赤芍 20g、生地 15g、香附 10g、丹参 30g、当归 15g、延胡索 15g、三七末 3g（冲服）、青皮 10g、甘草 10g。每日 1 剂，水煎服。

临证加减：若兼气虚心悸乏力者，去香附、青皮，加党参 20g、绞股蓝 20g，以益气养心；若兼阳虚胸闷气短、畏寒肢冷者，去青皮、生地、红花，加熟附子 15g（先煎）、肉桂 3g 以温心通阳。

6. 痰扰心脉：

主证：心悸胸闷，眩晕恶心，头重身倦，痰多咳嗽，舌苔浊腻，脉弦滑或涩、结、代。

治法：涤痰复脉。

方药：心脉四味方合涤痰复脉汤加减。

心脉四味方加法半夏 15g、陈皮 15g、佛手 15g、胆南星 10g、党参 20g、茯苓 20g、石菖蒲 15g、甘草 5g。每日 1 剂，水煎服。

临证加减：若兼气虚者，去枳实、竹茹，加党参 20g、绞股蓝 15g 以益气豁痰；痰浊日久化热而见心悸失眠、胸闷烦躁、口干口苦者，加黄连 10g、竹茹 10g、枳实 15g 以清热豁痰。

7. 阴虚火旺：

主证：心悸不宁，心烦易怒，失眠多梦，或有低热，或五心烦热，口舌干燥，小便黄短，大便干结，舌红少津，脉细数或促涩。

治法：清心复脉。

方药：心脉四味方合清心复脉汤。

心脉四味方加珍珠粉 0.3g（冲服）、生地 15g、酸枣仁 30g、当归 10g、麦门冬 15g、柏子仁 15g、莲子心 5g、苦参 15g、龙齿 30g（先煎）、甘草 5g。每日 1 剂，水煎服。

临证加减：若心气虚弱、心悸气短、疲惫乏力者，加西洋参 10g 或太子参 25g；若心火炽盛、低热口苦者，去当归，加黄连 10g。

8. 气阴两虚：

主证：气短乏力，心悸怔忡，虚烦多梦，或自汗盗汗，或五心发热，舌淡苔薄白，脉虚数或促涩、结代。

治法：益气养阴复脉。

方药：心脉四味合生脉散。

心脉四味方加西洋参 10g（另炖）、麦门冬 15g、五味子 10g。若无西洋参改太子参 25g。每日 1 剂，水煎服。

临证加减：若气虚偏甚、气短乏力甚者，加绞股蓝 20g、红景天 15g 以益气养心；若阴虚而有低热者，加天门冬 15g、干地黄 15g、黄连 10g、莲子心 5g、苦参 10g 以养心清热宁心；若心烦失眠明显者加酸枣仁 50g、合欢皮 15g、合欢花 20g 以安心助眠；若肾阴不足，症见腰膝酸软，目眩耳鸣，胸闷刺痛，舌质瘀点，加丹参 30g、红花 15g、三七粉 3g（冲服）以活血通脉。脉结代者加甘松 15g、羌活 15g。

9. 心神不宁：

主证：心悸怔忡，善恐易惊，坐立不安，失眠多梦，舌淡苔白，脉象虚数时有结、涩。

治法：养心安神，镇惊定悸。

方药：安神复脉汤加减。

方剂组成：磁石 15g（先煎）、龙骨 30g、牡蛎 30g（先煎）、茯神 20g、石菖蒲 15g、人参 5g（另炖）、远志 10g、柏子仁 15g、炙甘草 10g、麦门冬 15g。加酸枣仁 30g、合欢皮 10g、绞股蓝 20g，失眠甚者加法半夏 20g。每日 1 剂，水煎服。

【医案举隅】

医案 1：胡某，男，60 岁。2015 年 7 月 2 日，患者近日胸部憋闷感加剧，故来笔者医院治疗，主诉胸闷短气加重 1 天，曾在西医院就诊，诊为右心房肥大，二尖瓣反流征，现胸闷，乏力，心悸动不已，查心电图可见房颤波，脉细小弦，时结代，舌淡暗少苔，诊为心阴虚。

方用上述室早（房颤）方加减：黄芪 40g、刺五加 30g、川芎 20g、丹参 30g、益母草 30g、赤芍 25g、淫羊藿 20g、菟丝子 20g、川断 25g、天麻 20g、半夏 15g、甘松 15g、苦参 15g、酸枣仁 50g、合欢花 20g、合欢皮 15g、延胡索 20g、鸡血藤 20g、葛根 25g、绞股蓝 20g。

方解：方以大量黄芪、刺五加、绞股蓝补益心气，心气不足不能运血以达周身，而血留于心，有瘀就有虚，气为血之帅，推动心脏滞留之血外运周身，现代药理学也表明，大量黄芪可以扩张外周血管，降低心脏负荷，保护心肌细胞。心功能下降必然伴随着血瘀血虚，心悸往往有身体乏力，用丹参、益母草、赤芍、川芎、鸡血藤等养血活血药，寒温并用，活血不伤正，将心脏瘀积之血推达周身。淫羊藿、菟丝子、川续断补肾阴，肾阴足则上济心阴，制约心阳功能活动，且肾主收藏，将散乱的心气收敛于内，助心行血。葛根具有抗心律失常的作用。半夏性燥祛湿，邪之所凑，其气必虚，心虚则痰饮瘀血内犯，患者苔白腻，且半夏麻黄丸、半夏秫米汤都可用于治疗心系疾病。甘松、苦参经现代药理研究发现，有显著的抗心律失常，保护心肌细胞效果。延胡索活血行气止痛，对心律失常引起的心胸闷痛有一定效果，且抗心律失常。

半个月后二诊，上述症状减轻，既效守方，嘱原方继续服用半个月。

医案 2：何某，女 59 岁。2015 年 6 月 16 日，主诉心悸一周加重 2 天，自述精神倦怠，乏力，眼肿，腰酸，胃痛食欲差，5 年前曾患心肌梗死在西医院治疗，查下肢水肿，按之凹陷，手关节肿大增生，舌苔腻，脉沉滑，诊为心气虚血瘀水停。

方用心脉四味方合参芪汤：黄芪 50g、刺五加 40g、川芎 20g、葶苈子 20g、罗布麻 20g、穿山龙 20g、苏木 15g、葛根 35g、黄芩 30g、知母 25g、砂仁 15g、蒲公英 25g、栀子 15g、绞股蓝 20g、牡丹皮 25g、益母草 30g、丹参 40g、赤芍 40g、苦参 15g、地龙 20g、款冬花 20g、淫羊藿 20g、菟丝子 20g、益智仁 15g、鸡血藤 20g、桑白皮 20g、野菊花 20g、猪苓 20g、白茅根 30g、紫花地丁 20g。

方解：参芪汤可增加冠脉流量，改善血液流变学，降低心肌耗氧量，心气虚不足以推动营血运行，血停于下部导致水肿，用参芪汤补气行水，合葶苈子（强心）、桑白皮泻肺行水，猪苓利水渗湿，白茅根利尿通淋。考虑患者年事已高，过用利水之品易伤阴，反佐少量益智仁温脾益肾，固精缩尿，合苏木增强心肌收缩力，镇静，活血止痛。用心脉四味方合地龙、牡丹皮等活血之品，对症治疗，改善冠脉瘀堵，促使心律恢复正常，英花汤（蒲公英、黄芩、紫花地丁），改善胃部炎症反应，并具有杀灭 Hp 的作用。胃为后天之本，气血生化之源，胃气绝则人死生立见。考虑患者有类风湿疾病，故应用款冬花、野菊花、穿山龙解热镇痛抗炎，砂仁芳香理气健脾，增强食欲。栀子、知母，苦寒泄热，口苦反酸可用之。

第七节　心功能不全

心功能不全系指在正常血液回流的情况下，心脏排出的血液不足以维持组织代谢需要的一种病理状态。临床上以心排血量不足、组织血流量减少、肺循环和（或）体循环静脉瘀血为特征，又称为充血性心力衰竭。它是一种临床综合征，各种心血管疾病由于心脏长时间负荷过重、心肌损伤以致收缩力减弱，舒张功能不良，都可以导致心功能不全。按其发生过程可分急性和慢性两种，按症状和体征可分为左心、右心或全心衰竭。根据临床表现可将本病归属于中医学"心悸""怔忡""水肿""喘咳""痰饮""心痹"等病的范畴。

【病因病机】

一、中医

中医认为，本病病因有先天不足、外邪入侵、情志内伤及年老体衰等。

（1）先天禀赋不足：精气亏虚，心失濡养，发育不全，心气虚损，动则益甚，久则发为本病。

（2）外邪入侵：外邪侵袭，内舍于心，使心之气血阴阳功能失调而发本病。

（3）久痹入心：风寒湿邪反复侵袭肌肤、关节、脉络发而为痹，久痹入心，心阳受累，可影响心脏功能而发本病。

（4）情志失调：肝失疏泄，肝气郁结，横逆乘脾，或思虑过度，损伤脾气，脾虚失运，痰浊内生，蕴久化热，或肝郁化火，致痰火内盛，灼烁心阴，心阴亏损，心火亢盛，亦可损及心之阴阳气血而发为本病。

（5）久咳伤肺损心：肺主气，心主血；肺朝百脉，心主血脉。久咳损伤肺气，因"气为血帅"，气虚无力行血，则肺之血脉瘀阻，影响及心，发为本病。

（6）年老体衰，心脾肾亏虚，心气虚则血行无力，瘀血阻滞；脾气虚则运化失健，痰湿内生；肾阴虚不能上交于心则心火亢盛，肾阳虚无以温助脾阳则痰湿内生，痰停于肺而发为本病。

二、西医

西医认为，引起本病的病因有基本病因及诱发病因两类。

1. 基本病因：

（1）心脏负荷加重：因高血压、慢性心瓣膜病、先天性心脏病等原因引起心脏超负荷，最后发展成为心功能不全。

（2）心肌收缩力降低：多种心肌疾病如冠心病、特发性心肌病中的扩张型心肌病、肥厚型心肌病、克山病、各种原因的心肌炎等均可引起。

（3）舒张功能严重受限：如缩窄性心包炎、限制性心包炎是造成心功能不全的一种特殊类型。

2. 诱发病因：

（1）感染：特别是呼吸道感染为最常见的诱因，另外风湿热、病毒性心肌炎、感染性心内膜炎等亦可引起心力衰竭。

（2）体力劳动、情绪及气候：长期过度劳累及情绪强烈波动均可加重心脏负担，诱发心衰。另外，气候突然变化如寒冷、酷热或潮湿亦可引发此病。

（3）治疗不当及钠摄入过多：心功能不全患者经治疗症状缓解后，如未给予适当的解释，患者误认为病愈，自动减少或放弃洋地黄制剂及放宽食盐的摄入量，一旦出现症状又大量服用洋地黄，容易产生洋地黄中毒。

（4）心律失常：器质性心脏病常可引起心律失常。偶发房早、室早及轻度传导阻滞对心脏影响不大，而心动过速及过缓则会增加心脏负担，影响心排血量，房性心动过速时可减少心室充盈，心室率快的心房颤动也可使心排血量减少。

（5）肺栓塞：器质性心脏病如二尖瓣狭窄时，常合并心房颤动，容易发生心房内血栓，心衰患者长期卧床，容易发生下肢静脉血栓，这两种情况都有随时引发肺栓塞的危险，加重右心衰竭。

（6）高心排血量状态：妊娠、分娩、甲亢或其他高心排血量状态，一般不引起心衰，但在心脏病基础上可能诱发心衰。

【临床表现】

心功能不全的患者，由于发生功能障碍的心室不同，其临床表现亦不相同。左心功能不全的临床表现为肺瘀血、肺水肿所致。右心功能不全以体循环静脉瘀血水肿的表现为主。另外，还有易疲乏、怠倦无力、少尿等心排血量下降引起的一系列症状。左心功能不全的表现如下：

（1）呼吸困难：呼吸困难是左心功能不全最早出现的症状，随心功能不全的程度不同，呼吸困难可为以下几种：a. 缓进性劳力性呼吸困难。b. 阵发性夜间呼吸困难。c. 端坐呼吸。

（2）咳嗽、咯血：多为干咳，咳泡沫样痰，有时痰中带血。由于瘀血及支气管黏膜水肿而引起，当二尖瓣狭窄左心房增大，压迫支气管时亦可引起刺激性咳嗽。

（3）潮式呼吸：严重的左心衰竭时，由于动脉血流缓慢、脑缺氧等，能在睡眠中发生交替性呼吸暂停。

（4）夜尿增多：正常人白天比夜间的尿量多，而左心衰竭的患者夜尿多于白天。

【治疗】

1. 心功能不全的药物治疗作用：a. 缓解或消除症状，纠正血流动力学异常。b. 提高运动耐力，提高生活质量。c. 降低病死率。

2. 心衰的治疗包括以下情况：a. 去除诱发心衰的原因。b. 纠正发生心衰的基本原因。c. 控制充血性心力衰竭的状态。

3. 心衰状态的治疗原则：a. 减轻心脏负荷。b. 控制水和盐的潴留。c. 增强心肌收缩力。

【马氏治疗心衰的观点】

心气虚贯穿本病的全过程，心主血脉，气血流通有赖心气的推动，心阳之温煦，心阴之滋养，然而心气为其根本。故治疗以益气补心为本，活血通络、宣肺利水为标；益气补心可改善心肌的营养代谢，增强收缩力；活血通络能扩张小血管，减低外周阻力，改善血液流变状态；泻肺利水可通利小便，减轻前负荷。三者合用具有协同作用，可较好地改善治疗心衰的功效。

1. 马氏治疗心衰的三大框架：

（1）益气强心：黄芪30～50g、红参15～20g（或党参25g、西洋参10～15g）、刺蒺藜20g、罗布麻20g。

（2）活血化瘀：丹参30g、赤芍30g（便溏慎用）、川芎20g、红花15g。

（3）宣肺利水：益母草 30～50g、葶苈子 15～30g、车前子 15～30g（便溏者慎用）、猪苓 20g、茯苓皮 30g、桑白皮 30g、泽泻 15g。

2. 马氏治疗左心衰核心方：

（1）马氏治疗左心衰核心方组成：黄芪 30g、党参 20g（糖尿病者不用，改用西洋参 10g 或红参 15g）、葶苈子 30g、车前子 30g、丹参 30g、刺五加 30g、赤芍 30g（便溏慎用）、川芎 20g、山茱萸 30g、菟丝子 20g、穿山龙 20g、淫羊藿 20g、苦参 15g、罗布麻 20g、姜黄 10g、制附子 10g（血压高者慎用）、红景天 20g、麦门冬 20g。

具有改善左心舒张功能障碍的中药：黄芪 30g、太子参 20g、制附子 12g、川芎 15g、黄精 15g、葶苈子 20～30g。

冠心病Ⅱ号：丹参 30g、赤芍 20g、川芎 20g、红花 20g、降香 10g。

左心衰核心方药理作用：

黄芪：具有强心作用，使心脏收缩振幅增大，排血量增加，对中毒或疲劳衰竭心脏更为明显。黄芪增加肾小球滤过和肾血流量，保护肾功能可使心力衰竭患者尿量明显增多。黄芪能改善红细胞变形能力，抑制血小板黏附聚集，降低纤维蛋白原及全血比黏度，清除自由基，减少过氧化脂质，降低心肌耗氧量，稳定细胞膜及超微结构，增强机体非特异性免疫功能，提高左室射血分数，缩小心室容积，改善左心室重构等。

党参：有增强心肌收缩力、增加心输出量、抗休克的作用。其强心机制与人参不同而与黄芪相似，系抑制心肌细胞内磷酸二酯酶的活性所致。此外，党参又有抗心肌缺血、调节血压的功能。

葶苈子、麦门冬：能增加心室心肌收缩性和泵血功能，并能增加冠脉流量，与异丙肾上腺素的作用相似，但对心率、动静脉氧分压差及动静脉氧溶解度无明显影响，说明葶苈子、麦门冬水提取物具有显著强心和增加冠脉流量作用且不增加心肌耗氧量。葶苈子还具有利尿作用，与其加强心肌收缩力，增加肾小球滤过量有关。此外，对渗出性胸膜炎、胸腔积液、肺源性心脏病均有较好疗效。

丹参：有扩张冠状动脉血流量、减轻心肌缺血的损伤程度、加速心肌缺血和损伤的恢复、缩小心肌梗死范围等作用。又有改善血液流变性，降低血流黏度，抑制凝血，激活纤溶，抑制血小板聚集及黏附性，提高血小板内 cAMP 含量，对抗血栓形成。

刺五加：刺五加全草溶剂可增加冠脉流量，并有轻度减慢心率和抑制心收缩力的作用，其扩张冠脉的有效部位为水溶性黄酮物质。刺五加能明显对抗大鼠离体心脏缺血再灌的摄取率引起的心律失常，使室颤和室速的发生率降低，正常窦性心律时间延长，异常动作电位下降。刺五加改善心脏功能的作用还与提高钙调素含量、增加腺苷酸环化酶的活性有关。

赤芍：对实验性肺动脉高压兔有治疗和预防作用，使肺血管扩张，肺血流改善，肺动脉压降低，心输出量增加，心功能改善。赤芍注射液对肺源性心脏病患者也有扩张肺血管、降低肺动脉压和肺血管阻力、增加心输出量、改善右心功能和血液流变性等作用。

川芎：川芎对于缓解冠心病心绞痛有较好疗效，其生物碱及酚性部分有明显的扩张冠脉、增加冠脉流量及心肌营养血流量，使心肌供氧量增加，又能降低心肌氧耗，改善心肌代谢作用，同时也有扩张脑血管和肢体血管的作用。

山茱萸：有增强心肌收缩性，提高心脏效率，扩张外周血管，明显增强心脏泵血功能，使血压升高。常与人参、附子等同用，以补气救脱，回阳救逆，故山茱萸临床上敛汗固脱的作用得以肯定。

菟丝子：菟丝子煎剂具有延缓衰老、类雌激素样作用，并能促进造血功能，增强机体免疫，强心，降压及兴奋子宫。此外，尚有降低胆固醇、软化血管、改善动脉硬化等作用。

穿山龙：穿山龙总苷能降低胆固醇，减慢心率，增强心肌收缩力，增加每日尿量，降低 β/α- 脂蛋白的比率，改善冠脉循环，降低动脉血压，尤其适用于轻中度动脉粥样硬化。穿山龙水提取物能降低全血黏度、血浆黏度和纤维蛋白原，缩小血液凝聚系数，减少微循环滞留时间，早期应用有防治糖尿病、血管疾病的作用。

淫羊藿：能增加冠脉流量、减慢心率和提高心肌的耐缺氧能力，并且有一定的中枢抑制和较弱的抗心律失常作用。

苦参：有明显利尿、平喘、祛痰、抗心律失常、免疫、升白、抗肿瘤、抗病原微生物、安定等作用。苦参碱等均有抗心律失常作用，并有增加冠脉流量、保护心肌缺血及降血脂作用。

罗布麻：所含加拿大麻苷对离体及在位猫心均能使其收缩幅度增大，心率变慢。其作用性质和速度与毒毛花苷相似。对犬实验性心血管功能不足有治疗作用。它能使动脉粥样硬化家兔的心电图变化恢复正常，而对冠脉的收缩作用尤为显著，对垂体后叶素及凝血酶所致的家兔冠脉循环功能不足之动脉粥样硬化亦有一定疗效，并能增加心脏糖原再合成。此药用量过大往往会引起恶心、呕吐、腹泻。

姜黄：含有姜黄素和挥发油，有明显降低血浆胆固醇和 β- 脂蛋白和甘油三酯的作用，纠正 α- 脂蛋白和 β- 脂蛋白比例失调，并能使主动脉中的总胆固醇、甘油三酯含量降低。临床表明，姜黄素能对抗垂体后叶素引起的 ST 段、T 波变化，增加心肌营养性血流量；姜黄素还有抑制血小板聚集作用及抗氧化、利胆等作用。许多临床报告都显示其有较好的治疗高血脂的作用。

关于郁金、姜黄、片姜黄的异同：郁金为植物姜黄的块根，姜黄为植物姜黄的根茎，片姜黄为郁金的根茎，三药的植物来源关系密切，为同科属植物；药性功效也相似，均有活血行气之功。其不同之处在于姜黄之药效较郁金强，故又有"破血下气"之谓；又郁金性寒，而姜黄、片姜黄则性温；郁金凉血清心利胆退黄之功优，姜黄、片姜黄则温通经脉经络，治疗风湿痹痛较优。姜黄与片姜黄之别在于片姜黄以治肩臂痛为特点，姜黄则治心胸胁腹气血瘀滞诸痛为优。

附子：附子煎剂有明显强心作用，熟附子的强心作用较强。附子煎煮时间愈久，其强心作用愈显著而其毒性愈低，其强心作用与其所含的消旋去甲乌药碱有密切关系。生附子能引起大鼠血压下降及效率减缓。本品所含乌头碱有毒，过量服用可引起中毒。又去甲乌药碱能兴奋心脏和血管的肾上腺素能受体激动作用，亦可能释放儿茶酚胺，因此附子对心脏可能有直接和间接两种作用，为治疗传导阻滞和"病窦"提供了药理学依据。

红景天：具有强心、改善心肌供血、防止心肌缺血及抗缺氧作用。

（2）马氏治疗右心衰核心方组成：益母草30～100g、赤芍30g、葶苈子15～30g、车前子15～20g、附子10g、罗布麻20g～30g、猪苓30g、苦参20g、半边莲30g、桑白皮20g、白术20g、茯苓30g、茯苓皮20g、泽泻20g、马鞭草20g（胸、腹水）、生地30g、白茅根30～50g、商陆5～10g（利尿作用显著，有毒，小剂量利尿，大剂量尿少）、大腹皮15～20g。

加减：阳虚水肿加麻黄、细辛、苏梗、五皮饮（桑白皮、陈皮、姜皮、大腹皮、茯苓皮）。气阴两虚加党参、麦门冬、五味子。血虚加当归、白芍、川芎。咳血、口唇绛紫加当归尾、桃仁、仙鹤草、槐花。咳喘痰黄加黄芪、桑皮、鱼腥草、黄芩。水肿加泽泻、猪苓。胁肋胀痛加郁金、枳实。腹胀便溏加茯苓、陈皮。畏寒、四肢冷加桂枝、干姜。郁久化火加栀子、黄芩、莲子心。

右心衰核心方药理作用：

益母草：有强心、增加冠脉流量和心肌营养血流量的作用，能减慢心率，减慢去氧肾上腺素及异丙肾上腺素引起的心率加快，表现为α、β受体阻滞剂相似的作用，但不能完全阻断；对实验性心肌缺血、心肌梗死或心律失常等动物模型均有不同程度的对抗作用，能缩小心肌梗死范围、减轻病变程度、保护心肌超微结构等作用。益母草对血管壁有扩张作用，能增加股动脉血流量，降低血管阻力，显示其持续时间较短的降压作用。对血小板聚集、血栓形成以及红细胞的聚集均有抑制作用。益母草能改善肾功能，对缺血性急性肾功能衰竭有显著疗效，益母草碱有活血利尿作用，马氏常与五苓散相配伍其利尿作用更为明显。

赤芍：对肺源性心脏病患者有扩张肺血管、降低肺动脉压和肺血管阻力、增加心输出量、改善右心功能和血液流变性等作用。对实验性肺动脉高压兔有治疗和预防作用，使肺血管扩张、肺血流改善、肺动脉压降低，心输出量增加，心功能改善。

葶苈子：葶苈子的利尿作用，与其加强心肌收缩力、增加肾小球滤过量有关。临床对渗出性胸膜炎、胸腔积液、肺源性心脏病均有较好疗效。

车前子：车前子煎剂有显著利尿作用。本品还能促进呼吸道黏液分泌，有稀释痰液，祛痰、镇咳平喘作用。对各种杆菌和葡萄球菌均有抑制作用，有使松弛了的关节囊恢复原有紧张的可能。马氏常用车前子与黄芪、丹参、葶苈子、益母草、赤芍等具有强心、利尿、血管扩张作用的中药，联合治疗充血性心力衰竭心衰、冠状动脉硬化性心脏病、肺源性心脏病、高血压性心脏病，均取得较好疗效。

附子：有温阳利水之功效。对心、肺、脾、肾阳虚所致水肿、尿少者有明显疗效，如真武汤即本品配白术、茯苓等以温阳化水。马氏常用本品合五皮饮或五苓散配伍加减治疗各种水肿。在治疗阳虚阴盛重症水肿时（属本虚标实者），其治疗应重在温阳，故附子久煎2h，可用至30～60g，有收桴鼓之效。

罗布麻：有类似洋地黄的强心效果，可增强心肌收缩力，减慢心率，减少心肌耗氧量，又有降压、利尿、平喘、降血脂等作用。但有出现恶心、呕吐、腹泻，甚至出现心动过缓和期前收缩等副作用，临床应注意剂量（控制在10～20g）。

猪苓：猪苓煎剂有比较明显的利尿作用，并能促进钠、氯、钾等电解质的排出，可能是由于抑制了肾小管重吸收功能的结果。其水或醇提取物能增强网状内皮系统吞噬功能，猪苓多糖能明显促进抗体生成，显著提高巨噬细胞的吞噬能力，提高淋巴细胞转化率，为一种非特异性免疫刺激剂。具有抗肿瘤作用，猪苓提取物可抑制小鼠肉瘤和肝癌。猪苓多糖有抗放射作用和保肝作用。

半边莲：有显著持久的利尿作用，并有显著的呼吸兴奋作用。半边莲浸剂对麻醉犬有显著而持久的降压作用。半边莲碱肌内注射，在呼吸兴奋的同时，心率减慢，血压升高，大剂量时则心率加快，血压明显下降。半边莲有轻度泻下作用，马氏常用半边莲治疗腹水，效果明显。

桑白皮：有利尿作用，尿量及钠、钾、氯化物排出量均增加；对犬、兔、大鼠等有不同程度的降压作用，且较持久，伴心动徐缓，对神经有镇静、安定、抗惊厥、镇痛、降温作用；对离体小肠和子宫有兴奋作用。

白术：有明显持久的利尿作用，且促进电解质，特别是钠的排泄。白术对血管具有扩张作用，对心脏有抑制作用。白术具有升白作用，对白细胞减少有治疗作用。对子宫平滑肌有抑制作用。白术具有保肝、利胆、防治实验性胃溃疡的作用。马氏常用白术30~60g治疗肝硬化腹水，生白术30~80g治疗便秘。有临床报告用白术15~30g治疗迁延性肝炎；重用白术60~100g治疗肝癌，收到良好的效果。用白术10g，切碎，放小碗中，加适量水及少许食糖蒸，分次灌服。治疗婴儿流涎，效佳。

茯苓：茯苓煎剂或糖浆剂对正常人体有显著利尿作用。茯苓浸膏有利尿作用，能促进尿中钾、钠、氯等电解质的排出，茯苓多糖有明显增强免疫功能作用，并有抗胸腺萎缩及拮抗脾脏增大的作用。茯苓煎剂对实验动物有降低胃液分泌及胃酸含量，防止肝细胞坏死。茯苓煎剂有镇静、降血糖等作用。茯苓水有使实验动物心肌收缩力增强、心率增快作用（马氏用这一作用治疗心动过缓）等。

茯苓皮：多用于皮肤水肿，常与桑白皮、生姜皮、大腹皮等同用。

泽泻：其煎剂和浸膏对人和多种动物有显著利尿作用，尿中钠、氯、钾及尿素排出量也增加，有很好的降血脂作用，泽泻多种成分对实验性高胆固醇血症有明显的降血清胆固醇作用和抗动脉粥样硬化作用，还能提高血中高密度脂蛋白胆固醇的含量，有抗脂肪肝及保肝作用。有轻度降血糖、血压作用。马氏临床常用泽泻治疗耳源性眩晕（泽泻、茯苓、川芎、益母草、钩藤）、高血压、冠心病、室性早搏、脂肪肝（泽泻、生何首乌、草决明、丹参、黄精、姜黄、败酱草）。

3. 马氏养心汤：

（1）马氏养心汤组成：黄芪30g（或红芪30g）、山茱萸30g、党参20g（或红参15g）、丹参30g、泽泻20g、淫羊藿20g、菟丝子20g。

（2）马氏养心汤药理作用：

黄芪：具有强心作用，使心脏收缩振幅增大，排血量增加，对心脏疲劳衰竭有明显保护作用。

山茱萸：有增强心肌收缩性、提高心脏效率的作用。

党参：有增强心肌收缩力的作用。

红参：有增加心排血量作用。能增强心肌收缩力，降低周围血管阻力及心肌耗氧量，清除氧自由基，抑制脂质过氧化反应而保护心脏，与地高辛有协同作用。

丹参：有扩张冠状动脉血流量、减轻心肌缺血的作用。

泽泻：有较好的降血脂作用及提高血中高密度脂蛋白胆固醇含量的作用。

淫羊藿：有增加冠脉流量、减慢心率和提高心肌耐缺氧的能力。

菟丝子：有类雌激素样作用，有强心降压、保护软化心血管的功能，并有延缓衰老作用。

上药合用具有增强心功能、增加心输出量、降低血脂、保护心肌、软化血管等综合效益。

4. 马氏临床常用治疗心脏的中药、方剂：马氏主张结合现代中药药理研究成果，临床辨证使用如下药物。

具有抑制 ACEI 作用的中药：红芪（又名独根）、何首乌、白芍、泽泻、半夏、生地、海金沙、法半夏、胆南星。

具有 β 受体阻滞作用的中药：土茯苓、葛根、五味子、佛手、黄芩、益母草、丹参、淫羊藿。

具有钙拮抗阻滞作用：三七、川芎、赤芍、防己、牡丹皮、桑白皮、徐长卿、黄芩、钩藤、西洋参、丹参、柴胡、红花、黄芪、桃仁、藁本、海金沙、藿香、薏苡仁、益智仁。

具有正性肌力（强心）作用的中药：人参或红参、党参、附子、黄芪、吴茱萸、麦门冬、五味子、川乌、甘草、铃兰、五加皮、蟾酥、麝香、天门冬。

具有改善左心舒张功能不全作用的中药：肉桂、丹参、当归、川芎、淫羊藿、制附子、女贞子、旱莲草、人参、黄芪、益母草、红花、葶苈子、瓜蒌、半夏。

具有改善肺瘀血水肿的中药：赤芍、益母草、泽泻、茯苓、猪苓。

具有控制心率、增加心室充盈、钙拮抗作用的中药：防己、川芎、葶苈子、丹参、赤芍、桑白皮、红花。

某些具有特殊作用的中药：牡蛎（抗心衰、心律失常）、罗布麻（强心利尿、心率下降，降压，平喘）、刺蒺藜（强心、抗缺血）、连翘（强心利尿）、菟丝子（强心、促进粒细胞造血）。枳实煎剂使心收缩力增强，利尿，枳实 60g、白术 40g 治心脏性水肿。

马氏临床应用治疗左心衰特效方：葶苈子 30g、桑白皮 20g、太子参 30g、丹参 30g、罗布麻 30g、葛根 15g、赤芍 30g、川芎 15g、附子 10g、巴戟天 15g、地龙 20g、苦参 20g、萹蓄 20g、黄芩 30g、黄连 20g。

马氏临床应用治疗心衰的方剂：葶苈子 30g、桑白皮 30g、车前子 30g、泽泻 15g、黄芪 30g、太子参 50g、五味子 15g、麦门冬 15g、丹参 30g、当归 15g、生地 20g、罗布麻 20g。

马氏临床应用治疗难治性充血心衰方剂：汉防己 18g、丹参 24g、炙水蛭 9g、地龙 15g、人参 45g、黄芪 45g、葶苈子 45g、熟附子 15g（先煎）、桂枝 10g。

马氏临床治疗左心衰常选用的中药（ACEI）：黄芪、党参、麦门冬、天门冬、五味子、生地、玉竹、丹参、益母草、赤芍、川芎、泽泻、山茱萸、防己、太子参、刺蒺藜。

马氏临床常选用治疗右心衰的中药：益母草、附子、罗布麻、猪苓、桑白皮、半边莲、白茅根、车前子、葶苈子、泽泻、茯苓皮（五苓散）。

马氏临床常选用治疗咳喘的中药：地龙、穿山龙、苦参、石菖蒲、瓜蒌、紫菀、蛇床子、蛤蚧、山豆根、白豆蔻、草果、肉桂、青皮、五爪龙、木香、钩藤、附子（解痉平喘）、罗布麻（强心利尿、平喘、降脂、免疫上升、扩血管）。

马氏临床用以兴奋呼吸的中药：萹蓄、款冬花、半边莲、五味子、白鲜皮、益母草、白芷、络石藤（强心 130g，便溏禁用）。

马氏临床治疗肺心病的常用方剂：益母草 100g、苏木 15g（肺气肿、肺心病、心衰咳喘）、黄芪 50g、党参 30g、麦门冬 20g、五味子 15g、川芎 20g、赤芍 30g、鸡血藤 30g、当归 20g、茯苓 20g、猪苓 30g、大腹皮 20g、苦参 15g、地龙 20g、石菖蒲 20g、山豆根 10g、款冬花 20g、车前子 20g、葶苈子 20g、三七 3g、附子 10g、桑白皮 20g、甘草 15g。

【辨证治疗】

1. 心肺气虚：

主证：神疲乏力，短气自汗，动则加剧；食少纳呆，咳嗽喘促，心悸怔忡，面色青紫，舌质暗或有瘀斑瘀点，舌苔薄白，脉沉无力或兼促、涩、结代。

治法：养心补肺，健脾益气。

方药：马氏养心汤加味。

马氏养心汤加川芎 15g、酸枣仁 30g、茯苓 20g。每日 1 剂，水煎服。

临证加减：若喘促、痰多加紫苏子 15g、葶苈子 15g 泻肺平喘；若面白、肢冷，加熟附子 10g（先煎），温补阳气；若水肿尿少，加猪苓 30g、桂枝 10g、益母草 30g、白术 20g，利水消肿。

2. 气阴两虚：

主证：气短疲乏，心悸怔忡，头昏目眩，口干舌燥，心烦失眠，自汗盗汗，舌红苔少，脉细数或促、涩、结代。

治法：益气养阴。

方药：马氏养心汤合生脉散、炙甘草汤加减。

马氏养心汤加麦门冬 15g、五味子 10g、桂枝 10g、阿胶 10g（烊化）、熟地 15g、炙甘草 10g。每日 1 剂，水煎服。

临证加减：若兼有咳嗽，咳痰色黄去桂枝、阿胶，加黄芩 20g、鱼腥草 25g、川贝母 15g、前胡 20g，除痰止咳；若兼尿少水肿加五苓散利水消肿。

3. 血脉瘀阻：

主证：心悸怔忡，气短动则更甚，心胸痹痛，胁下痞积，口唇发绀，两颧暗红，下肢水肿，舌质紫暗或有瘀点瘀斑，脉涩或结代。

治法：活血化瘀，益气通脉。

方药：心脉四味方合血府逐瘀汤加味。

方剂组成：黄芪 30g、刺五加 30g、川芎 20g、淫羊藿 20g。加桃仁 15g、牛膝 20g、柴胡 10g、枳壳 15g、桔梗 15g、甘草 5g、红花 10g、当归 10g、生地 15g、赤芍 15g。每日 1 剂，水煎服。

临证加减：若气虚明显加党参 20g、绞股蓝 20g，益气补虚；若胸胁胀满疼痛加延胡索 20g、香附 15g、独活 20g、羌活 20g，理气止痛。

4. 阳虚水泛：

主证：心悸气喘，畏寒肢冷，腰酸膝冷，尿少水肿，面色苍白或青紫，舌质淡暗，舌苔白滑，脉沉无力或结代。

治法：温阳利水。

方药：右心衰方合真武汤加减。

方剂组成：益母草 30~100g、赤芍 30g、葶苈子 15~30g、车前子 15~20g、熟附子 15g（先煎）、罗布麻 20g、猪苓 30g、苦参 15g、半边莲 20g、桑白皮 20g。加白术 20g、茯苓 30g、茯苓皮 20g、泽泻 20g。黄芪 30g、山茱萸 30g、党参 20g、丹参 30g、淫羊藿 20g、菟丝子 20g、肉桂 3g、干姜 5g、赤芍 15g。每日 1 剂，水煎服。

临证加减：若水肿较甚者，益母草用 50~100g。若兼外感风寒者，加荆芥 15g（后下）、防风 15g 辛温解表；若兼咳血者，加仙鹤草 25g、白茅根 30g（此药既有止血作用，又有利尿作用）、黄芩 30g（黄芩大剂量使用，既有止血作用，又有利尿作用）。

5. 痰热壅肺：

主证：发热不恶寒，心悸气短，不能平卧，咳嗽，咳痰黄稠，胸膈痞满，口干口苦，尿黄量少，水肿，舌红苔黄，脉象滑数或兼促、涩。

治法：清热化痰，降气定喘。

方药：心脉四味合清肺化痰汤加减。

方剂组成：黄芪 30g、刺五加 30g、川芎 20g、淫羊藿 20g。加黄芩 25g、鱼腥草 30g、射干 15g、秦皮 18g、杏仁 15g、前胡 20g、瓜蒌皮 15g、浙贝母 15g、桃仁 15g、葶苈子 15g、陈皮 20g、甘草 5g、苦参 15g、地龙 20g、紫菀 20g。每日 1 剂，水煎服。

临证加减：若有表寒证者，加防风 15g、紫苏叶 15g 等，辛温解表；兼有表热者，加金银花 20g、连翘 20g，辛凉解表；兼有咳血者，加槐花 20g、侧柏叶 20g、仙鹤草 25g，凉血止血；兼发热不退者，加石膏 30g、知母 20g、青蒿 15g（后下）、柴胡 15g、荆芥 20g，泄热透邪。

6. 阳气虚脱：

主证：心悸气喘严重，虚烦不宁，大汗淋漓，四肢厥冷，不能平卧，尿少水肿，面色苍白或灰暗，舌质紫暗，舌苔白滑，脉沉细欲绝。

治法：回阳救逆。

方药：左心衰方合参附龙牡汤加减。

方剂组成：黄芪 30g、党参 20g（糖尿病者不用，改用西洋参 10g 或红参 15g）、葶苈子 20g、丹参 30g、刺五加 30g、赤芍 30g（便溏慎用）、川芎 20g、山茱萸 30g、菟丝子 20g。加穿山龙 20g、淫羊藿 20g、苦参 15g、罗布麻 20g、姜黄 10g、熟附子 15g（先煎）、煅龙骨 30g（先煎）、煅牡蛎 30g（先煎）、干姜 10g、炙甘草 10g、麦门冬 20g、五味子 10g。每日 1 剂，水煎服。

必要时加服汤剂。此型病情较为严重，可结合西医治疗，亦可用参附芪注射液 20mL 加入 5% 葡萄糖氯化钾注射液 20mL 中静脉注射，继而用参附芪注射液 40～60mL 加入 5% 葡萄糖氯化钾注射液 250mL 中静脉滴注以回阳救逆，之后再服汤药治疗。

【西医治疗】

1. 活动的限制：必须避免患者的活动程度大到引起呼吸困难和过度疲劳的状态。

2. 控制钠盐的摄入：正常膳食每日含氯化钠 6～10g（相当于 2.5～4.0g 钠）。

3. 噻嗪类：由于其口服效果很好，毒性相对较少，应用较广泛。制剂较多，但在化学和药理学上有很多相似处。原型是氯噻嗪。氯噻酮和美多拉酮是具有苯噻哒嗪核的杂环化合物。副作用包括低钾、高尿酸血症、葡萄糖耐量降低、血脂（LDL）升高。补钾时要注意预防对胃肠道的刺激。

4. 襻利尿剂：这类利尿剂是临床常用的作用最强的利尿剂，可在短时间内使 20% 的滤过的 Na^+ 排出。急性肺水肿，严重的或难治性的心力衰竭时可用其静脉注射。常用有利尿酸和呋塞米（速尿）、布美他尼（Bumetanide）和吡咯他尼（Piretanide）的生物利用度和作用强度均超过呋塞米，耳中毒程度较轻。

5. 保钾利尿剂：有两类，一类是醛固酮拮抗剂，另一类是集合管内直接抑制 Na^+ 的通透性的制剂。氨苯蝶啶和阿米洛利（Amiloride）是结构相近的药物，能抑制集合管上皮细胞摄取钠，其主要作用是减少肾对钾的分泌，因而多与排钾利尿剂合用。保钾利尿剂可引起轻度代谢性酸中毒。

利尿剂的联合运用，尤其是不同类型的利尿剂的联合应用，可以减轻某些副作用，加强利尿作用，减少耐药性，故被广泛接受并采纳。

利尿剂的副作用有：a. 血容量丢失过多可致低血压。b. 低钠血症。c. 低钾血症。d. 高钾血症。e. 代谢性碱中毒。f. 高尿酸血症。g. 低镁血症。h. 血浆 LDL 和甘油三酯升高等。

6. 血管紧张素转换酶抑制剂（ACEI）：作用为抑制血管紧张素转化酶，阻止血管紧张素Ⅰ转化为Ⅱ（AⅡ）。ACEI 具有均衡的阻力容量血管扩张作用外，还同时减弱过度的神经内分泌反应，降低交感活性，使心肌细胞膜 β 受体密度升高，抑制 G 蛋白（G1）活性降低；降低去甲肾上腺素、肾素、血管紧张素Ⅱ循环水平，减轻神经内分泌激活所致血管收缩和水钠潴留的不良作用，保持血流动力学效应持续稳定，也减轻或防止高浓度去甲肾上腺素与血管紧张素Ⅱ对心肌细胞的直接损害作用，从而延缓心功能不全的进行性发展。

7. β 受体阻滞剂：有研究发现，充血性心衰患者心肌细胞表面的 β 受体密度下降 50%，所有 β 受体均处于激动状态，β 受体储备已消失，而且 β 受体的减少程度与心衰的严重程度呈正比。临床越来越多的试验已证实 β 受体阻滞剂对扩张性心肌病、缺血性心肌病的心衰有改善心功能和提高远期预后的作用。由于 β 受体阻滞剂本身的负性肌力作用，β 受体阻滞剂用于心衰时剂量要小，达到阻滞心肌的部分 β 受体，又保留部分 β 受体激动状态，使心肌 β 受体处于交替激动和休息状态，以避免受体的向下调节。开始使用量宜小，如美托洛尔从 6.25mg 或更小剂量开始，以后逐步增加剂量。

8. **洋地黄及其他强心剂**：洋地黄具有收缩心肌的作用。强心剂是泛指能增强心肌收缩力的药物。强心剂直接作用于心肌细胞以改善心肌收缩力，与其他减轻心脏前、后负荷以间接改善心脏收缩功能的药物的作用机制不同。

【马氏认为治疗心衰要把握好以下几个关键问题】

1. **明确原发病因和诱因的发现与消除**：心衰是各种心脏病发展至严重阶段的一种综合表现，其原发病因及诱因大多可以查出。治病求本是其治疗的根本。

2. **关于利尿中药及利尿剂的使用**：马氏一贯主张先用中药利尿，后用小剂量西药利尿剂，能较好地控制心衰的反复发作。除非是水肿严重，否则一般不主张开始就用大剂量的西药利尿剂。因为通常中药如真武汤、五苓散及马氏的右心衰方，就能达到较好的利尿消肿疗效，且能避免西药引起水电解质紊乱以及由此所致的心律失常。

西药一般常用剂量为双氢克尿噻 12.5 ~ 25mg，每日 1 次，注意适当补钾，或合用安体舒通 10 ~ 20mg，每日 1 次。同时亦可辨证配合使用利尿作用较强的中药如益母草、猪苓、茯苓皮、泽泻、车前草、鱼腥草、黄芩、半边莲、桑白皮、车前子、葶苈子等，在心衰水肿明显时，短时大剂量使用上述药物，可取得较好疗效。

3. **关于类洋地黄样作用的中药及洋地黄的使用**：马氏认为传统的洋地黄药物依然不可被其他药物取代，因为近年发现洋地黄类能改善神经内分泌紊乱，对心衰远期死亡率的影响正在观察中，提倡小剂量，谨防中毒。具有类洋地黄样作用的中药也很多，如黄花夹竹桃、万年青、羊角拗、杠柳、福寿草、铃兰、北五加皮、葶苈子等，皆含有强心苷，其强心作用也很强，毒副作用也很大，故在临床应用时应当慎重。其中鹿衔草 10 ~ 15g、福寿草 9 ~ 15g、北五加皮 3 ~ 6g、葶苈子 10 ~ 30g，药性相对较缓和，在常用剂量内也是安全的。

4. **关于血管扩张剂的使用**：马氏认为血管扩张剂既可降低后负荷增加心排血量，又能改善瘀血症状，但过度使用反而有害，尤其是在影响了重要脏器的血液灌流时。一般情况下可在辨证用药的基础上选加具有扩张血管作用的中药如人参、红参、天麻、白术、川芎、肉桂、益母草、鹿衔草等，在紧急情况下可以选用酚妥拉明、硝普钠、硝酸甘油静滴，但疗程不宜长。

5. **关于选用具有转换酶抑制剂样的中药**：转换酶抑制剂是目前唯一被证实能改善心衰远期预后的药物，因其有防止心室重构、抑制心血管局部 R-A-A 系统的作用，而且不伴交感激活，并改善低钠血症，故备受重视，具有 ACEI 样作用的中药有红芪（独根）、何首乌、白芍、泽泻、海金沙、青风藤、胆南星、法半夏、板蓝根、海风藤、瓜蒌、青木香、野菊花、细辛等，可辨证选用，在心衰的前期使用，可能患者获益更大。

黄芪、红芪的作用：

黄芪味甘，性温。归肺、脾经。补气固表，利尿托毒，排脓，敛疮生肌。用于气虚乏力，食少便溏，中气下陷，久泻脱肛，便血崩漏，表虚自汗，气虚水肿，痈疽难溃，久溃不敛，血虚萎黄，内热消渴，慢性肾炎蛋白尿，糖尿病。

红芪味甘，性温。归肺、脾经。补气固表，利尿托毒，排脓，敛疮生肌。红芪又叫独根，其原植物与黄芪同科不同属。用于气虚乏力，食少便溏，中气下陷，久泻脱肛，便血崩漏，表虚自汗，气虚水肿，痈疽难溃，血虚萎黄，内热消渴，慢性肾炎蛋白尿，糖尿病。

综上所述，黄芪与红芪，在药效和主治方面，基本相同，可以互相替代。黄芪较常用，红芪使用不普遍，物以稀为贵，红芪价格会稍稍高一些。

6. **适当使用改善心肌代谢的中西药物**：在一般治疗的基础上，酌用改善心肌代谢的药物，如益气养心的马氏养心汤生脉液以及极化液、辅酶 Q10、1，6- 二磷酸果糖（FDP）和 B 族维生素、维生素 C 等。

7. **β 受体阻滞剂**：近年来，小剂量的 β 受体阻滞剂也被鼓励用于顽固性心衰患者，尤其是扩张型心肌病患者。因 β 受体阻滞剂可增加心肌的 β 受体密度，从而改善心衰症状，且能延长患者生命。具有 β 受体阻滞剂样作用的中药有佛手、淫羊藿、葛根等可供辨证使用。

【舒张性心功能不全的治疗对策】

舒张期心衰之所以成为当今临床治疗的难点，其原因有 3 个：a. 过去所说的心衰多指的是收缩功能不全引起的心衰。b. 用强心、扩张血管的治疗对收缩性心衰有效，对舒张性心衰无效。c. 在心衰之中，有 30% ～ 40% 的患者存在着舒张功能不全。

1. **左室舒张心功能不全的特点与诊断**：心动周期中的舒张期包括 4 个时相：等溶舒张期、快速充盈期、缓慢充盈期和心房收缩期。只要上述某一个时相内心脏的舒张功能受到影响，即会引起舒张功能不全。因此影响左心舒张功能的因素很多，如心肌本身的松弛和弹性障碍，心室腔舒张的自身或外界的受阻以及左心房、二尖瓣、肺静脉功能和心率的异常等均能引起功能障碍。临床常见的病因有高血压、冠心病、肥厚型心肌病、限制型心肌病、心肌淀粉样变、主动脉瓣狭窄及心包缩窄等。

当有左室舒张功能不全时，患者除有原发的基础心脏病的症状、体征外，还出现由于左室充盈压升高所致肺瘀血引起的充盈心力衰竭的表现。常有呼吸困难、胸闷、心悸、咳嗽等症状，查体可闻及肺底部干、湿性啰音，心脏听诊有增强的第三心音或第四心音，呈奔马律，但常无心脏扩大的体征，对于舒张功能不全的患者常规给予强心剂或血管扩张剂，病症不减轻，反而可有不良反应，故应引起临床医生的注意。

左室舒张功能不全的诊断标准：a. 有原发心脏病病史。b. 有左室心功能不全的临床表现，而无心脏扩大。c. X 线胸片有肺瘀血以及超声心动图检查异常即可临床诊断。

2. **舒张性心功能不全的治疗**：由于引起舒张功能不全的病理生理与收缩功能不全相同，故治疗收缩功能不全时常用的动脉血管扩张剂和洋地黄制剂，不适用于治疗舒张功能不全，临床上主要应针对引起舒张功能不全的影响因素和发病机制进行治疗。

（1）缓解肺瘀血的症状：主要是减轻前负荷，减少回心血量。应低盐饮食，适量地应用中药利尿药如猪苓、泽泻、白术、茯苓、桑白皮、益母草以及西药双氢克尿噻、速尿等。活血通脉中药如川芎、丹参、赤芍、桃仁等，硝酸盐类的静脉扩张剂如硝酸甘油静滴。但应避免过度用药，致使前负荷降得太低，左室舒张期容量过低，心排血量受到影响。

（2）维持窦性心律及正常心房收缩功能：尽可能地积极纠治心房纤颤，维持正常的心房、心室激动顺序。纠治房颤的中药：苦参、甘松、半夏、桑寄生、三七等可辨证使用。

（3）控制心室律，增加心室充盈时间：心律控制在 60～90 次 / 分钟。钙拮抗剂硫氮䓬酮等可减少钙离子进入细胞内，具有负性肌力作用，并能扩张冠状动脉增加等溶舒张期时间及等溶舒张期的冠脉充盈量。中药防己、川芎、藁本、海金沙、葶苈子、丹参、赤芍、桃仁、红花、牡丹皮、桑白皮、柴胡、茵陈、薏苡仁等亦具有钙离子拮抗作用，故可在辨证用药的基础上应用以提高疗效。

（4）针对基本病因的治疗：高血压者，应早期治疗，并在降压治疗过程中，设法预防和逆转心室的肥厚。现代药理研究显示，中药红花、黄芪、何首乌、白芍、泽泻、海金沙、胆南星、法半夏等具有血管紧张素作用，中药淫羊藿、佛手、葛根等具有阻滞 β 肾上腺素能受体的作用。因此，在辨证的基础上适当地应用上药，则体现了中医发展的现代观念。

（5）避免使用动脉扩张剂及正性肌力作用的药物。

（6）改善左室舒张功能的中药的应用：药理研究表明，肉桂（水提物及挥发油）、丹参、当归、益气活血方（党参、黄芪、川芎、丹参等）可改善心脏舒张功能，故可在辨证用药精神指导下参考选用。

【马氏治疗心衰的临床心得】

1. 心衰的主要病机：马氏认为心气虚贯穿本病的全过程，心主血脉，气血流通有赖心气的推动，心阳之温煦，心阴之滋养，然而心气为其根本。心功能不全的主要表现为乏力、气短、气促，因而心功能不全的主要基本病机是心气虚。临床应以补益心气为其基本大法。马氏常用人参、红参或党参、黄芪、山茱萸、丹参、炙甘草等补益心气的中药。如心衰严重，症见喘促、肢冷、汗出等心阳欲脱之象，马氏常用熟附子、肉桂、黄芪、葶苈子、龙骨、牡蛎、罗布麻等温通心阳的中药。现代对心气虚证的客观化研究也证实了心功能不全与心气虚证、心阳虚证有相关性。人参、黄芪、红芪、肉桂、熟附子、山茱萸等的现代药理研究也证实了其强心、提高射血分数（EF）和对心功能的改善作用。

（1）射血分数，即 EF（Ejection Fractions），是指每搏输出量占心室舒张末期容积量的百分比。心室收缩时并不能将心室的血液全部射入动脉，正常成人静息状态下，心室舒张期的容积：左心室约为 145mL，右心室约为 137mL，搏出量为 60～80mL，即射血完毕时心室尚有一定量的余血，把搏出量占心室舒张期容积的百分比称为射血分数，一般 50% 以上属于正常范围，人体安静时的射血分数为 55%～65%。

射血分数与心肌的收缩能力有关，心肌收缩能力越强，则每搏输出量越多，射血分数也越大。在心室异常扩大、心室功能减退的情况下，搏出量可能与正常人没有明显区别，但它并不与已经增大的舒张末期容积相适应，射血分数明显下降。低射血分数则是指射血分数低于正常百分比。患者在出现心功能不全时往往伴有射血分数的降低，当射血分数值降低至 35% 以下时发生恶性心律失常猝死的机会就大大增加。

（2）检查方法：射血分数最常用的诊断方法就是超声和造影。当然，每个检测方法之间的数据是有差别的。超声检查是最简单易行的方法。临床上当危及患者生命的恶性心律失常发生时药物治疗通常难以奏效，唯一有效的治疗方法是电击（电复律），如果不能及时给予电复律，患者则很快死亡。及时通过自动体外除颤器（AED）或植入式心律转复除颤器（ICD）可以及时挽救多数发生猝死的患者的生命。对于各种心脏疾病导致患者出现心功能不全，尤其是当 EF 低于 35% 时则建议患者植入 ICD 来预防猝死的发生。

2. 虚实夹杂，多脏器同病： 马氏认为心衰其病虽病在心，但与五脏息息相关，火不生土即心病及脾。心肺同居上焦，气血相连，心气亏即生肺气虚。心肾水火之脏阴阳互根，心阳全赖肾阳命门之火温煦，心阳不足，终至命门火衰。心气虚无力帅血以运行则血脉瘀阻。肺、脾、肾为水液输布之脏，虚即水湿内停发为胸水、腹水、水肿等。瘀血及水湿内停形成了虚实夹杂之证，临床治疗务必虚实兼顾，在补虚的同时，加以活血利水之品，如益母草、葶苈子、赤芍、丹参、川芎、桃仁、红花、猪苓、泽泻、半边莲、车前子等。此类药物对减轻心脏前后负荷、减轻肺动脉高压、利尿消肿等有一定疗效。故治疗心衰当全面顾及，不可心病唯治心尔。

3. 关于喘的治疗，心衰之喘当分虚实：

（1）实喘：多表现为外邪壅肺，如肺心病合并肺部感染，长期肺瘀血的患者在合并感染等治疗上可按辨证中的痰热壅肺治疗。大剂量应用黄芩、鱼腥草、射干、秦皮、苦参、紫菀、前胡、瓜蒌皮等清肺化痰药。

（2）虚喘：肺主呼吸，肾主纳气，虚喘之由，主要为肺气虚喘及肾气虚喘两种。两者之共同点为喘促日久，动则喘甚。两者的区别：肺气虚喘多为气阴两伤所致，常伴有语声低微，自汗恶风，容易感冒，或口干面红，治疗应益肺定喘。马氏常用心脉四味方加人参或党参、麦门冬、赤芍、穿山龙、五味子等，喘甚亦可加用五爪龙 30g。五爪龙为桑科植物粗叶榕（又名五指毛桃）的根。性甘温，有补气、祛痰、除湿、平喘的作用。肾虚气喘为肾阳不足，气不归元，肾不纳气而喘，以呼多吸少为特点，伴有腰膝酸软、面青肢冷等肾阳不足证。治疗应以补肾纳气为主。马氏常用淫羊藿、菟丝子、地龙、罗布麻、蛤蚧、炙甘草等。如水不化气，凌心射肺，则气喘兼心悸，尿少水肿，腰酸肢冷畏寒，舌淡胖，苔白腻，治疗应温阳化水，马氏常用真武汤合右心衰方加减〔益母草 30～100g、赤芍 30g、葶苈子 15～30g、车前子 15～20g、熟附子 15g（先煎）、罗布麻 20g、猪苓 30g、苦参 15g、半边莲 20g、桑白皮 20g、白术 20g、茯苓 30g、茯苓皮 20g、泽泻 20g〕。

4. 水肿的治疗： 心脏水肿可包括风寒袭肺水肿、风热犯肺水肿、脾虚湿困水肿及肾阳虚水肿等。

风寒袭肺水肿与风热犯肺水肿：皆为外邪犯肺，肺失宣肃，不能通调水道，下输膀胱，致水液输布和排泄障碍，故小便不利、水肿。风寒者宜用麻黄汤，风热者则用麻黄连翘赤小豆汤。心衰用麻黄一定要慎重。

脾虚湿困水肿：脾虚运化失司，水湿为患而发水肿，治疗应以温化水湿，通阳利水，用实脾饮合五苓散加减。

肾阳虚水肿：肾虚不化，小便不利水肿常伴有腰膝酸软沉重、阴囊湿冷等症，治疗应温阳利水，方用济生肾气丸加减。马氏常用右心衰方加减。

5. 关于心衰的感染控制： 心衰患者病情加重有 76% 是由于感染所致，因此，控制感染是预防和治疗心衰的重要环节。

在感染之中以肺感染最为常见。一般感冒初期多为病毒感染，病毒感染表现为风寒者，治疗以辛温解表，方用荆防败毒散加减；表现为风热者，治疗以辛凉解表，方选银翘散加板蓝根、大青叶等。如病毒感染未能及时控制，接踵而来的是细菌感染，致病菌可能是革兰阳性菌（G⁺）、革兰阴性菌（G⁻）、支原体、真菌等。中药治疗肺热常用黄芩、鱼腥草、蒲公英、紫花地丁、金银花、连翘等具有抗革兰阳性菌的中药；而白头翁、秦皮、槐花、射干、大黄、厚朴、丁香、木香等具有抗革兰阴性菌的作用。白头翁、秦皮、槐花、大黄、厚朴等药为清大肠的中药，因肺与大肠相表里，清大肠即可以泄肺热。由于清热药多苦寒败胃，可适当在寒凉中加厚朴、木香、砂仁、丁香等芳香之抗菌中药，以防其苦寒败胃。对于难治性的肺感染，可参照仙方活命饮的处方加减，除清热宣肺之外，尚需加活血除痰药如桃仁、丹参、皂角刺、桔梗、白芷等有利于痰热的消除。用于肺热痰热壅盛、久治不愈之证常取得良好效果。而对于反复出现感染的心衰患者，由于久病耗气，正气亏虚，治宜扶正祛邪，可仿外科托里透脓之法，以人参、黄芪、当归等补益气血，酌情加少量清热除痰之品以除邪。感染控制后可服玉屏风散以益气固表，防止感冒，同时可配合饮食疗法以补气御邪以图长安。

注：仙方活命饮出自《校注妇人良方》，具有清热解毒、消肿溃坚、活血止痛的功效。主要成分为白芷3g、贝母6g、防风6g、赤芍药6g、当归尾6g、甘草节6g、皂角刺（炒）6g、穿山甲（炙）6g、天花粉6g、乳香6g、没药6g、金银花9g、陈皮9g。本方主治疮疡肿毒初起而属阳证者。现代常化裁运用于脓疱疮、疖肿、蜂窝组织炎、乳腺炎、化脓性扁桃体炎等属于热毒实证者。

【有关几种治疗方法的临床研究提示】

1. 温阳逐水活血法：本法适宜阳气虚、水饮停滞、气滞血瘀，故以温补阳气、化饮逐水、活血化瘀立法，其中温补阳气法，以补中益气汤、真武汤，旨在强心、扩血管、抗心肌缺血、调节物质代谢；化饮逐水法，以苓桂术甘汤，旨在利尿、扩血管、减轻心脏前后负荷；活血化瘀法，以补阳还五汤、血府逐瘀汤，旨在改善微循环扩张肾血管、增强心脏耐受缺氧缺血的功能。

2. 强心扶阳、宣痹利水法：本法适宜心衰标实本虚之证，强调强心扶阳宣痹利水法，方用真武汤，再配合"开鬼门""洁净府"去菀陈莝的治水三法以其标本同治。有人自拟方（丹参、益母草、泽兰、茯苓、车前子、白术、生黄芪、太子参、枳壳）随证加减治疗阳虚心衰取得较好疗效。

3. 益气活血法：益气法与活血法具有协同作用，前者有增强心肌收缩力的作用，后者有改善血液流变状态，降低前负荷，都有利于心衰的改善，两者合用则作用更强。有人拟补气强心汤：黄芪、党参、丹参、当归、川芎、红花等治疗前后的左室舒张功能、心功能级别及心气虚虚损程度的比较，并与同龄组随机取样的维拉帕米治疗的15例进行对照，结果显示左室舒张功能不全患者几乎均有心气虚证（92.3%），并多兼有血瘀证（69.2%），经中药治疗后有心功能级别的提高（82.6%）及心气虚虚损程度的改善（89.6%）。

4. 温阳利水法：有人用附子、白术、茯苓、白芍、大腹皮、干姜、丹参、葶苈子、泽兰、炙甘草为主方随证加减，治疗充血性心力衰竭30例，其中显效13例，有效9例，无效 8 例。又有人用正交设计法研究真武汤及其拆方对动物实验性心力衰竭的治疗作用，结果表明：真武汤及其拆方能显著增加在体心衰的犬 LVP、LVdP/dt$_{max}$ 和尿量 [左室舒张末压（LVEDP）、左室发展压（LVDP）和左室发展压最大变化速率（ ± dp/dt$_{max}$）]。提示能增强心肌收缩力，改善心功能，促进血液循环，改善心衰犬肾脏的泌尿功能。真武汤原方效用最佳，方中芍药以用赤芍效果最优，生姜对全方有增效作用，显示出古方配伍的合理性，证实了本方的强心利尿作用。

5. 泻肺利水法：有人用重剂葶苈大枣泻肺汤加枳实治疗心衰 50 例，在 2 天内心衰完全控制者 36 例，有效 12 例，无效仅 2 例。

6. 益气养阴法：有人用生脉注射液（人参、麦门冬、五味子）静脉注射治疗 30 例急性左心衰患者，总有效率 83.3%，左室射血分数明显提高。又有人用参麦注射液（人参、麦门冬）治疗 52 例冠心病充血性心力衰竭患者，结果总有效率 94.2%，治疗后心功能明显改善（$P < 0.01$），超声心动图显示左室收缩功能和舒张功能亦有显著改善（$P < 0.05$）。

7. 补肾法：有人认为心力衰竭的病机以气虚、阳虚为本，选用中药鹿角方（鹿角、补骨脂、淫羊藿、山茱萸、女贞子、沉香）治疗慢性充血性心力衰竭 35 例，总有效率达 94.28%，与对照组（地高辛组）相比两者疗效无显著性差异，鹿角方在改善心衰患者临床自觉症状和心功能，降低心钠素、外周阻力和心肌耗氧量，增强心脏收缩功能等方面有良好疗效。同时，动物实验表明本方能增强大鼠左室心肌收缩功能。

8. 益气温阳方的研究：有人用党参、制附子、麦门冬、五味子、玉竹、葶苈子、车前子、赤芍等治疗心衰，有明显降低充血性心力衰竭患者升高的血浆肾素活性和血管紧张素 Ⅱ 浓度，使之恢复接近正常。提示中药益气温阳法可抑制肾素 – 血管紧张素 – 醛固酮系统激活。该方还可明显降低充血性心力衰竭患者升高的去甲肾上腺素和肾上腺素浓度使之恢复接近正常，提示该方同时可抑制心衰患者交感 – 肾上腺系统激活。

马氏临床治疗心血管病有效方剂：

（1）马氏治疗心包积液有效方：黄芪 30g、益母草 30g、半边莲 30g、丹参 30g、茯苓 30g、黄芩 25g、连翘 20g、桂枝 10g、白术 20g、葶苈子 20g、防己 20g、泽兰 20g、红参 15g、桑白皮 20g。

（2）马氏治疗慢性风湿性心脏病心力衰竭有效方：黄芪 50g、党参 20g、刺五加 30g、五味子 15g、赤芍 25g、麦门冬 15g、玉竹 10g、制附子 10g、茯苓 30g、猪苓 30g、丹参 30g、泽兰 20g、泽泻 15g、车前子 15g、葶苈子 15g。

（3）马氏治疗肺心病（慢性阻塞性肺气肿）有效方：益母草 50 ~ 100g、苏木 20g、川芎 25g、赤芍 30g、鸡血藤 25g、黄芪 50g、红参 10g、当归 20g、茯苓 30g、猪苓 30g、大腹皮 15g、苦参 15g、地龙 20g、石菖蒲 15g、款冬花 20g、萹蓄 20g、车前子 15g、葶苈子 15g、桑白皮 20g、制附子 10g、枳实 20g、白术 20g、黄芩 30g、连翘 20g、罗布麻 20g、三七粉 3g（冲服）、水蛭 3g（冲服）。本方有降高黏、高聚，抗微血栓、抗炎，兴奋呼吸，改善肺瘀血及水肿，改善心衰等综合效应。每日 3 次，口服。

第八节　血栓闭塞性脉管炎

血栓闭塞性脉管炎起病隐匿，病情进展缓慢，常呈周期性发作，经过较长时期演变后，病情才逐步加重。其临床表现主要是由于肢体动脉阻塞后血流减少肢体缺血而引起。病情的轻重则是依据血管阻塞的部位、范围和侧支循环建立程度以及局部有无继发感染等情况而有所不同。

【症状】

(1) 发凉和感觉异常：患肢发凉、怕冷是常见的早期症状。患部体表温度降低，尤以趾（指）端最明显。因神经末梢受缺血影响，患肢（趾、指）可出现胼胀感、针刺感、麻木或烧灼等感觉异常。

(2) 疼痛：也是早期症状，起源于动脉痉挛，因血管壁和周围组织内神经末梢感受器官受刺激所引起，疼痛一般并不剧烈。

(3) 间歇性跛行：是因动脉内膜炎和血栓形成而闭塞所产生的一种特殊表现的缺血性疼痛。即当患者行走一段路程后，小腿或足部肌肉发生胀痛或抽痛，如果继续行走，则疼痛加重，不得不止步，休息片刻后，疼痛迅即缓解，再行走后疼痛又复出现，这种症状为间歇性跛行。随病情进展，行走距离逐渐缩短，止步休息的时间增长。

(4) 静息痛：病情继续发展，动脉缺血更加严重，疼痛剧烈而持续，即使肢体处于休息状态时，疼痛仍不止，称之为静息痛。夜间尤甚，肢体抬高时加重，下垂后疼痛可稍减轻。患者日夜屈膝抚足而坐，彻夜不眠。有时甚至将患肢下垂于床旁，以减轻疼痛，若并发感染，疼痛更为剧烈。

(5) 皮肤色泽改变：因动脉缺血而致皮肤苍白，伴有浅层血管张力减弱而皮肤变薄者，尚可出现潮红或发绀。

(6) 动脉搏动减弱或消失：足背动脉或胫后动脉，尺动脉或桡动脉的搏动，随病变进展而减弱乃至消失。

(7) 营养障碍：患肢长期慢性缺血，组织发生营养障碍，表现为皮肤干燥、脱屑、皲裂、汗毛脱落、趾（指）甲增厚、变形和生长缓慢、小腿肌肉松弛、萎缩、周径变细。病情发展恶化，肢端组织缺血严重，终至产生溃疡或坏疽。多为干性坏疽，先在 1 个或 2 个趾的末端或趾甲旁出现，然后累及整个趾。开始时趾端干枯发黑，坏死组织脱落后形成经久不愈溃疡。此时肢端疼痛更加剧烈，患者日夜不能入睡，胃纳减少，消瘦软弱，面色苍黄乃至贫血。若并发感染，呈湿性坏疽时，则出现高热、畏寒、烦躁不安等毒血症症状。

(8) 游走性血栓性浅静脉炎：约 1/2 的患者在发病前或发病过程中，在小腿或足部浅静脉，反复出现游走性血栓性浅静脉炎。表现为受累浅表静脉呈红色条索、结节状，伴轻度疼痛，急性发作持续 2 ~ 3 周后，症状消退，过一段时间又重复出现，病情数月或数年而不被患者注意。

【治疗】

马氏认为脉管炎为阳虚致寒湿，寒湿化瘀热，湿、热、瘀交织为病，其治应助阳散寒湿，活血清湿热。故用阳和汤与四妙勇安汤化裁而治之。

阳和四妙加味：熟附子 15～30g（先煎 30min）、熟地 20g、肉桂 1.5g、炮姜 10g、鹿角胶 10g、炙麻黄 9g、当归 30g、赤芍 20g、川芎 20g、黄芪 50g、淫羊藿 20g、巴戟天 15g、丹参 30g、牛膝 20g、红花 15g、桃仁 15g、牡丹皮 20g、玄参 20g、泽泻 20g、金银花 30g、毛冬青 30g、防己 20g。每日 1 剂，分 3 次温服。

加减：腰膝酸软、遗精、早泄者，加仙茅 15g、锁阳 15g、杜仲 15g；小腿胀痛、间歇性跛行明显者，加葛根 40g、海桐皮 15g、益母草 20g；血瘀重，患肢肤色暗红，伴有环状紫斑，加水蛭 3g（冲服）、地龙 20g；疼痛剧烈加乳香 10g、没药 10g；伴有游走性血栓静脉者，加守宫 10g、血竭 10g；热毒较盛、红肿明显者，加夏枯草 20g、蒲公英 30g、黄柏 15g、大黄 15g；湿重者，肢端湿烂，加车前子 15g、薏苡仁 30g、赤小豆 30g。

第九节　雷诺病

雷诺病是由于血管神经功能紊乱致肢端动脉阵发性痉挛产生缺血性症状的一种周围血管病。中医根据证候、病程的转归以及并发症的不同，归属于"四肢厥冷""血痹"的范畴。本病多见于青年女性，双手指对称性发生典型的苍白、青紫、潮红三色改变，伴有冷、麻、痛的临床特点，诊断并不困难。但要排除由其他周围血管病、结缔组织病并发的雷诺病。

【病因】

雷诺病的病因，至今还不完全明了，寒冷和感情刺激都是激发因素，感染和劳累亦是其诱发因素，近年来研究发现，绝大多数患雷诺病的患者中，有许多血清免疫方面的异常。本病常有家族史，故有可能与遗传有关。本病病理早期肢端小动脉无明显器质性病变，后期出现长期血管痉挛、动脉内膜增厚、内层弹力膜断裂和肌层增厚等变化，这些变化使小动脉管腔狭小，最后继发血栓形成，管腔闭塞，指端发生溃疡，甚至坏疽。

中医学认为，四肢为诸阳之末，得阳气则温。本病因脾胃阳虚，外受寒邪侵袭而发。脾主四肢，脾肾阳气不足，不能温暖四肢，因而出现形寒肢冷、手足苍白等一派阴寒证候；寒邪客于经脉，阻碍气血运行，以致出现肢端青紫或红紫等血瘀症状；血脉阻碍气血运行，以致出现肢端青紫或红紫等血瘀症状；血脉阻碍，肌肤失养，肢端或为肌肉萎缩或为肿胀、疼痛；若病不愈，寒郁化热或复感邪毒，气滞血瘀，热盛肉腐，则肢端坏死溃烂。

【治疗】

一、辨证治疗

1.寒凝血脉证：

主证：指趾发凉、麻木、酸痛、冷痛，皮色苍白、青紫，遇冷症状加重，舌质淡苔白，脉沉迟。

治法：补气活血，散寒通络。

方药：当归补血汤合当归回逆汤加减。

方剂组成：黄芪 30g、鸡血藤 20g、当归 20g、白芍 20～30g、桂枝 10g、细辛 10g、白芥子 10g、丹参 30g、川芎 20g、甘草 10g。

2. 脾肾阳虚证：

主证：面色不华，四肢不温，畏寒怕冷，遇寒则四肢末端冷甚，指、趾皮肤颜色苍白，或青紫，肢体麻木疼痛，腰膝酸软，舌淡苔白，脉沉细弱。

治法：补益脾肾，温通血脉。

方药：四君子汤合阳和汤加减。

方剂组成：黄芪 30g、党参 20g（血糖高改人参 10g）、茯苓 30g、白术 20g、炙麻黄 6g、熟地 20g、白芥子 10g、炮姜 9g、肉桂 6g、鹿角霜 20g、川芎 20g、桔梗 15g、炙甘草 6g。

3. 血脉瘀阻证：

主证：肢端持续青紫或瘀斑、发凉、胀痛或针刺样痛，受寒凉症状加重，舌质暗红或瘀斑、瘀点，脉沉细或涩。

治法：理气活血，疏通血脉。

方药：血府逐瘀汤加减。

方剂组成：黄芪 30g、丹参 30g、地龙 20g、水蛭 6~9g、赤芍 20g、当归 20g、枳壳 20g、柴胡 15g、桂枝 10g、川牛膝 20g、鸡血藤 20g、川芎 15g、川红花 20g、桃仁 15g、桔梗 15g、甘草 6g。

4. 血瘀肉腐证：

主证：患肢手指或足趾发生溃疡、溃而成表浅溃疡，溃面肉芽暗红不鲜，有少许黄白色分泌物，疼痛明显，昼轻夜重，遇冷疼痛加重，得暖痛减。舌质略红，舌苔白黄，脉弦细或细数。

治法：补气活血，去腐生肌。

方药：托里消毒散。

方剂组成：黄芪 30g、当归 15g、川芎 15g、白芍 20g、茯苓 20g、金银花 30g、蒲公英 30g、紫花地丁 20g、白芷 12g、皂角刺 10g、穿山甲 10g、桔梗 15g、甘草 6g。

本病缓解期多表现为脾肾阳虚证，发作初期多表现为寒凝血脉证，经久不愈，每有血脉瘀阻表现，还可以有血瘀肉腐表现。4 个基本证型有时单独出现，有时混合相见，临证之时，应该把握基本证型，把握补益脾肾、温通散寒、活血通脉这些基本治则，灵活加减运用。气虚者加党参、黄芪；寒甚者加肉桂、附子；瘀重者加川红花、赤芍；痛甚者加全蝎、延胡索；指、趾化脓坏死加蒲公英、紫花地丁。

二、辨病治疗

雷诺病属于慢性病，应察看发作时皮色改变的性质、范围和时间：a. 指（趾）端皮肤颜色出现间歇性时间改变，多为对称性。b. 寒冷、情绪激动和精神紧张诱发本病。c. 桡动脉或足背动脉搏动良好。d. 指（趾）端偶伴有浅表溃疡，很少并发坏疽。e. 无原发疾病可查。

本症病理变化是手指（足趾）动脉痉挛，故应用降低交感神经终极或阻滞交感神经节后纤维末梢传导介质的药物及其他扩张血管的药物，可以使症状缓解。

1.一般治疗：

（1）禁止吸烟，注意保暖防寒。

（2）保持心境平静，避免情绪波动。

（3）注意自我保护，尽量减少手指（足趾）创伤。

（4）避免使用血管收缩药和受体阻滞剂。

对情绪不稳，易于激动、紧张者，除以上防治措施外，尚可在治疗中加入一些安神的中药及中成药。如合欢花、合欢皮、珍珠末、珍珠粉、益智仁、茯苓、石菖蒲、玫瑰花、白芍、柏子仁、酸枣仁、远志、夜交藤等。

2.扩张血管药的应用：由于本病病理变化是指（趾）动脉痉挛，故应用扩张血管药物，对缓解雷诺病有良效。但长期使用西药血管扩张药副作用较多，且易复发。具有扩张外周血管的中药有补益中药及方剂，例如人参、党参、黄芪、白术、当归、何首乌、鸡血藤、杜仲、冬虫夏草以及四君子汤、补中益气汤、参附汤等。

临床用药经验是在辨证用药的精神指导下去选择具有扩张血管作用的中药，根据本病的中医发病机制，选择以补益温通为主兼以活血通脉为辅，进行治疗，疗效较好，副作用较少，可以长期应用。

3.外用药的应用：可采用通过蒸气和药液对局部熏洗、浸浴，可刺激神经和血管，引起患处皮肤和血管扩张，促进局部和全身的血液和淋巴循环，起到疏通经络、调和气血、祛风除湿、温经散寒、消肿止痛、祛瘀生新等协同作用，为治疗本病有效方法之一。

（1）温经止痛洗剂：

处方：生川乌15g、生草乌15g、细辛10g、川椒10g、白芷15g、麻黄15g、桂枝15g、红花15g。适用于本病寒凝血脉患者。

（2）活血通络洗剂：

处方：伸筋草30g、透骨草30g、苏木30g、川芎15g、乳香15g、红花15g。适用于本病血脉瘀阻证。

（3）可选用外敷中药的生肌膏（炉甘石、生血余、生地、象皮、当归、龟板、生石膏等。本品为深褐色软膏）等。适用于患肢有溃疡者（每天需清洗伤口，外敷生肌膏）。

4.针灸治疗：

（1）病在上肢者，取穴曲池、内关、合谷透后溪、手三里。

（2）病在下肢者，取穴三阴交、足三里、绝骨、血海。

手法：强刺激，每日1次，每次10～30min以解除血管痉挛，减轻症状。

辨病治疗与辨证治疗，其目的是一致的，在传统辨证治疗的基础上有选择地运用具有辨病治疗的中药，可以使辨证更准确，临床疗效更为显著。

【临床案例】

王某，女，39岁。2000年10月来诊，主诉手指每遇凉水或寒冷凉则双手指苍白，随后发紫进而疼痛，经凉水试验手指呈明显三色变化，面色淡黄无华，大便干结不畅，小便清长，舌淡苔薄，脉沉细，刻诊为雷诺病，辨证为肾阳虚血瘀，并用阳和汤、当归补血汤、四物汤化裁治疗。黄芪30g、当归20g、熟地20g、鸡血藤20g、鹿角霜20g、肉桂

10g、红花15g、白芥子10g、地龙20g、丹参30g、川芎20g、赤芍30g、甘草10g。经两个月随证加减治疗，双手未再出现苍白、青紫、疼痛现象。停药一个月后病情稳定，未见发作。

第十节 病毒性心肌炎

病毒性心肌炎系病毒感染致全身多系统受累，其中以侵犯心脏尤为突出的一组临床综合征。临床表现主要有心悸、气促、心前区不适及乏力。大部分患者经适当治疗可得以完全恢复，少部分患者可转为慢性心肌炎，最终发展为非特异性扩张型心肌病。本病可流行或散在性发病，其潜伏期1~4周，可见于各年龄组，小儿易罹患，成人病毒性心肌炎的发病年龄以20~30岁居多，男性较女性多见。发病季节以夏秋两季为多见。病毒性心肌炎近30年发病率明显增加，已引起了医学界的高度重视。

根据病毒性心肌炎的临床不同表现，可归属于中医学的"温病"以及由"温病"引起的"心悸""怔忡""胸痹"等病症的范畴。

【病因病机】

一、中医

中医认为，病毒性心肌炎的发生由禀赋不足、正气虚弱、复感外邪、内舍于心所致。"邪之所凑，其气必虚"，先天禀赋不足，或后天失养，或久病体虚等，不能抵御外邪。叶天士云："温邪上受，首先犯肺，逆传心包。"温热毒邪由鼻咽或卫表而入，肺卫不宣而见恶寒发热、头痛身疼、咽痛咳嗽等症；热毒不解逆传心包而见胸闷、心痛；热毒犯心，损伤心气，烧灼心阴而致心气虚弱，心阴不足，心悸气短，头晕乏力，脉律不整；若久病不愈，阴损及阳，而见阴阳两虚之尿少水肿、心悸喘促等症；饮食不洁，湿毒之邪由口而入，蕴结肠胃，表现为发热、腹痛、泄泻、恶心呕吐、疲倦乏力等症；湿毒之邪上犯于心，表现为心悸气短，胸闷心痛，脉律不整。热毒损气伤阴，而见气阴两虚之症；病久不愈亦可有阴阳两虚的见证，极少数还可引起心阳暴脱而死亡。

总之本病病位在心，与肺、脾、肾有关，正气不足，邪毒侵心是发病的关键，正虚为本，热毒、湿毒、痰浊、瘀血为标，为本虚标实、虚实夹杂之病患。

二、西医

西医认为病毒性心肌炎多数由于肠道病毒病和呼吸道病毒感染引起。其中以柯萨奇B组病毒最常见（约占50%），其次为柯萨奇A组病毒（约占23%）、埃可病毒、流感病毒、脊髓灰质炎病毒，此外风疹、腮腺炎、水痘、天花、疱疹、副流感、肝炎、带状疱疹、艾滋病等病毒亦可致病。

本病的发病机制尚不十分清楚，可能是病毒对心肌的直接作用，或者是细胞免疫反应的结果。随着现代实验性病毒心肌炎动物模型和柯萨奇病毒心肌病模型的建立，对该病发生机理的阐明已有了很大的发展。一般认为该病过程有两个阶段。

第一阶段为病毒复制期：该阶段是病毒经血液直接侵犯心脏，损害心肌，使心肌细胞溶解破坏。多数学者认为，急性暴发性心肌炎和病毒感染1~2周内猝死者，病毒直接侵犯心脏、损伤心肌可能是其发病的主要机制。

第二阶段为免疫变态反应期：对于大多数病毒性心肌炎（尤其是慢性期者），病毒在该时期内可能已不存在，但心肌仍持续受损。目前认为该期发病机制是通过免疫变态反应，主要是 T 细胞免疫损伤致病。也有研究发现，在病毒性心肌炎的患者体内可找到免疫球蛋白和补体，说明也有体液免疫反应的存在。实验用心肌肌凝蛋白免疫同种动物诱发的心肌炎与柯萨奇病毒 B3 引起的自身免疫性心肌炎十分相似。这提示小鼠柯萨奇 B3 病毒性心肌炎的发病过程中，肌凝蛋白是介导体液免疫的主要抗原。

【临床表现】

病毒性心肌炎临床分为急性、亚急性、慢性 3 种，发病 3 个月以内称为急性，3~6 个月为亚急性，半年以上为慢性。

一、症状

心肌炎的症状可能出现于原发病的症状期或恢复期。多数患者在发病前有发热、全身酸痛、咽痛、腹泻等症状，表现为全身性病毒感染，但也有部分患者原发病症状轻而不显著，需仔细追问方被注意到，而心肌炎症状比较显著的患者，常诉胸闷、心前区隐痛、心悸、乏力、恶心、头晕等。

二、体征

轻者心脏不扩大，心脏扩大显著反映心肌炎广泛而严重。心率增速与体温不相称，或心率异常缓慢，均为心肌炎的可疑征象，心律失常极常见。心尖区第一心音可减低或分裂，心音可呈胎心样。心包摩擦音的出现反映有心包炎存在。心尖区可能有收缩期吹风样杂音或舒张期杂音，前者为发热、贫血、心腔扩大所致，后者因左室扩大造成的相对性二尖瓣狭窄。杂音响度不超过三级，心肌炎好转后即消失。重症弥漫性心肌炎患者可出现心力衰竭的体征。

三、常见并发症

1. 心律失常：超过 50% 的患者可并发心律失常，以房性与室性早搏最常见，其次为房室传导阻滞（AVB），此外心房颤动、病态窦房结综合征也可出现。部分相当顽固，严重者为高度或完全性 AVB、室性心动过速等，可危及生命。心律失常是造成猝死的原因之一。

2. 心力衰竭：部分进入慢性期后，心脏进行性扩大，心功能减退，形成慢性充血性心衰，少数重症患者在急性期，可突发急性左心衰，出现急性肺水肿，救治不及时可致死亡。

3. 心源性休克：重症患者心脏泵功能衰竭，是心排血量急骤降低，而导致全身脏器组织血流灌注不足，周围循环衰竭，救治不及时可迅速致死。

【实验室和其他辅助检查】

1. 血液检查：急性期血沉可增速，部分患者血清转氨酶、肌酸磷酸激酶升高，反映心肌细胞坏死。淋巴细胞转化率、花环形成试验、补体 C3 均较正常人为低。抗核抗体、抗心肌抗体均较正常人检出率为高，表明免疫功能异常。自然杀伤细胞的活力以及 α-干扰素也显著低于正常，γ-干扰素则高于正常，表明免疫功能失控。

2.**病毒学检查**：

（1）咽、粪中分离病毒只有辅助诊断价值，有些正常人也可为阳性，必须与阳性中和抗体测定结果结合起来考虑。

（2）由于柯萨奇 B 病毒最为常见，通常检测此组病毒的中和抗体。在起病初期和第 2~4 周各取血 1 次，如病毒中和抗体效价测定≥1:640，或第二次血清效价（相距病初血清 3~4 周后）比第 1 次高 4 倍可做近期感染该病毒的依据。

（3）血凝抑制试验，血清流感病毒抗体效价 1 次≥1:640 或恢复期血清较早期血清抗体效价≥4 倍，均为阳性。

（4）在心肌、心内膜或心包液中分离到病毒或经电镜检查找到病毒颗粒。

3.**心电图检查**：常见 T 波倒置或减低，有时可呈缺血型 T 波变化；ST 段可有轻度移位。心律失常除窦性心动过速与窦性心动过缓外，异位心律与传导阻滞常见，房性、室性、房室交接处早搏均可出现，约 2/3 患者以室性早搏为主要表现。早搏可为单源性或多源性。心律失常可以见于急性期，在恢复期消失，亦可随疤痕形成而造成持久的心律失常。

4.**X 线检查**：局灶性心肌炎无异常变化，弥漫性心肌炎或合并心包炎的患者心影扩大，心搏减弱，严重者可见肺充血或肺水肿。

5.**超声心动图检查**：可有左室收缩或舒张功能异常、节段性及区域性室壁运动异常、室壁厚度增加、心肌回声反射增强和不均匀、右室扩张及运动异常。

6.**同位素心肌显像**：镓和铟单克隆抗肌凝蛋白抗体显像敏感性高，可达 100%，但特异性仅 50%。

7.**心内膜心肌活检**：组织学诊断对本病诊断有帮助，但活检阴性并不能排除心肌炎的可能。

【诊断要点】

1.**病毒感染**：有病毒感染的依据，如有前驱病毒感染的症状或病史，或有阳性病毒检查结果。

2.**近期有明确心肌损害证据**：多有心悸、气短、胸闷、乏力、心前区隐痛等症状，严重者可在短期内迅速出现心力衰竭或心源性休克而有少尿、喘憋、水肿，另外可伴有心电图异常、心肌酶升高、心律失常、心脏增大等。

3.**其他**：包括引起心肌损害的可能病因及甲状腺功能亢进症或 β 受体功能亢进等。

（1）在上呼吸道感染、腹泻等病毒感染后 1~3 周内或急性期中出现心脏表现，如严重乏力（心排血量降低）、第一心音明显减弱、舒张期奔马律、心包摩擦音、心脏扩大、充血性心力衰竭或阿－斯综合征等。

（2）上述感染后 1~3 周内或与发病同时新出现的各种心律失常和（或）心电图异常而在未服抗心律药物前出现下列心电图改变：

①房室传导阻滞、窦房阻滞或束支传导阻滞。

②2 个以上导联 ST 段呈水平或下斜型下移≥0.05mV，或多个导联 ST 段异常或有异常 Q 波。

③多源、成对室性早搏，自主性房性或交界性心动过速、持续或非持续阵发性室性心动过速，心房或心室扑动、颤动。

④2个以上以P波为主的导联T波倒置、平坦或降低＜R波的1/10。

⑤频发性早搏或室性早搏。

注：具有第1~3项任何一项即可诊断；具有第4或第5项以及无明显病毒感染史必须具有以下指标之一，以助诊断：

A.有下列病原学依据之一：

①第2份血清中同型病毒抗体滴度较第1份血清升高4倍（双份血清应相隔2周以上）或一次抗体效价≥640者为阳性，320者为可疑（如以1:32为基础者则宜以≥256为阳性，128为可疑阳性，根据不同实验室标准作决定）。

②病毒特异性IgM≥1:320者为阳性（按各种实验室诊断标准，但需用在严格质控条件下）。

上述①、②如同时又同种病毒基因阳性者更支持有近期病毒感染。

③单有血中肠道病毒核酸阳性，可能为其他肠道病毒感染。

④从内心膜、心肌、心包或心包穿刺液中测出肠道病毒或其他病毒基因片段。

B.左室收缩功能减弱（经无创或有创检查证实）。

C.病程早期有CK、CK–MB、AST、LDH升高，并在急性期中有动态变化。如有条件可进行血清心脏肌钙蛋白I或肌钙蛋白T、肌凝蛋白轻链或重链测定。

（3）尚难明确诊断者可长期随访。如有条件时可做心内膜心肌活检进行病毒基因检测及病理学检查。在考虑病毒性心肌炎诊断时，应除外甲状腺功能亢进症、二尖瓣脱垂综合征及影响心肌的其他疾患如风湿性心肌炎、中毒性心肌炎、冠心病、结缔组织病、代谢性疾病以及克山病（克山病地区）等。如有条件必须进行上述任何一项病原学检查。

【治疗】

大多数患者经过适当休息、治疗可以痊愈，不遗留后遗症，极少数可因严重并发症而发生死亡。本病中医治疗原则是扶正祛邪，西医的治疗主要针对两个方面：病毒的清除以及心肌炎的处理。病毒的清除包括抗病毒药物的应用以及免疫调节剂的应用。心肌炎的处理主要包括卧床休息、肾上腺皮质激素的应用、心肌代谢促进剂的应用、并发症的治疗。对以病毒感染为表现及不伴有严重并发症者采用中医辨证治疗。如伴有严重心律失常、心力衰竭、心源性休克等，即应中西医结合抢救治疗，待病情缓解之后再用中药做调理，以巩固疗效。

【马氏治疗病毒性心肌炎的体会】

1.清热解毒、益气活血法治疗病毒性心肌炎初期：在病毒性心肌炎的初期阶段，马氏用清热解毒，佐以益气活血法，治疗本病急性期取得良好的疗效。如金银花、连翘、穿心莲、黄芩、水牛角、板蓝根、射干、牛蒡子、玄参、苦参、竹叶、甘草等，取得较好疗效。

2.益气养阴、活血通络法治疗病毒心肌炎恢复期或迁延期：在病毒性心肌炎恢复期或迁延期，马氏用益气养阴、活血通络法，治疗病毒性心肌炎恢复期或迁延期取得较好疗效。

如黄芪、红参、西洋参、白术、丹参、淫羊藿、葛根、赤芍、麦门冬、五味子、红花、川芎、炙甘草等。

马氏治疗病毒性心肌炎，强调要针对病因、病证确立治法。本病早期是外感温邪侵犯心肺为主要病因，故马氏在病之始终十分重视清热解毒。治疗应及时祛邪散毒，清热护心，常选用黄芩、黄连、穿心莲、金银花、连翘、紫花地丁、蒲公英、板蓝根、紫草、竹叶、丹参、牡丹皮等。

本病早期病毒直接侵害心肌使之发生炎症、变性或坏死，可以认为是机体局部瘀血的形成。中药现代药理研究表明：清热解毒、益气活血类药物能有效杀灭或抑制病毒，降低毒素毒性，减轻其对心肌的损伤，是治疗病毒性心肌炎疗效可靠的中药。

现代医学病理研究发现，病毒性心肌炎患者心肌小血管广泛损伤、微循环障碍、微血栓大量形成造成心肌供血严重不足，早期即有瘀血征象，故伍以丹参、牡丹皮活血化瘀，改善微循环，再配以黄芪、麦门冬益气养阴，以防心肌受损。

病毒性心肌炎为热毒之邪侵袭，既伤心体又伤心用，使心气不足，鼓动血行无力，血流不畅而形成瘀血。瘀血阻塞脉络，进一步使气血滞涩不畅，加重病情，即所谓虚可致瘀，瘀亦可致虚。瘀血不仅是病毒性心肌炎病程中的病理产物，同时亦是致病、加重病情的重要因素。故活血化瘀法对本病所致心脏扩大有回缩功效，并有显著改善左心室功能的作用。因此活血化瘀是治疗中不容忽视的一环。故马氏临床中常在益气、行气的基础上选用玫瑰花、红花、川芎、当归、丹参、葛根、当归、牡丹皮等药。瘀血征象明显或胸痛者，加用乳香、没药、土鳖虫、三七粉等理气活血止痛。

本病中、后期多为心肺气阴两虚的病变。故临床常需选用葛根、生地、黄芪、麦门冬、白芍、党参、枸杞子等养阴益气药。现代药理研究表明这类药能有效提高心肌收缩力，有强心作用，同时还能增强心肌对病毒、毒素及免疫反应的耐受力。

西医学对本病的治疗除了使用抗病毒药物外，主要是营养心肌及对症治疗，但疗效尚不能肯定。中药在治疗本病方面有一定的优势。近年来，应用现代研究方法，证实了中药具有抗病毒、营养心肌作用及改善症状的疗效。发现了许多中药具有抗病毒作用，如黄芪、苦参等具有抑制柯萨奇病毒作用；还发现了北五加皮、福寿草等具有类洋地黄强心作用；生脉散具有营养心肌及抗心律失常作用。今后还需加强临床与实验的研究，对确有疗效的抗病毒中药，应结合药物的有效成分、量效关系、药代动力学及临床疗效展开深入研究，继续选择、发掘有效的单位中药，开发治疗的各种新剂型，提高病毒性心肌炎的临床疗效，发挥中医中药的特色优势。

病毒性心肌炎方剂组成：黄芪 30～50g、太子参 20～30g、黄连 15g、虎杖 15g、生地 20～30g、苦参 15～20g、麦门冬 15～20g、甘草 10g、竹叶 20g、板蓝根 15g、丹参 30g、赤芍 20～30g、金银花 30g、连翘 20g、黄芩 20g、栀子 15g、红花 15～20g、牡丹皮 20g。

【辨证治疗】

1. 热毒侵心：

主证：恶寒发热，头痛身痛，心悸胸痛，气短乏力，咽痛咳嗽，口干口苦，小便黄赤，舌质红，舌苔黄，脉浮数或促结代。

治法：清热解毒，养心复脉。

方药：马氏自拟清心解毒汤。

方剂组成：金银花 30g、连翘 30g、穿心莲 10g、黄芩 20g、黄连 10g、水牛角 20g（先煎）、黄芪 30g、牡丹皮 20g、麦门冬 15g、板蓝根 20g、射干 15g、牛蒡子 15g、桔梗 20g、玄参 15g、丹参 30g、甘松 15g、苦参 15g、竹叶 20g、甘草 10g。每日 1 剂，水煎服。

方解：方中金银花、连翘、黄芩、黄连、穿心莲（尚有抗心肌缺血）、牡丹皮、板蓝根皆有抗病毒作用；穿心莲与射干、牛蒡子、桔梗、玄参、甘草合用清热利咽，善清心肺之热毒；黄芪、牡丹皮、丹参、麦门冬合用，既有抗病毒作用，又有抗心肌缺血，保护心肌免遭损害，并能抑制病毒复制，调节免疫，诱生干扰素等作用。甘松所含缬草酮有抗心律不齐及镇静、安定等作用；苦参有增加冠脉流量、保护心肌、抗心律不齐等作用，与甘松合用有良好的复脉功效。水牛角煎剂可增强心脏收缩力，并有很好的解热、镇惊、抗感染和抗炎的作用。

临证加减：咽喉疼痛甚者加蒲公英 20g、木蝴蝶 15g 以清热解毒；热重者加青蒿 15g（后下）、柴胡 15g 以清热透邪；发热不甚而恶寒明显者去水牛角，加荆芥 20g（后下）以祛风邪；泄泻者加地榆 20g、儿茶 10g、葛根 20g 以清利湿热止泻；胸闷呕恶者加法半夏 15g、陈皮 15g、藿香 15g 以降气化湿止呕。

2. 湿毒犯心：

主证：恶寒发热，腹痛腹泻，腹胀纳呆，恶心呕吐，困倦乏力，心悸胸闷，舌苔黄腻，脉濡滑数或促或结代。

治法：清热化湿，宁心复脉。

方药：马氏新加香连汤。

方剂组成：藿香 15g、木香 10g（后下）、黄连 15g，黄芩 25g、苦参 15g、白头翁 15g、金银花 30g、连翘 25g、野菊花 15g、茵陈 15g、射干 15g、丹参 30g、刺五加 30g、白豆蔻 10g（后下）、甘草 10g、三七 3g（冲服）。每日 1 剂，水煎服。

方解：藿香、黄连、黄芩、苦参、白头翁、茵陈清热利湿止泻，方中黄连、黄芩、金银花、连翘、野菊花（尚有抗心肌缺血作用）、白头翁皆有抗病毒作用；丹参、刺五加、三七合用，具有显著的抗心肌缺血及抗疲劳作用，其中三七（含有类似胺碘酮样物质）的复脉作用较好；木香与白豆蔻合用可改善腹胀纳呆；黄连与苦参合用，可减慢心率而复脉。

临证加减：表证明显者去木香、白豆蔻，加防风 15g、紫苏叶 15g 以疏风解表；胃纳欠佳者加谷芽 20g 以消食和胃；呕吐者加法半夏 12g 以降逆止呕；脉结代者可再加甘松 15g、半夏 15g 以复脉。

3. 阴虚内热：

主证：心悸不宁，心烦不安，失眠多梦，口干咽燥，手足心热，潮热盗汗或低热不退，小便短少，大便秘结，舌红少津，脉细数或促、结代。

治法：滋阴清热，益心复脉。

方药：马氏自拟参松复脉汤。

方剂组成：苦参 15g、甘松 15g、半夏 15g、三七 3g（冲服）、黄芪 30g、川芎 20g、刺五加 20g、生地 20g、丹参 30g、麦门冬 15g、白芍 20g、赤芍 20g、太子参 20g、银柴胡 15g、白薇 15g、牡丹皮 20g、酸枣仁 50g、合欢皮 15g、炙甘草 10g。每日 1 剂，水煎服。

方解：甘松、三七、苦参、石菖蒲具有阻滞心肌细胞膜钠通道的作用而复脉；川芎、赤芍、丹参、独活具有阻滞钙通道作用而复脉；生地、麦门冬、白芍滋阴清热；银柴胡、白薇、牡丹皮清虚热；酸枣仁、合欢皮安心神；太子参、麦门冬、炙甘草益心复脉。

临证加减：心悸甚者加生龙齿 30g、牡蛎 30g（先煎）以镇潜宁神，清热复脉；心烦不眠者加黄连 10g、合欢花 20g、夜交藤 30g 以清热安神。

4. 气阴两虚：

主证：心悸怔忡，气短乏力，自汗盗汗，舌红苔白，脉虚数或促、涩、结代。

治法：补气养阴，益心复脉。

方药：马氏三参复脉汤。

方剂组成：人参 10g（另炖）、苦参 15g、太子参 20g（或西洋参 15g）、甘松 15g、三七 3g（冲服）、黄芪 30g、川芎 20g、刺五加 20g、淫羊藿 20g、生地 20g、麦门冬 15g、白芍 20g、赤芍 20g、红花 15g、牡丹皮 20g、炙甘草 15g、山茱萸 20g、五味子 15g。每日 1 剂，水煎服。

方解：人参、淫羊藿强心、抗心肌缺血，与黄芪、炙甘草补益心气复脉；麦门冬、山茱萸、五味子滋养心阴；其他药理作用同前。

临证加减：方中人参通常选用东北人参，若阴虚明显者可选用西洋参，若无人参者可改用党参 20g 以益心；若心气虚衰，心悸喘咳者，人参增至 15g，并加葶苈子 15g、鹿衔草 15g 以补气强心定喘；若兼水肿者加茯苓皮 30g、泽泻 20g、猪苓 30g 以利水消肿；若自汗盗汗加煅龙骨 30g、煅牡蛎 30g（先煎）固涩敛汗；若虚烦失眠者加酸枣仁 50g、合欢花 20g、柏子仁 15g 以宁心安神。

5. 阴阳两虚：

主证：心悸气短，动则喘憋，甚或倚息不得卧，胸闷痛，畏寒肢冷，乏力，自汗不止，水肿，面色晦暗或发绀，舌暗淡苔白，脉虚数或促、结代。

治法：温阳益气，养阴通脉。

方药：马氏三参复脉汤加味。

方剂组成：人参 10g（另炖）、苦参 15g、太子参 20g、甘松 15g、三七 3g（冲服）、黄芪 30g、白术 20g、淫羊藿 20g、葛根 20g、生地 20g、麦门冬 15g、白芍 20g、赤芍 20g、牡丹皮 20g、炙甘草 15g、五味子 15g、阿胶 12g（后溶）、肉桂 1.5g、干姜 6g。每日 1 剂，水煎服。

方解：阿胶具有补血（疗效优于铁剂）、强壮作用，药理实验显示能提高小鼠耐缺氧、耐寒冷、耐疲劳能力，能改善动物体内钙平衡，促进钙的吸收和在体内的存留；能扩张血管，尤以静脉扩张最为明显，同时伴有代偿性扩容作用及血小板计数明显增加，对病理性血管通透性增加有防治作用；可使血压升高而抗休克。肉桂、干姜配伍人参有温通心阳、强心的功能；生地、麦门冬、五味子滋养心阴；人参、黄芪、白术具有诱生干扰素的抗病毒及调节细胞免疫作用；其他药理同前。

临证加减：方中人参通常选用东北人参，阴虚明显者选用西洋参，若无人参亦可改用党参 25g 替代以益气；畏寒肢冷脉迟者加制附子 15g（先煎）以温心阳；心胸郁闷者去阿胶、生地，加丹参 30g、降香 15g 以活血祛瘀；若喘咳胸闷者去阿胶、生地，加瓜蒌 15g、薤白 15g、法半夏 15g 通阳蠲痹；若尿少水肿者加茯苓皮 30g、猪苓 30g、泽泻 25g、茯苓 30g、白术 20g 以利水消肿。

6. 阳虚欲脱：

主证：起病急骤，心悸气短，不能平卧，烦躁不安，自汗不止，四肢厥冷，舌淡苔白，脉微欲绝。

治法：回阳固脱。

方药：参附龙牡救逆汤。

方剂组成：人参 15g（另炖服）、制附子 15g（先煎 40min）、黄芪 50g、山茱萸 30g、菟丝子 20g、麦门冬 20g、淫羊藿 20g、煅龙骨 30g（先煎）、煅牡蛎 30g（先煎）、罗布麻 15g、甘草 10g。每日 1 剂，水煎服。

方解：罗布麻对衰弱的心脏有明显的增强心肌收缩力、减慢心率，类似洋地黄的强心效果，人参、制附子、黄芪、山茱萸、菟丝子、麦门冬皆有正性肌力（强心）的作用。

临证加减：喘咳胸闷者加瓜蒌 15g、赤芍 30g、薤白 15g、肉桂 3g 以温阳蠲痹化痰。本证系急性循环衰竭，病情危重，宜中西医结合抢救。

具有正性肌力（强心）作用的中药：人参、党参、附子、黄芪、吴茱萸、麦门冬、五味子、甘草、铃兰、香加皮、蟾酥、麝香、天门冬等。

具有改善左心舒张功能不全的中药：肉桂、丹参、当归、川芎、淫羊藿、制附子、女贞子、旱莲草、人参、黄芪、益母草、红花、葶苈子、瓜蒌、半夏等。

【现代研究】

1. **具有抗病毒作用的中药的应用**：病毒性心肌炎始于急性病毒感染，急性期病毒具有侵犯心肌，同时引起心肌细胞中 CD_4^+、CD_8^+、NK 细胞增加，产生心肌免疫损伤以及心肌内产生大量的氧自由基，加重了心肌损害。中医理论认为"温邪上受，首先犯肺""逆传心包"，急性期多用清热解毒为主，常用黄连、金银花、连翘、板蓝根、大青叶、牡丹皮、鱼腥草、野菊花、蚤休、射干、虎杖、桑枝、老鹳草等，据现代药理研究及临床证实，上述中药具有抗病毒作用。现代药理研究表明：黄芪具有抗病毒、调节免疫功能，诱导体内生成干扰素，加强心肌营养，正性肌力作用。马氏在选用抗病毒中药外，常配伍黄芪、人参、白术、牡丹皮、丹参、淫羊藿、川芎、太子参、麦门冬、白术、甘草等。辨证加减治疗急性期病毒心肌炎及症状未恢复并有免疫失控的病毒性心肌炎患者取得良好效果。中国医学科学院孙燕教授发现：黄芪对免疫功能有促进作用，可去除过分的 T 抑制细胞。对慢性期表现身体虚弱者，除黄芪外，还可选用淫羊藿。

2. **诱生干扰素中药的应用**：干扰素的抗病毒及调节细胞免疫作用已被肯定。干扰素能够抑制病毒的繁殖，而对正常组织细胞没有不良的影响，可提高机体抗病能力，促进疾病的康复，因此对于身体虚弱反复感染者，在使用抗病毒中药的同时，可以配合使用具有诱生干扰素作用的中药。药理研究表明：黄芪具有抗病毒、调解免疫功能，诱导体内生成干扰素。其他如人参、白术、黄精、冬虫夏草等亦能诱生干扰素，可以根据辨证用药精神加以选用。这些药物都具有补益作用，可以长期服食，有益于健康而无毒副作用。

3. 西医发病机制研究：病毒性心肌炎发病机制尚不清楚，目前认为除病毒直接溶解心肌细胞外，还与病毒诱发的心肌免疫损伤有关。还可以通过细胞毒性 T 细胞直接损害心肌。研究还表明病毒性心肌炎患者血清中可查出抗心肌抗体，心肌内出现免疫球蛋白 G（IgG）及补体沉积。病毒持续存在可能引起继发性免疫介导性心肌损害。吴本清等研究病毒性心肌炎心率变异性，结果发现病毒性心肌炎急性期存在心脏自主神经功能受损。葛明等研究小鼠病毒性心肌炎氧自由基（SOD、MDA）的持续时间与心肌病变的轻重关系，发现酶的恢复剂 MDA 下降要比心肌炎病恢复得早，且与病程轻重无明显的关系。提示氧自由基不是导致心肌病变的主要原因，而是心肌代谢异常的结果。细胞激肽是一种增加心肌损伤的主要因子。

【马氏临床经验总结】

对于重症病毒性心肌炎，西医学主张使用肾上腺糖皮质激素治疗，可以抑制变态反应，减轻心肌炎症，减少毒素症状，有利于保护心肌细胞，消除局部的炎症和水肿，有利于挽救生命，安全度过危险期。但是由于激素抑制干扰素形成，削弱机体抗病毒能力，早期应用有增加病毒复制之可能。现代药理研究证明：人参对垂体 – 肾上腺皮质有兴奋作用，而且使正常或切除一侧肾上腺大鼠的肾上腺肥大。人参还具有明显抗应激作用，使肾上腺中 cAMP 含量升高。人参通过上述机制发挥糖皮质激素样作用，以减轻心肌炎症和抑制变态反应。药理证实其他具有糖皮质激素样作用，或促进糖皮质激素分泌或合成增加的中药还有黄芪、冬虫夏草、杜仲、白花蛇舌草等。这些中药对心肌炎症的抑制虽然没有激素强，但其副作用也没有激素大，而且这类药物中的人参、黄芪、冬虫夏草尚兼有补益身体，诱生干扰素抑制病毒繁殖，抗心律失常等多种作用，用之得当有一举多得的效果。

本病恢复期邪气始退，正气已伤，治疗应以扶正为主，兼祛余邪。热毒耗伤正气，灼伤阴津，临床常见气阴两伤，施治多用益气养阴法，药用黄芪、人参、炙甘草、太子参、黄精、玉竹、生地、麦门冬、五味子、冬虫夏草等。已有研究证明：人参、麦门冬、五味子组成之生脉散可改善心肌代谢，提高心肌对缺氧的耐受能力，改善心功能，调整血流动力学及抗心律失常等作用。黄芪可提高心肌炎患者体内天然杀伤细胞（NK）活性剂干扰素效价，改善左室功能，减少心肌损伤，预防感冒，提示黄芪具有调节患者免疫失控及改善心功能的作用，故黄芪为首推益气药，用量可用至 30 ~ 60g。

在本病的慢性期，由于心气心阴受损，络脉运行受阻，可加入活血通络药，如丹参、川芎、赤芍、三七、红花、桃仁等。现代研究提示该类药有扩张血管、改善血液循环、促进受损心肌康复之作用。

本病常合并心律失常。对于脉象迟缓或兼脉律不整者选用麻黄附子细辛汤、心宝等方药及补骨脂、仙茅、小蓟、茯苓等；对于脉象数疾或兼脉律不整者，则选用生脉散、复脉汤、归脾汤、宁心宝、莲子心、丹参、苦参、甘松、半夏、羌活等方药。

【西医治疗】

病毒性心肌炎至今无特效治疗，一般采用对症及支持疗法，主要为减轻心脏负荷，注意休息和营养，改善心肌代谢及调节免疫功能的药物。

1. **一般疗法**：急性期患者应充分休息，直至热退，心率、心律、心脏大小及心功能基本恢复正常。安静卧床休息可使心率、血压、心搏量及收缩力等降低，是控制心脏负荷过度最好的方法。饮食以富有营养、容易消化为原则。居住环境的空气应保持流通、新鲜，并应及时退热、止痛、解除焦虑等对症处理，以减轻心脏负荷；有严重心律失常者，应进行连续心电监护，防止因严重心律失常而猝死；必要时吸氧。

2. **促进心肌细胞恢复与代谢**：临床可使用大剂量的维生素 C，每日 3 ~ 5g 加入 5% 葡萄糖中静滴；辅酶 A50 ~ 100U、肌苷 200 ~ 400mg 肌肉注射或静脉注射，每日 1 次；细胞色素 C 必须经皮试后无过敏反应才可使用，15 ~ 30mg 静脉注射，每日 1 ~ 2 次；三磷酸腺苷（ATP）或三磷酸胞苷（CTP）20 ~ 40mg 肌内注射，每日 1 ~ 2 次；辅酶 Q10 每日 30 ~ 60mg 口服，肌内注射或静脉注射每次 10mg，每日 2 次。临床中可以据病情以上药物适当搭配或联合应用 2 ~ 3 种，10 ~ 14 天为 1 个疗程。

3. **免疫抑制剂治疗**：目前多数学者主张感染早期最好不要用激素，以免抑制干扰素合成而加速病毒繁殖，加重心肌损害。但对重症患者，即以突然心力衰竭或严重心律失常为主要临床表现，可能在短期内引起死亡或猝死者，尤其是高度房室传导阻滞或阿 - 斯综合征时，激素治疗可抑制免疫反应，减轻心肌炎症，减轻毒素症状，确能帮助患者度过危险期，起到挽救生命的作用，故在重症心肌炎早期使用激素治疗，对预后有利。常用泼尼松每日 30 ~ 40mg；或地塞米松每日 4 ~ 10mg，分 3 ~ 4 次口服，2 周后逐渐减量，也可先用醋酸地塞米松每日 10 ~ 20mg，或醋酸氢化可的松每日 100 ~ 300mg 分次静脉滴注，连用 3 ~ 7 天，待病情稳定后改口服，并减量至停用。激素疗程不宜过长，以防继发感染，同时应注意停用激素后病情复发，个别病例可应用硫唑嘌呤，每日 100mg，分次口服。

4. **控制感染**：

（1）抗病毒治疗：急性期有人主张应用抗病毒药物。常使用阻止病毒进入细胞内的金刚烷胺，抑制病毒核酸复制的阿糖胞苷、吗啉胍、干扰素，抑制病毒蛋白合成的缩氨酸脲、异喹啉等。其中干扰素还有明显的调节细胞免疫的功能，许多研究均提示其作为免疫调节剂对病毒性心肌炎有防治作用。

（2）抗生素的应用：病毒性心肌炎常合并细菌感染，可给以常规剂量的青霉素等抗生素治疗。

5. **对症治疗**：

（1）心力衰竭时可使用利尿剂及血管扩张剂，因心肌本身有炎症坏死应慎用洋地黄类药物。

（2）心律失常则用抗心律失常药物，如系偶发早搏，可先观察而不一定给予抗心律失常药物。如为完全房室传导阻滞时，应使用临时体外起搏器，因为本病发生完全性房室传导阻滞，经治疗可在短期内恢复。

6. 恢复期处理：根据病情可逐渐增加活动量，对于心脏增大者应密切观察心功能状态，遗留完全性房室传导阻滞患者应安装永久型人工心脏起搏器。

第十一节 兼症治疗

一、安眠方

1. 安眠方组成：

酸枣仁 50~100g、合欢花 30~50g、合欢皮 15g、丹参 30g、天麻 20g、制半夏 20~30g（先煎）、延胡索 20g、绞股蓝 20g、茯苓 40g、败酱草 30g、生地 20~30g、珍珠母 30g、龙眼肉 30g、大枣 6 枚、独活 20g、龙骨 30g、牡蛎 30g。

2. 临证加减：

更年期加凌霄花 10g、胡卢巴 10g；颈椎型顽固失眠加葛根、夏枯草、鸡血藤；老年焦虑加熟地；抑郁加巴戟天、蒺藜、罗布麻、熟地（治老年性功能性失眠）、郁金、肉苁蓉、薄荷、百合、枸杞子。便秘加夜交藤、柏子仁；头痛加独活；顽固性失眠加珍珠母（舒郁平肝）、蛇床子（性激素作用、提高子宫卵巢重量、拮抗组织胺）；心阴不足加麦门冬；镇静安眠加苏木、甘松（镇静、安定作用，抗心律不齐）。

方解：酸枣仁轻身延年，宁心志，收敛心神。合欢取其叶之药象，白昼则叶片开，入夜则叶片阖，其花安五脏，利心志，令人欢乐无忧，久服轻身明目得所欲。天麻从"肝"治"心"，镇静催眠，降压，减慢心率。丹参活血祛瘀，养血安神具有镇静催眠作用，还可抗心肌缺血，改善微循环，降血压，护肝护肾。绞股蓝具有安神养性、延缓衰老、改善脑力活动、提高大脑功能并补虚，含有与人参相似的成分，乏力者用之。半夏性燥祛湿，生于夏之半，阳气最盛之时，自能降外浮越之阳，阳入于阴则寐，且半夏麻黄丸，半夏秫米汤，其意在此。延胡索有一定的镇痛、镇静、催眠、减少胃液分泌而具有抗胃溃疡作用。茯苓主胸胁逆气，忧患，惊邪，恐悸，久服安魂养神。败酱草具有镇静作用，有明显的中枢抑制功能，此外还能抗菌，败酱草中单宁对胃肠道有双向调节作用（腹泻和便秘），抗肿瘤，抗氧化。生地滋阴养血，阴虚有热可用。珍珠母生于阴寒水下，性沉降收敛外散神气。龙骨、牡蛎质重安神，含有碳酸钙。龙眼肉补心脾，益气血，安心神。大枣味甘，和百药养血安神。独活镇静催眠，还能抗炎，抑制血小板凝聚，抗血栓抗凝，镇痛。

3. 医案举隅：

医案 1：庞某，男，32 岁。2014 年 6 月 14 日，主诉寐差 3 日，昨晚一宿不能入睡，精神高度紧张，情绪暴躁，纳差，腰酸乏力耳鸣，便偏稀，查舌红少苔，脉小细，诊为不寐肾阴虚型。

方用安眠汤加减：酸枣仁 50g、合欢皮 15g、合欢花 20g、茯苓 30g、柏子仁 20g、鸡血藤 20g、地榆 20g、刺五加 30g、淫羊藿 20g、菟丝子 20g、葛根 20g、红景天 15g、丹参 30g、龙骨 30g、牡蛎 30g、败酱草 30g。

方解：柏子仁养血安神，润肠通便。地榆有凉血止血、解毒敛疮的作用，现代研究发现，地榆还有抗氧化、止血（地榆含有鞣质成分）、抑菌、抗癌、升白、抗骨髓抑制等作用，患者经常便稀，可用之。刺五加有良好的抗疲劳及改善心脑供血的作用，与红景天配伍治疗患者乏力。鸡血藤舒筋活络，养血补血，能直接增加血细胞，还有降压，抗炎作用。葛根升阳止泻，改善脑供血，治疗耳鸣。龙骨、牡蛎重镇安神，配伍败酱草，患者便稀还可使大便恢复正常。

医案2：刘某，女，58岁。2014年6月18日，主诉不寐1周，家属担忧老人身体，故劝其来就诊，自述血压高，血脂高，便干，耳鸣目眩，查舌苔白腻，脉弦细小，诊为心脑供血不足，不寐，心肾气阴两虚型。

方用安眠汤加减：酸枣仁50g、合欢花20g、合欢皮15g、天麻20g、夜交藤20g、天花粉15g、枸杞子30g、葛根25g、淫羊藿20g、菟丝子20g、绞股蓝25g、丹参30g、泽泻20g、郁金15g、石斛20g。

方解：夜交藤养心安神，祛风通络，且患者便干，配伍天花粉清热生津；绞股蓝降血脂，降血压，镇静。《黄帝内经》云："魄门亦为五脏。"改善患者大便情况对疾病治疗至关重要，泽泻、郁金降血脂。葛根改善脑供血。枸杞子、淫羊藿、菟丝子滋补肾精。石斛定志，养胃生津，滋阴除热，口干便干可用。

二、扩张性心肌病

扩张性心肌病是指一侧或双侧心腔扩大并伴有心肌肥厚的一种疾病，其主要是由于心肌收缩期泵血功能障碍，严重者可产生充血性心力衰竭。研究表明，扩张性心肌病的年发病率在36/10万，其病因尚不明，可能与机体免疫活动的异常有关，有研究显示扩张性心肌病心力衰竭患者有神经内分泌系统过度激活表现。扩张性心肌病患者最终常合并有严重心律失常以及心力衰竭，严重威胁患者生命健康。该病是一种非常严重且多发的心血管疾病，临床上有很高的死亡率。因此，开展与扩张性心肌病临床治疗有关的研究具有非常重要的意义。

夏晓清指出，扩张性心肌病的临床表现为猝死、动脉栓塞、心律失常、心力衰竭、心脏扩大等，临床调查数据表明，有近1/3的扩张性心肌病患者存在心律失常症状。导致出现心律失常的诱因有多种，其中神经内分泌系统被异常激活、长期低血钾和纤维组织代替了患者局部坏死的心肌细胞较为重要。

1. 中西医结合治疗：

（1）稳心颗粒联合美托洛尔：稳心颗粒主要由党参、甘松、琥珀、三七、黄精组成，已经有大量的临床研究表明，将稳心颗粒应用于患者的治疗，能够有效地增加其心肌收缩能力，在改善其微循环方面具有积极的作用。实际临床治疗过程中，通常是将稳心颗粒与美托洛尔药联合起来应用于患者的治疗中，能够发挥良好的改善患者微循环及心脏血供的作用，并有抗血小板凝聚、预防血栓的作用，调节患者神经内分泌系统的异常激活。

（2）卡维地洛：卡维地洛不仅具有阻断 α_1 受体、β_1 受体、β_2 受体的作用，而且还具有抗细胞凋亡、抗有丝分裂、抗心肌缺血、抗氧化、抗心律失常的作用。在一些学者的研究中，为患者实施常规的 ACEI、利尿剂、强心剂治疗的基础上，给予卡维地洛开展治疗，结果表明，加用卡维地洛之后，抗心律失常作用明显增加，在传统抗心衰药物治疗的基础上，长期为患者应用卡维地洛开展治疗，在扩张性心肌病复杂型心律失常方面能够取得明显的临床疗效。

（3）曲美他嗪：将曲美他嗪应用于扩张性心肌病室性心律失常患者的治疗中，其作用机制主要表现为：

①能够减少充血性心衰患者体内内皮素 –1 及自由基的释放，从而发挥对内皮细胞功能的保护作用，并能够在此基础上减少对心肌细胞的损伤。

②能够有效地减轻缺血缺氧所导致的细胞内酸中毒，并能够减轻继发细胞内钙超载，而细胞内钙超载是诱发触发活动等心律失常的重要机制。

③其可以通过对 β 氧化作用及 3– 酮酰基硫解酶活动的抑制作用，发挥增加葡萄糖有氧代谢的作用，并且能够促进心肌耗氧量的减少，使得处于能量耗竭状态的心肌细胞缺氧状态能够得到有效改善。余兆新等通过为扩张性心肌病室性心律失常患者开展短期曲美他嗪治疗，得到了该药能有效减少患者室性心律失常发生的结论。

（4）黄芪：临床上为扩张性心肌病室性心律失常患者开展治疗时，常将重点放在心力衰竭及心律失常的控制上，从而有效缓解患者免疫系统对心肌细胞的损害，尽可能地挽救患者的生命。作为一种中药材，黄芪中含有皂苷、黄酮、生物碱等成分，在实际应用中，对自由基导致的心肌细胞损害具有良好的缓解作用，并能够发挥强心、抗病毒、保持心肌细胞电生理平衡的作用，已有临床研究结果证实，黄芪对于磷酸二酯酶活性具有抑制作用，并对病毒的复制产生抑制作用。需要指出的是，虽然当前黄芪强心、抗病毒、稳定心肌细胞的作用已经得到了证实，但是关于黄芪制剂在扩张性心肌病室性心律失常患者中长期应用的研究还比较少，还有待进一步开展更加深入的研究。

2. 马氏临床经验：马氏通过多年的临床经验提出治疗扩张性心肌病的中医方剂。

方剂组成：党参 20g、黄芪 30g、赤芍 30g、麦门冬 20g、五味子 10～15g、当归 15～20g、桂枝 10g、沙参 20g。

临证加减：肺有啰音加葶苈子、桑白皮、黄芩、瓜蒌；胸闷气短加川芎、丹参；厥冷水肿加泽兰、车前子、益母草、附子、桂枝。

西药可使用地高辛、倍他乐克等。

三、动脉闭塞症

沈世凯指出，动脉闭塞症是由各种原因造成的动脉管腔内血小板聚集、斑块形成，导致管腔的狭窄，久之狭窄程度越来越重而形成管腔的闭塞。部分患者在此基础上还会出现动脉血管的痉挛或者继发的血栓形成。这些综合因素共同导致血管堵塞，称为动脉闭塞症。最常见的动脉闭塞症的原因是动脉粥样硬化，动脉闭塞症一旦形成，会造成远端组织的缺血、缺氧以及供血不足。如果是颈动脉闭塞，会造成颅内血管的供血不足，又称脑梗死、脑栓塞等。如果造成冠状动脉的闭塞，又称急性心肌梗死、冠心病。如果造成肢体动脉的闭塞，就是常见的肢体闭塞性动脉硬化或者脉管炎等疾病。该病后期往往有血栓的形成，故与血栓闭塞性脉管炎关系密切。血栓闭塞性脉管炎（Thromboangiitis Obliterans，TAO）也称 Buerger's 病，是临床上常见的血管性疾病，常发生于有长期大量吸烟史的青壮年患者，病理特征是在中小动静脉中反复发作的进行性炎症和闭塞。早期临床表现为患肢发冷、间歇性跛行，随着疾病加重可发展为患肢静息痛、溃疡、坏疽。

1. 检查：借助现代诊查技术，往往可以快而精确地检测出血管闭塞程度。王金荣指出：数字减影血管造影（DSA）是诊断和随访下肢动脉疾病的"金标准"，它可直观地观察下肢动脉，但它是一种有创性、有辐射的检查方法；彩色超声多普勒检查与 DSA 相比，具有方便、可重复性好、无辐射等优点，综合运用灰阶、彩色多普勒超声，可显示管壁内中膜厚度，斑块回声、大小及管腔是否通畅，还可识别动脉闭塞近端的位置和远端侧支血流重建的位置，在下肢血管病变的早期诊断和追踪治疗方面更具优越性，是目前较好的非创伤性的检查血管的影像学手段。

2. 治疗：目前主流医院对血栓闭塞性脉管炎的治疗往往采用手术治疗，但部分患者缺乏手术条件，或者是自身经济原因等，往往采用保守治疗的方式，包括戒烟、药物治疗等。李想等认为：吸烟是公认的导致动脉粥样硬化疾病的独立危险因素之一，而血管的弹性则是预测动脉粥样硬化疾病的有力证据。在我国，心血管疾病是影响居民疾病病死率的首要因素，其病理基础是动脉粥样硬化，而吸烟对血管病变的影响是多层次的，包括导致 NO 的代谢紊乱以及脂质的负性调节作用，故戒烟是该病的首要措施。TAO 的药物治疗主要以舒张血管、抗血小板凝聚为主，以达到降低血液高凝状态、促进循环通畅的治疗效果，使用的药物包括血管扩张药、溶栓抗纤药、抗生素、止痛药、前列腺素 E1 等药物均包含在其里面，具体除常用的阿司匹林、前列地尔、波生坦等药物外，近年新应用于 TAO 的药物（如盐酸沙格雷酯、西洛他唑等）也取得了明显的效果。此外，还有常用的静脉注射的血管扩张药物包括前列地尔和罂粟碱等，均对该病有一定的治疗效果。

3. 手术治疗：

（1）动静脉转流术：是将动脉血通过手术方式引入缺血部位的静脉，人造动静脉瘘使静脉动脉化，利用静脉中逆流的动脉血营养缺血部位治疗缺血性疾病。

（2）血管腔内射频消融术：是通过灼烧支配闭塞血管部位的交感神经节，阻断交感神经的缩血管作用，从而达到使闭塞血管舒张的目的，可认为是高选择的腰交感神经节离断术，支配股浅动脉的交感神经节是射频消融最常见的部位。

（3）腔内血管成形术：随着介入技术的进步，腔内血管成形术近几年已开始应用于 TAO 的治疗，技术上有定位准确、操作简便、成功率高、损伤小的优点，而且其溶栓药物局部针对性地应用，用量小，可减少出血风险，已成为当前常用的手术措施。

（4）自体静脉旁路术：自体静脉旁路术是以无病的静脉作为外周组织灌注动脉血液的替代管道，使血液通过桥血管重新灌注到远端肢体，改善远端组织血运。临床上常用自体的大、小隐静脉作为桥接血管。如自身缺乏合适的桥血管，也可用人工血管代替。

（5）干细胞移植：自体干细胞移植术是新兴起的治疗手段，将采集的自体干细胞注射于缺血部位，促进血管新生，改善组织营养障碍，可用于无须急性改善血运的 TAO 患者。骨髓干细胞种类多样，可以分化增殖为各种组织，也可分泌细胞因子促进组织生成，其中的内皮祖细胞在参与血管新生中起关键作用。

（6）胫骨横向骨搬移术：是当前最新的治疗手段，源于 Ilizarov 医生提出的牵引成骨技术，采用张力应力的原理促进组织再生。此术是通过手术开凿出一个可活动性骨窗，在外固定架的持续性牵拉过程中，可促使患肢再生出新的侧支循环。胫骨横向骨搬移术具有适用范围广、操作简单、效果明显、保肢成功率高的优点，其具体作用机制有待进一步阐明，在治疗其他下肢慢性缺血性疾病中也取得了良好的效果。

4. 中医治疗：传统医学认为血栓闭塞性脉管炎属于祖国医学中"脱疽""脉痹"等疾病的范畴。

(1)《灵枢·痈疽》曰："发于足指，名曰脱痈。其状赤黑，死不治；不赤黑，不死。不衰，急斩之，不则死矣。"明代申斗垣著《外科启玄·卷六·脱疽》："足之大趾次趾，或足溃而脱，故名脱疽。"陈文治《疡科选粹·卷五·足疡》载："脱疽发手足趾，溃则自脱，故名曰脱疽。"本病初起可见患肢皮肤苍白、发凉、怕冷、麻木、间歇性跛行；进而出现患肢剧烈疼痛，夜间为甚；日久不治则出现皮肤色泽改变，皮肤干燥，皮温升高，肌肉萎缩，再发展可出现溃烂，最终导致坏疽、脱落，此病是中医外科恶性疾病。

(2) 中医对脱疽的病因病机认识主要包括：a. 情志不畅导致气机不通，不通则痛。b. 寒邪易致气血凝滞，血液不能抵达四肢，失去温煦，发为此病。

总之，古代医家从整体辨证原则出发，认为此乃本虚标实之证，多由于情志不畅、素体阳虚、感受寒邪、脉络闭塞导致四肢脉络失于濡养，引起肢痛麻木、疼痛、活动不利等。

(3) 中医辨证治疗：李在明教授将本病分为 4 个证型：虚寒型、寒凝血瘀型、热毒型、气血虚弱型，治疗分别以阳和汤加减、活血通脉饮、四妙勇安汤加减、托里消毒散加减。胡献国等认为 TAO 可分为 5 个证：脉络阴寒证，应用阳和丸或金匮肾气丸；脉络血瘀证，应用血府逐瘀口服液；脉络瘀热证，应用复方丹参片或柴枳四逆散；脉络热毒证，应用四妙丸；气血两虚证，应用八珍汤加减。也有部分专家认为该病可分为 3 型：寒湿阻络型、湿热毒盛型以及气虚血瘀型。

5. 马氏治疗经验方：黄芪 30g、葛根 30g、丹参 40g、水蛭 10g、地龙 20g、当归 20g、漏芦 15～20g、萆薢 10g、海藻 20g、泽泻 15g、姜黄 10g、牡丹皮 20g、陈皮 20g、川芎 20g、赤芍 30g、莪术 10～20g、土鳖虫 10g、三七 9g。

临证加减：寒凝加白芥子 6～10g、干姜 10g、附子 10g、肉桂 10g（桂枝）、牛膝 20～30g；热瘀加玄参 10～15g、穿心莲 15～20g、栀子 15g、虎杖 15g。

病理分析：该病在急性期往往是炎症变性，渗出期大量组织液、免疫细胞各种物质进入病变部位，呈现红、肿、热、痛的一种热瘀状态，故用清热解毒、活血化瘀之品，减轻炎症反应过度激活，而一旦反应不可控，对机体往往弊大于利，并会导致炎症增生期大量的纤维组织增生，原有的组织消失，功能随之下降甚至全无，这也是马老提出的寒凝期，此期用辛温大热活血通络的药物，恢复机体功能的陈衰，恢复一分，预后就好一分，等纤维组织完全稳定后再想恢复功能几乎不可能，故该病还应早发现、早治疗，否则截肢结果难以避免。从中医思维思考，初期瘀滞刚起，而人身正气充足，欲要冲破瘀滞，此时属局部木气不能疏泄，牵一发而动全身，逐渐瘀滞加重，而正气虚衰，不足以冲击，只能听之任之，而正气不充，客气即来，导致了局部的感染，甚至全身的败血症。

总之，动脉闭塞症随着人们对其研究愈来愈深入，治疗方向不断拓展，治疗技术逐年提高，运用西医先进理化检查及手术手段，配合中医博大精深的数千年以来对该病的辨证论治方法，我相信通过中西医有机结合，将逐渐改变过去得病只能切除的单一手法，避免切除手术对患者造成的精神压力，最大限度地保留患者肢体完整以及呵护患者的精神健康。

6. 医案举隅：

王某，男，53 岁。2014 年 7 月 21 日，主诉：手脚肿，膝痛 3 日，加重 1 日，查腋下淋巴结大，舌红少苔，脉细滑，便时干时稀，每日 2～3 次，诊为脉痹心肾气阴两虚。

方剂组成：泽泻 20g、牡丹皮 30g、赤芍 25g、桑白皮 20g、白茅根 50g、黄芪 30g、葛根 25g、路路通 20g、土茯苓 30g、连翘 30g、金银花 30g、皂角刺 30g、穿心莲 20g、丹参 30g、黄芩 30g、益母草 30g、泽兰 20g、猪苓 30g、茯苓皮 20g、茯苓 30g、竹叶 20g、牛膝 25g。

方解：泽泻、桑白皮、白茅根、路路通、猪苓、茯苓、茯苓皮、竹叶等利水药合用，共奏利水渗湿，泻肺行水，利小便使湿从下焦去。牡丹皮、赤芍、丹参、益母草、泽兰、牛膝活血养血之品，祛瘀不伤正，配合利水药，加强利水活血之功，再加皂角刺破血逐瘀，加强化瘀之功，黄芪补脾肺之气，正邪兼顾，且有利水功效，葛根引下部瘀积之血上行。土茯苓、连翘、金银花、穿心莲、黄芩清热解毒燥湿，防止局部血液不行，正气不足而引起的感染，还起着抗炎症反应作用。

四、深静脉炎

深静脉炎与动脉闭塞症有一定相似之处，部分内容不再赘述，血栓性深静脉炎是指血液在深静脉内不正常地凝结阻塞静脉管腔导致静脉回流障碍，造成程度不同的慢性深静脉功能不全甚至致残。

1. 研究进展：

（1）尤辉通过分析 10 年收治的患者，总结出治疗该病的一般规律：发病早期（小于48h）病属湿热蕴阻、气血、瘀滞，应清热利湿、活血通络。

方剂组成：当归 12g、赤芍 9g、川牛膝 12g、丹参 12g、牡丹皮 9g、虎杖 15g、防己 12g、萆薢 15g、野赤豆 18g、丝瓜络 4.5g、忍冬藤 15g。每天 1 剂，7 天为 1 个疗程，观察 2～3 个疗程。

发病后期（大于 48h）病属气虚血瘀，寒湿凝滞，宜以温阳利水、活血化瘀为主。

方剂组成：生黄芪 12g、党参 9g、当归 12g、赤芍 9g、桃仁 9g、红花 9g、丹参 12g、泽兰 9g、三棱 9g、川牛膝 12g、地龙 4.5g（焙黄、研粉吞）、莪术 9g。

临证加减：腰酸腿软者，加菟丝子 12g、川断 9g；肢冷麻木者，加桂枝 9g。

中西结合组加青霉素 800 万 U 静脉滴注，每日 1 次；每日静脉给药 1 次。中药组单纯服用上述中药，随证加减。

（2）宋玉标等指出，该病主要是因为经脉闭阻、瘀而化热所致，给予通脉汤以活血化瘀，通经活络，清热解毒。

方剂组成：穿山甲珠 2g、地龙 10g、全蝎 6g、僵蚕 12g、当归 15g、川芎 10g、白芍 10g、桂枝 12g、木通 12g、玄参 50g、金银花 30g、甘草 10g。其中，穿山甲珠、地龙、全蝎共为末冲服，每日 1 剂，水煎 2 次，早晚分服。治疗该病 36 例，有效率 60% 左右。

（3）李学文通过手术治疗下肢静脉血栓，取得了良好的效果。治疗过程为：手术前迅速全身肝素化、硬膜外麻醉、患侧腹股沟韧带切口、用硅胶管负压吸出静脉血栓、控制带止血、术后缝合处理及避免并发症，手术后本组 13 例患者患肢迅速消肿，术后 1 年随访，大多恢复良好。

（4）孙树新等运用中药内服外敷治疗髋关节术后并发血栓性深静脉炎取得了满意的效果，其中内服药采用活血化瘀、清热利湿的中药桃红四物汤加味，药用红花 5g、桃仁 10g、当归 10g、川芎 15g、赤芍 10g、生地 15g、丹参 15g、萆薢 15g、薏苡仁 10g、茯苓 10g、泽泻 15g。水煎服，每日 1 剂，2 周为 1 个疗程。外敷法：黄柏 250g、煅石膏 1000g，共为细末，凉开水调成糊状外敷，每日换药 1 次。总有效率达 94.1%。

2. 马氏经验方：马老通过多年临床经验，总结了深静脉炎有效方如下：

方剂组成：赤芍 30g、牡丹皮 30g、紫草 20g、大黄 10~15g、竹叶 20g、萆薢 20g、薏苡仁 30g、皂角刺 20g、王不留行 20g、路路通 20g、黄芩 20~30g、益母草 30~50g、生地 20g、猪苓 20g、茯苓 30g、白术 20g、泽兰 15~20g、鱼腥草 30g、泽泻 15g、丝瓜络 20g、桑白皮 20g、水蛭 10g、地龙 15g、槐花 30~90g（血栓静脉炎）、车前子 20g、紫花地丁 30g、葛根 30~40g（下肢深静脉血栓）、生甘草 30g。

临证加减：血栓加水蛭、红花、土鳖虫；水肿明显加生姜皮、茯苓皮、大腹皮；急性血栓深静脉炎加益母草 60~100g、紫草 15g、赤芍 20g、紫花地丁 30g、生甘草 30g、水蛭 10g、地龙 15g；外敷大黄糊剂加甘草、红花各等量。

静脉炎水肿有效方组成：赤芍 30g、丝瓜络 20g、路路通 20g、皂角刺 20g、牡丹皮 30g、薏苡仁 30g、王不留行 20g、土茯苓 30g、生地 30g、忍冬藤 50g、白术 20g、萆薢 20g、黄柏 20g、竹叶 15g、甘草 10g、黄芪 30g、蒲公英 30g、紫花地丁 30g、益母草 30g、紫草 20g、防己 15g、桑叶 30g、大黄 15g、黄芩 20g、猪苓 20g、茯苓 30g、泽兰 15g、鱼腥草 30g。

3. 医案举隅：

倪某，男，51 岁。2014 年 7 月 21 日，主诉下肢水肿 1 周，2 天前加重，数年前曾在西医院诊断为静脉炎收治，系统治疗好转后出院，近日因劳累过度，加之天气原因，心情烦躁，下肢水肿加重故来寻中医治疗，查下肢水肿，按之凹陷，眼胞略有水肿，舌红苔白，脉细滑。

方剂组成：竹叶 20g、丝瓜络 15g、紫草 20g、黄芩 25g、路路通 15g、益母草 30g、泽兰 20g、黄芪 30g、茯苓 30g、白术 20g、猪苓 25g、茯苓皮 20g、白茅根 30g、牡丹皮 30g、赤芍 30g。

方解：竹叶轻清，微发上焦水气，并能利水清热；丝瓜络疏通畅达，通达三焦；紫草清热凉血，解血分瘀热；黄芩清热燥湿，路路通、茯苓、白术、猪苓、茯苓皮、白茅根合用可利水渗湿，利小便，使湿从下焦去；益母草、泽兰、牡丹皮、赤芍诸行血药相伍，合利水药则活血利水，配合清热药则清血瘀，苦寒泻火；黄芪、茯苓、白术大补脾肺之气，复二脏正常功能，绝湿所生之源，祛邪不伤正。

五、肺心病

肺心病是肺源性心脏病的简称，包括急性与慢性两种，其中急性肺源性心脏病主要是由于来自周围静脉系统或右心的栓子脱落，进入肺循环，引起动脉栓塞使肺动脉压急剧增加，超越右心所能负荷的范围，引起右心室急剧扩张和急性右心衰竭，该病病情急迫，往往采用手术治疗，故目前中医所治疗的肺心病主要为慢性肺源性心脏病，急性肺心病不再赘述。

1. 西医论述：慢性肺源性心脏病简称为慢性肺心病，是指慢性肺、胸廓疾病或肺血管病变引起的肺循环阻力增加、肺动脉高压，进而引起右心室肥厚、扩大，甚至发生右心衰竭的心脏病。

（1）病因：a.支气管、肺疾病，以慢阻肺最常见。b.严重的胸廓畸形。c.肺血管疾病，较少见。

（2）发病机制：该病机制现已较明确，是肺循环阻力增加，肺动脉高压，右心负荷增加，右心肥厚扩大，最后引起右心衰竭。肺动脉高压（PAH）是该病的关键环节，主要与肺血管器质性改变、肺血管功能性改变、肺血管重建、血栓形成相关。

（3）诊断和鉴别诊断：慢性肺心病的晚期，诊断多不困难，而早期却不容易。诊断的原则是在基础疾病的基础上做物理检查、心电图、心电向量图、X线胸片、超声心动图、核素心肌显像等，证明有右心室扩大、肥厚或衰竭，或既往史有明确的右心衰竭，即可诊断慢性肺心病。

（4）临床治疗：a.控制感染是该病的关键。b.注意改善呼吸功能，抢救呼吸衰竭。c.纠正心力衰竭。d.并发症处理（心律失常，肺性脑病，电解质紊乱等）。其他应注意戒烟，防止刺激因素，预防呼吸道感染等。

2. 中医论述：肺源性心脏病（以下简称肺心病）属中医学的"喘证""肺胀""痰饮""水肿"等范畴。肺心病为临床常见病，常反复发作，急性加重，病因病机比较复杂，各家认识亦有不同之处。临床上以咳喘、咳痰、胸闷胀满，心悸、水肿等为特征。病因病机较复杂，学者观点不一。

3. 研究进展：黄文权等指出内外合邪是发病原因，气阴两虚是发病的基础，痰瘀阻络是主要病理改变，且饮食失节、起居不慎常致痰瘀。曲妮妮则认为肺心病是多种慢性肺系疾病后期转归而成，病因以久病肺虚为主，由于反复感邪使病情反复加重，病理性质多由气虚、气阴两虚发展为阳虚，痰浊、血瘀既是病理产物，又是导致正气不足、外邪与之胶结的致病因素。李建生等认为肺心病多由肺脏疾患迁延失治，痰瘀久留，正虚卫外不固，外邪易反复侵袭，诱使本病反复发作。马岩等发现，中医综合治疗对调节患者的各项机体功能有着显著效果，同时可以在很大程度上改善患者的各种临床症状，对提高患者生活质量有着显著帮助，临床效果显著。田旺旺等通过对各大期刊平台数据检索筛选出了治疗肺心病的前10位高频次药物：茯苓、甘草、黄芪、丹参、葶苈子、半夏、白术、杏仁、五味子、附子。

4. 马氏治疗肺心病：

方剂组成：益母草30～100g、黄芪30g、麦门冬20g、川芎30g（复方川芎胶囊）、赤芍 30g、苦参 20g、大腹皮 15～20g、葶苈子 30g、车前子 20g、泽兰 15～20g、桑白皮 20g、当归 20g、地龙 20g、水蛭 9g、丹参 30～50g、防己 10～15g（肺心脑病）、黄芩 20g、鱼腥草 30g、半边莲 30g、三七 9g、红景天 20g、茯苓 30～100g、炙甘草 10g、葛根 30g（治疗肺源性心病，改善微循环，降低肺动脉高压）、天门冬 6～15g（有较强镇咳，祛痰，平喘，抗栓，抗衰）、蛇床子 10g、桑白皮 20g（泻肺平喘，利水强心）。

悬饮方剂组成：黄芩 20g、桑白皮 20g、百部 15g、瓜蒌 15g、葶苈子 20g、茯苓 30g、半枝莲 20g、牡丹皮 20g、鱼腥草 30g、炙甘草 10g、党参 20g。

临证加减：附子、苏木（抑制肺炎球菌）、络石藤（强心）、鸡血藤、罗布麻、茯苓、猪苓、刺蒺藜、白茅根、五味子、款冬花、石菖蒲（治肺性脑病、平喘）、白鲜皮（抗动脉硬化）、黄芩、栀子（抗炎）、陈皮（改善主动脉粥样硬化，降低胆固醇）。

六、其他

1. 防治动脉硬化的中药：丹参、水蛭、地龙、黄芪、葛根、当归、山楂、海藻（海藻酸钠有明显降低血清胆固醇作用、海藻多糖能抗脂质氧化）、泽泻、骨碎补、玄参、萆薢（显著降低动脉粥样硬化斑块发生率）、虎杖（抑制甘油三酯和低密度脂蛋白升高）、黄芩（保肝降血脂）、毛冬青（降低胆固醇）、全蝎、牛膝、薤白（降低动脉斑块、血脂，抑制血小板聚集，降压，利尿）、白术、菟丝子、何首乌、玉竹、黄精、漏芦（肺动脉高压）等，具有抗动脉粥样硬化的作用，显示抗衰老作用。

2. 改善脑循环中药：川芎、葛根、刺五加、海风藤（能增加心脑血流量、抗脑缺血）、肉桂（扩张外周血管、增加心脑供血）、三七、防己（粉防己碱为钙通道阻滞剂、扩张血管增加脑血流、提高脑细胞对缺血耐受性）、萆薢（抗动脉硬化斑块）、水蛭（不可长期用）、银杏叶（扩张脑血管增加血流量、改善脑代谢、调节血脂、抗氧化）、绞股蓝、淫羊藿、地龙、刺蒺藜、丹参、天麻、锁阳（痴呆）、珍珠（降低脂褐素和自由基）、漏芦、马齿苋（含多巴胺）、吴茱萸（治健忘、强心、升压、抗栓、抗凝）、肉苁蓉（抗动脉粥样硬化）、沙苑子（降压、减慢心律、增加脑血流量）、栀子（降血糖、抗动脉粥样硬化）、丹参（脑损伤修复、神经再生）、毛冬青、红花（降低脑水肿、抗缺氧、抗血栓）、白术（降脂利尿扩血管）、绞股蓝、红景天（降脂、降酶、降压）、桃仁（降低血管阻力、改善血流动力学、抗血栓形成）。

3. 肢体麻木方剂组成：桂枝 10～15g、桑皮 20g、丹参 30g、牛膝 30g、川芎 20g、红花 20g、泽兰 15g、桃仁 15g、陈皮 15g、黄芪 30g、当归 20g、全蝎 10g、乌梢蛇 15～20g。

方解：桂枝温经通络，养胃健液，人体运动自如全赖血液滋养，桂枝既可以将不通经络疏导开，又可以滋养胃脏，使津液化生有源，肢体得养。丹参养血活血，改善微循环，扩张血管，抗动脉粥样硬化。牛膝强健坚韧，用于虚证筋脉不通，主治四肢拘挛。川芎、红花、泽兰、桃仁、当归活血不伤血，温润不伤正。陈皮理气健脾，燥湿化痰，痰瘀同治。黄芪补气健脾，降低血管阻力，提高贫血小鼠血细胞数。全蝎通络止痛、抗血栓。乌梢蛇祛风活络、镇痛、治疗关节炎。

4. 代谢综合征方剂组成：黄芪 30g、绞股蓝 20g、茯苓 30g、白术 20g、山药 20g、荷叶 20g、泽泻 20g、丹参 30g、沙棘 30g、莲子 15g。

代谢综合征（MS）是以中心性肥胖、高血糖、原发性高血压、血脂紊乱等聚集发病为主要特点，以胰岛素抵抗为病理基础的代谢紊乱综合征。陈玉华等认为，结合患者形体肥胖、肢体倦怠、胸闷胸痛、头晕头昏等具体临床症状，将其归为肥满、消渴、眩晕、胸痹等范畴。黄佑忠等研究发现代谢综合征是一种慢性代谢性疾病，它的发生也与气化功能失常有着密切关系，而中医气化与机体新陈代谢息息相关，气化失司则易致代谢之疾，阳气是气化动力之原，其在气化过程中起着关键作用。阳气易虚，责之脾肾；枢机不利，阳气失运。故阳气亏虚、枢机不利是代谢综合征的核心病机，是病之本，并贯穿代谢综合征之始终；而痰、湿、热、瘀等实邪则为病之标，标乃本之外现。陈恟等发现代谢综合征往往伴有血管内皮损伤，代谢综合征可造成体内高糖高脂状态，诱发氧化应激反应，产生活性氧，进而导致微血管和大血管损伤。刘莉等研究人员指出，应用中医药治疗代谢综合征疗效确切，副作用少，能够在治疗患者症状的同时预防靶器官损害，有效改善患者的预后。

马氏经验方，以黄芪、绞股蓝、茯苓、白术、山药、沙棘、莲子补益脾肾，脾气健运则痰湿不生，四肢强健，且脾主藏血，血液正常化生与收藏全赖脾胃功能正常，而胃又被脾所主，脾胃为人之中轴，轴运轮转，人体恢复自然状态，则百病不生，肾为一身之根本，先天之本，肾功能正常则人体之气收藏有力，只有收藏贮存正常，到用时才可以疏泄无碍，否则人如树木，根系不强，枝叶必枯，且脾阳与肾阳息息相关，而现代人生活方式如熬夜、房事过多等，都会损伤肾脏，肾阳不足，温煦无力，则脾胃运化之力亦不足，故脾肾同调，子母并补，阴阳互生生生不息。荷叶、泽泻利湿去浊，抑制高血脂发生，祛湿化痰，丹参活血养血安神，防止及治疗血管内皮损伤。

5. 中风回语丹方剂组成：石菖蒲、川芎、郁金、酒黄连。

方解：石菖蒲开窍醒神，现代药理研究发现，其具有对神经系统的双重调节作用，维持神经细胞正常形态和功能，还有治疗抑郁症、抗癫痫作用。此外，还有保护心血管、抗心肌肥厚、降血压、抗血栓作用。范文涛等研究表明，石菖蒲、郁金药对治疗抑郁症和癫痫有一定作用。川芎可以活血化瘀，具有改善脑循环、减轻脑缺血再灌注损伤、治疗脑缺血疾病作用，还能增加冠脉流量、抗心肌缺血、降压、抗血栓等。黄连酒制引药上行，善清头目之火。

6. 醒脑解郁汤方剂组成：石菖蒲、郁金、半夏、巴戟天、川芎、红花、地龙、陈皮。

方解：二陈汤主药陈皮、半夏具有燥湿化痰、健脾益气、芳香祛湿作用，且半夏有一定的安眠作用。巴戟天补肾壮阳，抗抑郁。川芎、红花、地龙活血化瘀、辛散温通，对脑血栓有一定作用。

7. 中风后痉挛、偏瘫中药：白芍、木瓜。

据《朱氏集验方》记载，白芍配甘草，名为去杖汤，主治脚弱无力，行步艰辛。白芍味苦平，主除血痹，破坚积。木瓜舒筋活络，治疗吐泻转筋。李冀等研究发现，木瓜、白芍药对具有增强镇痛、抗炎、免疫调节作用，可以用于治疗腰椎间盘突出、骨质增生、神经根型颈椎病、转筋、呕吐、泄泻、关节炎、椎-基底动脉供血不足性眩晕等疾病，郑建华等通过对王之术验方研究（白芍、木瓜、鸡血藤、威灵仙、甘草）发现该方治疗骨质增生、坐骨神经痛、三叉神经痛有良好效果，表明该药对脑神经有一定作用。刘桂康等使用北京市名医成业田验方（白芍 30g、木瓜 13g、鸡血藤 13g、葛根 10g、甘草 10g）加减治疗痹证，取得良好效果。

（施煜麟。施旭辉指导）

第二章　消化系统疾病

第一节　马氏治疗消化系统疾病框架

1. 控制幽门螺旋杆菌及消除胃黏膜水肿药：

（1）清热燥湿解毒药：黄连、黄芩、大黄、黄柏、金银花、连翘、板蓝根、大青叶、青黛、土茯苓、蒲公英、白花蛇舌草、鱼腥草、紫花地丁、白头翁、秦皮、鸦胆子等。

（2）温中健脾益气药：桂枝、吴茱萸、高良姜、甘草。

（3）活血化瘀药：延胡索、丹参、三七、归尾、乳香、山楂。

（4）行气解郁药：柴胡、厚朴、枳实、乌药、陈皮、玫瑰花等。

（5）补益药：白芍、黄芪、艾叶、白豆蔻、远志、金樱子等。

2. 增强胃动力药：金银花、砂仁、白豆蔻、枳实、厚朴、小茴香、肉桂、檀香、木香、莪术、乌药、紫苏、佩兰、生白术。

3. 增强肠动力药：当归、何首乌、槟榔、砂仁、莱菔子、紫苏、大黄、小茴香、郁金、苍术、玄参。

4. 养胃药：沙参、太子参、鸡内金、乌梅、枸杞子、石斛。

5. 止痛药：青皮、佛手、苍术、白芷、葛根、牡丹皮、延胡索、徐长卿、香附、高良姜（温里行气止痛）、两面针、桂枝、郁金、川楝子。

6. 活血药：丹参、九香虫、川芎、赤芍、牡丹皮、莪术、三七粉、红花。

7. 抑酸：柴胡、桔梗、败酱草、海螵蛸、苍术、半夏、浙贝母、苦参、煅瓦楞子、茯苓、干姜（抑制胃液酸度及胃液分泌，并有镇痛抗炎作用）。

8. 具有质子泵抑制剂作用的中药：厚朴、柴胡、败酱草、半夏、浙贝母、少量干姜。

9. 温中药：党参、黄芪、白术、肉桂、高良姜、生姜、桂枝（芳香健胃、镇痛、扩冠、止咳祛痰、与芍药有消炎止痛的协同作用）。

10. 护膜药：珍珠粉、白芷、白及、茯苓、胡卢巴（治胃灼热）。

11. 通便药：生白术、玄参、车前子、天门冬、麦门冬、当归、火麻仁、白芍、杏叶、肉苁蓉、草决明、何首乌、番泻叶、芦荟。

12. 疏肝药：柴胡、佛手、青皮、郁金。

13. 抑制口臭药：乳香、栀子、乌梅、丁香。

14. 抑制肠化生药：乌蛇、水蛭、桃仁、何首乌、绞股蓝、莪术。

15. 改善糜烂药：黄芩、山栀子、黄柏、蒲公英、丹参。

第二节　反流性食管炎

反流性食管炎（Reflux Esophagitis，RE）是由于食管下端括约肌（LES）功能失调或幽门括约肌的关闭功能不全，胃和（或）十二指肠内容物反流入食管，引起食管黏膜充血、水肿，甚至糜烂等炎性改变以及食管功能障碍的疾病，内镜下表现为食管黏膜保护层的破损，即食管糜烂和（或）食管溃疡。本病的好发部位在食管中、下段，以下段为最多。反流性食管炎临床表现以胸骨后或剑突下烧灼样疼痛、咽下困难、胃食管反流为特点，严重者可出现食管黏膜糜烂而出血。此病西方国家的发病率高，而亚洲地区发病率低。这种地域性差异可能与遗传和环境因素有关。反流性食管炎发病年龄以40~60岁为最常见。我国尚无有关反流性食管炎流行病学调查，北京协和医院曾对3000名接受胃镜检查患者的调查表明，反流性食管炎占5.8%，在人群中并不少见。中老年人、肥胖、吸烟、饮酒及精神压力大是反流性食管炎的高发人群。根据反流性食管炎的临床特征，本病当属于中医学中的"噎膈""胸痛""吐酸"等病证范畴。

【病因病机】

一、中医

反流性食管炎所表现出来的临床症状、体征，早在《黄帝内经》中就已有记载。吐酸是指胃中酸水上泛，又称泛酸，若随即咽下称为吞酸，若随即吐出者称为吐酸，可单独出现，但常与胃痛兼见。中医学认为，食管属于胃，胃为水谷之海，与脾互为表里，一升一降，共司受纳、消化、运转和输布功能，而脾胃运化与肝疏泄有关，故食管炎病位虽在食管，但病理机制与肝脾胃关系密切。情志不畅、饮食不节，情志失调、劳累过度或久病伤脾均可发病。本病位在食管和胃，与肝胆脾肺关系密切，正虚为本，以脾胃虚损为主；邪实为标，以气郁、火热、痰瘀为主。

（1）情志不畅，忧郁恼怒，肝失疏泄，横逆脾胃，气机升降失调，胃气上逆；或肝郁化火，火灼胃阴，胃失润降，食管干涩，两者均可损伤食管。

（2）饮食不节，过食辛辣、热烫之物，或烟酒过度，或服用了对食管有损伤的药物，损伤脾胃，气机阻滞，胃失和降，胃气上逆。

（3）劳累过度，或久病伤脾，脾气虚弱，运化失职，痰湿内生，阻滞气机，胃失和降，胃气上逆。

总之，本病的主要机制可概括为内外因致使脾胃肝胆功能失常，胃气上逆，胃失和降，胃内容物逆贲门入食管而发病。从而产生胸骨后或剑突下烧灼感或疼痛、反酸吞咽不顺等症。

二、西医

西医学认为，食管下端括约肌（LES）是在食管与胃交界线之上3~5cm范围内的高压区。该处静息压为15~30mmHg，构成一个压力屏障，起着防止胃内容物从压力高的腹腔反流到压力低的胸廓的屏障。在正常情况下，食管下段的环肌呈收缩状态，保持一定张力。该处有两类神经支配：一是以嘌呤能物质为传递介质的黏膜下的交感神经，有抑制作用，使食管下端松弛；二是以胆碱能物质为介质的具有兴奋作用的神经支配来提高该处的张力。当食管下段括约肌功能受到内在或外来因素的影响时则发生病变。反流性食管炎的致病因素是多方面的，概括起来有以下几个方面：

1. **食管或胃手术后**：全胃或胃大部切除、食管贲门切除、贲门形成术、迷走神经切断术等，引起胃LES功能障碍，使胃液中的盐酸、胃蛋白酶或十二指肠内容物、碱性胆汁、胰液反流入食管，刺激食管黏膜。

2. 呕吐物刺激： 酸性呕吐物对食管黏膜的刺激性很大。十二指肠球部溃疡患者，由于胃窦痉挛及继发性幽门、十二指肠梗阻引起高酸性胃液反流；某些疾病引起长期反复呕吐，如胆道疾病、慢性胃炎、功能性呕吐、偏头痛等，使胃酸、胃蛋白酶反流入食管，导致食管黏膜屏障和 LES 的功能受损。

3. 饮食不当： 有些食物可直接对食管黏膜有刺激性，如大量烟酒、过于辛辣食物、过热食物灼伤食管黏膜。另有些高脂饮食，如巧克力、咖啡、可口可乐等，可使胃酸分泌增加，在高胃酸的情况下，当 LES 功能不全时，易产生反流性食管炎。

4. 某些药物不良作用： 有些药物既对食管黏膜有刺激，又可使 LES 张力功能降低，如茶碱类、抗胆碱能药物、β 受体阻滞剂、烟酸、黄体酮等，致使 LES 张力降低后，胃内容物易于反流。

5. 内在因素： 某些胃肠道激素，如胰泌素、胰高血糖素、肠抑胃肽（GIP）、血管活性肽（DIP）、妊娠、肥胖等，均可使 LES 的张力降低，诱发本病。

【临床表现】

一、症状

1. 胸骨后烧灼感： 胸骨后烧灼感又称反流性烧心，为本病的主要症状，多在进食后 1h 左右发生。由于屈曲、弯腰、咳嗽、妊娠、腹水、用力排便、穿紧身衣和围腰、头低位仰卧等姿势，均可诱发或加重烧心；亦可由于进食过程，或摄入茶、酒、咖啡、阿司匹林等物而诱发。服制酸药后症状多可消失，过热或过酸之食物可使病情加重。如服制酸药的效果不显著，提示为胃酸缺如，则烧灼感的原因主要由于胆汁反流所致。烧灼感的轻重程度与病变的轻重有关，但严重食管炎在瘢痕形成者，可无或仅轻微烧灼感。

2. 胸骨后或心窝部疼痛： 疼痛可放射到后背、胸部，甚至耳后，如同心绞痛或胸膜炎，重者为剧烈性刺痛。如果反流性食管炎患者出现持续性胸骨后痛，甚至放射至颈部，提示为穿透性边界溃疡或同时伴有食管周围炎。

3. 胃-食管反流： 每于餐后、躯干前屈或夜间卧床睡觉时，有酸性液体或食物从胃、食管反流到咽部口腔致泛酸水。严重者因夜间出现反流，反流物吸入气管或肺内，引起久咳或哮喘发作。

4. 吞咽困难或呕吐： 病程初期，由于炎症造成食管局限性痉挛，可发生间歇性咽下困难和呕吐；后期由于纤维瘢痕所致的食管狭窄，出现持续性吞咽困难和呕吐。较长时间吞咽困难，可因进食减少，导致营养不良，体重下降。

5. 出血： 食管的严重活动性炎症，可因黏膜糜烂出血，致呕血或排黑便，严重者出现面色苍白、头昏心悸、心率加快等。

二、体征

反流性食管炎一般无明显体征，有的病例仅于压胸骨时感胸骨后隐痛，或剑突下轻度压痛。

（1）食管炎的严重程度与反流症状无相关性。反流性食管炎患者表现有胃-食管反流的典型症状，但也可无任何反流症状，仅表现为上腹疼痛、不适等消化不良的表现。严重的食管炎患者临床表现并不一定很严重。

（2）典型症状表现为胸骨后烧灼感（烧心）、反流和胸痛。烧心是指胸骨后向颈部放射的烧灼感，反流指胃内容物反流到咽部或口腔。反流症状多发生于饱餐后，夜间反流严重时影响患者睡眠。

（3）疾病后期食管瘢痕形成狭窄，烧灼感和烧灼痛逐渐减轻，但出现永久性咽下困难，进食固体食物时可引起堵塞感或疼痛。

（4）严重食管炎者可出现食管黏膜糜烂而致出血，多为慢性少量出血。长期或大量出血均可导致缺铁性贫血。

三、并发症

本病除可致食管狭窄、出血、溃疡、呼吸道炎症、穿孔等并发症外，反流的胃液尚可侵袭咽部、声带和气管而引起慢性咽炎、慢性声带炎和气管炎，临床上称之 Delahunty 综合征。胃液反流和吸入呼吸道尚可致吸入性肺炎。

【实验室和其他辅助检查】

（1）食管腔内压力的测定。

（2）食管滴酸试验（Berretein 试验）。

（3）酸钡吞咽试验。

（4）食管腔内 pH 测定。

（5）胃 – 食管闪烁显像。

（6）内镜检查：内镜及活组织病理检查，对诊断本病和估计病变的严重程度有重要价值。

【诊断要点】

（1）烧灼感：餐后 1h 胸骨后、剑突下或上腹部烧灼感或疼痛，可向颈、肩、背扩散，平卧或躯干前屈、弯腰时加重，而站立或坐位时或服用抗酸药物后可缓解。

（2）胃内容物反流：反胃常伴随烧灼感同时出现，酸性或含胆汁的胃内容物溢入口腔，当躯干前屈或卧床时易出现，睡眠时由于反流液被吸入气管可引起呛咳或吸入性肺炎。

（3）吞咽困难：由于食管炎引起继发性食管痉挛，多呈间歇性，持续性者常提示食管狭窄。

（4）出血：由于食管黏膜损伤，可有慢性、少量出血。

（5）食管镜或胃镜检查：可直接窥见食管黏膜充血、水肿、糜烂、溃疡、狭窄等病变，还可钳取组织做病理检查，准确性最高，应予首选。

（6）食管、胃 X 线吞钡检查：特别是头低足高位透视，可见钡剂反流、食管黏膜粗乱、食管蠕动不正常以及食管龛影、狭窄等病变，还可了解有无食管裂孔疝和因贲门弛缓症、食管憩室等引起的食管炎。

（7）食管滴酸试验：由食管滴入一定浓度的酸性溶液，刺激失去正常黏膜保护的食管平滑肌，引起疼痛，诱发食管炎患者的典型临床症状出现，以此协助食管炎的诊断，并与胃病、心绞痛等相关性疾病作鉴别，有利于胸骨后疼痛的鉴别诊断。

（8）食管下段酸度（pH）测定和食管测压检查：可提示有否胃食管反流，以此推断反流性食管炎的存在。

【治疗】

1. 肝胃不和：

主证：因情志不遂致胃脘胀满，两胁疼痛，胸闷脘堵，嗳气频繁，泛酸呃逆，食欲不振，大便不畅，舌苔薄白，脉弦。

治法：疏肝和胃降逆。

方药：四逆散合小半夏汤加减。

柴胡 12g、白芍 30g、生姜 6g、延胡索 15g、枳实 15g、郁金 12g、法半夏 12g、炙甘草 10g、海螵蛸 30g。每日 1 剂，水煎服。

临证加减：若伴吐酸者，加浙贝母 20g、煅瓦楞子 20g 以抑酸和胃；若嗳气频繁者，加沉香 6g（后下）、白豆蔻仁 10g（后下）以顺气降逆；若心烦易怒者，加合欢花 15g、炒山栀 10g 以安神除烦；若伴呕吐者，加代赭石 15g、陈皮 15g 以降逆止吐；若胸骨后或剑突下灼热者，加黄连 10g、蒲公英 20g 以清胃热。

2. 肝胃郁热：

主证：剑突下或胸骨后烧灼感或烧灼样疼痛，胃脘胀满不舒，进食后胸骨后疼痛加重；反酸嗳气，呃逆，急躁易怒，口苦咽干，大便干燥，舌苔黄腻，脉弦数。

治法：疏肝泄热和胃。

方药：丹栀逍遥散加减。

柴胡 12g、牡丹皮 12g、蒲公英 20g、川黄连 10g、海螵蛸 20g、白芍 20g、炙甘草 10g、山栀子 10g、枳实 15g、玄参 15g、延胡索 15g。每日 1 剂，水煎服。

临证加减：疼痛较重者，加川楝子 12g 以加强疏肝止痛之力；若腹胀便结者，加大腹皮 15g、大黄 10g 以通便消胀；若脘胀痞闷，不思饮食者，加赤茯苓 12g、白豆蔻 10g、茵陈 15g 以化浊祛湿，醒脾清肝。

3. 痰气交阻：

主证：吞咽食物梗阻，胸膈满闷，甚则疼痛，情志舒畅可减轻，嗳气呃逆，呕吐痰涎或食入即吐，口干咽燥，大便艰涩，舌苔薄白或腻，脉弦滑。

治法：理气化痰畅膈。

方药：启膈散加减。

沙参 25g、丹参 30g、砂仁 15g（后下）、法半夏 12g、全瓜蒌 15g、云茯苓 15g、郁金 15g、苏梗 10g、旋覆花 15g（包煎）、炙甘草 6g。每日 1 剂，水煎服。

临证加减：大便不通者，加大黄 10g、枳实 20g 以行气通便；阴伤甚者，加生地 20g、火麻仁 20g 以生津润肠通便。

4. 脾胃虚弱：

主证：胸膈隐痛，泛吐酸水或清水，进食时胸膈噎塞感，疲乏无力，食欲不振，大便溏薄，舌苔薄白，脉细弱或缓。

治法：健脾益气降逆。

方药：香砂六君子汤加减。

党参 20g、茯苓 20g、陈皮 15g、砂仁 10g（后下）、白术 15g、法半夏 12g、木香 10g（后下）、炙甘草 6g。每日 1 剂，水煎服。

临证加减：胸膈满闷甚者，加薤白 10g、厚朴 15g 以增强宽胸理气之力；脘腹满闷，纳呆便溏者，加苍术 15g、藿香 15g（后下）、白豆蔻 10g（后下）以和胃化浊；若兼手足不温，脘腹胀闷，喜暖喜按，可加干姜 5g、吴茱萸 3g，便溏加地榆 20g 以固泻。

5. 气虚血瘀：

主证：面色无华，神疲乏力，形体消瘦，气短懒言，口干咽燥，吞咽困难并呈持续性胸骨后疼痛，舌淡暗，舌边有瘀点，脉沉涩。

治法：益气健脾，活血化瘀。

方药：四君子汤合丹参饮加味。

太子参 20g、茯苓 20g、丹参 30g、浙贝母 15g、郁金 15g、薤白 10g、桃仁 12g、苏梗 12g。每日 1 剂，水煎服。

临证加减：若津伤较甚者，加麦门冬 12g、玄参 15g 以助增液润燥之力；若大便不通者，加大黄 10g 与甘草 6g 合用以苦降缓下；若阴虚内热较重者，加生地 20g、沙参 15g、牡丹皮 15g、知母 20g 以加强滋阴清热之力。

【马氏治疗反流性食管炎的对策与经验】

马氏认为本病经治疗后可暂治愈，但由于引起胃－食管反流的基本因素仍存在，故易复发。如何防治本病的复发，成为本病的最大难点。理想的治疗是从根本上恢复食管和胃的动力，达到治病求本，中医药在这方面具有优越性。故马氏注重用具有促进胃动力的中药如枳实、厚朴、乌药、白豆蔻、砂仁、木香、檀香、紫苏、肉桂等。西医学治疗目前已观察到强力抑酸对胃排空及胆囊动力有抑制作用，在顽固的重度反流性食管炎患者长期予以质子泵抑制剂，但完全抑酸对胃动力及胃内细菌增生有影响，不宜长期使用。因此，目前最理想的治疗是通过中医学的辨证论治来改善食管的动力。本病中医的病因病机关键是气机升降失调，胃气上逆。故适当选择疏肝解郁、健脾化痰、和胃降逆等治法，可逐渐改善食管下括约肌（LES）的动力，达到根治的目的。故在辨证论治的前提下，马氏主张临床用药如下：

（1）适当使用一些清解湿热之品，如黄芩、牡丹皮、败酱草、蒲公英、紫花地丁、黄连、栀子等消除食管内膜炎症。

（2）在治疗上紧抓肝郁气滞、脾胃不和的病机关键，着重选用具有疏肝解郁，调理脾胃的中药，如柴胡、郁金、白芍、甘草、苏梗等。

（3）在抑制胃内容物反流时，可用旋覆花、清半夏、败酱草、代赭石、姜竹茹等。

（4）解除胸骨后疼痛，重在抑制胃酸。可重用海螵蛸、浙贝母、制半夏、败酱草、煅瓦楞子、甘草、吴茱萸、白及等。胸膈不畅，可用威灵仙、鹅管石畅膈。

【马氏自拟治疗反流性食管炎疏膈解郁汤方】

疏膈解郁汤方：威灵仙 30g、黄芩 20g、败酱草 20g、浙贝母 20g、吴茱萸 6g、枳实 20g、厚朴 20g、陈皮 20g、苏梗 15g、白芍 30g、甘草 15g、柴胡 15g、旋覆花 15g、代赭石 15g、姜半夏 15g、海螵蛸 30g、白及 30g（胃酸明显者，加煅瓦楞子 30g）。

药理作用如下：

威灵仙：能使咽及食管平滑肌松弛，并增强其蠕动，进而增强食管的动力。威灵仙对各种疼痛所致痉挛都有解痉挛作用。尤其与白芍、甘草配伍其解痉止痛效果更好。历代医家用其治疗痰液、噎膈、呃逆非常有效。临床有医师用威灵仙90g、白芍20g、白及15g、枳实12g治疗反流食管炎。1周内治愈。

黄芩和苏梗：黄芩煎剂有较广的抗菌谱，对幽门螺旋杆菌有明显抑制作用。用辛温之苏梗相配，长期服用健胃而不伤胃。

败酱草：败酱草具有明显的抗菌作用，并对流感病毒也有明显的抑制作用。此外，败酱草有很好的抑制胃酸作用和促进肝细胞再生、防止肝细胞变性的作用。同时又具有镇静、催眠的效应。薏苡附子败酱散广泛地应用于阑尾炎的治疗，取得较好的效果。

枳实和厚朴：枳实和厚朴对胃肠平滑肌有一定的兴奋作用，能使胃肠运动收缩增加而有力。两药合用能使胃气下降，增强胃排空的功能，进而防止胃容物反流。用厚朴35g、枳实30g、大黄20g治疗肠梗阻有很好的效果。此外，厚朴尚有抑制胃液分泌及降压作用。

陈皮：理气健脾对胃肠平滑肌的作用是双向的，既能抑制胃肠运动，又能兴奋胃肠运动，主要与消化功能状态有关。其挥发油对胃肠道有温和的刺激作用，促进大鼠正常胃液的分泌，有助于消化。常与木香、砂仁、枳实等药同用，理气健脾，以增强理气调中之功。又与竹茹、生姜、半夏等降逆止呕。

白芍与甘草：其两者的配伍以30g∶15g为最佳；药理显示其有柔肝疏筋、缓急止痛的作用，主要与其镇痛，解除平滑肌、骨骼肌痉挛及保肝等作用有关。

柴胡：其抗炎强度与泼尼松龙相似。抗炎作用除对肾上腺皮质有刺激作用外，尚对炎症过程的渗出，毛细血管通透性增加、炎症介质的释放，白细胞的游走，结缔组织增生等许多环节都有影响。柴胡还有保肝利胆作用及一定的抗溃疡作用，柴胡粗皂苷对动物实验性胃溃疡有防治效果。有报道（甘草、柴胡各15g/d）对降低谷丙转氨酶有显著作用。本品毒性很小，不宜超大剂量应用。

旋覆花：有增加胃内酸的分泌量，又可增加小肠的蠕动，有明显的降逆止呕作用。配代赭石、半夏、生姜治胃气上逆之呕恶，胃脘痞满效果较好。

代赭石：主要含三氧化二铁等。药理显示有收敛胃肠壁，保护黏膜面，吸收入血，能促进血细胞生成。可使肠蠕动亢进，对离体豚鼠小肠也有明显兴奋作用。本品是治疗肝气犯胃之呃逆呕吐之要药。代表方剂为《伤寒论》中旋覆代赭石汤。

姜半夏：半夏和制半夏实验报道都有镇咳、祛痰、镇吐作用，为止吐要药。配生姜止吐作用更强。配黄连、黄芩和胃降逆止吐更好。此外，半夏治疗失眠、冠心病的心房纤颤，冠心病以及病毒性心肌炎、尿毒症、子宫颈癌、食管贲门癌有一定效果。半夏有毒，临床应用最好用制半夏。

海螵蛸、浙贝母、吴茱萸：所含的碳酸钙能中和胃酸，改变胃内容物pH，降低胃蛋白酶活性，促进溃疡面愈合。其中以陈年海螵蛸作用尤佳。浙贝母、吴茱萸有明显抑制胃酸，止呕作用。

白及：有缩短凝血时间及抑制纤溶作用，具有良好的局部止血作用，此与所含黏液质有关，其黏液能在胃肠形成保护膜，并且有更好的抗溃疡作用。

【研究进展】

辨证论治是中医学的特色与精华，是中医在诊治疾病时应当遵循的原则。李乾构等主编的《实用中医消化病学》将反流性食管炎（RE）分为5种证型，包括肝胃郁热证、肝胃不和证、胆热犯胃证、中虚气逆证、痰气中阻证。现代医家根据《中药新药临床研究指导原则》，结合本病的病因、相关脏腑以及病机演变过程，将RE的临床常见证型概括为肝胃不和证、脾虚气滞证、脾虚胃热证、肝胃郁热证、气虚血瘀证、寒热错杂证6型，上述6种证候类型基本可涵盖临床绝大多数病例，而其中以肝胃不和证和肝胃郁热证所占比例最大。但各医家根据自身临床实践又有不同认识。

张燕梅等将66例RE患者辨证论治：a.气郁痰阻型，治以半夏厚朴汤加减。b.肝胃郁热型，治以左金丸加味。c.瘀血阻络型，治以血府逐瘀汤加减。治疗组总有效率达93.54%。

朱临江等将106例RE患者辨证分为：a.肝胃不和型，治以柴胡疏肝散加减。b.脾胃湿热型，治以竹茹汤加减。c.脾胃虚寒型，治以香砂六君子汤合旋覆代赭汤加减。d.胃阴不足型，治以益胃汤加减。治疗结束时总有效率治疗组93.7%。

郑全福等将90例RE患者予中药辨证论治：a.肝胃不和型，治以清降饮。b.脾胃湿热型，治以竹叶石膏汤加减。c.胃阴不足型，治以麦门冬汤加减。d.脾胃虚弱型，治以参苓白术散加减。治疗组总有效率达95.56%。现代临床医师通过大量的治疗经验总结，以经验方作为治疗RE的基本处方，随证加减，灵活运用，疗效确切。

何恽晔等以疏肝和胃汤（柴胡12g、白芍15g、枳壳12g、黄芩10g、姜半夏12g、陈皮10g、乌贼骨10g、郁金12g、木香8g、甘草5g）为主方，情志不畅加延胡索10g、柴胡改为15g、白芍改为18g；肝郁化热去郁金、木香，加大黄8g、瓜蒌18g、牡丹皮6g、栀子6g；脾虚气滞去陈皮、枳壳、乌贼骨，加丁香3g、柿蒂18g、延胡索10g；气虚血瘀加丹参10g、茯苓10g、延胡索10g；治疗51例RE患者，治疗组总有效率为98.04%。

陈楚华等自拟通膈润降汤（旋覆花包煎10g、代赭石15g、党参15g、焦三仙30g、瓜蒌15g、薤白10g、当归10g、麦门冬10g、天门冬10g、白术15g、枳实10g、茜草根10g、蒲公英15g）为主方，反酸烧心明显，加海螵蛸10g、煅牡蛎20g，胃胀明显，加香附10g、枳壳10g；治疗组总有效率达92.69%。

陈建锋等以清胃饮加减（人参10g、青皮10g、郁金15g、牡丹皮15g、栀子10g、黄连8g、蒲公英15g、吴茱萸4g、浙贝母15g、泽泻10g、白芍15g、陈皮12g、大枣3枚、甘草5g）为主方，恶心呕吐、头身困重者减青皮、白芍、浙贝母，加佩兰、竹茹、石菖蒲；纳呆加鸡内金、麦芽；大便不畅加槟榔、枳实；胃痛甚加川楝子、延胡索，治疗35例本病患者，结果显示治疗组总有效率达91.42%。

【名家经验】

范春琦等治疗反流性食管炎常用的方剂，包括六君子汤、乌贝散，还有消食化积、健脾益气之品，如鸡内金、炒谷芽、生黄芪。六君子汤健脾益气，燥湿化痰，具有胃降逆止呕之功，可促进胃肠动力及胃排空。袁红霞等用药主张中正平和，推崇《黄帝内经》所言的"热者寒之，虚者补之，寒者温之，实者泻之"，认为气虚者以炙黄芪、人参、炒白术、茯苓、炙甘草为主；阴虚者多选用甘润之品以化阴，如白芍、乌梅、北沙参、麦门冬、玄参等；阳虚者予干姜、独活、羌活；兼有血虚加用当归、地黄；血瘀者用药宜莪术、蒲黄、五灵脂、丹参、仙鹤草；湿重者予平胃散中药物加减；热甚者，加黄连、黄芩；气滞者选用延胡索、川楝子、香附。金小晶等总结前人经验，以取类比像的手法，明确点出导致酸-食管反流性疾病的关键在于"停积"，认为治疗大法当在"温中和胃"四字，温煦脾胃中焦之阳气，祛寒消积。谢建群认为，反流性食管炎当先明确中医病证诊断，然后再进行辨证分型论治；若诊断为吐酸病，多见患者胃内酸水随气上逆于口腔。吐酸一病，无论何因，皆致气不舒而郁，故当理气解郁为要。谢建群的临床经验：方剂常用柴胡疏肝散加减，药用柴胡、郁金、青皮、陈皮、枳壳、木香、香附等理气解郁，甚而沉香、降香通降和胃；化热则加左金丸；起病源于寒邪、冷食，则温中健脾止酸，药用干姜、附子、煅瓦楞子、海螵蛸；若诊断为反胃病，多见患者食后胃内固体食物随气上逆于口腔，胃气上逆较甚，或胃失通降较甚，不降则逆。

第三节　消化性溃疡病

消化性溃疡病（PU）是一种常见的慢性胃肠道疾病，简称溃疡病，通常指发生于胃和十二指肠球部的溃疡而言，分别称之为胃溃疡和十二指肠溃疡，是一种多发病、常见病，其临床特点为慢性过程，周期发作，中上腹节律性疼痛。溃疡发生在与酸性胃液相接处的胃肠道，亦可发生于与胃酸、胃蛋白酶接触的其他部位，如食管下段、胃肠吻合术的吻合口、空肠 Meckel 憩室等。与胃酸和胃蛋白酶有着较为密切的关系，故称为消化性溃疡病。本病多发生于青壮年，但年老患者亦不少见，胃溃疡的好发年龄比十二指肠溃疡约迟 10 年；女性患者平均年龄比男性为高。本病为常见病、多发病，总发病率占人口的 10% ~ 12%。溃疡病以上腹部疼痛为主要症状，属于中医学"胃痛"范畴。

【病因病机】

一、中医

中医学认为，导致溃疡病发生的原因是多方面的，主要包括脾胃虚弱、饮食失调、情志所伤、邪气侵犯和药物损伤等，多属中医"胃脘痛""肝胃气痛""吞酸""嘈杂"等范畴。本病是在各种致病因素的作用下，胃或十二指肠形成慢性的溃疡面。溃疡的黏膜缺损，超过黏膜肌层，从而表现出一系列相应的临床症状。本病的病变部位虽在胃，但脾与胃相表里，两者在生理上互相依赖，在病理上互相影响。因饮食不节，偏嗜辛辣刺激，或劳倦内伤，使脾失健运，胃失和降，终成脾胃虚损之体。

1. **脾胃虚弱**：素体脾胃虚弱，先天禀赋不足；或胃病经久不愈，反复发作，耗伤脾胃之气；或劳倦内伤，耗伤脾气；或用药不当，损伤脾胃，均可导致脾胃虚弱、偏于阳虚者，常因饮食不节，或过食生冷，或触冒风寒而诱发。脾胃虚弱、气虚不能运化或阳虚不能温养，致胃脘疼痛。偏于阴虚者，常因进食燥热辛辣之品，或情志郁结而诱发，若脾虚不能统血，血渗脉外，可致呕血、便血。

2.饮食失调：饥饱无常或暴饮暴食，损伤脾胃之气，脾失运化，胃气不降，中土壅滞则胃脘胀痛。或过食生冷，寒积胃脘，气血凝滞不通，致胃寒作痛，或恣食肥甘辛辣，过饮烈酒，损伤脾胃，以致湿热内生，阻滞中焦，气血不和，而致胃脘疼痛且胀。

3.情志所伤：忧思恼怒，焦虑紧张，肝失疏泄，横逆犯胃，胃失和降，若肝郁化热，郁热耗伤胃阴，胃络失于濡润，致胃脘隐隐作痛。若气郁日久，血行不畅，血脉凝滞，瘀血阻胃，致胃脘疼痛如刺。

4.邪气侵犯：湿邪易侵犯脾胃，阴虚之人易感湿热，阳虚之人易受寒湿邪气所犯，阻滞气机，胃气不和，乃发胃痛，热者灼痛，寒者冷痛，湿者痛势延绵。

5.药物损伤：较长时期服用非甾体类消炎药，如消炎痛、保泰松以及肾上腺皮质激素等，可损害胃黏膜，影响胃气通降和脉络流通，可发生溃疡病。

二、西医

目前西医学认为，本病是由于致溃疡的攻击因子与胃黏膜保护因子失去平衡，攻击因子过强或保护因子减弱、胃泌素分泌的增加而形成。一般认为胃溃疡发病主要由于保护因子的削弱，而十二指肠溃疡则主要是因为攻击因子特别是胃酸的分泌增强所致。较多着重于壁细胞总体的增大。此外，消化性溃疡和遗传、血型也有一定关系：患者家族中发病率高于一般人；O 型血者，特别是血型物质非分泌者的十二指肠溃疡发病率高于正常人。经过 10 年来研究，已确认幽门螺旋杆菌感染是引起溃疡病的重要因素。

1.致病因子：

（1）胃酸与胃蛋白酶：溃疡的发生被认为是胃酸和胃蛋白酶消化的结果。胃酸和胃蛋白酶分泌增多时，胃液的消化作用加强，从而产生溃疡。因此提出"无酸无溃疡"的学说。

（2）幽门螺旋杆菌（Hp）：在治疗溃疡病中，对根除 Hp 已成为当前探究的热门。Hp 寄生于胃黏膜上皮，为人类慢性胃炎的主要病因，而慢性胃炎与消化性溃疡密切相关。随着大量调查资料表明，约 20% 胃溃疡患者胃内有 Hp 定植，所以一些学者提出了"无 Hp，无溃疡"观点。

（3）胃动力学异常：胃排空延迟或滞留，胃酸在胃内时间延长容易造成胃黏膜损伤，从而促使溃疡形成。餐后或禁食状态下胃内容物的转运率对十二指肠的酸度有重要作用。

（4）非甾体类抗炎药：非甾体类抗炎药损伤胃黏膜，对胃溃疡的产生、愈合，胃及十二指肠溃疡的出血率、穿孔率及死亡率都有重要影响。

（5）吸烟：吸烟与溃疡病相关的机制尚不清楚，推测与减弱胃黏膜防御功能有关。吸烟可抑制胰腺碳酸氢盐分泌，增加胃排空，使十二指肠球部酸度增加。

（6）应激：在应激状态下，胃酸分泌增加、黏膜缺血、循环中神经递质和细胞毒素释放（包括血栓素和白细胞介素）等皆可破坏胃黏膜防御系统。

（7）其他：机械刺激（胃内异物及胃石）可直接损伤胃黏膜；饮食因素如酒精、咖啡、食物中的糖含量、纤维及辛辣刺激等亦与溃疡形成有一定关系。

2.保护因子：

（1）黏液：胃黏膜上皮细胞分泌黏液。黏液的主要成分为黏蛋白和黏多糖，其具有一定的弹性，并有黏附性、黏滞性及凝聚性，可牢固黏附于黏膜面上，缓冲机械性刺激。

（2）黏膜障碍：正常情况下，胃和十二指肠黏膜具有极大的再生能力和丰富的血液供应，并分泌大量的黏液附着其上，形成足够的防御机制。胃黏膜的这一防御机制使胃黏膜有抵御各种理化因素损伤的机能。胃黏膜障碍是指胃黏膜在酸性胃液的浸泡下，能防止 H^+ 反渗到胃黏膜内，同时 Na^+ 不能由黏膜面向胃腔内弥散的特性。因此，胃腔内可保持极高的酸度而胃黏膜不被胃酸侵蚀。如黏膜障碍破坏，大量 H^+ 反渗入黏膜内，则可刺激肥大细胞分泌组织胺，进而刺激壁细胞分泌盐酸，使血管扩张、通透性增强，发生充血、水肿、渗出、出血、糜烂甚至溃疡；刺激迷走神经分泌乙酰胆碱，使胃酸及胃蛋白酶分泌和增加，运动亢进，加重反渗透，这些因素皆起破坏上皮细胞的作用。

（3）黏膜血流：黏膜血流（GMBF）的正常供应能够保证足量的氧及能量供给，以维持黏膜的正常功能，并可带走弥散入黏膜中的 H^+ 及其他毒性物质。

（4）细胞更新：胃黏膜细胞 70～90h 更新 1 次，黏膜状态与细胞更新率关系密切。溃疡修复过程中细胞更新率加快。

（5）胃黏膜中的前列腺素（PG）：胃黏膜上皮细胞能不断地合成和释放内源性前列腺素（PG），PG 对胃黏膜有保护作用。

（6）表皮生长因子（EGF）：EGF 是由 53 个氨基酸组成的具有重要作用的生物活性肽，广泛分布于人的唾液腺、十二指肠布氏腺、胰腺及胃、空肠等组织中。消化道黏膜存在 EGF 受体，其最重要的生物学作用是促进 DNA 的合成及加速损伤组织的修复过程。

（7）脑肠肽与神经胺类物质：胃泌素、脑啡肽能促进胃酸分泌，可促进消化性溃疡发生；而胆囊收缩素、促胰液素、血管活性肠肽、生长抑素及神经降压素等抑制胃酸分泌，对实验性溃疡有保护作用。

（8）十二指肠制动：胃的分泌与运动功能受神经体液调节。十二指肠是调节胃功能的主要部位，称十二指肠制动。一旦制动失灵，胃功能失去控制，分泌过度，蠕动过强，则易发生损伤。制动的机制可能与十二指肠分泌的激素、布氏腺分泌的碱性液体及脑肠肽类激素的作用有关。

【临床表现】

1. 疼痛：上腹部疼痛是溃疡病的主要症状，但大约有 10% 的溃疡病患者可无疼痛。典型的溃疡性疼痛常呈节律性和周期性。

（1）疼痛的部位和性质：疼痛的位置常位于上腹中部、偏左或偏右。不过，位于十二指肠球后的溃疡疼痛可出现于右上腹和脐的右侧。位于胃体和贲门下的胃溃疡呈现左前胸下部或左上腹部疼痛。发生在胃或十二指肠球部的后壁溃疡可以出现后背疼痛为主。疼痛部位虽大致反映溃疡病灶所在的位置，但并不完全一致。溃疡性疼痛可表现为隐痛、钝痛、刺痛烧灼样痛或胀痛，一般放射范围比较局限，疼痛多不剧烈，可以忍受。偶尔也有疼痛较重者。

（2）疼痛的节律：节律性疼痛是溃疡病的特征性症状，它与进食有一定关系。十二指肠溃疡疼痛常在饥饿时和夜间出现，进食后可以减轻。胃溃疡疼痛多出现于餐后 1h 左右，其节律性不如十二指肠溃疡明显，夜间疼痛症状也比十二指肠溃疡轻和少见。

（3）疼痛的周期性：溃疡性疼痛的另一个特点呈反复周期性发作，十二指肠溃疡比胃溃疡更为明显。所谓疼痛的周期性是指疼痛持续数日、数周或数月后，继以数月乃至数年的缓解，而后又复发。一年四季均可发病，但以秋末至春初气温较冷的季节更为常见。相当多的患者经反复发作进入慢性病程后，失去上述疼痛的节律性和周期性特征。由于溃疡病容易复发，故整个病程往往较长，不少患者有数年甚至 10 年以上的病史。

2. 其他症状：溃疡病除上腹疼痛外，尚可有上腹饱胀、嗳气、反酸、烧心、恶心、呕吐、食欲减退等消化不良的症状，但这些症状缺乏特异性，部分原因或许与伴随的慢性胃炎有关。病程较长的患者因影响摄食和消化功能而出现体重减轻，有些患者可因慢性失血或营养不良而出现贫血。

【实验室和其他辅助检查】

诊断溃疡病的现代检查主要依赖胃镜和 X 线检查，还可结合胃酸测定和大便潜血实验、幽门螺旋杆菌检查等。

【诊断要点】

（1）上腹部疼痛呈慢性、周期性发作，常与季节变化、精神因素、饮食不当有关；或有长期使用能致溃疡的药物如阿司匹林等的病史。

（2）上腹部隐痛、灼热或钝痛、服碱性药后缓解。典型胃溃疡常于剑突下偏左，好发于餐后 1 ~ 2h；十二指肠溃疡常于上腹偏右，好发于餐后 3 ~ 4h 或半夜痛醒。疼痛常伴反酸、嗳气。

（3）溃疡活动期大便潜血可呈阳性。

（4）X 线钡餐检查可见龛影及黏膜皱皮集中等。

（5）胃镜检查可于胃或十二指肠球部、球后部见圆或椭圆形、底部平整、边缘整齐的溃疡。

【临床治疗】

治疗消化性溃疡病一般采取中医药综合疗法可以取效。对于难治性溃疡、巨大的胃溃疡则宜以中医为主的中西医结合治疗，包括中医药辨证治疗、西医药的基本治疗、药物治疗、并发症的治疗和外科治疗。目的在于缓解临床症状，促进溃疡愈合、防止溃疡复发和减少并发症等。

一、马氏治疗溃疡核心方剂

辨治本病，当分寒热、虚实、阴阳、在气在血。如肝气犯胃、肝脾湿热、瘀血停滞等属实证；胃阴不足、脾胃气虚、脾胃虚寒等属虚证；若久病可因实致虚或因虚致实，虚实夹杂，属本虚标实。马氏临床体会所有胃病都以虚、热、瘀有关，故临床自拟"芪苓溃疡汤"临证加减治疗取得很好效果。

芪苓溃疡汤组成：黄芪 30g、茯苓 20g、党参 15g、白术 15g、蒲公英 20g、紫花地丁 20g、黄连 10 ~ 15g、黄芩 30g、制半夏 20g、干姜 3g、浙贝母 20g、败酱草 20g、厚朴 20g、丹参 30g、延胡索 15g、莪术 15g、白芍 30g、甘草 15g、牡丹皮 20g、徐长卿 20g、白及 30g、白芷 10g。

芪苓溃疡汤药理分析如下：

黄芪：可有效调节机体免疫功能，并能降低胃液和胃酸分泌，预防溃疡的发生（有人用黄芪200g、白及100g、炙甘草100g研极细末，每餐前20min服5g。治疗胃溃疡取得良好效果）。

党参：所含多糖有抗胃溃疡作用，其作用机制可能与党参抑制胃酸、胃蛋白酶等胃黏膜损伤因子，胃黏膜屏障功能有关。党参有显著升高血糖的作用，故血糖高者慎用。

茯苓：其煎剂有降低胃液分泌及胃酸含量的作用。与黄芪、党参、白术合用对胃肠非特异性和特异性免疫功能有增强和调节功能，是其补脾益气功效的重要药理基础之一。

白术：具有保肝、利胆、防治实验性胃溃疡的作用。白术的提取物对幽门结扎大鼠胃液分泌有抑制作用，对胃蛋白酶活性有抑制倾向，抑制盐酸－乙醇所致大鼠胃黏膜的损伤。因其有显著的利水作用，故有消除胃黏膜水肿的功效。

蒲公英、紫花地丁、黄连（控制幽门螺旋杆菌最强）、黄芩：是马氏用以杀灭抑制幽门螺旋杆菌的有效方剂。

干姜：抑制胃液酸度及胃液分泌和镇痛、抗炎作用，并可佐制黄连的苦寒，但此药不可量大，最好是3~5g。

制半夏、浙贝母、败酱草：制半夏有显著抑制胃液分泌，抑制胃液酸度，其水提取物能降低游离酸和总酸度，并能抑制胃蛋白酶活性，对急性胃黏膜损伤有保护和促进恢复作用。姜制半夏可消除生半夏对胃肠黏膜的刺激，保护胃黏膜正常功能，能止呕。浙贝母与败酱草均有抑制胃酸作用，与半夏配伍其抑酸作用增强。

厚朴：其所含的成分有明显的抗溃疡作用。大鼠口服100%生品厚朴煎剂、姜制厚朴煎剂，对幽门结扎型溃疡及拘束应激溃疡均有对抗作用，尤其以姜制厚朴作用较强。实验研究还认为厚朴酚的抗溃疡、抗分泌作用主要与其中枢性的分泌抑制作用有关。

丹参、延胡索：丹参能凉血活血，消肿散瘀。能使溃疡面的炎症消退，瘀血减轻，能促进坏死组织的修复和再生。延胡索具有活血、利气、止痛的功效。实验证明有保护实验性胃溃疡的作用。

莪术：所含的挥发油可直接兴奋胃肠道平滑肌，对实验性动物各种溃疡均有非常明显的治疗作用。莪术水提液还可促进微动脉血流恢复，完全阻止微动脉收缩，明显促进局部微循环恢复。对溃疡的修复有明显的作用。

白芍和甘草：白芍对大鼠应激性溃疡及幽门结扎引起的胃溃疡均有一定保护作用，此种作用常见于白芍与甘草合用，两者有协同作用。白芍总苷能加强吗啡、可乐定的镇痛效果，但纳洛酮对白芍总苷的镇痛作用无明显影响，提示白芍总苷的镇痛作用与阿片受体无关。白芍对内脏平滑肌痉挛所引起的疼痛均有显著的治疗作用，特别是与甘草合用效果更好。其配伍比例为白芍30~40g、甘草15g为最好。

牡丹皮和徐长卿：牡丹皮有清热凉血、散瘀消肿、镇痛镇静、利尿抗惊厥等作用。徐长卿含丹皮酚对胃肠平滑肌有解痉作用，与牡丹皮配伍其镇痛镇静增强。

白及和白芷：均有保护胃黏膜作用。白及收敛止血，对肺胃出血效果明显。白及又能消痈敛疮，祛腐生肌，促进溃疡面的愈合，并可在胃黏膜上形成一层保护膜。白及粉对实验性犬胃及十二指肠穿孔也有明显治疗作用，可迅速堵塞穿孔，阻止胃、十二指肠内容物外漏并加速大网膜的遮盖。白芷具有芳香化浊、温中行气、祛瘀生肌、消肿止痛诸多作用，与白及合用有更好的保护胃黏膜、祛瘀生肌、消肿止痛作用。

附：治疗胃及十二指肠溃疡有效方。

党参20g、茯苓30g、干姜3g、半夏20g、白及20g（胡卢巴10g，可用此药替换）、败酱草30g、海螵蛸20~30g、大黄5g、黄芩20g、黄连10~15g、白芍30g、半枝莲30g、甘草10g、柴胡15g、丹参30g、浙贝母20g、厚朴20g、枳实20g、蒲公英30g、白术20g、白芷10g、两面针10g、吴茱萸6g~10g。

二、马氏核心方剂辨证治疗溃疡

1.肝胃不和：

主证：胃脘胀满，攻撑作痛。牵及两胁，遇情志不遂而加重，吐酸，善太息，苔薄白，脉弦。

治法：疏肝理气，和胃止痛。

方药：芪苓溃疡汤合柴胡疏肝散加减。

黄芪30g、茯苓20g、党参15g、白术15g、蒲公英20g、紫花地丁20g、黄连10~15g、黄芩30g、炙半夏20g、浙贝母20g、败酱草20g、厚朴20g、丹参30g、延胡索15g、莪术15g、白芍30g、甘草15g、牡丹皮20g、徐长卿20g、白及30g、白芷10g、柴胡15g、佛手15g、枳实20g、广木香15g（后下）、苏梗15g、郁金15g、川楝子15g、干姜3g。每日1剂，水煎服。

临证加减：伴反酸者，加海螵蛸20g以增强制酸；痛甚者，三七末（冲服）3g以祛瘀止痛；嗳气频繁者，加沉香（后下）6g、白豆蔻仁（后下）15g、代赭石20g以顺气降逆；大便不通者，可加槟榔15g、大黄（后下）15g以通便；若兼见舌红，苔黄，脉弦数等肝胃郁热症状者，加强清化郁热之品，加郁金15g、大黄6g、蒲公英改为30g、竹茹15g、枳实20g。

2.脾胃湿热：

主证：胃痛或胸脘顶闷，口干口苦，渴不引饮，舌质红，苔黄厚腻，脉弦滑或数。

治法：清热燥湿，理气和胃。

方药：芪苓溃疡汤合三黄泻心汤加减。

黄芪30g、茯苓20g、党参15g、白术15g、蒲公英20g、紫花地丁20g、黄芩30g、炙半夏20g、浙贝母20g、败酱草20g、厚朴20g、丹参30g、延胡索15g、莪术15g、白芍30g、甘草15g、牡丹皮20g、徐长卿20g、白及30g、白芷10g、黄连10g、大黄5g、蒲公英30g、佛手15g、枳实20g、干姜3g。每日1剂，水煎服。

临证加减：伴恶心呕吐者，加陈皮15g、竹茹15g、法半夏15g以清热和胃降逆；大便秘结不通者，可加虎杖15g、大黄改10g后下以清热攻下；纳呆食少者，加布渣叶12g、神曲15g、谷芽30g、麦芽30g以开胃消滞。

3.脾胃虚弱：

主证：胃脘隐痛，绵绵不断，每于受冷、劳累后疼痛发作，空腹痛甚，得食痛减，口泛清水，纳差，神疲乏力，大便溏薄。舌淡，苔白，脉细弱。

治法：益气健脾，和胃止痛。

方药：芪苓溃疡汤合香砂六君子汤加减。

黄芪 30g、茯苓 20g、党参 15g、白术 15g、蒲公英 20g、紫花地丁 20g、黄连 10～15g、黄芩 30g、炙半夏 20g、浙贝母 20g、败酱草 20g、厚朴 20g、丹参 30g、延胡索 15g、莪术 15g、白芍 30g、甘草 15g、牡丹皮 20g、徐长卿 20g、白及 30g、白芷 10g、砂仁（后下）15g、木香（后下）15g、陈皮 20g、干姜 3g。每日 1 剂，水煎服。

临证加减：胃脘冷痛，喜温喜按，四肢不温者，为脾胃虚寒，干姜改为 5～10g、制附子 6g、桂枝 6g 以温中祛寒；泛吐酸水明显者，加吴茱萸 3g、海螵蛸 30g 以增强制酸；大便潜血阳性者，加炮姜炭 6g、地榆 20g 以温中止血。

4. 胃阴亏虚：

主证：胃脘隐痛或灼痛，午后尤甚，或嘈杂心烦，口燥咽干，纳呆食少，大便干结或干涩不爽。舌质红，舌苔少或剥脱，或干而少津，脉细数。

治法：养阴益胃，理气止痛。

方药：芪苓溃疡汤合一贯煎合益胃汤加减。

黄芪 30g、茯苓 20g、党参 15g、白术 15g、蒲公英 20g、紫花地丁 20g、黄连 10～15g、黄芩 30g、炙半夏 20g、浙贝母 20g、败酱草 20g、厚朴 20g、丹参 30g、延胡索 15g、莪术 15g、白芍 30g、甘草 15g、牡丹皮 20g、徐长卿 20g、白及 30g、白芷 10g、生地 30g、天花粉 20g、沙参 15g、麦门冬 15g、石斛 15g、郁金 15g、佛手 10g、干姜 3g。每日 1 剂，水煎服。

临证加减：反酸甚者，可加海螵蛸 30g，或配用左金丸；气阴两虚者，加绞股蓝 15g、怀山药 15g 以益气健脾；大便干结者，可加用火麻仁 30g 以润肠通便。

5. 瘀血阻络：

主证：胃脘疼痛有定处，如针刺或刀割，痛而拒按，食后痛甚，或见吐血、黑便。舌质紫暗，或见瘀斑，脉涩或沉弦。

治法：活血祛瘀，通络止痛。

方药：芪苓溃疡汤合失笑散及丹参饮加减。

黄芪 30g、茯苓 20g、党参 15g、白术 15g、蒲公英 20g、紫花地丁 20g、黄连 10～15g、黄芩 30g、炙半夏 20g、浙贝母 20g、败酱草 20g、厚朴 20g、丹参 30g、延胡索 15g、莪术 15g、白芍 30g、甘草 15g、牡丹皮 20g、徐长卿 20g、白及 30g、白芷 10g、蒲黄 10g、五灵脂 10g、三七粉（冲服）3g、郁金 15g、枳壳 12g、川楝子 15g、干姜 3g。每日 1 剂，水煎服。

临证加减：反酸甚者，可加海螵蛸 25g，以制酸；瘀热者加赤芍 20g、大黄 10g 以清热祛瘀。

【临床用药体会】

1. 多靶点、多层次的治疗：马氏研制的芪苓溃疡汤中的蒲公英、紫花地丁、黄芩、黄连，又名英花汤，对杀灭根除 Hp 有其良好的疗效，还可对抗其他致溃疡的攻击因子（如胃酸），同时又具有增强胃黏膜的保护因子及促进胃黏膜血液循环，提高胃的自身免疫功能，调节幽门括约肌，防止胆汁等碱性胃液反流。改善胃的内环境，这些多靶点、多层次的作用机制使溃疡复发明显减少。

2. 关于寒凉药的内涵：马氏指出，所有的胃病都处在充血水肿中，故热药不可多用，以免加重充血水肿。而中药的所谓寒凉药性，是指寒凉性（即药理性）的药物，具有消除病变组织的炎症（即充血水肿）。其寒凉属性绝非是物理意义上的寒凉，即服寒凉药不等于吃冰棍、喝冰水。所有的胃病都怕物理性的寒凉如寒冷的天气、寒凉的食物等，因为寒凉性的物理刺激，会使胃的血管、平滑肌收缩而加重病变的充血水肿；而温热性的药物能使病变局部的血管血流增加、平滑肌舒张，产生温暖舒服的感觉，会缓解胃脘冷痛、四肢不温，故可适当用之，但如大量用之会加重病变组织的充血水肿，反而有害，故马氏主张治疗胃病最好是寒热并用。以寒性药物为主，佐以适量的热药可取得良好的效果。特别是感染了幽门螺旋杆菌，更当如此用药。

3. 健脾益胃：增强胃黏膜自身的抗溃疡能力，就可以防止溃疡的复发。单味中药临床上可选用党参、黄芪、白术、茯苓等以健脾益气。若脾胃虚寒者亦可酌情加良姜、肉桂、制附子等，但量不宜过大。脾胃气虚兼有阴虚者可加用沙参、麦门冬、石斛、白芍等。复方可用香砂六君子汤，具有补脾和胃、调肝理气、清热利湿、活血通络等作用。

4. 行气活血：适当使用活血药，使溃疡易发部位及其周围血液循环改善，使溃疡愈合后的疤痕、纤维组织改善，这对防止溃疡瘢痕组织致十二指肠球部变形，影响胃内容物的正常排空将有一定作用。临床上常选用丹参、莪术、郁金、延胡索、佛手、三七等中药。

5. 制酸护膜："无酸不溃疡"是经典的理论。十二指肠溃疡患者胃酸较正常人高 3～20 倍，即使在溃疡愈合期其高泌酸状态仍不能完全纠正。胃黏膜能够抵抗侵袭因子的损害作用，是因为黏膜有一系列防御和修复机制，包括黏液 – 碳酸氢盐屏障、黏膜血流量、细胞更新、前列腺素和表皮生长因子等，胃黏膜发生损伤，就是由于侵袭因子的损害作用大于黏膜的保护作用。给予防御因子增强剂的目的是增加黏膜血流、促进黏液分泌、增强黏膜屏障等。所以，应在辨证的基础上选用护膜制酸药，如选用白及、白芷、珍珠层粉等护膜；海螵蛸、败酱草、厚朴、半夏、甘草、瓦楞子、煅龙骨、浙贝母等制酸。

6. 关于从痈疡论治：溃疡病的治疗有着鲜明的时代特点，20 世纪六七十年代，治疗以虚寒立论，80 年代以热瘀立论，从痈疡从热论治；或者说溃疡病的病程迁延反复，呈慢性、周期性，多属于"痈疽"。特别是现代研究幽门螺旋杆菌与慢性胃炎、消化溃疡、胃癌有直接关系，且中医固有"六郁皆能化火""久病非寒"之说；揭示了本病的病机本质。但在临床辨证治疗上亦应辨其是湿热还是寒湿蕴酿成痈后，要确定主要治法。寒痈（脾胃虚寒）要于适当的温补、补托中化瘀清热，如黄芪建中汤加减是良方；热痈（脾胃湿热）要清热、祛湿，化瘀常用三黄泻心汤。兼肝郁热者，还可选用丹栀逍遥散，兼有胆热者还可选用黄连温胆汤。

7. 具有抑杀幽门螺旋杆菌的中药：马氏常用蒲公英、紫花地丁、黄连、金银花、黄芩（以上 5 味药为马氏常用的英花汤）、白花蛇舌草、大黄、厚朴、半枝莲、桂枝等。

8. 具有中和抑制胃酸及保护胃黏膜的中药：马氏常用海螵蛸、败酱草、浙贝母、瓦楞子、半夏、苍术、甘草、苦参、桔梗、珍珠层粉等抑制胃酸。具有保护胃黏膜作用及生肌的药物：白及、白芷、田七末、云南白药、珍珠层粉等。

9. 理气通降：马氏常用方药为在香苏饮一方的基础上，适当加入通降之品，如枳实、大腹皮、香橼皮、佛手等，组成加味香苏饮。

10. 化瘀通络：马氏常用丹参、莪术、赤芍、延胡索、牡丹皮、红花、三七、炒九香虫、炒五灵脂、金铃子、制乳香、制没药等品。

11. 通腑泄热：马氏常用白术（大量 50～100g）、酒大黄、黄连、黄芩、蒲公英、枳实、瓜蒌、玄参、草决明、车前子、大腹皮、白芍、香橼皮、佛手。

12. 胃动力药：马氏常用檀香、枳实、乌药、厚朴、木香、白豆蔻、砂仁、紫苏、苏梗、荷梗、香附、肉桂、陈皮、莱菔子、大腹皮、槟榔、焦三仙、连翘、半枝莲等。

13. 滋阴通降：马氏常用北沙参、麦门冬、绞股蓝、枸杞子、石斛、白芍、甘草、补骨脂、肉苁蓉、当归、香附等。

14. 辛甘通阳：马氏常用黄芪、白芷、桂枝、白芍、炙甘草、高良姜、大枣、小茴香、延胡索、陈皮等酌情加减。

15. 升清降浊：马氏常用黄芪、党参、白术、甘草、酒当归、升麻、柴胡、大腹皮、枳实。

16. 辛开苦降：马氏常用黄芩、黄连、半夏、党参、干姜、吴茱萸、枳壳、砂仁、陈皮。

17. 平肝降逆：马氏常用旋覆花、代赭石、半夏、生姜、党参、大黄、甘草、苏梗、香附等。

18. 散寒通阳：马氏常用肉桂、高良姜、香附、吴茱萸、苏梗、荜澄茄、陈皮、生姜、白豆蔻、砂仁等。

【临床研究进展】

郭建民从敛口生肌、活血化瘀出发，根据本病的病理过程，治疗旨在促使溃疡早日愈合。方剂组成：乳香10g、没药10g、血竭10g、五灵脂10g、炒蒲黄10g、白及粉5g（冲服）、甘草5g。凡病程较长，伴喜温、泛吐清水等胃寒之症加吴茱萸、砂仁、制黄芪、桂枝以温中散寒，健中益气；若有胃脘灼痛、口苦嘈杂等胃热之象加佐金丸、沙参、麦门冬、石斛以清胃泄热，养胃生津；若胀痛连两胁、嗳气、善怒等肝郁气滞者加香附、延胡索、柴胡、苏梗以理气解郁；如泛吐酸水加煅瓦楞子、海螵蛸、煅牡蛎以制酸；若呕血便黑或大便隐血阳性加三七粉（冲服）、仙鹤草以止血。治疗本病106例，均治愈。

常青利用复方香砂六君子汤治疗消化性溃疡病进行了临床应用。治法为补脾和胃，调肝理气，清热利湿，活血通络。方剂组成：党参、白术、茯苓、炙甘草、木香、砂仁、陈皮、半夏、煅瓦楞子、佛手、白芍、乌贼、浙贝母、白及、黄连、百合、丹参、鸡内金、延胡索等药组成。本病病理本质是"脾胃气虚"。故以香砂六君子汤为主方，余药为兼证而设，以黄连清热；丹参、延胡索活血通络；煅瓦楞子、乌贼、浙贝母、白及以抑酸止血；佛手疏肝解郁；白芍、百合养阴柔肝，清心安神；鸡内金消食开胃。临床加减用药：a.气虚明显者去木香、砂仁，加黄芪益气建中。b.寒证明显者黄连减量易姜汁黄连。c.阴虚明显者，白术易山药，党参易太子参，去砂仁，白芍倍量，加麦门冬、玉竹、乌梅，滋阴生津润燥。d.胃部灼热、呕吐者加竹茹以清热止呕。e.食少饱胀者加炒莱菔子、焦三仙，消食导滞。f.口苦胁痛者加柴胡、蒲公英以疏肝清热。g.心下痞满者加瓜蒌、枳实以宽胸消痞。h.脾虚腹泻者加炒薏苡仁、炒山药、芡实、赤石脂、车前子以健脾利湿涩肠止泻。i.胃潴留（胃内振水声）者重用茯苓，加桂枝、郁李仁以通幽利水。j.并发出血者加三七。

通过对单味中草药的药理研究发现，许多药物具有比较明显的抗消化性溃疡病复发的作用，常用的有：党参、红参、甘草、白术、苍术、黄芪、白芍、延胡索、丹参、厚朴、柴胡、陈皮、半夏、干姜、肉桂、鹿茸、吴茱萸、生姜、白及、五味子、防风、大黄、黄连、黄柏等。组方时可根据患者的不同证型，选择相应的药物，从而可最大限度地达到预防消化性溃疡病复发的目的。

第四节　慢性胃炎

慢性胃炎系指不同病因引起的各种慢性胃黏膜炎性病变，是一种常见病，其发病率在各种胃病中居首位。自纤维内镜广泛应用以来，对本病认识有明显提高。常见慢性浅表性胃炎、慢性糜烂性胃炎和慢性萎缩性胃炎。后者黏膜肠上皮化生，常累及贲门，伴有 G 细胞丧失和胃泌素分泌减少，也可累及胃体，伴有泌酸腺的丧失，导致胃酸，胃蛋白酶和内源性因子的减少。本病是胃黏膜在各种致病因素作用下所发生的慢性炎症性病变或萎缩性病变。疣状胃炎残胃炎等特殊类型也属慢性胃炎的范畴。本病以上腹胀满或疼痛为主要症状，属于中医学"胃痞""胃痛"的范畴。

【病因病机】

一、中医

中医学认为，本病发生主要与饮食、情志因素、感受邪气、脾胃虚弱等有关。

1.饮食因素：饮食不节、烈酒、辛辣之品等损伤脾胃，运化失职，湿浊内生、阻滞气机，或郁久化热、热伤胃膜，胃失和降致痞满。

2.情志因素：恼怒伤肝、肝木横逆、胃气受扰，或忧思伤脾、脾失健运、胃失和降乃作胃痞。

3.感受邪气：饮食不节，邪（主要是湿邪、热邪）随口入，侵犯脾胃，运化失职，纳降受碍，气机不畅，胃失和降致痞满。

4.脾胃虚弱：脾胃禀赋不足，或长期饮食不节，或年高体衰，脾胃虚弱，运化失司，无以运转气机、水湿，致气滞、湿阻、血瘀，胃失和降，故作痞满。

本病病位在胃，与肝、脾两脏关系密切。本病初起以湿热阻滞、气郁不畅为主，久则脾胃气阴受损，或脾气虚弱或胃阴损伤，进一步发展可因气不行血，或阴不荣络致胃络血瘀。

二、西医

西医学认为，慢性胃炎的病因迄今尚未完全阐明。一般认为物理性、化学性及生物性有害因素持续反复作用于易感人体即可引起胃黏膜慢性炎症。已明确的病因包括以下几方面。

1. 胃黏膜损伤因子：长期服用非甾体类抗炎药物（如水杨酸盐和保泰松），食物过冷、过热、过酸、过辣、过咸，或经常暴饮暴食，长期饮用浓茶，长期酗酒、吸烟等均可引起慢性胃炎。

2. 幽门螺旋杆菌感染：幽门螺旋杆菌感染是慢性胃炎的一个重要病因。

3. 免疫因素：免疫因素与慢性萎缩性胃炎的关系较密切。

4. 十二指肠液反流：幽门括约肌功能失调可使十二指肠液反流，而十二指肠液中含有胆汁、肠液和胰液。胆盐可减低胃黏膜屏障对抗氢离子的通透功能，胆盐在胃窦部刺激 G 细胞释放胃泌素增加胃酸分泌。H^+ 通过损伤的黏膜反弥散进入胃黏膜引起炎症变化，产生平衡失调，导致幽门括约肌功能不全，从而使十二指肠液反流入胃。

5. 胃窦内容物潴留：任何原因引起的内容物不能及时排空或长期潴留在胃内，可通过释放过多胃泌素而引起胃窦部的浅表性胃炎。

6. 细菌病毒和（或）其毒素：急性胃炎之后胃黏膜损伤可经久不愈，如反复发作可发展为慢性浅表性胃炎。

7. 年龄因素：慢性胃炎与年龄关系密切。随着年龄的增长，萎缩性胃炎和肠腺化生发生率逐渐升高，病变程度不断加重，范围亦越广，但炎症细胞浸润的程度似与年龄关系不大。这可能与老年人胃黏膜血管硬化、胃黏膜营养因子有关。

8. 遗传现象：恶性贫血家庭成员中严重胃体萎缩性胃炎发生的危险性是随机人群的 20 倍，提示有遗传因素的影响。

【临床表现】

一、症状

慢性胃炎无典型与特异性的临床症状，临床症状与胃黏膜的病变的程度也会不相一致，表现为反复或持续性上腹隐痛不适、餐后饱胀、钝痛、烧灼痛、无明显节律性，一般进食后较重，其次为食欲下降、嗳气、反酸、恶心等消化不良症状。这些症状用抗酸剂及解痉剂不能缓解。有部分患者无临床症状。有胃黏膜糜烂者可出现少量出血而排黑便，长期者尤其是萎缩性胃炎则有贫血症状。此外，不同类型的慢性胃炎其临床表现各有侧重。

1. 慢性浅表性胃炎：慢性浅表性胃炎尤以胃窦部炎症为主者，大多表现为上腹部胀痛、隐痛、钝痛或灼痛，疼痛多数在餐后出现，因情绪波动、劳累过度、气候变化及饮食不慎等因素而加重。上腹痛增剧时可引起恶心、呕吐、大便不正常等胃肠道激惹症状。也有部分病例可表现为溃疡病样症状、胃癌样症状、幽门梗阻样症状，亦可合并出血而引起一系列症状。

2. 慢性萎缩性胃炎：慢性萎缩性胃炎患者可有贫血、消瘦、舌炎、腹泻等，个别患者伴黏膜糜烂者上腹痛较明显，并可有出血，如呕血、黑便。症状常常反复发作，无规律性腹痛，疼痛经常出现于进食过程中或餐后，多数位于上腹部、脐周、部分患者部位不固定，轻者间歇性隐痛或钝痛、严重者为剧烈绞痛。具体表现为上腹部饱胀感，终日觉胃部饱胀而与是否进食关系不大，胃口不好，食量减少，对含蛋白质、脂肪较多的食物很难消化，且容易引起腹泻，大便内常有未消化的脂肪粒、粗纤维与菜渣等。多伴有面色苍白、身体消瘦、体倦、乏力、头晕、失眠等症状。

3. 疣状胃炎：疣状胃炎又称慢性糜烂性胃炎、痘疮样胃炎、息肉样胃炎等。首先，临床表现没有特异性，多数患者感觉有上腹痛，以隐痛、胀痛多见，无规律性，其性质与溃疡病相似。其次是上腹胀、嗳气、反酸、体重减轻、全身乏力等症状。有 1/3 病例有上消化道出血（表现呕血、黑便），少数病例可无症状。虽然形态学和组织学上有独特改变，但临床表现和普通型慢性胃炎无区别。

4. 吻合口炎、残胃炎：是胃切除术后常见的病变，可发生在胃手术后的近期和远期。主要表现为上腹部饱胀、疼痛，多于饭后加重，甚至发生恶心、呕吐胆汁，有的患者食欲不振，体重减轻，体倦乏力等，部分患者可排黑便。

二、体征

慢性胃炎患者一般无明显体征，仅在发病时上腹部可有弥漫性压痛，轻重不一，萎缩性胃炎有贫血者，可见面唇、齿龈、球结膜与指甲苍白；胃体胃炎（A 型萎缩性胃炎）可见急性舌炎，即鲜牛肉样舌，或镜面舌。

【实验室和其他辅助检查】

1. 胃液分析：B 型胃炎胃酸分泌正常，有时降低或升高。A 型胃炎黏膜萎缩严重者，使壁细胞损伤、数目减少，胃酸分泌则减少，严重者胃酸缺如。

2. 血清学检查：慢性萎缩性胃炎常表现高胃泌素血症，90% 病例抗壁细胞抗体阳性，约 75% 抗内因子抗体阳性。因为胃酸缺乏，G 细胞反馈性高分泌胃泌素；伴发恶性贫血时血清胃泌素水平可升高数倍至数十倍，维生素 B_{12} 水平则下降。萎缩性胃窦炎常表现胃泌素水平降低，约 30% 存在低滴度抗壁细胞抗体。

3. Hp 检测：检测 Hp 有助于慢性胃炎的分类诊断和选择治疗措施。目前 Hp 检测方法主要有血清 Hp 抗体测定，将活检标本做涂片或病理切片后，Gimsa 染色或 Warthin-Starry 染色，或做细菌培养、快速尿素酶试验。^{13}C- 或 ^{14}C- 尿素呼气试验也具有很好的特异性和敏感性。本试验为非侵入性，易被患者接受，可用于筛选及治疗后复查。

4. 胃镜检查：是诊断慢性胃炎最可靠的方法。按悉尼标准，慢性胃炎的胃镜表现可分类为充血渗出性胃炎、平坦糜烂性胃炎、隆起糜烂性胃炎、萎缩性胃炎、出血性胃炎、反流性胃炎、皱襞增生性胃炎等 7 种。浅表性胃炎表现为黏膜充血与水肿混杂出现，镜下呈红白相间，以红为主，表面附着灰白色分泌物，可见局限性出血点和糜烂。萎缩性胃炎黏膜多苍白或灰白色，黏膜变薄，可透见黏膜下血管纹，皱襞细平，常见糜烂出血灶；局部可见颗粒状或结节状上皮增生。镜下黏膜活检有助于病变的病理分型和鉴别诊断。

5. X 线检查：气钡造影下重度慢性胃炎可显示黏膜皱襞的变化，由于其特异性和敏感性均不如胃镜，已很少使用。

6. 其他：还有壁细胞抗体（PCA）、胃蛋白酶原的测定、内因子的测定。

【临床治疗】

一、马氏治疗慢性胃炎核心方剂

目前西医治疗慢性胃炎的疗效尚不满意，应发挥中医、中西医结合的优势。治疗应包括中医的辨证治疗、中医的特色治疗和西医药的治疗等。马氏经过多年临床实践总结出治疗慢性浅表性胃炎有效方剂"英花胃康汤"。

英花胃康汤：蒲公英30g、紫花地丁30g、黄连15g、黄芩30g（杀灭幽门螺旋杆菌）、枳实20g、厚朴20g、白豆蔻15g、陈皮15g、砂仁15g（促进胃动力）、白芍30g、甘草15g、半夏15~20g、牡丹皮20g、徐长卿20g（解除胃平滑肌痉挛止痛）、白芷6g、白及30g（保护胃黏膜）、干姜3g。

临证加减：吐酸明显者加浙贝母、败酱草、海螵蛸等；食后胀满甚者加乌药、檀香、莱菔子等；疼痛明显者加佛手、青皮、延胡索、香附等；便溏者去蒲公英、枳实、厚朴、白芍，加地榆、藿香、金樱子、滑石等；便秘者加麦门冬、莱菔子、肉苁蓉、当归、白术等；尽量不用峻泻药如大黄、芦荟、番泻叶等以免引起依赖；血压高者去甘草。

二、马氏辨证治疗慢性胃炎

慢性胃炎的基本病机是胃膜受伤，胃气失和，故治疗应以行气和胃护膜为主，结合辨证论治，或清热，或祛湿，或活血，或健脾益气，或养阴益胃。

1. 肝胃不和：

主证：胃脘胀痛，或连两胁，嗳气频作，嘈杂泛酸，舌质红，苔薄白，脉弦。

治法：疏肝和胃，理气止痛。

方药：英花胃康汤合柴胡疏肝散加减。

蒲公英30g、紫花地丁30g、黄连15g、黄芩30g、枳实20g、厚朴20g、白豆蔻15g、陈皮15g、砂仁15g、白芍30g、甘草15g、法半夏15g、牡丹皮20g、徐长卿20g、白芷6g、白及30g、柴胡15g、郁金15g、佛手20g、苏梗15g、海螵蛸20g、延胡索15g、香附15g、干姜3g。每日1剂，水煎服。

临证加减：胃胀气甚，加木香15g（后下）、乌药20g以加强理气和胃；嘈杂、泛酸甚，加败酱草20g、吴茱萸3g以辛开苦降；食滞纳呆、大便不畅，加麦门冬25g、莱菔子30g、槟榔15g以行气消滞；口干舌红为气郁化热，加山栀子15g、石斛20g以滋阴清泄郁热。

2. 脾胃湿热：

主证：胃脘疼痛或痞满，或嘈杂不适，口干苦，纳少便溏，舌红，苔黄腻，脉滑数。

治法：清热化湿，和中醒脾。

方药：英花胃康汤合三仁汤加减。

蒲公英30g、紫花地丁30g、黄连15g、黄芩30g、枳实20g、厚朴20g、白豆蔻15g、陈皮15g、砂仁15g、白芍30g、甘草15g、法半夏15g、牡丹皮20g、徐长卿20g、白芷6g、白及30g、生薏苡仁20g、茯苓15g、干姜3g。每日1剂，水煎服。

临证加减：胃痛甚者加延胡索20g、香附15g、青皮15g、郁金15g以止痛；大便不通者加生白术60g、肉苁蓉15~30g、莱菔子30g以通便；恶心呕吐者加竹茹15g、吴茱萸6g、生姜数片以止呕；纳呆者加鸡内金20g、小茴香5g、谷芽30g、麦芽30g、神曲15g以促消化；不吐酸者加乌梅10g以开胃。

3. 脾胃虚弱：

主证：胃脘胀满，餐后明显，或隐隐作痛，喜按喜温，纳呆，便溏，疲倦乏力，舌质淡或有齿印、舌苔薄白，脉弱无力。

治法：健脾益气，行气止痛。

方药：英花胃康汤合补中益气汤加减。

蒲公英30g、紫花地丁30g、黄连15g、黄芩30g、枳实20g、厚朴20g、白豆蔻15g、陈皮15g、砂仁15g、白芍30g、甘草15g、法半夏15g、牡丹皮20g、徐长卿20g、白芷6g、白及30g、黄芪30g、党参20g、白术15g、延胡索15g、升麻6g、柴胡15g、干姜3g。每日1剂，水煎服。

临证加减：若得冷食胃痛加重，口流清涎，四肢不温，此乃脾胃虚寒，宜加干姜3~6g、肉桂2g（焗）以振中阳；若大便烂，每日多次，舌苔腻，此为兼湿，加苍术15g、茯苓20g以祛除湿邪；若脘痞，口苦，舌苔转黄，此属湿邪化热，加佩兰20g、藿香15g、栀子15g以泄湿热。

4. 胃阴不足：

主证：胃脘灼热疼痛，餐后饱胀，口干舌燥，大便干结，舌红少津或有裂纹，舌苔少或无，脉细或数。

治法：养阴益胃，荣络止痛。

方药：英花胃康汤去半夏合沙参麦门冬汤加减。

蒲公英30g、紫花地丁30g、黄连15g、黄芩30g、枳实20g、厚朴20g、白豆蔻15g、陈皮15g、砂仁15g、白芍30g、甘草15g、牡丹皮20g、徐长卿20g、白芷6g、白及30g、沙参15g、麦门冬20g、生地30g、太子参20g、延胡索15g、香附15g、干姜3g。每日1剂，水煎服。

临证加减：口干甚、舌红赤者，加天花粉15g、石斛15g以养阴清热；大便干结者，加肉苁蓉15g、虎杖15g、火麻仁30g以润肠通便；纳呆者加谷芽30g、麦芽30g、神曲15g、鸡内金15g、乌梅10g、山楂12g以开胃消滞。

5. 脉络瘀阻：

主证：胃痛日久不愈，痛处固定，刺痛为主，痛作拒按，或大便色黑，舌质暗红，或紫暗瘀斑，脉弦涩。

治法：活血化瘀，行气止痛。

方药：英花胃康汤失笑散加味。

蒲公英30g、紫花地丁30g、黄连15g、黄芩30g、枳实20g、厚朴20g、白豆蔻15g、陈皮15g、砂仁15g、白芍30g、甘草15g、牡丹皮20g、徐长卿20g、白芷6g、白及30g、五灵脂10g、蒲黄10g、三七末（冲）3g、延胡索15g、香附15g、乳香6g、郁金15g、干姜3g。每日1剂，水煎服。

临证加减：气虚者，加黄芪30g、党参20g以补气行血；阴虚者，加生地30g、太子参20g、石斛20g以养阴畅血；黑便者，加血余炭10g、地榆20g、仙鹤草20g以止血。

由于Hp感染是慢性胃炎发病的主要原因之一，所以对于Hp的治疗研究有助于慢性胃炎的治疗。

（1）经体外抑菌试验表明——幽门螺旋杆菌对中药黄连、白花蛇舌草、蒲公英、紫花地丁高度敏感，大黄、黄芩、五倍子、地锦草、地榆、甘草、厚朴、白芷、麦门冬等中药对 Hp 有明显的体外抑菌作用。

（2）另有实验证明，田七、厚朴、党参对 Hp 敏感，乌梅、延胡索对 Hp 中度敏感，黄连、大黄、桂枝对 Hp 高度敏感。

（3）还有人发现虎杖对 Hp 高度敏感。

三、马氏治疗萎缩性胃炎常用药

抑幽：土茯苓、白花蛇舌草、黄连、乌梅、连翘、半枝莲、藿香。

滋阴：生地、石斛、枸杞子、太子参、沙参、女贞子、山药、绞股蓝。

活血：莪术、三七、丹参、乳香（5～10g 除口臭最好，易引起过敏）、赤芍、红藤。

温中：黄芪、白术、茯苓、高良姜。

助消化：三仙、鸡内金、郁金（有促酸作用）、白芥子 5g、石菖蒲 10g（有促进胃液分泌，抑制胃肠发酵，缓解肠管痉挛作用）。

【研究进展】

慢性萎缩性胃炎（CAG）是由多种病因引起的以胃黏膜的慢性炎症和固有腺体萎缩、常伴有不同类型的胃黏膜上皮和腺体的化生为主要病理特征，以上腹部不适、上腹部饱胀、上腹部疼痛、恶心、嗳气及食欲不振等为主要临床表现的一种慢性胃部疾病。CAG 属于慢性胃炎的一种类型。安贺军等通过对 172 例慢性萎缩性胃炎患者的体质类型统计分析发现瘀血体质患者占总人数的 23.26%，由此可见瘀血在慢性萎缩性胃炎的发生和发展过程中起着重要作用。燕东等认为胃络瘀阻是导致慢性萎缩性胃炎发病的关键条件。沈洪提出血瘀是慢性萎缩性胃炎的关键病理因素之一。单兆伟认为瘀血阻络是 CAG 发病之标，而瘀滞是导致慢性萎缩性胃炎向肠化、不典型增生，甚至癌变转化的症结所在。崔金海认为气虚血瘀、浊毒留恋是 CAG 的基本病机，提出了益气活血化浊解毒的治疗原则。郭光业认为慢性萎缩性胃炎的基本病机是脾虚血瘀，并提出治疗 CAG 应采取健脾活血、益胃活血的方法。姜树民认为慢性萎缩性胃炎的病机为瘀血阻滞，血瘀证是 CAG 伴非典型增生常见证型，治疗上倡导活血化瘀、调护胃气。张学智指出在慢性萎缩性胃炎晚期阶段，多由因虚致实，此期脾胃虚弱、瘀血阻滞是基本病机，导致胃黏膜出现化生或增生性改变等病变，并强调在治疗时除以补虚为主外还应兼顾活血化瘀。

郝微微认为慢性萎缩性胃炎的基本病机为脾虚失健、中焦气机阻滞，肝气郁结亦是本病发病的重要因素，提出了治疗上应以健脾理气化湿为主，并强调重视疏肝解郁。白兆芝认为气滞是慢性萎缩性胃炎发病之标，提出本病的主要病理变化是胃气阻滞，治疗上注重调和脾胃。唐旭东认为胃腑常因滞而发病，提出气机阻滞及胃失和降是慢性萎缩性胃炎的主要病机。王自立提出慢性萎缩性胃炎以肝郁脾虚者多见，治疗上应采用养血柔肝、健脾和胃的方法。谢晶日认为郁、滞是 CAG 的重要病机，治疗上注重健脾疏肝和调畅情志。李成纲认为 CAG 的基本病机是中焦气机阻滞、脾胃升降功能失调，治疗多以健脾和胃、疏肝降逆为法。王春生提出了肝郁是慢性萎缩性胃炎发病的首要病因，气机升降失调是本病发病的关键因素，在治疗上多采取疏肝调气的方法。金洪元认为脾胃气滞和肝胃不和是 CAG 的主要病机，而脾虚气滞既是本病的基本病理又是引起慢性萎缩性胃炎发病的主要原因，治疗上提出了健脾疏肝和理气和胃的法则。

曹志群认为湿热毒互结是慢性萎缩性胃炎发病的重要因素，提出中焦脾胃湿热常与饮食积滞相合为患，因此治疗上除采取清热化湿之法，还辅助消食导滞和胃之药，亦不忘记顾护胃气和预防伤阴。顾庆华提出 CAG 的主要病机是湿热阻滞中焦脾胃，总的治疗原则是清热化湿，强调治疗时要分清湿热轻重予以对症处理。

李佃贵等针对大量的慢性萎缩性胃炎病例进行分析，得出结论如下：a. 慢性萎缩性胃炎的主要中医证候分类为浊毒内蕴证、脾胃湿热证、脾胃虚弱证、肝胃不和证、胃络瘀血证、胃阴不足证。证候分布中以肝胃不和证和浊毒内蕴证最多见。b. 慢性萎缩性胃炎主要证候特点为本虚标实，虚实夹杂，脾胃虚弱为发病之根本，且病多参瘀，浊毒与其互为因果，相关为害，浊毒内蕴为本病的基本病机。c. 慢性萎缩性胃炎在性别的发病上无明显差异，中老年人为该病的高危人群，对此人群早期的诊断和治疗对预防胃癌有重大的意义。d. 不良的饮食嗜好和情志失调易导致慢性萎缩性胃炎的发生，癌症家族史以及被幽门螺旋杆菌感染成为本病的危险因素。e. Hp 感染和湿热浊毒关系密切，中医证候在 Hp 感染率上有显著性差异。

马氏治疗萎缩性胃炎有效方如下：

黄芪 30g、太子参 20g、沙参 20g、牡丹皮 20g、徐长卿 20g、砂仁 15g、枸杞子 30g、半枝莲 30g、白花蛇舌草 30g、黄连 10g、藿香 15g、绞股蓝 20g、乌梅 15g、山楂 20g、郁金 10g、丹参 30g、高良姜 3g、沙棘 15g、枳实 20g、石斛 20~30g、莪术 15g、大枣 5 枚。

临证加减：止呕加吴茱萸 3~6g、生姜 3~10g、白豆蔻 10g；止痛加白芍 30g、甘草 10g、青皮 10g；胃胀明显者加白豆蔻 15g、木香 15g、青皮 10g。

附：马氏治疗其他消化方面疾病有效方。

1. 马氏治疗胃扭转有效方：枳实 30g、厚朴 30g、莱菔子 20~30g、槟榔 15g。

2. 马氏治疗胃下垂有效方：黄芪 30g、枳实 30g、苍术 20g、升麻 15g、柴胡 15g、党参 20g、防风 15g、砂仁 15g。

3. 马氏治疗胰腺炎有效方：败酱草 50g、栀子 25g、牡丹皮 25g、赤芍 30g、甘草 10g、丹参 30g、厚朴 25g、枳实 20g、大黄 30~40g（后下）、芒硝 10~15g（冲服）视病情用量、柴胡 15g、黄芩 20g、防己 10g、白术 20g、猪苓 20g、虎杖 15g、木香 25g、葛根 20g、延胡索 20g。

清胰汤：柴胡 15g、黄芩 30g、蒲公英 30g、栀子 15g、胡黄连 20g、牡丹皮 25g、赤芍 40g、甘草 10g、木香 20g、枳实 20g、莱菔子 30g、丹参 30g、防己 20g、败酱草 50g、延胡索 20g、番泻叶 5~10g。

临证加减：急性期腹满痛拒按，痞塞不通，大便燥结，加大黄 30g、芒硝 15g 冲服、厚朴 20g（或用番泻叶 5~10g）；发热、黄疸，加茵陈 20g、龙胆草 15g、栀子 20g、金银花 30g、连翘 20g；出现麻痹性肠梗阻，可用大陷胸汤峻下，甘遂 0.6~0.9g（冲服）、大黄 15~30g（后下）、芒硝 9~15g（冲服）。

4. 马氏治疗肠梗阻有效方：

①大黄 10~15g、芒硝 10~15g、甘遂 9g。

②厚朴 30g、枳实 30g、大黄 10~15g。

5. **马氏治疗大肠癌有效方**：马尾连 15g、白头翁 15g、地榆 15g、儿茶 9g、槐角 9g、五倍子 9g、马齿苋 50g、生薏苡仁 50g、白毛藤 50g，水煎服。

6. **马氏治疗脾曲综合征有效方**：乌药 10g、砂仁 10g、木香 10g、延胡索 10g、香附 10g、郁金 5g（脾曲部结肠强烈的屈曲或粘连引起肠腔良性狭窄，导致气体粪便集聚），同时可做按摩、热敷。也可思密达 3g，口服每日 3 次。

7. **马氏治疗阑尾炎有效方**：红藤 50～100g、败酱草 50～100g、大黄 15g、牡丹皮 30g、白花蛇舌草 30g、甘草 10g、白芍 30g、地耳草 20g、冬瓜仁 30g、薏苡仁 30g、川楝子 15g（不可久用、量大）。

第五节　慢性腹泻

腹泻是由多种原因导致的一个临床症状，主要是指排便次数增多（＞3 次 / 日）、粪便量增加（＞200g/d）、粪质稀薄（含水量＞85%）的病症，病史超过 3 周或长期反复发作者为慢性腹泻（CDD）。本病可见于现代医学的慢性结肠炎、慢性菌痢、溃疡性结肠炎、克罗恩病、肠易激综合征、肠道菌群失调、肠结核、肠道恶性肿瘤等多种疾病。本病是临床常见病及多发病，具有病程长、易复发的特点，对患者的生活质量造成严重影响。本病的主要表现包括大便次数增多，粪便不成形，稀烂、溏薄甚则为稀水状或含未消化食物、黏液、脓血或多量脂肪。如病程超过 2 个月，或间歇期在 2～4 周内的复发性腹泻，可称慢性腹泻。中医根据证候不同属"泄泻""鹜溏""飧泄""肠风""下注"等范畴。

【病因病机】

一、中医

慢性腹泻属中医学"泄泻"范畴，也包括中医辨病属痢疾病久不愈者。《素问·阴阳应象大论》载："湿盛则濡泄。"《景岳全书·泄泻》载："泄泻之本，无不由乎脾胃。"泄泻之主要病变部位在胃（脾）、大小肠，因胃主受纳，脾主运化，小肠分清化浊，大肠主传导。但其他脏器的传变、生克关系失调亦可导致泄泻。具体致病原因如下：

1. **感受外邪**：六淫伤人导致脾胃失调都可发生泄泻，但以湿邪最为重要，"湿多成五泄"，是指湿侵于脾，脾失健运，不能渗化及分清泌浊水谷并入大肠而成泄泻。湿邪致病多兼夹其他病邪，如雨湿过多或坐卧湿地，或汗出入水则寒湿内侵，困遏脾阳，清浊不分而致泻，如长夏兼（暑）热，壅遏中焦，下注大肠。风、寒、暑、燥、火都可引起泄泻，但仍多与湿邪有关。

2. **饮食所伤**：饮食过量，宿食内停；进食不洁，损伤脾胃；肥甘厚味，呆胃滞脾；脾胃受戕，水谷不化精微，反成痰浊，凡此均使脾胃运化失健，水谷停为食滞。损伤脾胃，阻碍中州，升降失调，传导失职均可发生泄泻。说明伤于饮食，是导致泄泻的一个重要原因，然饮食致泄，亦不离于湿，有寒热之分，如恣啖生冷，寒食交阻，成寒湿之证；若伤于炙煿肥甘，则湿热内蕴，遂成湿热之证。

3. **情志失调**：凡忧思恼怒，木郁不达，肝气横逆乘脾，脾胃受制，运化失常，而成泄泻；或忧思伤脾，致土虚木乘亦可致泻；或素有脾虚湿胜，或逢怒时进食，更易成泄。说明情志失调，肝郁乘脾，在泄泻发病中，亦甚为重要。

4. **肝脾虚弱**：胃主受纳，脾主运化，一降一升，主宰消化吸收，若先天禀赋不足或后天饮食失调，劳倦内伤，久病缠绵均可导致脾胃虚弱，或中阳不健，或中气下陷，不能受纳水谷和运化精微，水谷停滞，清浊不分，混杂而下，遂成泄泻。

5. **肾阳虚衰**：久病及肾，或年老体衰，肾之阳气不足，肾阳虚衰，命火不足，不能助脾胃以腐熟水谷，则水谷不化而为泄泻。盖肾主大小二便，又司开阖。大便之能开能闭者，肾操权也。今肾既虚衰，则命门火熄，火熄则水独治，令人多水泻不止。故久泻与肾的关系十分重要。

总之，本病病因与风、寒、湿、热、暑邪及情志失调、饮食不节及脏腑病变等因素有关；外邪（尤为湿邪）侵犯，饮食遏伤脾胃，或肝气乘脾，肾不暖土致脾胃运化失职，湿浊内生而酿成本病。本病初起以实证为主，多表现为湿浊内蕴之候，病久则由实转虚，或脾虚、肾虚，或虚实兼杂。本病病位在脾、胃、肠，还与肝、肾相关，基本病机为湿浊内蕴，脾、胃、肠的运化功能失常。

二、西医

本病病因复杂，可由消化道病变引起，也可由消化道外的病变影响，归纳有几个方面：

1. **渗出性腹泻**：在发病率中占重要地位，病理是肠内固有病理性渗出物引起腹泻，主要见于炎症，可分感染性和非感染性两种。

2. **分泌性腹泻**：分泌性腹泻是由于胃肠的水和电解质分泌增加，内容物增多引起的腹泻。除胰源性溃疡（卓-艾综合征）是由于胃分泌增加外，其余都是由于肠道，特别是小肠分泌增加所致。其原理有：

（1）由于静水压力和组织压力的增加。

（2）各种因素所激发的黏膜细胞的电解质主动分泌的增加，这种特异分泌的增加，目前尚未发现其有组织变化的基础，可视为单纯的分泌紊乱。

3. **渗透压性腹泻**：渗透压性腹泻是由于肠腔内含有不能吸收的溶质（非电解质），使肠腔内的有效渗透压增加，从而减少了水电解质的吸收所致。大致原因：

（1）由于摄入平常也难于吸收的物质，如泻药。

（2）由于对食物的消化、分解不完全。

（3）由于不能转运平常特异抑制吸收的溶质（如葡萄糖）。

4. **吸收紊乱性腹泻**：吸收紊乱性腹泻指的是对水电解质吸收面或吸收过程本身的紊乱所引起的腹泻。

5. **肠运动功能紊乱性腹泻**：肠运动功能紊乱，肠蠕动增快致肠腔内食糜来不及吸收导致腹泻，反之，肠蠕动减慢，肠内潴留，肠内细菌过度繁殖亦可引起腹泻。

【临床表现】

一、症状

腹泻是指排便次数增加和粪便有量和质的改变或含有病理性内容物而言。如上所述，不同发病原理有不同的临床特点，而不同疾病更有不同的临床表现。

（一）渗出性腹泻

粪便往往含有渗出物或血，且伴有腹痛，结肠（特别左侧结肠）的病变多引起肉眼脓性便，如伴有糜烂或溃疡则可有明显血便。病变位于小肠，渗出物及血都均匀混在粪便里，一般无肉眼脓或血。

1. 局部感染性炎症：

（1）以脓血便为特点的腹泻：

①菌痢：大便日十至数十次，粪量少，脓血块，无粪质，全身症状较多且重，多急性发作，部分转慢性。

②阿米巴痢疾：大便每日数至十多次，粪便杂有暗红色血及少量脓，全身症状较少及轻，多慢性，部分急性发作。

③非特异性溃疡性结肠炎：大便每日数至十多次，粪有脓血和粪质，全身症状不一，亦可较重，病程慢性反复发作。

（2）几种伴腹泻的回盲部病变：

①肠结核：多见于青壮年，除结核的原发病灶和全身症状外，常引起慢性腹泻。常于餐后出现，有时与便秘交替。

②克罗恩病（肉芽肿性结肠炎）：可有急性阑尾炎样症状，常有漏管形成或肠梗阻表现，病呈慢性，可有缓解或相对缓解。腹泻常伴脐周或右下腹痛，一般每天排便 3~6 次，粪质软或伴液状，很少杂脓血，少见里急后重。

③急性坏死性小肠炎：本病属急性腹泻，不加赘述。

2. 肿瘤： 肿瘤以结肠癌多见，右侧结肠癌排便习惯的改变是常见症状，且可能为首次出现的临床表现。粪无明显血和脓，但慢性出血致贫血可为显著症状。盲肠癌易触及包块。左侧结肠癌以梗阻和便秘较腹泻多见。直肠癌有时以腹泻为主要症状，多见血便及里急后重。

（二）分泌性腹泻

分泌性腹泻的特点：a. 排出大量水样便，每天可达数升。b. 粪便渗透压几乎全由电解质形成。c. 多无脓液。d. 腹痛不多见。e. 禁食后仍有腹泻。

1. 传染性： 包括霍乱、大肠埃希菌毒素性腹泻、食物中毒腹泻，故呈急性发作过程，部分有自限性，经治疗可痊愈，不属慢性腹泻范围。

2. 非感染性：

内分泌性或体液性：

①胰源性溃疡：特点为有严重腹泻或脂肪泻，有非典型位置的溃疡，且溃疡经手术治疗后很快出现复发，有极度的胃酸分泌升高。

②胰性霍乱：由于大量水泻和电解质的丧失，常有严重低钾和代谢性酸中毒。

③类癌：腹痛、腹泻间歇发作呈慢性病程，当肿瘤癌变已有肝脏等器官转移时，可出现下列类癌综合征：发作时皮肤充血发红，称潮红；特殊性发绀；发作性哮喘、右心内膜炎和右心衰竭等表现。

（三）渗透压性腹泻

特点：a. 腹腔内容物的渗透压升高。b. 粪便可含有未全消化或未完全分解的食物成分或其他在肠内发酵和腐化的产物。c. 禁食后可使腹泻停止。

（四）吸收紊乱性腹泻

这类腹泻因只有找出与之相关的食物，即可以禁食该种食物使腹泻停止，使临床难点不大，不予赘述。

（五）肠运动功能紊乱性腹泻

此为结肠激惹综合征：每天排便次数，以餐后（特别是早餐后）为多，粪便可有黏液，但无脓血，有时伴腹痛，反复发作，与生活环境或精神情志有关，多为女性青年。

【治疗】

本病起病缓慢，病程较长，病位在脾胃和肠，基本病机以脾虚湿胜为主，因此临证时需准确把握以脾虚为主，抑或以湿浊为主；久泻不宜过投分利，清热莫过于苦寒，补虚勿纯用甘温，虚实相兼者，又宜补虚祛邪并用，寒热错杂，又宜温清并行。马氏以脾虚湿盛为主组成"健脾固肠汤"临证辨证治疗慢性腹泻取得较好疗效。

健脾固肠汤：党参 20g、茯苓 20g、白术 15g、芡实 30g、地榆 15g、藿香 20g、金樱子 30g、猪苓 20g、仙鹤草 30g、儿茶 10g、苦参 10g、黄芩 20g、黄连 10g、鱼腥草 30g、乌梅 15g、白头翁 15g、石榴皮 15g（白头翁和石榴皮任选其一）、赤石脂 20～30g、滑石 20～30g、甘草 6g。此方有培补、清利、化湿、固涩、全方位健脾固肠的功效。

1. 肝郁痰结：

主证：左少腹痛，部分病者可在左下腹触及条索状包块，严重者右下腹亦可出现，大便稀烂，夹杂多量黏液，每于左下腹痛后排便，每天次数不等，舌淡红，苔白滑或腻浊，脉弦滑。

治法：疏肝理气，导痰化浊。

方药：健脾固肠汤合四逆散加味。

党参 20g、茯苓 20g、白术 15g、芡实 30g、地榆 15g、藿香 20g、金樱子 30g、猪苓 20g、仙鹤草 30g、儿茶 10g、苦参 10g、黄芩 20g、黄连 10g、鱼腥草 30g、乌梅 15g、石榴皮 15g、海螵蛸 30g、赤石脂 30g、滑石 30g、甘草 6g、柴胡 12g、白芍 12g、枳壳 12g、陈皮 12g、法半夏 12g、神曲 12g、甘草 8g。

临证加减：泻下量多，见阴虚偏盛之象者，加莲子肉 30g、乌梅 20g 以涩肠养阴；纳谷不馨者加炒谷芽 30g、麦芽 30g 以健脾消食；便血者加旱莲草 20g、槐花 20g 以止血。

2. 肝郁湿阻：

主证：每遇情绪紧张或精神刺激而诱发，排便稀烂，少黏液，一般腹痛轻微，每日排便可十多次，每于餐后（特别是早餐后）腹痛即泻，泻后痛减，腹泻常随精神情绪的改变而呈周期性发作，兼见胸脘腹满、肠鸣、头晕、纳呆、四肢倦怠、大便稀烂、舌苔腻，脉濡滑或缓。

治法：抑木扶土，燥湿化浊。

方法：健脾固肠汤去苍术合痛泻要方加减。

党参 20g、茯苓 20g、芡实 30g、地榆 15g、藿香 20g、金樱子 30g、猪苓 20g、仙鹤草 30g、儿茶 10g、苦参 10g、黄芩 20g、黄连 10g、鱼腥草 30g、乌梅 15g、石榴皮 15g、赤石脂 30g、滑石 30g、甘草 6g、白术 15g、白芍 12g、陈皮 9g、防风 12g、半夏 10g、薏苡

仁30g、白豆蔻5g、泽泻15g。

临证加减：胃中吞酸嘈杂者，加吴茱萸5g以泄肝和胃；平素脾虚，疲乏，脘闷，纳差，加山药20g以健脾止泻；胸胁胀满甚者加柴胡15g、车前子10g以渗湿利水；不思饮食加谷芽、麦芽各20g以开胃消食；泄泻日久，见腹胀痛，便下不爽，口干，心烦，疲乏少力，容易感冒，舌体胖苔白或黄者为寒热错杂，可改用乌梅丸以攻补兼施，调和肝脾。

附：**痛泻要方**。

痛泻要方为刘草窗方，选自《医学正传》"治痛泄"。原方组成：白术（炒）二两（6g）、白芍（炒）二两（6g）、陈皮炒一两五钱（4.5g）、防风一两（3g）。上细切，分作八服，水煎或丸服。久泻者加炒升麻六钱（18g）（现代用法：参照原方比例，酌定用量，做汤剂煎服）（白芍有舒展胃平滑肌作用，易引起腹泻，故马氏不用此药治疗腹泻）。

功效：为补脾泻肝，缓痛止泻。

主治：肝旺脾虚，肠鸣腹痛，大便泄泻，泻必腹痛，舌苔薄白，脉两关不调，弦而缓。

临证加减：根据肝强与脾弱的偏颇，调整白芍与白术的配伍比例；水湿下注，泄泻呈水样，加茯苓、车前子，以利湿止泻；脾虚较甚，神疲力乏，加党参、山药以健脾益气；中焦虚寒，脘腹寒痛，加干姜、吴茱萸以温中驱寒；又有食积，呕吐酸腐，加焦山楂、神曲，以消食和胃；脾胃气滞，脘腹胀满，加厚朴、木香以理气行滞；气虚下陷，久泄不止，加炒升麻以升阳止泻；舌苔黄腻者，湿久郁热，可加黄连以清热。

方解：方中白术燥湿健脾，白芍养血泻肝，陈皮理气醒脾，防风散肝舒脾。四药相配，可以补脾土而泻肝木，调气机以止痛泻。久泻者，加炒升麻18g。

现代临床常用于治疗急慢性肠炎、肠道易激综合征、结肠炎和梅尼埃病。用法用量日1剂，水煎服。

肠易激惹症应用本方加减：

炒白术30g、炒白芍15g、炒陈皮10g、防风5g。水煎煮，每日1剂，症状完全控制后，可服散剂2周，每次15g，每日3次。治疗肠易激惹症效佳。

痛泻要方药理作用：

（1）松弛胃肠平滑肌：痛泻要方水煎液可显著抑制家兔离体及在体肠运动，对氯化乙酰胆碱、毛果云香碱、水杨酸毒扁豆碱及氯化钡所致的肠痉挛有显著的解痉作用。进一步实验表明，该方主要通过阻断M受体而起作用。该方还有较强的抗组胺作用，能抑制小肠推进运动。

（2）抑制胃酸分泌：痛泻要方对大鼠胃酸分泌量有显著抑制作用，但对胃酸酸度没有影响。痛泻要方水煎醇沉液，对胃酸刺激药组胺、五肽胃泌素引起的大鼠胃酸分泌有显著的抑制作用。

（3）抗溃疡：痛泻要方25g/kg、75g/kg对大鼠幽门结扎性溃疡有显著的抑制作用，抑制率分别为68%、98%。

（4）抑菌：该方在培养基中25%浓度，对痢疾杆菌、大肠埃希菌及葡萄球菌均有抑制作用。

3. 水饮留肠：

主证：素盛今瘦，肠鸣辘辘有声，便泻清水样，或呈泡沫状，泛吐清水，腹胀尿少，舌淡，苔白润滑，脉濡滑。

治法：健脾利湿，前后分消。

方药：马氏健脾固肠汤合苓桂术甘汤加减。

党参20g、茯苓20g、芡实30g、白术15g、地榆15g、藿香20g、金樱子30g、猪苓20g、仙鹤草30g、儿茶10g、苦参10g、黄芩20g、黄连10g、鱼腥草30g、乌梅15g、石榴皮15g、海螵蛸30g、赤石脂30g、滑石30g、甘草6g、桂枝10g、白术15g。

临证加减：脘腹胀痛，嗳气者去甘草，加乌药10g、木香（后下）8g以理气温中止痛；湿蕴化热，舌苔黄腻者加连翘12g、厚朴12g、马齿苋20g以清积热化湿；形寒肢冷，脉沉迟，腹部冷痛者，加炮姜10g、草豆蔻6g以温中散寒。

4. 瘀阻肠络：

主证：泄泻迁延日久，大便杂赤白黏冻，泻后仍有不尽之感，腹部刺痛，多于两侧少腹部，面色晦滞，舌质暗红或边有瘀斑，脉弦涩。

治法：化瘀通络，和营止痛。

方药：健脾固肠汤合少腹逐瘀汤及驻车丸加减。

党参20g、茯苓20g、芡实30g、白术15g、地榆15g、藿香20g、金樱子30g、猪苓20g、仙鹤草30g、儿茶10g、苦参10g、黄芩20g、鱼腥草30g、乌梅15g、白头翁15g、海螵蛸30g、赤石脂30g、滑石30g、甘草6g、蒲黄10g、五灵脂15g、川芎10g、延胡索15g、没药3g、肉桂（焗）10g、干姜5g、黄连10g。

临证加减：后重甚者，加木香5g、槟榔5g以行气；便血或赤冻多者，加旱莲草20g、马齿苋20g以清热止血。

5. 寒热互结：

主证：泻下迁延日久，大便黏滞或夹杂黏液，或脓血，腹痛，肛门重坠，舌淡红，苔黄厚腻，脉濡数。

治法：扶正祛邪，寒热并用。

方药：健脾固肠汤合乌梅丸加减。

党参20g、茯苓20g、芡实30g、白术15g、地榆15g、藿香20g、金樱子30g、猪苓20g、仙鹤草30g、儿茶10g、苦参10g、黄芩20g、鱼腥草30g、乌梅15g、白头翁15g、海螵蛸30g、赤石脂30g、滑石30g、甘草6g、附子12g、桂枝10g、干姜5g、黄柏15g、黄连12g。

临证加减：腹痛重者，加牡丹皮20g、徐长卿20g以缓急止痛；大便见脓血者，加白槿花10g、槐花20g、槟榔10g、马齿苋20g以清热止血；泄泻日久，见体虚气弱，而腹胀不显著者，加炙升麻5g、人参10g、炙黄芪20g以补中益气。

6. 脾虚泄泻：

主证：大便溏泄，清冷，甚则完谷不化，食后腹胀，喜按，面色萎黄，食欲减退，肌瘦无力，舌淡苔白，脉细弱。

治法：健脾益气。

方药：健脾固肠汤合参苓白术散加减。

党参 20g、茯苓 20g、芡实 30g、白术 15g、地榆 15g、藿香 20g、金樱子 30g、猪苓 20g、仙鹤草 30g、儿茶 10g、苦参 10g、黄芩 20g、黄连 10g、鱼腥草 30g、乌梅 15g、石榴皮 15g、赤石脂 30g、滑石 30g、炙甘草 6g、人参 10g、白术 15g、砂仁 6g（后下）、陈皮 9g、桔梗 12g、白扁豆 15g、怀山药 15g、莲子 15g、薏苡仁 15g、黄芪 20g。

临证加减：若气短少力，大便滑脱不禁，甚则肛门下坠或脱者，加升麻 15g、羌活 12g、莲子肉 20g 以益气涩肠止泻；胃脘痞闷，舌苔白腻者，加佩兰 15g、白豆蔻 10g 以理气宽胸化湿。

7. 肾虚泄泻：

主证：泄泻每于黎明前脐腹作痛后，肠鸣即泻，泻后即安，腰膝酸软、形寒、肢冷、舌淡、苔白、脉沉细。

治法：温补脾肾，固涩止泻。

方药：健脾固肠汤合四神丸及附桂理中丸加减。

党参 20g、茯苓 20g、芡实 30g、白术 15g、地榆 15g、藿香 20g、金樱子 30g、猪苓 20g、仙鹤草 30g、儿茶 10g、苦参 10g、黄芩 20g、黄连 10g、鱼腥草 30g、乌梅 15g、石榴皮 15g、赤石脂 30g、滑石 30g、炙甘草 6g、补骨脂 15g、吴茱萸 5g、肉豆蔻 6g、五味子 8g、附子 10g、肉桂 3g（焗）、白术 15g（土炒）、干姜 5g。

临证加减：久泻不止，加禹余粮 15g、诃子肉 15g 以涩肠固泻；伴有心烦口干，减附子、炮姜、吴茱萸等温药量，加黄柏 12g 调和寒热；肾阳不振者，加仙茅 12g 以温补肾阳。

【马氏治疗慢性腹泻的临床经验与体会】

慢性腹泻是临床常见的病症。治疗慢性腹泻，首先要解决的是明确诊断，即明确腹泻的病位，区分腹泻的类属，找出具体的病因。充分发挥中医辨证论治的优势，做到审查慎详，辨证准确，用药恰当，灵活又具体的个体化治疗，很多"慢性腹泻"都可以得到控制、缓解、好转，直至治愈。有些促进肠蠕动的药物尽量不用，如当归、白芍、大黄、牛蒡子、阿胶、麦门冬等。温热药即使应用一定要小量应用，大量应用会使肠道充血，加重腹泻。充分显示了中医在治疗慢性腹泻上的优势，即灵活性大，覆盖面广，适应力强，穿透度深，有着广阔的施展余地，丰富的内涵，强大的生命力。

1. **先找出病变部位**：不同部位病变发生的泄泻其临床表现有各自不同的特点，抓住这些特点，可以区分不同部位的病变所在，如前所述，小肠性腹泻，粪便水样，腹不痛或仅有轻微腹痛；结肠部位腹泻，粪多而水分少，如左半结肠则有黏液或脓血便，大多有明显的腹痛；这样可以先对泄泻做一个定位推断。

2. **根据不同病理的症状表现寻找病因**：不同病理所致的泄泻也各有特点，应抓住这些特点，分辨属于哪一种性质的泄泻。如渗出性腹泻，在发病中占重要地位，病理是肠内固有病理性渗出物引起泄泻，主要见于炎症，可分感染性和非感染性两种，发生部位多在结肠，粪含病理性内容物；分泌性腹泻是由于胃肠的水和电解质分泌增加，内容增多引起的泄泻，除胰源性泄泻是由于胃分泌增加外，其他都是由于肠道，特别是小肠分泌增多所致，这种泄泻的特点是排出大量水样便，每天可达数升。粪便渗透压几乎全由电解质形成，多无脓液，腹痛不多见，禁食后仍有腹泻；肠运动功能紊乱性腹泻每天排便数次多，以餐后（特别是早餐后）为多，粪便可有黏液，但无脓血，有时伴腹痛，反复发作，与生活环境或精神情志有关。而渗透性腹泻和吸收紊乱性泄泻，经禁食与之有关的食物后泄泻可以停止。根据五种病理机制的临床表现可以找出泄泻的病因。

3. **通过各种检查，寻找泄泻病因**：有些泄泻不容易确诊，应不懈地、积极地寻找病因，包括各种实验检查、内镜、X线、CT、消化吸收功能的特殊检查、内分泌功能、免疫学检查等。

4. **部分病因不明慢性泄泻的治疗**：对部分病因不明的慢性泄泻治疗存在困难，如非感染性或原因不明的肠炎病，治疗上几乎无特效的治疗方法和药物，慢性非特异性溃疡性结肠炎、局限性肠炎、肉芽肿性结肠炎（克罗恩病），至今病因不明，用激素治疗，可以缓解症状，无药根治。对于这一类泄泻，应当发挥中医药的优势，充分运用中医辨证论治的灵活性，只要辨证正确，治法恰当，用药精准，结合中药现代药理上研究的新进展，其治疗显露出明显的优势。

5. **慢性腹泻的病因病理**：对于一些病毒感染性肠病、吸收不良综合征、结肠易激综合征等，中医显示出极大的优势，如病毒感染性肠病，可以通过中医的清热解毒、燥湿化浊等方法；吸收不良综合征可通过补脾益气、补肾健脾等方法；结肠易激综合征可通过抑肝扶脾、疏肝理气等方法达到治愈的目的。

6. **慢性腹泻的中医治疗**：慢性腹泻，久泻多虚，虚中有实，实中有虚，寒中有热，热中有寒。故马氏主张宜于复杂多变的症状中把握辨证关键，从而辨明何者为标，何者为本。在治疗上则能掌握先后缓急，抓住时机，采用多角度、多方法综合治疗，即补中有泻，泻中有补，寒凉并用，通涩有度，方为万全之上策。

7. **注重现代中医中药的研究**：注重中医在病因病机和中医治法的研究成果；注重中药药理研究的成果，如苦参、多头风轮菜和水蓼的研究，提示苦参多头风轮菜和水蓼可能都具有促进水、钠从肠腔向肠黏膜上皮细胞转运的作用。它们还可能对肠炎时的炎性渗出有抑制作用。此外，苦参对小肠运动的抑制作用必定也是其对抗腹泻作用的重要机制之一。又如生甘草和白鲜皮的研究提示，对实验动物消化系统有明显保护和促进作用。

痛泻要方的药理学研究揭示了该方具有松弛胃肠平滑肌，抑制胃酸分泌，抗溃疡和治疗肠易激惹症的机制等。使中药学术理论和治疗层次有质的飞跃。

【研究进展】

慢性腹泻是临床上常见且病因较复杂的疾病，可因饮食不当、感受寒邪或其他慢性疾病等多种因素诱发。随着人们生活方式及周围环境的变化，肠道菌群失调已成为慢性腹泻的主要致病因素之一。实验研究表明，中医"脾虚"与肠道菌群失调具有密切联系。中医关于健脾化湿方剂的作用机制研究也不断发展深入。杨旭东等实验研究显示，参苓白术散可使脾虚小鼠模型肠道内肠球菌、肠埃希菌、双歧杆菌、乳酸杆菌等肠道细菌的数量恢复正常，同时使肠黏膜组织损伤得以修复。任光友等实验研究发现，四君子汤可使肠道菌群失调模型小鼠肠道内双歧杆菌及乳酸杆菌的数量明显增加，说明四君子汤对肠道优势菌群具有扶植作用。杨利桃等实验研究表明，加味四君子汤可大量激活慢性腹泻模型小鼠体内的益生菌含量，同时提高肠道内 sIgA 的含量以起到维持肠道菌群的稳定作用。郭丽双等实验显示，健脾消食常用中药神曲及其复方制剂可明显促进肠道内双歧杆菌及类杆菌数量的提升，并具有抑制肠埃希菌及肠球菌的作用。吴国琳等研究发现，黄芪、党参、白术等补益类中药均具有调节肠道菌群的作用。

慢性腹泻为消化内科临床常见病，属于中医"泄泻"的范畴。王垂杰教授认为脾虚湿盛为其病机关键，提出先分清虚实明寒热、再辨虚损责脏腑、见症识证定治法与三因制宜来辨治的诊疗策略。同时认为病因病机责之于湿，主脏在脾，与肝、肾密切相关。辨证要考虑综合因素，重在辨寒热虚实。治疗以理脾利湿为原则，淡渗、升提、清凉、疏利、酸收、温阳、固涩为常用之法，同时要兼顾其他脏腑，做好三因制宜。

林寿宁研究认为，导致腹泻的原因较多，既有外邪侵犯的原因，也有肠腑功能失常或其他脏腑机能失常的因素，外邪主要是湿邪或湿热或寒湿，脏腑功能失常除因肠腑本身的原因外，还与脾、胃、肝、肾有较大的关系。治疗上要以理湿为大法，并根据湿邪的寒热偏性或兼杂症的不同，分为湿滞肠腑证、食积内停证、肝脾不调证、脾胃虚弱证以及脾肾阳虚证等不同证型辨证论治，同时注重饮食、情志调理。

国医大师张磊教授通过临床研究得出主要结论：a.老年慢性腹泻的根本原因是脾胃虚弱，水湿阻滞为标，是本虚标实或虚中夹实之证。b.治疗时要注重脏腑辨证，其虚在脾，与肝、胃、肾等脏腑关系密切。c.治疗重在调理脾胃升降功能。用药时重在健脾益气，勿忘调理其他脏腑，重视整体观念，注意邪之传变，用药宜平补平泻，寒热相宜，调和脏腑功能，以平为期。

第六节　慢性功能性便秘

慢性功能性便秘是一种全球范围的常见症状。流行病学资料显示其发病率在亚洲约为 8.75%，在西方国家则为 27%，在我国为 4%～6%。本病是指非器质性的各种原因所致的排便节律、排便习惯及粪便的性状改变而言，即排便次数减少，或排便困难和粪干燥硬结或黏滞难排，症状至少持续 3 个月以上。便秘古今名称很多，有"大便难""后不利""脾约""阳结""阴结""肠结""风秘""热秘""风燥""热燥""虚秘"等，现统称便秘。

【病因病机】

一、中医

如《重订严氏济生方·秘结论治》曰："夫五秘者，风秘、气秘、湿秘、寒秘、热秘是也。更发汗利小便，及妇人新产亡血，陡耗津液，往往皆令人秘结。"《诸病源候论·大便不通候》云："大便不通者，热气偏入肠胃，津液竭燥，故令糟粕否结，壅塞不通也。"中医学认为便秘是各种病因引起大肠传导功能失常所致，其原因有：

（1）大肠燥热内结。素体阳盛或过食辛热炙煿厚味，嗜饮酒浆，误食药石及高热伤津，使大肠积热，耗伤津液，肠道干涩形成便秘。

（2）气机郁滞。忧愁思虑过度，坐卧过久，过少活动，致肝脾气滞，气机不畅，腑气不通，形成便秘。

（3）气血津液亏虚。平素精气衰退或久病、产后耗气伤津，肠道失于濡润，气虚传导无力以致便秘。

（4）年高体弱。阳虚阴盛，阴寒凝聚，阳气不通，腑气壅遏，形成便秘。本病病位在大肠，与肺、肝、脾、肾有关。

二、西医

（1）排便动力缺乏：年老体弱，肥胖或明显消瘦，多次妊娠，经产妇引起腹肌、肠平滑肌、肛提肌功能衰弱。

（2）结肠痉挛：精神神经过于紧张疲劳，结肠功能紊乱，可引起便秘与腹泻交替，如结肠易激综合征。

（3）生活习惯：多由不良饮食习惯造成，食物渣滓太少，液体摄入不足，肠道受刺激不足。

（4）直肠排便反射迟钝或丧失：如忽视便意，抑制排便，不定时排便。

（5）自主排便反射削弱：滥用泻药或灌肠，造成排便的依赖性。

（6）神经病变：由于肠神经异常所致，如肠道神经发育不良。

（7）直肠、盆底解剖结构功能异常：如直肠前突、直肠内脱垂、耻骨直肠肌痉挛性肥大等致出口梗阻。

【临床表现】

1.症状：2～3天以上不排大便，长者可达1周；或全无便意，或仅矢气频作，或便意急迫，但临厕时则排便困难，努挣难下，排便时间延长，或完全无粪便排出，如偶尔排出粪块大多结硬，如羊矢状、球状不等，有的因肛裂便后点滴鲜血，有的杂黏液、粪有时不结硬而黏滞不爽。

2.体征：下腹部可扪及条索状粪便块，直肠指检可触及粪便。

3.常见并发症：

（1）肛周疾病：长期便秘者可诱发肛裂、痔疮，致肛门疼痛及便血。

（2）结肠炎性息肉。

（3）结肠憩室。

（4）结肠黑色病变，因长期服泻药引起。

【实验室和其他辅助检查】

（1）大便常规及潜血实验：观察粪便形状、大小、坚硬度、有无浓血和黏液等，以及潜血实验排出器质性病变。

（2）肠镜：可直接观察肠黏膜病变，排除结肠癌、息肉等器质性病变。

（3）X线检查：X线标记物测结肠通过时间、钡剂灌肠、直肠排粪造影等。

【马氏治疗慢性功能性便秘对策及观点】

便秘辨证分为虚实两端，以实则泻之、虚则补之为治则，实秘者以清热行气通下为大法，虚秘者以益气、养血、滋阴、润下为治法。

一、实秘

1.热秘：

主证：大便干结，口干燥渴，腹胀痛、小便短赤，舌红，苔黄燥，脉滑数。

治法：清热润肠，泻下通便。

方药：马氏增补麻仁丸。

蒲公英30g、厚朴30g、枳实30g、虎杖15g、麻子仁30g、北杏仁15g、白芍30g、甘草10g、生地40g。

临证加减：大便粪块坚硬者，可合用元明粉10g（冲服）以软坚通便；舌红苔干，便结不通，可合用增液汤以增水行舟；兼痔疮便血，加用槐花15g、旱莲草20g以清肠止血；兼郁怒伤肝，目赤头昏，可合用更衣丸或当归龙荟丸以清肝泻火。

2.气秘：

主证：大便艰涩难下，胁肋胀痛，嗳气、呃逆，食欲不振，腹胀欲便，排便不畅，后重窘迫，舌苔薄白，脉弦。

治法：顺气导滞，降逆通便。

方药：马氏增补六磨饮。

生白术50~60g、槟榔15g、木香20g（后下）、厚朴30g、枳实30g、乌药20g、柴胡15g、檀香10g（后下）、莱菔子30g、青皮10g、白芍30g、甘草6g。

临证加减：大便干结者，加用火麻仁30g、郁李仁15g以润肠通便；腹部攻痛者，加佛手20g、徐长卿20g以理气止痛；虫积阻滞者，加使君子15g、苦楝皮12g以驱虫理气；兼血瘀者，可加用桃仁15g、红花10g、莪术15g以活血祛瘀。

二、虚秘

1.气虚秘：

主证：神疲乏力，少气懒言，虽有便意但努挣难下，甚则汗出，大便不干结，舌胖或有齿印，脉虚无力。

治法：益气通便。

方药：马氏加味补中益气汤。

黄芪30g、党参15g、生白术30~60g、当归30g、肉苁蓉15~30g、白芍30g、甘草10g、陈皮20g、升麻10g、柴胡10g、羌活10g、防风10g。

临证加减：大便燥结难下者，加火麻仁30g、郁李仁20g、北杏仁15g以滑肠通便。

2.血虚秘：

主证：大便干结，起立时眼前昏暗，唇舌色淡，脉细。

治法：养血润燥。

方药：马氏加味润肠丸。

火麻仁30g、玄参20g、当归30g、桃仁20g、羌活15g、肉苁蓉30g、熟地20g、何首乌30g、麦门冬30g、白芍30g、甘草6g。

临证加减：腹胀脘痞明显者，加厚朴30g、枳实30g以增强行气之功；伴心烦口干，舌红少津者可加知母20g、石斛30g以清热养阴；大便干结如球，可合用五仁丸以润肠通便。

3. 肾虚秘：

主证：大便不畅，但粪不坚干，腰酸背冷，小便清长，手足不温，或腹中冷痛，舌淡，苔白，脉沉迟。

治法：温润通便。

方药：马氏加味济川煎。

当归 30g、何首乌 20g、牛膝 15g、肉苁蓉 30g、补骨脂 10g、泽泻 15g、升麻 10g、枳实 30g、熟附子 10g、干姜 10g、熟地 30g、党参 15g。

临证加减：气虚者可加黄芪 30g 以益气；血虚者加桑葚 20g 以养血；寒凝较甚可予半硫丸口服，以温阳散寒通便。

4. 阴虚秘：

主证：便秘顽固，大便干结难下，腹痛，颧红，形体消瘦，或伴心烦失眠，潮热盗汗，头晕耳鸣，头面阵热，胸闷，心悸，舌红苔少，脉弦细数。

治法：滋阴润燥通便。

方药：增液汤合六味地黄丸加减。

生地 30g、怀山药 20g、山茱萸 15g、牡丹皮 20g、草决明 30g、玄参 20g、何首乌 20g、麦门冬 30g、火麻仁 30g、柏子仁 20g、夜交藤 20g、绞股蓝 20g、葛根 20g、瓜蒌仁 15g、白芍 30g、甘草 6g。

临证加减：年老阴血不足，可加桑葚 30g、核桃肉 30g、肉苁蓉 30g 以养血滋肾；若大便干结难排，加大黄 15g（后下）以助通便、泻下存阴。

【马氏治疗慢性功能性便秘的经验与体会】

一、辨证论治针对病因

中医治疗便秘有着很大因素。中医学认为，便秘与饮食、情志和气血津液及脾肾肝肺关系密切，通过辨证论治的原则，把握住病因病机就能很好地治愈便秘。如对气滞便秘，予行气通便；对阴虚便秘，予肠润通便；对肾虚便秘，予补肾温阳通便。这些治疗都是针对病因，在解决便秘的同时，使紊乱的肠功能得到调整。而且长期服用，无副作用。经过一段时间治疗和调理，便秘可完全缓解。

二、关于攻下药的应用

治疗便秘关键是根据病因辨证论治，切莫盲目使用峻猛的泻下药如大黄、番泻叶、芦荟等药物，以免引起肠管的应激反应降低而产生依赖性，如大黄被誉为泻下药的"将军"，是治疗便秘使用频率最高的药物。大黄的蒽醌衍生物，总量 3%～5%，大部分为结合状态，是泻下作用的有效成分，主要包括蒽醌苷和双蒽醌苷。但大黄分解后，又产生出一种鞣质类物质，故其泻后有可能会出现便秘现象。而且长期应用会产生依赖性。故马氏主张大黄不可长期用，见效则停，改用他药维持。用大黄泻下其量有所讲究，10～15g，煎煮时间不能过长，最好后下，则泻下力最好；若 30g 以上，且煎煮时间较长，不但不泻反而会引起便秘，与其所含的鞣质有关，若煎煮时间长，则蒽醌类化合物及结合物大黄酸被破坏，鞣质等成分大量煎出。大黄 5g 其健胃效果很好。此外，大黄含有雌激素样物质，并有止血、保肝、降压、降低血清胆固醇等作用，其用量（如果无脾虚便溏者）应控制在 10g 左右。

三、关于益气、滋阴、解痉法

攻下法大多是一些力猛的苦寒药，虽能得一时之效，但难以从根本上治愈便秘，用之则通，停之则秘，随生依赖。马氏在大量临床治疗中得出益气（促进肠动力）、滋阴法（促进肠分泌）、解痉（解除肠紧张）三法是治疗便秘较佳的方法。故马氏常用自拟方通便康：黄芪 30g、生白术 30～60g（益气）、枳实 30g、厚朴 30g、莱菔子 30g（促进肠动力）、当归 30g、麦门冬 20g、肉苁蓉 30g、绞股蓝 20g（滋阴法，促进肠分泌）、白芍 30～40g、甘草 10g（解痉，解除肠紧张）。

方解：

（1）生白术：大量生白术（每剂 30～60g）治疗各种便秘，均有良好的通便效果，能使干燥坚硬之大便变润变软，容易排出，并不引起腹泻。马氏选择各种药物与生白术配伍以治便秘，发现不论是与凉润之生地配伍，或是与燥热之姜配伍，均可保持其通便作用。所以使用生白术做通便药时，可根据辨证适当配合凉润和辛温之品，则效果更佳。根据现代药理研究，生白术有促进肠胃分泌作用，使胃肠功能分泌旺盛，蠕动增速，这可能就是生白术通便的机制所在。临床治疗便秘常用生白术，而健脾止泻多用炒白术。

（2）枳实：治疗习惯性便秘，用枳实一味水煎。现代研究认为，枳实能促进肠蠕动，弛缓肠平滑肌，对老年习惯性便秘一般用量在 20g 左右。

（3）肉苁蓉：具有雄激素样作用，能调整肠道内分泌功能，促进肠蠕动，并有促进代谢，增强记忆、强壮及抗衰老等作用。该品的无机盐和亲水性胶质多糖，能显著提高小肠推进度，缩短通便时间，同时对大肠的水分吸收有显著的抑制作用。

（4）绞股蓝：药理显示绞股蓝有以下作用：a.降血压，降血脂，降血糖。b.抗动脉硬化、抑制血栓形成，治疗心血管疾病。c.安神养性，延缓衰老，改善脑力活动，提高大脑功能。d.活化人体正常细胞，抑制肥胖、健脾胃、解疲劳，有镇静、催眠、抗紧张作用，治疗偏头痛。e.抗癌防癌，抑制杀灭癌细胞。增强人体血液中淋巴细胞的活性，增强人体的免疫功能。f.消除激素类药物的毒副作用。g.消炎、缓解、胃溃疡和肿疡。h.对便秘效果尤为显著，同时有一定的乌发及美容作用。

【研究进展】

在对单味中药的研究上，发现火麻仁、肉苁蓉等润肠通便类药物疗效确切。火麻仁含脂肪油约 30%，为饱和脂肪酸、不饱和脂肪酸及其酯类等，具有润滑肠道的作用，同时在肠道遇碱性溶液后能产生脂肪酸，刺激和润滑肠壁，产生通便作用。肉苁蓉提取物半乳糖是一种性能良好的水溶性膳食纤维，除了具有较好的持水力、促进肠蠕动外，尚具有很好的双歧杆菌增殖活性，调节肠道菌群，抑制肠道有害产物的产生，其润肠通便作用随着剂量加大作用也逐步增强。

在中医复方的研究上，徐中一运用增液汤加减治疗功能性便秘，认为治疗当分虚实，原则是实证以祛邪为主，据热、气秘之不同，分别予以泄热、理气之法，辅以导滞之品；虚证以扶正为先，依阴阳气血亏虚的不同，主用滋阴补血、益气温阳之法，酌用甘温润肠之药。气虚则传导运输无力，血虚津亏则肠失润燥，肾阳不足，肠失温润，糟粕滞留而成便秘。黄芪、太子参、白术益气健脾；玄参、熟地、麦门冬滋阴生津；肉苁蓉、牛膝、当归补肾养血。柏子仁、瓜蒌仁、火麻仁、杏仁等润肠通下，且杏仁有宣肺利肠、提壶揭盖之效。故辨证施治，共奏其效。吴本升等研究发现养阴润肠方（玄参、麦门冬、生地、火麻仁、郁李仁、瓜蒌仁各 15g）治疗慢性便秘临床疗效显著。范一宏等发现枳术通便汤（枳壳 12g、生白术 25g、生地 15g、瓜蒌仁 10g、升麻 3g、甘草 6g 等）通过提高慢传输型便秘（slowtransit constipation，STC）大鼠结肠 GDNFmRNA、降低 NOSmRNA 的表达而促进肠道的传输。

陈玉根认为中医中药治疗便秘应做到以下两点：a. 在传统理论的指导下，通过四诊和参，审证求因，个性化的给予药物治疗。b. 在现代医学的指导下，进行具体的中药药效学研究。因此，在今后的研究中，应当将疗效验证与机制探讨相结合，从病理生理、实验室疗效、药物有效组群等多个角度研究中医中药在慢性功能性便秘领域中的疗效。

附：马氏治疗痔疮有效方如下：

(1) 金钱草 50～100g，水煎服。

(2) 大黄 30g、芒硝 30g、甘草 15g、红花 15g，肛门洗浴。

【马氏治疗消化系统疾病辨证选药】
一、慢性胃炎常用药
英花汤：蒲公英 30g、紫花地丁 30g、金银花 30g、黄连 10～15g、黄芩 30g。

提高胃动力：檀香、枳实、乌药、木香、白豆蔻、砂仁、紫苏、大腹皮、肉桂、小茴香。

提高肠动力：砂仁、紫苏、大黄、当归、何首乌、槟榔、莱菔子、小茴香、郁金。

养胃：乌梅、鸡内金、石斛、枸杞子、沙参、太子参。

抑酸：煅瓦楞子、半夏、苍术、大贝、苦参、柴胡、甘草、桔梗、海螵蛸、败酱草。

止痛：延胡索、徐长卿、白芷、牡丹皮、青皮、佛手、苍术、白芷、葛根。

活血：丹参、九香虫、赤芍、牡丹皮、川芎、莪术、红花、三七。

护膜：白及、白芷、茯苓、珍珠粉。

温中：黄芪、白术、党参、桂枝、肉桂、高良姜、生姜。

通便：白术（大量）、玄参、车前子、天门冬、麦门冬、草决明、芦荟、番泻叶、当归、白芍。

保护肠膜：黄芪、党参、甘草。

便溏：藿香、地榆、金樱子、儿茶、白头翁、石榴皮、滑石、赤石脂、乌梅、黄芩、海螵蛸、芡实、五倍子。

二、胃溃疡常用药
温中：黄芪、党参、白术、茯苓、桂枝、小茴香、绞股蓝。

疏肝：柴胡、佛手、青皮。

抑酸：苦参、半夏、大贝、乌贼骨、苍术、厚朴、败酱草、牡蛎、煅瓦楞子。

抑幽：大黄、黄连、半枝莲、白花蛇舌草、蒲公英、紫花地丁、地榆。

活血：丹参、川芎、红花、莪术。

护膜：白及、白芷、珍珠粉、马齿苋。

降低胃蛋白酶：枳实。

解痉：延胡索、白芍、甘草、徐长卿。

口臭：乳香。

三、萎缩性胃炎常用药

抑幽：土茯苓、乌梅、山楂、连翘、半枝莲、白花蛇舌草、绞股蓝、藿香、黄连。

滋阴：生地、石斛、枸杞子、太子参、沙参、女贞子、山药、绞股蓝。

活血：莪术、三七、丹参、乳香、赤芍、白花蛇舌草、红藤。

温中：黄芪、白术、茯苓、高良姜。

动力：木香、砂仁、白豆蔻、藿香。

助消化：三仙、鸡内金、郁金（促酸）、白芥子、刘寄奴（芳香醒脾开胃）、石菖蒲（促进胃液分泌，抑制胃肠发酵，缓解肠管痉挛）。

四、反流性食管炎常用药

代赭石、海螵蛸、败酱草、旋覆花、半夏、浙贝母、威灵仙、白芍、甘草、白及、厚朴、黄连、吴茱萸、陈皮、枳实、木香、莱菔子、丹参、三七粉、煅瓦楞子、柴胡、栀子、延胡索、沉香。

五、结肠炎常用药

苦参、马齿苋、莪术、滑石、地榆、藿香、儿茶、黄芩、黄连、诃子、海螵蛸、莲子、扁豆、白头翁、石榴皮、乌梅、仙鹤草、鱼腥草、五倍子、牡蛎、赤石脂、白及、甘草、山药、党参、白术、败酱草。

腹痛加：延胡索、青皮、佛手、川楝子、禹余粮。

六、肠道易激综合征

肠道易激综合征是临床上最常见的一种肠道功能性疾病，是一种特殊病理生理基础的、独立性的肠功能紊乱性疾病。其特征是肠道壁无器质性病变，但整个肠道对刺激的生理反应有过度或反常现象。表现为腹痛、腹胀、腹泻或便秘或腹泻与便秘交替，有时粪中带有大量黏液的一组综合征。过去称此症为过敏性结肠炎、痉挛性结肠炎、黏液性结肠炎等。

（1）腹痛汤（痉挛性结肠炎型）：白芍 30~60g、甘草 10~15g、乌药 20g、佛手 20g、青皮 15g、延胡索 20g、川楝子 15g。

临证加减：舌质暗，疼痛部位固定，加化瘀之品丹参、牡丹皮、徐长卿，或失笑散等；腹中痛，便后不畅者，可选加黄连、吴茱萸、陈皮、木香、大腹皮、枳实、秦皮等清肠通降之品；便秘者，加枳实、厚朴、大黄、槟榔等；兼积滞者，可用木香槟榔丸之类以通为补；脾胃虚寒，受寒腹痛甚，畏寒肢冷者，可用良附丸加延胡索、小茴香、附子、干姜之类。

（2）腹泻汤（脾胃虚弱型）：党参 20g、黄芪 20g、茯苓 15g、白术 15g、藿香 15g、地榆 20g、白扁豆 30g、莲子肉 20g、赤石脂 20g、仙鹤草 20g、乌梅炭 15g、儿茶 10g。

临证加减：腹痛明显者，加白芍、乌药、延胡索、牡丹皮等；泄泻而腹部畏寒者，加炮姜、煨木香；寒热错杂，腹痛腹泻，或腹泻与便秘交替，大便黏液者，加乌梅、黄连、炮姜、白芍、甘草等；便溏甚者，加滑石、石榴皮、白头翁等。

第七节 肝胆疾病有效方

一、病毒性肝炎

乙型病毒性肝炎系由乙肝病毒（HBV）引起，以乏力、食欲减退、恶心、呕吐、厌油、肝区疼痛，肝大及肝功能异常为主要临床表现。部分病例有发热和黄疸；少数病例病程迁延转为慢性，或发展为肝硬化甚至肝癌；重者病情进展迅猛可发展为重型肝炎；另一些感染者则成为无症状的病毒携带者。根据病原学诊断，肝炎病毒至少有5种，即甲、乙、丙、丁、戊型肝炎病毒，分别引起甲、乙、丙、丁、戊型病毒肝炎。另外一种称为庚型病毒肝炎，较少见。

1.有效方：垂盆草20g、叶下珠20g、金银花30g、白花蛇舌草30g、重楼15g、鸡骨草20g、山豆根10g（短期应用）、虎杖10g、田基黄15g、猪苓20g、茯苓30g、土茯苓30g、鳖甲15g、夏枯草20g、小蓟15g、白茅根30g、三七粉9g、萆薢20g、茜草20g、豨莶草30g、桑寄生20g、白术20g、败酱草30g、厚朴20g、绞股蓝20g。

2.保肝解毒汤：叶下珠30g、垂盆草30g、鸡骨草30g、鸡血藤20g、鸡内金20g、金银花30g、白花蛇舌草30g、蚤休20g、山豆根15g、虎杖20g、夏枯草20g、丹参30g、黄芪30g、淫羊藿20、茯苓30g、猪苓30g、土茯苓20g、田基黄20g、小蓟20g、白茅根30g、甘草10g、鳖甲15g（先煎）、三七粉3g（冲服）。

临证加减：热重者，辨证选加茵陈、栀子、大黄、虎杖、泽泻、丹参、连翘等；湿重者，辨证选加茵陈、茯苓、泽泻、猪苓、白茅根、苍术、泽兰、丹参、虎杖等；急性重症肝炎为疫毒极盛，治宜重剂清热解毒，凉血活血，重用赤芍60～90g、大黄20g，配板蓝根、水牛角粉等；病在肝胆加柴胡、黄芩、夏枯草；黄疸重者，加赤芍、金钱草、葛根、栀子、败酱草等；胁痛加川楝子、郁金；病在肝脾加柴胡、白芍、党参、白术；呕吐加竹茹、砂仁、陈皮、姜半夏；腹胀加枳实、厚朴、麦芽。

实验证实对乙肝病毒有抑制作用的中药有100多种，其中抑制作用较强的如蚤休、山豆根、虎杖、大黄、丹参、赤芍、何首乌。

3.慢性肝炎清热解毒药大致有3类：a.三黄类：黄连、黄芩、黄柏、栀子、龙胆草等。b.五味消毒饮类：虎杖、金银花、野菊花、紫花地丁、蒲公英、败酱草。c.板蓝根类：山豆根、蚤休、天葵子、苦参、白鲜皮、山慈姑等。这3类药可交替使用，既可选择最佳药物及配伍，又可发挥各药的协同作用，避免毒副作用。

4.目前较公认的抗病毒中药：金银花、白花蛇舌草、虎杖、蚤休；抗肝纤维化的中药：丹参、桃仁、鳖甲；调节免疫功能的作用：黄芪、冬虫夏草、淫羊藿、灵芝等，已经被临床广泛使用，收到较好效果。

二、肝硬化

1.有效方：白术30～60g、茯苓30g、泽泻15g、败酱草20g、桑螵蛸20g、丹参30g、沙苑子20g、三七9g、黄芪30g、小茴香10g、莪术10g、黄柏20g、沙棘20g、泽兰15g、水蛭9g、大黄3～15g、土鳖虫10g。

临证加减：脾大加合欢皮 15g、蒺藜 20g、茯苓 30g、豨莶草 20g；脾重量减少加豨莶草 30g、茜草 30g；慢性肝炎腹水加大腹皮 15g、商陆 6～10g、茯苓皮 20g、黑牵牛 15～20g、猪苓 20g、益母草 20～30g、郁金 15g、葶苈子 20～30g、水蛭 9g、鳖甲 15g（先煎）。

2. 软肝煎：黄芪 30g、丹参 30g、赤芍 30g、当归 20g、桃仁 15g、泽兰 15g、郁金 15g、柴胡 15g、枳实 20g、败酱草 20g、小茴香 10g、白花蛇舌草 25g、垂盆草 20g、茯苓 30g、白术 30g、鳖甲 15g。每日 1 剂，水煎服。

临证加减：低蛋白血症，加阿胶、鹿角胶、紫河车、山药；亦可重用白术 30g 以上，增强健脾利水消肿，补中寓利，可增加白蛋白，纠正白蛋白与球蛋白的比例倒置；轻则用 30g，重则用 60g；加用炮山甲 15g、白术 30g，可减少球蛋白的升高；以鳖甲 15g、蚕蛹 10g，有助于治疗白蛋白/球蛋白的比例倒置；腹水者以五苓散辨证加减，如猪苓、白茅根、萆薢、枳实、大腹皮、龟板、三棱、莪术等；阴虚者，可辨证加生地、枸杞子、太子参、山药、石斛、麦门冬、女贞子、地骨皮、大腹皮阴虚火旺，加龙胆草、白蒺藜、栀子；脾肾阳虚者，辨证加附子、桂枝、干姜、益智仁、砂仁等；肝郁血瘀者，辨证加红花、川芎、三七、牡丹皮、大腹皮、泽泻；湿热者，加白术、黄芩、茵陈、白花蛇舌草、栀子、连翘、蒲公英、板蓝根、垂盆草、知母、茯苓、泽泻、虎杖等；皮下、鼻、齿出血、蜘蛛痣者，可辨证加水牛角、生地、牡丹皮、连翘、茅根、蒲黄、小蓟草等。

三、肝癌方

1. 肝癌有效方：黄芪 30g、绞股蓝 20g、石菖蒲 20g、猪苓 30～50g、茯苓 30g、白术 50～100g、柴胡 15g、莪术 30g、半枝莲 30g、沙棘 15～20g、叶下珠 20g、山慈姑 3～10g、瓜蒂 3～5g、白花蛇舌草 60g、土茯苓 30g、败酱草 30g、小茴香 10g、八月札 30g、石上柏 45g、沙苑子 20g、夏枯草 20～30g、乌梅 15～30g（退黄、降酶、保肝）。

2. 肝癌腹水方：熟地 30g、猪苓 20g、茯苓 30g、生白术 30～50g、桂枝 10g、茯苓皮 30g、泽泻 20g、大腹皮 20g、附子 15～20g。

四、肝脓肿、黄疸方

1. 肝脓肿有效方：合欢皮 15g、金钱草 50g、三棱 10g、莪术 10g、皂角刺 15g。

2. 黄疸有效方：金银花、连翘、龙胆草、茵陈（根据临床症状进行加减）。

五、脂肪肝

由于疾病或药物等因素导致肝细胞内脂质积聚超过肝湿重的 5%，称之为脂肪肝。肝内积聚的脂质依病因不同可以是三酰甘油、脂肪酸、磷脂或胆固醇酯等，其中以三酰甘油为多。根据脂肪含量，可将脂肪肝分为轻型（含脂肪 5%～10%）、中型（含脂肪 10%～25%）、重型（含脂肪 25%～50% 或 > 30%）三型。脂肪肝是一个常见的临床现象，而不是一个独立的疾病，包括脂肪变性、脂肪肝炎和肝硬化等病理改变。脂肪肝临床表现轻者无症状，重者病情凶猛。实验室检查缺乏特异性，确诊靠肝穿刺活检。一般而言，脂肪肝属可逆性疾病，早期诊断并及时治疗常可恢复正常。

1. 脂肪肝的治疗原则：脂肪肝不仅是一个可逆性疾病，而且也是全身性疾病在肝脏的一种病理表现，如能早期发现，针对病因及时综合治疗，肝内病变在进一步演变为肝硬化以前仍可得到逆转。脂肪肝的治疗原则可概括为：

（1）去除病因和诱发因素，积极控制原发病。

（2）调整饮食方案，纠正营养失衡。

（3）坚持必要的锻炼以维持理想的体重。

（4）维持相对正常的血脂、血糖水平。

（5）自我保健意识的教育以纠正不良行为。

（6）必要时适当辅以保肝、祛脂、抗肝纤维化类药物，促进肝内脂质排泄，防止肝细胞坏死、炎症及纤维化。

2. 脂肪肝常用药：姜黄、郁金、萆薢、当归、败酱草、泽泻、何首乌、黄精、丹参、虎杖、山楂、荷叶、鸡血藤。

3. 三草归参汤：当归 20g、丹参 30g、郁金 15g、姜黄 10g、山楂 30g、泽泻 20g、何首乌 15g、海藻 30g、泽兰 20g、鸡骨草 20g、绞股蓝 20g、败酱草 20g（促进肝细胞再生）、虎杖 15g、柴胡 15g、小茴香 10g（促进肝细胞再生）、白花蛇舌草 20g、夏枯草 15g、甘草 10g（三草汤实验证明有利于肝细胞的恢复，减轻代谢障碍，且有保肝降转氨酶及显著的利胆作用）。

临证加减：气滞血瘀，胁肋疼痛或有包块加三棱 15g、莪术 15g、桃仁 15g、鳖甲 30g（先煎）；胁下胀痛，时而作痛，胸闷不适，口干便秘加枳实 15g、大黄 15g、白芍 30g；肝郁化火，烦躁不安，黄疸便秘加龙胆草 15g、茵陈 15g。

4. 脂肪肝常用方：败酱草 30g、猪苓 20g、丹参 30g、绞股蓝 20g、沙苑子 20g、草决明 15g、泽泻 20g、郁金 10g、萆薢 20g、荷叶 20g、沙棘 20g、黄精 15g、玉竹 10g、柴胡 10g（不可量大）、三七 9g、虎杖 10g、香附 10g、桑寄生 20g、川贝 15g、旋覆花 15g、茜草 30g（可降谷草转氨酶）。

六、胆囊疾病

（一）胆石症

1. 胆囊结石的临床表现：

（1）胆绞痛或上腹痛：胆绞痛是一种内脏性疼痛，多数是因胆囊管被结石暂时性梗阻所致。如果胆囊有急性炎症并存时，则胆囊壁可有不同程度的充血、水肿或增厚等病理表现。在典型病例，患者常有反复发作的上腹部疼痛，常位于右上腹或上腹部，重者表现为绞痛，疼痛可因进食而加重；部分病例疼痛可于夜间发作。绞痛发作多发生于缺乏体力活动或缺乏运动者（如长期卧床者）。胆绞痛的典型发作多表现为在 15min 或 1h 内逐渐加重，然后又逐渐减弱；约有 1/3 的患者疼痛可突然发作，少数患者其疼痛可突然终止。如疼痛持续 5~6h 以上者，常提示有急性胆囊炎并存。约半数以上的患者疼痛常放射到右肩胛区、后背中央或右肩头。胆绞痛发作时患者常坐卧不安。疼痛发作的间歇期可为数天、数周、数月甚至数年，在发作的时间上无法预测是胆绞痛的一个特点。

（2）恶心与呕吐：多数患者在胆绞痛发作的同时伴有恶心与呕吐，重者伴出冷汗。呕吐后胆绞痛常有一定程度的减轻。呕吐的持续时间一般不会很长。

（3）消化不良：消化不良表现为对脂肪和其他食物的不能耐受，常表现为过度嗳气或腹部膨胀，餐后饱胀及早饱、烧心等症状。消化不良症状的发生可能与胆石的存在或并存有胆囊炎等有关。

（4）畏寒、发热：当并发急性胆囊炎时，患者可有畏寒、发热；当胆囊积水继发细菌感染形成胆囊积脓或坏疽、穿孔时，则寒战、发热更为显著。

（5）黄疸：单纯胆囊结石并不引起黄疸，只有当伴有胆总管结石或炎症（胆管炎），或胆囊结石排入胆总管引起梗阻时可出现黄疸，部分患者伴有皮肤瘙痒。

（6）右上腹压痛：部分单纯胆囊结石患者在体检时，右上腹可有压痛。如并发急性胆囊炎时，则右上腹明显压痛，肌紧张，有时可扪及肿大的胆囊，Murphy 征阳性。

（7）胆心综合征：因胆囊结石等胆道疾病，反射性引起心脏功能失调或心律的改变，而导致的一组临床症候群称为胆心综合征，而患者的冠状动脉或心脏并无器质性病变。胆石症引起冠心病样症状的机制是由于胆石症、胆道梗阻，胆管内压升高时，可通过脊髓神经反射（胆囊与心脏的脊神经支配，在胸 4～5 脊神经处交叉），即经内脏－内脏神经反射途径，引起冠状血管收缩、血流量减少，重者可导致心肌缺氧而发生心绞痛、心律失常或心电图改变等。

2. 肝外胆管结石的临床表现：肝外胆管结石是指发生在肝总管及胆总管内的结石，最多见的是胆总管结石，约有 15% 的胆囊结石患者可并存有胆总管结石，且随年龄的增加，二者并存的比例升高。反之，约 95% 的胆总管结石患者并存有胆囊结石。胆总管结石者，其结石多位于胆总管的下端及十二指肠壶腹部。当胆石引起胆总管梗阻即可产生典型症状与体征。其临床表现主要与胆道阻塞、胆管内压力升高、胆汁排泄受阻以及胆汁并发细菌感染等因素密切相关。典型症状有胆绞痛、寒战、高热及黄疸，称之为胆总管结石的三联征，即 Charcot 征。

（1）上腹疼痛或绞痛：约 90% 以上的胆总管结石患者有上腹部或右上腹部疼痛或绞痛，可放射至右肩背部。发生绞痛的原因是结石嵌顿于胆总管下端壶腹部后，胆总管梗阻并刺激 Oddi 括约肌和胆管平滑肌所致。绞痛可在进食油腻食物后诱发，或体位改变、身体受到颠簸后诱发。重者可伴有冷汗、面色苍白、恶心与呕吐等症状。

（2）寒战与高热：约 75% 的胆总管结石患者，在发作胆绞痛后，因并发胆道细菌感染而引起寒战与高热，体温可达 40℃。寒战、高热的原因是感染向肝内逆行扩散，致病菌及其毒素经肝血窦、肝静脉至体循环而导致全身性感染的结果。少数胆总管结石者，如为急性胆管梗阻，同时伴严重胆管内感染而引起急性化脓性炎症时，则称为急性化脓性胆管炎或称为重症急性胆管炎，可出现低血压、中毒性休克及败血症等全身中毒的临床表现。

（3）黄疸：约 70% 的胆总管结石患者，在上腹绞痛、寒战、高热后的 12～24h 即可出现黄疸。发生黄疸的机制是因结石嵌顿于乏特壶腹部不能松动，胆总管梗阻不能缓解所致，常伴有皮肤瘙痒，尿呈浓茶色，粪便色泽变淡或呈现陶土色。多数患者黄疸可呈波动性，在 1 周左右可有所缓解，系因胆管扩张以后，结石有所松动之故或系结石经松弛的括约肌而排入十二指肠的缘故。有学者认为黄疸呈间歇性出现或表现为时深时浅是胆总管结石的特征。

（4）上腹部压痛：体检时在剑突下和右上腹有深压痛，炎症重者常伴腹肌紧张，肝区可有叩击痛。如胆囊管通畅者，有时也可扪及肿大的胆囊。

3. 肝内胆管结石的临床表现：原发于左右肝管分叉处以上部位的结石，称为肝内胆管结石。结石可广泛分布于肝内胆管系统，也可散在于肝内胆管的某一分支内，也可发生在某一肝叶或肝段的胆管内。大量资料表明，结石发生于左侧肝内胆管者多见。主要临床表现有：

（1）上腹部疼痛：肝内胆管结石的症状常不典型。散在于肝内胆管的较小结石通常不引起症状，或仅表现为右上腹和胸背部的持续性胀痛或钝痛。一般不发生绞痛。

（2）黄疸：一般的肝内胆管结石不出现黄疸，只有当双侧或左、右叶的胆管均被结石阻塞时才出现黄疸，此时多数可伴有胆绞痛或较剧烈的疼痛。如并发胆道感染时，也可出现寒战与高热，重者亦可发展为急性化脓性胆管炎。

（3）上腹部压痛：体检时常可触及肿大的肝脏并有压痛，少数可有肝区叩击痛。多数资料表明，肝内胆管结石常与胆总管结石并存，所以当患者有胆石症的典型症状（绞痛、寒战与高热、黄疸）时，常是胆总管结石的症状。

4. 胆石症的治疗：

（1）清热利胆排石汤：金钱草 30g、海金沙 20g、黄芩 30g、乌梅 15g、槟榔 20g、茵陈 15g、白芍 30～60g、甘草 10g、威灵仙 30g、郁金 20g、川楝子 15g、金铃子 15g、鸡内金（煎剂 30～60g、研末 10g 冲服，每日 3 次口服）、姜黄 10g、柴胡 15g、枳壳 20g、厚朴 15g、青皮 15g、大黄 8～12g（后下，保持大便在 2～3 次）、牡丹皮 20g、丹参 30g、三棱 20g、莪术 20g、滑石 15g。临证加减（排石应在直径 0.3～0.6cm 有效）。

（2）胆石症常用中药：

①增加胆汁分泌的中药：大黄、茵陈、金钱草、栀子、黄芩、柴胡、虎杖、沉香、青皮、枳壳、海金沙等。

②改变胆汁成分的中药：木香、川楝子、鸡内金、陈皮、香附、枳壳、青皮等。

③松弛奥狄括约肌的中药：栀子、茵陈、槟榔、乌梅、山楂、青皮、大黄、金钱草、白芍、木香、陈皮、枳壳等。

④促进胆囊收缩的中药：金钱草、川楝子、木香、枳壳、白芍、郁金、茵陈、延胡索、莱菔子、槟榔、乌梅、山楂、大黄、海金沙、栀子、柴胡、鸡内金、生地等。

⑤溶石作用较好的中药：海金沙、威灵仙、海浮石、石决明、生牡蛎、火硝、泽泻、枳壳、山慈姑、乌梅、川楝子、昆布、珍珠母等。

⑥溶石药与活血化瘀药配伍如：蒲黄、穿山甲、三棱、莪术、青皮、郁金；再与通腑攻下排石药，金钱草、郁金、大黄、厚朴、虎杖、滑石等以促进胆汁分泌，加强胆囊收缩和胆管蠕动，从而促进排石。

⑦选用清热祛湿解毒作用：虎杖、鱼腥草、败酱草、龙胆草、连翘、大黄、蒲公英等，虽然抑菌杀菌效果不如抗生素，但抗内毒素作用很强，又有溶石和防石作用。

（二）胆囊炎

胆囊炎是细菌性感染或化学性刺激（胆汁成分改变）引起的胆囊炎性病变，为胆囊的常见病。在腹部外科中其发病率仅次于阑尾炎，本病多见于 35～55 岁的中年人，女性发病较男性为多，尤多见于肥胖且多次妊娠的妇女。急性胆囊炎主要有右上腹痛、恶心、呕吐和发热等症状。慢性胆囊炎的患者主要会有以下两组症状：

（1）结石一时性阻塞胆囊管，引起胆绞痛的发作，疼痛多位于上腹部或右上腹，持续数分钟至数小时不等，疼痛可牵涉到背部或右肩胛骨处，可伴恶心和呕吐。

（2）常有腹胀、上腹或右上腹不适、胃灼热、嗳气、吞酸等一系列消化不良的症状，进食油煎或多脂的食物往往会使这些症状加剧。

胆囊炎的治疗：

1. 黄金汤： 黄芩 30g、金钱草 30g、蒲公英 20g、茵陈 20g、栀子 15g、败酱草 20g、白芍 30g、甘草 15g、大黄 10g（后下）、柴胡 15g、枳实 20g、丹参 30g、郁金 15g、牡丹皮 30g。

临证加减：上腹及胁痛甚加木香 15g（后下）、川楝子 15g、延胡索 20g、香附 20g、青皮 15g；黄疸明显加车前草 20g、龙胆草 15g、葛根 20g；瘀血明显舌有瘀斑加赤芍 30g、桃仁 15g、三棱 15g、莪术 15g；呕恶明显加竹茹 15g、陈皮 20g、半夏 15g；胆囊积脓，持续上腹剧痛，伴有寒战高热加水牛角 30g（先煎）、大黄 10g（后下）、芒硝 10g（冲服）、赤芍 30g、厚朴 15g；神昏加安宫牛黄丸口服。

2. 五草清胆汤（治疗慢性胆囊炎）： 白花蛇舌草 30g、夏枯草 20g、甘草 15g、鸡骨草 30g、车前草 30g、蒲公英 30g、栀子 15g、茵陈 15g、虎杖 15g、丹参 30g、郁金 15g、柴胡 15g、白芍 20g、茯苓 20g、白术 20g、枳实 20g、厚朴 15g。

临证加减：有胆结石者，加金钱草 30g、海金沙 30g、大黄 10g（后下）、鸡内金 20g；疼痛明显，加金铃子 15g、延胡索 20g、白芍 30～60g、佛手 20g、绿萼梅 15g；腹胀者，加莱菔子 30g、木香 15g、槟榔 15g；瘀血明显者，加桃仁 15g、赤芍 25g、三棱 15g、莪术 15g；胆道蛔虫所致剧烈胆绞痛者，加乌梅丸。

另外可配合口服米醋 30～40mL，缓慢咽下。

3. 胆囊炎常用药： 英花汤＋威灵仙、青蒿、郁金、半夏、陈皮、茵陈、金钱草、大黄、葛根、柴胡、鸡内金、郁金、枳实、虎杖、栀子、薄荷、白芍、甘草。

（邢立刚）

第三章 泌尿系统疾病

第一节 马氏治疗泌尿系统疾病框架

1. **清解药（热毒内蕴）**：金银花、连翘、白花蛇舌草、五味子、厚朴、甘草、蒲公英、紫花地丁、麻黄、徐长卿。

2. **清利药（湿热内蕴）**：黄连、黄芩、黄柏、栀子、苍术、秦艽、车前子。

3. **清血药（热盛动血）**：赤芍、生地、水牛角、小蓟、旱莲草、蒲公英、牡丹皮。

4. **上调药（免疫、稳定期）**：黄芪、淫羊藿、菟丝子、茯苓、白术、党参、女贞子。

5. **下调药（免疫、急性期）**：雷公藤、苏木、苦参、黄芩、生地、牛蒡子。

6. **双调药（免疫）**：人参、黄芪、苦参、黄芩。

7. **护肾药**：大黄、丹参、黄芪、冬虫夏草、淫羊藿、昆明山海棠片。

8. **活血化瘀药**：丹参、川芎、当归、赤白芍、鸡血藤、牛膝、桃仁、地龙、红花、益母草、炮山甲、海藻（含藻酸双脂钠）、马鞭草、泽兰、土鳖虫。

9. **钙拮抗剂药**：丹参、赤芍、三七粉、红花、川芎、五味子、黄芪、牡丹皮、徐长卿、白芷、藁本、海金沙、薏苡仁、前胡、桑白皮。西药：地平类降压药、血管扩张剂。

10. **ACEI 类药**：黄芪、独根（红芪）、山药、白术、桑葚、旱莲草、生地、何首乌、半夏、瓜蒌、降香、泽泻、牛膝、海金沙、菊花、细辛。西药：普利类、沙坦类、代文。

11. **β 受体阻滞剂**：丹参、葛根、佛手、黄芩、淫羊藿、益母草。西药：倍他乐克。

12. **降血脂药**：何首乌、茵陈、草决明、大黄、蒲黄、水蛭、地龙、姜黄、绞股蓝、沙棘、泽泻、萆薢。

13. **止血药**：小蓟、白茅根、旱莲草、地榆、槐花、生地、牡丹皮、茜草、蒲黄、仙鹤草、三七。

14. **降尿酸和肌酐药**：水蛭、大黄、当归、车前子、丹参、乌梅、胡卢巴、猫须草。

15. **降蛋白药**：黄芪、土茯苓（50~100g）、石韦（30~50g）、牛蒡子、蝉蜕、绞股蓝、菟丝子、山茱萸、芡实、漏芦、桑螵蛸、僵蚕、金樱子、山药、知母、沙参。

16. **抗肾纤维化药**：黄芪、积雪草、大黄、冬虫夏草、丹参、三七、莪术、桃仁、雷公藤、银杏叶、绞股蓝、红景天、汉防己、黄蜀葵花。

17. **利尿药**：黄芪、益母草、茯苓、白术、猪苓、桑白皮、车前子、泽泻、苦参、桑寄生、桑枝、鱼腥草、半边莲、生地、金钱草、白茅根、半枝莲、薏苡仁、葶苈子、通草、萹蓄、瞿麦、石韦、淡竹叶。

（1）抑制肾小管对水钠重吸收药：茯苓、猪苓、半边莲、车前草、白术、萹蓄、瞿麦。

（2）肾血管扩张药：麻黄、鱼腥草、蒲黄、川芎、白茅根、金钱草、商陆（有毒，慎用）。

（3）促进钠钾交换：猪苓、泽泻、萹蓄、金钱草、鱼腥草、白茅根。

18.降血压药：罗布麻、夏枯草、牛膝、天麻、杜仲、半边莲、汉防己、泽泻、黄芩、益母草、钩藤、桑寄生、草决明、沙苑子（降舒张压）、豨莶草（降舒张压）。

第二节　急性肾小球肾炎

急性肾小球肾炎（简称急性肾炎）是以急性肾炎综合征为主要临床表现的一组原发性肾小球肾炎，起病急骤，是主要累及肾小球的变态反应性炎性疾病，好发于少儿及青少年，中年及老年人少见。常见于链球菌感染后，而其他细菌、病毒及寄生虫感染亦可引起。这是一组临床综合征，故又称为急性肾炎综合征。急性肾炎多属于中医学"风水""水肿""肾风""血尿"等病证的范畴。急性肾盂肾炎并发心力衰竭、高血压、急性肾功能衰竭时，则分属"水气凌心""癃闭""厥闭"范畴。

【病因病机】

一、中医

中医认为肾炎的病因是肺、脾、肾三脏功能失调。其病理多以水肿为主，水肿形成主要是肺、脾、肾三脏功能失调，同时与三焦、膀胱有关系。

（1）六淫外袭：六淫之邪外袭，内舍于肺，肺失宣降，水道通调失司，以致邪遏水阻泛溢肌肤，发为水肿。

（2）疮毒内陷：肺主皮毛，脾主肌肉，疡疮湿毒侵于肌肤，内犯于脾肺，肺失宣降，脾失健运，水湿内停，溢于肌肤，而成水肿；湿蕴日久化热，灼伤血络，则可见血尿。

（3）肾元亏虚：本病的发生除了外邪侵袭，肺脾受损之外，更重要的是肾元亏虚。肾为先天之本，脾胃为后天之本。肾元亏虚可因先天禀赋不足而来，亦可因后天饮食失节、劳逸不当、调理失宜，先有脾胃虚弱，后有肾元不足，此即所谓后天不能充养先天所致。脾肾先虚，外邪侵袭，内外两因相合，水液不得正常代谢而停于体内，外溢肌肤则发为水肿。肾元亏虚，精微外泄，可见蛋白尿。

正气不足加之外邪入侵是急性肾炎发生的主要原因，病位主要在肾，但与肺、脾密切相关。证候演变趋向从表及里，由上焦、中焦而达下焦，从标实为主逐渐向正虚邪实、虚实夹杂演变。急性水肿期为正邪剧争的病理过程，水肿消退期则进入正虚邪恋阶段。若通过治疗使邪去正安，则可使患者向愈，否则失治误治，病情亦可发展加深，以致五脏俱病，诸证丛生，迁延难治，严重者可有水气凌心，上蒙清窍，甚至肾元衰竭，血脉受阻，湿毒潴留，危及生命。

二、西医

西医认为急性肾炎综合征有多种病因，常出现在感染之后，以链球菌感染最为常见。此外，尚可见于其他细菌或病原微生物感染后，如细菌（肺炎球菌、脑膜炎球菌、淋球菌、克雷白杆菌、布氏杆菌、伤寒杆菌等）、病毒（水痘病毒、麻疹病毒、腮腺炎病毒、乙型肝炎病毒、EB病毒、柯萨奇病毒、巨细胞病毒等）、立克次体、螺旋体、支原体、霉菌、原虫及寄生虫。急性链球菌后肾炎与A组β溶血性链球菌感染有关，根据其菌体细胞壁的M蛋白的免疫质分为若干型，认为A组12型是大部分肾炎的病因。大部分病例为免疫复合物型肾炎，即抗原（链球菌的某些成分）、抗体（免疫球蛋白）形成的免疫复合物沉积于肾小球上引起一系列炎症反应。肾小球病变的发生一般与下列因素有关：

（1）免疫复合物与补体结合并滞留于肾小球，激活补体，引起肾小球正常结构的物理和免疫化学性质的变化。

（2）吞噬细胞在吞噬免疫复合物时，释放的溶菌酶及肾脏和尿中浓度增加的多肽酶，均使肾小球结构中的多肽成分破坏。

（3）纤维蛋白沉着于系膜区刺激系膜增殖，如果对肾小球损害的病理因素持续起作用，则可使肾小球炎症发展、迁延。在免疫学发病原理中，极少数患者呈抗肾抗体型肾炎。皮肤感染者，与链球菌的菌体外毒素有关，后者可直接激活补体而引起炎症反应。

【临床表现】

一、症状

1.潜伏期症状：大部分病例有前驱感染史，病灶以呼吸道及皮肤为主。轻者可无感的临床表现，仅抗链球菌溶血素"O"滴度上升。链球菌感染后 7～20 天开始出现临床症状，此时原发感染灶的临床表现大部分已消失，潜伏期亦可能较短，约 1/5 病例为 4～7 天，超过 3～4 周者极少见，但皮肤感染者潜伏较长，平均为 18～21 天。

2.典型症状：血尿、蛋白尿、少尿、水肿、高血压及程度不等的肾功能损害。

（1）血尿：肾性血尿是指血尿来源于肾小球，临床上表现为单纯性血尿，或血尿伴蛋白尿，多见于原发性肾小球疾病。血尿常为起病的第一个症状，几乎全部患者均有血尿，其中肉眼血尿出现率约 40%。尿色成均匀的棕色混浊、酱油样棕褐色或呈洗肉水样，无血凝块。约数天至 1～2 周消失。严重血尿时可有排尿困难，排尿时尿道有不适感，但无典型的尿路刺激症状。肾性血尿的发病机制目前医学界认为与免疫有关，即抗原抗体复合物沉积于肾小球基底膜和系膜区，破坏肾小球基底膜的滤过屏障，同时引起系膜细胞和系膜基质增生，引起肾性血尿。

（2）蛋白尿：几乎所有患者均有不同程度的蛋白尿，多数病例尿蛋白在 0.5～3.5g/d，常为非选择性蛋白尿，少数患者（少于 20%）尿蛋白在 3.5g/d 以上，此时尿中纤维蛋白原降解产物（FDP）常升高。蛋白尿的形成原因与肾小球的屏障功能有着密不可分的关系。

（3）少尿：尿量减少并不少见，但发展到真正无尿者少见。

（4）水肿：由肾脏疾病引起水肿就称为肾源性水肿。肾源性水肿是全身性水肿的一种，是肾小球疾病的常见症状，多由循环血中的免疫复合物所引起，出现率为 70%～90%。典型表现为晨起眼睑水肿，呈所谓的"肾炎面容"，严重时可波及全身，甚至出现胸、腹水及心包积液，体重可较病前增加 5kg 以上。急性肾炎的水肿指压可凹陷不明显。少于 20% 的病例可出现肾病综合征。但若患者尿蛋白严重降低（＞3g/24h）也可出现低蛋白性水肿，即指凹性水肿，大部分患者于 2～4 周内自行利尿消肿。若水肿或肾病综合征持续发展，常提示预后不良。

（5）高血压：常为一过性，见于 80% 左右的病例，老年人更多见。轻型病例血压可正常，多为轻至中度的血压升高，偶见重度的高血压。急性肾炎的高血压主要是容量依赖性高血压，即少尿引起水、钠在体内潴留，血容量过多引起的高血压。因此，高血压与水肿程度平行一致，并且随利尿而恢复正常。如血压持续升高 2 周以上无下降趋势者，表明肾脏病变较严重。

（6）肾功能损害：常表现为一过性氮质血症，血肌酐、尿素氮轻度升高，较严重者（血肌酐＞352μmol/L，尿素氮＞21.4mmol/L）应警惕出现急性肾功能衰竭。经利尿数日后，氮质血症多可恢复正常。

（7）全身症状：大部分患者起病时尿量少于 500mL/d，2 周后尿量渐增。患者亦常有腰酸腰痛，浑身乏力，有的患者伴有发烧、厌食、恶心、呕吐、嗜睡、头晕、视力模糊、腰部钝痛等，小儿可诉腹痛。

3. **非典型病例的临床表现**：不典型的临床病例，可全身无水肿、高血压及肉眼血尿。仅于链球菌感染后或急性肾炎密切接触者行尿常规检查而发现镜下血尿，甚或尿检也正常，仅血中补体呈典型的规律性改变即急性期明显降低，而 6～8 周恢复。此类患者如行肾活检可见典型的毛细血管内增生及特征性的驼峰病变。

二、体征

1. **水肿**：是急性肾炎最为常见的体征，轻者仅累及眼睑，表现为"肾炎面容"；重者波及全身，按之凹陷不明显。胸腔、腹腔积液可见于水肿严重的病例。

2. **眼底改变**：急性肾炎的眼底改变是高血压引起的，可见视网膜小动脉痉挛，偶有火焰状出血。视乳头色淡、水肿，边界不清，视网膜血管明显收缩，可呈铜丝状或银丝状，高度收缩可使动脉不易辨认，经常出现动静脉交叉压迹现象，视乳头四周或整个视网膜水肿；疾病进一步发展可出现视网膜棉絮状渗出物与深度圆形或浅层火焰状出血；在黄斑区可呈典型的星芒状渗出，严重的渗出，聚集于视网膜下可形成视网膜脱离。

【辅助检查】

1. **尿液检查**：

（1）血尿：几乎全部患者都有肾小球源性血尿，约 30% 患者为肉眼血尿。

（2）蛋白尿：常为轻、中度蛋白尿，24h 蛋白定量＜3g，且多为非选择性的蛋白尿，少数患者（＜20% 患者）可呈大量蛋白尿（24h 蛋白定量＞3.5g）。

（3）尿沉渣检查：可见多形性红细胞（占 80% 以上），每个高倍镜视野至少有 10 个以上红细胞，早期可见白细胞和肾小管上皮细胞稍增多，并可见颗粒管型和红细胞管型等。尿液改变较其他临床表现恢复得慢，常迁延数月。大多数儿童、约半数成人患者蛋白尿在 4～6 个月后消失，少数延至 1 年，而少数镜下血尿可延至 1～2 年。

2. **血液检查**：

（1）大约一半患者血红蛋白及红细胞数降低，呈轻度贫血，但严重贫血者少见，利尿消肿后血红蛋白即恢复正常。

（2）感染未愈时，白细胞总数及中性粒细胞数常升高。

（3）血沉增快，一般在 30～60mm/h。随着急性期缓解，血沉逐渐恢复正常。

3. **尿红细胞检查**：畸形红细胞＞8000 个 /mL 或畸形红细胞比例＞75%。

4. **24h 尿蛋白定量检查**：多数患者（75% 以上）24h 尿蛋白定量＜3.0g，尿蛋白多为非选择性。

5. 免疫学检查：起病初期血清补体 C3 及总补体（CH50）活性下降，8 周内逐渐恢复正常，此对诊断本病意义很大。在使用青霉素前，70% ～ 80% 急性肾炎患者出现 ASO 阳性，于链球菌感染后 3 周滴度上升，3 ～ 5 周达高峰，以后逐渐下降，约 50% 患者在 6 个月内恢复正常。部分病例循环免疫复合物（CIC）及血清冷球蛋白可呈阳性。

6. 肾功能检查：患者起病早期可因肾小球滤过率下降、钠水潴留而尿量减少（常在 400 ～ 700mL/d），少数患者甚至少尿（< 400mL/d）。肾功能呈一过性受损，患者血肌酐、尿素氮升高。表现为轻度氮质血症，多于 1 ～ 2 周后随着利尿后尿量渐增肾功能逐渐恢复正常。仅有少数患者可表现为急性肾衰竭，易与急进性肾小球肾炎相混淆。

7. 肾穿刺活检：毛细血管内增生性肾炎，以肾小球中内皮及系膜细胞增生为主，早期可有中性粒细胞和单核细胞的浸润。免疫病理检查可见 IgG 及 C3 沉积于系膜区与毛细血管壁，电镜下可见上皮下驼峰状电子致密物沉积。

疗效判定标准：参照《肾脏病诊断与治疗及疗效标准专题讨论纪要》中相关拟定，治愈：临床症状消失，蛋白尿 ≤ 0.2g/24h，尿红细胞 ≤ 3 个 /HP，肾功能正常；好转：临床症状基本消失，尿蛋白 0.3 ～ 1.0g/24h，尿红细胞 4 ～ 10 个 /HP，肾功能指标有所好转；无效：临床症状有所改善，尿蛋白 ≥ 1.0g/24h，尿红细胞 ≥ 10 个 /HP，肾功能无明显改善或更严重。

【诊断要点】

（1）病前 1 ～ 4 周有前驱感染。

（2）临床表现有非凹陷性水肿、少尿、血尿、高血压四大症状。

（3）尿检查有蛋白、红细胞及管型等。

（4）血清尿素氮升高，肌酐清除率下降。

【临床治疗】

本病的治疗主要包括：预防感染；清除隐性感染病灶，以防复发；对症治疗，防治并发症；纠正病理生理异常，保护肾功能，促进自然恢复。急性肾炎的中医治疗，首先要辨外邪的性质，或风或湿，或寒或热；再辨病变部位，或脾或肾或肺；又当辨清病变的发展期和恢复期，总之要根据其"标实邪盛"的特点，总以祛邪治标为治疗原则。再根据病程与正邪急缓的关系，分段治疗，或先攻后补，或攻补兼施，或以补虚为主。发作期根据外邪、湿热毒蕴的特点，可分别施以宣肺、清热、利湿、解毒等法以祛邪毒，而病情进入恢复期，则宜调补与祛邪兼用。血瘀作为病理产物贯穿疾病始终，并成为第二致病因素作用于机体，故活血化瘀常运用于本病，体现各个治疗阶段。

一、发展期

1. 风水泛滥：

主证：见于急性起病之时，发病迅速，突然出现眼睑及面部水肿，继而延及四肢及全身皆肿。偏于风寒者，伴见恶寒无汗，肢节酸楚，咳嗽气喘，小便不利，舌质淡，苔薄白，脉浮紧。偏于风热者，兼有发热恶风，咳嗽咽痛，口干而渴，小便黄少，舌边尖微红，苔薄黄，脉浮数或滑数。

治法：疏风清热，宣肺行水。

方药：越婢加术汤加减。

方剂组成：生麻黄 5g、生石膏 20g、甘草 5g、生姜 10g、白术 20g、连翘 20g、桑白皮 20g、桔梗 10g、猪苓 20g、茯苓皮 20g、白茅根 30g、荆芥 15g（后下）、金银花 20g。每日 1 剂，水煎服。

方解：方中生麻黄、荆芥、生姜、桑白皮宣肺，发汗解表，以去在表之水气；生石膏、连翘、金银花清热宣肺行水；白术健脾化湿，寓崇水制土之意，猪苓、茯苓皮、白茅根等强化其利水消肿之功效；甘草、生姜和诸药，调营卫。诸药合用，共同发挥疏风清热、宣肺行水消肿的功效。

临证加减：若恶寒无汗脉浮紧者，为风寒外束肌表皮毛，宜去石膏，加紫苏 10g、羌活 15g、防风 10g、桂枝 5g 以加强疏风散寒，宣肺解表，并可发汗，寓"开鬼门"之意；恶风有汗者，加白芍 15g 敛阴，麻黄量酌减以防过汗伤阴；呕恶不欲食者，加藿香 10g、陈皮 15g、砂仁 10g 以和胃降逆止呕；若肿而兼胀者，加陈皮 6g、大腹皮 12g 以加强行气利水消肿；小便热涩短少，加玉米须 12g、益母草 12g、白花蛇舌草 15g 清热祛湿，利尿消肿；若咳甚、咳喘不得卧者，加杏仁 15g、苏子 10g、前胡 15g、苦参 15g、葶苈子 10g，宣肺降气，止咳平喘。

麻黄的药理作用：中医认为麻黄外开腠理，发汗祛邪，助上焦水气宣化，可使肌肤水湿从毛窍外散；内则宣畅气机通调水道，渗泄水湿，使水肿因尿量增加而向愈。故麻黄有发汗解表、宣肺平喘、利尿退肿三大功效，临床常用其治疗风水一证。本品常辅以生姜，可增加其解表、宣肺、行水之效。现代治疗急性肾炎初起、水湿内盛、水肿而小便不利者，常用越婢汤或越婢加术汤加赤小豆、桑白皮、冬瓜皮、车前子、猪苓等利水之品，其疗效更佳。临床以其治疗寒湿瘀结的肝硬化腹水，加附子、桂枝、白术等，以宣发肺气，提壶揭盖，又能通调水道下输膀胱而利水湿，亦行之有效。亦可用其治疗幽门急性水肿、上腹疼痛、呕吐烦躁者，麻黄与石膏、陈皮、半夏等同用，有明显消肿止痛效果。亦可伍石膏等，治疗喉头水肿。

马氏治疗急性肾炎常用自拟清解利水汤：

方剂组成：麻黄 5g、杏仁 10g、赤小豆 30g、马齿苋 30～50g、车前草 20g、连翘 20g、萹蓄 20g、瞿麦 20g、益母草 30g、猪苓 20g、茯苓 30g、白茅根 30g、黄芩 20g、甘草 6g。有管型者加石韦 20g、丹参 30g，血尿明显者加马鞭草 25g、生地 20g、大蓟 15g。

方解：麻黄与杏仁，一升一降，升则肺气宣发，降则肺气通降，一升一降则水湿从玄府、膀胱而出；马齿苋、连翘、车前草助麻黄宣肺解表，清热消肿；赤小豆，功专除湿气，益脾土，合茯苓，则渗利之中有健脾之功；茯苓、猪苓、白茅根、石韦、萹蓄、瞿麦等，有清热通淋之功，又为利水消肿之要药；益母草一味，在于活血通络、以助利水消肿之功效。诸药合用则升降有序，气机恢复，玄府启，膀胱通，表邪解，水湿除。

益母草的药理作用：可改善肾功能，对缺血性、急性肾功能衰竭具有显著疗效；益母草碱能显著增加兔的尿量，临床与利水药合用能明显增加利尿药的功效。临床报道用大剂量益母草（干品 90～120g）水煎服，每日服 2～3 次，治疗急性肾炎（水肿）80 例，全部治愈。也有用本品 60g 配伍大蓟 30g、小蓟 30g 为主，治疗急性肾炎患者 32 例效果明显。马氏用益母草配伍五苓散治疗一切水肿都有明显效果。可能与益母草的活血化瘀功能，能有效地改善肾脏血流量有关。

2. 湿毒浸淫：

主证：眼睑水肿，延及全身，尿少色赤，身发疮痍，甚者溃烂，恶风发热，舌红苔薄黄或黄腻，脉浮数或滑数。

治法：宣肺解毒，利湿消肿。

方药：麻黄连翘赤小豆汤合五味消毒饮加减。

方剂组成：麻黄 5g、连翘 20g、赤小豆 30g、桑白皮 20g、杏仁 10g、生姜皮 5g、金银花 20g、野菊花 15g、蒲公英 20g、紫花地丁 20g、紫背天葵 10g。每日 1 剂，水煎服。

方解：前方以麻黄、杏仁、桑白皮等，宣肺行水，连翘清热疏风，赤小豆利水消肿；后方以金银花、紫花地丁、紫背天葵、蒲公英、野菊花清热解毒，配合使用，其清热之力尤强，并能凉血散结以消肿痛。与麻黄连翘赤小豆汤合用，可加强清解湿毒之力。

临证加减：若皮肤糜烂者，加苦参 9g、土茯苓 12g 以清热祛湿解毒；风盛皮肤瘙痒不已者，加白鲜皮 12g、地肤子 9g 以疏风清热，祛湿止痒；大便不通者加芒硝 6g、大黄 6g 以通腑泄热；若肿势甚，加茯苓皮 25g、大腹皮 12g 以加强健脾渗湿、利水消肿之功；血热而红肿甚者，加牡丹皮 9g、赤芍 12g、紫草 9g 以清热解毒，凉血活血。

连翘的药理作用：连翘主要含苯乙醇苷类、木脂体及其苷类、五环三萜类、挥发油类等化合物。药理研究认为其具有抗菌、抗炎、解热、镇吐、利尿强心、抗肝损伤、镇痛、抑制磷酸二酯酶、抗病毒、降血压、抑制弹性蛋白酶活力、抗内毒素等作用。

马氏治疗湿毒浸淫急性肾炎自拟湿毒清方，取得较好临床效果：

湿毒清方剂组成：半边莲 20g、半枝莲 20g、黄芩 25g、生茜草 15g、益母草 30g、丹参 30g、大黄 15g、白术 20g、茯苓 30g、猪苓 20g、白茅根 30g、黄芪 25g。

方解：方中半边莲、半枝莲、黄芩为主药清热解毒，利水消肿；生茜草、丹参、益母草凉血活血祛瘀，更以大黄泄浊，使湿毒从下泄出；再以黄芪补气行水；白术、茯苓、猪苓、白茅根健脾利湿；诸药合用，清化湿毒，益气活血，肾气调达，肾血通畅，诸症日瘥。

半边莲、半枝莲、黄芩的药理作用：

半边莲：有较强的清热解毒作用和利水消肿之功效。半边莲总生物碱、动物实验及正常人口服均有显著持久的利尿作用，可用于治疗水湿停留的水肿、腹水等。

半枝莲：有较好的清热解毒、活血消肿之效，兼利湿消肿。临床资料表明有显著增加尿量、肾动脉血流量的作用。其治疗急性肾炎和慢性肾衰竭常有报道。用半枝莲和金钱草组成的化瘀排石汤，对泌尿系结石有较好效果。半枝莲具有很强的抗突变作用，为抗癌机制之一。

黄芩：有较广的抗菌谱。此外，具有很强的抗突变作用与抗炎作用，并有广泛的镇静、解热、降压、利尿、利胆与解痉、解毒、保肝、降低毛细血管通透性以及抑制肠管蠕动等功能，是治疗肾炎、肾盂肾炎常用药物。其治疗肾病所以奏效，与其具有抗菌、降压利尿等作用有关。此三药是马氏经常用来治疗肾病的要药。

3. 水湿浸渍：

主证：多由风水进一步发展为皮水，或水湿内困为患。症见肢体水肿，延及全身，按之没指，身重困倦，胸闷纳呆，泛恶，舌质淡，舌体胖大，苔白腻，脉沉缓。

治法：健脾化湿，通阳利水。

方药：五皮散和胃苓汤加减。

方剂组成：猪苓 25g、茯苓 25g、茯苓皮 20g、桑白皮 20g、生姜皮 10g、陈皮 10g、大腹皮 15g、泽泻 15g、黄芩 20g、半边莲 20g、厚朴 15g、白术 20g、桂枝 5g、大枣 5 枚。每日 1 剂，水煎服。

方解：五皮散以茯苓皮利水渗湿，兼以补脾助运化；生姜皮辛散水饮；桑白皮肃降肺气，以通调水道；大腹皮行水气，消胀满；陈皮和胃气，化湿浊。五药相合，共奏理气健脾、利湿消肿之效。胃苓汤中泽泻甘淡性寒，直达膀胱，利水渗湿，辅以茯苓、猪苓之淡渗，黄芩、半边莲解热、利尿、共同增强利水蠲饮之功；加白术健脾而运化水湿。桂枝一药二用，既外解太阳之表，又内助膀胱气化，厚朴理气，使气机条达，有助于水行气化，大枣调和药性，全方共奏祛湿和胃之功。二方合用，健脾化湿，通阳利水。

临证加减：若小便短少不利，加冬瓜皮 25g 以加强利水消肿之功；肿甚咳喘者，加麻黄 6g、杏仁 12g、葶苈子 9g，宣肺止咳，降气平喘，利水消肿；若身寒肢冷、脉沉迟者，加熟附子 9g、干姜 9g 以温阳散寒。

猪苓、茯苓的药理作用：

猪苓：猪苓煎剂有较强的利尿作用，较茯苓、木通强，其水提取物能增强网状内皮系统吞噬功能；猪苓多糖能明显促进抗体生成，显著提高荷瘤小鼠腹腔巨噬细胞吞噬功力，提高淋巴细胞转化率，为一种非特异性免疫刺激剂。具有抗肿瘤作用，猪苓提取物可抑制小鼠肉瘤和肝瘤。

茯苓：有利尿、调节免疫功能、调整肠道功能、镇静、抗肿瘤、保肝、抗菌促进造血功能等作用。

4. 湿热内蕴：

主证：全身水肿，皮肤绷紧光亮，尿少色黄，心烦急躁，口苦口黏，脘闷恶心，腹胀便秘，或大便黏滞不爽，舌红苔黄腻，脉滑数。

治法：分利湿热，导水下行。

方药：疏凿饮子加减。

方剂组成：秦艽 15g、羌活 15g、大腹皮 15g、茯苓皮 15g、生姜皮 10g、泽泻 15g、椒目 5g、赤小豆 30g、槟榔 10g。每日 1 剂，水煎服。

方解：方中羌活、秦艽疏风解表，使在表之水从汗而疏解；大腹皮、茯苓皮、生姜皮协同羌活、秦艽以去肌肤之水；泽泻、椒目、赤小豆利水泻浊，并协同槟榔通利二便，使在里之水邪从下而夺。全方合用疏表通里，相辅相成，相得益彰，上下表里分消走泄，使湿热之邪得以清利，则水肿渐消。

临证加减：若腹部胀满、大便不通者，可加用大黄 6g；尿血、尿痛者，加大蓟 15g、小蓟 15g、白茅根 30g 以清热凉血止血。

秦艽、羌活的药理作用：

秦艽：秦艽有显著的抗炎作用，此外，还有镇痛、解热、升高血糖、抗菌、利尿、抗过敏性休克和抗组织胺等作用。

羌活：有显著的解热、镇痛作用。此外，还有抗菌和抗炎作用。羌活水溶部分对实验动物有抗心律失常和对抗心肌缺血的保护作用。马氏临床常用羌活配伍治疗各种早搏，并用羌活伍以辛夷、沙苑子、细辛等治疗支气管哮喘，又用羌活配伍独活、川芎、白芷、藁本、细辛治疗头痛显著。本品与细辛、川芎、白芷、黄芩等同用，该配伍不但外解风寒湿邪之力甚强，且兼顾里热，被前人誉为"四时发散之通剂""解表之神方"，又与白鲜皮、蛇床子、白芷、苍术、苦参、蝉蜕配伍皮肤瘙痒、隐疹有效。

5. 下焦热盛：

主证：尿色鲜红或呈洗肉水样，小便频数有灼热感，常无尿痛，心烦口渴，腰酸腿软，或伴水肿，舌红少苔，脉沉数或细数。

治法：清热泻火，凉血止血。

方药：小蓟饮子加减。

方剂组成：生地 15g、小蓟 15g、淡竹叶 10g、滑石 15g、藕节炭 10g、栀子 10g、生甘草 5g、炒蒲黄 10g。每日 1 剂，水煎服。

方解：方中以小蓟凉血止血，为君药。辅以藕节炭、炒蒲黄助君药凉血止血，并能消瘀，可使血止而不留瘀；滑石清热利水通淋；淡竹叶、栀子清泄心、肺、三焦之火热从下而去；生地养阴清热、凉血止血，以防热邪伤阴；生甘草调和诸药，兼可清热。全方合用止血中寓以化瘀，清利中寓以养阴，共成清热泻火、凉血止血之剂。

临证加减：血尿甚可加三七末 3g、琥珀末 1.5g 以活血止血；口渴加天花粉 15g、石斛 20g 以养阴生津；腰酸乏力加太子参 15g、黄精 15g、杜仲 15g、菟丝子 15g 以健脾补肾；心烦少寐者，加黄连 5g、麦门冬 15g、夜交藤 20g、合欢花 20g 以清热、养阴、安神。

生地的药理作用：具有抗地塞米松对脑垂体 – 肾上腺皮质激素系统的抑制作用，从而使血浆皮质酮浓度升高。地黄浸膏有明显的强心利尿作用，地黄的水煎剂有抗炎提高免疫和催眠镇静等作用。此外，地黄有止血作用又具抗癌作用，具有促进机体淋巴母细胞的转化、增加 T 淋巴细胞数量的作用并能增强网状内皮系统的吞噬功能，尤其对免疫功能低下者作用更加明显。综上所述，生地有镇静抗炎、促进免疫、调节机体机能及止血、降压等作用可能是其治疗阴虚内热病证的依据。

马氏自拟黄芪五草汤治疗急性肾病：

方剂组成：黄芪 30g、益母草 30g、车前草 20g、金钱草 20g、马鞭草 20g、旱莲草 20～30g、桂枝 10g、半枝莲 20g、半边莲 20g、黄芩 25g、白术 20g、茯苓 30g、猪苓 30g、泽泻 20g、连翘 20g、山茱萸 20g、牡丹皮 20g、菟丝子 15g、白茅根 30g。

主治急性肾炎。症见两眼水肿如卧蚕状，纳呆，乏力，腰部酸痛，小便黄，大便稀，舌质红，苔薄黄，脉沉无力。辨证为脾肾两虚，下焦湿热，水湿停蓄。本方辨证加减适用一切急性肾炎。

黄芪五草汤药理作用：

黄芪：能增加网状内皮系统的吞噬功能，促进抗体形成，促进T细胞分化和成熟，增强NK细胞毒活性，诱生干扰素。黄芪既能补气，又利水，为治疗气虚水肿少之要药，有明显的利尿、消除蛋白尿的作用，能治疗动物增殖性肾炎、肾毒血清性肾炎。《中西结合杂志》报道，以黄芪120g、生薏苡仁30g、焦杜仲30g，治疗慢性肾炎，收到良好效果。由此可见，黄芪是治疗肾病的良药。

益母草：益母草能改善肾功能，对狗缺血型初发期急性肾功能衰竭具有显著效果。但益母草不可长期用于肾病，有资料显示能造成不同程度的肾脏髓质的损害，不可不知。因此益母草最好用于急性肾病。

车前草：本品有清热利水的作用。用于湿热壅盛之水肿，小便不利证。药理显示有利尿作用及对金黄色葡萄球菌、痢疾杆菌有抑制作用。该药小剂量能强心、升血压、减慢心率，大剂量可致心肌麻痹、血压降低的作用（常用量10～30g）。此外，含车前苷有祛痰、镇咳作用。车前草煎剂，治疗痛风性关节炎效果良好。

金钱草：有清热利湿、抗炎、抗病原微生物作用。对金黄色葡萄球菌、伤寒杆菌、痢疾杆菌、绿脓杆菌均有抑制作用。金钱草清肝胆湿热，消胆石，为治疗肝胆结石之要药，常配茵陈、大黄、郁金等同用。与海金沙、鸡内金、滑石等同用，治疗泌尿结石。药理显示金钱草可明显增加冠脉及肾血流量，股动脉回流量亦增加。

马鞭草：清热利湿，利尿消肿，兼有活血化瘀之功效。常用治疗小便不利，水肿胀满以及胸水、腹水之症，又有较好的清热解毒作用，用于治疗感冒效果较好。临床报道用马鞭草60g治疗乳糜血尿伴急性尿潴留效果很好。

旱莲草：有补肝肾阴、凉血止血作用。常用于血热或阴虚血热所致的多种出血证。马氏常用旱莲草与车前草、白茅根配伍治疗血尿效果显著。药理显示本品能提高淋巴细胞转化率，促进毛发生长，使头发变黑，并对金黄色葡萄球菌、福氏痢疾杆菌有一定抑制作用。本品还有一定抗癌活性。

桂枝：具有发汗解肌、温通经脉、助阳化气、平冲降气的功效。

（1）扩张血管、促进发汗作用：桂枝单用，发汗力弱，常与麻黄配伍，则可加强麻黄的发汗力。研究证明，桂皮油能扩张血管，调整血液循环，使血液流向体表。由于桂枝能增强血液循环，促进血液流向体表，有利于发汗和散热，这与中医温经通络的功效相吻合。

（2）解热、镇痛作用：桂枝及其有效成分桂皮醛、桂皮酸钠可使由伤寒、副伤寒菌苗致热的家兔体温降低并能使正常小鼠的体温和皮肤温度下降，其解热和降温作用可能由于皮肤血管扩张，使散热增加以及促进发汗的结果。桂枝能提高痛阈值，其复方的镇痛效果更佳。

（3）抗炎、抗过敏、抗菌、抗病毒及利尿作用：临床常用治疗风寒感冒、脘腹冷痛、血寒闭经、关节痹痛、痰饮、水肿、心悸、奔豚等症。用桂枝、甘草、附子（久煎）各15g治疗低血压有效。

半枝莲、半边莲、黄芩：见"湿毒清"药理作用。

白术：为治疗脾虚水肿之良药，常与茯苓、泽泻等配伍，健脾利水之力更强。实验证明对大鼠、兔、犬均有明显持久的利尿作用，且促进电解质，特别是钠的排泄。白术对金黄色葡萄球菌、溶血性链球菌、肺炎球菌、枯草杆菌均有抑制作用。白术既能增加家兔离体小肠自发性收缩活动，又能拮抗乙酰胆碱、氯化钡所致的家兔离体小肠强直性收缩。用白术（30~60g）有通便之效，能使干燥坚硬的大便变软，容易排出，而不引起腹泻。用白术30~60g治疗肝硬化腹水；用白术15~30g治疗迁延性肝炎；重用白术60~100g治疗原发性肝癌。收到良好效果。此外，白术还具有保肝利胆防治胃溃疡及保胎作用。对白细胞减少有生白作用。

茯苓：显著的利尿作用，能促进尿中钾、钠、氯等电解质的排出，能增加白术、泽泻、附子、猪苓等的利尿效果。用茯苓、桂枝、白术、甘草（即苓桂术甘汤）治疗内耳眩晕病效果较好。用茯苓60g治疗精神分裂症有效。此外，对心悸、失眠、健忘也有一定效果。

猪苓：是五苓散中主要药物，用于各种水肿证。猪苓多糖有很好的保肝作用，猪苓多糖治疗慢性病毒性肝炎，有较好疗效，能改善症状。

泽泻：其煎剂和浸膏对人和动物均有明显利尿作用，并能使尿中钾、钠、氯及尿素的排泄量增加。泽泻有很好的降血脂及抗动脉粥样硬化作用。能降低血中LDL含量，提高HDL水平和HDL-Ch与TC的比值。实验性动脉粥样硬化家兔，泽泻提取物可明显抑制其主动脉内膜斑块的生成。

连翘：药理研究认为其具有抗菌、抗炎、解热、镇吐、利尿强心、抗肝损伤、镇痛、抑制磷酸二酯酶、抗病毒、降血压、抑制弹性蛋白酶活力、抗内毒素等作用。可抑制伤寒杆菌、副伤寒杆菌、大肠埃希菌、痢疾杆菌、白喉杆菌、霍乱弧菌、葡萄球菌、链球菌等。连翘与金银花最好联合应用。与黄连、黄芩组成的复方，体外抑菌作用比单用连翘时更强。

山茱萸：其煎剂能抑制金黄色葡萄球菌生长，对志贺痢疾杆菌、伤寒杆菌及堇色毛癣菌有不同程度的抑制作用。并对流感病毒有抑制作用。其注射液能增强心肌收缩性，提高心脏效率，扩张外周血管，明显增强心脏泵血功能，能迅速明显使血压升高，具有抗失血休克的作用。另外其能抑制血小板聚集，抗血栓形成，对缓解DIC形成有一定意义，而有利于休克的治疗。临床用于大汗亡阳或误下、失血过多而致阴虚阳虚，或阴阳俱虚而引起的暴脱证，但本品药力较缓，重证用大剂量（50~100g），并与人参、附子等同用，以补气救脱，回阳救逆。

牡丹皮：有抗菌消炎作用。实验表明，丹皮酚在体外对大肠埃希菌、枯草杆菌、金黄色葡萄球菌有明显抑制作用，对流感病毒及常见致病性皮肤真菌亦有抑制作用。还有抗动脉粥样硬化、降血压、降血糖、镇静催眠、抗惊厥、保肝、利尿等作用。

菟丝子：具有延缓衰老，类雌激素样作用，并能促进造血功能、增强机体免疫、强心、降压及兴奋子宫等。此外，尚能降低胆固醇、软化血管、改善动脉硬化等作用。菟丝子煎剂对金黄色葡萄球菌、福氏痢疾杆菌和伤寒杆菌有抑制作用。

白茅根：有止血作用，白茅根粉能明显缩短兔血浆的复钙时间，临床用白茅根治疗鼻衄，现代亦有报道单用大剂量白茅根，治疗顽固性血尿，每日 100g，15 天为 1 个疗程，其中肾小球性血尿 50 例，均获良好效果。白茅根对福氏及宋内氏痢疾杆菌有明显的抑制作用。

二、恢复期

主要为余邪未清，正气耗损，一般认为湿热内蕴伤阴，故阴虚、气阴两虚、湿热不清或兼血瘀。现就临床常见证情，概括分以下几个证型。

1. 阴虚湿热：

主证：水肿消退，肉眼血尿消失，病情进入恢复期，症见身倦乏力，腰背酸胀，面红烦热，口干咽痛，小便色黄，镜下血尿，大便不畅，舌红，苔薄黄或少苔，脉细数。

治法：滋阴益肾，清热利湿。

方药：马氏滋阴益肾汤。

方剂组成：太子参 20g、黄芪 25g、白术 20g、黄柏 20g、知母 20g、生地 20g、茯苓 25g、山药 15g、泽泻 15g、牡丹皮 15g、白茅根 30g、旱莲草 20~30g。每日 1 剂，水煎服。

方解：方中太子参益气养阴，补中兼清，与黄柏清热利湿，与生地养阴清热，凉血止血；知母清热泻火；黄芪、白术健脾益气，生血滋阴；山药补肾健脾，并可利湿；茯苓淡渗利湿，与山药配伍而渗脾湿；泽泻利尿消肿，与生地相合泻肾降浊；牡丹皮清解血中之热；白茅根凉血止血，清热利尿；旱莲草味甘滋阴益肾，性寒凉血止血。全方合用滋阴益肾，清热利湿，凉血止血。旱莲草应用的临床经验为，其治疗大出血病证时，一要生品取汁，二要剂量特重，使气味俱足，药力雄厚，方可收到热清血止阴复的佳效，故旱莲草是治疗各种出血病证的重要药物。

临证加减：若腰酸乏力加怀牛膝 15g、杜仲 15g、川断 15g、桑寄生 15g 之属补肾壮腰。

2. 脾肾阴虚：

主证：水肿已退，口干或有低热盗汗，腰酸，小便黄，大便干，舌红少苔，脉细数。

治法：滋阴补肾，养阴健脾。

方药：马氏健脾益肾汤。

方剂组成：黄芪 30g、茯苓 30g、党参 15g、白术 15g、山药 20g、生地 20g、小蓟 20g、牡丹皮 20g、泽泻 15g、太子参 20g、茯苓 25g、山药 20g、石斛 20g、地骨皮 15g、旱莲草 30g、菟丝子 15g、覆盆子 15g、女贞子 15g、甘草 5g。每日 1 剂，水煎服。

方解：方中黄芪、茯苓、党参、白术、山药益气健脾消肿；生地、小蓟养阴清热，凉血止血；太子参、山药、石斛、茯苓健脾阴；泽泻利尿消肿，与生地相合泻肾降浊；牡丹皮、地骨皮清虚热；旱莲草、菟丝子、覆盆子、女贞子滋养肾阴，现代药理研究显示，菟丝子能降低胆固醇，软化血管，改善动脉硬化，与女贞子、旱莲草、山药合用，治疗肾小球肾病的蛋白尿；诸药合用，具有滋阴补肾，益气健脾之功效。

临证加减：有低热者，加银柴胡 15g、青蒿 15g（后下）、胡黄连 15g、白薇 10g 以养阴清热；咽干痛者加玄参 10g、薄荷 15g、牛蒡子 15g 以清热利咽。

3. 脾肾气虚：

主证：水肿已退，或晨起面部稍肿，神疲乏力，腰酸冷，夜尿频数，腹胀纳呆，口淡不渴，舌淡红，苔白薄，脉微细。

治法：培本固元，补益脾肾。

方药：马氏参芪益肾汤。

方剂组成：党参 20g、黄芪 30g、山药 20g、茯苓 20g、熟地 15g、山茱萸 20g、泽泻 15g、牡丹皮 20g、覆盆子 20g、桑螵蛸 20g、淫羊藿 20g、菟丝子 20g。每日 1 剂，水煎服。

方解：方中党参、黄芪补气固本；茯苓、山药健脾；山茱萸补肾益精，又能温肾助阳。故既可补阴，又可补阳而收敛元气；泽泻逐膀胱三焦停水，其利水之功较茯苓为强；牡丹皮清热凉血，善透阴分伏热，又有活血散瘀之功效；覆盆子、桑螵蛸益肾缩泉；淫羊藿、菟丝子、益肝肾而补阴阳。诸药合用，有培元固本、补益脾肾之效。

临证加减：腰酸痛者加川杜仲 15g、川续断 12g 以补肾壮腰；镜下血尿不止者，加小蓟 15g、白茅根 20g 以凉血、止血；尿蛋白不除者，加芡实 20g、僵蚕 15g、绞股蓝 20g。

恢复期患者一般临床症状已消除，大多数主要为镜检红细胞不消失，或少量尿蛋白存在，过度劳累或受凉后感冒发热，常致尿中红细胞反复增多。因此，除了药物治疗外，注意调养护理，防止外感是十分重要的。

三、并发症的治疗

1. 水气凌心：

主证：全身水肿，腹胀满，小便短少，胸闷气急不能平卧，咳嗽，舌暗红而胖，苔薄白，脉沉细数。

治法：温通心阳，泻肺利水。

方药：真武汤合葶苈大枣汤加减。

方剂组成：熟附子 15g（先煎）、茯苓皮 30g、葶苈子 12g、白术 20g、紫苏子 15g、泽泻 15g、猪苓 15g、肉桂 3g、生姜 3 片、大枣 5 枚。每日 1 剂，水煎服。

方解：真武汤方中以熟附子、肉桂为主药，大辛大热，温肾暖土，以通心阳；以茯苓、白术健脾渗湿；猪苓、泽泻利水；生姜辛温，既助附子之温阳去寒，又伍茯苓以温散水气。葶苈子、大枣泻肺行水，下气平喘；紫苏子降气平喘。诸药合用有温通心阳、泻肺行水之效。

临证加减：有外感风寒咳嗽痰多者，加炙麻黄 6g、北杏仁 12g 以宣肺散寒、化痰止咳；外感风热咳喘者，去附子、肉桂、白术，加炙麻黄 8g、生石膏 25g、北杏仁 10g、黄芩 15g、鱼腥草 25g 以清宣肺热、化痰止咳。病情危重者，中西医结合抢救，病情缓解后可用中药调理。

2. 痰浊上蒙清窍：

主证：头晕或痛剧烈，恶心呕吐，或嗜睡，或神志昏迷，甚则惊厥，面浮肢肿，或肿不明显，小便短少，舌苔薄黄，脉弦或数。

治法：涤痰降浊，开窍醒神。

方药：半夏白术天麻汤加减。

方剂组成：天麻 12g、钩藤 15g（后下）、白术 12g、法半夏 12g、陈皮 10g、石菖蒲 10g、泽泻 15g、车前子 15g。每日 1 剂，水煎服。

方解：方中法半夏燥湿化痰，降逆止呕；天麻、钩藤息风而止头眩；白术健脾燥湿，与法半夏、天麻配伍，祛湿化痰，加强止眩之功；陈皮理气和胃；石菖蒲涤痰、开窍、醒神；泽泻、车前子利水除湿。全方合用，共奏涤痰降浊、开窍醒神之功。

临证加减：大便秘结者，加生大黄（后下）6g、元明粉（冲）6g以通腑泻浊；口干舌红者，加生地15g、玄参10g、麦门冬10g以养阴清热；神志不清而惊厥者，加安宫牛黄丸1粒，研末吞服开窍醒神，并针刺风池、百会、太冲。危重者，中西医结合抢救。

3. 浊邪壅滞三焦：

主证：全身水肿，小便少甚至无尿，恶心呕吐，嗜睡或神志不清，四肢抽搐，舌暗红苔腻，脉弦细。

治法：化浊降逆，通腑利水。

方药：黄连温胆汤、千金温脾汤加减。

方剂组成：黄连3g、法半夏12g、生大黄6g（后下）、枳实10g、陈皮6g、茯苓15g、半枝莲15g、白茅根15g、丹参15g、熟附子12g（先煎）。每日1剂，水煎服。

方解：方中黄连清热燥湿解毒；大黄苦寒，通腑泄浊，活血化瘀，与黄连相伍共制熟附子辛热之性；法半夏降逆止呕；枳实理气和胃通便；陈皮理气和胃，与枳实相和，使三焦气机舒展，升降有序；茯苓利水渗湿；半枝莲清热解毒；白茅根清热凉血止血；丹参活血化瘀；熟附子温肾助阳，温化寒饮，并可防苦寒太过。全方寒温并用，化浊降逆，通腑利水。

临证加减：恶心呕吐甚者，以玉枢丹3g，分2次吞服以降逆止呕；呕吐不能服药者，将中药作保留灌肠，每6h1次；嗜睡或神志不清者，至宝丹1粒，研末吞服以开窍醒神；肢体抽搐者，加天麻12g、钩藤18g、生石决明30g以平肝息风解痉。

4. 阳虚水泛：

主证：全身水肿，腰部酸痛，小便短少，畏寒肢冷，口淡纳呆，或便溏，腹胀，舌淡红较胖，苔白腻或薄白，脉沉细。

治法：温肾助阳，利水消肿。

方药：真武汤加减。

方剂组成：熟附子12g（先煎）、茯苓15g、白术12g、泽泻15g、桂枝6g、淫羊藿12g、黄芪15g、生姜10g。每日1剂，水煎服。

方解：方中以附子为主药，大辛大热，温肾暖土，以助阳气；以茯苓之甘淡渗利，健脾渗湿，以利水邪；生姜辛温，既助附子之温阳去寒，又伍茯苓以温散水气；佐以白术健脾燥湿，以扶脾之运化；桂枝温阳利水，与附子配伍加强温肾助阳之力；防己利水消肿；淫羊藿温阳补肾；黄芪补脾益气，利水消肿。诸药合用，温肾健脾，利水消肿。

临证加减：血尿多者，加小蓟15g、仙鹤草15g以凉血止血。

【马氏治疗急性肾小球肾炎的临床体会】

1. 明察秋毫正确早期诊断：典型的急性肾小球肾炎通过病史及临床体征和实验室检查不难诊断，但有许多患者临床体征不明显，往往导致诊断不及时或误诊误治，部分患者经过长期不当治疗，或延误治疗而导致为慢性肾炎，甚至发展为慢性肾衰竭。因此，临床对于长期反复出现链球菌感染的患者，应常规尿检，以免漏诊。对于有典型链球菌感染病史，并伴有水肿、高血压但尿常规检查确是阴性的患者，不应轻易排除急性肾炎诊断，而应进一步做血清补体等免疫功能检查。为医者当明察秋毫做到早期诊断与恰当治疗，方不失为医之道。

2. 消除呼吸道反复感染，防止发展为慢性肾炎： 部分急性肾炎经过 10~20 年，发展为慢性肾炎，最终发生慢性肾功能衰竭。究其原因除失治、误治外，反复发生的呼吸道感染是导致疾病持续进展的主要根源。因此，避免、消除呼吸道感染的反复发生是防止急性肾炎发展至慢性肾炎的重要措施，主要可从以下几方面着手：

（1）彻底消除感染病灶：对于反复发生呼吸道感染者应尽快查出感染病灶，同时尽可能全面地收集四诊资料，做出正确辨证，辨其邪正的虚实。邪实者当施以宣肺解表、清热解毒、疏风散寒、疏风清热、清热利湿、清热化痰等方法治疗；对于正虚又余邪未清者，应仔细辨别"余邪"的性质，注意邪之在表还是在里或是内外合邪，同时，应仔细分辨正虚所涉及的脏腑，注意在阴阳气血等方面正虚表现出的程度差异，综合评价正虚与余邪之间的关系，并制定相应的扶正祛邪、标本兼治的用药原则，审慎遣方用药，力求扶正不留邪，祛邪不伤正。组方遣药，当以中医辨证论治为指导原则，又要参以现代中药药理知识，有的放矢地组方遣药，使治疗现代化、高效化。例如，现代中药药理学研究表明，黄连、黄芩、黄柏、鱼腥草、白头翁、苦参、大黄、连翘、金银花、菊花、夏枯草、蒲公英、黄芪、天门冬、乌梅、冬虫夏草、白芍、五味子、厚朴、丁香、桑寄生、荸荠、山楂等均具有一定的抗链球菌感染的作用，尽管如此，临证之时，切不可不加辨证盲目进行抗菌中药的堆砌，而应在不违背中医辨证论治和中药配伍原则的前提下恰当组方选药，如对于体弱正虚者可酌情选用黄芪、白芍、冬虫夏草等既可扶正补虚，又可抗链球菌感染；对于热毒炽盛，咽喉肿痛者选用金银花、蒲公英、夏枯草等清热解毒抗链球菌的中药；对于阴虚有热咽痛者，选用乌梅、天门冬；体弱正虚者可酌情选用黄芪、白芍、冬虫夏草等既可扶正补虚，又可抗链球菌感染；对于热毒炽盛，咽喉肿痛者选用金银花、蒲公英、夏枯草等清热解毒抗链球菌的中药；对于阴虚有热咽痛者，选用乌梅、天门冬、荸荠等养阴清热抗链球菌的中药。如此药证相符，一药二任，方为高效化、现代化。

（2）提高机体抵抗力："治未病"是祖国医学中瑰丽的奇葩，早在《黄帝内经》中就有"正气存内，邪不可干"以及"邪之所凑，其气必虚"的论述，提高机体抵抗力，使之得以抵御外邪的侵袭，是预防疾病发生最简便、最有效的手段。因此，应鼓励本病患者从事适当的体育锻炼，增强体质；顺应四时气候变化，选择适宜的生活起居习惯，避免感冒和劳欲过度；仔细分析每个患者的体质特点，寻找其正虚不固的症结所在，然后针对其症结，合理选用补益中药，有目的地"补其不足"。如气虚不固者可选用黄芪、西洋参、党参、生晒参等补气药以益气固本；脾虚不运者可选用山药、薏苡仁、茯苓等健脾药以健脾、益气、助运，培补"后天"；肾精不足者可选用冬虫夏草、枸杞子、胡桃仁等补肾药以补肾填精，充养"先天"等。增强体质、调节机体免疫功能，达到防病治病目的。上述药物均可加入日常饮食之中，制成保健食品，寓药补于食补。

（3）现代中药药理学研究表明，许多中药对病原微生物具有一定的抑制作用，例如麻黄、桂枝、紫苏、柴胡、青蒿、前胡、茵陈、黄芩、大黄、黄连、胖大海、赤芍、射干、鱼腥草、连翘、紫菀、何首乌、升麻等均对流感病毒有抑制作用；紫草、贯众、野菊花、赤芍、虎杖、射干、甘草等可抑制疱疹病毒；虎杖、贯众、射干等可抑制腺病毒；虎杖、射干、淫羊藿等对柯萨奇病毒有一定的抑制作用；虎杖、贯众、赤芍、淫羊藿、桑寄生等可抑制肠道病毒；五味子、黄连、黄芩、黄柏、大黄、厚朴、木香、千里光、大蒜、仙人掌等具有抗葡萄球菌的作用；厚朴、木香、石榴皮等对伤寒杆菌有抑制作用；白头翁、秦皮、苦参、马齿苋、黄连等可抗痢疾杆菌；黄芩、百部、白头翁、夏枯草等有抗绿脓杆菌的作用等。上述成果无疑对于临床选药具有一定的指导作用，但切不能偏离辨证论治的大前提，否则，不仅不利于疗效的提高，而且易犯"虚虚实实"之戒。

3. 重用凉血、活血，控制顽固性血尿：血尿是急性肾炎最主要的临床表现之一，顽固性血尿往往是急性肾炎恢复期的治疗难点。对于血尿的治疗在辨证的基础上，可重用两类药，一类是清热凉血利尿药，如白茅根、茜草、大小蓟、仙鹤草、三七、益母草等，另一类是活血散瘀药，如丹参、川芎、红花、蒲黄、赤芍、泽兰、桃仁、紫草等。正确合理地选用这些药物，常可有效地控制血尿效果。

4. 关于免疫抑制剂及非类固醇消炎药及钾盐的摄入：过去，不少人曾将糖皮质激素、细胞毒素药物及非固醇类消炎药运用到急性肾炎的治疗。近年来，随着研究技术的不断提高和研究水平的不断深入，有专家提出糖皮质激素、其他免疫抑制剂及非固醇类消炎药（消炎痛）对本病有害无益，应避免使用。少尿、肾功能不全的患者应当限制钾盐的摄入量，减少或避免食用含钾较多的食物如土豆、香蕉、番茄；同时，使用中药时应尽量避免选用含钾较高的中药如金钱草、芥菜等。

5. 马氏"一清利、二活血、三补虚"的治疗原则：马氏在治疗急性肾炎始终遵循"一清利、二活血、三补虚"的治疗原则。

一清利：即病变初期以清解邪热药与利尿药为主，解表发汗药和清热解毒药是马氏治疗急性肾小球肾炎，发病初期应用较多的两类药。

（1）解表发汗药：荆芥、西河柳能改善循环，扩张血管，尤其是扩张皮肤血管。荆芥、防风、紫苏、羌活、白芷、牛蒡子等有抑菌、抗病毒作用。葛根、蝉蜕、白僵蚕等有解痉作用。麻黄等有一定的抗变态反应作用。不少解表发汗药还具有利尿作用，如麻黄、浮萍、西河柳既有发汗作用又有利尿作用，其利尿作用可能是改善肾血流量，含利尿成分，影响肾血管重吸收，抗变态反应，改善内分泌调节等；清热解毒药经研究有抗菌消炎作用，并能抗变态反应性炎症和增强单核吞噬细胞系统作用，抑制体液免疫，提高机体细胞免疫功能，增强肾上腺皮质功能等。

（2）清热解毒药：治疗急性肾小球肾炎常用的清热解毒药如金银花对葡萄球菌、溶血性链球菌、肺炎双球菌、痢疾杆菌、大肠埃希菌、伤寒杆菌等多种细菌均有抑制作用。白花蛇舌草有刺激单核－吞噬细胞系统增生，增强白细胞和单核－吞噬细胞的吞噬功能，从而达到抑菌消炎目的。苦参有升高白细胞数，增强细胞免疫作用及扩张肾血管，增加肾小球滤过率而利尿的作用。黄芩、连翘等也有抑菌和抗变态反应作用。

（3）利水药：是急性肾小球肾炎水肿期常用的药。经研究利水药能增加尿量，部分利水药并有降血压作用，如防己、桑白皮、玉米须，其利尿作用主要由于抑制肾小管的重吸收，或增加肾小球滤过率。泽泻、猪苓、茯苓能促使钠、钾、氯的排出。车前子能使尿素、尿酸及氯化物的排泄量增加。白茅根的利尿作用，在动物实验中较猪苓、茯苓、木通为显著。近有日本的实验报道证明，汉方利水剂是调节水分代谢，作为利水剂代表的五苓散在水肿时产生利尿作用，脱水时产生抗利尿作用。利水剂除调节尿量外，还有抗炎、抗溃疡、健胃、调节胆固醇代谢、调节免疫等各种作用。

二活血：卫分邪热已解，水肿消退，但尿常规仍有大量蛋白尿或红细胞，此时当用活血化瘀法治疗，活血化瘀药是治疗急性肾小球肾炎不可少的药，经研究活血化瘀药具有以下几方面作用：

(1) 直接或间接扩张血管，降低血管阻力，增加血流量，解除血管平滑肌的痉挛，改善微循环。

(2) 降低血脂及抑制动脉粥样硬化形成。

(3) 促进组织的修复与再生。

(4) 改善机体的免疫功能。

(5) 抑制血小板聚集，增加纤溶酶系统的活性作用。

(6) 能减轻炎症反应，减少渗出，促进炎症吸收和炎症局限化，有利于炎症的恢复。

(7) 调节内分泌代谢、蛋白质代谢，有抑制纤维母细胞产生胶原，抑制过敏介质的释放等作用。治疗急性肾小球肾炎常用的活血化瘀药如益母草有利水作用，单味益母草治疗急性肾小球肾炎有较好的疗效。

三补虚：即尿红细胞及管型完全消失，尿常规检查有少量蛋白尿，而且体质虚弱，此时，当以补气健脾益肾法治疗。现代医学在发病机制方面研究已认识到体液免疫、细胞免疫以及红细胞免疫调节功能的紊乱在发病中起重要作用；而中医在病机方面提出的肺、脾、肾三脏功能失调，水液代谢障碍的观点业已得到中西医的共识。本着"虚者补之"及"补正即可祛邪"的原则，如气虚者可选用黄芪、西洋参、党参、生晒参等补气药以益气固本；阴虚者可选用生地、牡丹皮、地骨皮、旱莲草、黄柏、知母等滋阴清热；脾虚不运者可选用山药、薏苡仁、茯苓等健脾药以健脾、益气、助运，培补后天；肾精不足者可选用冬虫夏草、枸杞子、核桃仁等补肾药以补肾填精、充养先天等。增强体质、调节机体免疫功能，使病得以痊愈。

本病错综复杂，尤其是小儿，发病容易，传变迅速，而肾炎涉及面又很广，既要分清主次，又要表里兼顾。发汗法和利水法都是有效的治疗方法。小儿疾病一般来说热证较多。小儿的生理特点是亦虚亦实，亦寒亦热。肾无实证，肾阳不足、肾阴虚都是虚证。而水液滞留又是实证。虚实共见的病，原则上采用攻补兼施的治法，虚多于实，则先补后攻；实多于虚，则先攻后补。小儿肾炎着重于祛邪扶正，以达到邪祛正安之目的。在治疗原则上从肺、脾、肾来治，但要注意到脾、胃。中药副作用少，小儿体质娇嫩，年龄大一些的儿童如 5 岁以上可用中药汤剂治疗，比单用西药治疗更有效、安全。

【注意事项】

急性肾小球肾炎大多是因为感染导致患者出现免疫反应，进而使机体出现弥漫性的肾小球损害。因此，临床对患者进行护理干预的过程中需避免出现交叉感染，这对于提升预后效果具有重要的意义。优质护理可保证患者有良好的住院环境，每日对病房进行1次紫外线照射，保持病房空气流通，可有效预防交叉感染的发生。对于急性肾小球肾炎患者来说，最为重要的护理干预为卧床休息，无论病情轻重，在对患者进行护理时都要求其卧床，特别是急性发作的患者，要严格卧床休息。患者是否能够下床活动的标准是水肿是否消退，尿量是否增多，肉眼血尿或镜下血尿明显消失，血压恢复正常。为急性肾小球肾炎患者提供综合性护理措施可调整患者的负性情绪，有利于提高患者的生活质量，改善患者预后。急性肾小球肾炎患者治疗的过程中，对症护理措施对于改善其预后具有重要的意义。

【研究进展】

武神文等在小儿急性肾小球肾炎急性期的多中心临床研究中，对来自全国不同地域的170例病例，用构成比的统计方法，将小儿肾小球肾炎急性期的临床辨证分型做出以下总结：a. 风水相搏证。眼睑和面部最先出现水肿，然后可迅速出现全身水肿，一般皮色光亮，按之凹陷，随即而起；尿量减少，可见肉眼血尿；微恶风寒或发热汗出，咽喉肿痛，口渴或不渴，鼻塞，咳嗽，舌淡，苔薄，脉浮紧或浮数。若辨证属风寒偏重，主方选用麻黄汤合五苓散加减；风热偏重，则选用麻黄连翘赤小豆汤合越婢加术汤加减。常用药物包括麻黄、桂枝、杏仁、连翘、生姜皮、甘草、白术、茯苓、车前子。b. 湿热内侵证。水肿或轻或重，小便短少，色红，甚则尿血；自觉发热，心烦口渴，并伴口苦口黏，头身困重，倦怠乏力，恶心呕吐，脘痞纳差，大便黏滞，舌红，苔黄腻，脉滑数。主方选用五味消毒饮合小蓟饮子加减。常用药物包括大蓟、小蓟、蒲黄（包煎）、金银花、野菊花、滑石（先煎）、淡竹叶、蒲公英、紫花地丁、地黄、通草、甘草。

于乃裕自拟补脾益肾扶正固本方治疗儿童急性肾小球肾炎（Acuteglomerulonephritis，AGN）对肾功能、免疫功能的影响进行了研究。药方组成：大黄15g、黄芪10g、丹参15g、法半夏10g、薏苡仁10g、川牛膝10g、益母草10g、白芍10g、茯苓10g、白茅根5g、金银花5g、炙甘草5g。随证加减：血尿甚者加大蓟8g、小蓟8g，白茅根加至10g；蛋白尿甚者加萆薢8g；水肿者加车前子8g。

国内医学界多数主张中医疗法治疗原发性隐匿性血尿型肾小球肾炎。中药治疗肾小球肾炎血尿的用药以补益药、清热药、止血药、利水渗湿药、活血化瘀药为主。临床以阴虚内热型最为常见，主要辨证依据为观察舌脉，如舌质偏红、苔少无津，脉细数，有无兼证。多因素体阴虚，或风湿、湿热、热毒等邪热伤阴，或情志过激. 郁而化热伤阴，阴虚生内热，迫血妄行而尿血。治宜应当滋阴清热，凉血止血。

刘乔峰等自拟十味肾炎汤方辨证治疗小儿急性肾小球肾炎40例，40例中无人有不良反应，治疗效果明显。吕璋等治疗急性肾小球肾炎，辨证多为湿热型，采用清热利湿的方药治疗85例，3个月后总有效率达到50%，明显高于对照组。刘双成等采用清热解毒、凉血止血、活血化瘀法为主治疗急性肾小球肾炎15例，尿常规转阴率为80%。杨六凤等治疗急性肾小球肾炎57例，对照组为常规西药治疗，观察组在西药的基础上加用清热解毒利湿中药，金银花、连翘、赤小豆、车前草等，观察组总有效率达到96.55%，明显高于对照组的 82.14%，证明采用中西医结合治疗肾小球肾炎确有一定效果。杨晓春等以中西医结合治疗小儿急性肾炎 44 例，对照组用西药青霉素治疗，观察组加用小蓟饮子及防己黄芪汤加减，药用：小蓟、滑石、蒲黄、藕节、竹叶、防己、黄芪、甘草，1 个月后评价总有效率，达到 93.2%，高于对照组的 79.5%，治疗效果明显。

第三节　慢性肾小球肾炎

慢性肾小球肾炎（简称慢性肾炎）是指各种病因引起的不同病理类型的双侧肾小球弥漫性或局灶性炎症改变、病情发展缓慢的一组原发性肾小球免疫性疾病。临床特点是起病隐匿，病程冗长，可以有一段时间的无症状期，尿常规检查有不同程度的蛋白尿、血尿及管型尿，大多数患者有程度不等的水肿、高血压及肾功能损害。本病常呈缓慢进展性，治疗困难，预后较差，病情逐渐发展，至慢性肾炎晚期，由于肾单位不断地损毁，剩余的肾单位越来越少，纤维组织增生，肾萎缩，最终导致肾功能衰竭。慢性肾炎发病率较高，多见于青壮年，男性多于女性。随着病情的发展，患者可于 2~3 年或 20~30 年后出现肾功能衰竭，该病是我国引起慢性肾功能衰竭的主要病因，占 64.6%，已成为影响人们健康的主要疾病。慢性肾炎属于中医学的"水肿""腰痛""头痛""眩晕""虚劳"等范畴。

【病因病机】

一、中医

慢性肾炎临床以水肿、眩晕、蛋白尿、血尿等为主要表现，尽管临床表现不尽相同，但就其疾病演变过程分析，均有其共同的病因病机特点。慢性肾炎的基本病机是脾肾不足，湿浊内蕴，气滞血瘀。因此，调理思路是攻补兼施，健脾补肾，利湿消浊，理气化瘀。治疗慢性肾炎，顾护脾胃、保留正气最是关键，脾胃为后天之本，是人体气血生化的源泉。所以补脾，是治疗一切疾病的关键，也是预防所有疾病的根本。胃乃水谷之海，脾主运化，为胃行其津液，与人体水液代谢关系密切，脾居中主土，通条上下水道，脾失健运会导致水湿内停而成水肿，水肿是肾炎的常见表现，故治疗多用健脾利水法。

外邪侵袭是其主要诱发因素。外感之邪伤及脏腑，以致肺、脾、肾三脏功能失调，水液代谢紊乱。如风邪外袭，肺失通调；湿毒浸淫，内归脾肺；水湿浸渍，脾气受困；湿热内盛，三焦壅滞等。大多数患者在病程及治疗中常因外感而使疾病反复或加重。

在慢性肾炎的理论研究方面，戴恩来认为本病属本虚标实之证，病机主要有 3 个方面，即虚、湿、瘀。正虚以脾肾阳衰为本，邪实以瘀血、浊毒为标。陈志强认为本病病因有 3 个方面：脾肾两虚为慢性肾炎的根本，尤以气虚为主，瘀血、湿热、热毒为标；气机不畅是本病的另一重要病机。何学红教授总结出历代中医医家对肾病病因的认识：风寒之邪、寒湿之邪、湿热之邪、先天不足、七情内伤、劳逸过度等。曹恩泽认为，本病常有机体卫外失固，风邪风湿等外邪乘虚而入，肺、脾、肾气化功能失调，三焦水道失畅，导致气血运行失常，水液不循常道，湿浊水毒内蕴，形成水湿、湿热、血瘀等诸多标实之证，日久而致脏腑虚损，病情虚实夹杂，缠绵难愈，甚至逐渐加重，甚至出现水气凌心射肺等危重证候。

综上所述，马氏认为无论外邪伤及脏腑或脏腑本身的虚损，均可致肺、脾、肾三脏功能障碍。若肺不通调，脾不转输，肾失开合，则可致膀胱气化无权，三焦水道不通，水液代谢障碍而发生水肿；脾主运化，肾主藏精，若脾失运化，肾失封藏，则精微下注，而成蛋白尿；脾失健运则水湿停聚，郁化为热，湿热伤及肾络，或肾阴不足，虚热内扰，肾络受损则出现血尿；肾阴亏耗，水不涵木，肝阳上亢而出现眩晕。水湿、湿热、瘀血是慢性肾炎的主要病理产物，其阻滞气机可加重水肿、蛋白尿、血尿，并使病情迁延不愈。慢性肾炎病程日久，病机错综复杂，每呈本虚标实、虚实互见、寒热错杂之证，本虚之源在肺、脾、肝、肾，尤以脾肾虚损为著，标实以水湿、湿热、瘀血、风邪为多。

二、西医

大多数慢性肾炎的病因尚不清楚。急性链球菌感染后肾炎迁延不愈，病程超过 1 年以上可转为慢性肾炎，但大部分慢性肾炎与急性肾炎之间无肯定的关系，只有 15% ～20% 患者有明确的急性肾炎病史，多数慢性肾炎患者无急性肾炎病史，两者并非同一病因引起，可能为其他细菌、病毒、原虫等感染通过免疫机制引起本病。特别是乙型肝炎病毒感染亦可引起慢性肾炎。王建文认为，由于慢性肾炎不是一个独立的疾病，其发病机制各不相同，大部分是免疫复合物疾病，可由循环内可溶性免疫复合物沉积于肾小球，可由抗原与抗体在肾小球原位形成免疫复合物，激活补体，引起组织损伤。也可不通过免疫复合物，而由沉积于肾小球局部的细菌毒素、代谢产物等通过"旁路系统"激活补体，从而引起一系列炎症反应而导致肾小球肾炎。近年来的研究表明，细胞免疫的机制在各型肾炎的发生发展过程中起着十分明确而重要的作用。作为肾炎时的一种损伤介质，巨噬细胞的作用尤为显著，它是肾炎时肾小球细胞数增多和新月体形成的主要原因，能引起肾小球内纤维素的沉积。肾炎时肾组织的各种形态学改变几乎都和巨噬细胞的浸润和作用有关，T 细胞作为特异性细胞免疫的诱导物，在肾炎的发生除了通过细胞毒 T 细胞或释放多种淋巴因子导致组织损伤外，还能通过释放巨噬细胞移动抑制因子吸引巨噬细胞浸润至肾小球内造成局部组织的损伤。

武汉大学中南医院肾病内科医师李晓宁带领的科研小组研究发现，尿蛋白或是引起肾脏病变的"元凶"，这一成果为该病的临床治疗和药物开发提供了靶点。科研人员还分别从细胞水平、亚细胞水平、DNA 水平和蛋白质水平证实了白蛋白对肾小管细胞的直接毒性作用。在探寻肾脏病治疗方法的过程中，科研人员分别用化学药物和基因转染的方法，成功抑制了蛋白尿诱导的肾小管损伤。目前，这一方法已在小鼠实验中获得了证实。科研人员表示，这一发现，或有望通过药物控制蛋白激酶水平来遏制蛋白尿引起的肾小管损伤。

【临床表现】

一、症状

1.水肿：在整个疾病的过程中，大多数患者会出现不同程度的水肿。水肿程度可轻可重，轻者仅早晨起床后发现眼眶周围、面部肿胀或午后双下肢踝部出现水肿。严重的患者，可出现全身水肿。然而也有极少数患者，在整个病程中始终不出现水肿，往往容易被忽视。

2.高血压：有些患者是以高血压症状来医院求治的，医生要他们化验尿液后，才知道是慢性肾炎引起的血压升高。主要分为肾实质性高血压和肾血管性高血压。对慢性肾炎患者来说，高血压的发生是一个迟早的过程，其血压升高可以是持续性的，也可以间歇出现，并以舒张压升高（高于 12.7kPa）为特点，高血压的程度也有很大的个体差异，轻者仅 18.7 ~ 21.3/12.7 ~ 13.3kPa，严重者甚至可以超过 26.7/14.7kPa。

3. 尿异常改变：尿异常几乎是慢性肾炎患者必有的现象，包括尿量变化和镜检的异常。有水肿的患者会出现尿量减少，且水肿程度越重，尿量减少越明显，无水肿患者尿量多数正常。当患者肾脏受到严重损害，尿的浓缩和稀释功能发生障碍后，还会出现夜尿量增多和尿比重下降等现象。把慢性肾炎患者的尿液放到显微镜下观察，可以发现几乎所有的患者都有蛋白尿，尿蛋白的含量不等，可以从（±）到（++++），尿蛋白含量 1 ~ 3g/d，亦可呈大量尿蛋白（> 3.5g/d）。在尿沉渣中可以见到程度不等红细胞、白细胞、颗粒管型、透明管型。当急性发作时，可有明显的血尿，甚至出现肉眼血尿。除此之外，慢性肾炎患者还会出现头晕失眠、神疲纳差、不耐疲劳、程度不等的贫血等临床症状。

4. 肾功能不全：慢性肾功能是由于肾单位受到破坏而减少，致使肾脏排泄调节功能和内分泌代谢功能严重受损而造成水电解质、酸碱平衡紊乱，并出现一系列症状、体征和并发症。慢性肾炎的肾功能损害主要表现为肾小球滤过率下降，肌酐清除率减低，但由于多数患者就诊时未降到正常值的 50% 以下，因此血清肌酐、尿素氮可在正常范围内，临床不出现氮质血症等肾功能不全的症状。继之，则出现肾小管功能不全，如尿浓缩功能减退。到慢性肾炎的后期，被摧毁的肾单位增多，肾小球滤过率下降至正常值的 50% 以下，此时在应急状态下（如外伤、出血、感染、手术或药物损害等），肾脏负担加重，则可发生尿毒症症状。

5. 贫血：慢性肾炎可有轻度至中度以上贫血，多数与肾内促红细胞生成素减少有关，治终末期肾炎，则出现严重贫血。目前得到公认的理论，在 2019 年获得诺贝尔医学或生理学奖。这种观点认为，低氧感应系统，在介导促红细胞生成素 EPO 合成和释放中起到关键作用，而 EPO 的相对缺乏，是导致贫血的根本原因。此外，还有观点认为，缺铁也是造成肾性贫血的相关因素，有关的铁代谢动力学研究证明，慢性炎症和铁调素，会造成铁利用受损，起着关键作用。

二、体征

患者可有贫血貌，唇甲苍白，眼睑及颜面甚至双下肢水肿，严重者可有胸水、腹水。

三、常见并发症

慢性肾小球肾炎常见并发症主要有上呼吸道感染、肺部感染、尿路感染、急性肾功能衰竭等。

【辅助检查】

（1）尿常规：常见中等程度蛋白尿（+ ~ ++）、血尿及各种管型，晚期尿量减少。部分病例有肾病综合征表现。

（2）血常规：贫血。

（3）血生化及肾功能测定：血浆蛋白多轻至中度降低，血脂升高。

（4）血液免疫功能检查：部分患者可见 IgM 或 IgG 降低，血 FDP 正常或升高，尿

FDP 可升高或阳性。

（5）肾脏 B 超：常见双肾缩小，肾内结构紊乱。

（6）肾功能检查：早期肾功能正常，随肾损伤加剧，尿素氮、肌酐升高，晚期尿浓缩功能及排泄功能障碍。

（7）同位素肾图：呈功能受损型。

【诊断要点】

（1）起病缓慢，病情迁延，时轻时重，肾功能逐步减退，当出现肾功能不全时，主要表现为肾小球滤过率（GFR）下降，肌酐清除率（Cer）降低。由于肾脏代偿功能很强，当 Cer 降至正常值的 50% 以下时，血清肌酐和尿素氮才会升高，部分患者在血清肌酐升高之前可能出现尿素氮的升高及贫血，电解质紊乱，也可继而出现肾小管功能不全，如尿浓缩功能减退等。

（2）有不同程度的蛋白尿、血尿、水肿及高血压等表现。

（3）病程中可因呼吸道感染等原因诱发急性发作，出现类似急性肾炎的表现，也有部分病例可有自动缓解期。肾功能检查慢性肾炎早期没有肾功能的改变，当出现肾功能不全时，主要表现为肾小球滤过率（GFR）下降，肌酐清除率（Cer）降低。由于肾脏代偿功能很强，当 Cer 降至正常值的 50% 以下时，血清肌酐和尿素氮才会升高，部分患者在血清肌酐升高之前可能出现尿素氮的升高，也可继而出现肾小管功能不全，如尿浓缩功能减退等。

【临床治疗】

由于慢性肾炎临床表现复杂多样，各有不同，所以治疗应按照不同的阶段进行。一般发作期以标实为主，治疗以实者泻之为原则；缓解期以本虚为主或虚实夹杂，应着重益气健脾固肾为治，以防复发。对于没有高血压、感染等并发症者可以单纯用中医药进行治疗，若合并有严重高血压、感染、水肿及并发急、慢性肾功能衰竭的患者应予以中西医结合治疗，待病情缓解之后再用中药进行调理以巩固疗效。

一、辨证治疗

1. 肺肾气虚：

主证：面黄水肿，气短乏力，易感冒，腰脊酸痛，舌质淡，苔白润，有齿印，脉细弱。

治法：益气固表，利水活血。

方药：玉屏风散和防己黄芪汤加减。

方剂组成：黄芪 30g、白术 20g、防风 15g、女贞子 15g、黄精 15g、茯苓 30g、泽泻 20g、生地 20g、泽兰 20g、蝉蜕 30g、僵蚕 15g。每日 1 剂，水煎服。

方解：方中黄芪补肺益气，固表达邪；白术、茯苓益气健脾，培土生金；女贞子、黄精、生地补益肾气；防风疏风固表；泽兰、蝉蜕、僵蚕利水活血，全方共奏益肺补肾之效。

临证加减：若外感症状突出者，宜急则治其标，可先用宣肺解表驱邪之剂，方药选用参苏饮、黄芪桂枝五物汤等；若咽干肿痛，伴发热咳嗽者，可用麻黄连翘赤小豆汤加减；下肢水肿较甚，小便量少，或腹部胀满者，加大腹皮 15g、车前草 15g；服药后小便仍不利，或水肿较为严重者，用上方加猪苓 30g、白茅根 30g、葶苈子 12g、牵牛子 10g，注意及时停药；纳差者，加炒麦芽 15g、砂仁 15g；夜尿频繁者，加覆盆子 20g、金樱子 30g、沙苑子 20g；大便稀溏者，加地榆 20g、芡实 20g；如尿蛋白定性为（++）或（+++）者，加金樱子 30g、菟丝子 20g、山茱萸 20g、蝉蜕 30g、僵蚕 20g、益智仁 15g；血尿或尿中红细胞（++）者，加白茅根 30g、旱莲草 30g、黄芩 20g、蒲黄 10g（包煎）、阿胶 10g（烊化）。

2. 脾肾阳虚：

主证：倦怠乏力，腰膝酸软，纳呆便溏，水肿明显，遗精、阳痿或月经失调，甚则畏寒肢冷，舌淡胖，有齿印，脉沉细或沉迟无力。

治法：温补脾肾，利水活血。

方药：阳和汤加味。

方剂组成：炙麻黄 5g、干姜 12g、生地 15g、肉桂 3g、白芥子 6g、黄芪 30g、白术 20g、茯苓 25g、泽泻 15g、猪苓 20g、菟丝子 20g、淫羊藿 20g、当归 15g、丹参 30g、川芎 20g。每日 1 剂，水煎服。

方解：方中肉桂大辛大热，其性善下行，能温补命门之火，走而不守，干姜辛热温中，善温中补脾，守而不走，二药相伍，可收补肾温阳之效；炙麻黄宣肺利水；黄芪、茯苓、白术益气健脾；泽泻、猪苓利水消肿；当归、丹参、川芎养血活血且有利尿之效；菟丝子、淫羊藿温补肾阳还具有肾上腺皮质激素样作用；生地滋补肾阴，从阴补阳；白芥子峻下逐水。全方共奏温补脾肾、活血利水消肿之效。

临证加减：若伴胸水，咳嗽气促不能平卧者，加用葶苈大枣泻肺汤以泻肺利水，可选葶苈子 15g、桑白皮 20g、泽泻 20g；若脾虚症状明显者，重用黄芪 50g、党参 20g；若有腹水，可用五皮饮加减；兼有瘀血，面色黧黑，腰痛固定，痛如针刺，舌质暗红，或舌上有瘀点者，加泽兰 20g、益母草 30g；水肿明显伴高血压者，加水蛭 2g（研末装胶囊，早晚各 1 次吞服），血尿者加琥珀 3g（研末早晚吞服）、白茅根 50g；血胆固醇高者，加泽泻 20g、郁金 15g、山楂 30g；非蛋白氮及肌酐明显升高者，加生地 20g、牡丹皮 20g、六月雪 30g。

3. 肝肾阴虚，湿热内蕴：

主证：头晕耳鸣，两目干涩或视物模糊，腰膝酸软，梦遗或月经失调，五心烦热，口干咽燥，舌红、少苔，脉弦细或细数。

治法：滋补肝肾，潜阳活血。

方药：杞菊地黄汤和二至丸加减。

方剂组成：生地 20g、山药 20g、山茱萸 20g、白芍 20g、泽泻 15g、茯苓 25g、枸杞子 30g、菊花 15g、知母 20g、黄柏 20g、女贞子 15g、旱莲草 20g、丹参 30g、益母草 20g、当归 15g。每日 1 剂，水煎服。

方解：方中生地、山茱萸、山药为滋补之品，生地补肾滋阴；知母、菊花、黄柏疏散清解湿热；山茱萸养肝涩精；山药补脾固精；女贞子、旱莲草增加滋补肾阴之功；白芍柔肝养阴；茯苓、泽泻淡渗利湿；丹参、益母草、当归活血养血利水。益母草苦寒，功能活血、利水、消肿，大剂量应用有明显的活血利水作用，且有消除尿中蛋白的功效。全方共奏滋补肝肾、清解湿热之效。

临证加减：伴肝阳上亢，头痛头晕，视物不清，急躁，夜寐不安者，酌加天麻15g、钩藤25g、石决明20g；男子遗精或滑精，女子白带多者，酌加金樱子25g、芡实25g、石韦20g；血尿，小便色红，或尿检红细胞（++）以上者，酌加大蓟20g、白茅根30g、仙鹤草20g、三七3g（冲）；咽痛者，酌加玄参15g、草决明20g、薄荷15g；大便干结者，加用大黄15g。

注意滋补肝肾之品，往往味厚滋腻，助湿伤中，在药物应用上应减轻滋腻之品的用量，或配以淡渗利湿之品，或配以醒脾开胃之品。

4.气阴两虚，瘀血内阻：

主证：面色无华，气短乏力，易感冒，午后低热，或手足心热，口干咽燥或长期咽痛，咽部暗红，舌质偏红，少苔，脉细或细数。

治法：益气养阴，清热活血。

方药：参芪地黄汤合生脉饮加减。

方剂组成：太子参15g、黄芪30g、麦门冬15g、龟板15g（先煎）、女贞子15g、生地15g、山茱萸20g、牡丹皮20g、茯苓20g、黄芩20g、连翘20g、丹参30g、益母草20g、当归15g。每日1剂，水煎服。

方解：方中太子参益气养阴；黄芪增加益气之功；麦门冬、龟板、女贞子、生地、山茱萸养阴生津；黄芩、连翘、牡丹皮和丹参、益母草、当归相伍清热活血。全方共奏益气养阴、清热活血之效。

临证加减：若咽痛日久，咽喉暗红者，可加沙参15g、麦门冬15g、桃仁10g、赤芍15g以养阴化瘀；纳呆腹胀加砂仁15g、木香15g、枳实20g；易感冒者合用玉屏风散加减；五心烦热者，可加地骨皮15g、鳖甲15g（先煎）、旱莲草20g。

【马氏治疗慢性肾炎心得体会】

一、积极预防慢性肾炎的发生及复发

慢性肾炎的发病及复发多因外感而诱发，使疾病反复或病情加重。因此，外邪侵袭是肾病发生发展主要致病因素之一，防止外邪侵袭，控制上呼吸道感染是治疗肾病的重要环节。因此，要针对外邪的性质，优选祛邪制胜的中药，如对外感风热者，应及时选用具有抗链球菌作用的中药，如金银花、连翘、夏枯草、大青叶、黄芩、鱼腥草、白花蛇舌草、穿心莲等。慢性肾炎一方面在整体上表现为肺脾肾虚损的一面，另一方面在病理上又表现为风邪、水湿、湿热、瘀血、痰浊与湿浊的一面。因此，要做到有虚必补，有邪必除。扶正是根本，祛邪是目的，而祛除病理因素是提高疗效的关键。做到有风必祛，祛风解毒；有湿必除，除湿必尽；有瘀必化，化瘀必通，有痰必豁，豁痰必净；有热必清，清热彻底；有浊必降，降浊不偏。慢性肾炎的易感性和复发性多与自身的免疫功能低下有关。因此，祛邪不忘扶正，扶正不忘祛邪，如黄芪一药，既有补气扶正之功效，又有抗病毒祛邪之功，可谓治疗肾病首选之第一要药。特别是肾病缓解期，又当以益气健脾扶正为其治疗大法，可有效地预防复发或控制感染，即中医所谓的"祛邪既可扶正，扶正又能祛邪"。

二、合理选用中医方药平衡调节免疫反应

现已证明慢性肾炎是一种自身免疫性疾病，体液免疫（主要指循环免疫复合物和原位免疫复合物）在肾炎发病机制中作用已得到公认，细胞免疫在某些类型肾炎中作用也得到肯定。近年来，随着现代科学对中医方药的深入研究，发现许多方剂和中药具有免疫调节作用。临床上若能在辨证论治基础上合理选用中医方药调节免疫功能，将取得较好疗效。

扶正培本类中药大多有增强免疫功能的效应。如黄芪、人参、党参、白术、茯苓、桑寄生、灵芝、薏苡仁、淫羊藿、鹿茸均有增强 T 细胞功能的作用；肉桂、仙茅、菟丝子、黄精等有增强 B 细胞功能，提高免疫球蛋白的作用；鳖甲、玄参、天门冬、麦门冬、北沙参等有延长免疫球蛋白半衰期的作用；银耳、地黄、阿胶、蒲公英、柴胡、紫花地丁、五味子、枸杞子、女贞子、桑枝、白芍等有促进淋巴细胞转化的作用。清热解毒类中药如白花蛇舌草、鱼腥草、穿心莲、金银花、鸡血藤、草河车、蒲公英、山豆根等有提高吞噬细胞功能的作用。绞股蓝所含的总皂苷对环磷酰胺所致小鼠免疫功能低下有显著拮抗作用，对 NK 细胞活性有显著增强作用。NK 细胞是一群既不依赖抗体参与，也不需要抗原刺激和致敏就能杀伤靶细胞的淋巴细胞，因而称为自然杀伤性细胞。NK 细胞表面存在着识别靶细胞表面分子的受体结构，通过此受体与靶细胞结合而发挥杀伤作用。清热凉血、活血化瘀药如牡丹皮、桃仁、生地、龙胆草、石见穿、连翘、红花、赤芍、益母草、垂盆草、川芎等有抑制免疫功能的作用；生地、牡丹皮、水红花子、大黄、茅根、丹参、桃仁、红花、紫草、赤芍、莪术等有清除免疫复合物积聚及其损害的作用；黄芩、甘草具有抗变态反应的作用。

近年来有不少报道表明，用活血化瘀法治疗免疫复合物引起的疾病有很好的疗效。许多中药不仅能调节免疫功能，而且具有双向免疫调节作用。如黄芪、三七均具有双向调节作用，即"高者抑之，低者补之"在慢性肾炎的治疗上是很有现实意义的。关于中药复方对免疫功能影响的研究报道近来也有不少，如三黄汤（黄连、黄芪、黄柏）不仅能抑制细菌繁殖，而且能增强 T 细胞的免疫功能；保元汤（黄芪、人参、肉桂、甘草）对控制自身免疫性肝病有显著治疗效果，能减轻肝细胞坏死，阻止自身免疫性肝病的发展。中医方药对免疫功能的影响为临床治疗提供了一个思路，临床对一些疾病的治疗应注重患者免疫功能的平衡调节，但选方遣药时绝不是简单地药物堆砌，而应是在辨证的前提下合理恰当地组方用药。

慢性肾炎病情稳定期免疫功能常表现为低下，并且因此导致感染而加重病情，临床可选用具有免疫增强作用的中药或方剂。如补气类人参、黄芪、党参、甘草、四君子汤、补中益气汤、生脉散；补阳类有肉桂、鹿茸、冬虫夏草、杜仲、补骨脂、菟丝子、淫羊藿、仙茅、肉苁蓉、八味地黄丸等；临床可根据辨证情况选择。慢性肾炎急性发作期免疫功能常表现为亢进，此时可选择具有免疫抑制样作用的中药。如苦参、黄芩、穿心莲、蛇床子、山豆根、穿山龙、夏枯草、昆明山海棠片及火把花根片等，可抑制体液及细胞介导的免疫反应，使病变减轻。临床可按辨证与辨病用药的需要结合患者的具体情况加以灵活选用。

另外，可以把具有免疫增强作用的中药与具有免疫抑制作用的中药配合使用，发挥免疫调节作用。例如：当归补血汤和防己黄芪汤，用黄芪提高机体正常的免疫功能，用当归、防己抑制异常的免疫功能；仿此可制成二参汤（人参、苦参）、二黄汤（黄芪、黄芩）等治疗本病。利用人参、黄芪健脾益气，增强机体全身免疫功能，利用苦参、黄芩清局部湿热，抑制局部免疫反应，达到治疗目的。

慢性肾炎主要与免疫功能紊乱、抵抗力下降有关。首先要低盐、低脂、优质低蛋白的饮食。多吃蔬菜和水果，避免辛辣刺激性的食物，避免腌制品和卤制品。以清淡饮食为主。多注意休息，避免肾毒性药物的使用。积极治疗延缓疾病的发展。

三、关于蛋白尿的治疗

中医学认为，肾脏疾病时蛋白尿的病机十分复杂。除和脾肾不固、精微下泄有关，还和湿热、瘀血、风邪等有着密切的关系，治疗上以辨证论治为原则，结合现代药理研究选择用药。如气虚兼有蛋白尿者可选用太子参、党参、黄芪、山药等；阳虚兼有蛋白尿者可选用仙茅、淫羊藿、肉桂等；血虚兼有蛋白尿者可选用熟地、何首乌等；阴虚兼有蛋白尿者可选用龟板、黄精、生地、女贞子等；兼有湿浊者可选用利湿类药如石韦、车前子、鹿衔草、赤小豆等；兼有血瘀者可选用活血化瘀类药如三棱、莪术、桃仁、水蛭等；另外收涩类药如金樱子、芡实、乌梅、煅龙骨、煅牡蛎；祛风类药如羌活、防己、浮萍、蝉蜕等亦具有降低蛋白尿的作用。我们在临床用药中也发现，黄芪能促进抗体产生和自然杀伤细胞（NK）活性，诱导干扰素产生及促进中性粒细胞趋化运动和淋巴细胞转化，提高非特异免疫功能；还能降低全血比黏度、纤维蛋白原，抑制血小板的聚集，改善慢性肾炎患者的血液流变学。邓铁涛也有一单方，用黄芪 30g、龟板 30g、山药 15g、薏苡仁 15g、玉米须 30g 治疗蛋白尿有效。慢性肾炎蛋白尿较顽固，治疗必须长时间服用才能有效，不能急于求成以致半途而废。马氏经过长期临床实践总结出辨证治疗蛋白尿如下：

1. 辨证用药：

（1）疏风宣肺药：用于急慢性肾炎肺气不利而见蛋白尿者。常用药有防风、柴胡、羌活、独活、苏叶、桔梗、蝉蜕、桑叶、菊花、薄荷、麻黄、前胡、杏仁、浮萍、荆芥、西河柳、枇杷叶等。此类药物有祛风解表发汗、宣肺化气利水等作用，有预防和控制感染、抗变态反应、调节体液代谢、促进病变脏器恢复功能，从而减少蛋白尿的产生。

（2）清热解毒药：用于急慢性肾炎、肾盂肾炎伴急性上呼吸道感染、皮肤感染等造成的蛋白尿。临床实践表明，许多肾炎患者的蛋白尿反复加重与感染病灶有密切关系，因此，清除感染病灶即清除湿热风毒之邪是治疗肾炎蛋白尿的关键所在。常用药有白花蛇舌草、半枝莲、七叶一枝花、土茯苓、紫花地丁、蒲公英、金银花、鱼腥草、黄连、黄柏、苦参等，此类药物有清热利湿、凉血解毒、和络散瘀的功能，能解除或缓解湿热风毒之邪及其病理过程对肾脏的损害，促进肾脏病变的修复，及时控制因感染而造成的蛋白尿加重现象。

（3）益气健脾药：用于急慢性肾炎中医辨证属脾虚或肺脾气虚而见蛋白尿者。常用药有党参（或太子参）、黄芪、白术、茯苓、山药、莲子、黄精、薏苡仁等。此类药物补气健脾升清，使脾旺健运，清气上升，统摄正常，则肾功能逐渐恢复，蛋白尿随之消失。

（4）滋阴补肾药：用于急慢性肾炎中医辨证属肾阴不足、阴虚火旺、肝肾阴虚而见蛋白尿者。常用药有桑葚、枸杞子、何首乌、菟丝子、肉苁蓉、巴戟天、女贞子、川断、冬虫夏草、鳖甲、玄参等。该类中药大多有免疫调节功能，用之得当，有良好的消除蛋白尿作用。

（5）活血化瘀药：用于慢性肾炎蛋白尿长期不消伴有瘀血征象者。常用药有丹参、赤芍、红花、益母草、牛膝、川芎、马鞭草、泽兰、生山楂肉等。此类药物无耗气伤阴之弊，能改善肾脏血液循环，扩张血管，减轻或抑制变态反应性损害，降低毛细血管通透性及抑制抗体产生，恢复肾功能，使蛋白不易渗入尿中。

治疗肾炎蛋白尿，应在辨病与辨证相结合的基础上，根据产生肾炎蛋白尿的病因病机和主证，分别选用上述五类药物。这些药物的有机组合，对肾炎蛋白尿的治疗是较为合理的。

2.配伍用药：在基本药物有机结合的基础上，针对一些变证和次要症状，选加适当的药物配伍应用，以提高肾炎蛋白尿的疗效。

（1）固表药：用于肾炎蛋白尿患者肺气不足，卫阳不固，抵抗外邪功能低下者。治疗时加用固表药玉屏风散（黄芪、白术、防风）以增加机体防御功能，使肾小球功能得到改善，蛋白尿亦见减少。

（2）固涩药：脾肾亏虚，气化无权，失于固摄而致蛋白尿长期不愈及夜尿频数者，可配伍固涩药。常用药有白果、金樱子、芡实、覆盆子、乌梅、赤石脂、煅龙骨、煅牡蛎、黑大豆、莲子、桑螵蛸、五味子等。

（3）疏肝药：在慢肾病程中，见到肝脾不调、肝胃不和证候时可配疏肝药。常用药有柴胡、白芍、香附、香橼皮、佛手、八月札、婆罗子、绿萼梅等。使肝疏泄有序，脾胃运化功能健全，不使精微物质泄漏而尿中蛋白减少。

（4）利水药：肾炎蛋白尿患者伴水肿者，常配伍利水药。常用药有车前子、泽泻、蝼蛄、萹草、石韦、茯苓、猪苓、玉米须、通草等。利水药内含有不同量的钾离子，高浓度的钾离子产生渗透性利尿，减少肾小管重吸收而增强利尿作用，有利于水肿和蛋白尿的消退。

（5）温阳药：肾炎蛋白尿患者见脾肾阳虚者可配温阳（肾）药。常用药有巴戟天、附子、仙茅、淫羊藿、补骨脂、鹿角片（霜）、锁阳等。能使肾中真阳之气得温而上升，对消除尿蛋白有一定作用。

（6）清热凉血药：肾炎蛋白尿患者伴有血尿时可配清热凉血药。常用药有白茅根、仙鹤草、大小蓟、紫珠草、紫草、荠菜花、生地、牡丹皮、赤芍、马鞭草、地榆等。对消除尿蛋白也有较好作用。

（7）胜湿药：常用药有青风藤、豨莶草、鸡血藤、徐长卿、鹿衔草、昆明山海棠、雷公藤等，其中昆明山海棠和雷公藤对治疗与免疫有关的肾炎，特别是消除蛋白尿方面有一定作用。

由于肾炎蛋白尿所特有的病因病机，在临床治疗肾炎蛋白尿时，应明确总的治疗原则，在选用常用药物的基础上组成基本方剂，再结合每个患者对疾病个体反应的不同，适当加减，标本兼治，灵活配伍运用，就能缩短疗程，提高疗效。

四、血尿的治疗

西医学认为，血尿的产生主要是肾小球基底膜系膜损伤后肾小球通透性增强引起的。中医学认为血尿产生的原因较多，要辨证论治，不能单纯止血。治疗原则是标本同治。可采用益气摄血法、清热凉血法、活血止血法三大法。常用治本药物如补气摄血类有黄芪、党参、太子参、山药；清热凉血类有生地、栀子、车前草、石韦、牡丹皮、珍珠草等；活血止血类有丹参、川芎、牡丹皮、紫草、泽兰、琥珀末等。马氏治疗血尿出现频率较多的是黄芪、丹参、川芎、黄芩、白茅根、石韦、生地、茜草、仙鹤草、连翘、小蓟、牡蛎、马鞭草、旱莲草、三七、蒲黄、侧柏叶、荆芥炭等。

1. **活血化瘀，贯彻始终**：慢性肾病中血、气、水是相互影响的，而血瘀可存在于慢性肾病的整个病程之中。形成瘀血的病理环节很多导致病情缠绵，病程日久，所以有瘀必化，应用补血化瘀中药，有利于脉络通畅，以防肾内瘀毒为害。马氏临床常用丹参、川芎、当归、赤芍、鸡血藤、牛膝、桃仁、红花等。现代医学研究显示活血化瘀药有清除基底膜免疫复合物，控制感染，改善基底膜通透性，而改善微循环有利于免疫复合物的清除，减轻免疫复合物的沉积。因此，活血化瘀药在治疗慢性肾病中，要坚持始终贯彻应用。

2. **清热利湿活血，相辅相成**：清热利湿即清湿热，利小便（减少炎症刺激、抑制炎症介质、调节免疫反应的释放），临床常用利湿法有疏表利湿法、利水渗湿法、清热利湿法、活血利湿法、攻下利湿法、温阳利湿法、滋阴利湿法、健脾利湿法等。清利当分清病位，区分上、中、下三焦及肺、脾、肾的不同。一般来说上呼吸道感染多属于上焦或肺，消化道感染多属于中焦或脾胃，泌尿系感染多属于下焦或肾与膀胱。活血即流畅气机、彰显肾气（改善血液循环、抑制增生、防止硬化）；活血法可有扶正活血法、益气活血法、养阴活血法、温阳活血法、益气养阴法、滋阴活血法、活血祛邪法、行气活血法、清热利湿活血法、活血利水法、凉血活血法等。常用活血药物有益母草、大黄、丹参、当归、赤芍、泽兰、红花；常用利水活血药有马鞭草、益母草、荠菜花、荔枝草、凤尾草；常用清热解毒药有蒲公英、紫花地丁、鱼腥草、白花蛇舌草、黄芩、青风藤等；既有利尿消肿又有解毒活血的药物有车前草、白茅根、萹草、石韦、土茯苓、竹叶、鸭跖草等。

五、延缓肾功能衰竭

许多报道证明中药可以抑制肾小球系膜细胞和系膜基质增生、改善患者体内高凝状态、清除氧自由基、防止钙超载、减轻肾脏损害等，长期口服中药治疗的患者病情相对稳定也是一个见证。比较肯定地具保护肾功能作用的中草药有大黄、冬虫夏草、昆明山海棠、黄芪、丹参等。即使在病情稳定期坚持服用健脾益肾之品也可以保护肾功能、延缓肾衰竭的到来。

马氏在查阅了大量中药药理学中发现许多中药具有防治肾纤维化的作用，具体如下：

黄芪：通过诱导肝细胞生长因子的产生，抑制 TGF-βmRNA 的表达，促使细胞外基质降解，起到抗肾纤维化的作用，从而延缓肾病的进展。

积雪草：能减少24h尿蛋白排出，降低血脂，提高肌酐清除率，抑制 ECM 增生，下调肾内 LN、FN、IV 胶原以及 TGF-β 的表达，具有防治肾小球硬化的作用。

大黄：大黄及其提取物可有效降低肾小管上皮细胞的增殖，降低其细胞代谢，从而减轻高代谢状态对健存肾单位的损害。同时能有效地抑制人肾成纤维细胞的分裂增殖，并促进其细胞凋亡，且二者呈量效依赖关系。

冬虫夏草：可明显降低 CRF 血清尿素氮 BUN、肌酐（Scr）水平，抑制肾小球的代偿性肥大，明显减轻肾脏的病理改变尤其是对肾小管间质的病变有明显的防治效果。抑制残余肾组织的肾小球硬化和肾小管间质损伤以延缓 CRF 的进展。

丹参：能通过改善毛细血管内外渗透压差而改善血流动力，降低血压，从而改善肾素–血管紧张素–醛固酮系统等来改善肾功能。对成纤维细胞的增殖有抑制作用，并且可通过使 c-myc 蛋白高水平表达而诱导细胞凋亡。从而防止或减少瘢痕的形成，延缓 CRF 的发生。

三七：三七总苷可明显抑制成纤维细胞增殖，明显促进 c-myc 蛋白过度表达，导致肾间质成纤维细胞凋亡，导致成纤维细胞生存数量减少，以发挥抗肾间质纤维化的作用，同时发现其及分泌 I 型胶原，同时显著降低了成纤维细胞整合素 β_1 的表达，从而阻断了肾间质纤维化的发生。

莪术：能抑制肾结缔组织增生，增加肾血流量，可明显降低肾小球透明变性及硬化率、蛋白沉积百分率，并可持续减少尿蛋白排出，从而改善肾功能。

川芎：川芎嗪可抑制肾小球细胞增殖和 ECM 大量产生有提高肌酐清除率的作用，改善肾血流量、抗肾纤维化的作用。另外，川芎嗪对肾间质纤维化的 α–平滑肌肌动蛋白（α-SMA）有明显降低作用，使肌成纤维细胞的表达减少，说明抑制了肾损伤状态下成纤维细胞的转化，对进行性肾间质纤维化的形成和发展也有抑制作用。

桃仁：水煎液具有促纤溶作用，而显色肽基质法却未见到促进作用，这可能是它作用于纤维蛋白酶凝块，增大溶解，而不是使纤维蛋白酶活性上升。能提高 KFB 分泌 I 型胶原酶活性、抑制增殖、促进凋亡，减少 I 型胶原的分泌，认为其在预防和逆转肾间质纤维化中起重要作用。

雷公藤：雷公藤红素能抑制蛋白尿的产生，增加肾组织中 MMP-2，而减小 I、IV 型胶原，TIMP-2 及 TGF-β 表达，改善组织学病变并提高其生存率。对肾小球硬化具有明显保护作用。

银杏叶：可以减轻肾小球硬化的程度，还可降低肾小管间质 PCNA 细胞数及单位干重肾组织内羟脯酸含量，并推测其对肾小管间质细胞作用的机制可能与减轻炎症细胞如单核细胞、巨噬细胞在间质的浸润及减少血小板源性生长因子（PDGF），血管紧张素 II 等细胞因子或介质在肾小管间质细胞内表达有关。银杏叶抑制肾小管间质细胞增殖即可减轻间质胶原或基质胶原在间质内积聚，从而防止肾间质的纤维化。

绞股蓝：能降低血脂，改善高凝状态，促进肾组织中胶原纤维的溶解、吸收；拮抗血浆 ET 和 TNF-α 等，抑制系膜细胞增殖而抗纤维化。

红景天：减少 α–肌动蛋白的表达，通过减少肾组织或纤维细胞的数量而发挥抗肾间质纤维化的作用，且对肾间质损伤有较好的保护作用。

汉防己：能提高 KFB 分泌I型胶原酶活性、抑制增殖、促进凋亡，减少I型胶原的分泌，在预防和逆转肾间质纤维化中起重要作用，还具有明显减少肾小球 ECM 的作用。

黄蜀葵花：可促进肾小管再生与修复，从而得出其防止肾纤维化可能是通过其有效成分黄酮苷扩张肾微血管，增加肾灌注和肾小球滤过率，减轻肾小管间质病变而起作用。

同时在临床中又发现许多中药、复方制剂在治疗慢性肾衰中具有良好的作用，如大黄、冬虫夏草、川芎、黄芪、丹参、三七；复方制剂如尿毒清颗粒冲剂，海昆肾喜胶囊，肾衰宁胶囊，肾毒清冲剂。通过不同的作用机制，改善肾脏的循环，降低肌酐，尿素氮，延缓肾衰竭。

【治疗慢性肾炎的现代意识和实验研究】

一、急则治其标——消除原发病因及可逆因素

1. **感染因素**：慢性肾炎病程发展过程中常因上呼吸道感染、尿路感染等原因诱发急性发作或使病情恶化。临床可积极采用中医药治疗进行防治。如当患者有感冒以及咽痛等外感风热症状时及时使用具有抗链球菌作用的疏风清热或单纯清热的中药如金银花、连翘、夏枯草、大青叶、黄芩、黄连、鱼腥草等；当患者有急性尿路感染且对西药不敏感时可选用具有抗大肠埃希菌作用的清热利湿中药如黄连、黄芩、黄柏、苦参、白头翁、秦皮、连翘、马齿苋等；既能补肾又能抗大肠埃希菌的中药如山茱萸、金樱子、川杜仲适宜于长期慢性尿路感染且表现为肾气虚弱的患者。临证之时可结合辨证情况选择用药。必要时可根据药敏选择抗生素，同时需注意避免使用肾损害药物。

2. **血压因素**：肾小球病变时血压升高由容量负荷过高及肾素分泌增多等原因引起，病变晚期可引起肾内血管硬化，硬化的小动脉可进一步引起肾缺血而加重肾小球损害。钙离子拮抗剂具有降压作用，从而减轻肾脏的负担，保护了肾功能。具有钙离子拮抗作用的中药（由强到弱排列）有川芎、当归、三棱、桃仁、红花、赤芍、丹参、牡丹皮、淫羊藿、菟丝子等。以上临证时可根据辨证情况选择用药。

近来观察已证实，血管紧张素转换酶抑制剂（ACEI）除有肯定的降压疗效外，因扩张出球小动脉，能明显降低肾小球内压，有肯定的延缓肾功能恶化、降低尿蛋白和减轻肾小球硬化的作用。具有 ACEI 类作用的中药有补气类如黄芪、何首乌、山药、白术、竹节参；补肾类如何首乌、桑葚子、旱莲草、地黄、龙眼肉、补骨脂、怀牛膝等；另外，降香、细辛、菊花、海金沙、泽泻、半夏、天南星、瓜蒌亦有较强的 ACEI 类作用。临床可结合患者的实际情况辨证选用。

β 受体阻滞剂对肾素依赖性患者有较好的降血压作用。中药淫羊藿既可补肾，又可降低尿素氮，并具有 β 受体阻滞剂样作用，一举三得，不失为一味好药。

大多数慢性肾炎迟早会出现高血压，有些患者以高血压为首发症状。处理上需要控制水及钠盐摄入量，除采用具有上述功能作用的中药外，还可选用具有利尿、降压作用的中药如茯苓、猪苓、泽泻、车前草、绵茵陈、生薏苡仁等。上述对轻中度高血压有一定疗效，但对于严重高血压，特别是有高血压危象者则采用中西医结合治疗。

3. **血液流变学因素**：肾病综合征患者血浆黏度、血沉、纤维蛋白原、胆固醇等指标明显升高，红细胞压积、全血比黏度、红细胞电泳时间、甘油三酯等指标也有不同程度升高，说明患者血液处于高凝、高黏、高血脂状态，如不及时纠正，可能导致组织供血不足，甚至引起微血管的血栓形成。因此，及时对患者进行血液流变学检测，积极采取措施改善患者血液循环，防止血栓形成，对于防其并发症发生，加快患者康复有一定的积极作用。慢性肾炎患者多存在高凝状态，可以加重肾脏损害，使病情迁延难愈。中药改善血液流变的特点一为有效，二为毒副作用少，可以长期使用。此类中药有丹参、三七、蒲黄、桃仁、红花、赤芍、毛冬青、当归等，小剂量水蛭（3～6g）在治疗中也可起到良好作用。

二、缓则治其本——促进受损组织的康复

慢性肾炎虽然临床表现特点不全相同，但就其疾病演变过程分析，与肺、脾、肾功能失调密切相关，尤其脾肾虚损是慢性肾炎的病机关键。盖脾为中州，主运化，升清阳，若脾失健运，水湿内停，泛滥肌肤而为水肿；脾气虚弱，清阳不升，精微下注而成蛋白尿。肾主封藏，受五脏六腑之精而藏之。慢性肾病日久，水液代谢障碍，势必耗伤肾气，肾阳衰微，失于化气利水，则表现小便不利而水肿。病变脏腑在肺、脾、肾，涉及膀胱及三焦，但以肾为主。

1. 中医补肾治疗可以通过下列环节促进受损组织恢复：

（1）以促进氧自由基恢复。

（2）防止钙超载，减轻肾脏损害。

（3）可以促进核糖核酸及需氧核糖核酸合成，促使受损肾小球逆转。如女贞子、枸杞子、菟丝子、补骨脂、熟地、山茱萸、冬虫夏草、芡实、黄精、淫羊藿等都具有此类作用，且药性温和，可以长期选用。

所以在缓解期，必须重视补益脾肾已达到巩固疗效、扶正祛邪、防止复发和保护肾功能、促进受损组织恢复的目的。

2. 扶正祛邪，标本同治：慢性肾炎病程较久，在病机的表现上，表现为单纯的虚证或实证的比较少见，常常表现为虚中夹实，实中夹虚，虚实互见，寒热错杂。其正虚主要有肺、脾、肾不同，然脾肾虚损是其病机的关键，脾虚是慢性肾炎发病及病机演变的重要环节，肾虚是慢性肾炎演变与转归的必然结果。水湿、热毒、瘀血是导致疾病加重和发展的条件，虚实并见，寒热错杂是其病理特征。故治疗上采用扶正祛邪是其主要的治疗大法。笔者在临床治疗时，常选用当归补血汤合桃红四物汤加减，选用黄芪益气健脾，桃仁、赤芍、当归、红花活血化瘀，茯苓、车前草利水消肿，蒲公英、白花蛇舌草清热解毒，女贞子、生地滋补肾阴，临证加减，常收到较好的疗效。

三、具有激素及免疫抑制作用中药的应用

慢性肾炎的发病机制，一般都认为变态反应所致的肾小球免疫性炎症损伤大部分是免疫复合物型。由循环内可溶性免疫复合物沉积于肾小球，或由于肾小球原位的抗原（内源性或外源性）与抗体形成而激活补体，引起肾组织损伤。此类患者可以选择具有激素及免疫抑制作用的中药，以达到防治慢性肾炎病情复发和进展的目的，如雷公藤制剂、昆明山海棠片及火把花根片等，既取得了较好的疗效，也未见激素样副作用。剂量的应用随病情变化而调整，同时中药汤药可选用具有类似作用的药物：苦参、黄芩、穿心莲、蛇床子、山豆根、穿山龙、夏枯草、天花粉等，可抑制体液及细胞介导的免疫反应，使病变减轻。

第四节　糖尿病肾病

糖尿病肾病（DN）是糖尿病严重的并发症之一，病变可累及肾血管、肾小球、肾小管和肾间质。其中糖尿病性肾小球硬化症是糖尿病特有的肾脏并发症，是糖尿病全身性微血管并发症之一，也是特别典型的一种慢性微血管并发病，这种疾病也是造成患者出现肾功能衰竭的首要因素。当前，随着糖尿病发病概率逐年上升，DN 患者数也进一步增多。据估计，糖尿病死于肾衰者占 10%～15%，已成为严重威胁人们健康的一种主要慢性疾病。糖尿病肾病依据其不同病变阶段分别属中医的"消渴""水肿""关格"等范畴。

【病因病机】

一、中医

糖尿病肾病临床以蛋白尿、水肿、眩晕、关格等为主要表现，尽管临床表现不尽相同，但就其疾病演变过程分析，均有其共同的病因病机特点。

中医学认为饮食不节、情志失调、房劳伤肾、先天禀赋不足或失治误治等是本病发生的重要原因，肾虚不足，阴津亏损，进而阴损及阳，是其基本病理。病变的部位虽与五脏均有关，但主要在肺、脾（胃）、肾三脏，尤以肾为重。一般初期多为燥热阴虚型证或气阴两虚为主；病程进一步发展以阴阳两虚（脾肾两虚）为多；终末期糖尿病肾病则以阳衰湿浊瘀阻为主要表现；长年累月反复发作，可累及多个脏腑而出现心悸、水肿、喘证、虚劳等危候，正衰邪实，阴竭阳亡。

二、西医

西医学认为糖尿病肾病的发病机制尚未清楚，可能与高血糖引起下述多种变化有关：

（1）血液动力学改变：高血糖使细胞外容量扩张，通过肾血管球反馈机制及前列腺素合成增加使肾小球内出现高灌注、高血压，从而导致胶原合成增加、肾小球上皮及内皮细胞表面屏障被破坏以及刺激系膜外基质增多等，最终发展为肾小球硬化。

（2）多元醇途径活力增强：高血糖时细胞内糖增加，通过多元醇途径，经过醛糖还原酶的作用，转变为山梨醇，后者有细胞毒素的作用。此外，细胞内山梨醇增加则肌醇含量减少，而使膜磷酸酯酰醇合成少，引起细胞膜 Na^+-K^+-ATP 酶活性下降，于是引起细胞功能紊乱与组织机构的异常。

（3）蛋白非酶性糖化：由于细胞内高糖，在化学作用而没有酶的参与情况下，蛋白发生糖化，形成糖化蛋白产物。体内多种蛋白的糖化，如血浆的蛋白、眼晶体蛋白、纤维蛋白、胶原以及细胞外基质和细胞膜成分的组织蛋白等发生糖化，会发生多种的功能紊乱和组织结构异常。

（4）非酶性糖化蛋白过程中，后期演变成它的终末产物（AGE），其受体在巨噬细胞和内皮细胞，AGE 与其受体结合时，会释放细胞因子、内皮素和组织因子，从而亦引起一系列的病理生理和组织结构上的改变。

糖尿病肾病早期肾脏体积增大，重量增加，主要由于肾小球和肾小管的体积增大所致。随着病情的发展逐渐出现肾小球基底膜增厚，系膜区扩大，糖尿病肾脏微血管病变在组织学上通常分为结节性肾小球硬化、渗出性肾小球硬化和弥漫性肾小球硬化3种病理类型。

在糖尿病肾病中，针对炎症状态要进行高度关注，大量细胞因子和炎症介质的激活，极有可能导致糖尿病肾病发生，对此，要全面认知和探究糖尿病肾病的炎症致病机制，并且在临床实践中，对相关的病因进行着重分析，采取切实可行的中医治疗方法，通过辨证论治的指导思想，有效实施中医治疗手段，这样能够在很大程度上改善患者的病情，使患者得到切实有效的治疗。

【临床表现】

1. 症状：

(1) 肾外表现：典型病例有多尿、多饮、多食、消瘦、皮肤瘙痒，特别是其他器官的糖尿病微血管损害，如眼底、周围神经炎以及动脉硬化、冠心病、白内障等症状。

(2) 肾脏改变：共分为 5 期，轻重与肾小球硬化程度呈正相关。

Ⅰ期：即肾小球滤过率升高和体积增大期。糖尿病肾脏的初期改变为肾脏增大（可增大 20% ~ 40%），肾小球滤过率（GFR）增加，高达 150%，持续数年。这种糖尿病肾脏的初期改变与高血糖水平一致，是可逆的，但不一定能完全恢复正常。

Ⅱ期：即肾小球结构损害期。肾小球有结构改变，表现为基底膜增厚和系膜区基质增加，尿常规检查无蛋白尿，放射免疫技术可测出尿白蛋白排出率（UAE）正常（< 20μg/min 或 < 30mg/24h）。

Ⅲ期：即早期糖尿病肾病。这是糖尿病性肾病的最早的临床表现，UAE 持续高于 20 ~ 200μg/min 或相当于 30 ~ 300mg/24h。

Ⅳ期：即临床期糖尿病肾病。这一期的特点是大量白蛋白尿，UAE > 200μg/min 或持续尿蛋白每日 0.5g，为非选择性蛋白尿。临床糖尿病肾病的特点，不像其他肾脏疾病的蛋白尿，不因 GFR 下降而减少。随着大量尿蛋白丢失可出现低蛋白血症和水肿，血压升高。这一期患者的 GFR 开始下降，平均每月下降 1mL/min。

Ⅴ期：即肾功能衰竭期。糖尿病肾病终末期肾功能衰竭可由肾病综合征发展而来，亦可直接由中度蛋白尿逐渐发展而来。糖尿病肾病一旦出现蛋白尿，则以不同的速度发展至氮质血症和尿毒症。GFR 不断下降，多 < 10mL/min，血尿素氮和肌酐升高伴严重高血压、低蛋白血症、水肿以及尿毒症症状。

2. 体征：早期无明显体征，临床期可见水肿，肾功能衰竭期可见高度水肿及贫血。

3. 常见并发症：可见呼吸道感染、尿路感染、皮肤感染、急性肾功能衰竭。

【辅助检查】

(1) 早期糖尿病肾病诊断：尿白蛋白排出率持续高于 20 ~ 200μg/min 或相当于 30 ~ 300mg/24h。

(2) 临床期糖尿病肾病诊断：这一期的特点是大量白蛋白尿，UAE > 200μg/min 或持续尿蛋白每日 0.5g，为非选择性蛋白尿，GFR 开始下降，平均每月下降 1mL/min。

(3) 肾功能衰竭糖尿病肾病诊断：GFR 不断下降，多 < 10mL/min，血尿素氮和肌酐

升高伴严重高血压、低蛋白血症、水肿以及尿毒症症状。

（4）尿常规检查：主要为蛋白尿，为大、中分子蛋白尿，如有合并尿路感染或肾乳头坏死，则可有较多白细胞和显微镜下血尿。

（5）肾脏影像学检查：可见肾大小正常或增大，部分肾影缩小。

（6）糖尿病性眼底改变：眼底可发现微血管瘤。

（7）肾活检：仅适用于糖尿病早期及临床期，可明确诊断、进行鉴别诊断以及治疗评定、判断预后。

（8）双肾ECT检查：了解双肾或分肾的血浆流量及肾小球滤过率，糖尿病肾病进入临床期，肾小球滤过率开始下降。一旦出现氮质血症，则以不同的速度发展至尿毒症。

【临床诊断】

（1）有糖尿病病史，多发生于病程15年以上、且未能得到有效控制的糖尿病患者。

（2）眼底可发现微血管瘤。

（3）临床出现微量蛋白尿或肾病综合征的临床特点，常伴有高血压，晚期出现肾功能衰竭。

（4）肾活检病理检查有明确诊断。

【临床治疗】

糖尿病肾病为难治病之一，目前已为国内外学者所公认。当糖尿病患者一旦出现蛋白尿，提示病情已进入中晚期，肾功能损害已很难逆转。故治疗的重点应该放在早期，采用中医药治疗延缓并发症的发生，同时积极控制血糖及血压；一旦出现肾功能不全，积极采用中西医结合治疗，适时进行透析以提高生活质量。

马氏在长期临床治疗中，认为治疗糖尿病肾病要抓住气虚、阴虚、燥热、血瘀4个环节，并自拟降糖灵辨证治疗，取得较好效果。

方剂组成：黄芪50g、人参15g（或西洋参10g、太子参20g）、茯苓30g、生地20g、熟地20g、山茱萸30g、黄芩20g、黄连15g、知母20g、地骨皮20g、卷柏20g、泽泻20g、牛膝20g、川芎20g、丹参30g。

方解：黄芪、人参（或西洋参、太子参）、茯苓益气降糖；生地、熟地、山茱萸滋阴降糖；黄芩、黄连、知母、地骨皮清燥热而降糖；卷柏有修复胰岛β细胞、增加胰岛素分泌的作用；泽泻、牛膝、川芎、丹参等具有较强的ACEI类作用。全方具有益气、滋阴、清热、降脂、抗凝血作用，还有降蛋白、降血压、改善肾血流等功效。

一、辨证治疗

1. 燥热阴虚：此型多见于糖尿病肾脏改变I期，即功能亢进期，特征为肾脏增大，肾小球高滤过以及II期即肾小球结构改变期。特征为肾小球基底膜增厚和系膜区基质增加。

主证：烦渴多饮，多食善饥，形体消瘦，舌尖边红，少苔，脉细数。

治法：养阴清热润燥。

方药：降糖灵加石膏20g、沙参15g、麦门冬15g、玄参15g、玉竹10g、天花粉15g、桃仁15g、毛冬青15g、大黄6g。每日1剂，水煎服。

加味方解：石膏甘寒清热；沙参、麦门冬、玄参、玉竹滋阴清热；天花粉清热润燥；桃仁、毛冬青活血化瘀；大黄通腑泄热。全方共奏养阴清热、润燥之功。

临证加减：口苦、大便干结者，大黄用量加至 10g、厚朴 12g，以增加清热解毒之力；胃纳差，舌苔厚腻者，加苍术 12g、藿香 15g、薏苡仁 20g 以健脾除湿，芳香化浊。

2. 气阴亏虚：此型相当于早期糖尿病肾病期，即微量尿蛋白期。特征：尿微量白蛋白排出率（UAE）在 20～200μg/min；也可见部分临床糖尿病肾病期的患者，其特征是持续出现蛋白尿，UAE > 200μg/min。

主证：口干舌燥，烦渴多饮，消瘦乏力，尿频清长，尿浊且甜，腰酸腿软，舌瘦暗红，少苔，脉细数。

治则：益气养阴。

方药：降糖灵加山药 15g、桃仁 10g、黄精 15g、金樱子 15g、玄参 15g、覆盆子 20g。每日 1 剂，水煎服。

加味方解：玄参、山药、黄精以增加养阴之功；金樱子、覆盆子以养肾阴。全方共奏益气养阴之功。

临证加减：腰膝酸痛者可加杜仲 15g、桑寄生 15g 以补肾壮腰；夜尿频多表现突出者，可加益智仁 15g、乌药 15g 以暖肾固精缩尿；口干甚者可加天花粉 15g、葛根 20g 以清热生津止渴。

3. 脾肾气（阳）虚：此型多见于糖尿病肾病期，即持续蛋白尿期。特征：出现进行性的临床蛋白尿（UAE > 200μ/min，或蛋白尿 > 0.5/24h），水肿，高血压，肾小球滤过率（GFR）下降（70～100mL/min），或出现肾病综合征。组织学上为肾小球硬化，甚至部分关闭。

主证：小便频数或清长，浑浊如脂膏，面色㿠白，腰膝酸软，或少尿，肢体水肿，舌淡胖，苔白黄相间，脉细带滑。

治则：健脾温肾渗湿。

方药：降糖灵加熟附子 10g、肉桂 5g、山药 20g、白术 20g、石韦 15g、桃仁 10g、益母草 20g。每日 1 剂，水煎服。

加味方解：熟附子、肉桂以温补肾阳；山药从阴补阳；黄芪、白术、茯苓益气健脾；泽泻、石韦利湿泻浊；桃仁、益母草活血化瘀。全方共奏健脾温肾渗湿之功。

临证加减：大便溏泄者，加炒白扁豆 20g、炒薏苡仁 25g 以益气健脾止泻；失眠者，加柏子仁 15g、炒酸枣仁 50g、合欢花 20g 以养心安神；全身窜痛者，用鸡血藤 30g、蜈蚣 2 条以通络活血；胸痹者，加降香 12g、红花 15g 以理气活血，通络止痛。

4. 阳衰湿浊瘀阻：此型相当于糖尿病肾病终末期，即尿毒症期。特征：水肿、高血压均趋恶化。尿蛋白较前减少，氮质潴留，GFR 呈持续下降趋势（< 10mL/min），严重时为 0mL/min。此型最为险恶，由于肾元虚衰，浊毒内停，耗气伤血，使气血阴阳俱虚，痰瘀互结，水湿浊毒停滞，甚至凌心射肺，上犯清阳，蒙闭清窍。

主证：神疲乏力，胸闷憋气，纳呆呕吐，头晕目眩，面色黧黑或㿠白，小便少，浑浊如脂膏，甚至尿闭，腰膝酸软，水肿阳痿，舌质淡胖，苔黄腻，脉滑数。

治则：滋肾助阳，降浊化瘀。

方药：降糖灵加熟附子 12g、淫羊藿 15g、陈皮 15g、法半夏 15g、大黄 6g、桃仁 15g、何首乌 15g、益母草 20g、肉桂 5g。每日 1 剂，水煎服。

加味方解：熟附子温肾助阳；淫羊藿、肉桂温补肾阳而助气化；陈皮、法半夏利湿化浊；大黄、桃仁、益母草活血化瘀；何首乌从阴补阳，全方共奏滋肾助阳、降浊化瘀之功。

临证加减：若肾气虚衰，阳不化气，水湿停聚，四肢肿甚，按之凹陷不起，心悸，头晕者，加桑白皮 20g、生姜 15g 以化气利水；若浊阴不降而见神倦神昏，嗜睡，恶心，甚至口中有尿味者，加枳实 15g、竹茹 10g、石菖蒲 10g 以理气止呕；若瘀象较甚，肌肤甲错，面色黧黑者，加大黄 6g、红花 15g、地龙 15g、水蛭 3g 冲服，以活血化瘀；若见喘促，汗出，脉虚浮而散，上盛下虚，水邪射肺之证者，可加蛤蚧 1 对、五味子 15g 以补肾纳气；若少尿，可加车前子 15g、益母草 30g、大腹皮 15g 以活血利尿；若呕吐不能食者，加鲜生姜汁 15g、鸡内金 15g、砂仁 15g、法半夏 10g 以开胃止呕；若皮肤瘙痒，可加地肤子 15g、蝉蜕 20g 以祛风止痒；若肌酐、尿素氮升高者，可用中药灌肠治疗促进毒素排出。

糖尿病肾病发展到本期，病情严重多变，常需配合西药予降压、利尿、抗感染等。必要时须进行血液透析或腹膜透析治疗。

【控制病程进展，延缓进入肾衰期】

对于早期糖尿病肾病的治疗主要是积极控制血糖或控制血压，降低肾小球高灌注及高压力和高滤过。治疗上包括精神调理、饮食调理以及中医辨证施治等。马氏认为，早中期糖尿病肾病患者大多表现为气阴两虚兼燥热瘀血内阻，治疗上始终坚持采用益气、养阴、清热、活血化瘀综合疗法，必要时配合使用降糖降压药物。

早期糖尿病患者治不及时或失治、误治可进入临床期，尿常规检查发现蛋白尿，或出现肾病综合征，患者可表现为高度水肿、低蛋白血症、大量蛋白尿、高脂高黏血症等，肾小球滤过率不断下降，此时如何控制病情的进展尤为重要。临床的治疗，应立足于扶正祛邪并举，治疗予补肾健脾活血为主、水肿患者配合淡渗利水，尤其强调扶正治疗，避免一味利尿，以免虚虚实实，难以奏效。同时配合西医的降糖、降压、利尿剂等治疗以积极控制病程进展，延缓进入肾衰期。

【马氏治疗糖尿病肾病的临床经验与体会】

随着糖尿病患者的日益增多，糖尿病肾病的患者也明显增加。笔者所在医院在长期的临床实践中发现糖尿病肾病患者治疗过程中应该强调几点：早期诊断，及时治疗，严格控制血糖及血压，抗凝降脂，防止硬化；至糖尿病肾病肾功能不全期应采用综合疗法以提高疗效。

1. 既病防变，重在早期：糖尿病是一种慢性病，病程超过 10 年者，发生肾脏病变者达 50%；病程达到 20 年者，几乎 100% 发生糖尿病肾脏病变。由于糖尿病肾病一旦发展到临床期或者肾功能衰竭期，病情往往不可逆转，因此，在早期糖尿病肾病即应开始积极治疗，包括精神调理、饮食调理、运动疗法、严格控制血糖及血压、中医药治疗等方面。糖尿病患者由于病程较久，思想负担较重，往往加重病情进展，要使患者充分认识自己病情，树立乐观情绪；适度体育锻炼，包括慢跑、太极拳等；同时严格控制饮食，每日蛋白质摄入量每千克体重不超过 0.8g；严格控制血糖，使血糖维持在满意的水平。

另一方面控制血压，可首选血管紧张素转换酶抑制剂，目的是降低肾小球球内压，即使部分血压不高的患者，也应及时使用。现代药理研究证明，具有益气降糖作用的中药有人参、西洋参、黄芪、山药、茯苓等；具有养阴降糖作用的中药有山茱萸、生地、熟地、女贞子、麦门冬、知母、地骨皮、黄精、玄参等。此外，葛根、天花粉、土茯苓、黄连、黄芩、桑葚、桑白皮等皆有很好的降糖作用；临证治疗时，适当配合选用桃仁、川芎、牛膝、红花、丹参等活血祛瘀药物。具有血管紧张素转换酶抑制剂作用的中药有补气类的黄芪、何首乌、山药、白术、竹节参等；补肾类的何首乌、桑葚、旱莲草、地黄、龙眼肉、补骨脂、牛膝等；另外，降香、细辛、菊花、海金沙、泽泻亦有较强的 ACEI 类作用，临证之时，可辨证施用。现代药理研究证明，此类药物在降低血压的同时，能降低肾小球毛细血管的压力，减少尿蛋白排出，延缓肾小球滤过率的下降。此期积极治疗，可以减慢甚至逆转糖尿病肾病的进展。

2. 抗凝降脂，防治硬化：中医药治疗糖尿病的优势并不完全表现在降低血糖的疗效上，其优势很大程度在于糖尿病并发症的防治方面，这一点为许多同仁所共识。有关研究也证实，糖尿病肾病常伴有高凝状态和高脂血症，是加重微血管病变、导致肾血管硬化的最重要原因之一，临床遣方用药时应予重视。现代药理研究证明活血祛瘀中药能改善高凝状态，如三七、丹参、益母草、大黄、泽兰、水蛭、红花、当归、赤芍、桃仁等；具有降脂作用的中药有山楂、何首乌、女贞子、大黄、虎杖、三七、蒲黄等，可结合临床具体情况，适当选用上述药物，可达到防凝、降脂、防治肾小球硬化的目的。我们临床上应用通脉口服液治疗糖尿病肾病，在改善临床症状、利尿、降低尿蛋白等方面取得了较好的疗效。通脉口服液主要由黄芪、三七等组成，其中黄芪益气，三七活血，经动物实验证明能够抑制肾小球系膜细胞及系膜基质增生，有防治肾小球硬化的作用。

3. 终末肾衰，综合治疗：对于一些已经进入慢性肾功能衰竭的患者，虽然其病程难以逆转，但经过积极的综合治疗，患者的临床症状、实验室检查仍可以有明显改善，生活质量得以提高。中医药的综合措施发挥了很重要的作用，予口服尿毒康、大黄胶囊、通脉口服液配合灌肠治疗及口服中药汤药治疗；同时结合西药控制感染、降低血压、控制血糖等可明显延缓肾衰的进展。至终末期肾衰患者，由于患者高凝状态严重，加重血栓发生率，加大肝素用量又导致出血等副作用，马氏的经验是采用益气活血中药，如黄芪、三七、丹参、川芎等配合以腹膜透析或血液透析以减轻透析副作用，提高透析疗效及患者的生活质量。

【现代研究】

一、基础研究

滕晶等报道，在糖尿病进程中的慢性微血管并发症，其主要的病理变化主要是肾小球基底膜增厚和以肾小球系膜区为主的细胞外基质积累，在这样的情况下使得患者出现比较典型的弥漫性或结节性肾小球硬化。

（一）中医病因病机的研究

1. 阴阳两虚是其发展趋势：糖尿病患者病程较长，发展到肾功能衰竭期，大多数患者可见阴阳两虚的证候。张鸿恩等通过 112 例糖尿病患者的病机分析，认为随着糖尿病病程的转移，有从阴虚热盛—气阴两虚—阴阳两虚的转化趋势，有并发症的患者多兼有血瘀。杨霓芝等阐述了中医对糖尿病肾病的认识，认为糖尿病肾病的发生是由于消渴证迁延而致。其病机乃因燥热阴虚日久耗气而致气阴两虚；病情发展则阴损及阳而见阴阳两虚，甚至出现阳衰浊毒瘀阻，而病变过程又每多夹瘀。

2. 瘀血贯穿疾病始终：祝谌予等观察 49 例非胰岛素依赖型糖尿病的全血黏度等 5 项指标，其中以全血黏度的变化为显著，因此认为血液黏度可作为观察糖尿病患者微循环障碍早期改变的指征之一。季元认为本病多因阴虚生内热，耗浊营血；气虚推动血液不利；阳虚则寒，寒则血凝涩。熊曼琪则在强调气阴虚损的同时更重视瘀血内结。屠伯言等通过对 80 例糖尿病患者观察，发现无论是脾肾阳虚还是肝肾阴虚均夹有瘀血证。

（二）治则治法研究——益气养阴，活血化瘀

高彦彬等运用益气养阴、活血化瘀法治疗糖尿病肾病 21 例，采用消渴 2 号（生黄芪、生地、玄参、天花粉、丹参、太子参、葛根、麦门冬、泽泻、红花、川芎等），结果水肿全部消失，血肌酐较治疗前降低，内生肌酐清除率较前提高。

二、实验研究

钟逸斐报道，应用中医药可有效改善早期糖尿病肾病的蛋白尿排泄升高表现，并延缓其疾病进展。中药单体作为中药的有效成分，其治疗 DKD 的机制研究，多从 DKD 的发病机制出发。DKD 的发病机制大多涉及氧化应激反应、炎症反应、多元醇信号通路、足细胞损伤等多个方面。

1. 大黄醇提取物作用的研究：以 SMZ 糖尿病大鼠为实验对象，观察大黄醇提取物对肾脏肥大及高滤过的影响，表明该提取物能明显抑制肾脏肥大及其组织中蛋白质、DN 含量的增加，降低菊粉清除率。侯卫国等观察了大黄浸膏对糖尿病肾病动物模型的疗效观察结果：与对照组相比，大黄治疗组内生肌酐清除率明显增加，显示肾小球有效滤过面积明显改善。

2. 黄芪研究进展：徐郁杰等观察了黄芪对糖尿病肾病的作用，以 STZ 诱导糖尿病动物模型，采用免疫组化和 RC-PCR 检测方法观察黄芪对糖尿病大鼠肾皮质 TGF-β 蛋白、基因表达的影响，结果显示：糖尿病大鼠肾皮质 TGF-β 免疫染色强度比未治疗大鼠明显减轻，TGF-mRNA 水平比未治疗大鼠明显下降，黄芪与开搏通合用可增强上述作用，提示黄芪可抑制糖尿病大鼠肾皮质 TGF-β 的过度表达，其防治糖尿病肾病发生、发展的作用机制可能部分是通过抑制 TGF-β 的过度表达。

3. 黄芩提取物作用的研究：董砚虎等用中药黄芩提取物黄芩苷治疗糖尿病肾病患者 32 例，服药 6 个月后与对照组比较。结果黄芩苷组外周血红细胞醛糖还原酶（AR）活性显著降低，其下降值与血糖下降值之间无相关性；结束治疗时对照组尿白蛋白继续增加，黄芩苷治疗组则略减少，两组差异显著。用药过程中未见明显副作用及肝肾毒性。表明黄芩苷在体内具有肯定的 AR 活性抑制作用，可减少尿蛋白，延缓糖尿病肾病的进展。

第五节 过敏性紫癜性肾炎

过敏性紫癜是以皮肤紫癜、出血性胃肠炎、关节炎及肾脏损害为特征的综合征，是一种与免疫有关的全身性小血管炎。过敏性紫癜性肾炎（HSPN）是指以皮肤紫癜、血尿和（或）蛋白尿为主要临床表现，由免疫复合物介导的系统性小血管炎，进而引起肾脏受累的慢性肾脏病。该病具有一定的种族和遗传倾向，其多发于青少年或婴幼儿，男性多发。过敏性紫癜引起的肾损害称过敏性紫癜性肾炎。临床症状轻重不一，从单纯的尿检异常至典型的急性肾炎综合征、肾病综合征甚至肾功能衰竭。血尿（肉眼或镜下）是其常见表现，大多数患者呈良性、自限性过程，多于数周内痊愈。但也有反复发作或迁延数月、数年者，约50%患者病程反复发作。预后取决于病理变化的严重程度。过敏性紫癜性肾炎发病率占过敏性紫癜患者的20%~100%，国内报告在30%~50%，国外有以肾活检为诊断标准则发病率高达90%以上，本病任何年龄均可发病，多见于儿童及青少年，以6~13岁为最高，男女性别之比为1.5~3:1，好发生于寒冷季节。过敏性紫癜性肾炎属于中医学的"尿血""肌衄""水肿""斑疹"等病范畴。

【病因病机】

一、中医

中医认为，紫癜性肾炎是由于素有血热内蕴，外感风邪，或过食燥热荤腥动风之品，或因药物过敏，秉体不受，以致风热相搏，邪毒郁而化热，扰动血络，迫血妄行，外溢肌肤则为紫癜发斑形成肌衄；内渗于里，迫于胃肠中焦，气机阻遏则腹痛频作、便血；内侵肾脏，阴虚火旺，损伤肾络，而为尿血、尿浊；气随血脱则耗血伤气而成瘀，气血循行不畅，瘀滞于关节之脉络，不通则痛，则关节疼痛；阳有余而阴不足，肝肾阴亏，虚火内生，血随火动，血不循经则见各种血证，久则热伤气阴，气阴两亏，或脾肾气虚，不能固摄，晚期可导致脾肾两亏，浊邪内停而成尿毒之重症。总之概括为风邪、热毒、阴虚、气虚、血瘀。

二、西医

西医认为本病病因尚未明确，可能与感染和变态反应有关。部分病例起病前有感染，最常见的是上呼吸道感染（非特异性或链球菌感染），其他如衣原体、水痘和寄生虫等。一些病例病前有药物（抗生素、磺胺、异烟肼、水杨酸盐等）过敏或食物（乳类、鱼虾、蟹等）过敏。此外也有报告发生于接种疫苗或昆虫螫咬之后。本病非遗传性疾病，但存在遗传好发倾向。

目前本病被认为是一种免疫复合物性疾病。患者血清中可测得循环免疫复合物，皮肤小血管及肾小球、肠系膜血管均呈过敏性血管炎病变，病变血管及肾小球可检出IgA、C3颗粒状沉着。IgA在发病机制中起重要作用，由于病变区常有C3及备解素，缺乏C1q、C4等补体，提示本病含IgA的免疫复合物可能通过激活补体旁路而造成组织损伤。此外，由于患者尿中纤维蛋白降解产物升高，肾小球中有纤维蛋白（原）沉积，故血管内凝血机制可能也参与本病的发病过程。

【辅助检查】

血液学检查，血小板、出凝血时间、血块回缩时间和凝血酶原时间均在正常范围。急性期部分病例毛细血管脆性试验（束臂试验）可以阳性。血清 C3 和 CH50 多数正常，血清 IgA 可升高，血沉增快。尿检查可有轻重不一的血尿、蛋白尿和管型。严重病例肌酐清除率降低和 BUN、血清肌酐升高，表现为肾病综合征者，可有大量蛋白尿、血清白蛋白降低和胆固醇升高。

【临床治疗】

一、辨证治疗

1. 风毒外侵：

主证：突然发病，皮肤紫癜，自觉瘙痒，兼有发热咽痛，或关节痛，腹痛，便干，尿血，舌红，苔薄黄，脉数。尿检：蛋白、红细胞、管型均可见，肾功能正常。

治法：祛风散邪，凉血清热。

方药：马氏自拟荆防散。

方剂组成：荆芥 20g、防风 15g、连翘 20g、竹叶 15g、生地 20g、黄芩 20g、苍术 15g、白僵蚕 10g、石韦 20g、赤芍 20g、牡丹皮 20g、甘草 5g。

方解：方中荆芥、防风疏散外邪；连翘、竹叶清解风热并有通利小便利尿作用；生地、牡丹皮凉血；黄芩清气分之热；白僵蚕透疹；苍术祛风燥湿；石韦清肺泄热，凉血止血；赤芍凉血活血；甘草调和诸药。

临证加减：兼有水肿者加麻黄、桑白皮、茯苓皮以利水消肿；尿血甚者加小蓟、白茅根、地榆凉血止血；咽喉肿痛加金银花、牛蒡子、薄荷、山豆根清热解毒利咽。

2. 热毒亢盛：

主证：紫癜色鲜，分布稠密，此起彼伏，尿涩赤，色略深或暗红，舌红，苔黄，脉洪数，甚则见高热烦躁、头痛、抽搐、谵语等重证。

治法：清热解毒，凉血止血。

方药：马氏自拟新清营汤加减。

方剂组成：水牛角片 20g、生地 20g、牡丹皮 20g、金银花 30g、连翘 20g、白花蛇舌草 30g、玄参 15g、黄芩 25g、淡竹叶 15g、白茅根 30g、车前子 30g（包煎）、小蓟 15g、石韦 20g、地榆 15g。

方解：方中水牛角片、生地、牡丹皮清热凉血；金银花、连翘、白花蛇舌草清热解毒；玄参养阴；黄芩苦寒清胃，直折炎势；白茅根、车前子、淡竹叶清热寓利尿之中；石韦、小蓟、地榆凉血止血。

临证加减：大便干燥者加大黄 6g、芒硝 5g 以通腑泻实；血尿甚加马鞭草 20g、三七 5g、蒲黄炭 6g 等止血；热重加石膏 30g、知母 20g 清热泻火；如见热扰神明者，可灌服安宫牛黄丸，或再加用水牛角 30g 解毒开窍。

3. 肾虚血热：

主证：皮肤紫癜已消，血尿、蛋白尿久治不去，伴腰膝酸软，头晕耳鸣，潮热，舌质红，苔薄黄，脉细数。

治法：滋阴补肾，清热凉血。

方药：马氏自拟二地汤。

方剂组成：生地 15g、熟地 15g、黄芪 30g、牡丹皮 20g、山茱萸 15g、茯苓 25g、山药 15g、泽泻 15g、女贞子 15g、旱莲草 20g、白茅根 30g、仙鹤草 20g、旱莲草 20g、茜草 15g、知母 20g、黄柏 20g、丹参 30g、川芎 20g、紫草 15g、乌梅 15g。

方解：方中黄芪益气护阴；知母、黄柏清虚热，坚肾阴；生地、牡丹皮、茜草滋阴凉血；茯苓、泽泻利湿泄热；女贞子、旱莲草、山药益肾固脾；白茅根、仙鹤草凉血止血；丹参、川芎活血化瘀改善肾基底膜循环，以利消除蛋白尿；乌梅生津止血，紫草凉血活血，两药具有抗菌脱敏作用。

临证加减：紫癜尚在者，加蝉蜕 20g、刺蒺藜 15g 祛风脱敏；血热偏甚者，加紫草 20g、赤芍 20g 清热凉血；津液亏极者，加龟板 15g、鳖甲 15g 滋阴复脉；尿中红细胞多者，加地榆炭 10g、蒲黄炭 10g、马鞭草 20g 收敛止血；白细胞多者，加半枝莲 25g、马齿苋 25g 等清利湿热。

4. 肺脾气虚：

主证：紫癜散在，斑色暗淡，身倦乏力，气短纳呆，尿赤，尿中以蛋白为主，面浮肢肿，舌质淡白胖嫩，边有齿印，苔白，脉弱。

治法：补益脾肺。

方药：马氏自拟芪参白术汤。

方剂组成：黄芪 30g、党参 20g、白术 20g、茯苓 30g、山茱萸 20g、甘草 6g、桔梗 15g、山药 20g、白扁豆 20g、赤小豆 15g、冬瓜皮 20g、莲子 10g、丹参 30g、川芎 20g、蝉蜕 20g、僵蚕 15g。

方解：方中黄芪、党参、白术、山药、甘草健脾益气；扁豆、茯苓和胃渗湿；桔梗升清；赤小豆健脾利水；冬瓜皮行水逐湿；莲子敛脾阴；丹参、川芎活血化瘀改善肾脏缺血，与蝉蜕、僵蚕合用消除蛋白尿。

临证加减：尿浊者加萹蓄 20g、瞿麦 20g 清利湿热；腹痛腹泻者加黄连 5g、黄芩 15g、葛根 15g 清肠止泻；蛋白尿明显者加黄芪 60g、金樱子 30g 以补气固涩。

5. 气阴两虚：

主证：头晕耳鸣，气短乏力，自汗盗汗，手足心热，晨起面肿，口干舌燥，舌红少苔，脉细数。

治法：益气养阴。

方药：马氏自拟益气养阴汤。

方剂组成：党参 20g、黄芪 30g、北沙参 20g、女贞子 15g、旱莲草 20g、黄芩 20g、地骨皮 15g、益母草 30g、芡实 30g、金樱子 30g、车前子 30g（包煎）、茯苓 25g、莲子 10g、白花蛇舌草 20g、丹参 30g、川芎 20g、桃仁 15g、菟丝子 20g、淫羊藿 20g。

方解：党参、黄芪健脾益气；北沙参、女贞子、旱莲草滋阴；地骨皮、黄芩、莲子滋阴清热；金樱子、芡实固脾敛阴；茯苓、益母草、车前子、白花蛇舌草清利湿热，丹参、川芎、桃仁活血化瘀；菟丝子、淫羊藿补肾阳以助阴生。

临证加减：潮热甚者，加青蒿 15g、牡丹皮 20g 以清虚热；口干重者酌减党参、黄芪用量，加天门冬、麦门冬、沙参以养阴生津；血尿明显者，辨证加白茅根、大小蓟、连翘、槐花、旱莲草等以凉血止血。

6. 脾肾阳虚：

主证：面色晦滞，精神萎靡，腰膝冷痛，四肢欠温，纳呆便溏，全身水肿，甚至胸水、腹水，舌淡胖，苔白滑，脉沉细迟而无力。

治法：温肾健脾。

方药：真武汤加味。

方剂组成：附子 10g（先煎）、茯苓 30g、白术 20g、白芍 20g、生姜 3 片、泽泻 20g、桂枝 10g、益母草 50g、猪苓 30g、黄芪 30g。

方解：方中附子温肾阳；茯苓、白术健脾利湿；生姜温阳行水；桂枝温阳散寒；泽泻利水；白芍用于温药中防其伤阴；黄芪、益母草、猪苓益气、活血、通利水湿。

临证加减：水肿甚者加车前子 12g 利水消肿；尿蛋白多者加黄芪 50g、芡实 30g 补气固涩；邪实明显，腹胀甚者，可先用中满分消丸治之以祛邪扶正。

【临床治疗难点及对策】

难点之一：如何减少本病的复发

过敏性紫癜性肾炎属于免疫复合物损害小血管，干扰免疫功能而引起的变态反应，治疗尚无特异方法。多数预后良好，轻型病例大多可自行缓解，仅给予对症治疗。但 1/3 易复发，这是治疗中值得重视的问题。虽然皮质激素能迅速解除胃肠道症状，减少出血，对出血严重、腹痛、便血者可首选，但不能缩短疗程，且对紫癜性肾炎无预防、治疗作用。实践证明中西医结合可提高疗效，减少复发，减轻皮质激素的毒副作用。早期邪实为主，血热夹瘀，治拟清热解毒，凉血散瘀；中后期病情反复耗伤气阴，有些患者用激素又使阳长阴消，阴虚火旺，治拟益气养阴，活血化瘀。顽固性紫癜性肾炎反复不愈的另一原因多为反复感染或过敏原未祛除，故积极发现感染灶及祛除过敏原至关重要。如有明确感染和存在感染灶时应及时处理，停止服食和接触可能是致敏原的食物和药物，必要时采取脱敏疗法。中药有提高机体的免疫及抗过敏能力，配合使用可发挥其独特的治疗作用。常用药有黄芪、仙鹤草、蝉蜕、紫草、当归、赤芍、女贞子、刺蒺藜、防风、乌梅、地肤子等。

难点之二：重症紫癜性肾炎的治疗

对紫癜性肾炎表现为急进性肾炎的患者单用辨证中药效果不好，必须突破常规用药。临床体会有 3 点可以参考：a. 中药处方必选大队清利活血药，如白花蛇舌草、河白草、墓头回、蒲公英、益母草、马鞭草、紫花地丁、龙葵、赤芍、大黄、虎杖等，用量一般在 20～30g。b. 大剂量雷公藤总甙片的应用。一般成人应以双倍剂量口服，通常为 40mg，每日 3 次，若能持续应用 2 个月以上，可以见效。c. 同时配合具有清热解毒作用的清开灵注射液静脉滴注，剂量一般为 40mL 加入 5% 葡萄糖注射液中，2 周为 1 个疗程，连续 2 个疗程。以上 3 项措施可基本控制病情。但如果肾脏病理损害严重，尤其是新月体超过 50% 以上，应及时给予强化免疫抑制治疗。

有资料表明：本病引起新月体肾炎对甲基泼尼松龙冲击治疗的疗效可达55%，明显高于未治疗组及其他原因引起的新月体肾炎。血浆置换疗法亦有类似疗效通。常比较实际的做法是：按 1g/d 泼尼松龙连续冲击 3 天，继之口服泼尼松 45～60mg/d，8～12 周，同时可予环磷酰胺 0.6mg/d×2 天，15 天 1 次，至重量 7～9g，以后改为 1～2 个月上述剂量冲击 1 次，时间在 6 个月以上。泼尼松龙冲击过程中要注意控制血压，以服西药降压药为主；环磷酰胺冲击过程中要注意防治肝损害和骨髓抑制。出现轻度肝功能损害时在中药中加用田基黄、垂盆草、五味子等，或口服中成药复方益肝灵或联苯双酯片；如白细胞下降但在 3000/mm³ 以上时可在中药处方中重用茜草 30～60g 可明显提升白细胞，这样基本能保证完成冲击治疗。中药的应用还可在给予冲击治疗后根据辨证施治巩固疗效。

【马氏治疗紫癜性肾炎的经验与体会】

一、按临床表现分阶段辨证治疗

本病的发病过程是有阶段性的，其变化多端，症状复杂，初起多有外感风热症状，皮肤紫癜常伴瘙痒、关节肿痛、游走无定等表现，当属于"风"；早期紫癜色红赤，鲜如锦纹或伴吐衄下血，则属"热""火"，因此本病初起多属风热实证，若风热入侵肠胃则脘腹阵痛，迫血妄行则呕血、黑便，内舍于肾则水肿、血尿、蛋白尿。其早期紫癜未消，常隐一批、出一批，表现为肾虚而风热未清，肾藏精，肾虚封藏失固，精微渗漏则尿现蛋白，热伤血络则尿血，日久阴损及阳，致脾肾两虚，气化乏权，水湿泛滥，固摄失司，精血渗漏，更因失血过多而致气血两虚。又离经之血为瘀血，故本病又多夹瘀，故其关键在"风""热""瘀"。治疗早期清热凉血、化瘀补肾，加入抗过敏祛风药，如蝉蜕、刺蒺藜，后期水肿、蛋白尿，取黄芪、人参补脾益气，生地、山茱萸、杜仲补肾涩精，当归活血、泽泻利水消肿。

二、活血化瘀贯穿整个疾病的治疗过程

中医学认为本病病变之初属六淫之邪扰动血络，血分伏热，热毒内盛，致经脉瘀阻，病久伤正，脾肾两虚，血行无力而致血脉瘀阻，故瘀血内阻、沉积于肾是贯穿本病始终的病理因素。

临床常用的如生地、牡丹皮、丹参、川芎、桃仁、赤芍、茜草、紫草等。现代药理表明，活血化瘀药具有增强纤溶酶活性，促进纤维蛋白溶解，抑制血小板聚集，降低毛细血管通透性和改善微循环的作用，促进肾脏病变修复和纤维蛋白吸收。可减少血管阻力，扩张血管，增加肾血流量，防止血管内凝血，从而减轻肾损害，对免疫损伤有一定的抑制作用，有调节细胞免疫的功能。

对紫癜性肾炎早期，风热搏结，热毒入陷营血，化火动血，迫血妄行，经脉闭阻，可投以疏风清热解毒、凉血活血之品，以除血分之热毒，疏通血脉之闭阻，必要时联合西药共同治疗。随着疾病迁移，部分患者病情较长，热毒不甚，以瘀血阻于血脉为主，可予活血通络之剂。长期正虚不能摄血，血脉瘀阻，运用肾上腺皮质激素或其他免疫抑制剂，效果不显，可予健脾益肾、活血化瘀之品以扶正固本，祛瘀生新。同时在运用活血药时应注意合理使用，对于出血严重者，要慎用活血破瘀药。并可结合现代检查手段，测定凝血时间、微循环、血液流变学及免疫指标等，在辨病、辨证施治基础上，恰如其分地运用活

血化瘀方法治疗紫癜性肾炎前景美好。

【现代研究】

1.**临床研究**：中国中医科学院广安门医院刘文军研究报道，通过收集中国期刊全文数据库中利用中医药治疗过敏性紫癜性肾炎的文献，共93篇。共涉及方剂145首，其中自拟方53首，成方92首，二者以补益剂（74，28.91%）、清热剂（66，25.78%）、理血剂（43，16.80%）为主；其中使用频次最高的成方是犀角地黄汤（18，7.03%）、参芪地黄汤（11，4.30%）、归脾汤（10，3.91%）。93篇研究文献中，共涉及中药206味，对使用频数≥15次的单味中药进行统计。以清热药（639，24.57%）、补虚药（573，22.03%）、止血药（379，14.57%）为主，共占61.17%。

2.**辨证论治研究**：叶任高教授认为过敏性紫癜性肾炎可表现为单纯性血尿，也可表现为蛋白尿、血尿并见，因此要根据具体情况进行辨证施治。

（1）单纯性血尿：对于以单纯性血尿为主者，可按阴虚内热型、气阴两虚型、脾肾气虚型进行论治。

（2）紫癜性肾炎：对于紫癜性肾炎以少量蛋白尿为主者，则可按脾肾气虚型、气阴两虚型、肝肾阴虚型进行论治。

2.**研究进展**：近年来多数学者认为血瘀贯穿了紫癜性肾炎的全过程，并影响该病的发生、发展，故活血化瘀作为治疗本病的基本法则。余惠兰报告丹参是活血化瘀的传统中药，含有10多种新的化合物，具有抗血栓、抗脂质过氧化、清除氧自由基等生理活性，提示丹参加雷公藤治疗紫癜肾的疗效优于单用雷公藤组。王洪忠在阐述紫癜胶束的作用机制中指出甘草具有抗炎、抗变态反应性疾病之效，五味子具有增强肾上腺皮质功能的作用，大黄、地黄、紫草有加强凝血的作用，山楂具有扩张血管、消除瘀血的功效，诸药合用可收疏风清热、养阴凉血、行瘀解毒之功。余惠兰在动物实验中证实雷公藤不但可以改善肾小球毛细血管的通透性，减少蛋白尿，且可以减轻其病理变化。现代研究发现紫草中的紫草素能抑制毛细血管通透性的亢进，抑制局部水肿，表明其对炎症急性渗出期的血管通透性亢进、渗出和水肿及增殖期炎症均有拮抗作用，与紫草凉血、止血作用相符。

第六节 尿酸性肾病

尿酸性肾病（UAN）是由于血尿酸升高导致的肾脏损害，内源性血尿酸生成过多或排泄障碍造成的人体嘌呤代谢紊乱是血尿酸升高的重要原因。UAN肾脏的损伤常表现为慢性间质性肾炎，久之会出现间质纤维化和尿酸结石，最终造成慢性肾功能衰竭，通常称为痛风肾病。临床表现可有尿酸结石，小分子蛋白尿、水肿、夜尿、高血压、尿酸升高及肾小管功能损害，值得一提的是间质性肾损害的程度与血尿酸升高的水平和持续时间呈正比。本病西方国家常见，国内以北方多见，无明显的季节性，肥胖、喜肉食及酗酒者发病率高。男女之比为9:1，85%为中老年人。本病如能早期诊断并给予恰当的治疗（控制高尿酸血症和保护肾功能），肾脏病变可减轻或停止发展，如延误治疗或治疗不当，则病情可恶化并发展为终末期肾功能衰竭而需要透析治疗。

【病因病机】

一、中医

洪用森认为肝肾不足，气血亏虚，导致风寒湿热之邪乘虚侵袭，遂成其病。傅秀兰参考前人经验，结合临床，提出是风寒湿邪侵袭人体，痹阻经络关节，日久不愈，反复发作，脏腑受损所致。朱彩风提出或湿（痰）浊或瘀阻是导致本病的要点。现一般认为高尿酸血症性肾病的主要原因有内外之分，内因为七情内伤、嗜食膏粱厚味、劳倦、药毒；外因为感受风寒湿热之邪。故本病的病因病机是以脾肾亏虚为本，风寒湿热瘀血为标，本虚标实，易于反复发作，诱发因素多为感受风寒湿邪，或因饮食不节、嗜酒肥甘，或劳倦过度，或情志过极等。

二、西医

西医认为尿酸性肾炎的病因分原发和继发两类，原发者由遗传缺陷引起先天性嘌呤代谢紊乱所致；继发者由恶性肿瘤及其化疗放疗、多囊肾、铅中毒、慢性肾脏疾病等引起高尿酸血症或肾脏排泄尿酸障碍所致。另外，饥饿、高嘌呤饮食、利尿剂的使用以及糖尿病酮症酸中毒也是加重尿酸性肾病的因素。病理可见尿酸盐结晶沉积于肾间质并引起炎症反应，或尿酸盐在集合管、肾盂、输尿管中形成，导致肾间质水肿、纤维化，肾小管上皮细胞变性，肾小管萎缩，最终引起肾损害。临床分慢性尿酸性肾病、急性尿酸性肾病、尿酸结石 3 种类型。

【临床表现】

1.症状：慢性尿酸性肾病早期可无肾病症状，或仅有肾外症状。晚期、急性尿酸性肾病、尿酸结石可出现多尿、夜尿、腰腹部绞痛、血尿、尿排砂石、无尿、尿频、尿急、尿痛等症状，可有关节痛、厌食、恶心呕吐、贫血等。

2.体征：痛风发作时可见关节红肿热痛，多发生在足第一跖趾关节，炎症消退后关节外的皮肤脱皮、脱屑，反复发作者局部可发生痛风石，甚至关节畸形。有尿路结石者，肾区可有压痛和叩击痛。部分患者可有高血压，晚期可有不同程度的贫血。

3.常见并发症：尿酸性肾病常伴有肥胖、糖尿病、高脂血症、动脉硬化等。

【辅助检查】

1.尿液检查：尿常规主要呈轻度间歇性肾小管性小分子蛋白尿，并可伴见红细胞，甚至肉眼血尿，白细胞增多，尿 pH 多 < 6.0，尿酸异常升高。尿渗量一般 < 800mOsm。

2.血生化检查：血尿酸：男性 > 418μmol/L，女性 > 357μmol/L。出现肾功能不全时，血肌酐和尿素氮进行性升高，二氧化碳结合力降低，甚至出现电解质紊乱。

3.X 线检查：泌尿系腹平片可显示混合性阴影，静脉肾盂造影有助于单纯性尿酸结石的诊断。

4.B 超检查：肾内见强光团，其后可见彗星尾征、输尿管结石和肾盂积水。

5.痛风结节：痛风结节可查到特异性尿酸盐，关节腔穿刺液检查见有尿酸盐结晶。

6.肾活检：于肾间质及肾小管中找到双折光的针状尿酸盐结晶。

【临床治疗】

本病的治疗，当根据本虚标实的具体情况，实则泻之，虚则补之，虚实兼夹者，或先攻后补，或先补后攻，或攻补兼施，灵活立法。攻邪以清利湿热、理气活血、通经活络、通腑降浊为主，补虚以健脾化湿、壮腰补肾为要。关节疼痛明显可酌情选用外治诸法。同时可配合西药抑制尿酸合成，促进尿酸排泄，碱化尿液。对尿酸结石形成、引起梗阻性肾病者，若药物治疗无效，宜及早做手术取石或碎石治疗。后期肾功能衰竭者，可考虑做透析治疗。

基础方：治疗痛风及尿酸性肾病可选痛风汤。

痛风汤组成：土茯苓 30g、萆薢 20g、金钱草 30g、忍冬藤 30g、威灵仙 30g、秦艽 20g、防己 20g、木瓜 20g、牡丹皮 20g、泽泻 20g、车前子 20g、茯苓 30g、地龙 20g、桑白皮 20g、生薏苡仁 30g、丹参 30g、赤芍 20g、益母草 30g。

临证加减：血尿者，加白茅根 30g、小蓟 30g；关节肿痛甚者，加海风藤 20g、红藤 20g、独活 20g、络石藤 30g，入夜痛甚，得温则舒，加川乌 5g（后下）、没药 20g、乳香 10g；结石者，加海金沙 30g、鸡内金 20g、牛膝 20g、滑石 15g、萹蓄 20g、瞿麦 20g；湿热下注、关节疼痛、小便灼热不畅者，加萹蓄 20g、瞿麦 20g、白茅根 30g、黄柏 20g、栀子 15g、大黄 10g、石韦 20g；中期有明显肾损害、尿检有蛋白和血尿者，加黄芪 30~60g、丹参 30g、川芎 20g、淫羊藿 20g、茯苓 30g、山药 20g、金樱子 20g、芡实 30g、绞股蓝 20g、牛蒡子 15g。

【马氏治疗尿酸性肾病中药总结】

一、常用药物

有降尿酸作用的中药：土茯苓、萆薢、金钱草、络石藤、大黄、蚕沙等。

有溶解尿酸并解除尿酸疼痛的中药：威灵仙、秦艽、独活、山慈姑等。

有排泄尿酸提高内生肌酐清除率、增加尿量的中药：生薏苡仁、泽泻、车前子、茯苓、地龙、仙茅、桑白皮、冬瓜皮、茯苓皮、车前草等。

有抑制尿酸合成的中药：泽兰、桃仁、当归、地龙等。

对痛风结节、关节变形有作用的中药：桃仁、红花、丹参、牛膝、穿山甲、僵蚕、海桐皮、土鳖虫等。

对尿路结石有作用的中药：金钱草、海金沙、石韦、生地、滑石等。

二、辨证治疗

临床上将本病分为 4 型，根据病邪主次，邪正盛衰，标本缓急，或扶正治本为主，或祛邪治标为主，或标本兼治。

1. 瘀热痹阻关节

主证：关节疼痛，痛有定处，局部有灼热红肿，间有蛋白尿、血尿、轻度水肿，困倦乏力，舌质淡红或暗红有瘀点，脉弦数。多见于痛风性关节炎伴轻度肾损害者。

治法：祛瘀清热，通络止痛。

方药：桃红四物汤合三妙丸加减。

方剂组成：桃仁 10g、红花 6g、当归 12g、熟地 12g、白芍 12g、川芎 12g、苍术 10g、黄柏 12g、川牛膝 12g、益母草 15g。每日 1 剂，水煎服。

方解：方中熟地、白芍、当归、川芎补肾养血又能活血；桃仁、红花、益母草以加强化瘀之力；苍术、黄柏、川牛膝既能除湿通络以除关节肿痛，又能利湿消除水肿、蛋白尿。全方组成活血养血，通络而又不伤肾，为攻补兼施之剂。

临证加减：若关节肿痛甚则加羌活 10g、独活 10g、威灵仙 15g、秦艽 10g、海风藤 12g、络石藤 12g 以通络止痛；寒痛剧烈，入夜尤甚，得温则舒，加桂枝 9g、乳香 10g、没药 10g 以祛寒活血止痛；血尿者加白茅根 30g、小蓟 30g 以凉血止血。

2.湿热下注，损伤肾络：主证有下肢关节疼痛，小便灼热不畅，腰酸疼痛，尿中有时夹有砂石，甚则腰痛尿血，寒热起伏，口苦咽干，尿少色黄，舌质红，苔黄腻，脉滑数。

治法：清热利湿，通淋排石。

方药：八正散合石韦散加减。

方剂组成：萹蓄 15g、瞿麦 10g、车前子 18g（包煎）、金钱草 18g、海金沙 12g、石韦 10g、生大黄 6g、栀子 10g、甘草 6g、川牛膝 10g、黄柏 10g、苍术 10g。每日 1 剂，水煎服。

方解：湿热壅滞下焦，煎熬津液成石，阻于尿路及损伤肾脏，故见腰痛，小便灼热不畅，尿中夹有砂石，甚则尿血；湿热下注，痹阻关节则关节疼痛，湿热熏蒸则寒热起伏，耗伤津液则口苦咽干。方中萹蓄、瞿麦、车前子、金钱草、海金沙、石韦以利尿通淋排石为主；辅以苍术、黄柏、牛膝除湿清热而除关节疼痛；大黄、栀子清热泻火；尿血明显则为热伤肾络，故用藕节、蒲黄凉血止血，甘草调和诸药；日久正气耗伤，则当邪正兼顾。

临证加减：若寒热起伏加金银花 30g、紫花地丁 30g、蒲公英 15g 以清热解毒；血尿量多，尿色深红甚则夹有血块则加小蓟 30g、白茅根 30g、藕节 10g、蒲黄 12g 以凉血止血；若尿血不止，耗伤正气，面色萎黄，舌质转淡，可去大黄，加黄芪 15g、当归 12g、熟地 12g 以调补气血而标本兼顾。

3.脾肾亏虚，水湿不化：

主证：面色萎黄，神疲乏力，腰膝酸软，夜尿清长，颜色或下肢水肿，舌质淡胖，苔白腻或白滑，脉沉缓。常见于慢性尿酸性肾病有轻度肾功能损害者。

治法：温补脾肾，化气行水。

方药：济生肾气丸合参苓白术散加减。

方剂组成：熟附子 10g、桂枝 6g、桔梗 6g、川牛膝 12g、车前子 15g（包煎）、党参 12g、白术 12g、薏苡仁 20g、甘草 6g、山药 12g、山茱萸 12g、茯苓 12g、熟地 12g。每日 1 剂，水煎服。

方解：病程日久，伤及脾肾，"脾主运化""肾主气化"，脾肾两亏则水湿不运，气化失常，故见夜尿清长，颜色或下肢水肿；脾虚则面色萎黄，神疲乏力，肾虚则腰膝酸软。方中熟地、山药、山茱萸补肾，配熟附子、桂枝温阳而助气化为主，辅以党参、白术、茯苓、甘草以健脾化湿利水，佐川牛膝、车前子、薏苡仁以利水渗湿兼能和络，全方脾肾兼顾，以补为主，兼助气化。

临证加减：若伴关节疼痛加当归 12g、红花 10g、桃仁 10g 以养血活血。

4.脾肾虚衰，湿浊留滞：

主证：畏寒肢冷，恶心呕吐，得食更甚，口中尿臭，胸闷腹胀，大便溏薄和秘结，心悸气喘，神情淡漠或烦躁不安，面浮尿少，舌淡胖，苔白腻，脉沉弦。常见于痛风肾出现肾功能衰竭者。

治法：温阳泄浊，补益脾肾。

方药：温脾汤合真武汤加减。

方剂组成：熟附子10g、党参15g、白术12g、茯苓10g、生大黄6g（后下）、制半夏12g、厚朴10g、紫苏10g、陈皮6g。每日1剂，水煎服。

方解：病程后期，邪气久留，正不胜邪，脾肾两亏，气化失常，湿浊内留，壅滞胃肠，浊邪上逆故见恶心呕吐，口中尿臭；水气凌心则心悸气喘，湿浊阻于中焦，肠道传化失司，故见胸闷腹胀，大便溏薄或秘结；浊邪蒙蔽清窍则神志淡漠或烦躁不安。方中熟附子、党参、白术温阳健脾益气而助气化；法半夏、陈皮、紫苏、厚朴、茯苓化湿和中，通利肠胃；大便泄浊以期浊邪从大便而去，共成温阳泄浊之剂。

临证加减：若神志淡漠加石菖蒲10g、郁金10g以化湿开窍；若呕吐频繁，不能进药，可用中药大黄灌肠方：生大黄30g、熟附子15g、龙骨30g、牡蛎30g、蒲公英30g灌肠，以温阳泄浊。

【名医专家经验方】

时振声三金石韦汤治尿酸结石：

方剂组成：金钱草30g、海金沙30g、鸡内金10g、石韦10g、女贞子10g、旱莲草10g、瞿麦10g、滑石10g、车前子20g（包煎）、冬葵子10g、牛膝10g、泽兰10g、王不留行10g。

主治：尿酸性肾病以尿酸结石为主者。

方解：处方以三"金"之药化石排石为主，辅以石韦、瞿麦、车前子、冬葵子、滑石等清利湿热以堵生石之源，佐以牛膝、泽兰、王不留行活血和络，畅行气血并有止痛之效，女贞子、旱莲草不但增强清化湿热之力，也能养阴起到防清利过度有伤阴液之弊。全方以祛邪为主，未忘扶正，是治标之剂，也适合平时应用。

临证加减：疼痛甚者加延胡索、徐长卿、白芍理气止痛缓急；阴伤明显时加细生地不但有养阴之功，还可加强清化；湿重加苏梗、宣木瓜、生薏苡仁宣化湿浊以除痹。

【现代研究】

周恩超等认为本病为本虚标实、虚实夹杂之证，脾肾气虚、湿浊内蕴为其基本病机，提出尿酸性肾病的辨证分类标准，以分期（急性发作期和慢性期）分证论治。急性发作期以痹痛、石淋辨识，慢性期分本证、标证施治。刘恩棋等用益气养阴清热利水法辅以西药治疗痛风性肾病17例，与9例单用西药进行治疗对照。中药配合西药组显效率为52.9%，总有效率为88.2%；单纯西药组为33.3%，总有效率为77.2%。倪青等以滋肾汤（太子参15g、生黄芪15g、女贞子10g、旱莲草10g、焦山楂30g、丹参30g、苍术6g、黄柏10g、牛膝10g、土茯苓45g、蚕沙15g、生薏苡仁30g）治疗慢性尿酸性肾病42例，总有效率为92.86%，与对照组相比有显著性差异（$P < 0.01$）。凌天佑用济生肾气丸合参苓白术散为主治疗痛风性肾病34例，对照组采用EAA、LOP抑制尿酸生成及保肾疗法，治疗组显效13例，有效15例，无效6例，总有效率为82.35%，与对照组相比有显著性差异。

第七节 良性小动脉性肾硬化

良性小动脉性肾硬化也称良性肾硬化症，系因长期高血压或由于年老而导致血管老化缓慢发展而来的肾脏小动脉硬化。其结果导致肾脏缺血性改变，使肾小球和肾小管功能受到损害。良性小动脉性肾硬化的临床特点是长期高血压出现轻度蛋白尿，肾功能减退进展较慢，早期常出现夜尿增多等肾小管功能损害的表现，晚期可出现严重蛋白尿、氮质血症，最终发展为终末期肾病。良性小动脉肾硬化与原发性高血压病关系密切。原发性高血压发病后高血压持续存在，5～10年后会出现轻至中度肾小动脉硬化，继之累及肾单位，出现良性小动脉肾硬化。据有关文献报道，近10年来，终末期肾病的发生率逐渐上升，而其中由于高血压致终末期肾病的发生率以每年8.3%的速度上升。良性小动脉性肾硬化中医无相应病名，据其临床演变过程属中医学的"眩晕""水肿""关格"等病范畴。

【病因病机】

一、中医

（1）阴虚阳亢：长期的精神紧张或忧郁恼怒，可使肝气失疏，气郁化火，致肝阴暗耗，肝阳上亢，风阳升动，上扰清空，发为眩晕。肝阳上亢，下没肾阴，肾阴亏虚，封藏失职，精气流失而出现蛋白尿。

（2）肾气不固：年老肾虚，或久病失养，肾气亏耗，失其封藏固摄之权，出现夜尿多，尿中精微物质下泄而出现蛋白尿。

（3）湿瘀交阻：饮食不节，过食肥甘厚味损伤脾胃，健运失司，水谷不化，聚湿生痰，湿浊内阻，气机运行不畅，气滞血瘀或久病瘀血阻络，湿瘀交阻，三焦气化不利，水液代谢失常，发为水肿。

（4）脾肾阳虚，湿浊内阻：年老肾阳虚衰，或久病损伤阳气，肾阳虚衰不能温煦脾阳而致脾肾阳虚，肾失气化，脾失温运，湿浊内留，阻滞中焦，胃失和降而出现恶心呕吐。水湿内停，溢于肌肤而为水肿。肾为胃之关，胃主受纳，关门不开，浊邪不降，久则格拒不纳呈"关格"之候。

二、西医

良性小动脉性肾硬化和高血压关系密切，由长期未控制好的良性高血压引起，高血压持续5～10年即可能出现良性小动脉肾硬化症的病理改变，10～15年即可能出现临床表现。常有肾脏小血管壁增厚，且肾血管改变的程度与高血压的严重性一致。本病主要侵犯肾小球前小动脉，导致入球小动脉玻璃样变，小叶间动脉及弓状动脉肌内膜增厚。如此即造成动脉管腔狭窄，供血减少，进而继发缺血性肾实质损害，致成肾小球硬化、肾小管萎缩及肾间质纤维化。病理上大体见双肾对称，早期肾脏大小正常，晚期则明显缩小。镜下见有两种具有一定特征的小动脉：一为肌内膜肥厚，常出现在弓形动脉和小叶间动脉，而后者最为明显，表现为内膜双轨征和中层肥厚；二为玻璃样变，以入球小动脉最明显，管壁增厚，充以均匀一致的嗜伊红玻璃样物质，平滑肌细胞萎缩，管腔狭窄。玻璃样物质由大量糖蛋白和胶原物质组成。小叶间动脉和入球小动脉玻璃样变往往是高压肾血管损害的最早表现。当小动脉病变，管壁增厚，管腔狭窄发展到一定程度，肾小球的供血明显减少，就造成了肾小球和肾小管的缺血性病变，最终导致肾小球硬化，肾间质纤维化，肾脏缩小，表面凹凸不平，形成固缩肾。

【临床表现】

1.症状：肾小管对缺血敏感，故临床首先出现肾小管浓缩功能障碍表现（夜尿多、低比重及低渗透压尿），当肾小球缺血病变发生后，尿化验出现异常（轻度蛋白尿、少量红细胞及管型），肾小球功能渐进受损（内生肌酐清除率下降，而后血清肌酐升高），并逐渐进展至终末期肾衰竭。蛋白尿的程度轻至中度（+ ~ ++），24h 定量一般不超过 1.5 ~ 2g，有时可出现大量蛋白尿，随着病情发展，肌酐清除率开始下降，当降至 50mL/min 以下时，即可在应激情况下（如发热、外伤、感染、药物中毒等）出现氮质血症，进而无应激情况下亦出现程度不等的氮质血症，晚期可出现尿毒症。

2.体征：早期无特殊体征，出现大量蛋白尿时，可出现眼睑、颜面或双下肢水肿，甚至腹水，有肾功能衰竭时可出现贫血貌。

3.常见并发症：与肾损害同时，常伴随出现高血压眼底病变、肺部感染、尿路感染、心力衰竭、脑血管意外。

【辅助检查】

（1）血常规：一般血常规正常，若出现肾功能衰竭时，可有贫血表现。

（2）尿常规：轻度至中度蛋白尿（+ ~ ++），一般无红、白细胞，尿比重降低。

（3）24h 尿蛋白：一般不超过 1.5 ~ 2g。

（4）晨尿渗透压测定：可以出现晨尿渗透压降低。

（5）尿圆盘电泳：尿蛋白以低分子蛋白为主，当损及肾小球时可出现中、大分子的尿蛋白。

（6）莫氏稀释浓缩实验：可出现夜尿增多、低比重尿。

（7）生化检查：早期尿素氮、肌酐均正常，随着病情进展，可有不同程度的升高。有些患者可有血尿酸升高。

（8）核素肾功能的测定：通过双肾 ECT 检查，可测出 GFR 与 ERPF，能客观反映肾血流动力学改变及肾功能情况。

【诊断要点】

一、临床诊断

1.必备条件：

（1）原发性高血压。在出现蛋白尿前一般有 5 年以上的持续性高血压（程度一般＞20.0/13.3kPa）。

（2）有持续性蛋白尿（一般为轻至中度）。

（3）有视网膜动脉硬化改变。

（4）除外各种原发性肾脏疾病和其他继发性肾脏疾病。

2.参考条件：

（1）年龄在 40 ~ 50 岁以上。

（2）有高血压性左心室肥大、冠心病、心力衰竭。

（3）有脑动脉硬化和（或）脑血管意外病史。

（4）血尿酸升高。

（5）肾小管功能损害先于肾小球功能损害。

（6）病程进展缓慢。

二、病理诊断

如临床诊断发生困难，可做肾活检，病理符合原发性高血压引起的良性小动脉性肾硬化，即小叶间动脉和入球小动脉玻璃样变等，其肾小动脉硬化程度与肾小球、肾小管和间质缺血和纤维化病变程度相一致。但本病因有高血压和小动脉硬化，肾穿刺容易出血，需严格掌握适应证（尤其老年患者）。

【临床治疗】

1. 阴虚阳亢：

主证：眩晕，头痛，视物模糊，耳鸣，健忘，腰膝酸软，五心烦热，心悸欲呕，口干口苦，面色潮红，尿黄，舌质红，苔薄白或薄黄，脉弦细。

治法：滋阴潜阳。

方药：天麻钩藤汤合六味地黄丸加减。

方剂组成：天麻 15g、钩藤 10g、生石决明 18g、川牛膝 15g、桑寄生 15g、益母草 12g、夜交藤 15g、熟地 15g、山茱萸 12g、茯苓 15g、泽泻 15g、牡丹皮 12g。每日 1 剂，水煎服。

方解：山茱萸、熟地、川牛膝、桑寄生滋养肝肾；泽泻宣泄肾浊；牡丹皮清泄肝经虚火；茯苓健脾益气，以滋化源；天麻、钩藤、生石决明平肝潜阳；益母草活血利水；夜交藤养心安神。全方合用，共奏滋养肝肾、平肝潜阳之功。

临证加减：肝火盛者可加菊花 15g 以清泄肝火；阳亢动风之势者可加龙骨 30g、牡蛎 30g、珍珠母 15g 以镇肝息风；便秘者可加火麻仁 18g、何首乌 12g 以润肠通便。

2. 肾气不固：

主证：头晕，腰酸，夜尿频甚或不禁，尿后余沥，或有男子滑精早泄，女子带下清稀，舌淡，苔薄白，脉沉弱。

治法：益气固摄。

方药：五子衍宗丸加减。

方剂组成：菟丝子 15g、五味子 10g、枸杞子 12g、覆盆子 12g、金樱子 15g、芡实 12g、桑螵蛸 12g、白术 12g、莲子 15g、车前子 15g、益母草 12g。每日 1 剂，水煎服。

方解：菟丝子、枸杞子补肾益精；五味子、覆盆子益肾固精；金樱子收敛固涩；芡实补脾肾而固摄；桑螵蛸固肾补肾；白术、莲子健脾固涩；车前子利水泄热；益母草活血利水。全方合用则以健脾补肾、益气固摄为主。

临证加减：夹有湿浊症见恶心呕吐、纳呆腹胀者可加木香 10g、藿香 12g、法半夏 12g 以健脾化湿；若水肿、心悸、尿少者加泽泻 15g、猪苓 15g 以利尿泄浊；若夹瘀血可见肌肤甲错，皮下瘀斑，舌质暗者，可加桃仁 10g、红花 6g、当归 10g 以活血化瘀。

3. 湿瘀交阻：

主证：面色晦暗无华，腰酸痛，乏力或水肿，腹胀，纳呆，口干不欲饮，唇舌紫暗或有瘀斑，苔白腻，脉濡或涩。

治法：活血化瘀利湿。

方药：桃红四物汤合防己黄芪汤加减。

方剂组成：桃仁 10g、红花 6g、生地 15g、川芎 12g、当归 12g、赤芍 15g、防己 9g、黄芪 18g、益母草 12g、泽泻 15g、佩兰 12g。每日 1 剂，水煎服。

方解：桃仁、红花、川芎、当归、赤芍活血祛瘀；生地清热凉血；黄芪益气利水；益母草活血利湿；泽泻、防己利水；佩兰化湿。全方合用，共奏活血、利水化湿之功。

临证加减：湿重欲呕者可加法半夏 12g、藿香 12g 以化湿止呕；腰痛可加三七 5g 以加强活血止痛之功；水肿明显者可加茯苓皮 15g、猪苓 15g 以健脾利水。

4. 脾肾阳虚，湿浊内阻：

主证：纳少腹胀，恶心呕吐，身重困倦，形寒肢冷，面色㿠白，腰膝酸冷，面浮肢肿，舌淡，体胖有齿印，苔白厚腻，脉沉迟。

治法：温补脾肾，祛湿化浊。

方药：实脾饮合真武汤加减。

方剂组成：白术 12g、茯苓 15g、党参 30g、木香 10g（后下）、草果 10g、干姜 6g、巴戟天 15g、熟附子 10g（先煎）、淫羊藿 15g。每日 1 剂，水煎服。

方解：熟附子、巴戟天、淫羊藿温补肾阳；干姜温补脾阳；草果、木香健中化湿；党参、白术、茯苓健脾益气。

临证加减：水肿甚者可加泽泻 15g、猪苓 15g 以加强利水；夹瘀者可加桃仁 10g、益母草 12g、红花 6g 以加强活血；大便秘结者可加何首乌 12g、大黄 6g 以通便泄浊。

【马氏治疗良性小动脉性肾硬化的临床对策】

良性小动脉性肾硬化早期症状不明显，故临床上早期诊断较困难，目前还缺少该病早期诊断的标准，因此如何早期诊断是一个难点。良性小动脉肾硬化最终发展为肾小球硬化，肾间质纤维化，因大量肾单位不断损毁，最后形成固缩肾。因此如何改善肾脏供血，降低肾小球囊内压，防止肾小球硬化进展是治疗上的难点。

一、力争准确做到早期诊断

良性小动脉性肾硬化起病比较缓慢，除高血压的临床表现外，早期症状不明显，所以早期诊断较困难，但采用一些较灵敏的检测手段便可以早期诊断。

（1）尿微量白蛋白的检测：采用透射比浊法，正常值为 0 ~ 22.5mg/L，若尿微量白蛋白排泄增多，则提示早期良性小动脉性肾硬化。

（2）尿 β_2 微球蛋白（β_2MG）测定：采用放射免疫法和酶联免疫抑制试验，正常成人尿液 β_2MG 含量极微，一般少于 0.2μg/mL，若排出增加，则可作为早期肾小管功能损害指标。

（3）尿 N- 乙酰 -β- 氨基葡萄糖苷酶（NAG）检测——采用对硝基酚比色法。若排出增加，亦可作为早期肾损害指标。

二、积极防治肾硬化

本病应重在预防，积极治疗高血压是关键。血压一定要控制达标（平均舒张压达

100mmHg 以下，收缩压达 140mmHg 以下），才能预防高血压肾损害的发生。良性小动脉性肾硬化症发生后，控制高血压仍然是延缓肾损害进展的关键。如果肾功能已减退，则按慢性肾衰竭处理。

良性小动脉性肾硬化在发病机制上比较复杂，如持续性的高血压、肾小球血液动力学改变、脂质代谢异常等均与肾小球硬化有关。此外，高血压也是肾硬化进展的一个重要因素。因此，治疗上应从以下几方面着手。

（1）改善肾小球血液动力学：良性小动脉性肾硬化存在着肾小球血液动力学的异常，肾小球囊内压升高，应用活血化瘀中药可扩张肾小动脉及肾小球毛细血管，改善肾血流，降低囊内压，阻止肾小动脉硬化，如丹参、桃仁、川芎、红花、益母草、三七、赤芍、郁金、刘寄奴等。

（2）改善脂质代谢：良性小动脉性肾硬化患者多见于中老年，多数合并有高脂血症，而高脂血症与肾小球硬化以及肾功能损伤关系密切，故降低血脂水平可延缓肾硬化的进展。该病中医病机特点是肾虚夹瘀夹痰，根据这个特点，降脂治疗主要可采用滋补肝肾、活血化瘀、祛痰除湿等方法，除辨证论治外，可选用有关降脂的专方专药，如降脂灵片（何首乌、泽泻、黄精、金樱子、山楂、草决明、桑寄生、木香）、固本降脂丸（地黄、何首乌、枸杞子、肉苁蓉、巴戟天）、宁脂片（白术、陈皮、法半夏、丹参）、丹田降脂丸等。诸多临床观察和实验研究中发现，某些有降脂作用的中草药疗效较好，可与复方制剂相媲美，如山楂、大黄、何首乌、泽泻、决明子、三七、绞股蓝、灵芝、银杏叶等，临床上可在辨证基础上选用。

积极有效地控制高血压，是良性小动脉性肾硬化的治疗关键，是防治肾硬化的重要措施。中医在治疗高血压方面有一定特色，除辨证论治外，有些专方如吕氏的复方黄瓜片（黄瓜藤、海带根）、张氏的平肝化瘀汤（夏枯草、石决明、桑寄生、白芍、牛膝、草决明、柴胡、牡丹皮、大黄）、徐氏的化瘀承气汤（丹参、酒制大黄）等治疗高血压，据报道降压效果确切，优于或相当于复方降压片，但副作用少，改善临床症状的作用明显。单味中药也有降压作用，如防己、钩藤、葛根、天麻、莱菔子、杜仲、牡丹皮、黄芩、罗布麻、夏枯草等，可在辨证的基础上选用。此外，针灸、穴位外敷、推拿、气功均有一定程度的降压作用，可酌情使用。对于早期、轻度高血压，中医中药疗效较佳。若血压控制不理想，需中西医结合治疗。

【马氏治疗良性小动脉性肾硬化的临床经验和体会】

一、辨证论治补肾为本

良性小动脉性肾硬化患者多属中老年人，年老肾虚是该病的主要病机。对此在辨证施治过程中应重视补肾，补肾治疗应贯穿整个治疗过程。早期患者多数以高血压为主要表现，多见头晕、头痛，肾脏方面表现不明显，常规血液和尿液检查正常，但尿微量白蛋白、β_2 微球蛋白、尿 NAG 酶等排泄增加，此期患者多属阴虚阳亢，治疗应以滋养肝肾、平肝潜阳。滋养肝肾可用桑寄生、杜仲、生地、白芍、牛膝、枸杞子、龟板、何首乌；平肝潜阳可用天麻、钩藤、石决明、龙骨、代赭石、羚羊角等。当患者出现夜尿多、蛋白尿、水肿，此期辨证多属肾气不固、湿瘀交阻为主。治疗上，肾气不固者以益气固肾为主，可选用党参、黄芪、山药、白术、茯苓，尤其是黄芪，在肾病中常用生黄芪，既有利水作用，又可减少甘温升火之弊，长期应用往往能起到降尿蛋白的作用，现有黄芪注射液可稀释直接滴注，效果更好。同时适当使用固涩药，常用药有芡实、金樱子、覆盆子、益智仁、桑螵蛸、煅牡蛎、莲须等。湿瘀交阻者，以化瘀利湿为主，常用泽兰、益母草、桃仁、薏苡仁、三七、丹参、陈皮、法半夏等。疾病的后期，出现肾功能衰竭时，患者常出现水肿、纳少、呕恶、面色苍白、畏寒肢冷，此时多属肾阳虚衰，治疗应温补肾阳，可选用淫羊藿、山茱萸、熟附子、巴戟天、何首乌、大黄、泽泻、白术、茯苓、香附、陈皮、法半夏等。

从现代药理研究来看，大部分补肾中药有抗衰老作用，这对于防止肾脏老化和保护肾功能也有重要意义。有些补肾药物如何首乌、女贞子、黄精、人参、灵芝、金樱子、淫羊藿、杜仲等能降低血脂，防止动脉硬化，人参、何首乌、黄芪、枸杞子、女贞子、菟丝子、补骨脂能清除氧自由基，对防止肾硬化有一定作用。

二、重视活血化瘀药的使用

良性小动脉肾硬化是慢性疾病，病程较长，发展为肾硬化有一个较长的过程，中医认为"久病必瘀""久病入络"。所以我们在治疗中十分重视活血化瘀药物的应用。活血化瘀药物可以抑制纤维组织增生，活血抗凝，可改善肾小球的血液动力学，减轻肾小球的囊内压，保护肾功能，防止肾硬化。有些活血化瘀药物还有降低血脂，改善脂质代谢，如丹参、三七、川芎、桃仁、红花、赤芍、蒲黄、泽兰等。这些既能活血又能降脂的中药，我们在临床上常优先选用，疗效也较好。有些活血化瘀中药还具有钙离子拮抗作用，如川芎、丹参、当归、桃仁、牡丹皮、三棱等，而钙离子拮抗剂对肾脏也有保护作用。当然应用活血化瘀时也应顾及正气，有气虚者配合补气，肾虚者也应补肾，这样才能更好地发挥疗效。

三、祛瘀中兼顾化痰，补肾中不忘泄浊

在良性小动脉肾硬化中后期，多存在痰瘀交阻、湿浊内阻的情况，所以治疗上在强调活血化瘀的同时，应兼顾祛痰，在补肾温阳的同时也应泄浊化湿，这样才能取得满意的疗效。祛痰方面，我们常选用陈皮、法半夏、桔梗、石菖蒲、瓜蒌、海藻、葶苈子、桑白皮；泄浊常用大黄、泽泻、茯苓、白术、苍术、薏苡仁、车前草等。因为陈皮、法半夏、桔梗、石菖蒲、瓜蒌、海藻等药在化痰中还具有降血脂之功，对于高脂血症者尤其适用。葶苈子、桑白皮可以清痰热，可用于痰郁化热者。在泄浊的药物中，大黄通过抑制系膜细胞生长，降低残余肾的高代谢，减少免疫变态反应，改善微循环等多种机制保护肾脏。此外，大黄还具有降低血尿酸作用，良性小动脉肾硬化常有高尿酸血症，降低血尿酸可以减轻肾损害，具有排尿酸作用的中药还有秦皮、苍术、车前草、茯苓、薏苡仁、龙胆草等，可辨证选用。我们在临床上，对脾虚者常选用茯苓、苍术、薏苡仁等对湿浊蕴结化热，郁聚于肾而为结石，流注于肢节而为痹证者，可选用秦皮、大黄、车前草、龙胆草等。

四、关于安孝先提出的蛋白尿辨证九法

安孝先认为蛋白尿是肾脏疾病患者常见的临床症状。无论是原发性还是继发性肾小球都会产生不同程度的蛋白尿，其中部分患者蛋白尿反复出现或长期不消，治疗颇感棘

手。蛋白尿属于中医"精"的范畴，根据蛋白尿伴随着不同的证候，采用辨证论治的方法常能收到良好的效果。并提出治疗蛋白尿八法：宣肺疏利法、清热法、健脾益气法、滋肾益气法、疏肝理气法、活血化瘀法、固涩肾精法及食疗调养法。其中健脾益气法常用药物有党参、人参、黄芪、白术、山药、茯苓、薏苡仁、白扁豆、莲子肉。方用参苓白术散、补中益气汤之类。研究证明本法所用的药物具有调整机体免疫功能，改善消化吸收和物质代谢，促进蛋白质的合成，增加血浆蛋白，改善肾脏功能，减轻蛋白尿等作用。滋肾益气法常用药物如附子、肉桂、鹿角霜、淫羊藿、肉苁蓉、补骨脂、菟丝子、枸杞子、党参、黄芪、白术、茯苓、薏苡仁、山药等。温补脾肾药物有增强免疫功能，减轻肾脏变态反应性炎症损害，促进蛋白合成，增强毛细血管抵抗力，降低脆性及通透性，减轻蛋白尿等功能。活血化瘀法常用药物有桃仁、红花、赤芍、川芎、丹参、益母草、当归、水蛭、土鳖虫、三七粉等。活血化瘀药物能增加肾血流量，扩张肾血管，改进肾组织血流供应，抑制肾小球纤维化，起到调节免疫、恢复肾功能、消去蛋白尿的作用。固涩肾精法常用药物有金樱子、芡实、山药、荷蒂、山茱萸、覆盆子、莲须、桑螵蛸、益智仁、乌梅炭、五味子、煅龙骨、煅牡蛎等。

第八节　尿路感染

　　尿路感染（UTI）是致病微生物侵袭泌尿系统而导致的炎症，是最常见的泌尿系统疾病之一。其病情反复发作，可由无症状细菌尿至严重的毒血症，以女性常见。临床上尿路感染这个术语，指的是尿路的细菌性感染，也是本篇讨论的内容。由于感染发生的部位不同，尿路感染可分为上尿路感染（主要是肾盂肾炎）和下尿路感染（主要是膀胱炎）。根据有无尿路功能或解剖上的异常，还可分为复杂性尿路感染和非复杂性尿路感染。尿路感染的临床特点主要表现为尿频、尿急、尿痛，亦有少数患者无临床症状而仅靠实验室检查而确诊。尿路感染是最常见的泌尿系统疾病，也是成年人中最常见的感染性疾病。男女老少均可发病，特别以女性常见，约有30%妇女一生中曾经历过尿路感染，而约有6%妇女每年会患一次症状性尿路感染。叶任高等对30 196名女性普查的结果，尿路感染的发生率是2.05%，与美国报道的相近。男女发病率之比为1:9，已婚者与未婚者发病率之比为12.8:1。尿路感染属于中医学的"淋证"范畴。

【病因病机】

一、中医

　　尿路感染（UTI）属于中医学"淋证"的范畴，多以小便频数短涩、滴沥刺痛、欲出未尽、小腹拘急，或痛引腰腹为主要症状。淋证究其成因，一般多为外感湿热、饮食不节、情志郁怒、年老久病等所致。但归根结底，不外乎肾虚、湿热，肾阴亏虚，湿热邪气乘虚而入，与相火依附，而发尿路感染。淋证的病位在膀胱，但与肾密切相关。《诸病源候论》曰："诸淋者，由肾虚而膀胱热故也。"说明淋证是一种以肾虚为本、膀胱湿热为标的疾病，同时也说明了"湿热"是淋证主要病理因素，"肾虚"是淋证根本内在病因。其病理基础是膀胱气化失调，其发病以脾虚、肾虚为主，气滞、湿热为标。

　　1.膀胱湿热：多食辛热肥甘之品，或嗜酒太过，酿成湿热；或下阴不洁，秽浊之邪侵入膀胱酿成湿热；或外感风寒湿邪入里化热，下注膀胱；或病属他脏传入，如心移热于小肠，致分清泌浊功能紊乱而传入膀胱；肝胆湿热下注，或胃肠积热等传入膀胱；或七情郁结，房劳过度，精竭火动，相火偏亢，湿热蕴结于膀胱，气化失司，水道不利，故发为淋证。

2. 脾肾亏虚：年老体衰，脾肾不足；或因消渴、水肿等病伤及脾肾；或疲劳过度、房事不节等原因耗伤脾肾；或热淋病延日久，耗气伤阴，均可导致脾肾亏虚，脾失健运，中气不足，气虚下陷，肾气不固，膀胱气化失司，故发为淋证。

3. 肾阴亏耗：淋病日久，伤及肾阴；或月经、妊娠、产褥、房劳等因素耗伤肾阴或渗湿利尿太过，伤及肾阴，阴虚而湿热留恋，膀胱气化不利，故发为淋证。

4. 肝郁气滞：少腹乃是厥阴肝经循行之处，情志怫郁，肝失条达，气机郁结，水道通调受阻，疏泄不利，膀胱气化不利，亦发为淋证而见小便涩滞，淋沥不宣，少腹满痛。

总之，本病多因膀胱湿热、脾肾两虚、肾阴亏耗、肝郁气滞等导致膀胱气化不利而小便频急涩痛。若湿热之邪犯于肾可见腰痛。湿热内盛，正邪相争，可见寒热起伏、口苦、呕恶，热伤血络可见血尿。一般来说，淋证初期，多较易治愈。淋证日久不愈或反复发作，可以转为劳淋。

二、西医

尿路感染主要是由细菌感染引起的泌尿系统炎症，任何致病菌侵入尿路均可引起尿路感染，但最常见的致病菌是肠道革兰阴性杆菌，其中以大肠埃希菌为最多见，占急性尿路感染的 80%~90%，其他依次为变形杆菌、克雷白杆菌、产气杆菌、产碱杆菌、粪链球菌、绿脓杆菌和葡萄球菌。大肠埃希菌最常见于无症状细菌尿、非复杂性尿路感染或首次发生的尿路感染。而变形杆菌、克雷白杆菌、产气杆菌、产碱杆菌、粪链球菌、绿脓杆菌则常见于复杂性尿路感染、反复发作的尿路感染和医源性感染（常于尿路器械检查后发现）。其中绿脓杆菌尤常发生于尿路器械检查后；变形杆菌尤常见于尿路结石患者；金黄色葡萄球菌则常见于败血症等血源性感染。至于凝固酶阴性的葡萄球菌（柠檬色和白色葡萄球菌）则多见于性生活活跃期妇女。致病菌多为一种，偶也可为两种以上细菌混合感染，多见于长期使用抗生素治疗后、尿路器械检查后及长期停留导尿管的患者。厌氧菌感染罕见，多发生于复杂性尿路感染、留置导尿管、肾移植以及自身抵抗力极差的患者。细菌侵入泌尿系统可通过上行、血行、淋巴及直接蔓延 4 个途径，以上行感染最为常见，血行感染次之。与发病有关的因素除细菌因素外，还有尿路梗阻、膀胱输尿管反流、免疫反应、妇女的易感因素、局部损伤与防御机制的破坏及机体代谢异常等。其主要病理变化为黏膜充血、水肿及大量中性粒细胞浸润，进而上行扩展而发病。

【临床表现】

1. 主证：

（1）膀胱炎：主要表现为尿频、尿急、尿痛、耻骨弓上不适等，但一般无明显的全身感染症状。

（2）急性肾盂肾炎：除膀胱激惹征外，尚有腰痛和全身感染性症状如寒战、发热、头痛、恶心、呕吐等。

(3) 无症状细菌尿：可无任何尿路感染症状。

(4) 慢性肾盂肾炎：本病临床表现复杂，症状多端。其主要表现是真性细菌尿，尿中仅有少量白细胞和蛋白，细菌尿可为持续或间歇性。患者多有反复发作的尿路刺激症状。部分患者既无全身症状，又无明显的尿路刺激症状。有些患者有低热、乏力、腰痛、尿频或反复检查出现脓尿等。有时仅有面色萎黄、倦怠、食欲不振，小儿表现为厌食、精神萎靡、贫血、发育不良、生长迟缓或遗尿、尿失禁等。另有一部分患者，由于体内存在易感因素如尿路结石、尿路畸形等，常反复发作，久治不愈，并有不同程度的肾功能损害。

2. **体征**：急性肾盂肾炎患者可有上输尿管点（腹直肌外缘平脐处）或腰肋点（腰大肌外缘十二肋交叉处）压痛及肾区叩击痛。慢性肾盂肾炎也有上述体征，当炎症侵犯肾实质时，可出现高血压、水肿、贫血、肾功能障碍。

3. **常见并发症**：主要有肾乳头坏死、肾周围脓肿、肾盂肾炎并发感染性结石、革兰阴性杆菌败血症等。

【辅助检查】

1. **尿常规检查**：尿沉渣内白细胞 ≥ 5 个 /HP，如发现白细胞管型，特别是沾有细菌者，有助于肾盂肾炎的诊断。尿红细胞可增加（+），仅少部分患者有较明显的血尿，极少数（< 5%）可有肉眼血尿。尿蛋白常为阴性或微量。

2. **尿细菌学检查**：

(1) 膀胱穿刺尿定性培养有细菌生长。

(2) 清洁中段尿培养或导尿细菌定量培养发现致病菌株 ≥ 10^5/mL；若无症状者须连续检查两次中段尿培养发现同种菌株 ≥ 10^5/mL。且菌落计数粪链球菌因其繁殖力低，达 10^3/mL 即有诊断意义。

(3) 有些女性尿路感染患者，由于尿频、尿急严重，尿液在膀胱停留时间短，尿中细菌数可仅为 10^2/mL，如有较明显的脓尿，亦可诊断为尿路感染。

(4) 采用新鲜的清洁中段尿沉渣涂片找细菌，或不染色在高倍镜下用暗视野检查，如平均每个视野 ≥ 1 个细菌，即为有意义的细菌尿。

3. **血常规检查**：急性肾盂肾炎患者白细胞升高，并有中性粒细胞核左移。

4. **影像学检查**：尿路 X 线检查的主要目的是了解尿路解剖和功能的情况，以发现引起尿路感染的易感因素如结石、膀胱输尿管反流、畸形等。静脉肾盂造影的适应证为再发性尿路感染；如有长期反复发作性尿路感染时，则应做排尿期膀胱输尿管造影。尿路梗阻患者在必要时，还要做逆行肾盂造影。须注意的是，尿路感染急性期一般不宜做静脉肾盂造影检查，如确有必要，可做 B 超检查。

【诊断要点】

一、**细菌培养鉴定**

凡是有真性细菌尿者，都可诊断为尿路感染。如患者有尿路感染症状，而尿细菌定量培养 ≥ 10^5/mL，且排除了假阳性的可能性，即可以定为真性细菌尿；如果中段细菌尿定量培养 ≥ 10^5/mL，但如临床上无尿路感染症状，则要求二次中段尿培养的细菌菌落均 ≥ 10^5/mL，且同一菌种，才能确定为真性细菌尿。膀胱穿刺尿培养如有细菌，亦可视为真性细菌尿。

若病者尿急、尿频、尿痛严重，再加上尿白细胞增多，如尿定量培养 $\geqslant 10^2/mL$，也可疑诊为尿路感染。因这些患者的尿液在膀胱内停留不够 6h。

做尿菌培养计数有困难者，可用治疗前清晨清洁中段尿（尿停留于 4~6h 以上）正规方法的离心尿沉渣革兰染色找细菌，如细菌＞1 个/油镜视野，结合临床尿路感染的症状，亦可确诊。

二、尿路感染的定位

1. 尿抗体包裹细菌检查：阳性者多为肾盂肾炎，阴性者多为膀胱炎。

2. 膀胱冲洗后尿培养法：通过导尿管注入灭菌液以消灭膀胱内细菌，然后再做膀胱冲洗，将灭菌前及冲洗后的尿液收集，如灭菌前有真性细菌尿，而冲洗后无菌，则为膀胱感染；如冲洗后培养菌落 $\geqslant 10^2/mL$，且比灭菌后立即做尿培养的菌落数超过 10 倍，则为肾盂肾炎。本检查敏感性为 80.6%，特异性为 97%，为目前区分上下尿路感染最有价值的定位方法，但因操作复杂和费时，只能用于科学研究。

三、临床鉴别

（1）患者全身感染性症状较明显，发热，体温＞38℃，有明显的肋脊角疼痛和压痛、叩痛，血白细胞增加者，可诊断为肾盂肾炎。

（2）试用 3 天疗法尿菌转阴后，如随诊过程中复发者，常为肾盂肾炎。

（3）在病史上，如治愈后 4 周内，尿路感染再发者，多为肾盂肾炎。

（4）致病菌为变形杆菌、绿脓杆菌等，或复杂性尿路感染者，多为肾盂肾炎。

（5）经治疗后，仍有肾功能不全表现，能排除其他原因所致者，或 X 线肾盂造影有异常改变者，为肾盂肾炎。

四、急慢性肾盂肾炎的鉴别

（1）尿路感染病史在 1 年以上，经抗菌治疗效果不佳，多次尿细菌定量培养均阳性或频繁复发者，多为慢性肾盂肾炎。

（2）经治疗症状消失后，仍有肾小管功能（尿浓缩功能等）减退，能排除其他原因所致者，多为慢性肾盂肾炎。

（3）X 线造影证实有肾盂肾盏变形，肾影不规则甚至缩小者，为慢性肾盂肾炎。

五、尿路感染复发与重新发生的尿路感染（再感染）的鉴别

1. 尿路感染复发应具备以下 2 条：

（1）经治疗症状消失，尿菌阴转后在 9 周内症状再出现。

（2）尿细菌数 $\geqslant 10^5/mL$，且菌种与上次相同（菌种相同而且为同一血清型，或药敏谱相同）者。

2. 再感染应具备以下 2 条：

（1）经治疗症状消失，尿菌阴转后，症状再出现（多在停药 6 周后）。

（2）尿菌落数 $\geqslant 10^5/mL$，但菌种（株）与上次不同者。

六、复杂性尿路感染的诊断

（1）尿路有器质或功能上异常的尿路感染，引起的尿路梗阻，尿流不畅。

（2）尿路有异物，如结石、停留导尿管等。

（3）肾内有梗阻，如在慢性肾脏实质疾病基础上发生的尿路感染。

【临床治疗】

一、辨证治疗

1.膀胱湿热：

主证：小便频急不爽，尿道灼热刺痛，尿黄浑浊，小腹拘急，腰痛，恶寒发热，大便干结，舌红，苔黄腻，脉滑数。

治法：清热利湿通淋。

方药：八正散加减。

方剂组成：车前草12g、萹蓄12g、瞿麦12g、滑石15g、大黄6g、栀子9g、甘草6g、石韦10g、白花蛇舌草18g、珍珠草18g、荠菜15g。每日1～2剂，水煎服。

方解：方中萹蓄、瞿麦、滑石、石韦、车前草利湿通淋；大黄、栀子清热泻火；白花蛇舌草、珍珠草、荠菜加强清热利湿；甘草调和诸药。

临证加减：若大便秘结、腹胀者，可重用生大黄12g并加用枳实12g、厚朴12g以通腑泄热；若伴见寒热、口苦呕恶者，可合小柴胡汤以和解少阳；若湿热伤阴者去大黄，加生地12g、知母12g以养阴清热；尿血者选加大、小蓟各12g、白茅根15g以清热止血。

2.阴虚湿热：

主证：尿频不畅，解时刺痛，腰酸乏力，午后低热，手足烦热，口干口苦，舌质红，苔薄黄，脉细数。

治法：滋阴清热，利湿通淋。

方药：知柏地黄汤加减。

方剂组成：知母12g、黄柏12g、熟地15g、山茱萸12g、山药15g、泽泻12g、牡丹皮12g、茯苓15g、蒲公英15g、石韦10g。每日1剂，水煎服。

方解：方中熟地、山茱萸、山药滋阴；泽泻、牡丹皮、茯苓配合前边三味药使补而不腻；知母、黄柏清虚热；佐蒲公英、石韦以清热利湿通淋。

临证加减：若见骨蒸潮热者，加青蒿15g（后下）、鳖甲30g（先煎）；若目花干涩者，加枸杞子15g、菊花12g；小便不利加车前草15g、刘寄奴15g；有结石者加金钱草30g、鸡内金15g。

3.脾肾两虚，湿热内蕴：

主证：尿频，余沥不净，少腹坠胀，遇劳则发，腰酸，神疲乏力，面足轻度水肿，面色苍白，舌质淡，苔薄白，脉沉细或细弱。

治法：健脾益气，清热利湿。

方药：无比山药丸加减。

方剂组成：怀山药15g、肉苁蓉12g、生地15g、山茱萸12g、菟丝子15g、黄精15g、茯苓15g、薏苡仁15g、怀牛膝15g、石韦10g。每日1剂，水煎服。

方解：方中怀山药、茯苓、薏苡仁以健脾利湿；肉苁蓉、生地、山茱萸、菟丝子、黄精、怀牛膝以补肾；佐石韦以清热利湿。

临证加减：脾虚气陷，肛门下坠，少气懒言者加党参 15g、黄芪 15g、白术 12g、升麻 6g；面色苍白，手足不温，腰膝无力，舌淡苔白润，脉沉细数者，少佐肉桂 1.5g 等温补肾阳之品；夹瘀者加丹参 15g、赤芍 12g、蒲黄 10g 等；湿热明显者加珍珠草 15g。

4. 肝郁气滞：

主证：小便涩滞，淋沥不宣，少腹满痛，苔薄白，脉多沉弦。

治法：利气疏导。

方药：沉香散加减。

方剂组成：沉香 6g、橘皮 6g、当归 12g、白芍 15g、石韦 10g、滑石 18g、冬葵子 15g、王不留行 15g、甘草 6g。每日 1 剂，水煎服。

方解：方中沉香、橘皮利气；当归、白芍柔肝，甘草清热；石韦、滑石、冬葵子、王不留行利尿通淋。

临证加减：胸闷胁胀者，可加青皮 12g、乌药 12g、小茴香 6g 以疏通肝气；日久气滞血瘀者，可加红花 12g、赤芍 15g、川牛膝 15g 以活血行瘀。

【马氏治疗尿路感染的临床经验和体会】

1. 除邪务尽：中药在治疗尿路感染方面有许多临床证实行之有效的方剂。因为中药在改善尿路感染的症状方面优于西药，而在细菌转阴方面效果不甚明显。所以，应注意除邪务尽，药物的剂量要足，疗程要够。对于某些顽固病例，需审证求因，结合患者的年龄、性别、体质、是否患有其他疾病等方面的因素。对具体病例做具体分析，以提高疗效。

2. 急性期治疗以清利为先：《景岳全书·杂证谟·淋浊》云："淋之初病，则无不由乎热剧，无容辨矣。"急性膀胱炎、急性肾盂肾炎、慢性肾盂肾炎急性发作期，中医辨证以实、热证为主，由于湿热下注膀胱或瘀热蓄于膀胱，以致不能宣通水道而引起小便淋沥频数。治疗上应急则治其标，以清利为主，常选用清热利湿、清热解毒类中药。湿重于热者，应着重利湿通淋，常选用萹蓄、瞿麦、滑石、车前子、石韦、泽泻、猪苓、珍珠草、荸荠等甘寒利水不伤阴之品；热重于湿者，应着重清热解毒，常选用黄芩、黄连、黄柏、蒲公英、金银花、穿心莲、半边莲、紫花地丁等既可清热解毒，药理实验又证实有抗菌作用的中药。并可根据温病学治疗湿热病的经验，在一派苦寒中药中加入一两味具有芳香健脾作用的中药如厚朴、木香等，以防止苦寒药物的败胃作用。

3. 重视复杂性尿路感染的治疗：复杂性尿路感染的治疗，首先在于纠正易感因素。导致复杂性尿路感染易感的原因主要有尿路解剖或功能异常引起尿流不通畅、泌尿系统畸形及结构异常、尿路器械的使用、各种慢性肾脏病引起肾实质瘢痕等。

对于一些病情复杂严重的患者，如慢性肾衰竭合并尿路感染者，必要时可采用标本兼顾、中西药并用的治疗方法，各自发挥其优势，如西药抗炎治疗，中药补肾培本，调理整体；或健脾和胃，调理饮食；或益气固表，增强免疫等。同时可结合中药高位结肠灌注法、穴位敷贴法、脐疗法等，均能起到良好的互补作用。

对于留置导尿管引起的尿路感染，应严格掌握使用导尿管的适应证，插导尿管要严格注意无菌操作，要由训练有素的护士照料留置的导尿管，必须使用无菌的密闭引流系统。如患者有尿路感染症状，应即予中医辨证治疗，可在内服中药的同时，予以膀胱冲洗，以提高疗效。并及时更换导尿管，必要时考虑改变引流方式；如患者没有尿感症状，而仅有无症状细菌尿，也应给予中医辨证治疗，并争取尽快拔除尿管。

4. **辨证治疗慢性肾盂肾炎**：慢性肾盂肾炎的治疗，贵在辨其虚实与邪正盛衰的情况。在慢性肾盂肾炎急性发作时，辨证多以湿热为主，实多虚少，治疗上应以清热利湿为主，但应注意中病即止，忌苦寒通利太过伤及正气；在病情缓解期，辨证多为虚实夹杂或虚多实少，虚的方面多为脾肾气虚或肝肾阴虚，亦有因气虚及阳而导致阳气亏虚者，实的方面多为湿热、瘀血，治疗上应根据正邪的盛衰情况，分别采用扶正祛邪并用或以扶正为主的治疗方案。对于尿培养细菌已转阴，因细菌所致之体内免疫反应依然持续，故也应以扶正为主，以恢复机体正常免疫，以及抑制异常免疫常用益气活血补肾法为主，根据辨证以左归丸（偏阴虚者）或右归丸（偏阳虚者）加黄芪、丹参、泽兰叶、土茯苓等。另一方面，慢性肾盂肾炎患者很多为脾胃虚弱者，常由于胃弱不能耐受对胃脘有刺激的抗菌西药或清热解毒的寒凉中药，致不能用足应有的剂量和疗程，使病邪未能尽去，病程缠绵难愈。对此类患者治当重视调理脾胃，可先和胃后祛邪，或和胃祛邪兼顾，并尽量避免使用易于碍胃的苦参、黄柏等药。在药理的剂型方面，因慢性肾盂肾炎患者需长期服药治疗，如为汤剂因煎煮麻烦，患者难以坚持，故最好采用丸、散剂，以利长期服用。

5. **慢性期治疗以补益为主**：关于淋证的治法，古有忌补之说。如《丹溪心法·淋》中指出："执剂之法，并用流行滞气，疏利小便，清解邪热。其于平调心火，又三者之纲领焉。心清则小便自利，心平则血不妄行。最不可用补气之药，气得补而愈胀，血得补而愈涩，热得补而愈盛，水窦不行，加之谷道闭遏，未见其有能出者也。"其实，淋证忌补之说验之临床，应是指实证而言，补则犯实实之弊。慢性尿路感染缓解期，临床多表现为脾肾气阴亏虚，治疗上缓则治其本，自不必囿于淋证忌补之说。因此，中药应选用黄芪、党参、白术、熟地、枸杞子、山茱萸、女贞子、黄精等补益脾肾之品，因湿热之邪尚未尽清，还应在补虚的基础上适当加入清热解毒中药，如半枝莲、白花蛇舌草、土茯苓、败酱草、蒲公英、金银花等。使用中药治本，以达到缩短疗程、巩固疗效、避免西药毒副作用和耐药性等副作用。

6. **注重理气活血的运用**：金元以后医家比较注意气血郁结在淋证发病中的意义，从而强调理气活血药对该证的治疗作用。古人认为："津液之逆顺，皆一气之通塞为尔。"小便者，血之余也，血既充满，则滋溲下润，自然流通。因此，对小便的淋涩不畅，必须调治其气血。据临床观察，理气药改善膀胱刺激症状及消除残余尿有一定效果。正常情况下，膀胱通过排尿不断地将细菌冲出体外，从而起到防御感染的目的。倘若膀胱内的残余尿增加（正常膀胱残余尿量不超过 10mL），使接种的细菌量亦增加，就容易引起感染。因此，理气活血药的清除残余尿作用，对防治尿路感染有特别的意义。枳实、当归有调整尿道平滑肌功能，减少残余尿并帮助利湿药物的冲洗作用，木香、乌药、沉香、陈皮、青皮等亦有这方面的作用，可适当选用。另外，尿路感染迁延不愈时，由于抗原与抗体结合形成免疫复合物，活化补体，可引起肾脏组织病变，病理解剖时，可见肾盂肾盏黏膜充血、水肿，显微镜下可见肾间质因炎症形成的瘢痕。这些现象，中医辨证为瘀血。在宏观辨证尚无瘀血表现时，根据这种微观辨证，适当加入活血化瘀中药，如桃仁、红花、丹参、赤芍、五灵脂、蒲黄、水蛭等，可增加肾血流量，提高肾小球滤过率，增加尿量，加强尿路细菌的排泄，并促进肾脏局部血液循环，使病灶内抗菌药物浓度提高，从而提高疗效。理气活血药一般很少单独用于治疗该病，多是选择一两味加入于清利方中使用，以达到理气通利小便的目的。

7. 关于巩固疗效问题：根据"急则治其标，缓则治其本"的原则，在泌尿系感染急性发作期之后，即症状缓解，尿检仅有几个红、白细胞时，不可停止治疗，应转入治本阶段，即以补肾为主，佐以小量解毒，以巩固疗效，减少复发。这是一个不可缺少的阶段，往往被临床所忽视。常用处方：生地15g、五味子9g、山药12g、当归12g、败酱草15g、赤小豆15g、枸杞子12g、菟丝子12g、金樱子15g、狗脊12g、贯众炭15g、续断炭15g、车前草15g。

8. 关于消炎退热问题：急性发作期常有恶寒战栗，旋即高热。目前虽有多种抗生素消炎药，因反复发作或耐药菌株的增多等原因，效果不够满意，有些患者高热持续不退，或急性期过后留有低热现象长期不消失。在这方面有过经验，如以往曾用清热解毒、利湿通淋、滋阴清热等法效果不理想；又按寒热往来之少阳证以小柴胡汤加味，疗效也不好；最后转到"抑菌"观点，从实验室中找到了一些有抑菌作用的药物移用在人身上，也不显效。在阅读汉代《伤寒论》中发现几个退热方剂，如麻黄汤、白虎汤、小柴胡汤等都是通过调整机体内部抗病能力，驱邪外出达到退热目的。后人所用的人参败毒散、荆防败毒散治疗高热是通过调整机体扶正驱邪，虽用"败毒"二字，方中并无解毒药物，同样治疗了病毒或细菌感染的急性热病。于是我们试用荆防败毒散中的四味主药即柴胡、防风、荆芥穗、薄荷治疗并发高热者，起初只用一般剂量，仅对体温不高者有效，大冷大热者不够理想，后来在实践中逐步摸索改用现在的剂量，不仅治疗可靠有效，而且并无大汗及其他副作用。

9. 关于恶心呕吐问题：在泌尿系感染中以及在治疗肾炎的过程中，都可以遇到恶心、呕吐问题，它不仅影响饮食、用药，更能使病情复杂和严重化，必须优先尽快处理，为下一步治疗创造条件。从中医"湿浊上泛，胃失和降"的理论出发，采取和胃降逆、升清降浊的法则，用小半夏加茯苓汤治疗，可使恶心呕吐缓解。处方：茯苓9g、清半夏30g、生姜9g、陈皮6g、炒麦芽24g、炒稻芽24g、伏龙肝60g煎汤代水煎药。煎出药量不可太多，吐重者用小匙少量频服。此方对神经性呕吐、中毒性呕吐等均有一定疗效。

【现代研究】

一、基础研究

（一）中医病因病机的研究

对于尿路感染的病因病机，古代文献认为是"肾虚而膀胱热"。从尿路感染的病程来看，肾阴亏乏与肾气不足会有所偏重，但强调哪一方面在尿路感染中的作用，都是不全面的，郭氏比较客观地认识到这一点。对于肾虚的本质，孙建实经用单克隆抗体、放射免疫分析等技术，测定了肾气不足型反复发作性尿路感染缓解期的T淋巴细胞亚群、血清抗体、尿分泌免疫球蛋白等，证明本病存在全身及尿路局部免疫功能低下。

近年来有的医家认为本病与少阳枢机不利、三焦郁滞有密切关系。也有医家认为尿路感染的病理变化主要是充血水肿、纤维组织增生、瘢痕形成，故尿路感染每多夹瘀，即使宏观辨证无明显瘀象，亦应加入活血之品，以提高疗效。

（二）西医发病机制的研究

1. 女性尿路感染的发病特点：女性尿道宽直而短，尿道括约肌的作用较弱，且会阴部尿道口、阴道口、肛门相距甚近，这种解剖特点是女性上行性尿路感染的重要发病因素。Nicolle 研究表明，性活动期女性下尿路感染 75% 由性生活促发。妊娠期在神经体液的作用下，输尿管壁松弛，蠕动降低，妊娠后增大的子宫压迫输尿管，易使尿流不畅。且由于体内黄体酮水平高，易致便秘，肠道细菌易经淋巴道侵入右肾（结肠右曲和右肾相接近）。妊娠期菌尿发生率为 8%～11%。绝经期后的妇女由于体内雌激素水平下降，尿道及阴道黏膜发生退行性变，局部 IgA 及有机酸分泌减少，抵御细菌能力下降，加之此期妇女易于发生尿道肉阜、膀胱颈部梗阻等，易于出现尿路感染。

2. 男性尿路感染的发病特点：方儒修通过对 115 例男性尿路感染进行临床分析发现，其中合并前列腺炎者高达 88%，从而认为男性尿路感染和前列腺炎关系密切。李玛丽等通过老年尿路感染 96 例临床分析认为，前列腺增生是老年尿路感染最常见的病因，其中尿潴留持续导尿 100% 伴尿路感染，肾结石和肾囊肿也为老年尿路感染的常见病因，少部分上呼吸道感染引起血行感染，发生尿路感染。老年尿路感染的细菌大多为大肠埃希菌、金黄色葡萄球菌、表皮葡萄球菌，同时易混合感染，且因老年人平素有多种慢性病，用抗生素机会多，因而对抗生素耐药的菌株多。

二、治则治法研究

1. 清热解毒法：从近年治疗尿路感染的临床报道来看，多数医家均重视清热解毒药物的应用。如魏贤芳用菊葵汤（鲜野菊 100g、鲜龙葵 100g），刘朝臣用五味消毒饮，方松春用加味白头翁汤（白头翁、秦皮、黄连、黄芩、黄柏、大黄、半枝莲、蒲公英、车前子），黄熙理用加味清淋汤（金钱草、生地、石韦、白花蛇舌草、栀子、车前子、竹叶、黄柏、琥珀、甘草梢），唐光钰用泌炎清解汤（栀子、黄柏、厚朴、萹蓄、瞿麦、生地、金钱草、紫花地丁、蒲公英、丹参、白花蛇舌草、车前草、白茅根），治疗尿路感染均疗效良好。黄星垣等指出：在辨证基础上，加重清热解毒药物，则菌尿转阴率可望明显提高。张永桢等以清热解毒法为主治疗泌尿系感染，结果表明：清热解毒法为主治疗组与传统的中药治淋法（八正散加减）结合西药治疗的对照组相比疗效有显著性差异（$P < 0.01$），提示以清热解毒法为主治疗泌尿系感染优于西药和传统的中药治淋法。

2. 活血化瘀法：裘诗庭自拟凉血祛瘀汤治疗急性尿路感染（基本方为生地榆、制大黄、白茅根、萆薢、瞿麦、石榴皮、黄柏、牡丹皮、石韦、白槿花、琥珀、甘草）168 例，结果痊愈率 80.3%，总有效率 95%，明显优于诺氟沙星对照组（$P < 0.05$），提示凉血行瘀的中药对感染导致的凝血机制紊乱有良好的治疗作用。王春璞等以活血化瘀法（方药：益母草、王不留行、牛膝、生地、熟地、灯心草、车前子、泽泻）治疗慢性泌尿系感染 74 例，结果 2 年以上无复发者 69 例，有 5 例患者复发间隔时间延长，发作时症状轻微，有效率 100%。

3. 补肾益气、清热通淋法：董新亭等以扶元清淋饮（木通、萹蓄、瞿麦、生地、熟地、杜仲、牡丹皮、茯苓、三七、白术、女贞子、山茱萸、滑石、西洋参、甘草）治疗慢性泌尿系感染，慢性期重用补肾益气，急性发作期重用清热通淋，共治疗85例，结果痊愈64例，好转18例，总有效率96.4%。张静华以补肾法为主（基本方干地黄、菟丝子、怀山药、山茱萸、茯苓、牡丹皮、泽泻、杜仲、车前草、白花蛇舌草）治疗慢性泌尿系感染33例，显效22例，有效9例，总有效率93.3%。唐军莉以清热补肾法（基本方金银花、连翘、石斛、车前子、木通、知母、黄柏、生地、茯苓、牡丹皮、山茱萸、怀山药、杜仲、泽泻、菟丝子、补骨脂、桑寄生）治疗女性尿路感染35例，临床治愈15例，好转13例，总有效率79.9%。吴秀娟等认为尿路感染的特点是小便频数涩痛，属中医"淋证"范畴，多由肾虚复因湿热引动所致。采用清热通淋方法治疗。处方：萆薢20g、乌药20g、土茯苓15g、车前草15g、益智仁15g、萹蓄15g、滑石15g、甘草10g、栀子15g、木通25g。症见血尿加白茅根、地榆；高热加金银花；尿有脓细胞加败酱草、薏苡仁、蒲公英；腰痛加川断、桑寄生；尿痛加海金沙；口苦咽干加柴胡、黄芩；五心烦热，午后尤甚加生地、山药、女贞子；疲乏无力、肢体水肿加生黄芪、黄精、枸杞子。

4. 益气养阴法：于福年等观察益气养阴兼清热利湿法对慢性尿路感染（劳淋）患者尿SIgA的影响，指出本病发病机制复杂，由于广谱抗生素的应用未能使其复发与病死率降低，许多学者开始考虑本病并非是单纯的细菌感染问题，认为抗微生物制剂只不过是综合治疗中的一种辅助疗法而已，提出"宿主的易感"的新观点。本研究结果表明，慢性尿路感染患者不但尿路局部SIgA明显减少，而且患者全身免疫血清lgG、lgM、补体C3均明显减少，说明尿SIgA水平低下不依赖于血清lgA。从中医理论分析，本组患者均以气阴两虚为主。本病的发生在于正邪斗争，尤取决于正气的强弱，故可认为正气主要包括机体免疫系统的正常功能。正气不足的虚证患者多为免疫功能低下或失常，通过增强尿路局部及全身免疫功能，可治愈和控制慢性尿路感染。

5. 滋阴通淋法：高继宁等对50例复发性尿路感染患者运用滋阴清利法，以滋阴清淋汤（生地、沙参、枸杞子、苦参、黄柏、麦门冬、益母草、白茅根、当归、柴胡）为主进行治疗，结果治愈33例，显效12例，有效5例，总有效率100%，疗效明显优于按尿培养药敏选用抗生素的西药对照组，且治疗后症状及生化改善显著，追踪观察无复发。

6. 温阳通淋法：龙家俊等以温阳通淋汤（威灵仙、巴戟天、仙茅、桂枝、生黄芪、白花蛇舌草、荔枝草、黄柏、蒲公英、生大黄、萹蓄、瞿麦、丹参、川芎、桔梗）治疗慢性泌尿系感染54例，结果治愈37例，好转12例，总有效率90.74%。

三、实验研究

王本祥则指出，清热解毒药具有抗病原微生物作用、解毒作用、解热作用、抗炎作用。黄芩、知母等在抑菌浓度时，能抑制金黄色葡萄球菌凝固酶，减弱其毒力，大大促进白细胞吞噬作用。黄芩、黄连、金银花、连翘、大青叶、石膏、知母、玄参、紫草、地骨皮、穿心莲等对革兰阴性杆菌等所致发热有解热作用。许多清热解毒药都有抗实验性炎症作用。如金银花既能抑制炎症渗出，又能抑制炎症性增生。

遵义医学院急腹症研究组根据实验推断，对输尿管蠕动有影响的药物可分为3种类型：

（1）由于利尿作用而间接引起输尿管的蠕动增强，如金银花、瞿麦。

（2）直接作用是输尿管蠕动增强而不引起利尿效应，如大黄和川芎。

（3）药物对输尿管平滑肌的直接作用与其利尿间接作用协同，如川牛膝。

四、清热利湿法的研究

膀胱居于下焦，湿热毒邪极易侵犯，水热互结，致使气化不利，水道不畅而发为淋证。以黄柏、地锦草、萹蓄、石韦、泽泻、蒲公英、半枝莲、鹿衔草、红藤、赤小豆、车前子、鸭跖草、滑石、山栀子等清热利湿、利尿通淋。

五、清利活血的研究

急性肾盂肾炎以清热解毒、利水通淋为主，佐以活血凉血。凉血有助于清热，活血有助于利尿。主要方药八正散或石韦散加苦参、白花蛇舌草、金钱草、赤芍、牡丹皮、知母、黄柏、马兰根等。小便涩痛者再加琥珀。兼有咽痛、口糜、舌质红者，以导赤散加赤芍、黄连、黄柏、牡丹皮、丹参、蒲公英、板蓝根、萹蓄等。湿重舌苔厚腻、周身酸痛而小便刺激症状较轻者，以知柏平胃散为主，加薏苡仁、杏仁、白豆蔻仁、通草、萹蓄、马兰根、赤芍等。有表证寒热重者，上方加荆芥、防风、羌活、薄荷等。午后寒热口干苦者，加柴胡、黄芩、牡丹皮、赤芍等。

第九节 尿路结石

尿路结石是指一些晶体物质（如钙、草酸、尿酸、胱氨酸等）和有机基质（如基质A、Tamm Horsfall 蛋白、酸性黏多糖等）在泌尿系统中的异常聚集。尿路结石发病率及患病率逐年增加，本病发病率存在地区分布差异，我国与泰国、美国、英国及地中海各国是世界上三大尿路结石高发区，包括肾结石、尿道结石、输尿管结石、膀胱结石。我国广东、山东、江苏、安徽、河北、陕西、广西、四川和贵州等地发病率较高。据全国泌尿外科住院患者的统计，1949—1960 年，肾结石患者占泌尿外科住院患者的 32%，1976 年的统计占 84%，1987 年的统计占 86%。此外广东东莞市流行病学报告：肾结石的年新发患者数 / 每 10 万人，在 1983 年为 101 人，1984 年为 123 人，1985 年竟高达 140 人。本病多见于 20~40 岁，男女之比为 4.5∶1。肾结石形成时多位于肾盂或肾盏，可排入输尿管和膀胱；原发于膀胱的结石很少。尿路结石的临床表现及特点取决于结石的大小、部位、引起梗阻程度及有无继发感染等而异。多数患者有不同程度的腰腹或尿道疼痛及血尿；结石梗阻或反复感染者可并发肾积水、梗阻性肾病及肾衰竭等严重并发症，临床上危害很大。尿路结石属于中医学的"石淋""血淋"范畴。

【病因病机】

一、中医

（1）下焦湿热：或感受外界六淫之湿邪或秽浊之气移热下焦，或嗜食肥甘厚味，酿生湿热，蕴结于肾与膀胱，致下焦湿热，尿液受煎熬日久，尿中杂质结为砂石。

（2）气滞血瘀：因情志内伤，忧思气结，气机不畅，血停湿聚，致气滞血瘀，郁久化热，燔灼尿液而为砂石。

（3）脾肾气虚：或因先天脾肾不足，或因过用清利之药损伤脾肾阳气，气虚鼓动无力，阳虚失于温化，而致结石。

（4）肾阴不足：七情过激化火，火热伤阴，或房事不节，损伤肾之精，血阴虚内热，煎熬水液，尿液凝结，日积月累，结聚为砂石，而为石淋。结石内阻，气血阻滞，不通则痛，故见腰腹疼痛；膀胱气机不利，则见尿频急涩痛；或因气虚不摄，或因热伤血络，迫血妄行，血溢脉外，而见血尿。本病的一般演变规律多为湿热之邪蕴结下焦或邪气化火，移热于肾，日久伤及肾阴，阴损及阳，或过用清利之品，损伤阳气，肾阳虚不能温煦脾阳，使脾肾两虚，而出现正虚邪实的症状。发病早期以实证表现为主，后期以虚实夹杂表现为主。

二、西医

西医认为尿路结石的基本形成过程是某些生理异常因素造成尿中晶体物质浓度升高或溶解度降低，呈过饱和状态，析出结晶与有机物质组成核，然后结晶体在局部生长、聚集，最终形成结石。结石分布以肾盂最常见，肾盏次之，肾实质罕见。肾盏结石多位于下肾盏，双侧肾结石不到10%。结石引起的肾盂肾盏损伤、感染和阻塞。上述改变导致上皮脱落产生溃疡，最终有瘢痕形成。结石引起的阻塞多为不完全性，尿液可经结石周围流入输尿管，但可有肾盂扩大、肾盂壁肥厚和纤维化。若结石嵌顿于肾盂、输尿管交界处或输尿管，则产生肾盂积水，并可发生肾盂积脓、肾盂扩大，严重可致肾皮质萎缩及破坏而导致肾功能衰竭。

【临床表现】

1. 症状：尿路结石的症状主要取决于结石的大小、形状、所在的部位和结石对尿路的刺激损伤、梗阻及继发感染等，出现疼痛、血尿、尿路梗阻和尿路感染、急性肾衰等。

2. 体征：部分患者可出现肾区叩击痛、肋腰点或肋脊痛压痛、沿输尿管行经压痛。

3. 常见并发症：尿路结石常见并发症有尿路感染、尿路梗阻、梗阻性肾病急或慢性肾功能衰竭。

【辅助检查】

1. 尿液检查：在肾绞痛发作时或发作后，一般都有肉眼或镜下血尿。并发感染时，尿液中的白细胞或浓细胞增多，应做细菌培养、药敏试验及尿液pH测定。

2. 肾功能试验：包括血清尿素氮、肌酐、内生肌酐清除率试验、酚红排泄试验等。

3. 甲状旁腺功能亢进的筛选和诊断：包括血清钙、磷、碱性磷酸酶、24h尿钙磷测定、快速输钙试验、肾小管对磷重吸收试验、钙负荷试验。

4. X线腹平片：约90%的泌尿系结石可在X线平片上显影，显影的深浅和结合的化学成分、大小、厚度有关。草酸钙显影最好，磷酸钙和磷酸镁次之，含钙的尿酸盐和胱氨酸又次之，而纯尿酸和胱氨酸石可不显影。

5. 尿路造影：静脉肾盂造影和逆行肾盂造影能明确显示结石的位置和整个泌尿道的情况。如结石较小、密度较淡、诊断困难时，可进一步做逆行空气或氧气造影，以明确结石的存在和位置。

6. B型超声波检查：可发现肾积水、结石强回声和声影，能诊断出X线阴性结石，当结石直径＞0.5cm时即可显示。其缺点是细小结石常易漏诊，且不能作为手术定位。

7. **放射性同位素肾图**：可在肾结石嵌顿阻塞尿路时反应尿路梗阻的有无及程度以及伴有肾功能损伤程度。

8. **CT 扫描**：可鉴别结石、血块或肿瘤。

【临床治疗】

尿路结石根据结石的大小、部位以及是否梗阻、合并感染等治疗有所不同。结石 < 0.8cm，无明显梗阻的可中医内科保守治疗；若结石 > 0.8cm，特别是巨大结石、结石并积水、感染、肾功能不全等，应中西医结合治疗，必要时采用体外碎石手术取石等方法。

【马氏针对尿路结石的辨证治疗】

马氏在长期临床实践中，认为尿路结石的病机为气虚因为本，以致湿热瘀血蕴瘀下焦，日久煎熬尿中杂质结为砂石。故治疗应以补气行水、清热利湿、通淋排石、活血化瘀为治疗法则组方，总结出"金钱草汤"进行辨证治疗，对于直径小于 0.8cm 的尿路结石疗效较好。

金钱草汤：黄芪 30g、金钱草 30g、车前草 20g、石韦 20g、海金沙 20g、冬葵子 20g、鸡内金 20g、乌药 15g、牛膝 15g、莪术 15g、三棱 15g、萹蓄 30g、瞿麦 30g、草薢 20g、滑石 20g（先煎）、枳壳 20g、木香 15g（后下）。

1. 下焦湿热：

主证：腰部胀痛，牵引少腹，涉及外阴，尿中时夹砂石，小便短数，灼热赤痛，色黄赤或血尿，或有寒热、口苦、呕恶、汗出，舌红，苔黄腻，脉弦数。

治法：清热利湿，通淋排石。

方药：马氏金钱草汤。

方剂组成：黄芪 30g、金钱草 30g、车前草 20g、石韦 20g、海金沙 20g、冬葵子 20g、鸡内金 20g、乌药 15g、牛膝 15g、莪术 15g、三棱 15g、萹蓄 30g、瞿麦 30g、草薢 20g、滑石 20g（先煎）、枳壳 20g、木香 15g（后下）。每日 1 剂，水煎服。

方解：方中黄芪补气行水；车前草、滑石、石韦利水通淋；金钱草、海金沙、冬葵子、鸡内金利湿排石；木香、乌药行气通淋；牛膝活血利水，引药下行。

临证加减：若腰腹酸痛甚者加白芍 30g、甘草 10g 缓急止痛；若血尿明显者加白茅根 30g、小蓟 20g、藕节 15g 等清热凉血；尿道灼热涩痛者，加蒲公英 30g、荠菜 15g、虎杖 15g、珍珠草 15g 以清热利湿通淋。

2. 湿热夹瘀：

主证：腰酸胀痛或刺痛，小腹胀满隐痛，痛处固定，小便淋漓不畅，尿色深红时夹砂石或夹有瘀块，舌质紫暗或有瘀点，苔黄，脉弦涩。

治法：清热利湿，活血通淋。

方药：马氏金钱草汤加味。

方剂组成：金钱草汤加琥珀末 1.5g（冲服）、红花 15g、赤芍 20g、王不留行 20g、蒲黄 15g（包煎）、五灵脂 15g。每日 1 剂，水煎服。

方解：方中黄芪补气行水；车前草、滑石、石韦利水通淋；金钱草、海金沙、冬葵子、王不留行、琥珀末通淋排石；红花、赤芍、蒲黄、五灵脂、牛膝活血化瘀。

临证加减：若兼见头晕气短、四肢乏力、脉细弱等脾虚气弱者可加党参 15g、黄芪 20g 以补脾益气利于排石；若低热、心烦、舌红、脉细数者加生地 15g、女贞子 15g、知母 20g、黄柏 20g 等以滋阴降火；若腰腹胀痛明显者加青皮 10g、陈皮 15g、木香 15g、乌药 15g 以行气除胀止痛；若结石锢结久不移动而体质较强者可加穿山甲 15g、皂角刺 20g、浮海石 15g、桃仁 15g 以通关散结排石。

3. 气虚湿热：

主证：腰脊酸痛，神疲乏力，小便艰涩，时有中断或夹砂石，脘腹胀闷，纳呆或便溏，舌淡红，苔白腻，脉细弱。

治法：健脾补肾，利湿通淋。

方药：马氏金钱草汤加味。

方剂组成：金钱草汤。加黄芪 30g、白术 20g、茯苓 30g、杜仲 15g、党参 15g、甘草 5g。每日 1 剂，水煎服。

方解：方中以黄芪补气行水；车前草、石韦利水排石；海金沙、冬葵子、鸡内金通淋排石；黄芪、白术、茯苓、党参、甘草健脾益气；杜仲补肾健脾；牛膝活血利水，引药下行。

临证加减：若兼见畏寒肢冷、夜尿频数等肾阳虚表现者，可加肉桂 1.5g、淫羊藿 15g 以温阳益气；腰腹胀痛明显者加枳壳 20g、白豆蔻 15g（后下）以行气止痛；若血瘀之象明显加桃仁 20g、赤芍 30g、蒲黄 10g 以活血化瘀。

4. 阴虚湿热：

主证：腰酸耳鸣，头晕目眩，面色潮红，五心烦热，口干，小便艰涩，尿中时夹砂石，舌红少苔，脉细数。

治法：滋阴降火，通淋排石。

方药：马氏金钱草汤加味。

方剂组成：金钱草汤加生地 20g、女贞子 15g、山药 20g、泽泻 20g、茯苓 20g、琥珀末 1.5g（冲服）、黄柏 20g。每日 1 剂，水煎服。

方解：方中以黄芪补气行水；石韦、泽泻、茯苓利水通淋；女贞子、山药、生地、黄柏滋阴降火；海金沙、冬葵子、琥珀末通淋排石；牛膝活血利水。

临证加减：血尿明显者加白茅根 30g、小蓟 20g、藕节 15g、旱莲草 20g 等以凉血止血；若兼见神倦乏力、便溏纳呆等气虚表现者，加黄芪 30g、党参 15g 以益气通淋；若血瘀之象明显者加桃仁 20g、赤芍 30g、蒲黄 10g（包煎）以活血化瘀。

【马氏临床治疗尿路结石的经验体会】

1. 积极预防减少结石的复发：由于尿路结石的复发率很高，男性 80%，女性 60%，第一次复发距取石或排石的平均时间为 9.5 年，故在治疗上还应重视预防结石的复发。防治措施如下：

（1）去除诱因，积极治疗形成结石的原因，如对原发性甲状旁腺功能亢进的患者应摘除甲状旁腺，治疗恶性肿瘤，控制肾盂感染和解除尿路梗阻，均为防止结石形成和复发的有效措施。

（2）保证充分饮水，尤其夏季和夜间，为避免夜间尿液过分浓缩，必须强调睡前饮水，并且在半夜再饮水一次，最好饮用矿物质少的磁化水，使每日排尿量超过2000mL。以稀释尿液、减少晶体沉淀、冲洗尿路和排出微小结石。

（3）科学饮食，饮食成分应根据结石种类和尿液酸碱度而定。过去曾排出草酸钙结石，或尿沉渣为草酸钙结晶者，应避免高草酸及高钙食物，如菠菜、苹果、番茄、土豆、甜菜、龙须菜、红茶、可可、巧克力、芦笋、油菜、雪里蕻、榨菜、海带、虾皮、牛奶、奶酪等。

（4）高尿酸血症、高尿酸尿、过去曾排出尿酸结石或X线片结石显影不清晰者，应食用低热量、低嘌呤饮食，谷类以细粮为主，增加蔬菜、水果，少吃下列饮食：猪肉、牛肉、猪肝、猪腰等动物内脏、鸭肉、鹅肉、各种肉汤、肉汁、沙丁鱼、蛤、蟹以及菠菜、豌豆、扁豆、菜花、龙须菜、酒及含酒精的饮料、浓茶、咖啡等。

（5）对特发性高钙尿者应限制钙的摄入；对非高尿钙的复发性草酸钙结石者，无须低钙饮食；如因低钙饮食致使尿草酸排泄增加而形成结石者，也不宜采用低钙饮食；控制钠摄入，钠摄入过多可使尿钙排泄增多。

（6）肾结石患者宜减少蛋白和动物脂肪的摄入，多用高纤维素食品，如甘蔗、绿茶、荸荠等。

2.提高对巨大结石和鹿角状结石的治疗效果：横径＞1cm的巨大结石或鹿角形结石，容易并发尿路感染、尿路梗阻及肾功能损害，预后不佳。众多医家希望仅通过药物治疗，就可促使结石溶化、碎裂最终排出，从而避免手术或碎石带来的痛苦，减轻患者的经济负担。中医药治疗在缓急止痛及引石下行方面具有明确的作用，但在药物溶石方面，虽然临床上也曾有用药后结石变小、碎裂或以砂石排出的个案报道，但目前尚缺乏系统和规范的研究，缺乏对有效方案的大样本的临床验证。所以马氏认为，一方面应该在临床经验的基础上筛选出有效的溶石中药或复方，通过现代药理研究，明确其有效成分及作用机制，做成制剂后，再验证于临床，这方面的研究工作应该会成为中医药治疗尿路结石的突破口，另一方面，在目前中医药治疗尚未取得突破性进展之前，对于此类结石，马氏主张仍以中西医结合综合治疗，特别是合并严重梗阻、感染或肾功能不全的患者，应及时使用抗生素控制感染，行手术或体外震波碎石治疗以解除梗阻、挽救肾功能，同时选用中药加强利尿、引石下行、溶石碎石，配以中医理疗等手段辅助治疗促进术后康复。

3.积极防治尿路梗阻、梗阻性肾病和肾功能衰竭的发生：尿路结石有引起尿路梗阻的可能，另外体外震波碎石术后患者由于"石街"的形成及取石术后瘢痕的形成，也易引起尿路梗阻或因尿路梗阻而导致梗阻性肾病。对已形成尿路梗阻的患者，当在手术取石及震波碎石的同时，在辨证治疗的基础上有针对地选用具有行气、引石下行作用及具有溶石作用的中药以解除或减轻梗阻。对梗阻性肾病或已出现肾功能衰竭的患者，在及时手术解除梗阻的同时，要重视肾功能的保护，可选用黄芪、冬虫夏草、六味地黄丸等中药及成药补肾护肾，禁用对肾功能损害的中西药物。

4.马氏治疗尿路结石经验方：

（1）湿热证贯穿疾病始终：目前对本病病因病机的认识主要集中在4个方面：肾气

虚无力行水、下焦湿热、气滞血瘀、阴虚火旺。马氏认为在本病的初期或急性期以湿热实证为主，并且贯穿于本病的始终。

湿热之邪的来源分为外受或内生：前者感受外界六淫之湿邪或秽浊之气，入里化热，蕴结下焦；后者则因进食肥甘厚味，酿生湿热，"湿为阴邪，其性下趋"，故流注下焦。下焦湿热，久则阻滞气血，致气滞血瘀；或热灼阴伤，燔灼尿液而为石；阴损及阳或过用清利之药损伤脾肾阳气，气虚鼓动无力，阳虚失于温化，更致结石锢结。

因情志所伤者，忧思气结，气机不畅，血停湿聚，久则化热；因房劳所伤者，耗损肾之精气，肾虚不运，温化无权，水失气运，聚为湿浊，亦可从热化。临床上极少有单纯气虚、阴虚或气滞血瘀表现者。即使在疾病后期，也多兼夹有湿热征象。故此马氏认为，不论是新病还是旧病，不论是由何病因引起，湿热之邪始终是本病中不可忽视的重要因素，只是在疾病的不同阶段所处的地位有所不同。清热利湿这一基本观点充分体现在马氏的辨证分型、治则治法和方药选择上，并取得了较好的治疗效果。

（2）攻补兼施：虽然马氏认为，本病以湿热证贯穿始终，在对各证型患者治疗中都会使用清热利湿之品，但亦强调应根据疾病的主要矛盾及矛盾的主要方面，辨证治疗。临床上少有纯虚纯实表现者，故治疗上当强调攻补兼施的原则，补益之中尤重温补肾气。肾气虚鼓动无力，肾主水、司二便，为调节全身水液的枢纽。肾气旺盛，肾之开阖蒸化有序，则浊中之清者上升于肺输布全身，中之浊者下注膀胱排出体外，则湿热无以蕴结，结石无法形成。若肾气衰弱，肾失开阖蒸化之权，清浊泌别失司，尿液不能下注而沉积为石，因此，治疗不可单纯用清利通淋之品，必须兼施以温补肾气之药，以补代通，使机体阴阳平衡，气化则石能出矣。温肾助阳之品尚可使命火旺盛，蒸腾有力，水液代谢复常，加速溶石排石。另外，还应根据结石所在部位来确定攻补原则：如肾内结石，以补肾为主；输尿管结石，以下行加分利为主。

（3）辨证与辨病相结合：对于直径小于0.8cm的结石，可根据中医辨证按不同的临床表现和不同的阶段进行治疗。病之早期多属实证，治疗应以实则治标为原则，以清热利湿、通淋排石、活血化瘀为法；病之后期则属虚实夹杂之证，治疗应以标本兼治为原则，在利湿清热通淋的同时，或补脾益肾，或滋阴清热以共奏其功。

（4）对于直径大于0.8cm的巨大结石或并发严重尿路感染、尿路梗阻、肾积水、肾功能不全的患者，在以西医抗生素、碎石或手术治疗的同时，用中药进行辅助治疗。在中医辨证治疗的基础上，还可依照西医对尿石症的处理原则，分别以排石、溶石、对症治疗以及并发症的处理等。

①中药排石：现代药理研究发现，具有排石作用的中药有金钱草、海金沙、石韦、萹蓄、滑石、琥珀、瞿麦、车前草、牛膝、冬葵子、玉米须、木贼、威灵仙、大黄、虎杖、番泻叶等，可在辨证的基础上酌情选用。

②中药溶石：具有溶石作用的中药有石韦、金钱草、海金沙、鸡内金、威灵仙、琥珀、陈皮、熊胆、胡桃仁、夏枯草、玄明粉、米糠、桑树根、满天星、硝石、鱼脑石、羊草结、牛草结等，也可在辨证的基础上酌情选用。

③缓急止痛：具有缓急止痛作用的中药有丁香、木香、沉香、佛手、藿香、青皮、

陈皮、延胡索、两面针、赤芍、白芷、细辛、威灵仙、枳壳、葛根、乌梅等，可根据辨证选择药物。另外，选肾俞、三阴交穴，电针，连续波，较强刺激，留针 20min，也可有明显的缓急止痛效果。

④解除梗阻：结石常常并发尿路梗阻，有些还是无症状性梗阻、孤立肾或双侧输尿管结石梗阻，可发生急性肾功能衰竭，此时应在膀胱输尿管镜引导下，直接取石或放置支架引流尿液，或手术治疗以尽快解除梗阻，同时配合中药治疗。

⑤防治感染：结石的梗阻也常常导致细菌的滋生，并发尿路感染，结石合并感染时，可加速结石的增长和肾实质的损害，因此，积极防治感染也是重要的一环。尿路感染以大肠埃希菌及变形杆菌最为常见，对大肠埃希菌有抑制作用的中药有车前草、秦皮、大黄、黄芩、黄连、黄柏、金银花、夏枯草、苦参、马齿苋、知母、厚朴、木香、刘寄奴、白芷、赤芍、当归、川芎、百部、麦门冬等；对变形杆菌有抑制作用的中药有黄连、黄芩、大黄、金银花、连翘、夏枯草、鱼腥草、虎杖、苦参、牡丹皮、知母、秦艽、丁香、白芷、厚朴、白芍、当归、川芎等。可在整体辨证治疗中选择相应的抗菌中药，或按辨病治疗的方法组方使用上述抗菌中药，当然，若感染严重，则须按药敏试验结果选用抗生素。

【实验研究】

1. 单味中药药效学研究：

（1）中国米糠降低尿钙作用的研究：研究表明米糠内含有植酸，可形成不溶性钙盐，动物实验中可减少肠道对钙盐的吸收。殷米林等以中国米糠（30g/d，共 1 周）对 27 例含钙尿路结石患者进行治疗。结果表明，22 例（81.5%）尿钙下降明显，其中 11 例（50%）尿钙降至正常，其余 11 例未降至正常（平均下降 115mg），5 例无效。23 例镁 / 钙比值升高，3 例下降。尿磷、草酸、柠檬酸及尿酸无明显变化。与其他降尿钙药物相比，长期服用米糠对预防特发性高尿钙结石患者的复发提供一个安全、廉价和有效的方法，具有重要的临床意义。

（2）胖大海提取液抑制草酸钙结晶形成：胖大海种皮含半乳糖 15.06%，戊糖 24.07%。张石生等在稀释 10 倍的胖大海提取液中用阿利辛兰沉淀 GAGs 的原理和方法得到性状相似的沉淀物，可能是以戊糖为主的水溶性多糖，胖大海在体内外抑制草酸钙结晶形成的活性可能与其有关，但有赖于其所含复杂成分的共同作用。动物实验发现 GAGs 可抑制草酸钙结晶的生长和聚集，防止尿路结石的形成。

（3）广金钱草：用广金钱草液给麻醉犬静注 0.5g/kg 生药，可使输尿管上段管腔内压升高，输尿管蠕动频率增快，尿量增加。用 20g/kg 生药煎剂给大鼠灌胃有利尿、排钠作用。在体外，广金钱草冲剂、湛江排石冲剂（广金钱草、车前子、徐长卿）、结石通（广金钱草、玉米须、石韦、茯苓）皆有不同程度的减慢。临床上，上尿路含钙结石患者服用这些药物一周后，其尿液中的大晶体比例明显减少，提示这些中成药可能有预防结石形成及复发的作用。

【复方药效学研究进展】

1. 八正散：

方剂组成：车前子、瞿麦、萹蓄、滑石、山栀子、炙甘草、木通、大黄。

药理研究：应用 Zeta 电位测量技术研究发现，加味八正汤（木通、车前子、瞿麦、萹蓄、滑石、甘草、山栀子、大黄、鸡内金、金钱草、海金沙、石韦）在体外能增加水草酸钙晶体表面负 Zeta 电位，具有抑制晶体聚集、防止草酸钙结石的作用。本药液中大分子物质抑制晶体聚集的能力较强。

2. 三号排石汤：

方剂组成：金钱草 30g、车前子 15g、三棱 15g、莪术 15g、赤芍 15g、青皮 9g、厚朴 6g、穿山甲 9g、牛膝 9g、桃仁 9g、薏苡仁 6g、皂角刺 9g、枳壳 10g、乳香 6g、没药 6g、白芷 9g。

药理研究：

（1）对泌尿系结石的影响：用成石饲料制造大鼠泌尿系结石模型，观察本方对泌尿系结石的影响。结果显示，应用本方组膀胱内可见游离的泥沙样结石，对照组未见结石。说明本方有明显效果。

（2）对肾脏的保护作用：成石对照组大鼠整个肾剖面有细的白色结晶沉淀物，多数肾脏有积水、肿胀及表面钙化斑等改变，中药组肾脏损伤程度明显减轻。

3. 排石汤：

方剂组成：金钱草 45g、海金沙 30g、石韦 24g、滑石 24g、木通 15g、车前草 30g、甘草 5g。

药理研究：本方对家兔输尿管动作电位有影响，胃内灌注本方汤液 60mL，给药前记录 1min 正常输尿管动作电位，然后分别给予本药及阿托品，记录其变化情况。结果：单纯阿托品组给药后的不同时间与给药前相比，输尿管动作电位频率无明显差别；单纯排石汤组 1min 时输尿管动作电位无明显变化，5min 时与给药前相比提高了 88.52%，15～30min 内与给药前差异显著，分别提高 95.1% 和 100.56%。本药与阿托品合用，在给药 1min 时输尿管动作电位频率就明显升高，说明两者对输尿管动作电位频率的增加有协同作用，继续给药可使输尿管动作电位频率保持在高水平。因此，本方具有增加输尿管动作电位频率的作用，从而达到排石效果。

4. 穿山甲复方加味磁化：

方剂组成：穿山甲 12g、人参 10g、石斛 12g、生牡蛎 30g、茯苓 30g、瞿麦 12g、冬葵子 15g、泽泻 30g、石韦 30g、川楝子 6g、血余炭 3g（冲）、甘草 3g、补骨脂 9g、菟丝子 9g。

药理研究：以穿山甲复方加味磁化治疗尿路结石患者 36 例，治愈 18 例，有效 11 例，总有效率为 80.6%。取 14 例雄性大白鼠以本方磁化后灌胃，3 天后脱颈处死进行实验研究。结果表明穿山甲复方加味磁化，能保护肾组织细胞免受草酸钙的毒性作用，能明显扩张肾小管，促进尿液正常排泄。

5. 时振声——石淋之通，重在排石：

石淋为尿路结石。尿中时夹砂石，小便涩痛，或排尿时突然中断；或腰痛剧烈沿少腹向会阴放散，或尿道窘迫疼痛，尿中带血。主要因湿热下注，煎熬尿液，结为砂石，阻滞尿路所致。治以清热利湿，排石通淋，方用二金石韦汤（金钱草、海金沙、石韦、女贞子、旱莲草、瞿麦、滑石、车前子、冬葵子、牛膝、泽兰、王不留行)。其中金钱草、海金沙量要大,金钱草可用至60g,海金沙用至30g,有加强排石作用。长春市中医院王学达副主任医师曾以此方观察尿路结石100例,治疗时间最短12天,最长90天,治疗结果:排出结石37例,结石溶解53例,结石由大变小3例,未再坚持治疗7例。说明本方有较好的排石作用。一般石淋初起多为湿热兼夹气滞,属实证,宜通淋排石,忌用补法;日久病情多呈虚象,或虚中夹实,宜用补法或攻补兼施。

6. 徐嵩年——辨证溶石:泌尿系结石可按石淋、血淋辨证,一般多从实证论治。经服通淋排石方无效者,可采用中西医结合的总攻疗法,对于体质壮实患者,结石不移动,则难度较大,可能与长期炎症纤维化、粘连有关。应先服一段时期行气活血、破瘀散结的方药,如穿山甲、三棱、莪术、皂角刺、乳香、没药、苏木、桃仁、牛膝、夏枯草、蜂房等,再行总攻疗法,或可取效。若体质素虚,不宜总攻疗法者,可在排石汤内加补气活血药物,如升麻、党参、黄芪、牛膝、穿山甲、桃仁等予攻补兼施,寓分利于益肾温阳之中,免致排尿不畅而发生肾盂积水等后患。根据结石的不同性质,选用可能有溶石作用的药物,如滑石、蝼蛄、车前子、海金沙、瞿麦、石首、乌贼骨、鳖甲、金钱草、芒硝、桃仁核、乌梅、牛角灰等。

【马氏临床用药心得体会】

1. **渗湿利尿药**:泽泻、赤苓、车前子、猪苓、金钱草、石韦、瞿麦、萹蓄、海金沙、猫须草、木通(此味有影响肾功能的副作用,有肾虚者勿用)。

2. **通淋滑窍药**:冬葵子、榆白皮、滑石。

3. **降下排石药**:牛膝、王不留行、砂仁。

4. **溶解结石药**:鳖甲、牛角粉(每日9g,适量黄酒送下,多食醋)、核桃仁(每日120g分次嚼服)、乌梅等均有酸化尿液作用,对磷酸铵镁结石有溶解作用;青皮、陈皮有碱化尿液作用;广东(或江苏)金钱草每日30g,泡茶频服,大麦秆每日30g,水煎服,均多裨益。

5. **防止结石复发药**:柳树叶、大麦秆、玉米须(根、叶)、金钱草等,都有利尿作用,于结石治愈后,可选1~2种,每日煎代茶饮用。

6. **化解较大及异型结石药**:双肾鹿角状结石和输尿管较大结石,有不同程度的梗阻者,加王不留行、牛膝等药,酌加能改善肾功能之方药,严密观察。

7. **调气理滞药**:青皮、陈皮、枳实、厚朴、香附、乌药、延胡索、郁金、琥珀、姜黄、佩兰叶、佛手柑、沉香、降香、木香。

8. **活血化瘀药**:当归尾、赤芍、川芎、桃仁、红花、血竭、苏木、乳香、没药、三棱、莪术、泽兰叶、瓦楞子、王不留行、穿山甲、五灵脂、生蒲黄。

9. **涤痰泄浊药**:半夏、橘红、茯苓、白前、旋覆花、白芥子、薤白、蚕沙。

10. **消食除积药**:莱菔子、焦山楂、焦神曲、焦麦芽、炒谷芽、草果仁(消瓜果积)、砂仁、鸡内金。

11. **补气健脾药**:黄芪、党参、白术、炙甘草。

12. **凉血止血药**:生地、牡丹皮、白及、旱莲草、紫草、玄参、白茅根、大蓟、小蓟、侧柏叶、地榆、茜草根、藕节。

13. 回阳祛寒药：附子、干姜、肉桂、蜀椒、小茴香、益智仁、巴戟天、细辛、杜仲、续断、仙茅、淫羊藿、核桃仁、沙苑子、菟丝子。

14. 解除痉挛药：地龙、蜈蚣、甘松、槟榔。

15. 控制感染药：紫花地丁、金线重楼、鱼腥草、连翘、蒲公英、败酱草、苦参、黄芩、黄柏。

以上的选方用药，只可治疗一般性的结石，临证时尚须兼顾到患者的体质、年龄、性别、职业、饮食习惯等因素。因为泌尿系结石虽属专病，比较单纯，但其类型有所不同，况且一个类型之中，又不免错综夹杂，在病程中更有发展和变化。因此，必须掌握住不同情况，随时、随地、随人辨证施治，安排好先后缓急的施治次序，才能有的放矢，使病无遁形，达到治愈的目的。

【中草药的肾损害】

国内外文献均有报道应用中草药导致的肾损害病例，国外文献报道的均为 23～65 岁的女性患者。半数病例最初血压正常，蛋白尿轻微，且为肾小管性蛋白尿；尿沉渣检查基本正常，肾功能不全常在常规检查时被发现，常常存在于肾衰程度不相符的贫血。中草药导致肾损害病例最突出的组织学改变是肾间质广泛纤维化和肾小管破坏，无明显细胞增生或细胞浸润，间质血管病变明显。病灶分布的特点是肾皮质浅层受累最重，越往皮质深层越轻，严重病例皮质全层受损。肾小球病变相对较轻，多数肾小球存在缺血征象（毛细血管袢轻度塌陷，基膜皱缩），无系膜扩张或毛细血管内血栓形成。一些研究表明，广防己、关木通、马兜铃等中草药所含有的马兜铃酸是导致肾脏损害的主要物质。

据报道，常见肾毒性中药尚有雷公藤、黄药子、草乌、苍耳子、斑蝥、蜈蚣、罂粟壳、芫花根、闹羊花根、山慈姑、牵牛子、腊梅根、芦荟、朱砂、野百合、砒霜、雄黄、三品一条枪、苦楝皮、天花粉、金樱根、土贝母、土荆芥、巴豆、使君子、大枫子等。

【防止急性肾功能衰竭的对策】

1. 避免使用对肾组织有损害的药物：

（1）对肾脏有毒性作用的西药有：重金属制剂，如汞剂等；抗肿瘤药物以及部分抗生素，如二性霉素、新霉素、庆大霉素、卡那霉素、链霉素及利福平等均有不同程度的肾毒性。

（2）对肾脏有毒性的中药有：关木通、雄黄、朱砂、砒霜、斑蝥、蜂毒、鱼胆、蝮蛇抗栓酶、全蝎、海马、山慈姑、钻地风、雷公藤、昆明山海棠、牵牛子、野百合、腊梅根、苍耳子以及三品一条枪、安宫牛黄丸等中药制剂在中毒剂量下可造成肾损害。

2. 清除自由基：受损的肾组织清除自由基的能力降低，过多的自由基反过来又会损伤正常的肾组织，清除过多的自由基，可保护残存的肾组织。因此，在辨证的基础上，可分别选用有益气健脾作用的人参、黄芪、茯苓、白术、甘草；有活血补血作用的三七、当归、何首乌；有补肾作用的地黄、黄精、女贞子、枸杞子、菟丝子、杜仲、补骨脂以及金匮肾气丸；有温阳作用的桂枝、干姜；有行气作用的砂仁、香附；有养阴作用的麦门冬、五味子等。

3. 钙离子阻滞剂：急性肾衰竭发病过程中，肾小管细胞的缺血性损伤在整个发病过程中占主导地位。在缺血性损伤过程中，细胞内钙离子浓度的变化起关键作用。细胞内钙离子环境的改变（细胞内钙离子浓度升高），可使肾小管细胞的可逆性损伤发展为不可逆损伤，钙通道阻滞剂可保护急性肾衰患者的肾功能。具有钙通道阻滞剂的中药有（由强到弱排列）：川芎、藁本、海金沙、当归、龙眼肉、三棱、桃仁、红花、赤芍、牡丹皮、紫草、千年健、葶苈子、桑白皮、益智仁、淫羊藿、菟丝子等，临床可结合患者的不同中医分型辨证选用。

4. 合理运用中医扶正与驱邪的方法：

（1）注意扶正固本：急性肾功能衰竭在发生发展过程中，虚实夹杂，所谓"至虚有盛候"，因此在治疗过程中根据具体情况，或以治本为主，或以治标为先。我们的经验是按"急则治标，缓则治本"为原则，在少尿期系属标证，此时应以清热解毒利水为主；多尿期及恢复期可表现为肾虚为主，此时应注重扶正固本，以益气养阴滋肾为法。马氏以自拟的肾复康：黄芪30g、大黄15g、丹参30g、淫羊藿20g、何首乌15g、茯苓30g、白术20g、猪苓30g、车前草20g、绞股蓝20g、水蛭3g（冲服）。临床使用表明能减轻急性肾功能衰竭患者的临床症状，降低血清尿素氮、肌酐，提高血清白蛋白，改善贫血状态及抗凝、脂质代谢方面有良好的效果。

（2）恰当使用攻逐药物：用大黄治疗尿毒症国内已广为应用，除复方大黄外，还有用单味大黄，提取单体注射者，活性炭胶囊也可有效地降低血中肌酐、尿素氮。然而，如果不具体分析患者特点而滥用这些药物却可能取得相反效果。因此临床中如果有实证表现、夹邪征象、尿素氮进行性升高、尿闭等可考虑使用大黄等攻逐药物；如果存在明显失水，大便滑脱不禁，低钠血症，进食少，血压极低等慎用攻逐药物。

5. 中西医综合治疗：采用中西医综合治疗的方法，促进肾功能尽快恢复。对于中西医综合治疗，可从如下几个方面去施行：

（1）原发病因及可逆因素的消除：导致肾衰的原发病很多，目前尚不能做到有把握地防止急性肾衰竭发生，但对某些病例采取一些预防性措施后，在防止急性肾衰发生上有重要意义。

（2）积极纠正水电解质和酸碱平衡失调，恢复有效循环血容量：细胞外液丢失、低血容量、电解质紊乱及酸中毒在急性肾衰发病中起重要作用；有感染、创伤、大手术及麻醉者急性肾衰发病率尤高。因此对上述患者尤应积极补充血容量，纠正水电解质及酸碱平衡失调。

（3）抗休克治疗：对创伤或感染性休克患者，在静脉输注林格液、等渗葡萄糖盐水以扩充血容量的同时，应用肾上腺能α-受体阻滞剂或β受体兴奋剂（多巴胺），既可恢复血容量，又可降低外周血管阻力及血黏稠度，防止红细胞聚集，改善肾组织血灌注量。多巴胺有扩张肾血管，增加肾血流量作用，与速尿合用疗效较好；中药具有肾上腺能α-受体阻滞剂作用的有（由强到弱排列）：莲子心、青风藤、枳实、夜交藤、鸡血藤、白头翁、山豆根、夏枯草、细辛、泽泻、地黄、黄精、补骨脂、决明子、玄参、天门冬等，临床可结合患者的不同中医分型辨证选用。

（4）控制感染：感染是急性肾衰病情加重与致死的重要原因，因此控制感染极为重要。在抗感染时应该避免使用对肾脏有毒性作用的抗生素，如氨基糖苷类、四环素类、二性霉素、先锋霉素（Ⅳ、Ⅴ、Ⅵ）、头孢噻吩、新霉素、羟氨苄青霉素、氧哌嗪青霉素、土霉素、红霉素、洁霉素、强力霉素、环丙氟哌酸、氟哌酸、利福平、乙胺丁醇等。

（5）利尿治疗：应及时应用甘露醇、速尿等利尿剂以使尿量增多，减少肾小管阻塞，降低管内压，增加肾小球滤过率。

具有利尿作用的中药包括：a.能抑制肾小管对水、钠重吸收的中药：茯苓、猪苓、半边莲、车前草、萹蓄、瞿麦。b.对肾血管有扩张作用的中药：麻黄、鱼腥草、蒲黄、川芎、白茅根、金钱草、商陆。c.促进钠－钾交换的中药：猪苓、泽泻、萹蓄、金钱草、鱼腥草、白茅根、玉米须等（但此类因为含钾量高，在急性肾衰竭时不主张作为一线药物使用）。

（6）促进受损组织的恢复：

①钙离子（Ca^{2+}）阻滞剂：Ca^{2+}是机体中最重要的调节剂之一，如在神经递质的分泌、关键酶的活化及肌肉收缩等生物反应中发挥着重要作用。因此，能引起细胞内Ca^{2+}水平变化的药物可能具有许多生理活性。具有钙通道阻滞剂的中药有（由强到弱排列）：川芎、藁本、海金沙、当归、龙眼肉、三棱、桃仁、红花、赤芍、牡丹皮、紫草、千年健、葶苈子、桑白皮、益智仁、淫羊藿、菟丝子等，临床可结合患者的实际情况选用。

②氧自由基清除剂：急性肾小管坏死可见肾小管产生的氧自由基增多，清除减少，继之引起细胞膜脂质过氧化损伤。应用氧自由基清除剂可增加对氧自由基的清除，从而保护受损的肾细胞。具有清除氧自由基的中药有：女贞子、菟丝子、枸杞子、补骨脂、黄精、淫羊藿、山茱萸、薏苡仁、黄芪、党参、白术、麦门冬、桂枝、茯苓、黄芩、黄连、柴胡等。另外，活血化瘀类中药抗脂质过氧化作用较强，也有利于氧自由基的清除。

（7）氮质血症的处理：

①减少尿毒素的来源：a.减少蛋白的摄入量。b.减少蛋白的分解。c.减少肠道毒素的吸收：适当使用清肠泄浊的中药，保持大便的通畅，减少有毒物质的吸收。

②促进毒素的排出：除血液透析、腹膜透析使患者度过少尿期，降低死亡率，缩短病程外，尚有中药口服法、灌肠等。

第十节　慢性肾功能衰竭

慢性肾功能衰竭（慢性肾衰）是由于各种原因引起的肾脏损害和进行性恶化的结果，机体在排泄代谢产物，调节水电解质、酸碱平衡以及某些内分泌活性物质的生成和灭活等方面出现紊乱的临床综合征。临床上常见倦怠、恶心、呕吐、贫血、少尿、水肿等症状及肾功能受损，水电解质紊乱等。慢性肾衰的病因中，在原发性肾脏病中，常见于慢性肾小球肾炎，其次为小管间质性肾炎；在继发性肾脏病中，则多见于糖尿病肾病等。据北美、欧洲等国家统计，每百万人口中，每年有100~150人发生慢性肾衰，由于人的寿命延长以及各种因素的影响，继发性慢性肾衰的比例有增加趋势。近年来，有的西方国家统计，在慢性肾衰血液透析治疗的患者中，糖尿病肾病占第一位，其次为高血压；而肾小球肾炎已由以往的第一位降为第三位，其他为多囊肾等。慢性肾衰在中医属于"癃闭""关格""水肿""虚劳"等范畴。

【病因病机】

一、中医

慢性肾衰可由水肿、淋证、尿血等多种肾脏疾病发展而来。中医认为各种肾病日久，损及各脏腑功能，并以脾肾虚损为主，逐步发展而使病情加重，最后导致正气虚衰，浊邪、瘀血壅滞肾络，导致肾脏失去开阖的功能，湿浊尿毒潴留于体内，而引发本病。在其发展过程中，往往由于某些因素而使病程进展加快，病情恶化。常见的诱因如感受外邪、饮食不节、劳倦过度等。如外邪侵袭肺卫肌表，致使肺失宣降，治节失职，三焦水道不利，湿浊潴留，或湿热下注，伤及脾肾；过度劳累，劳则伤气，过劳则正气更虚，素体脾虚，饮食不节，过食生冷、辛辣、厚味、高蛋白饮食，使脾肾虚损更甚，尿毒潴留加剧。

慢性肾衰的病程冗长。本病的病机关键在于肾之开阖功能失调，而肾的开阖功能有赖于机体的气化作用。肾气亏虚可引起肾的气化功能障碍，肾失开阖，不能及时疏导，转输、运化水液及毒物，因而形成湿浊、湿热、瘀血、尿毒等邪毒。邪毒虽源于正虚，反过来又阻碍气血的生成，因实致虚，成为本病的重要病理因素。湿浊、尿毒等波及五脏六腑、四肢百骸而产生众多的症状。湿浊中阻，脾胃升降失常，可出现恶心、呕吐；湿浊困脾，脾失健运，气血生化之源匮乏，则气血亏虚加甚；若湿浊阻遏心阳，心气不足，运血无力，则可出现心悸、气短等；水气凌心，心悸、胸闷、气促；湿浊中阻，脾胃升降失常，呕恶、纳呆、腹胀；肝风内动则抽搐；肾脏虚衰，膀胱气化不利则少尿、水肿，甚至小便点滴全无而为闭证。如果尿毒蒙蔽或扰乱神明，可致精神抑郁或亢奋之证，浊毒化热，内陷心包，则可致心阳欲脱，阴阳离决。

二、西医

西医学在临床上认为肾功能受损具有3种情况：

（1）肾单位减少。

（2）肾单位数目未减少，但单个肾单位功能减退。

（3）上述两种兼有。当肾功能失代偿以后，则呈进行性恶化；当肾功能降到相当于正常20%左右，临床上出现一系列全身症状，即尿毒症。其发病机制十分复杂，其机制尚未完全清楚，目前主要有几个学说阐述其发病机制。除了健全肾单位学说、矫枉失衡学说、毒素学说等，目前还认为肾小球高滤过、肾小球基底膜的通透性改变、肾小球高代谢及小管间质损害、脂质代谢紊乱、细胞因子直接促进肾小球的硬化等对肾功能衰竭的发生及发展有重要的意义。

【临床表现】

一、症状

慢性肾衰的临床表现极为复杂，主要表现在代谢系统的紊乱和各系统症状方面。临床上，根据肾功能损害的不同程度，可以分成几个阶段：

1. 肾功能不全代偿期：肾小球滤过率（GFR）50~80mL/min，血肌酐（Scr）< 177μmol/L；

临床上无明显症状。

2. 肾功能不全失代偿期：GFR50 ～ 20mL/min，Scr ≥ 177μmol/L 但 < 442μmol/L，临床出现乏力、轻度贫血、食欲减退等周身症状。

3. 肾功能衰竭期：GFR20 ～ 10mL/min，Scr ≥ 442μmol/L 但 < 707μmol/L，患者出现贫血、代谢性酸中毒；钙、磷代谢紊乱；水电解质紊乱等。

4. 尿毒症期：GFR < 10mL/min，Scr ≥ 707μmol/L，临床上出现明显酸中毒症状及全身各系统症状。

慢性肾衰主要的临床表现为以下几个方面：

1. 水代谢障碍：慢性肾衰早期，临床上可不出现水潴留，由于小管浓缩功能减退，水的重吸收障碍，甚至表现为夜尿增多。慢性间质性肾炎常在晚期仍无少尿，而慢性肾炎引起的慢性肾衰少尿出现较早，当肾单位绝大部分废弃后，最终出现少尿，甚至无尿。

2. 电解质紊乱：慢性肾衰患者，肾脏排泄钠能力降低，故可导致钠的潴留、高钾（但如果钾摄入不足、胃肠道丢失及大量的利尿剂应用的情况下，也可出现低血钾）、低钙、高磷等。

3. 酸碱平衡失调：当 GFR 低于正常人的20% 时，开始出现不同程度的代谢性酸中毒。

4. 各系统症状：该病症状涉及全身，由于病变程度不同，各系统症状差别很大。早期，可仅表现为一般症状，如乏力、头痛、失眠、食欲不振等。常容易漏诊，当病情加重，发展为尿毒症前期，症状可突出表现在一方面，如表现为消化系统症状、贫血等。

（1）神经系统：早期出现乏力、注意力不集中、记忆力减退等。当 GFR < 20mL/min 时，几乎 100% 患者都有神经系统异常。震颤、扑击样震颤、肌阵挛均为尿毒症脑病的表现。

（2）消化系统：恶心、饮食、食欲不振为最早期症状，口腔中有尿味，显示病情已经发展到尿毒症阶段。消化道从口腔、食管、胃、结肠黏膜都可以出现水肿、出血和溃疡。

（3）血液系统：出现不同程度的贫血，出血时间延长、血小板凝聚能力下降、血小板第三因子活性减低。

（4）呼吸系统：患者早期肺活量降低、肺功能轻度受损，代谢性酸中毒时肺出现不同程度的过度换气。尿毒症时可见肺门两侧对称阴影，即尿毒症肺。约有 15% 的患者出现不同程度的胸腔积液，以右侧较常见。

（5）心血管系统：可出现心肌损害、心包炎、高血压等。

（6）皮肤表现：皮肤失去光泽、干燥、脱屑等。

二、体征

当患者某一系统损害时，就可有系统的体征，如水肿、贫血貌、心动过速、心包摩擦音等。

三、常见并发症

主要有消化道出血、呼吸道感染、尿路感染、心衰、脑血管意外等。

【辅助检查】

1. 血常规：不同程度的贫血。

2.**尿常规**：血尿、蛋白尿、低比重尿等。

3.**血生化**：血肌酐、尿素氮升高，二氧化碳结合力下降。

4.**电解质**：高钾、高磷、低钙等。

5.**肾B超**：大多数患者可出现双肾对称性缩小，而慢性间质性肾炎等则可出现双肾不对称性缩小。

6.**肾ECT**：肾小球滤过率（GFR）下降。

【诊断要点】

（1）有慢性肾脏病史，出现食欲不振、恶心、呕吐、头痛、倦怠、乏力或嗜睡等。

（2）不明原因的高血压、贫血等，应考虑本病的可能。

【临床治疗】

慢性肾衰竭为涉及全身多脏器的严重疾病，在治疗上应该根据病情发展的不同阶段，采用不同的治疗措施。肾功能损害在代偿期，临床上无明显的症状，主要的治疗措施是使用中医，延缓慢性肾衰竭的进展，同时避免使用肾毒性药物以及其他外来因素的损害。在肾功能失代偿后，治疗上的主要措施是阻止肾功能进行性恶化和减轻临床症状。当尿毒症出现，则给予中医综合措施治疗，必要时应该给予替代疗法。

一、马氏自拟方

马氏自拟"加味肾复康"治疗慢性肾衰竭取得较好效果。

"加味肾复康"方剂组成：黄芪30g、大黄5～15g、丹参30g、淫羊藿20g、山药20g、茯苓30g、白术20g、猪苓30g、车前草20g、绞股蓝20g、水蛭3g（冲服）、川芎20g、女贞子15g、菟丝子20g、白茅根30g。

主要药物药理：

黄芪：实验证明黄芪具有改善慢性肾衰竭细胞免疫功能及改善肾功能的作用，且口服黄芪有显著减少尿中蛋白量的作用，并能修复其损害的结构，使其恢复完整性。李莹莹等研究表明黄芪六味汤联合血液灌流治疗慢性肾衰竭疗效显著，可改善患者微炎症状态，提高免疫功能。

大黄：大黄治疗慢性肾衰竭的机制包括：a.首先是影响氮质代谢，如氮质中的尿素，利用大黄的泻下作用，可以促进肠腔尿素的排泄。b.缓解肾组织的高代谢状态。c.抑制肾小球系膜细胞增殖。d.影响脂质代谢，大黄可以降低甘油三酯，升高血清高密度脂蛋白，纠正脂质代谢紊乱。大黄素、大黄酸均有利尿作用，尿中Na^+、K^+明显增加，尿pH逐渐上升。大黄有效成分对K^+-ATP酶不但有较强的抑制作用，而且还是一种调节剂，使Na^+的重吸收减少，尿中Na^+增多而达到其利尿作用。

丹参：对缺血再灌注肾功能衰竭有预防作用，能清除CPO，增加SOD活力，保护肾功能。丹参有提高腹膜透析效能的作用，能显著提高腹膜对肌酐、BuN、尿酸的清除率及超滤量。

淫羊藿：具有氧自由基清除作用。急性肾小管坏死可见肾小管产生的氧自由基增多，清除减少，继之引起细胞膜脂质过氧化损伤。应用氧自由基清除剂可增加对氧自由基的清除，从而保护受损的肾细胞，并有很好的降压、降血脂、降血糖作用以及促进阳虚动物的核酸、蛋白合成，具有雄性激素样作用。

山药：具有补肝肾作用，所以对于肾衰竭患者食用是非常好的选择，山药具有较高的营养价值和药用食疗价值，对肾功能有保护作用。冯莺等应用山药澄粉药膳法对30例慢性肾功能不全的代偿期及失代偿期早期进行治疗及护理，发现能使血磷、血尿素氮下降、血浆蛋白回升，肾小球功能24h内生肌酐清除率值趋向稳定或部分恢复，与对照组比较差异显著（$P < 0.001$），提示山药食疗用于慢性肾功能不全，可能延缓甚至逆转肾功能损害的进程，较之肾功能不全发生之后才开始应用，具有更大的临床意义。

川芎：降低血小板聚集性，起到稳定血小板作用，从而减轻肾小球基底膜的损伤，减轻蛋白尿，改善肾功能，减轻肾组织的病理变化。此外，大黄对药物肾中毒有保护作用，对环孢素A肾中毒的发生有预防作用，肾功能、尿酶及肾脏生理性损害明显减轻。

水蛭：现代医学证实水蛭具有调节脂质代谢、改善糖代谢、调节机体免疫功能、缓解肾衰竭的作用。水蛭对肾缺血有明显的保护作用，能明显降低血清尿素氮、肌酐水平。有报道水蛭治疗肾小球肾炎、肾病综合征，每天1.5~2g，每日2次。提示有利尿及消除蛋白尿的作用。

绞股蓝：能明显升高SOD活性，降低心、脑、肝、肾细胞内脂褐素的含量。绞股蓝皂苷能明显增加非特异性免疫、细胞免疫、体液免疫的功能，还具有免疫调节作用，并具有明显的降脂、降糖作用。同时又具有镇静、催眠、抗紧张等作用。

菟丝子：味甘，性温，归肾、肝、脾经，具有滋补肝肾、固精缩尿、安胎、明目、止泻之功效。增强机体免疫功能，促进造血功能，有类雌激素样作用，并能降低胆固醇、软化血管、改善动脉硬化等。菟丝子与女贞子合用降低蛋白尿。

茯苓、白术、猪苓、车前草、白茅根：均有增加尿量，促进Na^+、K^+、Cl^-等的排出，促进细胞免疫和体液免疫等作用。

二、辨证治疗

1. 脾肾气虚：

主证：倦怠乏力，气短懒言，纳少腹胀，腰膝酸软，口淡不渴，大便不实，夜尿清长，舌淡，脉象沉弱。

治法：益气健脾补肾。

方药：加味肾复康加味。

方剂组成：加味肾复康加木香10g（后下）、砂仁10g（后下）、党参20g、甘草5g、仙茅10g。每日1剂，水煎服。

加味方解：方中党参健脾养胃，配白术健脾燥湿，配茯苓健脾渗湿，苓术合用健脾祛湿之力更强；使用甘草调中；木香、砂仁醒胃健脾，更助利湿之功；加用仙茅、淫羊藿以补肾。

加减：脾阳不足、便稀频加炮姜10g、补骨脂15g以温阳止泻；肾阳虚弱、畏寒肢冷加杜仲15g；元气大亏，加人参10g（另炖）、紫河车粉15g，以补肾元，养精血。

2. 脾肾阳虚：

主证：少气乏力，畏寒肢冷，气短懒言，纳少腹胀，水肿，腰膝酸软，腰部发冷，便溏，舌淡有齿痕，脉象沉弱。

治法：温肾健脾，行气利水。

方药：加味肾复康加味。

方剂组成：加味肾复康加干姜 10g、木瓜 15g、草果 10g、巴戟天 15g、党参 15g、木香 10g（后下）。每日 1 剂，水煎服。

加味方解：方中淫羊藿、干姜、巴戟天共成温养脾肾、扶阳抑阴作用；党参配茯苓与白术健脾渗湿；木瓜芳香醒脾，化湿利水；木香、草果下气导滞，化湿行水，水行则湿邪得化。诸药合用共奏温肾健脾、行气利水之效。

临证加减：腹胀大，小便短少，加桂枝 6g、益母草 20g 以通阳化气、活血行水；纳食减少，加砂仁 6g（后下）、陈皮 10g、紫苏梗 10g 以运脾利气。

3. 肝肾阴虚：

主证：头痛头晕，五心烦热，腰膝酸软，大便干结，口干咽燥，舌红少苔，脉沉细。

治法：滋补肝肾。

方药：加味肾复康加味。

方剂组成：加味肾复康加熟地 15g、山茱萸 20g、泽泻 15g、牡丹皮 15g、何首乌 15g、女贞子 15g、旱莲草 20g、大黄 6g。每日 1 剂，水煎服。

加味方解：方中熟地、山茱萸滋补肾阴；泽泻、牡丹皮泻浊，配茯苓、怀山药健脾益气以滋生化之源；加何首乌、旱莲草与女贞子共同补益肝肾；大黄降浊；丹参活血通络。

临证加减：如头晕明显可加天麻 20g、钩藤 20g、白蒺藜 15g 以平肝潜阳；便干加肉苁蓉 15g、火麻仁 15g、玉竹 15g 以润肠通便。

4. 阴阳两虚：

主证：精神萎靡，极度乏力，头晕眼花，腰膝酸软，大便稀溏，舌质胖，脉沉细。

治法：阴阳双补。

方药：加味肾复康加味。

方剂组成：加味肾复康加生地 15g、山茱萸 20g、泽泻 12g、牡丹皮 10g、肉桂 3g（焗）、熟附子 10g（先煎）、龟板 18g（先煎）、仙茅 12g。每日 1 剂，水煎服。

加味方解：生地、山茱萸滋补肾阴；泽泻、牡丹皮泄浊；茯苓、怀山药、黄芪相配以益气健脾，滋气血生化之源；加龟板填补肾阴；桂枝、附子配淫羊藿、仙茅温补肾阳，达到阴阳双补。

临证加减：如肤糙失润、腰膝酸软明显可加补骨脂 12g、骨碎补 12g，以补肾填髓。

上述见证中，如临床上湿浊明显，症见恶心呕吐、纳呆腹胀、身重困倦，可在本证中加入芳香和胃泄浊中药，如藿香 15g、佩兰 15g、木香 10g（后下）、砂仁 10g（后下）、陈皮 10g、法半夏 10g。如水气见证明显，全身水肿，可加用行气利水中药，如大腹皮 12g、厚朴 15g、薏苡仁 30g、泽泻 15g、桑白皮 20g、石韦 20g 等。如血瘀明显，症见腰痛、肌肤甲错、舌暗、瘀斑；可加用桃仁 15g、红花 15g、当归 15g、三七 3g（冲服）、蒲黄 12g 等药。

三、西医治疗

慢性肾衰竭的治疗主要按照患者的病情分为非替代疗法（保守治疗）和替代疗法，

前者主要针对慢性肾衰竭早中期患者；后者包括血液透析、腹膜透析和肾移植等，主要针对慢性肾衰竭晚期，患者出现较为严重的并发症者。

1. 治疗原发病：慢性肾衰竭的原发病有些是可以经积极的治疗后得到逆转的，如狼疮性肾炎、结节性多动脉炎、过敏性血管炎、肾结核、镇痛性肾损害以及新近几个月发生的尿路梗阻等，当其病变活动时，可引起或加重肾衰竭的发展。如狼疮活动时可引起肾的明显损害而发生尿毒症，但在透析治疗的辅助下，及时给予激素和细胞毒药物治疗，可获得显著效果。

2. 消除可逆因素：针对诱发和加剧肾衰进展的各种因素进行治疗，如合理控制血压，治疗感染、电解质紊乱、血容量不足、心衰、尿路梗阻等。

3. 低蛋白饮食加必需氨基酸疗法：早期一般仅限于应用低盐、低蛋白饮食，这种治疗可使尿毒症患者的临床症状得以短期缓解；过低的蛋白摄入 [≤ 0.5g/ (kg·d)] 易发生严重的营养不良。慢性肾衰竭患者的营养治疗方案，需根据慢性肾衰患者肾功能水平、不同的病因、营养状态、摄食能力、饮食习惯等方面的情况和条件制定，并尽量做到个体化。各个时期如要同时补充必需氨基酸治疗，每天蛋白质的进食量应限于 20%，以达正氮平衡，防止低蛋白血症的发生。所选用的蛋白质一般为高效价的动物性蛋白质。由于饮食控制，水溶性维生素及微量元素、铁、锌等均摄入不足，除饮食尽力调配外，还应适当补充一些维生素制剂。

4. 调节水电解质平衡：

（1）水、钠调节：在进行性肾功能衰竭时，肾对体液及电解质的调节能力降低，水及溶质的排泄限制在狭小的范围之内，纳入少于排出将引起脱水，纳入多于排出将引起潴留。因此需要严格控制水、钠的摄入量，并注意每天的尿量。一般来说钠及钾的入量限制于 2~3g/d，维持在 1500~2000mL 的尿量。如果尿量较少，水的摄入应限制，必要时给予利尿剂。

（2）高钾血症的处理：慢性肾衰竭患者，高血钾时应积极处理，当血钾高于 5.5mmol/L，可先用内科办法处理，如使用 10% 葡萄糖酸钙 10~15mL 静脉注射，胰岛素加入 5%~10% 葡萄糖静脉滴注，胰岛素与葡萄糖的比例是 1U 胰岛素对应 3~4g 葡萄糖。如血钾高于 6.5mmol/L，则应考虑透析治疗。

（3）钙、磷调节：慢性肾衰竭患者常出现低血钙、高血磷，应尽可能维持这两项的血清浓度接近正常。对于高磷血症，应限制磷的摄入量，同时给予磷结合剂。低蛋白饮食能减少磷的摄入，但有一定的限度。慢性肾衰竭患者的磷摄入量应限制在 600~800mg 以下（每克蛋白饮食含磷 15mg）。磷的结合剂，较为理想的是碳酸钙，随饮食服用，每日 3~10g，分 3 次服。氢氧化铝凝胶对高磷血症也有效，但不可长期使用，以防铝在体内蓄积。当 GFR < 40mL/min 时，血钙开始降低，应予补充钙 1.2~2.0g/d。补钙过程应每 1~2 周查血钙，以防高钙血症发生。当血钙浓度达 2.62mmol/L 时应及时停药，而在补钙之前应将血磷降低于 1.78mmol/L 以免补钙后迅速发生转移性钙化。

【马氏临床治疗经验及方法】

进行性肾功能减退是几乎所有慢性肾脏病持续不愈的最终结局。由于肾替代疗法代价昂贵，限于我国目前的条件，尚难以普及，而替代疗法也不适合于早、中期慢性肾衰患者。因此，如何防治肾功能恶化，延缓其进展以及改善一般状态，提高生活质量显得更为重要。

1. 延缓慢性肾衰竭的进展策略：慢性肾衰竭的原发病很多，如慢性肾小球肾炎、慢性肾盂肾炎、系统性红斑狼疮、糖尿病肾病、高血压肾小动脉硬化症及慢性尿路梗阻等。有些原发病是可以经过积极的治疗后得到逆转的，例如及早消除泌尿道结石，畅通尿道并及时发现并停用对肾有损害的药物。肾病日久或其他疾病伤及于肾，肾组织损害带来肾功能减退。但部分未损伤的肾组织仍有很好的代偿作用。假如患者这时出现泌尿道感染或肺部感染等情况，或高血压没有很好控制，或患者进行手术治疗，或使用了肾毒性药物等，均可使肾损害加重，以致健全的肾单位无法代偿，这时就出现了尿毒症症状。因此如能及时发现并对诱发和加剧肾衰竭进展的各种因素并予以针对性治疗，如合理控制血压、治疗感染、纠正心衰、解除尿路梗阻等，就能有效地使得尿毒症得以缓解。必须指出在抗感染时，注意避免使用对肾脏有毒性的中西药。

2. 保护残存肾单位策略：

（1）避免使用对肾组织有损害的药物：不少抗生素、抗恶性肿瘤药物、解热镇痛药以及中药芫花、木通、喜树、斑蝥等对肾脏有害。

对肾脏有毒性作用的西药有：重金属制剂，如汞剂等；抗肿瘤药物以及部分抗生素，如二性霉素、新霉素、庆大霉素、卡那霉素、链霉素及利福平等均有不同程度的肾毒性。对肾脏有毒性的中药有：雄黄、朱砂、砒霜、斑蝥、蜂毒、鱼胆、蝮蛇抗栓酶、全蝎、海马、山慈姑、钻地风、雷公藤、昆明山海棠、牵牛子、野百合、腊梅根、苍耳子、木通以及三品一条枪、安宫牛黄丸等中药制剂在中毒剂量下可造成肾损害。

（2）清除自由基：受损的肾组织清除自由基的能力降低，过多的自由基反过来又会损伤正常的肾组织，清除过多的自由基，就可保护残存的肾组织。人参、黄芪、地黄、当归、黄精、何首乌、女贞子、枸杞子、菟丝子、杜仲、三七等具有清除自由基的作用。其中当归、香附、砂仁等中药的挥发油含有不饱和双键，当它们进入体内有可能参与氧化还原反应，而且有抗氧化作用，从而减少自由基；黄芪、人参、何首乌、杜仲、防己、五味子、绞股蓝、三七、金匮肾气丸等能增强超氧化物歧化酶（SOD）活性，黄芪、人参、五味子、金匮肾气丸等能增强过氧化氢酶；三七还能增强谷胱苷肽过氧化物酶的活性，而发挥它们清除自由基的功效。

（3）降低球内压：慢性肾衰竭存在高滤过、高内压，因此降低球内压可有效延缓慢性肾衰竭进展。在 Scr 小于 $264\mu mol/L$ 以下时，选用 ACEI 类药物可改善肾小球血流动力学的变化，有利于保护肾功能。中药黄芪、细辛、海金沙、白芍、降香、南星、法半夏、葛根、野菊花、牛膝、山楂、何首乌等具有影响血管紧张素II形成的作用，临床上可在辨证的基础上选用。

3. 马氏自拟方剂：

（1）肾复康：

方剂组成：黄芪 30g、大黄 15g、丹参 30g、淫羊藿 20g、何首乌 15g、茯苓 30g、白术 20g、猪苓 30g、车前草 20g、绞股蓝 20g、水蛭 3g，冲服。

4. 加味肾复康：

方剂组成：黄芪 30g、大黄 5～15g、丹参 30g、淫羊藿 20g、山药 20g、茯苓 30g、白术 20g、猪苓 30g、车前草 20g、绞股蓝 20g、水蛭 3g（冲服）、川芎 20g、女贞子 15g、菟丝子 20g、白茅根 30g。

在临床上辨证治疗慢性肾功能衰竭患者，结果表明该药在减轻慢性肾衰竭患者的临床症状，降低血清尿素氮、肌酐，提高血清白蛋白，改善贫血状态及脂质代谢方面有良好的效果。临床实践研究表明：肾复康和加味肾复康能明显改善脂质代谢紊乱，减轻肾脏病理损害，从而有效延缓慢性肾衰竭进展。

慢性肾衰竭晚期出现无尿、心衰、高钾、严重代谢性酸中毒等严重并发症等情况下，应及时使用透析疗法，使患者渡过难关，赢得进一步的治疗时间。

【马氏治疗慢性肾衰竭的策略和体会】

一、稳定期患者的调治

稳定期慢性肾衰竭患者临床表现以正虚为主，在邪实之中以瘀血为主，故治疗中应以扶正为主，同时注意活血化瘀治疗。

1. 顾护胃气：慢性肾衰竭是多种原因所致以脾肾气虚为主的本虚标实之证，病程迁延，常出现多个脏腑受累，诸虚损俱现，标实严重。慢性肾衰竭患者临床上可有多脏腑功能失调的表现，如倦怠乏力、面浮肢肿、头晕头痛、咳嗽气促、胸闷心悸、腰膝酸软等。此外，胃肠道症状也多较突出，表现为纳食不进、恶心呕吐、腹胀腹泻等。

马氏认为慢性肾衰竭患者在病变过程中可出现多种严重并发症，如急性左心衰、高钾血症、高血压、代谢性酸中毒等，这些严重并发症多应以西医处理（包括血液透析），以免耽误病情。但一些尿毒症患者因种种原因未能进行透析或透析不充分者，尿毒症之胃肠症状仍较为明显。此时，应在诸多的证候面前以调理脾胃为重点。清代叶天士指出："上下交损，当治其中。"王旭高认为："五脏皆虚，独治后天脾胃。"都强调了调理脾胃的重要性。调理脾胃的药物有香砂六君子汤合焦三仙，腹泻者可用藿香正气散合参苓白术散；对于呕恶明显的可用温胆汤和胃降逆止呕。对于大便不通的患者，则应予以通里泻下，使大便通畅，浊邪得泻。在调理脾胃过程还要注意饮食疗法的重要性，久病胃气已虚，不可维持药物治疗，应注意发挥食疗的作用。

2. 益气固表：中医认为久病必虚。慢性肾衰竭患者卫表不固，多数机体状态较差，免疫功能低下，易感外邪，常感染各种病原体，如上呼吸道感染、泌尿道感染等，这些感染往往加重病情，加速肾功能的恶化。气虚则卫外功能减弱，六淫之邪易于入侵。邪气入侵体内后是否发病亦取决于正气的强弱，因此益气固表对于预防慢性肾衰患者并发感染甚为重要。

3. 补肾填精：慢性肾衰竭患者普遍存在钙、磷代谢紊乱（高磷低钙），继发甲状旁腺功能亢进以及肾性贫血等。中医认为肾为先天之本，肾主骨生髓，骨髓能生血。因此肾对血液的生成极为重要，这与西医学认为肾脏红细胞生成素产生不足是造成肾性贫血的重要原因的观点是一致的。中医主要以补肾的方法来治疗贫血亦收到一定效果。现在肾性贫血的治疗在理论上已获得根本的解决，但由于重组红细胞生成素价格昂贵，临床上尚难普及应用，因此传统的中医补肾法仍常由于治疗肾脏疾病引起的贫血。

马氏筛选出常用的补肾、补血中药有：

（1）冬虫夏草（可以改善慢性肾衰患者的症状和营养状态，以及对氨基糖苷类肾毒性损伤有保护作用）。

（2）淫羊藿（促进核酸、蛋白合成）。

（3）何首乌（对粒系祖细胞的生成有促进作用，能使造血干细胞增加，促进红细胞生成）。

（4）山茱萸（补肾益精）、菟丝子（促进造血功能）。

（5）当归（促进血红蛋白及红细胞生成）。

（6）桑螵蛸（促进红细胞发育）。

（7）锁阳（兴奋造血机能）。

（8）茯苓（促进造血功能）。

（9）女贞子（促进造血功能）。

（10）三七（升高血浆蛋白，促进骨髓造血干细胞）。

以上诸药，对提高肾衰竭患者的整体状况均有一定效果。

4. 活血化瘀：慢性肾衰竭可由多种疾病迁延日久发展而来，特别是对于一些由糖尿病发展而来的慢性肾衰竭患者。这些患者在肾功能衰竭之前就广泛存在血管病变，血液高凝状态更为突出，因此活血化瘀法尤为重要。对于慢性肾衰竭患者进行血液透析后，部分患者仍然存在高凝状态，透析过程时有发生透析器堵塞现象，对这类患者必须强调活血化瘀的重要性。现代药理研究表明，活血化瘀药物多具有降低血脂、改善血黏度的作用，并且不同程度地减轻肾小球硬化，从而减缓肾功能衰竭的进展。在活血化瘀药物中丹参和川芎研究较多，多数认为有较好的疗效。常用的治法有益气活血、行气活血、温阳活血、养阴活血、解毒活血等。马氏常用的活血化瘀药主要有丹参、川芎、红花、益母草、郁金、泽泻、鸡血藤、当归、赤芍等。

二、整体排毒疗法

晚期尿毒症患者，单一的疗法难以取得很好的效果，马氏主张采用以保持机体的整体健康为目的的中医综合疗法，包括口服中药汤剂和中药制剂，中药结肠透析（保留灌肠）、皮肤透析（药浴疗法）及对症处理等。

中医学认为，人体是一个统一的有机整体，人体代谢产物的排除也是整体功能作用的结果，人体的毒素除了从尿排除外，还能通过皮肤、肠道、呼吸等排出。当肾功能衰竭时，从尿中排出的毒素减少，而其他途径仍能排出一定量的水分及毒素。马氏主张采用中医整体排毒疗法治疗晚期尿毒症患者，在改善临床症状，特别是消化道症状、皮肤瘙痒等方面有较好的疗效，同时在降低血尿素氮、稳定血肌酐、提高血清白蛋白等方面均有一定的疗效。其中大黄胶囊能降浊通腑，具有降低尿素氮、抗凝、降低血黏和免疫调节等作用。通脉口服液含黄芪、三七等，健脾益气，活血通脉；肾复康和加味肾复康具有扶正驱邪、健脾补肾、活血化瘀的功效，能明显降低慢性肾衰竭患者的血中毒素、改善脂质代谢、提高血清白蛋白及改善肾脏病理损害等。而以大黄、牡蛎、蒲公英等药组成的结肠透析液则直接作用于结肠，起到通腑降浊，加强血中毒素从肠道直接排出。

三、配合使用中药减少透析反应，提高透析效果

由于透析的非生理性，在透析过程或透析后均可能产生各种并发症。在众多的透析患者中发现其临床证型，虚证多以脾肾气（阳）虚为主，标实多以瘀浊内阻为主。临床上使用中药及其制剂配合血液透析，在减少透析并发症、改善营养状态以及提高透析患者的生活质量等方面获得了较好的疗效。

此外，临床上还应注重一些患者平素血压偏低，长期低血压可致透析时血流量不足甚至血瘘、血栓形成，直接影响透析效果及血瘘的使用寿命。对这些患者，应常用参麦注射液、生脉注射液治疗透析中并发低血压者，或使用高丽参注射液 20mL 加入 GS 中滴注，平时嘱患者炖服红参，能有效提高血压。营养不良是透析患者不能长期存活的主要原因之一，可导致机体免疫功能低下，频发感染，而感染亦是透析患者死亡的重要原因。因此，临床常用八珍汤加减进行补益。同时平素给高蛋白、必需氨基酸食品（如鸡蛋、奶制品、鱼、家禽类、瘦肉等）、高热量食品及新鲜水果、蔬菜等富含维生素及微量元素的食物。对于消化道症状较重的透析患者多由于湿浊内阻、脾失健运而至腹胀纳呆等，治疗上除了加强透析之外，调理脾胃至关重要。中药可用健脾、醒胃、消滞之品。处方可用香砂六君子汤加减（方剂组成：木香 10g、砂仁 10g、党参 20g、茯苓 15g、苍术 10g、枳壳 10g、麦芽 15g、藿香 15g、鸡内金 15g、刘寄奴 15g），此药芳香醒脾开胃，又有消化食积之功效。饮食方面可在煲汤时加入砂仁 5g，以醒胃化浊。对于便秘或透析不充分的患者则可以配合口服大黄及大黄制剂，务必使大便保持每天 2~4 次，以促进毒素从大便排出。马氏常用大黄胶囊 1~2 粒，每日 2~3 次。必要时可配合以大黄为主的中药灌肠以达到结肠透析的目的。透析患者多有高血钾，但也有部分患者透析后出现低血钾者，每每出现倦怠乏力，甚至心律失常者，所以在饮食方面叮嘱患者多食些含钾高的食物，如冬菇、马铃薯、瘦牛肉、橘子、海带、紫菜等，并可采用冬菇炖鸡等饮食疗法配合治疗。

慢性肾衰竭透析患者部分可有高黏血症，以至透析时易出现透析器堵塞，从而降低透析效果、减少透析器的复用次数、增加透析患者的经济负担。甚至有些患者因此导致重要脏器的血栓形成。增加肝素的用量，可以改善血液高黏状态，但过多使用肝素可增加脂蛋白分解酶活性，促进脂肪的分解，使血中的游离脂肪酸升高，细胞免疫功能低下，导致感染的发生率升高。此外，肝素还可能激活补体，引起白细胞下降、C3 增加以及动脉血氧分压下降等。因此在透析过程中尽量减少肝素的用量仍有积极意义。临床治疗体会到长期口服丹参、田七及其制剂，透析时用丹参注射液或川芎嗪、血栓通等加入 GS 中静脉滴注；或在炖品中加田七或丹参等均有利于降低血液黏度、减少肝素的用量并增加透析器的使用次数。

一些透析患者皮肤奇痒、脱屑、鱼鳞样改变，遍及躯干及四肢，常因搔抓而见皮肤破损，严重影响生活质量。临床经常看到患者在透析时还需有人专职帮患者不停地瘙痒，其严重程度可想而知。这些患者中医证候多属于血虚生风、湿毒浸淫。治法为养血疏风，渗湿止痒，方取四物汤加味（当归 15g、川芎 10g、生地 15g、赤芍 15g、何首乌 15g、乌梅 10g、地肤子 12g）。

维持性血液透析患者几乎均有骨病，主要表现为肌无力、酸痛及骨痛，特别以持重

骨痛为著。中医辨证多属肝肾不足，瘀血内阻。治以补肝肾、强筋骨、活血化瘀。处方：杜仲15g、续断20g、枸杞子15g、牛膝15g、龟板30g（先煎）、丹参30g、海螵蛸15g。饮食上应注意控制磷的摄入，如肉松、动物内脏、脑类、骨髓等含磷较多，不宜多食。而含钙高的食物，如贝类等则有助于补钙降磷。另外可炖服鳖甲、牡蛎等品。

　　慢性肾衰竭透析患者均有不同程度的贫血，主要是由于红细胞生成素缺乏或产生相对不足、红细胞生长抑制因子增加、红细胞寿命缩短以及失血、铁或叶酸的缺乏等。使用促红素虽可取得良好的疗效，但由于该药价格昂贵，仍不能广泛使用，因此多年临床摸索应用中药治疗以提高促红素的疗效。自拟促红汤（黄芪30g、党参20g、苍术20g、茯苓20g、当归15g、丹参30g、淫羊藿20g、锁阳10g、菟丝子20g、何首乌15g、枸杞子30g、大黄10g，加水500mL，煎成100mL，分2次温服）。临床治疗发现使用健脾补肾中药对慢性肾衰竭血透患者的贫血状态及生活质量均有明显的改善作用，并提示健脾补肾中药与促红细胞生成素有协同作用。

　　临床亦观察到静脉滴注黄芪注射液可以明显地降低透析患者感染的发生率，同时可减少透析过程中不良反应。常用黄芪注射液20mL加入5%～10%GS250mL中，透析开始时予以静滴。结果表明，黄芪注射液能降低透析患者的感染发生率及透析过程中的不良反应发生率，并使血清白蛋白升高。亦可采用由黄芪、丹参、淫羊藿、三七组成的通脉口服液加大黄胶囊配合常规血液透析治疗尿毒症终末期患者，与单纯血透患者比较，结果显示治疗组的平均尿素氮浓度、蛋白分解率均优于对照组。提示：通脉口服液、大黄胶囊配合血透在提高透析成分血及患者生活质量方面优于单纯的血液透析。

四、专病专方研究

　　近年来一些学者趋向于固定处方、专方专药，制成一定的剂型治疗本病，临床便于掌握和研究。

　　蒋瑞华等用肾衰康（大黄、土茯苓、牡蛎、甘草、丹参等）治疗慢性肾衰竭氮质血症30例，在降低血尿素氮、肌酐方面，治疗前后比较，差异有显著性意义（$P < 0.001$）。其降低肌酐和尿素氮的效果明显优于西药对照组（给予速尿隔日静滴能量合剂，每周静滴肾安，肌注苯丙酸诺龙）。

　　王永钧等用尿毒净胶囊（活性炭、大黄等）治疗慢性肾衰患者75例，与包醛氧淀粉治疗组30例比较。经过3个月的治疗，显效33例（44%），有效23例（30.7%），无效19例（23.3%），其显效率及总有效率均优于对照组（$P < 0.05$）。在改善临床症状、改善肾功能及远期延缓肾衰竭进展方面均优于对照组。

　　张绪生等以肾衰解毒汤（生大黄10g、生黄芪15g、生地10g、丹参10g、红花10g、土茯苓25g、黄连4g、竹茹10g、法半夏10g、佩兰10g）治疗慢性肾衰竭24例，显效8例，有效12例，无效4例，总有效率83.3%。

五、保留灌肠及内病外治研究

　　中药保留灌肠不失为简单有效的治疗方法，其所用的灌肠处方中多应用了大黄、牡蛎等药。近年来，内病外治，应用敷贴、药浴等方法改善症状，也时有报道。

　　孙淑玲等采用肾疏通丸（淡附子30g、生大黄30g、黄芪30g、益母草30g、车前草

30g、生牡蛎 30g、炒枳实 10g，制成丸剂，每丸 3g）敷脐，外用胶布固定，每 3～4 天换药 1 次，8 周为 1 个疗程。观察期间除了对症处理（如高血压心力衰竭、贫血等）外，停用其他药物或治疗手段。共治疗不同时期的慢性肾衰竭患者 340 例，用药后，有 327 例（86.18%）肌酐有不同程度的降低。

韩旭等治疗慢性肾衰竭 58 例，用大黄、煅牡蛎、六月雪、白花蛇舌草、黄蜀葵灌肠，每日 1 次，20 天为 1 个疗程。显效 5 例，有效 19 例，无效 14 例，总有效率 77.8%。

六、改善贫血的研究

贫血是慢性肾衰竭的严重并发症，其发病率达 95% 以上，且贫血程度与肾功能衰竭的时间及程度密切相关。促红细胞生成素是治疗肾性贫血有效的药物，但由于该药昂贵，目前在我国尚难普及应用。于是一些学者试图用中医中药治疗肾性贫血。

刘玉芹等用保元生血饮（地黄、紫河车、生晒参、当归、丹参、陈皮、半夏、大黄等）治疗肾性贫血 30 例，通过 1 年的观察，结果：显效 13 例，（43.3%），有效 10 例（33.3%），无效 7 例（23.3%），总有效率 76.6%。

李顺民等应用肾衰方（黄芪 30g、附子 10g、法半夏 10g、陈皮 6g、茯苓 10g、益母草 20g、半边莲 30g、丹参 15g、枳实 10g、泽泻 30g、甘草 3g）为基本方随证加减治疗慢性肾衰竭 29 例，结果治疗后血红蛋白、红细胞和血小板分别上升 24.3%、57.4% 和 22.2%，同时全血黏度和红细胞压积也明显上升。

七、三联疗法

周迎晨等用以下方法治疗肾衰竭：口服中药、保留灌肠、静脉滴注等。

八、四联疗法

叶景华等用以下方法治疗肾衰竭：口服中药、保留灌肠、静脉滴注、膏药敷贴。

【实验研究】

一、单味中药治疗慢性肾衰竭的研究

目前比较深入研究的单味药物主要有泻下药、补益药、活血药等。

1.泻下药：在单味药物治疗慢性肾衰竭中，大黄应用最早、研究最多。20 世纪 60 年代南京中医学院从祛邪入手，用大黄治疗氮质血症，以后全国各地广为采用。大黄的泻下、降氮作用已成为共识。近期研究表明大黄确能延缓慢性肾衰竭的进展，并能明显改善患者的营养状态。使电灼双肾所致的肾衰竭模型尿蛋白明显下降，明显升高血清白蛋白和总蛋白。魏建东等研究表明大黄不仅能减少肾炎大鼠基质的堆积，还能降低肾小球培养上清液中的纤维连接蛋白（FN）浓度和 IL-1 活性。邱阳等的研究表明，大黄对慢性肾衰竭患者的肿瘤坏死因子（TNF）能产生明显的抑制作用，对延缓慢性肾衰竭的发展及防治引起的并发症起到十分重要的作用。

2.补益药：

（1）冬虫夏草：赵学智等研究表明冬虫夏草对 CsA 所致的肾脏缺血、缺氧性肾小管损伤具有明显的保护作用。杨俊伟等利用离体灌注肾（IPK）技术，研究表明冬虫夏草的作用与其浓度有密切关系。冬虫夏草实验组的乳酸脱氢酶释放率低于对照组，而其葡萄糖异生能力明显优于对照组，肾皮质匀浆中 MDA 含量亦呈减少的趋势。说明冬虫夏草能明

显影响肾血流动力学，还能改善肾组织能量代谢，减轻细胞的损伤。程庆等研究表明冬虫夏草可明显降低 5/6 肾切除大鼠的血清 BUN、Scr 水平，阻抑肾小球的代偿性肥大，明显减轻肾脏病理改变，尤其是对肾间质小管的病变有明显的防治作用。梁兰青等研究表明冬虫夏草对庆大霉素诱发的肾衰模型，可促进肾内表皮因子（EGF）的产生，增加其免疫性及尿中的 EGF 含量，从而促进肾小管细胞的再生和修复，加快肾功能的恢复。

（2）人参：研究结果表明人参中的人参皂苷通过提高机体细胞免疫功能对慢性肾衰者免疫缺陷或免疫功能低下状态具有明显的改善作用。刘杰等采用阳离子化牛血清白蛋白（C-BSA）制作大鼠膜性肾病模型。结果表明，人参皂苷与羟自由基清除剂去铁胺相似，能抗脂质过氧化，保护氧化酶活性，降低 C-BSA 大鼠蛋白尿，从而减轻肾损害，延缓慢性肾衰竭进展。

（3）淫羊藿：程庆烁等采用 7/8 肾切除法制备了慢性肾功能不全的大鼠模型，并用淫羊藿进行实验性治疗，结果提示淫羊藿可明显减轻肾脏组织学改变和减少系膜基质的产生。

（4）何首乌：唐树德等用何首乌治疗 28 例早期肾脏损害的血瘀型高血压患者，用药后血脂下降，尿 Alb、IgG、IgM 的排泄量有改善，提示其有改善循环、活化纤溶酶、抑制胶原合成等作用。

3. 活血药：

（1）丹参：早期研究丹参改善肾功能和改善高凝状态与其抗凝和调整纤溶活动有关。对于早期慢性肾衰患者使用丹参后，血肌酐、尿素氮下降，尿量增加。张国强等研究表明丹参对人肾成纤维细胞增殖有抑制作用，并通过使 c-myc 蛋白高水平表达而诱导细胞凋亡，长期使用大量丹参治疗可能对肾炎的间质纤维化病变有一定疗效，从而延缓尿毒症的发生。

（2）川芎：刘云海等研究表明川芎嗪确可改善慢性肾衰患者肾血流量和内生肌酐清除率（Ccr）。刘必成等研究认为，内皮原性舒张因子（EDRF）释放减少或灭活增多与环孢素 A（CsA）的肾毒性有关，提示川芎嗪可能通过保护血管内皮细胞释放 DERF 而对 CsA 急性肾毒性具有一定的预防作用。

（3）水蛭：石纪才等研究表明水蛭液对肌注甘油引起的肾小管坏死有一定的保护作用，认为外髓层瘀血是缺血性肾功能衰竭的特征，是肾功能发生和转归的关键。缺血可使肾内 TXA2 合成增多，使 PGI2/TXA2 比值下降，使血管功能状态发生变化。水蛭液可使 PGI2 升高，TXA2 降低，从而通过其活血化瘀，改善血液流变学和改善肾内前列腺素的代谢而实现对肾脏缺血的保护。

（4）三七：张国强等在分离培养人肾间质细胞基础上通过 dUTP 标志 DNA 断裂点显色及流式细胞基础仪等方法，观察三七总苷对细胞凋亡及其调控蛋白 c-myc、Fas 表达的影响，认为三七总苷通过诱导 c-myc 蛋白表达上调，促进人肾间质细胞凋亡，促使细胞生存数量下降，可能是治疗肾间质纤维化的有效药物。

4. 降低尿蛋白、改善血流动力学：李晓冬等观察大黄对电灼双肾制造的大白鼠肾衰模型蛋白尿的影响，结果表明大黄组的尿蛋白明显下降，并能明显地升高血清白蛋白和总蛋白，降低血清尿素氮和肌酐。朱扣云等用温肾降浊汤（红参须、黄精、淫羊藿、黄芪、大黄、莪术）治疗 5/6 肾切除慢性肾衰模型，结果表明该方能明显降低血肌酐、尿素氮，并能明显减轻肾小球玻璃样变和肾小球代偿性肥大与细胞增多，与包醛氧淀粉组比较，差异有显著性意义（$P < 0.001$）。

5. 调节细胞因子：近年来，细胞因子对慢性肾衰竭的发生、发展的作用日益受到人们的关注。因此从分子生物学水平研究一些药物对慢性肾衰竭进展的作用是把中医药研究引向深入的关键。邱阳等研究表明，大黄对慢性肾衰竭患者的肿瘤坏死因子（TNF）能产生明显的抑制作用，对延缓慢性肾衰竭的发展及防治引起的并发症起到十分重要的作用。马路等对 54 例住院确诊为慢性肾衰竭的患者每日服人参皂苷 2.4g，观察 6～8 周，通过对 IgA、IgM、IgA 和补体 C3，淋巴细胞亚群测定和 PHA 诱导下淋巴细胞转化测定及 IL-2 诱生能力测定，结果表明人参中的人参皂苷对慢性肾衰竭患者免疫缺陷或免疫功能低下状态的改善，主要是通过提高机体细胞免疫功能来完成的。

6. 改善脂质代谢：刘慰祖等研究表明慢性肾衰患者以 TG、VLDL 升高为主的 IV 型高脂血症为特征。用中药基本方（紫苏 30g、六月雪 30g、丹参 30g、山楂 30g、党参 20g、半夏 10g、川黄连 6g、砂仁 6g、泽泻 45g、白术 15g、肉苁蓉 12g、大黄 12～18g），阳虚组加熟附子、淫羊藿；阴虚组加黄精、何首乌，多数患者加扶正药（生晒参、冬虫夏草），共治疗 32 例慢性肾衰竭患者，60 天为 1 个疗程。结果两组治疗后脂质代谢均有明显改善（$P < 0.05$ 或 $P < 0.01$）。张福生等用保肾降浊丸（组成：大黄 30g、益母草 30g、绞股蓝 30g、半边莲 30g、冬虫夏草 15g、水蛭 5g，按比例水泛为丸）6～9g/ 次，每日 3 次，疗程 3 个月，总有效率达 78.1%。治疗后总胆固醇、甘油三酯和高密度脂蛋白均较治疗前有明显变化（$P < 0.05$ 或 $P < 0.01$）。鲁盈等研究表明黄芪当归合剂在肾病综合征治疗中不仅能调节蛋白质的代谢，还能有效降低高脂蛋白血症，防止肾小球硬化和保护肾功能。徐大基等研究表明，尿毒康（主要由何首乌、大黄、黄芪、肉桂等组成）能明显改善脂质代谢紊乱，减轻肾脏病理损害，从而有效延缓慢性肾衰进展。

附：糖尿病足

糖尿病足是糖尿病患者并发的一种损及神经、血管、皮肤、肌腱甚至骨骼，以致坏死的慢性进行性病变。根据糖尿病足部病变的性质，可分为湿性坏疽、干性坏疽和混合性坏疽 3 种临床类型。

一、湿性坏疽糖尿病患者

湿性坏疽临床所见到的糖尿病足患者多为此种类型，约占糖尿病足的 3/4。多因肢端循环及微循环障碍，常伴有周围神经病变，皮肤损伤感染化脓。局部常有红、肿、热、痛、功能障碍，严重者常伴有全身不适、毒血症或败血症等临床表现。

（1）湿性坏疽前期（高危足期）：常见肢端供血正常或不足，局部水肿，皮肤颜色发绀，麻木、感觉迟钝或丧失，部分患者有疼痛，足背动脉搏动正常或减弱，常不能引起患者的注意。

（2）湿性坏疽初期：常见皮肤水疱、血疱、烫伤或冻伤、鸡眼或胼胝等引起的皮肤浅表损伤或溃疡，分泌物较少。病灶多发生在足底、足背等部位。

（3）轻度湿性坏疽：感染已波及皮下肌肉组织，或已形成轻度的蜂窝织炎。感染可沿肌肉间隙蔓延扩大，形成窦道，脓性分泌物增多。

（4）中度湿性坏疽：深部感染进一步加重，蜂窝织炎融合形成大脓腔，肌肉肌腱韧带破坏严重，足部功能障碍，脓性分泌物及坏死组织增多。

（5）重度湿性坏疽：深部感染蔓延扩大，骨与关节破坏，可能形成假关节。

（6）极重度湿性坏疽：足的大部或全部感染化脓、坏死，并常波及踝关节及小腿。

二、干性坏疽糖尿病患者

干性坏疽糖尿病患者的足部干性坏疽较少，仅占足坏疽患者的1/20。多发生在糖尿病患者肢端动脉及小动脉粥样硬化，血管腔严重狭窄；或动脉血栓形成，致使血管腔阻塞，血流逐渐或骤然中断，但静脉血流仍然畅通，造成局部组织液减少，导致阻塞动脉所供血的远端肢体的相应区域发生干性坏疽，其坏疽的程度与血管阻塞部位和程度相关。较小动脉阻塞则坏疽面积较小常形成灶性干性坏死，较大动脉阻塞则干性坏疽的面积较大，甚至整个肢端完全坏死。

（1）干性坏疽前期（高危足期）：常有肢端动脉供血不足，患者怕冷，皮肤温度下降，肢端皮肤干枯，麻木刺疼或感觉丧失。间歇跛行或休息疼，多呈持续性。

（2）干性坏疽初期：常见皮肤苍白，血疱或水疱、冻伤等浅表干性痂皮，多发生在指趾末端或足跟部。

（3）轻度干性坏疽：足趾末端或足跟皮肤局灶性干性坏死。

（4）中度干性坏疽：少数足趾及足跟局部较大块干性坏死，已波及深部组织。

（5）重度干性坏疽：全部足趾或部分足由发绀色逐渐变灰褐色，继而变为黑色坏死，并逐渐与健康皮肤界限清楚。

（6）极重度干性坏疽：足的大部或全部变黑坏死，呈木炭样尸干，部分患者有继发感染时，坏疽与健康组织之间有脓性分泌物。

三、混合性坏疽糖尿病患者

混合性坏疽糖尿病患者混合性坏疽较干性坏疽稍多见，约占糖尿病足患者的1/6。因肢端某一部位动脉阻塞，血流不畅，引起干性坏疽，而另一部分合并感染化脓。

混合性坏疽的特点是：混合性坏疽是湿性坏疽和干性坏疽的病灶，同时发生在同一个肢端的不同部位。混合性坏疽患者一般病情较重，溃烂部位较多，面积较大，常涉及大部或全部手足。感染重时可有全身不适，体温及白细胞升高，毒血症或败血症发生。肢端干性坏疽时常并有其他部位血管栓塞，如脑血栓、冠心病等。

糖足汤组成：黄芪50g、生地20g、玄参20g、金银花30g、连翘30g、牡丹皮20g、蒲公英30g、紫花地丁30g、黄连15g、黄芩20g、土茯苓30g、牛膝20g、丹参30g、赤芍20g、川芎20g。每日1剂，分2次温服。加服硫酸锌200mg，每日2~3次。补充锌能提高免疫功能及组织修复能力，有利感染的控制和伤口的愈合。

糖足泡足剂：桂枝15g、肉桂10g、丹参40g、忍冬藤100g、黄芪50g、乳香15g、没药15g、白芷15g。共为粗末，加水5L，煮沸15min，凉至45℃左右，浸泡患足，每日2次，每次30min至1h，20天为1个疗程。

（王立洪）

第四章 儿科、男科疾病

马氏治疗儿科、男科疾病框架

1. 活血药：桃仁、红花、川芎、赤芍、丹参、川芎、五灵脂、延胡索。

2. 通窍药：冰片、石菖蒲、苏合香、麝香。

3. 化痰：炒僵蚕、川贝母、远志、石菖蒲、胆南星。

4. 养心安神药：酸枣仁、合欢花、柏子仁、远志、茯神。

5. 祛风解毒药：荆芥、防风、全蝎、蜈蚣等。

6. 化湿解毒药：马鞭草、茵陈、土茯苓等。

7. 清热解毒药：马齿苋、射干、重楼、连翘、夏枯草、黄芩等。

8. 化痰解毒药：半夏、茯苓、僵蚕等。

9. 息风解毒药：天麻、钩藤、石决明、羚羊角等。

10. 活血解毒药：丹参、牡丹皮、郁金、川芎。

11. 豁痰开窍药：石菖蒲、胆南星、郁金。

12. 化痰解痉药：僵蚕、蜈蚣、茯苓、枳实。

13. 利水渗湿、健脾补中、宁心安神药：茯苓、白术。

14. 滋补肝肾药：生地、熟地、山茱萸。

15. 活血化瘀药：丹参、桃仁、红花、川芎、赤芍、蒲黄、三七、五灵脂等。

16. 治疗心神不宁、心烦不宁、夜寐不安药：酸枣仁、合欢花、合欢皮、夜交藤、柏子仁、珍珠母等。

17. 养肝血药：当归、白芍、枸杞子、牛膝、木瓜、鸡血藤。

18. 滋肝阴药：山茱萸、生地、熟地、枸杞子、女贞子、阿胶、鳖甲、白芍、龟板。

19. 温肝寒药：肉桂、小茴香、荔枝核、吴茱萸。

20. 平肝潜阳药：

（1）平肝药：菊花、川楝子、天麻、钩藤。

（2）潜肝药：石决明、珍珠母、生龙骨、生牡蛎。

（3）镇肝药：代赭石、灵磁石。

21. 息肝风药：钩藤、天麻、刺蒺藜、僵蚕、全蝎、蜈蚣、地龙、蝉蜕、菊花。

22. 理肝气药：柴胡、香附、郁金、青皮、枳实、川楝子、延胡索、木香、沉香。

23. 化肝瘀药：川芎、桃仁、红花、三棱、乳香、没药、五灵脂、泽兰。

24. 疏肝解郁药：柴胡、郁金。

25. 柔肝药：白芍。

26. 泻肝药：夏枯草、栀子。

27. 保护心肌药：黄芪、党参、丹参、赤芍、太子参、麦门冬、红景天等。

28. 治疗心律不齐、早搏或有房室传导阻滞药：苦参、半夏、甘松、羌活、丹参、黄芪、黄连等。

29. 扶正解毒药：莲子心、黄芩、黄连、苦参、栀子等。

30. 锌、铜、铁含量高的中药：生地、熟地、茯苓、白术、当归、黄芪、党参等。

31. 益智、改善学习能力的中药：石菖蒲、远志、酸枣仁、红景天、绞股蓝等。

32. 具有激素样作用的中药：巴戟天、淫羊藿、蒺藜、枸杞子等。

33. 抑菌、抗过敏、增强免疫力药：马齿苋。

34. 活血散瘀、解毒利水药：马鞭草。

35. 镇静催眠、抗惊厥、改善学习记忆药：天麻。

36. 松弛平滑肌、镇静药：钩藤。

儿科疾病

第一节　小儿便秘

小儿便秘是指大便干燥坚硬、秘结不通、排便次数减少、间隔时间延长或虽便意频而排出困难的一种病症，亦称便闭、秘结、大便不通。便秘既可作为一种独立的疾病，也可继发于其他疾病的过程中。便秘日久，常常会引起其他症状，患儿由于腑气不通，浊阴不降，可引起腹胀、腹痛、头晕、食欲差、睡眠不安等。患儿由于便时努挣，可引起肛裂或脱肛。

西医学中因肠动力缺乏、肠道刺激不足引起的便秘；或因腹泻、痢疾而过服止泻药等原因引起的肠黏膜应激力减弱而致的便秘；一些直肠肛门疾病如肛裂、痔疮、狭窄等引起的便秘；先天性巨结肠引起的便秘等，多属于中医学便秘的范畴。本病在儿科发病率较高，与排便有关的问题占到小儿消化门诊患者的25%。小儿便秘的90%以上属功能性范畴。

【病因病机】

一、中医

1. 饮食因素：小儿乳食不知自节，饥饱失常，损伤脾胃。食少气血生化乏源，脾运无力；过食辛辣香燥之品，胃肠积热；过食生冷肥甘，损伤脾胃；运化失常，食滞中焦，成积化热，积热蕴结，肠腑传导失常，引起便秘。

2. 情志因素：情志失和，环境习惯改变，致气机郁，脾胃运化传导失常，糟粕滞肠而不下行；或因贪玩而抑制排便，或因排便时过度紧张，影响排便反射而发病。

3. 燥热内结：小儿稚阴稚阳之体。过用辛温药物，恣食辛辣食物，伤津耗液；热病肺燥，热传肠腑；致肠道津液不足，失于濡润，无水行舟，便秘乃生。

4. 正虚因素：小儿脏腑娇嫩，气血未充。禀赋不足、后天失调，因病耗损，伤津耗气，气血虚衰。气虚则脾胃运化传导无力，血虚则津液难以滋润大肠，致便下行不利。病久及肾，真阴亏虚，肠津干涸；阴损及阳，温煦无权，不能蒸化津液，温润肠道，糟粕难行而致便秘。

病机属性分虚实，由于便秘病因不同、身体素质有差异，本病在临床上可见到寒、热、虚、实四种性质的证候：肠胃积热者，属"热秘"；气机郁滞或饮食积滞，腑气不通，属"气秘"；气血亏虚者，则为"虚秘"；阴寒凝滞，津液不行，称"冷秘"或"寒秘"。四者之中，若以虚实为纲，则热秘、气秘属实，虚秘、冷秘属虚。而寒热虚实之间，互相兼夹变化。

二、西医

西医学认为排便是人体一系列复杂而协调的生理反射活动。完整的肛门直肠神经感受器、肛门括约肌群、排便反射的反射弧和脊髓中枢的协调控制能力是完成排便必不可少的，其中任何一处发生损伤或中断均可引起便秘，Benninga 等认为肛门括约肌群反常性收缩是儿童便秘的主要发病机制。

诊断要点如下：

（1）大便干燥或秘结不通，次数减少，间隔时间延长，常二三日以上方排便 1 次。

（2）虽大便间隔时间如常，但排便艰涩，粪质坚硬。

（3）便意频频，但难以排出或难以排净。

（4）可伴有腹胀、腹痛、食欲不振、夜寐不安、生长发育迟缓。长期便秘者可诱发肛裂、痔疮。

【辨证思维与治疗原则】

便秘一病首当辨虚实，次须辨寒热。实证多为乳食积滞、燥热内结和气机郁滞所致，一般病程短，病情轻，粪质多干燥坚硬，常腹胀拒按。食积者伴有不思乳食，或恶心呕吐；气滞常嗳气频作。虚证多因气虚血亏，失于濡润，传导无力，一般体质弱，病程长，病情久，粪质不甚干结，但欲便不出或便出不畅，常腹胀喜按。气虚者伴神疲气短，汗出过多；血虚者常面白无华，唇甲色淡。热证者多有面赤身热、口干、尿黄、腹胀满而痛、得温反甚、舌红苔黄等实热兼症。寒证者则常见面色青白、四肢不温、喜热恶寒、小便清长、舌淡苔白之寒象。

治疗小儿便秘，以润肠通便为基本原则，但宜针对病因运用消积导滞、增液润燥、理肺、健脾、疏肝、益肾等治本之法药治。通下法不用或暂用，不可攻伐过度，以免损伤正气。核心方：生白术 5～30g、玄参 5～10g、麦门冬 5～10g、生地 5～10g、蒲公英 10～20g、黄芪 5～15g、枳实 5～10g、当归 5～10g、白芍 5～15g、甘草 3～5g、杏仁 3～5g、莱菔子 10～15g、瓜蒌 5～10g。

方中生白术能使胃肠道分泌旺盛，蠕动增速，从而使干燥坚硬的大便软润，容易排出。玄参清热养阴生津；生地清热滋阴，壮水生津；麦门冬滋肺增液，生津润肠，三药养阴增液，肠燥得润，大便自下，所谓"增液行舟"。蒲公英具有清热解毒、消肿散结、缓泻大便之功，用以治疗小儿热性便秘安全有效。马氏常强调小儿脾常虚，不能攻伐，要时时顾护后天之本，故不可用大黄、番泻叶之品，一因肠蠕动加快导致患儿腹痛；二有通便复秘之弊（现代药理研究表明大黄、番泻叶等含蒽醌类成分及鞣质久用反导致便秘）。而对一些排便无力的，选用黄芪配枳实、当归以增强参与排便的肌肉的收缩力。黄芪、枳实、当归，一个主升善补，一个主降善通，一个活血、补血、养血、润肠，三药合用则气行血活、升降自调、传导有力。白芍能入脾开结，白芍合甘草酸甘化阴以破胃肠之结，滋阴养血，以润肠道之燥结。治疗此病的行气活血滋阴促通方为小儿便秘基础方，效果令人满意。加减：食积者加用炒山楂、炒麦芽、鸡内金；兼有恶心、呕吐症状加竹茹、藿香、半夏、生姜；兼有口腔溃疡的加用青黛、儿茶、连翘、北豆根；兼有咽红、乳蛾肿大者加金银花、连翘、薄荷、炒牛蒡子；腹胀者加槟榔、砂仁、木香、白豆蔻仁；睡眠不实、多动者加柏子仁、酸枣仁。

【临证案例】

田某，女，6岁。2021年8月8日，家长代其主诉自幼便秘，易腹胀，排气不多，食欲差，口气重，易出汗，大便干成粒，2～3日1次。查体：唇干，咽红，舌尖红，苔白，腹软，心肺未见异常。西医诊断：便秘。中医诊断：便秘（脾虚肠燥，腑气不通）。

治疗以滋阴润燥，理气通腑。方药：生白术15g、玄参8g、麦门冬8g、生地8g、蒲公英15g、黄芪10g、枳实10g、当归8g、白芍10g、甘草3g、杏仁5g、莱菔子15g、瓜蒌子10g。上方7剂，免煎颗粒水冲服，每日3次，每次40～50mL，并嘱多饮水，多进食蔬菜、瓜果，如南瓜、萝卜、香蕉、火龙果等。养成定时如厕的习惯，形成条件反射。共诊4次，随访排便正常。

第二节 功能性腹痛

功能性腹痛（FAP）是以腹痛为主要表现的功能性胃肠病，多位于脐周，常伴有厌食、呕吐、头痛、头晕、苍白、疲劳、腹泻或便秘等症状，腹痛反复发作或持续存在，影响儿童的生活质量。流行病学研究报道该病在4～18岁儿童的发病率为0.5%～7.5%，女童多见。以往认为FAP是心理疾病，缺乏器质性疾病的依据，目前认为FAP是独立的临床疾病。

【病因病机】

一、中医

1.实证：寒凝、热结、暑湿、食积、蛔扰、外伤、情志等为腹痛的主要病因。寒为阴邪，其性凝滞，腹部中寒，寒凝气滞，则经络不通，不通则痛；热邪常兼夹食积、燥屎、痰湿、暑邪、热毒、血瘀等，交结阻滞于腹中，胃肠积热，形成燥屎，闭结肠腹，腑气不通，或六淫化热入里，与腹中痰湿交结，气机阻滞而腹痛；暑湿秽浊之气与肠胃水谷互相交结，既不能发越，亦不能运化，而成吐泻不得腹部较痛之证；乳食停滞中焦，气滞不行，而发腹痛；蛔虫寄生肠中，常于脏腑不和、胃肠气机失宜时，扰动不安，发生蛔虫性腹痛；腹络受损，瘀血内留，脏腑气机不畅，可发腹痛；久病不愈，邪入脉络，气血阻滞，亦可发腹痛肝气郁结，肝木失其条达之性，克侮脾土，或进食啼哭，气食相结，肝脾不和，气机阻滞，而发腹痛。

2.虚证：以脏腑虚寒多见，常见于素体阳虚，或病后体弱，脾胃虚寒，脾阳失运，以致寒湿内停，气机不畅，气血不足以温养，腹部则发绵绵作痛。

二、西医

诱发腹痛的病因很多，包括以下几种。

（1）症状性腹痛：多为肠道外疾病引起，如上呼吸道感染、化脓性扁桃体炎、肝胆疾病、泌尿系疾病、肠道寄生虫病均可引起腹痛。肠寄生虫病在既往曾是腹痛的最常见病因，近年来由于饮食卫生的改善，肠寄生虫病已明显减少。

（2）腹腔内器质性疾病如溃疡病、阑尾炎、肠梗阻、急腹症等。

（3）功能性腹痛：最多见的病因是饮食不当、乱吃零食、过食冷饮、便秘、消化功能紊乱引起的腹痛（亦称功能性消化不良）。

（4）精神性国外亦有报告，认为与小儿心理因素障碍有关，如紧张、压抑等。

（5）近年来的研究认为再发性腹痛与慢性胃炎及幽门螺旋杆菌感染有关。

【临床表现】

腹痛的部位与性质主要靠患儿诉述。体检时要使患儿合作以便检查出是否有压痛、肌紧张或肿物，年长儿童问题不大，能够合作。年龄较小者往往不能合作，这时就要依靠突然发生的反常的哭闹、面色苍白、出汗、精神差和特殊体位来判断。对不合作的患儿最好采用对比法进行腹部检查，由母亲引逗使患儿不哭，或由母亲抱着喂奶，医生从侧面或背面以温和的手摸肚子，动作要轻柔缓慢，使孩子习惯于这种检查。然后反复比较各部位的反应，如仍哭闹不合作，可以给一次水合氯醛口服，待患儿睡眠后再检查。同时要了解患儿的饮食、呕吐及大便情况等消化系统症状，有助于判断病因。如为饮食不当、消化功能紊乱引起的肠痉挛，患儿表现为突然发作的阵发性腹痛，每次发作持续时间不长，从数分钟至数十分钟，时痛时止。每日发作或间隔数日发作，多数腹痛程度较轻，常在吃饭时发作，一会儿即过去，发作过去玩耍如常，严重者表现哭闹不安、翻滚出汗，甚至面色苍白、手足发凉。发作时检查，多数腹部无阳性体征，少数可表现腹部有轻压痛，或似有肌紧张，但发作过去，间歇期全腹柔软，无压痛、无肠型、无肿物，偶尔能摸到索条状痉挛的肠管，常有腹胀，肠鸣音亢进。

【实验室检查】

（1）大便常规、大便培养、虫卵和寄生虫检查，尿液分析和尿培养。

（2）外周血，必要时查白细胞及分类、红细胞沉降率或C-反应蛋白（CRP）检测以除外炎症感染。

（3）生化检查肝、肾功能等。

（4）X线检查，腹部平片以观察肠淤胀与游离气体。必要时做钡餐或钡灌肠以观察有无溃疡、胃炎、十二指肠炎、肠粘连、肠梗阻或憩室。

（5）胃镜检查，对于慢性反复发作的腹痛进行胃镜检查有助于全面发现胃部病变如胃炎、十二指肠炎、溃疡病等。

（6）胃电图检查，因是无创性检查，患儿易于接受，但所得结果特异性不强，仅能作参考。

（7）幽门螺旋杆菌检查，对慢性反复发作腹痛有密切关系，如发现幽门螺旋杆菌应给予治疗。

（8）胃动力学检查，如食管与十二指肠测压、实时超声、胃排空试验，有助于发现消化道动力障碍。

【诊断】

儿童腹痛相关功能性胃肠病（FGID）的严重程度以及表现形式变异较大，因此诊断上将原有"功能性腹痛"分为两部分：儿童功能性腹痛（FAP）和儿童功能性腹痛综合征（FAPS）。

1.儿童FAP诊断标准：必须包括以下各条：a.发作性或持续性腹痛。b.未达到其他功能性胃肠病（FGID）的标准。c.无可以解释患儿症状的炎性、解剖、代谢异常或肿瘤方面的证据。可以至少1次/周，至少持续2个月才能诊断。

2.儿童FAPS诊断标准：必须至少25%的时间具有儿童FAP的临床表现，且满足以下1条或1条以上：a.日常功能受到一定程度的影响。b.其他躯体症状如头痛、腹痛或睡眠困难。至少1次/周，至少持续2个月才能诊断。

以下情况支持FAP诊断：儿童FAP的部位多在脐区或腹上区近腹中线，腹痛的性质为隐痛或钝痛，少数呈痉挛性疼痛，腹痛间歇期饮食、玩耍如常，很少夜间痛醒；持续时间每次很少超过1 h，多数患儿不经处理可自行缓解；发作次数频繁（>3次/周），同时必须注意伴随症状、心理素质、家庭和社会环境。FAP对发育营养状况无影响，因此患儿身高、体质量基本正常，但FAP患儿有时呈神经质型，可表现为心动过速、血压轻度升高、手心多汗、四肢发凉、瞳孔散大、面色苍白，提示患儿自主神经功能不稳定，腹部触诊时触痛部位不固定或无明确压痛点。

【辨证思维与治疗原则】

根据腹痛的不同性质，分别采用温散、泄热、攻下、消导、行气、活血、镇痛等法，使腑气畅通，通则不痛。气血及阴精亏虚亦可导致失荣作痛。不荣则痛是指因各种因素导致的气、血、阴、阳虚损，使脏腑、经脉失于温煦、濡润、荣养、舒畅而发生的疼痛。其具有起病缓慢，病程较长，喜按喜温，时痛时止，多为隐痛、绵绵作痛、空痛、冷痛等特点。治当益气健脾、温中止痛、行气化痰、疏肝解郁。古人有"痛无补法"之说，小儿腹痛虽然实证多但虚证常见，也绝无不用补法之理，要谨守病机，随证施治。

小儿腹痛多表现为挛急。急则缓之，故缓急止痛当属于治疗腹痛之基本方法，常用芍药甘草汤。芍药甘草汤出自《伤寒论》，用于治疗表证夹里虚误汗后，致阴液不足，筋脉失于濡润之脚挛急证候的。现代药理已经证明芍药甘草汤可缓解平滑肌痉挛，有良好的止痛作用。感受寒邪是造成小儿腹痛的主要原因，多表现为疼痛发作时面色发白，遇寒后腹痛加重，得温痛缓，舌质淡红，苔白。治宜温经散寒，常用药物有黄芪、桂枝、乌药、干姜等。气机不畅，横逆犯胃，脘腹胀满疼痛，治宜理气消胀。常用药物有枳壳、厚朴、青皮、香附等。现代药理研究表明枳壳有抑制平滑肌的收缩作用；青皮舒张平滑肌；厚朴有肌肉松弛、抗炎镇痛作用，三药合用解痉止痛。牡丹皮清热凉血，活血化瘀止痛，现代药理提示其所含丹皮酚抗炎镇痛；徐长卿祛风化湿止痛；延胡索活血行气止痛，松弛肌肉镇痛、两面针祛风活血，行气止痛，提取物有镇痛、解痉、安定作用。

第三节 小儿厌食

厌食是儿科常见的脾胃病证，临床以长期食欲不振、见食不贪、食量减少为特征。本病各年龄段均可发病，以1~6岁多见，城市高于农村。无明显季节性，但夏季暑湿当令可使症状加重。患儿除食欲不振外，一般无特殊不适，预后良好。但长期不愈者，可使气血生化乏源，抗病能力下降，而易患他病，甚或日渐消瘦转为疳证。本病属西医学"消化功能紊乱症"中厌食症范畴。主要表现为食欲减退或消失，食量减少，严重者可造成营养不良、多种维生素及微量元素缺乏，影响小儿生长发育，是家长十分担心的问题。

【病因病机】

一、中医

本病多与喂养不当、病后失调、先天禀赋不足以及情志失调等因素有关。病位主要在脾胃，病机为脾失健运。病久因气血化生乏源而影响小儿生长发育，可转为疳证。

二、西医

厌食症病因多种多样，归纳有以下几种：

（1）全身性疾病的影响：许多急、慢性感染性疾病都有厌食的表现，其中消化道疾病尤为明显。

（2）药物影响：许多药物尤其是抗生素容易引起恶心、呕吐，如红霉素、阿奇霉素、磺胺类药物；维生素A或维生素D中毒也表现为厌食。

（3）微量元素缺乏及某些内分泌素不足：如锌缺乏常表现有厌食；甲状腺素、肾上腺皮质激素相对不足也可表现厌食。

（4）气候影响：如夏天炎热也是引起厌食的原因。

（5）喂养不当：这是当前最突出的原因，城市尤为明显。主要因为家长缺乏科学喂养知识，乱吃零食，过食冷饮，乱给"营养食品"使食欲下降。

（6）神经性厌食：指由于精神因素引起的一类厌食。如小儿受到强烈惊吓，离开亲人及熟悉环境之后的急性、亚急性或慢性精神刺激；家长对儿童要求过高，过分注意儿童进食的错误影响；还有个别女孩出现顽固性神经性厌食。

【临床表现】

厌食症的临床表现为长时期食欲不振，食量明显少于正常同龄儿，面色少华，形体偏瘦，但精神尚好，活动如常。

【辨证思维与治疗原则】

本病临床辨证重在辨虚实。凡病程短，表现为纳食减少，食而乏味，形体尚可，舌脉正常者为实证，属脾失健运；凡病程长，表现为食欲不振，食量减少，面色少华，形体偏瘦，大便不调者为虚证。其中伴面色少华或萎黄，大便溏薄，舌淡苔薄者属脾胃气虚；伴大便秘结，舌红少津，苔少或剥脱者为脾胃阴虚。运脾开胃为本病的基本治则。同时，应注意患儿的饮食调养，纠正不良饮食习惯，方能取效。

近年来研究发现小儿厌食与锌、铜、钙、铁等多种微量元素的缺乏有关，其中以锌缺乏引起的厌食最为多见。太子参、麦门冬含有多种氨基酸、糖类、维生素A、铜、锌、铁、钾等。中药可改善肠道对锌的运转吸收功能。特别是白术，现代药理研究资料表明，其有促进胃肠分泌作用，使肌力增强，调节肠黏膜细胞的含锌量，增强对锌的吸收，从而达到补锌治疗厌食的目的。胃肠动力低下是导致小儿厌食现代病理基础，枳实、厚朴、陈皮、砂仁有促进胃肠动的作用。临床应用运脾增食汤基本方随证加减。

马氏运脾增食汤：

方剂组成：苍术 5～10g、白术 5～10g、枳实 5～10g、太子参 10～30g、麦门冬 5～10g、石斛 5～10g、砂仁 5～10g、藿香 10～15g、陈皮 10～15g、厚朴 5～10g、山楂 10～15g、麦芽 10～15g、神曲 10～15g、甘草 5～10g、鸡内金 5～10g、鸡矢藤 15～60g。

临证加减：

①肝气滞型：临床所见厌食症患儿每与情志变化、精神刺激、精神负担有关，当责之于肝主疏泄功能，从肝论治小儿厌食症获良效。食欲和食量取决于脾胃的运化功能是否正常，条件是脾的升清和胃的降浊是否协调平衡。肝主疏泄功能正常，是脾胃正常升降的重要条件。治以疏肝理气和胃方加柴胡 6g、郁金 8g、胡黄连 6g、佛手 6g、白芍 10g、茯苓 10g。

②余邪不清型：此类患儿多在感冒、咳嗽、发热之后，余热未净，气机不畅，胃失和降，或者湿热困遏脾胃，或因服用抗生素影响脾胃功能，胃纳不佳，不思饮食。治法：清热醒脾，银翘散和运脾增食汤加减。

③湿浊困脾：则见厌食、便溏、形体虚胖、呕吐痰涎、舌苔白腻，加半夏、佩兰、黄芩、薏苡仁等燥湿行气。痰湿蕴积，虚烦不寐，加竹茹、枳实、黄连等健脾除湿之品。

④胃阴不足：症见纳呆，食少饮多，面色萎黄，皮肤失润，大便偏干，小便黄短，舌偏红少津，苔少或花剥。部分患儿烦闹少寐，手足心热，治以养阴益胃。药用沙参、山药、玉竹、乌梅、白芍。乏力声低，加党参、茯苓、扁豆；大便干结加火麻仁、郁李仁；口渴烦躁加天花粉、胡黄连、芦根；手足心热，夜寐不宁，加牡丹皮、酸枣仁、地骨皮、合欢花。

第四节　小儿反复呼吸道感染

反复呼吸道感染是指儿童在单位时间内上、下呼吸道感染次数超过规定次数，简称"复感儿"，为儿科常见病、多发病，多见于 6 个月～6 岁小儿，1～3 岁的幼儿更为常见。本病若反复发作，迁延不愈，或失治误治，则容易发生咳喘、心悸、水肿、痹证等病证，甚至影响小儿的生长发育。目前，我国儿科呼吸道感染约占门诊患儿的 60%，其中 30% 为反复呼吸道感染，而且近年发病率呈上升趋势。本病属"体虚感冒""虚人感冒""虚证""汗证"等范畴。

【病因病机】

一、中医

本病为外感之证，病位在肺，病机以正虚卫表不固为主。发病与否，在于正与邪的消长变化，发病时以邪盛为主，症状迁延不愈时为正虚邪恋，缓解后以正虚为主，也有积热内蕴之证。

小儿反复呼吸道感染病位主要在肺、脾、肾，是肺、脾、肾三脏亏虚，营卫失和，肌肤薄弱，藩篱疏松，御邪能力差，加上冷暖调护失宜，六淫之邪易从口鼻或皮毛而入，犯于肺卫。反复发生肺系疾病之后，又更加损伤肺脾之气，而且邪毒常有留恋不解。正与邪的消长变化，导致小儿的反复呼吸道感染。

二、西医

西医学认为小儿反复呼吸道感染（RRTI）的病因涉及微生物学、免疫学、分子生物学等众多学科，是一种或多种因素存在并共同作用的结果。目前虽然对 RRTI 的发病因素尚未明确，但研究发现，小儿反复呼吸道感染与机体免疫功能（体液免疫，细胞免疫）缺陷或低下、呼吸道解剖结构特点、营养紊乱、先天性疾病及慢性病、治疗不当、感染因素、遗传因素及抚育等因素有关。

【临床表现】

本病以反复不断地感冒、扁桃体炎、支气管炎、肺炎等为主要特征，发病特点是病程较长，每次上呼吸道感染可达 10 天以上（健康儿一般 5~7 天），下呼吸道感染可达 3 周以上（健康儿一般 2 周），有的一次未痊愈，又接着下次感染。有的初期是上呼吸道感染，很快发展为下呼吸道感染。经治疗后，有的临床症状虽好转，但肺部病灶很难消失。

1. 症状：按其病程特点可分为感染期、迁延期、恢复期三期。

（1）感染期：上呼吸道感染时表现为发热、咳嗽、鼻塞、流涕、喷嚏；下呼吸道感染时表现为发热、咳嗽、喘息、痰鸣、鼻煽。

（2）迁延期：此期呼吸道急性感染的症状已经缓解，部分症状已经消失，但常残留咳嗽、低热、多汗、体倦、烦躁、纳呆等症。

（3）恢复期：此期呼吸道感染症状、体征大致消失，表现为虚多邪少。患儿可出现神倦、多汗、纳呆、肌松、消瘦、虚胖、舌淡、苔剥、脉数无力诸症，稍不注意、病情极易反复，或间隔一段时间后又接着下一次感染。

2. 体征：上呼吸道感染时查体可见咽红、扁桃体肿大、充血等；下呼吸道感染时肺部可闻痰鸣音、干啰音或固定的湿啰音。若在迁延期，则肺部啰音很难消失。

3. 常见并发症：小儿反复呼吸道感染的常见并发症主要是风湿热、心肌炎、关节炎、肾炎。

【实验室和其他辅助检查】

1. 血常规：病毒性感染血白细胞总数大多正常或降低，淋巴细胞上升；细菌性感染血白细胞总数及中性粒细胞常升高，或有核左移，胞浆中可有中毒颗粒。

2. 影像学检查：X 线检查下呼吸道感染可显示肺纹理增粗，或见小斑片状、云雾状阴影。肺部 CT 和气道、血管重建显影可提示支气管扩张、气道狭窄（腔内阻塞和管外压迫）、气道发育畸形、肺发育异常血管压迫等。

3. 生化检测：微量元素检查可表现为锌、钙、铁、镁等微量元素降低。免疫功能测定有助于发现原发、继发免疫缺陷病，包括体液免疫、细胞免疫；补体、吞噬功能等检查。过敏原检测及食物不耐受检查。

【诊断要点】

以反复感冒、扁桃体炎、支气管炎、肺炎为特征，反复的次数要求与年龄有关，具体应根据年龄和临床表现，可参考 2007 年中华医学会儿科分会呼吸学组制定的标准判断，见表1。

表 1 反复呼吸道感染诊断

年龄（岁）	反复上呼吸道感染（次 / 年）	反复下呼吸道感染（次 / 年）	
		反复气管支气管炎	反复肺炎
0 ~ 2	7	3	2
2 ~ 5	6	2	2
5 ~ 14	5	2	2

注：①两次感染间隔时间至少 7 天以上。②若上呼吸道感染次数不够，可以将上、下呼吸道感染次数相加，反之则不能。若反复感染是以下呼吸道为主，则定义为反复下呼吸道感染。③确定次数须连续观察 1 年。④反复肺炎指 1 年内反复患肺炎≥ 2 次，肺炎须由肺部体征和影像学证实，两次肺炎诊断期间肺炎体征和影像改变应完全消失。

【辨证治疗】

本病临床以虚证为主，也可见实证。临证时应首重在辨虚实。属虚证者，见患儿形体瘦弱，常见多汗、气短、倦怠、乏力、纳差、生长发育迟缓等症者；偏气虚者面色苍白，气短懒言，语声低微，舌淡嫩，边有齿痕，脉细无力；偏阴虚者，手足心热或低热，盗汗，咽干，舌红少苔，脉细数。若肺虚多有自汗、气弱、气短懒言；脾虚多伴面黄少华、厌食少食、倦怠乏力；肾虚可见生长发育迟缓、骨骼不坚甚至畸形。属实证者，多为胃肠积热，患儿平素体质偏壮，嗜食肥甘厚腻，常见咽微红、口臭或口舌易生疮、大便偏干腹胀、苔厚者。

马氏治疗反复呼吸道感染核心方剂：

黄芪 10g、白术 10g、防风 5g、太子参 10g、麦门冬 10g、五味子 5g、知母 10g、黄芩 10g、鱼腥草 15g、蝉蜕 10g、桔梗 10g、甘草 5g、鸡内金 10g、丹参 10 ~ 15g、当归 5 ~ 10g（便溏不用）、巴戟天 10g、淫羊藿 10g。

方解：方中玉屏风散、生脉散皆为扶正之用，是治疗肺脾气阴不足证的主方，黄芪、太子参益气扶正，固表升阳。有利于肺卫的巩固，脾气的运化配以白术、健脾养胃，佐以小剂量防风走表而祛风邪，合黄芪、白术则扶正为主，兼以祛邪，其中黄芪得防风，则固表而不留邪；防风得黄芪，则祛邪而不伤正；麦门冬、五味子补肺益肾。并合以知母、黄芩、鱼腥草等多为清肺之品以清余热，扶正之中兼以祛邪，使得扶正而不留邪，留邪而不伤正。"久病入络为血瘀"的理论，反复呼吸道感染的患儿正气虚，病程长，甲皱微循环检查多数有异常，存在血瘀的特点，故加用活血化瘀之丹参、当归。小儿呼吸道感染中 90% 以上是由病毒引起的，呼吸道感染病毒有 130 多个型，而且变异繁多，巴戟天、淫羊藿治疗小儿呼吸道病毒感染。本病患儿多是过敏体质，防风、黄芩、五味子、蝉蜕有抗过敏之功，改善过敏体质，增强抗病能力。麦门冬、桔梗、甘草、蝉蜕利咽护喉，防温邪上受先侵咽喉。

临证加减：肺脾两虚加党参 5 ~ 10g、茯苓 10g、扁豆 10g；肺脾两虚兼湿热加藿香 10g、厚朴 5 ~ 10g、陈皮 10g、半夏 5 ~ 15g；气阴两虚加石斛 10g、沙参 10g、乌梅 10g；有少阳证者合小柴胡汤加减；大便干秘者非实热结聚大肠，不可大黄；因脾气虚、津液不布，肠燥津枯，无水行舟，治当养血润肠通便，当归 15 ~ 30g、瓜蒌仁 30g。

第五节　小儿流行性腮腺炎

小儿流行性腮腺炎是由腮腺炎时邪引起的急性时行疾病，临床以发热、耳下腮部肿胀疼痛为特征。一般病情较轻，年长儿发病可出现睾丸肿痛、少腹绞痛；病情严重者可见神昏、抽搐，甚至危及生命。全年均可发病，以冬春季节为多。任何年龄均可发病，多见学龄及学龄前期小儿，感染后可获持久免疫。中医称之为"痄腮"，因有传染性而称"时行腮肿""温毒"，又称"蛤蟆瘟"等。

西医学认为本病的病原为腮腺炎病毒，早期患者及隐性感染者为传染源，主要通过空气飞沫传播。该病毒主要侵犯腮腺，亦可累及其他腺体组织及器官，引起脑膜炎、睾丸炎、卵巢炎和胰腺炎等。

【病因病机】

本病病原为腮腺炎病毒，早期患者及隐性感染者为传染源，主要通过空气飞沫传播。本病多由感受风温邪毒从肌表、口鼻而入，侵犯足少阳胆经，少阳受邪，毒热循经上攻腮颊，与气血相搏，壅阻少阳经脉，气滞血瘀，运行不畅，凝滞耳下腮部所致。由于邪之轻重、病之深浅不同，又有温毒在表、热毒蕴结的区别；邪传他经，有窜睾入腹、内陷心肝之变。本病病变部位为肝胆经。腮腺炎时邪壅阻少阳经脉，凝滞腮部为主要病因病机。

【诊断要点】

按国家中医药管理局《中医病证诊断疗效标准》中痄腮的诊断依据。

（1）发病初期可有发热，继则以耳垂为中心漫肿，边缘不清，局部肤色不红，按压局部疼痛不舒及弹性感，通常是先见于一侧肿胀，继则可见另一侧肿胀（即双侧腮肿）。

（2）腮腺管口可见红肿，按压腮部时，腮腺管口无脓性分泌物，腮腺肿胀持续 4~5 天开始消退，整个病程为 1~2 周。

（3）发病前多有痄腮疾病接触史。

（4）末梢血象检查，白细胞总数多属正常，部分患儿可见升高或降低，而淋巴细胞可相对增加。

（5）痄腮疾病中并发脑炎或脑膜炎者，脑脊液检查时，脑脊液压力升高，细胞数增加，以淋巴细胞增加为主，氯化物、糖正常，蛋白呈轻度升高。

（6）血和尿淀粉酶测定可见升高。

【辨证论治】

1. 辨识常证：痄腮发病常由风温邪毒经口鼻而入，临床出现的全身症状多较轻，表现可有发热，腮部肿胀，咀嚼疼痛，张口或吃酸性食物时疼痛加剧，局部表面发热，皮肤不红，亦不化脓。一般腮腺肿胀多在第 3 天可达高峰，肿胀持续 6~10 天后，腮腺肿胀开始消退，腮腺管口多出现红肿、突起，无脓液排出等，有助痄腮的诊断。

2. 辨别表里：痄腮表证，疾病初起，可无发热，或轻微发热，兼有恶寒，腮部肿胀，咀嚼不舒，张口时疼痛加重，一侧或两侧腮部漫肿，边缘不清，肿胀而不坚硬。痄腮里证，可因温毒由表传入，或可因感毒炽盛，蕴结于内所致，故起病症见高热不退，头痛呕吐，口渴引饮，腮部肿胀且较坚硬，咀嚼困难。如因毒热壅盛，正邪相争，正不胜邪，邪毒内陷心肝，热盛动风，则症见高热不退，头痛项强，甚则抽搐、昏迷等。如邪毒引睾窜腹，则可见一侧或两侧少腹疼痛或睾丸肿痛，常可伴有发热、呕吐等。

治疗原则：治疗痄腮，重在清热解毒，佐以软坚散结。

马氏治疗小儿流行性腮腺炎核心方：

方剂组成：金银花 10g（后下）、连翘 10g、牛蒡子 10g、紫花地丁 10g、蒲公英 10g、黄芩 10g、板蓝根 10g、玄参 10g、柴胡 3g、山慈姑 5g、夏枯草 6g、浙贝母 5g、大黄 3g。

方解：方中金银花、连翘、牛蒡子、紫花地丁、蒲公英、板蓝根疏风清热解毒；柴胡、黄芩治少阳邪毒。玄参、山慈姑、夏枯草、浙贝母清热化痰。纳少呕吐加竹茹、陈皮、半夏；咳嗽加白前、前胡、百部；腮部肿胀、坚硬拒按加海藻、昆布、赤芍、牡丹皮、牡蛎。若临床产生变证，内陷心肝，清瘟败毒散加减；或引睾窜腹，则宜龙胆泻肝汤加减平肝息风通络。

此外，中药外治有助于提高治疗效果。

马氏外治经验方剂：黄芩粉 10g、黄柏粉 10g、大黄粉 10g、栀子仁粉 10g、芒硝 20g，清水调匀，外敷患处。

第六节 小儿神经性尿频

神经性尿频又称小儿白天尿频综合征，是以白天小便频数、尿量少而不痛、入睡后尿频症状消失为特征的儿科常见病。好发于学龄前儿童，一年四季均可发病，多见于寒冷地区、寒冷季节，女孩多于男孩。经过及时正确的治疗，预后良好。但若迁延日久，可对小儿心理和身体健康产生影响。本病在古代中医文献中未见专题论述，按其临床表现，与"淋证""遗尿""尿频"等病有一定关联。

现代医学认为，小儿神经性尿频是由小儿大脑皮质发育尚未完善，高级中枢对脊髓排尿中枢控制功能较弱，以及受惊吓、精神紧张等使膀胱神经功能失调所致。

【病因病机】

肾气不足是本病的主要病因，发生多由先天禀赋不足、肾气未充、下元不固、气化不利、封藏失司、膀胱失约所致。中气不足可导致尿频发生，《灵枢·口问》说："中气不足，溲便为之变。"若因病后体弱，肺脾气虚，中气下陷，水失制约，则可发为本病。或因身处寒冷之域，或突受寒冷，寒邪直中下焦，下焦虚冷，气化不利，膀胱失约，亦可发为本病。也有少数患儿肾阴不足，虚热内生，或在治疗过程中温补太过，损伤肾阴，影响膀胱气化而发为本病。

病位在肾与膀胱，与心、脾、肺密切相关。脾肾气虚，膀胱气化失常，排尿功能失去控制而产生尿频。脾肾气虚、气化失常为其主要病机。

【诊断要点】

（1）具备临床表现特征，白天小便次数增多，甚则十多分钟 1 次，尿量少或点滴而下，无尿痛，入睡后尿频消失。

（2）尿常规检查正常，尿细菌培养阴性。

（3）排除导致尿频的其他器质性病变。

（4）神经性尿频应与泌尿系感染、糖尿病、尿崩症等相鉴别。

【辨证论治】

（1）肾气不足，膀胱失约：体弱神疲、面白少华、少气懒言、畏寒怕冷、手足欠温，舌质淡苔白、脉沉细无力。治以补肾温阳，固涩下元。

（2）肺脾气虚，中气下陷：面色萎黄、形体消瘦、困倦乏力、容易出汗、纳呆食少、大便溏薄、舌有齿痕、舌淡苔白、脉缓无力。治当补中益气，固脬缩尿。

（3）下焦中寒，温化无权：面白形寒、腰腹怕冷、小腹隐痛、便溏下利、舌淡苔滑、脉沉迟。治当温阳祛寒，化气固摄。

（4）肾阴不足，虚热内扰：小便频数、尿少色黄、形体消瘦、手足心热、舌红少津、脉细而数。治当滋阴补肾，清除虚热。

【辨证思维】

由于频尿症的病因尚不十分确切，除尿频尿急外，其他症状不明显，因此寒热虚实难辨。但患儿自感尿意频频，考虑有湿热、有感染、有异物的刺激尿路有关，基于这一认识，治疗先予清热利湿为先，用药3~5剂。若尿急、尿频症候未能减轻或消失，则非湿热、感染或异物的刺激，乃为虚证，治疗以补脾固肾缩尿基本原则。先清后补，无补法恋邪之虑，可放心应用补法。

马氏清利方：英花汤（蒲公英10~30g、金银花10~30g、紫花地丁10~30g、黄芩10~20g、白花蛇舌草10~30g）加车前草10~20g、竹叶10~20g、萹蓄10~20g、瞿麦10~20g。

马氏补脾固肾缩尿汤固本方：

方剂组成：黄芪10~30g、太子参10~20g、茯苓10~30g、白术10~20g，山药10~30g、益智仁10~15g、乌药5~15g、桑螵蛸5~10g、补骨脂5~10g、覆盆子5~10g、龙骨15~30g、合欢花10~30g、甘草5g。

方解：黄芪、太子参、茯苓、白术、山药补气健脾；桑螵蛸、补骨脂、覆盆子补肾温阳，固涩下元；缩泉丸（山药、益智仁、乌药）温肾健脾，祛寒缩尿。小儿尿频，家长不理解，常致心烦神不安，故加龙骨安神止尿频，《名医别录》言龙骨可"缩小便"，治疗下元虚寒，气化失司，不能固摄水液而致小便频数之症；合欢花解郁安神；甘草清热解毒，健脾益气，调和诸药。

杨某，男，6岁，2020年8月26日就诊。患儿平素喜食甘甜，好看电视、手机，睡眠差，易感冒。诊前1个月进食大量西瓜及雪糕，忽见尿频尿急，无尿痛，每日50次左右，尿量少，紧张时为甚，夜间尿频消失，饮食、睡眠、大便等均正常。实验室检查：尿常规和尿培养（-），B超检查泌尿系统未见异常。曾外院用多种药物治疗无效（抗生素及八正散类方）。西医诊断：神经性尿频。中医诊断：尿频（气化不利膀胱失约），法当温肾固脬。

处方组成：黄芪10g、茯苓10g、白术5g、桂枝8g、山药10g、益智仁15g、乌药8g、桑螵蛸5g、补骨脂5g、覆盆子10g、龙骨30g、小茴香10g，免煎颗粒5剂，每日2次口服，嘱其起居有时、节制寒凉食物。服药后尿基本正常，继续上方加减治疗反复感冒。

第七节　小儿遗尿

遗尿是指 5 周岁以上小儿经常睡中小便自遗、醒后方觉的一种病证，多见于 10 岁以下的小儿，男性发病率高于女性，多有明显家族遗传倾向。本病大多病程较长，或反复发作，重症病例白天睡眠中也会发生遗尿，严重影响患儿的生长发育与身心健康。本病属于西医"遗尿症"范畴。其病因复杂，临床上分为原发性和继发性、单纯性和复杂性。

【病因病机】

一、中医

遗尿的病因责，之于先天禀赋不足、后天发育迟滞、肝经湿热下注、心肾不交、肺脾气虚、不良习惯及其他病因，其中以肾气不固、下元虚寒为多。病机为三焦气化失司，膀胱失约。遗尿的病位主要在膀胱，与肾、肺、脾三脏相关。

二、西医

(1) 精神心理因素，如失去父母照顾及不正确的教养方式、突然受惊、过度疲劳、更换新环境等。

(2) 遗传因素，大部分遗尿患者有家族史，父母双亲有遗尿史者其子代发生率约为 77%。

(3) 排尿控制中枢发育不全或发育迟缓。

(4) 睡眠与觉醒障碍。

(5) 不良的排便习惯。

(6) 膀胱功能障碍。

【诊断与鉴别诊断】

一、诊断

(1) 发病年龄在 5 岁以上，睡眠中不自主排尿每周 2 次或 2 次以上，持续超过 6 个月。

(2) 轻者数日 1 次，重者每夜必遗尿，或一夜数次。可持续数日或数月后消失，而后又反复出现。睡眠较深，不易唤醒。

(3) 尿常规及尿培养无异常。

(4) 区分原发性与继发性遗尿：原发性遗尿指病因未明者。继发性遗尿可见于泌尿系统畸形、包茎、隐形脊柱裂、大脑发育不全、脊髓损伤、尿崩症、糖尿病、蛲虫病等。做相应检查可协助诊断，如腰骶部 X 线摄片，部分患儿可发现有隐性脊柱裂。腹部 B 超、泌尿道造影可见泌尿系统畸形。

二、鉴别诊断

(1) 尿失禁：小便自遗，无论昼夜，不分寐寤，出而不禁，量少而次数较多，常见有全身疾病，多为先天发育不全、脑病后遗症等。

(2) 热淋（尿路感染）：小便频繁，伴尿痛、尿急等尿路刺激症状。尿常规检查及培养阳性。

【辨证论治】

本病重在辨脏腑虚实寒热，遗尿日久，量多次频，伴形寒肢冷，神疲乏力，体虚汗多者为虚寒；遗尿初起，尿黄短涩，量少灼热，形体壮实，急躁梦多，睡眠不宁者为实热。治疗本病，中医以固涩止遗为基本治则。虚证以扶正固本为主，下元虚寒者，治以温肾固摄；肺脾气虚者，治以补肺健脾，益气固摄；肝经湿热所致实证宜清热利湿止遗；心肾不交宜清心滋肾，醒神固脬。严重继发病例采用中西医结合治疗以提高临床疗效。

马氏固本止遗汤：

方剂组成：山茱萸15g、熟地10g、山药20g、白果5g、茯苓15g、白术10g、石菖蒲15g、远志10g、乌药10g、金樱子10g、沙苑子10g、麻黄3~10g、益智仁15g、甘草5g、龙骨20g、牡蛎20g、威灵仙10g、龟板10g、黄芪10g、党参10g。

女性：加补骨脂10g、菟丝子10g、覆盆子10g、桑螵蛸10g。

男性：加锁阳5~10g、仙茅5~10g、巴戟天5~10g、狗脊5~10g。

【辨证思维】

临床治疗本病注重小儿五脏之中"肾常虚"的特点，紧扣肾虚不固的基本病机，自拟固本止遗汤治疗本病，收效甚佳。方中有"六味地黄丸"中"三补"，熟地专补肾阴，补精益髓；山药补脾肺肾之气，兼养阴涩精，既补虚又收涩；山茱萸味酸，性温，补益肝肾，收敛固涩、三药共用固本培元。配茯苓淡渗利湿，桑螵蛸为治疗遗尿的专药，其甘酸微温，益肾固精缩尿，为固精缩尿之要药、菟丝子、补骨脂、覆盆子，性味偏温，均有补肾之功，又有缩尿之效，以增"三补"之功效；然桑螵蛸、覆盆子、补骨脂、菟丝子含雌激素样作用，男子用之非益，男子用锁阳、仙茅、巴戟天、狗脊补肾缩尿。金樱子、沙苑子固肾缩尿止遗；加乌药、益智仁，与山药相须，合为"缩泉丸"，三药合用，温肾祛寒，使下焦得温而寒去，则膀胱之气复常，约束有权，遗尿自止。山药、益智仁、补骨脂不仅入肾，而且皆入脾经，均有补肾健脾之功。麻黄入肺及膀胱经，具有辛温发散、宣肺通阳化气之功，配白果，不仅敛肺且具有收涩之功。二药一宣一敛，使水道通畅、膀胱开合有度，起到宣上通下、以上制下的功效。遗尿者困睡不醒用远志、石菖蒲、龙骨、牡蛎并加麻黄，以兴奋神经；威灵仙抗利尿；反复遗尿日久者气虚，黄芪、党参、茯苓、白术用之固本。诸药合用，共奏补肾固本、缩尿止遗之功。

临证加减：咽痛、口干、舌红、苔薄黄加金银花、连翘；溲黄气骚便干、手足心热加黄柏、知母、栀子；食少纳呆加山楂、鸡内金。

养护应建立合理的生活习惯，避免过度疲劳；忌责骂与惩罚，多鼓励、教育以减轻精神压力，避免引起情绪不安因素。在患儿经常遗尿的时间，唤醒患儿或闹钟唤醒，使其自动排尿。

第八节　滞颐

滞颐以小儿口中涎水不自觉地从口内流出为主要特征。由于长期流出口水，浸渍口周，致使两侧口角或下颌潮红、糜烂，以6个月至3岁的幼儿好发。因其涎水常流，滞渍于颐下而得名，俗称流涎、流口水。

若因出牙时期而流涎过多，不属病态。若口腔因感染、肿痛糜烂，或因虫症、软瘫、痴呆等疾病导致流涎过多，不属本节讨论范围。

【病因病机】

本病病因病机归纳起来主要是阳明积热及脾胃虚寒。涎为脾液，脾运则水津四布，胃和则浊气下行。若脾失健运，胃失和降，湿浊上泛，廉泉不闭，津液失约，则口中流涎不止。

1.**脾胃积热，迫津外泄**：小儿脾常不足，运化力弱，若饮食不节，食喜好之物，饮食过量，脾胃损伤，或恣食肥甘、辛辣厚味、营养滋补之品，而致食滞肠胃，脾运失司，或食积化热，内蕴脾胃，浊气上逆，迫津外泄，渍于颐间。

2.**脾胃虚弱，涎无制约**：小儿先天禀赋不足，或后天调护失宜，或久病失养，脾胃虚弱，中州不振，阳虚不运，脾寒则涎无约而外溢，故不能收摄其津液，唾液自溢。

3.**脾肾阳虚，温固无权**：病程迁延，脾虚日久，必及于肾，肾气不足，不能温化或固涩津液，也会廉泉不闭，流涎不止。在疾病过程中，实证迁延不愈，邪气伤正，或失治误治，可转为虚证；脾胃虚寒，再伤乳食，致虚实兼夹。

【辨证思维】

流涎之辨，首辨其与口疮、痴呆引起流涎之不同。流涎为滞颐病的必有症状，也是主要症状，除口角流涎外，口腔黏膜光滑，智力形体发育正常，病程长，时轻时重，迁延反复，经久不愈。口疮的流涎是以口颊、舌边、齿龈、上腭等处发生疱疹、溃疡或糜烂面为主要特征的儿童口腔疾病，常是某些疾病的并发症，经过治疗原发病，很快即可痊愈。痴呆的流涎是以大脑损伤、智力低下、生长发育迟滞或伴五迟、五软为特征，治疗困难，预后不良。

流涎之辨次辨其寒热虚实之不同。根据流涎的性质、气味及全身伴随的症状，辨寒热虚实。涎多色黄黏稠，为中焦积热，浊气上逆，迫津外泄，为实热。伴见口臭而渴胃纳呆滞，大便燥结，为阳明腑实，胃火炽盛；下颌潮红、糜烂，为脾运失健，湿热内蕴；涎少色黄，口渴便秘，舌红少津，无苔或花剥苔，为湿热久蕴，胃阴损伤。涎多色白清稀，为脾虚失运，为虚寒。面色萎黄，纳食不香，大便稀薄，为脾胃气虚；少气懒言，大便完谷不化，小便清长，为脾胃虚寒；涎水断断续续，时多时少，色白如水，面色淡白无华，精神萎靡，睡时露睛，发育迟缓，为脾肾阳虚。

马氏健脾控唾汤方：

方剂组成：半夏 3～10g、陈皮 5～10g、茯苓 5～20g、生白术 5～15g、益智仁 5～20g、浙贝母 5～20g。

方解：本方好似化痰止咳之方，然流涎症由脾失健运，湿无以化，湿聚成涎，经口流出而成。涎者津液代谢障碍产物，广义之痰饮也。脾虚有湿成涎，胃失和降，经口流出。治宜健脾燥湿，理气和中。方中半夏辛温性燥，善能燥湿，且又和胃降逆。陈皮既可理气行滞，又能燥湿。半夏、陈皮皆以陈久者良，而无过燥之弊，故方名"二陈"。合以茯苓健脾渗湿；白术健脾益气，燥湿利水，健脾以杜生痰之源；治痰先理气，气顺则痰消之意。陈皮、茯苓、白术是针对脾虚、胃气失降之源而设，故三药为和中理气化湿、健脾渗湿的常用组合。又能协助半夏降逆、和胃止呕；以益智仁、浙贝母为佐使。浙贝母清热化痰饮，现代药理研究浙贝母提取物注射可使涎液分泌明显抑制；益智仁辛温，有温脾摄唾之功，治疗口多唾涎。现代药理研究其水提取物有抑菌消炎作用。另外山豆根、红花也有抑制唾液腺分泌作用；诃子含有鞣质具有收敛唾液作用，只是其药先促进，后收敛。

临证加减：脾肾两虚用地黄丸加减；中焦积滞用焦山楂、鸡内金、谷麦芽、槟榔、莱菔子；热闭肠胃用枳实、决明子、玄参、麦门冬、瓜蒌仁、郁李仁、火麻仁；心火亢盛用连翘、黄连、淡竹叶、灯心草、白茅根；脾胃气虚用党参、黄芪、白术、莲子肉、大枣、山药。

外用药治疗：

(1) 天南星 30g，研末，醋调，晚间敷足心（涌泉穴），1 次 / 日，敷 3 ~ 4 天。

(2)《石室秘录》用茵陈 3g、黄柏 10g、人参 10g，研末敷口中治流涎。

【临床医案】

郝某，男，4 岁，2012 年 7 月 23 日初诊。主诉：流涎 1 个月。病史：患儿食欲旺盛，喜食甜凉食物，口气重，便可，每日 1 ~ 2 次，酸臭沾马桶，睡眠不实，汗出过多。查体：神清，体胖，心肺无异常，肝脾未触及。四诊：舌淡红，苔白腻，脉滑数。中医诊断：滞颐。西医诊断：流涎症。治法：健脾祛湿。

处方：半夏 6g、陈皮 10g、茯苓 15g、生白术 10g、盐益智仁 10g、浙贝母 8g、山药 15g、藿香 10g。免煎颗粒 7 剂，每日 1 剂，分 2 次，开水冲服。

二诊（2012 年 7 月 29 日）：患儿母亲诉，患儿流涎明显好转，继服上方去藿香（藿香促进消化液分泌，对流涎治疗不利）加丁香 5g，7 剂巩固疗效。

第九节　儿童过敏性紫癜

紫癜又称出血性毛细血管中毒症，是常见的毛细血管变态反应性疾病，主要病理基础为广泛的毛细血管炎，以皮肤紫癜、消化道黏膜出血、关节肿胀疼痛和肾炎等症状为主要临床表现，少数患者还伴有血管神经性水肿。部分患者再次接触过敏原可反复发作，肾脏受累的程度及转归是决定预后的重要因素。过敏性紫癜可发生于任何年龄，以儿童及青少年为多见，尤以学龄前及学龄期儿童发病者多，一岁以内婴儿少见，男性多于女性。

【病因病机】

一、中医

(1) 外感因素：一般多为外感时邪引发伏热而成。邪热由表入里，入营入血，迫血妄行，络脉损伤，血不循经。阳络伤则血外溢，阴络伤则血内溢，外溢则为吐衄，内溢则为便血、尿血，溢于皮肤则为发斑，而不行则为蓄血。

(2) 饮食因素：偶食鱼虾荤腥、蕈类等食品，邪毒滞中，胃热炽盛，熏发肌肉，血液外溢而成紫。药物过敏也在此列。

(3) 虚损因素：禀赋不足，肾阴虚损，精髓失充，或疾病反复发作后脏腑虚损，气不摄血，血不循经而成紫癜。

本病多为内有伏热兼感时邪面发病。邪热入血、迫血妄行、血不循经、热盛伤络是其主要病理基础。迁延不已，病情反复，虚实夹杂，气虚不能生血、行血、摄血，则血液不循常道而溢于脉络之外而成本病。

二、西医

本病病因病机尚不完全清楚。感染（细菌、病毒、寄生虫等）、食物（牛奶、鸡蛋、鱼虾等）、药物（抗生素、磺胺类、解热镇痛剂等）、花粉、虫咬及预防接种等都可以作为致敏因素，使具有敏感素质的机体产生变态反应，主要是速发型变态反应和抗原－抗体复合物反应，从而造成一系列损伤，然而临床上大多数病例查不到所接触的抗原，多数患儿在发病前 1~3 周常有上呼吸道感染史，有报告 50% 患儿有链球菌感染史。本病也有可能由内源性抗原引起。有人用抗动脉壁内皮细胞的抗血清，诱发实验动物发病，提示血管壁的某些成分也许是自身抗原。

本病的主要病理变化为全身性小血管炎，除毛细血管外，也可累及微动脉和微静脉。皮肤病理变化主要为真皮层的微血管和毛细血管周围可见中性粒细胞和嗜酸粒细胞浸润、浆液及红细胞外渗以致间质水肿。血管壁可有纤维素样坏死。微血管可因血栓形成而堵塞管腔，肠道改变为出血和水肿，以黏膜下最为显著。肾脏改变多为局灶性肾小球病变。病变严重时整个肾小球均受累，呈弥漫性肾小球肾炎改变。荧光显微镜检查，肾小球毛细血管有膜性和广泛性增殖性改变，并可见 IgA 及颗粒纤维蛋白沉积。关节受累时，可见滑膜片状出血。肺、胸膜、心脏、肝及颅内血管受侵犯时，分别出现肺血管周围炎、心肌炎、肝脏损害和颅内出血等改变。

【临床表现】

多数患儿在发病前 1~3 周有上呼吸道感染史。发病多急骤，以皮肤紫癜为首发症状，也可早期表现为不规则发热、乏力、食欲减退、头痛、腹痛及关节疼痛等非特异性表现。

1. **皮肤症状**：皮疹是本病的主要表现。主要分布在负重部位，多见于下肢远端，踝关节周围密集，其次见于臀部。其他部位如上肢、面部也可出现，躯干部罕见。特征性皮疹为高出皮肤，初为小型荨麻疹或粉红色斑丘疹，压之不退色，即为紫癜。皮损部位还可形成出血性水疱，甚至坏死，出现溃疡。紫癜可融合成片，最后变为棕色。一般 1~2 周内消退，不留痕迹；也可迁延数周或数月。有时发病早期可出现手臂、足背、眼周、前额、头皮及会阴部血管神经性水肿，肿胀处可有压痛。

2. **消化道症状**：较为常见，约 2/3 患儿出现消化道症状。一般出现在皮疹发生 1 周以内。最常见症状为腹痛，多表现为阵发脐周绞痛，也可波及腹部任何部位，可有压痛，但很少有反跳痛，同时伴有呕吐。约半数患儿大便潜血阳性，部分患者出现血便，甚至呕血。如果腹痛在皮肤症状之前出现，易误为外科急腹症，甚至误行手术治疗。

3. **肾脏表现**：国内报道有 30%~50% 患儿出现肾脏损害。可为肉眼血尿或显微镜下血尿及蛋白尿，或管型尿。肾脏症状可发生于过敏性紫癜病程的任何时期，但多数于紫癜后 2~4 周出现，也可出现于皮疹消退后或疾病静止期。病情轻重不等，重病可出现肾功能衰竭和高血压。虽然半数以上患儿的肾脏损害可以临床自行痊愈，但少数患儿的血尿、蛋白尿及高血压可持续很久。

4. **关节症状**：大多数患儿仅有少数关节疼痛或关节炎。大关节如膝关节、踝关节为最常受累部位。其他关节如腕关节、肘关节及手指也可受累。表现为关节及关节周围肿胀、疼痛及触痛，可同时伴有活动受限。关节病变常为一过性，多在数日内消失而不留关节畸形。

5.**其他症状**：一些少见的症状如中枢神经系统症状，昏迷、蛛网膜下腔出血、视神经炎及吉兰－巴雷综合征（GBS）。此外，还可出现肌肉内、结膜下及肺出血、反复鼻出血、腮腺炎、心肌炎及睾丸炎。

【实验室检查】

本病无特异性实验室检查。血小板计数正常或升高。出血时、凝血时及血块收缩等均正常。部分患儿白细胞总数升高达 20.0×10^9/L，伴核左移。血沉可增快，C- 反应蛋白及抗链球菌溶血素可呈阳性，咽培养可见 β 溶血性链球菌。抗核抗体及类风湿因子常阴性。约半数患者在急性期时其血清 IgA、IgM 升高。有消化道症状如腹痛患儿，大便潜血可阳性。肾脏受累时可出现镜下血尿及肉眼血尿。有时严重蛋白尿可致低蛋白血症。对有消化道症状者可进行腹部 B 型超声波检查，有利于肠套叠的早期诊断。皮肤活检有助于疑难病例的诊断。少数患者抗心磷脂抗体阳性。

【诊断与鉴别诊断】

皮肤症状典型者，如紫癜在大腿伸侧和臀部分批出现，对称分布，大小不等，诊断并不困难。急性腹痛，关节痛及尿液改变对诊断也有较大帮助。

一、诊断标准

目前儿童过敏性紫癜（HSP）的诊断参照 2010 年欧洲风湿病联盟（EULAR）和儿童风湿病国际研究组织（PRINTO）及儿童风湿病联盟（PRES）共同制定的标准。

1.**皮肤紫癜**：分批出现的可触性紫癜，或下肢明显的瘀点，无血小板减少。

2.**腹痛**：急性弥漫性腹痛，可出现肠套叠或胃肠道出血。

3.**组织学检查**：以 IgA 免疫复合物沉积为主的白细胞碎裂性血管炎，或 IgA 沉积为主的增殖性肾小球肾炎。

4.**关节炎或关节痛**：

（1）关节炎：急性关节肿胀或疼痛伴有活动受限。

（2）关节痛：急性关节疼痛不伴有关节肿胀或活动受限。

5.**肾脏受累**：

（1）蛋白尿：> 0.3g/24h，或晨尿样本白蛋白肌酐比> 30mmol/mg。

（2）血尿，红细胞管型：每高倍视野红细胞> 5 个，或尿潜血 ≥ 2+，或尿沉渣见红细胞管型。

注：其中第 1 条为必要条件，加上 2~5 中的至少一条即可诊断为过敏性紫癜（HSP）；非典型病例，尤其在皮疹出现之前已出现其他系统症状时易误诊，需注意鉴别诊断。

本病应与以下几种疾病鉴别：

（1）特发性血小板减少性紫癜：根据皮疹的形态、分布及血小板数量一般不难鉴别。

（2）外科急腹症：在皮疹出现以前如出现急性腹痛者，应与急腹症鉴别。过敏性紫癜的腹痛虽较剧烈，但位置不固定，压痛轻，无腹肌紧张和反跳痛，除非出现肠穿孔才有上述情况。出现血便时，需与肠套叠、梅克尔憩室做鉴别。此外，还需与系统性红斑狼疮、弥散性血管内凝血及溶血、尿毒综合征相鉴别。

（3）细菌感染：如脑膜炎双球菌菌血症、败血症及亚急性细菌性心内膜炎均可出现紫癍样皮疹。这些疾病的紫癜，其中心部位可有坏死。患儿一般情况危重，且血培养阳性。

（4）肾脏症状突出时，应与链球菌感染后肾小球肾炎、IgA 肾病等相鉴别。

【治疗】

西医目前尚无特效疗法。主要采取支持和对症治疗。

（1）一般疗法：急性期卧床休息。要注意液量、营养及保持电解质平衡。有消化道出血者，如腹痛不重，仅大便潜血阳性者，可用流食。如有明显感染，应给予有效抗生素。注意寻找和避免接触过敏原。

（2）对症疗法：有荨麻疹或血管神经性水肿时，应用抗组织胺药物和钙剂；有腹痛时应用解痉挛药物，消化道出血时应禁食。

（3）抗血小板凝集药物：阿司匹林或双嘧达莫（潘生丁）分次服用。

（4）抗凝治疗：本病可有纤维蛋白原沉积、血小板沉积及血管内凝血的表现，故近年来有使用肝素的报道。

（5）肾上腺皮质激素：单独皮肤或关节病变时，无须使用肾上腺皮质激素。有严重消化道病变，肾病综合征，急进性肾炎者用激素治疗。激素治疗无效者，可加用免疫抑制剂，如环磷酰胺。

（6）有肾功能衰竭时，可采用血浆置换及透析治疗。

（7）其他：对严重病例可用大剂量丙种球蛋白冲击治疗，对急进性肾炎可进行血浆置换疗法。

【辨证思维与治疗原则】

马氏认为风、热、毒、瘀、虚是过敏性紫癜的主要致病因素。辨证重在分清表里虚实缓急，可根据起病急缓、病程长短、紫癜色泽等辨虚实。起病急、病程短、紫癜色泽鲜明属实；起病缓、病程缠绵反复，色泽较淡属虚，亦有虚实夹杂，需临证思辨。单纯皮肤紫癜多较轻，伴皮肤外症状如胃肠、关节、肾络或累及他脏则较重。如皮肤紫癜严重甚至有大片坏死也需重视。治疗原则急症初期热毒血热较甚，需清热解毒凉血；久则耗伤阴血，虚热内生，或耗气伤阴，或合并瘀血、湿热，需随证变化。治疗原则皮肤紫癜以"疹"为主，不融合成片者，宜从肺治；以"斑"为主，融合成片者，宜从胃治；反复出现者，宜从脾治、从虚治；合并肾炎肾病者，宜从肾治、从瘀治、从虚治。具体尚需注意以下几点：

1. **宜解毒化瘀**：解毒化瘀是治疗本病的总则。"无毒不生斑，有斑必有瘀"，故不论兼症如何，均当"必伏其所主，而先其所因"，重视发病与热毒、瘀的密切关系，只有清热解毒、活血化瘀方能治病求本。清热解毒应用金银花、黄芩、连翘、紫花地丁等药；滋阴清热解毒生地、牡丹皮、赤芍等药。

2. **活血化瘀，贯穿始终**：过敏性紫癜在病理变化上主要为真皮毛细血管及小动脉无菌性炎症改变，血管壁有灶样坏死和血小板血栓形成，胃肠黏膜及关节腔内亦有类似病理变化，这与中医离经之血不能及时排出消散，而停滞于经络或器官的瘀血形成过程极为相似，故本病的治疗应在病之始终重视活血化瘀治疗。活血化瘀治疗又常有凉血活血、养血活血之不同。凉血活血主要用于血热血瘀之证，多用于急性期如水牛角、丹参、生地、牡丹皮、赤芍、紫草等。后期阴虚血热则需增养阴之品，如生地、玄参、阿胶、白芍等。养血活血法主要用于气血两虚血瘀证，多见于疾病后缓解期，常有熟地、当归、川芎、丹参、鸡血藤、桃仁、红花等。

3. 活血行血，勿见血止血：止血药应用不当会造成血液凝滞而加重血瘀，应当选择既能收敛止血又能化瘀生新的药物（赤芍、牡丹皮凉血活血无留瘀之弊；乌梅敛阴而能止血），或在凉血止血之中配以活血行血之品（槐花、白茅根、茜草和丹参、川芎同用），以达到止而不滞，活而不破之功效。

4. 重视祛风药应用：中医有"治风先治血，血行风自灭"的说法，故治血当祛风，祛风类药有抗过敏作用，常用蝉蜕、防风、荆芥、薄荷、白蒺藜、地肤子、紫草、白鲜皮等，尤以蝉蜕一味，气清虚味甘寒，轻浮而善出风热，疗皮肤疮疡、隐疹。李时珍曰："治皮肤疮疡风热当用蝉蜕，治脏腑经络当用蝉身，各从其类也。"

5. 宜清解勿发汗：根据"夺血者勿汗"之训，虽有表证，只宜清解，勿发汗，以免伤津动血。

6. 清热除湿并用：宜宣畅三焦气机，分化湿热。可予杏仁、桔梗、桑叶、蝉蜕等轻宣上焦；佩兰、藿香、石菖蒲等芳香化湿，苍术、法半夏以燥湿，土茯苓、生薏苡仁、茵陈等淡渗利湿以通下焦，苦参、黄芩、黄连等清热燥湿，并适当佐以陈皮、枳壳、大腹皮等行气之品，以增强其通阳化湿之功。

7. 善用大黄：大黄止血而不留瘀，又善清热解毒，更可荡涤污浊之邪，使之去有出路。研究表明，大黄可以通过抑制环氧化酶代谢产物合成，抗血栓形成，改善血液循环，达到去瘀生新、消除瘀血、减低毛细血管脆性及降低毛细血管的通透性的目的，促使损伤脏器和组织的修复；同时具有拮抗剂样作用，而能抗病原微生物、抗内毒素、抗炎、防止早期肾损害、调节免疫等。更重要的是大黄能祛瘀生新，消除瘀血，减低毛细血管脆性及降低毛细血管通透性，促使损伤脏器和组织的修复，从而达到治疗的目的。

8. 健运脾胃：小儿脾胃不足，易为饮食所伤，小儿过敏性紫癜常由饮食不当引起，若素体脾胃失健、内有积滞者本病更易发生，并易反复发作，因此注意健运脾胃以防复发。对于病程较长而迁延反复者，常用健脾益气之法，治疗时方加陈皮、砂仁等中药。

马氏根据中医辨证论治原则结合本病的主要病理变化自拟临床效方紫癜汤全方药性平和，清热解毒而不伤正，凉血止血而不留瘀。

马氏紫癜汤方：

方剂组成：金银花20g、连翘20g、紫花地丁20g、黄芩15g、土茯苓20g、紫草15g、生地15g、防风10g、荆芥10g、白鲜皮15g、地肤子10g、乌梅10g、牡丹皮15g、川芎15g、丹参20g、赤芍10g、桃仁10g、茜草10g、蝉蜕20g、槐花15g、白茅根30g、大黄10g（后下，便溏不用）、生甘草10g、陈皮10g、砂仁10g。

本方作用：解热、抗炎、抗炎症反应、保护血管、抗菌、抑菌抗病毒、抗内毒素、抗变态反应、免疫调解、改善血液流变性、抗血管内皮细胞黏附分子表达、止血、止痒、泻下、对多器官功能障碍脏器的保护作用。

临证加减：血尿，加大、小蓟各15g、石韦15g、藕节10g；热甚者，加水牛角20g（先煎）、生石膏 20g、知母 15g、栀子 10g；阴虚明显者，加鳖甲 10g（先煎）、地骨皮 10g、银柴胡 15g；腹痛者，加蒲公英 30g、徐长卿 15g、白芍 20g；便血者，加地榆 15g、旱莲草 20g；关节肿胀者，加桑枝 10g、羌活 15g、牛膝 15g；咽痛者，加桔梗 15g、射干 10g、牛蒡子 10g、薄荷 15g。病久、病情反复者补气摄血加黄芪 30g、党参 20g、白术 20g、当归 15g。

关于川芎嗪、复方丹参注射液、雷公藤总甙，这 3 种药用于治疗过敏性紫癜应宜早不宜迟，用量要足，疗程要够，并且应与中药汤剂联合使用，疗效较佳。

附一：紫癜性肾炎的治疗

紫癜性肾炎（HSP）又称亨 - 舒综合征，既往被称为过敏性紫癜性肾炎。2009 年中华医学会儿科学分会肾脏学组统一命名为"紫癜性肾炎"。紫癜性肾炎指过敏性紫癜时肾实质受累，多发生于病程 6 个月内。本病是全身性疾病累及肾脏的常见原因之一，有迁延倾向，也是小儿慢性肾衰竭主要病因之一。

紫癜性肾炎的发病与遗传、免疫等因素有关。目前认为本病是由含低糖基化 IgA1 免疫复合物引起的一种自身免疫性疾病。IgA1 的免疫复合物形成增多或清除能力下降是含 IgA1 免疫复合物致病的基础，免疫复合物主要通过旁路途径激活补体并造成组织的免疫病理损伤。本病发生可能与多种病原感染、食物或药物过敏等因素有关。

【临床表现】

1. **肾脏受累**：过敏性紫癜患儿中发生肾损害的报告率差别较大，为 20% ~ 100%。97% 的过敏性紫癜肾炎患儿肾脏受累表现发生于过敏性紫癜起病后 6 个月内。临床表现为：a. 孤立性血尿型。b. 孤立性蛋白尿型。c. 血尿和蛋白尿型。d. 急性肾炎型。e. 肾病综合征型。f. 急进性肾炎型。g. 慢性肾炎型。患儿急性期可因急进性肾炎致死，或转入慢性肾功能不全；或发病后缓慢进展至肾功能减退；临床表现与病理分级有一定相关，病理分级越高，其肾衰竭的危险就越大。

2. **肾外症状**：a. 皮肤：绝大多数患儿以紫癜为首发症状，也是诊断的主要依据之一。典型表现为大小不等、微凸于表面、对称分布的紫癜，多见于下肢伸侧、踝关节处，并可累及臀部，偶及全身。皮损初起为荨麻疹样或多形红斑样，后转呈出血性紫癜。皮损持续 3 ~ 30 天不等，10% 儿童可多次反复发生。b. 胃肠道表现：儿童 2/3 有胃肠症状，以腹痛多见，常为脐周或下腹疼痛，可反复发生，虽疼痛较剧，但阳性体征不多。其次为不同程度的胃肠出血，偶有肠套叠、穿孔、坏死表现。c. 关节症状：1/2 ~ 2/3 儿童有关节痛表现，常累及膝、踝、腕、肘关节。多为一过性症状，系关节周围水肿所致，消退后不留后遗症。d. 其他组织器官受累：中枢神经可因血管炎或高血压脑病而有一时性偏瘫、抽搐、舞蹈病；呼吸系统可出现肺出血、胸膜炎；心血管受累可有心律失常、心包炎，此外，还偶有累及腮腺、胆囊、肾上腺、睾丸、骨骼肌和周围神经者。

【实验室检查与肾活检指征】

实验室检查缺少特异性，部分患儿血中 IgA 水平可升高，IgG、IgM 一般正常，血中补体 C3、Clq、C4 大多正常。皮肤活检也可见 IgA 的沉积。

对于无禁忌证的患儿，尤其是以蛋白尿为主要表现或表现为急性肾炎、急进性肾炎者，应尽早期行肾活检，根据病理分级选择治疗方案。

【诊断】

2009年中华医学会儿科学分会肾脏学组制定的紫癜性肾炎的诊治循证指南（试行）诊断标准：在过敏性紫癜病程6个月内，出现血尿和（或）蛋白尿。其中血尿和蛋白尿的诊断标准分别为：血尿：肉眼血尿或镜下血尿；蛋白尿：满足以下任一项者；a. 1周内3次尿常规蛋白阳性。b. 24h尿蛋白定量＞150mg。c. 1周内3次尿微量白蛋白高于正常值。

极少数患儿在过敏性紫癜起病6个月后出现肾脏受累，诊断应慎重，可行肾活检协诊。以肾脏受累为首发症状，其后才出现皮肤改变者，在皮肤紫癜出现前诊断有一定困难，应注意对肾外症状的观察。

【辨证思维】

马氏对过敏性紫癜性肾炎的病机多从风、热、毒、瘀、虚等方面来进行论述。病机有虚、实之分，实者多为风热、血热、热毒、血瘀诸邪均可导致皮肤、肾紫癜的发生，虚者多为脾肾两虚。

（1）风为百病之长，善行多数变，每多夹热、夹温为患。

（2）风热毒邪浸淫腠理，燔灼营阴；风热相搏，热入血分，迫血妄行，血液溢于肌肤；风热毒邪深入下焦，灼伤肾络，血渗尿中而出现尿血；邪扰肾关，肾失封藏，精微外泄发生蛋白尿。

（3）毒邪犯体，外郁肌腠，内闭营血，毒热壅盛，热迫血行，血溢肌肤；外感毒邪化热，热毒炽盛，与气血相搏，灼伤脉络，迫血妄行，络伤则血溢，血溢脉外，渗于皮下。毒邪伤络，邪毒内伏，耗气伤阴或素体阴虚，血分伏热，复感毒邪；病久不愈反复发作，伤及脾肾，致脾肾亏虚。

（4）瘀血与过敏性紫癜性肾炎的发生、发展密切相关，瘀血阻络是本病的病理基础，血瘀贯穿过敏性紫癜肾炎的始终。血行无力而致血脉痹阻，热毒盛极，又易耗血，血液溢于脉外，离经之血成瘀。由于瘀血久居不散，导致肾络瘀滞，血不归经，瘀血蓄积日久而生内毒，毒瘀互结，凝滞难去。瘀血阻滞经络，津液输布失常，湿邪留滞，病情迁延，湿郁化热，瘀热伤阴耗气，致阴虚血少，炼血成瘀而滞脉中，或气弱血虚，统摄、推动血液失职，血行迟缓，凝滞脉中，进而加重瘀血程度。

内外之邪相合，交替侵犯于脾肾二脏，致脾、肾络脉受损，统摄、气化、封藏失司，脾虚失摄，肾虚固涩，精微外泄，发为紫癜、尿血、蛋白尿。这与现代医学认为细菌、病毒等感染，治疗中抗过敏、降低血管通透性的观点不谋而合。

附二：小儿紫癜性肾炎效方

蛋白尿是紫癜性肾炎的另一个常见临床表现，不但在短期内不易消失，且容易反复出现，即使一般症状和体征消失后，尿蛋白仍存在。更有部分患儿，以蛋白尿为突出表现，无任何自觉症状，治疗颇感棘手。在治疗过程中，由于肾虚失去固涩，从而出现蛋白尿、血尿等精微物质直接流失的现象，精微物质的大量流失又造成正气虚日渐严重，所以能否有效固涩精微物质、控制蛋白尿是治疗紫癜性肾炎的重要环节，调理脾肾是治疗蛋白尿的重要方法。在临床治疗中马氏多选用固本汤（黄芪、茯苓、白术、太子参）、山药、芡实、金樱子升麻、葛根等益肾健脾除湿，升摄下陷之精微。

马氏治疗小儿紫癜肾效方：

方剂组成：水牛角 10～30g、生地（地黄炭）10～30g、牡丹皮 10～20g、小蓟（小蓟炭）10～15g、紫草 5～15g、赤芍 5～20g、丹参 10～30g、鸡血藤 10～20g、白茅根 10～30g、蝉蜕 5～15g、甘草 5～10g、女贞子 15g、旱莲草 15g。

方解：水牛角清热解毒凉血消斑；生地（炭）、牡丹皮、赤芍滋肾阴，清阴分伏热，凉血活血；紫草、白茅根、小蓟炭凉血止血，祛瘀生新，小蓟具有收缩血管，促进凝血作用；女贞子、旱莲草滋阴益肾；鸡血藤具有扩张血管，促进渗出吸收，抑制血小板聚集、抗栓、活血、行血，改善微循环作用；甘草具有类激素样和脱敏作用。诸药合用，既扶正固本又祛邪治标，有助于蛋白尿的改善，还可以延缓肾功的损害，达到祛邪不伤正、止血不留瘀的效果，使旧血除，新血生，邪去正复，阴平阳秘。现代药理研究证实，赤芍、牡丹皮等能活血化瘀，具有增强血流量、改善微循环、调节免疫功能及对抗自由基损伤作用；紫草有抑制免疫反应、抗炎和解热作用。上述药物综合应用能够调节免疫，缓解肾小球血管痉挛，调节水电解质代谢，增加肾血流量和滤过率，改善患者体质状态，减少肉眼血尿，预防反复发作，阻断病程迁延发展，减轻或控制病情，改善预后。

临证加减：紫癜反复发作尿血时轻时重、口干等阴虚血热者加炒黄柏、盐知母；乏力倦怠加玄参、白芍、当归；紫癜散在、斑色暗淡、心悸气短、纳呆等气不摄血者，加太子参、茯神、炒白术；内火炽盛加黄芩、焦栀子。

第十节　鼻衄

鼻衄又称鼻出血，是多种疾病的常见症状，有时也可单独为病。本病多由鼻部损伤引起，亦可因脏腑功能失调而致。本病多见于 4～10 岁的小儿，可发生于任何季节。

【病因病机】

一、中医

1. **脏腑火热气逆：**常见肺经风热、胃热炽盛和肝火上逆。外感风热或燥热之邪，肺失肃降，肺经风热循经上犯鼻窍，损伤阳络，血溢清道，故出血；患儿饮食不调，或胃经素有积热，或过食煎炸辣物，胃热炽盛，火热内燔，循经上炎，损伤阳络，迫血妄行而为鼻衄；若患儿情志不舒，肝气郁结，郁久化火，循经上炎；或意志不达，怒而伤肝，肝火上逆，血随火动，灼伤鼻窍脉络，血溢脉外而衄血。

2. **肝肾阴虚：**素体阴虚，或久病伤阴，致肝肾阴虚，水不涵木，肝不藏血，水不制火，虚火上炎，损伤鼻窍阳络，血溢脉外而衄。

3. **脾气虚弱：**久病不愈，饮食不节，学习用脑过度，思结伤脾，脾胃损伤，脾气虚弱，统摄无权，气不摄血，血不循经，渗溢鼻窍而致衄。

二、西医

临床上引起鼻出血症状的原因很多，可因鼻腔本身疾病引起，也可因鼻腔周围或全身性疾病诱发。常见的有鼻部损伤、鼻中隔偏曲、鼻部炎症、鼻腔及咽部肿瘤、鼻腔异物等，会引起鼻腔鼻窦内黏膜血管扩张破裂出血。常见的全身性疾病有发热、血小板减少性紫癜、再生障碍性贫血、遗传性出血性毛细血管扩张症、维生素C缺乏症、过敏性、药物性血管性紫癜、血友病等，由于血管壁的结构和功能缺陷、血小板减少、凝血因子缺乏等原因，造成鼻部毛细血管破裂出血。

1. 临床表现：鼻中出血，多见单侧，也可双侧，呈间歇反复出血亦可持续出血，量多少不一。轻者仅鼻涕中带血；较重渗渗而出或点滴而下；严重血涌如泉，口鼻皆有，甚则出现休克。反复出血可致贫血。

2. 诊断要点：典型鼻衄一般为鼻部外伤或感冒发热后出现鼻中出血单或双侧，呈间歇或持续，量多少不一，据此即可诊断。检查见鼻腔黏膜出血点，常见部位为鼻中隔前下方、下鼻甲前端，鼻中隔后上方、中鼻道、嗅裂等部位也可出血。鼻内镜检查可明确找到出血点。

3. 治疗原则：鼻出血属急重症，遵照"急则治其标，缓则治其本"的原则，内外合治。出血时止血为先，止血为第一要务。

4. 外用止血疗法：

（1）冷敷法：以冷水浸湿的毛巾或冰袋敷于患者的前额或颈部。适于各型出血。

（2）压迫法：用手指紧捏双侧鼻翼10~15min，或用手指掐压患者入前发际线中点1~2寸处。适于各型出血。

（3）导引法：令患者双足浸于温水中，或以大蒜捣烂，或用吴茱萸粉调成糊状，敷于同侧足底涌泉穴上。具有引火下行、火祛血止的作用。

（4）吹鼻法：以云南白药、蒲黄、血余炭、马勃粉、田七粉等具有收涩止血作用的药粉吹入鼻腔，黏附于出血黏膜处，达到止血目的。

待血止后再根据辨证配合止血、消瘀、宁血、补虚四法遣方用药。益气摄血与凉血止血是治疗本病的两大治法。前者用药宜温，应注意升提阳气；后者用药宜凉，应注意引血下行。

【马氏临证思路】

血不循经是本病的主要病理，其病机不离气、火。气，为气不摄血，属虚证；火，为热迫血行，既有虚证，也有实证。临床根据出血的颜色、出血量、出血时的缓急以及全身情况进行辨识。血色较淡，出血量可多可少，出血势头较缓，呈渗渗而出，伴见乏力、气短等，为气不摄血；血色鲜红，出血量可多可少，出血势头较急，伴见烦热、口干等，为热迫血行。热迫血行又分实火和虚火。实火由肺火、胃火、肝火所致；虚火多因阴虚火旺而起。实火出血的势头较凶猛，出血量多，血色鲜红，伴见肺、胃、肝经相应的热证；虚火出血的势头较缓和，出血量较少，但易反复，血色深红，伴见阴虚火旺的兼证。

马氏小儿鼻衄六味方：

方剂组成：槐花10g、连翘10g、生地5~10g、桑白皮3~10g、地榆5~15g、川牛膝5~10g。

方解：槐花清热凉血、止血，主治各种因血热妄行的多种出血性疾病，槐花能缩短出血时间，炒炭作用加强，故槐花炭的止血作用比生槐花强。槐花中的成分芸香苷及其苷元槲皮素能保持毛细血管正常的抵抗力，减少毛细血管通透性，可使因脆性增加而出血的毛细血管恢复正常弹性。连翘清热解毒，所含芦丁能增强毛细血管的致密度，故对毛细血管破裂出血、皮下溢血有止血作用。二药合用清热解毒、凉血止血为君。地榆苦、酸、涩、微寒；凉血止血，解毒敛疮。药理研究表明地榆有抗纤溶作用，其所含鞣质能收敛止血。地榆能缩短出血时间，血管收缩，地榆还能使红细胞压积增加，全血黏度增加，有助于止血。生地可清热凉血止血、养阴生津，药理研究表明能明显缩短凝血时间；二地桑皮饮（生地、地榆、桑白皮）为民间治疗小儿鼻衄验方，共为臣药；川牛膝治疗头面部疾病，是因具有引气血下行，并能引其浮越之火下行的作用，实火、虚火均可应用，配地黄增强清热凉血功效，佐使之用。

辨证加减：

1. **肺经风热、热灼鼻窍**：鼻衄伴鼻塞涕黄、咳嗽痰少、口干身热，舌尖红，苔薄白而干，脉数或浮数。疏风清热，凉血止血。鼻衄六味方和桑菊饮加减。

2. **胃热炽盛、上灼鼻窍**：鼻衄伴口渴引饮、口臭、齿龈红肿糜烂出血、大便秘结、小便短赤，舌质红，苔黄厚而干，脉洪数或滑数。清胃泻火，凉血止血。鼻衄六味方和凉膈散加减。

3. **肝火上逆、迫血外溢**：鼻衄发病前可有激动、发怒等情志波动，伴头痛头晕、耳鸣、口苦咽干、胸胁苦满、面红目赤、烦躁易怒，舌质红苔黄，脉弦数。治宜清肝泻火，凉血止血。鼻衄六味方和龙胆泻肝汤加减。

4. **肝肾阴虚、虚火灼络**：鼻衄伴口干少津、头晕眼花、耳鸣、五心烦热、健忘失眠、颧红盗汗，舌质红少苔，脉细数。滋养肝肾，养血止血。鼻衄六味方和知柏地黄汤加减。

5. **脾不统摄、血溢脉外**：鼻衄伴面色无华、少气懒言、神疲倦怠、食少便溏，舌淡苔白，脉缓弱。健脾益气，摄血止血。鼻衄六味方和归脾汤加减。

此外，有鼻炎者常在辛夷苍耳散中加入本方。对实证热证患儿，保持大便通畅十分重要。大便秘结或不畅，用大黄等以泻火通便，使邪有出路。

第十一节 注意缺陷多动障碍

注意缺陷多动障碍，又名儿童多动综合征，是儿童时期最常见的一种心理行为疾病。以注意力涣散、活动过多、情绪不稳、冲动任性、自我控制能力差，并有不同程度的学习困难，但智力正常或基本正常为主要临床特征。本病好发年龄为6~14岁，其发病率占全体小学生的1%~10%，男多于女。由于此病妨碍儿童健康成长，给家庭、学校、社会带来不良影响，所以日益受到关注。根据其临床表现，属中医"躁动""失聪""健忘""肝风"范畴。

【病因病机】

一、中医

先天禀赋不足、后天调护不当、产伤外伤、情志失调及生长发育影响等均可导致小儿阴阳失于平衡，发为本病。各种因素导致小儿阴阳平衡失调、阳动有余、阴静不足是本病的主要发病机制。小儿"阳常有余，阴常不足"的生理病理特点，加之先天禀赋不足，或后天调护失宜，或他病所伤，较易造成阴津亏损的病理变化。"阴静阳躁"，阴不制阳，阳失制约则出现兴奋不宁、多动不安、急躁易怒的症状。有余为实，不足为虚，患儿虽貌似为多动不宁，但动作多无目的指向，且伴精神涣散、动作粗笨，故属本虚标实之证。

本病病位主要在心、肝、脾、肾。心为君主之官、"神明出焉"，若心之气阴不足，心失所养，可致神志飞扬不定、精神涣散、健忘等；肝主升发之气，若肝阴不足，肝阳偏亢，则冲动任性，性情执拗；肾为"作强之官，技巧出焉"肾气不足，髓海不充则动作笨拙、学习困难；脾性静藏意，若脾虚失养则静谧不足，可见兴趣多变、言语冒失等症；脾虚肝旺，动静不能互制，又加重多动与冲动之证。

二、西医

本病确切的病因及发病机制至今尚无定论，目前认为是由多种因素协同作用造成的一种临床综合征，有以下 5 方面原因：a. 轻微脑损伤：产前、围产期，以及出生后各种因素所致的轻微脑损伤，不同程度地影响神经系统功能，但新近研究轻微脑损伤所占比例并不高。b. 遗传因素：家系调查及双生子研究发现，患儿的血缘兄妹中患多动症的明显高于非血缘者。单卵双生子的同病率较高，表明本病有遗传倾向，但目前具体遗传改变及遗传方式不详。c. 神经生化因素：儿茶酚胺通路的异常与本病发病有关，盐酸哌甲酯的研究提示，多巴胺是主要介质，5- 羟色胺也与之密切相关。d. 神经生理因素：许多研究证实，中枢神经系统（主要是前额叶）的成熟延迟或大脑皮质的觉醒不足也是引发本病的因素，这与患儿症状随年龄增长而逐渐减轻的特征相吻合。e. 环境因素：食物过敏、食品添加剂、水杨酸盐类，以及轻度铅中毒均会引起小儿的活动过多。此外，不良的社会、家庭环境和教育方式对本病亦有一定的影响，各种不良精神刺激、情绪紧张均可增加儿童多动症发病。

【临床表现】

1. 症状：

（1）注意缺陷：指主动注意力达不到相应年龄和智商儿童的水平。表现为注意力不集中，上课时不能专心听讲，易受环境的干扰而分心，注意对象频繁地从一种转移到另一种。

（2）活动过多：指活动量明显多于正常儿童，在需要安静和自我约束的场合更加明显。表现为过分不安宁，小动作多，东张西望，招惹别人，甚至离开座位走动，话多喧闹，喜欢危险的游戏、恶作剧等。

（3）冲动行为：常表现为任性，克制力差，容易激惹冲动，挫折感强，行为唐突、冒失，事前缺乏考虑，行为不顾后果，事后不会吸取教训。

除了以上的核心症状外，部分患儿还常伴有一些其他行为特征，如学习障碍、对立违抗障碍、品行障碍、焦虑障碍、强迫障碍、抽动障碍等。

2. 分型：按症状分布特点将其分为 3 个亚型：a. 注意缺陷症状和多动冲动症状均 ≥ 6 项者为混合型。b. 仅注意缺陷症状 ≥ 6 项者为注意缺陷为主型。c. 仅多动冲动症状 ≥ 6 项者为多动为主型。

3. 严重程度分类：

（1）轻度：症状符合或稍微超过诊断标准所需症状，仅有微小的或没有学校和社会功能的损害。

（2）中度：症状和损害在轻度和重度之间。

（3）重度：超过诊断标准所需症状很多，有明显而广泛的学校、家庭和伙伴关系的社会功能的损害。

【辨证论治】

1.**肝肾阴虚，肝阳偏旺**：肝阳亢，易于冲动，好动难静，容易发怒，常不能自控；肾阴虚，五心烦热，盗汗，腰酸乏力，记忆力差；肾精亏，髓海失充，脑失聪明，学习困难。出现多动多语、腰酸乏力、五心烦热、面部潮红、舌红苔少或无苔、脉细数等症。治宜滋阴潜阳，宁神益智。

方剂组成：知柏地黄丸合孔圣枕中丹加减，药用知母、黄柏、生地、山药、山茱萸、牡丹皮、茯神、远志、石菖蒲、龙骨、牡蛎、制龟板。

临证加减：急躁易怒加钩藤、珍珠母、龙齿；口渴喜饮、难寐梦扰加石斛、天花粉、麦门冬、酸枣仁、百合；大便秘结加火麻仁、瓜蒌、决明子。

用药体会：

补肾：用地黄、山茱萸、桑葚、五味子、何首乌、玄参、女贞子、旱莲草。

滋肝：用枸杞子、白芍、当归、龟板、鳖甲、阿胶、龙眼肉。

平肝：用白芍、钩藤、地龙、羚羊角。

潜阳：用龙骨、牡蛎、珍珠母、龙齿。

宁神：用茯神、龙骨、酸枣仁、柏子仁。

益智：用益智仁、石菖蒲、远志、冬虫夏草、红景天。

2.**心脾两虚，心神失养**：心为君主之官，心藏神，心神得养则神志清晰、思维敏捷。脾乃至阴之脏，藏意，在志为思。心脾两虚，气血亏虚，精微不能滋养五脏和髓海，阴阳失其平衡，虚火浮动，上扰心神则神思涣散、精神不专、反应迟钝、健忘。若脾之气阴不足，脾失濡养，则注意力涣散、做事有头无尾。偏心气虚，形体消瘦、睡眠不熟，伴自汗盗汗；偏脾气虚，形体虚胖、偏食纳少、面色无华、记忆力差。心脾两虚，心神失养，出现多动不已、面色无华、消瘦纳呆、神疲乏力、神思涣散、注意力不集中、心悸健忘、舌淡苔白、脉弱无力之心脾两虚，心神失养。治宜健脾益气，养心安神。

马氏治疗方：

方剂组成：归脾汤合甘麦大枣汤加减，药用党参、黄芪、炒白术、茯神、酸枣仁、龙眼肉、当归、远志、大枣、甘草、淮小麦、五味子。

临证加减：动作笨拙不灵加鹿角片、紫河车；理解力差、记忆不佳加龙骨、龟板、石菖蒲、益智仁；心神不安、自汗加煅龙骨、煅牡蛎、桂枝、白芍；食欲不振加木香、陈皮、焦山楂、炒麦芽、砂仁。健脾：用人参、黄芪、白术、山药、大枣。养心：用酸枣仁、龙眼肉、淮小麦、茯神、当归、五味子。安神：用龙齿、龙骨、酸枣仁、远志、琥珀、珍珠母。

3.**肝郁化火，内扰心神**：小儿心常有余、肝常有余，所欲不遂，性情多急躁易怒；肝主疏泄，性喜条达，若情志失调，五脏失和，气机不畅，郁久化火，内扰心神，则冲动任性、性情执拗、急躁易怒、多动、难以静坐、面红耳赤、大便秘结、小便黄赤。肝郁化火，上扰心神，出现多动多语、冲动任性、性情执拗，伴头痛、头晕、面红目赤、大便秘结、小便色黄、舌质红或舌尖红、苔薄黄、脉弦或弦数之肝郁化火。治宜清热泻火，化痰宁心。

马氏治疗方：

方剂组成：龙胆泻肝汤合导赤散加减，药用龙胆草、栀子、黄芩、生地、竹叶、柴胡、当归、通草、黄连。

临证加减：冲动任性，加石决明、珍珠母；多动多语、注意力不集中加石菖蒲、远志；喉间有痰加胆南星、天竺黄（冲服）；大便秘结加生大黄、槟榔；夜卧不宁加百合、知母、酸枣仁、生龙齿、琥珀（冲服）。

用药体会：

清肝：用柴胡、白芍、菊花、桑叶、钩藤、天麻、羚羊角。

泻火：用龙胆草、栀子、黄连。

清心：用黄连、水牛角、竹叶、莲子心。

4.脾虚肝旺，肝脾失调：小儿脾常不足，肝常有余，加之过于娇惯，有所不遂，易肝气郁结，日久伤脾，脾气不足，运化失职，一方面气血亏虚，神明失养，另一方面因不能运化水湿，湿聚为痰，痰扰心神，则注意力涣散、做事有头无尾、多动不宁、急躁易怒、面色无华、记忆力差脾虚肝旺，出现注意力涣散、多动不宁、面色无华、食欲不振、大便干稀不调、舌淡苔白、脉弦滑之脾虚肝旺。治宜扶土抑木，化痰宁心。

马氏治疗方：

方剂组成：六君子汤合四逆散加减，药用人参、炒白术、茯神、陈皮、法半夏、柴胡、炒枳壳、炒白芍、炒酸枣仁、当归、石菖蒲、大枣、甘草。

临证加减：急躁易怒加钩藤、珍珠母；失眠多梦加龙骨、牡蛎、夜交藤、合欢花、远志；纳差便溏加炒扁豆、山药、砂仁、炒麦芽、焦山楂。

用药体会：

健脾：用人参、炒白术、苍术、山药、扁豆、甘草。

疏肝：用醋柴胡、炒枳壳、炒白芍、醋香附、佛手、青皮、郁金、合欢花。

化痰：用半夏、陈皮、茯苓、竹沥、天竺黄、炒僵蚕、川贝母。

安神：用炒酸枣仁、淮小麦、茯神、龙骨、远志、石菖蒲、琥珀。

5.湿热内蕴，痰火扰心：小儿脾常不足，若喂食不当，致脾失健运，聚湿成痰，湿热、痰浊内蕴，郁而化火，痰火扰心则心神不宁、多动多语、烦躁不宁、难于制约、口苦、便秘尿赤。积滞日久，蕴热生痰，痰火扰心，出现多动难静、冲动任性、难以自制、胸闷纳呆、便秘尿赤、舌红苔黄厚、脉滑数之湿热内蕴，痰火扰心。治宜平肝泻火，清心安神。

马氏治疗方：

方剂组成：黄连温胆汤加减，药用黄连、陈皮、半夏、茯苓、甘草、竹茹、胆南星、枳实、石菖蒲、郁金。

临证加减：痰火壅盛加瓜蒌皮、青礞石；烦躁易怒、尿赤便燥去陈皮、半夏、茯苓，加龙胆草、钩藤、竹叶、生大黄、珍珠母；喉间痰鸣较重加天竺黄（冲服）、瓜蒌、胆南星、白僵蚕；胸中烦热、懊恼不眠加栀子、淡豆豉、莲子心。

用药体会：

泻火：用黄连、黄芩、栀子、竹叶、莲子心。

化痰：用川贝母、瓜蒌、鲜竹沥、天竺黄、青礞石、胆南星、牛黄。

宁心：用石菖蒲、远志、珍珠粉、琥珀。

6.瘀血内阻，心神失养：瘀阻脑窍，髓海失充，元神失藏，则出现神思涣散多动不能自控；瘀阻经脉，气血失充，心神失养而神魂不安。因瘀阻脑窍，元神失藏，出现多动不安、反应迟钝、记忆力差、时有头痛、大便干硬如羊屎、舌红或见瘀点舌苔少、脉涩之瘀血内阻。治当活血通窍，养心安神。

马氏治疗方：

方剂组成：通窍活血汤加减，药用桃仁、红花、川芎、赤芍、老葱、石菖蒲、丹参、黄芪、当归、甘草、土鳖虫、水蛭、麝香（研、化、服）。

临证加减：大便秘结加火麻仁、酒大黄；头痛加天麻、葛根、藁本、白芷；多动不宁加远志、郁金、珍珠母；反应迟钝加鹿角胶、益智仁。

用药体会：

活血：用桃仁、红花、川芎、赤芍、丹参、川芎、五灵脂。

通窍：用冰片、石菖蒲、苏合香、麝香。

化痰：用炒僵蚕、川贝母、远志、石菖蒲、胆南星。

养心：用酸枣仁、远志、茯神。

【辨证思维】

马氏认为毒邪在本病的发生发展过程中具有举足轻重的地位。毒邪除外来之邪侵袭外，亦可见内生之毒。内生之毒由阴阳失衡、脏腑功能和气血运行紊乱，使机体内生理和病理产物不能及时排出，蕴积于体内而化生。内毒多是在疾病过程中产生的，既是病理产物，又是致病因素。主要有内生五邪蕴而为毒或外感六淫之邪未除进而转化为毒，如痰浊郁久而成痰毒、瘀血蕴蓄日久而成瘀毒、湿浊蕴积而成湿毒。毒邪浸淫入络，伤及心、脑、肝、脾、四肢百骸，从而表现出复杂的临床症状。外毒诱发内生之毒使病情反复，内毒影响脏腑功能，使病情迁延不愈或加重。根据毒邪的性质分别采用祛风解毒、化湿解毒、清热解毒、化痰解毒等方法。祛风解毒常用荆芥、防风、全蝎、蜈蚣等；化湿解毒常用马鞭草、茵陈、土茯苓等；清热解毒常用马齿苋、射干、重楼、连翘等；化痰解毒常用半夏、茯苓、僵蚕等；息风解毒常用天麻、钩藤、羚羊角等；活血解毒用丹参、郁金、川芎等，但是毒邪往往兼加的特点，在应用时几种解毒方法往往联合应用。用补肾健脾、清心调肝等方法，来滋养脏腑、平衡阴阳治其本，解毒祛邪治其标，标本同治能够较快控制临床症状。

现代研究表明，儿童多动症患儿微量元素铁、锌、铜均显著低于正常儿童。微量元素缺乏可导致神经递质水平下降，神经递质的下降可导致多动症。研究发现地黄、茯苓、白术、当归、黄芪、党参等锌、铜、铁含量高。且某些中药如石菖蒲、远志、酸枣仁、红景天、绞股蓝等具有益智功效，可提高人的记忆力，改善学习能力。

在临床上患儿症状有随年龄增长而逐渐减轻的特征。许多研究证实，中枢神经系统（主要是前额叶）的成熟延迟或大脑皮质的觉醒不足也是引发本病的因素。用以指导临床可适当补充激素样作用的中药：巴戟天、淫羊藿、蒺藜、枸杞子等。

本病固定处方、专方专药治疗不佳。马氏治疗本病经常应用药物如下：熟地、茯苓、山茱萸、白术、党参、柴胡、郁金、枳实、竹茹、山栀子、黄连、龟板、石决明、龙骨、玄参、麦门冬、鸡血藤、马齿苋、马鞭草、天麻、石菖蒲、酸枣仁、白芍、甘草、钩藤、合欢花、合欢皮、刺五加、绞股蓝、红景天、陈皮、远志、益智仁、制南星、半夏、龙眼肉、黄芩、防风、荆芥、丹参、牡丹皮、巴戟天、淫羊藿、蒺藜、菟丝子、枸杞子。马氏在治疗儿童多动症时，在辨证论治的基础上，有目的地从上述各类药物中挑选较适当的药物，进行配伍加减。

【马氏独特治疗经验】

马齿苋：酸，寒，清热解毒。马齿苋含大量钾盐、多种维生素等，具有抑菌、抗过敏、增强免疫力的作用。

马鞭草：苦，凉，活血散瘀，解毒利水。具有抗炎镇痛、抗病原微生物、抗毒素、神经保护作用，可提高学习记忆能力。

针刺治疗亦有很好的疗效。

主穴：四神聪、风池、神门、内关、合谷、三阴交、太溪、太冲。小儿多动症以育阴潜阳、安神定志为法，多取用手少阴、手厥阴及足三阴经穴为主。四神聪是"靳三针"的处方之一（"靳三针"是原广州中医学院针灸系主任新瑞教授的经验之方，在临床运用均有独到的疗效），位于百会穴前后左右旁开1.5寸各一针，共4针，因其位于巅顶部，百会之旁，属督脉和足太阳膀胱经所过区域。"督脉者……交巅上络脑""膀胱经……其支者，从巅入络脑"，有研究表明，针刺百会穴可提高人及动物的记忆。因此针刺四神聪，可调整脑腑经气、益智健脑、安神定志。

配穴：肝肾阴虚加肾俞、肝俞；心脾两虚加心俞、足三里；痰火内扰加丰隆、内庭。

操作方法：常规皮肤消毒，选用30号1寸一次性不锈钢毫针作为治疗针具。四神针向百会方向平刺，其他穴位均采用平补平泻法，合谷、太冲合称"四关穴"，加用电针仪，频率为连续波，强度以患儿能耐受为度，留针30min。隔日1次，3个月为1个疗程。

第十二节　儿童抽动障碍

抽动障碍是一种于儿童和青少年时期起病，主要表现为快速、不自主、无目的的一个或多个部位肌肉运动性抽动或发声性抽动，可伴有注意缺陷多动障碍、强迫性动作或思维，以及其他行为症状的神经精神障碍性疾病。本病起病于18岁以前，学龄儿童患病率最高，常以频繁眨眼为首发症状，早期可自行缓解，抽动常因感染、精神紧张等因素加重或复发。本病以肌肉抽动及喉中发出怪声或口出秽语为主要临床表现，属中医"肝风证""慢惊风""抽搐""瘛疭"等范畴。

【病因病机】

一、中医

抽动症的病因是多方面的，与先天禀赋不足、感受外邪、饮食所伤、情志失调，以及学习紧张、劳累疲倦、久看电视或久玩游戏机等因素有关。病位主要在肝，可累及脾、心、肺、肾。病机关键为肝失疏泄、肝风内动。病机属性为本虚标实，病初多实，日久多虚，以脏腑功能虚为本，阳亢风痰鼓动为标。

二、西医

西医学认为，本病与遗传、神经生化改变、自身免疫、环境应激等多种因素相关。家系研究表明抽动障碍的一级亲属中，患病风险高于普通人群，且与常染色体遗传有关。部分抽动患儿中枢多巴胺代谢水平及多巴胺转运体水平升高。A族溶血性链球菌感染后产生的抗链球菌抗体，通过交叉免疫反应，造成基底核炎性改变使本病反复难愈。

【临床表现】

本病会出现突然、短暂、重复、刻板的一组或两组肌肉抽动发作。表现为眨眼、挤眉、龇牙、做怪相、耸肩、转颈、点头、躯体扭动、手臂摇动或踢脚、下肢抽动、干咳声、吼叫声、吭吭声、随地吐痰、发音时重音不当、不自主秽语，情绪紧张时加剧，精神集中时减少，睡眠时消失。在一个时期以某一组肌肉抽动为主，表现为同一症状，但在另一时期又表现为另一组肌肉的抽动，即症状的变化性。本病无特异性检查手段，脑电图正常或非特异性异常。智力测试基本正常。

【诊断】

目前多采用《美国精神疾病诊断与统计手册》(第4版)(DSM–Ⅳ–TR)。

1.**短暂性抽动障碍**：

(1) 一种或多种运动性和（或）发声性抽动。

(2) 一天发作多次，常每天发作，病程至少4周，但不超过1年。

(3) 既往无慢性抽动障碍或Tourette综合征（TS）病史。

(4) 18岁以前发病。

(5) 排除其他因素，如某些药物（如兴奋药）或内科疾病（如亨廷顿舞蹈病或病毒感染后脑炎）所致抽动。

2.**慢性抽动障碍**：

(1) 一种或多种运动性和（或）发声性抽动，但在病程中不同时出现。

(2) 一天发作多次，常每天发作，如有间歇期一般不超过3个月，病程超过1年。

(3) 18岁以前发病。

(4) 排除其他因素所致抽动。

3.**Tourette综合征（简称TS）**：

(1) 病程中具有多种运动性抽动及一种或多种发声性抽动，同时或交替出现。

(2) 一天发作多次，常每天发作，如有间歇期一般不超过3个月，病程超过1年。

(3) 抽动的部位、次数、频率、强度和复杂性随时间而变化。

(4) 18岁以前发病。

（5）排除其他因素所致抽动。

【治疗原则】

一、辨证

本病重在辨脏腑、虚实。根据病程长短、临床表现加以辨别。病程短，抽动频繁有力，发声响亮，伴烦躁易怒，便干、舌红、脉实者多为实证；病程长，抽动无力，发声较低，伴倦怠乏力，便溏、舌淡、脉虚者，多为虚证。眨眼摇头、烦躁易怒者，病位在肝；夜寐不安，心烦不宁，秽语连连者，病位在心；抽动无力，纳少厌食，疲乏懒言者，病位在脾；摇头扭腰，肢体抖动，手足心热者，病位在肾；体弱易感，喉出怪声，而后抽动者，病位在肺。

二、治则

平肝息风为基本治法。根据疾病的不同阶段和不同证候，分清正虚与邪实关系，辨证论治。肝亢镇肝息风；火盛清热泻火；风盛息风止痉；痰盛化痰息风；脾虚健脾益气；阴虚滋阴潜阳；肾虚补肾填髓；病延日久，气血不足兼有瘀滞，加用养血活血。除辨证用药外，还要结合抽动的部位等，选择有针对性的药物进行治疗。本病来渐去缓，易反复，临床需较长时间药物治疗，并可配合针灸等方法治疗以提高疗效。

【辨证思维】

马氏认为风邪、痰邪、毒邪在本病的发生发展过程中具有举足轻重的地位。风为阳邪，善行而数变，性主动主抽，上犯清窍则挤眉弄眼，上袭鼻窍则鼻塞耸动，上咽喉则咽痒不适，怪声连连，流窜经络则肢体抽动不已。风有内风与外风之分，内风是抽动症发生的重要因素，肝风内动是本病主要病理特征。《素问·至真要大论》说："诸风掉眩，皆属于肝。"也有部分外风引动内风者。另有阴血内耗，肾精不足，水不涵木，筋脉失养之虚风内动证。

痰是病理产物，更是致病因素，古有"怪病多由痰作祟"之说。脾虚水湿不运，聚而成痰；情志不畅，肝郁化火，可灼津为痰；久病及肾，肾水上泛为痰；风邪犯肺化热，灼津为痰。抽动症喉中清嗓、干咳，或发出"吭吭""喔喔"声、秽语、随地唾沫等异常发声和行为，以及喉中如有痰阻，有吐之不出、咽之不下的"梅核气"症状，均属于顽痰作祟，痰阻气道，梗塞喉间而成。痰为阴邪，质性黏稠，滞涩难散，故难以速愈。

毒邪外袭、外感六淫之邪、食物或药物过敏、食品添加剂以及重金属（铅）中毒均会引起或加重小儿抽动症的症状。毒亦可内生，内生之毒由禀赋不足、脏腑功能和气血运行紊乱，使机体内生理和病理产物不能及时排出，蕴积于体内而化生。内毒多是在疾病过程中产生的，既是病理产物，又是致病因素。主要有内生五邪蕴而为毒或外感六淫之邪未除进而转化为毒，如痰浊郁久而成痰毒、瘀血蕴蓄日久而成瘀毒、湿浊蕴积而成湿毒。毒邪浸淫入络，伤及眼、鼻、口、咽喉、颈肩、四肢关节，从而表现出复杂的临床症状。外毒诱发内生之毒使病情反复，内毒影响脏腑功能，使病情迁延不愈或加重。根据毒邪的性质分别采用祛风解毒、化湿解毒、清热解毒、化痰解毒等方法。但是毒邪往往兼加的特点，在应用时几种解毒方法往往联合应用。

【马氏经验方】

马氏临证根据多年经验，形成治疗本病的核心方补虚化痰解毒风宁汤：

方剂组成：天麻10~20g、石菖蒲5~15g、茯苓10~30g、钩藤5~15g、郁金5~10g、南星5~10g、全蝎1~5g、僵蚕6~15g、蒺藜10~20g、甘草3~10g、地黄10~15g、山茱萸10~20g、柴胡10g、半夏10~20g、枳实10~20g、夏枯草10~15g、黄连5~15g、白芍5~20g、防风5~20g、丹参10~30g、半夏5~15g。

方解：天麻具有镇静催眠、抗惊厥、改善学习记忆的功效；钩藤性寒，清热息风止痉，为治疗热病惊厥抽搐之要药，可松弛平滑肌，有镇静作用；钩藤、天麻、蒺藜平肝息风；疏肝常用柴胡、郁金；柔肝用白芍；平肝常用地龙、钩藤、天麻、僵蚕；泻肝用夏枯草；豁痰开窍用石菖蒲、胆南星、郁金；化痰解痉用僵蚕、蜈蚣、茯苓、枳实；祛风解毒用防风、蜈蚣；清热解毒用夏枯草；化痰解毒用半夏、茯苓、僵蚕等；息风解毒用天麻、钩藤；活血解毒用丹参、郁金；茯苓具有利水渗湿、健脾补中、宁心安神之功效；地黄、山茱萸滋补肝肾之阴；半夏自古就用以治疗失眠，现代药理研究表明，半夏提取物具有显著的镇静催眠作用；石菖蒲芳香性燥，能化痰浊、开心窍，具有镇静、抗惊厥的作用；芍药甘草汤可缓解肌肉痉挛。诸药合用，息风解痉、豁痰开窍、解毒活血宁心。方中柔肝、平肝、清肝、疏肝、肝气自平，使风平痉解，痰消窍开、心神自宁，阴阳和顺抽动秽语随之而解。

临床运用时随证加减：

（1）气郁化火者症见皱眉眨眼，张口歪嘴，摇头耸肩，发作频繁，抽动有力，口出异声秽语，烦躁易怒，面红耳赤，大便秘结，小便短赤，舌红苔黄，脉弦数，可酌加石决明、菊花、黄芩、栀子以清肝泻火。

（2）痰蒙心窍者症见皱眉眨眼，嘴角抽动，肢体动摇，胸闷作咳，喉中痰嘶，发作无常，脾气乖戾，面黄体瘦，精神不振，夜睡不安，纳少厌食，舌质淡，苔白或腻，脉沉滑或沉缓，可酌加竹茹、橘红、远志祛痰安神。

（3）心脾两虚者症见眨眼频频，搐鼻歪嘴，耸肩扭头，抽动不宁，喉中咯咯作响，或低声秽语，精神倦怠，面色无华，汗出较多，注意力不集中，记忆力差，睡眠纳食欠佳，舌质淡，苔薄白，脉无力或沉细，可酌加党参、白术、益智仁、酸枣仁、合欢花、合欢皮健脾益气，养心安神。

（4）肝肾阴虚者症见频繁眨眼，一侧或双侧面肌不自主抽动，耸肩甩头，四肢肌肉不自主抖动，性情急躁，多动不安，盗汗，手足心热，大便干，小便黄，舌质红，苔薄黄，脉弦细，可酌加枸杞子、龟板、知母、黄柏、女贞子养肝滋肾息风。另有结合症状脏腑辨证用药。如以皱眉眨眼为主者偏肝风，方中可加用野菊花、密蒙花、谷精草、石决明清肝息风；以搐鼻、鼻痒、鼻塞不通为主者偏肺风方中可加用辛夷、苍耳、蝉蜕宣肺消风；喉发怪声者加山豆根、桔梗、牛蒡子清肺热利咽，加重楼、连翘、浙贝母解毒散结；以撮口噘嘴为主者偏脾风方中可加用栀子、藿香、石膏泻脾消风，扭颈、耸肩明显者加葛根、川芎、羌活、木瓜祛风胜湿；见两耳颤动者肾虚风动方中可加用菟丝子、枸杞子补肾消风；见烦闹惊惕者心神失宁，方中可加用磁石、龙骨、牡蛎、生龙齿重镇安神。

【针灸治疗】

在辨证处方时根据患儿体质、发病季节、病症表现的不同而调整治法的侧重点。临床需根据病情灵活取舍或杂合配用。针刺治疗亦有很好的疗效。

主穴：大椎、百会、风池、印堂、曲池、外关、合谷、三阴交、太冲。

配穴：肝风内动加侠溪、行间；痰火扰心加内关、丰隆；脾虚痰聚加足三里、丰隆；阴虚风动加肾俞、太溪。再根据抽动部位酌加局部穴，挤眉弄眼加太阳、四白、承泣穴；张口㖞嘴加颊车、地仓；喉中声响加廉泉、颈夹脊；摇头耸肩加肩井、翳风、天柱；少寐多动加四神聪、神门；急躁易怒加神门、行间；胸胁胀满加期门、支沟。治疗应以平肝息风、调神镇静为法，多取用督脉、手少阳、足厥阴经穴为主。脑为元神之府，大椎、百会、风池、印堂位居头部，能疏利脑窍，调神导气，平息风阳，镇静安神以止痉；曲池、合谷同属阳明经，擅于开泄，既可疏风解表又能清泻阳明；外关为手少阳三焦经之穴，取其调理三焦，气调以顺；三阴交乃肝、肾、脾三条阴经的交会穴，取其平肝息风、育阴潜阳、健脾化痰之功；太冲为疏肝之要穴，与合谷相伍为四关穴，功善息风定搐，加用电针加强刺激，更能增强疗效。

【治疗后期养护】

家长教育方式要恰当，对待患儿要有耐心，不要施加过多压力，尽量减轻其课外负担，对患儿的抽动症状不要提醒、呵斥、教训，控制患儿玩电脑游戏看电视的时间，避免让患儿过度紧张、兴奋和疲劳。同时因感冒可以加重或诱发患儿的病情，所以在治疗过程中和治愈后，患儿应加强体育锻炼，增强体质，提高免疫力，预防感冒。

第十三节　性早熟

性早熟是指女孩在 8 岁以前、男孩在 9 岁以前出现第二性征，或女孩月经初潮发生在 10 岁以前的一种内分泌疾病。性早熟经典地分为真性性早熟和假性性早熟两大类，现按其发病机制将真性性早熟称为中枢性性早熟（CPP）或 GnRH 依赖性性早熟，它必须具有垂体 – 性腺轴的发动、成熟呈进行性直至具有生育能力。假性性早熟又称为周围性性早熟或非 GnRH 依赖性性早熟，多为外源性激素所致，无性腺轴发动，不具备生殖能力。还有一类称之为不完全性性早熟，仅有乳房或阴毛提前发育，为下丘脑部分性激活，但卵巢并未真正发育。中枢性性早熟可因下丘脑 – 垂体的器质性病变引起，如肿瘤、炎症，未能发现中枢病变者称之为特发性 CPP。CPP 的女孩 80% 以上是特发性 CPP，但男孩正好相反，80% 以上是由中枢性器质性病变引起的，需引起重视。

【病因病机】

一、中医

性早熟的病因主要涉及肾、肝二脏，多因疾病或误服某些药物，导致"天癸"早至。已有资料表明，性早熟的危险因素主要与经常服用营养保健品、经常食用动物性食品、母亲初潮年龄、经常使用护肤品等有关。

1. 阴虚火旺：肾藏精，主生长发育与生殖，具有促进机体生长发育和生殖的生理效应。在机体正常状态下，阴阳平衡以维持体内环境的协调和稳定。当小儿肾的阴阳失去相对的平衡就会出现肾阴不足、相火偏亢的病理状态，表现为天癸早至，第二性征提前出现。

2. 肝郁化火：肝藏血，主疏泄，为调节气机之主司。小儿肝常有余，若因疾病或精神因素导致肝失疏泄，肝郁化火；又因肝肾同源，若肾阴不足，水不涵木，肝阳上亢，均可导致"天癸"早至，女孩出现乳房和内外生殖器发育，男孩出现喉结，阴茎和睾丸增大。

3. 痰热互结："脾为生痰之源"，小儿脾常不足，脾失健运，则水湿停聚，凝聚不散则变化成痰，痰湿郁久化；若长期阴虚内热造成胃强脾弱，亦可导致痰热内生。痰热互结，聚于肝经，扰动天癸，则见第二性征提前出现。

二、西医

现代研究认为，真性性早熟是由下丘脑 – 垂体 – 性腺轴提前发动，功能亢进所致，可具有生殖能力。假性性早熟是由于内源性或外源性性激素的作用，导致第二性征提前出现，故患儿并不具备生殖能力。

【临床表现】

女孩初以乳房发育，随后阴唇发育，色素沉着，继之阴道分泌物增多，出现阴毛、腋毛，最后出现月经来潮。月经周期开始时不规则，也无排卵，但经过数年后，卵巢发育成熟，月经周期开始规则，并有正常排卵，此时有妊娠的可能。部分女童性早熟存在心理问题。

男孩初起出现睾丸增大，继之阴茎增粗，可有阴茎勃起，阴囊皮肤皱褶增加、着色，出现阴毛、腋毛、痤疮以及胡须、喉结，变声，甚至有夜间遗精。

在性发育过程中，不论男女皆有身高、体重的快速增长以及骨骼的成熟加速。骨龄超前，骨骺较同龄人提前闭合，身高增长时间缩短，影响患儿的最终身高，约有 1/3 的患儿成年后的身高不足 150cm。性早熟不影响儿童的智力和牙齿发育。

【诊断要点】

（1）女孩在 8 岁之前、男孩在 9 岁之前出现第二性征发育征象。

（2）血清促性腺激素水平基础值升高，达到青春期水平，如血清黄体生成素（LH）基础值 > 5.0IU/L。GnRH 激发试验：LH 峰值 /FSH 峰值 > 0.6，是诊断真性性早熟的依据。

（3）性腺增大：女孩卵巢容积 ≥ 1mL，并可见多个直径超过 4mm 的卵泡；男孩睾丸容积 ≥ 4mL，并随病程延长呈进行性增大。

（4）线性增长加速。

（5）骨龄超越实际年龄 1 年以上。

（6）血清性激素水平升高至青春期水平，如雌二醇（E_2）、泌乳素（PRL）、睾酮（T）等性激素水平升高，并随着性早熟的进程而升高更明显。

（7）需与颅内器质性病变导致的真性性早熟（包括颅内肿瘤、脑炎、脑膜炎、脑损伤、癫痫、头部大量 X 线照射）、假性性早熟（包括卵巢肿瘤、先天性肾上腺皮质增生症、骨纤维发育不良伴发的性早熟、先天性甲状腺功能减低伴发的性早熟、误食雄激素等）、单纯性乳房早发育、Turner 综合征、Williams 综合征鉴别。

【辨证思维与治疗原则】

中医认为，小儿为稚阴稚阳之体，易出现阴阳平衡失调。种种原因引起肾阴亏损，虚火内生，热原冲任，迫血妄行，或阴虚内热，导致肝旺、冲任郁热。女子月经初潮提前，男子出现睾丸增大，阴茎增粗，可有阴茎勃起。又因乳房与外阴为肝经循行部位，发病与肝气郁滞、肝郁化火有关。中医总的治则为疏肝解郁，滋阴泻火。现代医学认为性早熟是由于内源性或外源性性激素的作用，导致第二性征提前出现。针对激素水平的异常而调节激素，具体而言，对雄、雌激素水平降低，用替代法；对雄激素或雌激素水平过高，用拮抗法；对雄、雌激素失衡，临床表现复杂的用辨证调节法；功能亢进，多属阴虚内热、肝火亢盛治以滋阴平肝、清热泻火；临床肝肾阴虚常以知柏地黄汤加减；肝火亢盛治以龙胆泻肝汤加减。知母、黄柏、栀子、龙胆草、夏枯草、牡丹皮、赤芍之类清热、凉血、泻火药，使用频率较高。

1. 马氏治疗性早熟经验方：

治疗原则：调节激素，滋阴泻火，平肝凉血。

方剂组成：生地 5～15g、天门冬 10～15g、麦门冬 10～15g、白芍 10～30g、赤芍 5～15g、牡丹皮 10～20g、地骨皮 5～10g、柴胡 5～10g、郁金 5～10g、女贞子 5～10g、旱莲草 5～15g、知母 10～20g、黄柏 10～20g、夏枯草 5～15g、紫草 3～10g、砂仁 5～10g。

方解：生地清热凉血、滋阴养血，用治血虚有热、肾阴亏虚。天门冬滋肾阴、降肾火；麦门冬养胃阴、止烦渴，两药合用，用于阴虚发热、心烦不安。赤芍泻肝火以凉血；白芍养肝阴以平肝，两药合用治疗阴虚挟瘀有热之证。牡丹皮善泻血中伏火；地骨皮善泻肺中伏火，两药合用凉血散瘀，泻火除骨蒸。柴胡、郁金引药入肝，疏肝清热。女贞子补肾滋阴、养肝明目；旱莲草入肾补精、凉血止血，二药治阴虚血热，月经先期、月经淋漓不尽（男子或女子月经未初潮不用二至丸）。黄柏清下焦湿热；知母泻下焦无根之火，两药合用清泄相火、退热除蒸，治阴虚发热，相火亢盛（男子黄柏、知母二药不可久用）。夏枯草泻肝胆火，又能消除乳房硬结；紫草清热凉血、解毒活血，现代药理研究有抗生育作用，为治疗性早熟专药；砂仁防寒凉药伤及脾胃。

临证加减：阴虚明显用山茱萸、龟板、鳖甲；乳房硬结用浙贝母、牡蛎、麦芽、天花粉；如乳房压痛加制乳香、制没药、白芷；阴道有分泌物用泽泻、茯苓、猪苓、椿根皮；如阴道流血加仙鹤草、大小蓟、侧柏叶；睡眠不实多梦用酸枣仁、合欢花、合欢皮。

2. 分证论治：

（1）肾阴不足：

证候表现：女孩乳房发育及月经提前来潮，男孩生殖器增大，有阴茎勃起。伴颧红潮热，盗汗，头晕，烦热，舌红少苔，脉细数。

治法：滋阴降火。

主方：性早方合龙胆泻肝汤、知柏地黄丸加减。

临证加减：方中龙胆草应从小剂量开始，逐渐加量，以免过量引起克伐胃气之弊。阴道分泌物多者加椿根白皮、芡实；阴道出血者加旱莲草、仙鹤草；五心烦热者加竹叶、莲子心；潮热盗汗者加地骨皮、五味子。本证是临床最为常见的证候，系小儿肾阴肾阳不平衡，肾阴不足，相火亢盛所致，属肾对生殖功能调节障碍的一种表现。临床以第二性征提前出现，兼阴虚火旺证为辨证依据。

（2）肝郁化火：

证候表现：女孩乳房等第二性征发育，月经来潮；男孩阴茎及睾丸增大，声音变低沉，面部痤疮，有阴茎勃起和射精。伴胸闷不舒、心烦易怒、嗳气叹息、大便秘结、舌红苔黄，脉弦滑数。

治法：疏肝清热，解郁散结。

主方：性早方合丹栀逍遥散加减。

临证加减：乳房胀痛明显者加青陈皮、郁金；硬结明显者加橘核、橘络、天花粉；烦躁、便秘者加决明子。

肝经郁滞，日久化火，致天癸早至，第二性征提前出现。足厥阴肝经循阴部，抵少腹，布胁肋，肝经郁滞故见胸闷不舒，嗳气叹息，急躁易怒。

（3）痰热互结：

证候表现：女孩乳房发育，阴道分泌物增多，甚至月经早潮；男孩阴茎及睾丸增大，喉结明显，有阴茎勃起。伴形体偏胖、少动懒言、呕恶纳呆、舌苔厚腻，脉滑数。

治法：化痰清热，健脾利湿。

主方：性早方合二陈汤、二妙散加减。

临证加减：乳房硬结明显者加天花粉、海藻、昆布；白带多者加芡实、薏苡仁、椿根皮。此证多见于痰湿体质的患儿，形体偏胖，痰湿之为病，症见多端，痰热互结，聚于肝经，扰动天癸，女孩则见乳房增大，男孩则见阴茎和睾丸增大；痰凝气滞，则见乳房胀痛。

3. 特色用药：紫草有抗生育作用，为治疗性早熟之专用药。药理研究表明紫草能显著抑制动物的动情期和生育力，可使卵巢、子宫及垂体的重量不同程度减轻，停药后可恢复，并有明显的抗垂体促性腺激素及抗绒毛膜促性腺激素的作用。

4. 兼证辨治：乳房发育常是性早熟患者就诊的主要原因。

中医认为"男子乳头属肝，乳房属肾；女子乳头属肝，乳房属胃"。乳房发育与肝、肾、脾、胃功能相关。男子雌激素水平偏高、雄激素偏低；女子雌激素水平偏高、泌乳素偏高，则乳房发育。治疗针对本病病因为雌激素增多，或乳腺组织对雌激素敏感度增强，泌乳素水平升高，选用含雄激素的补肾药以及平肝泻火药，拮抗过多的雌激素和泌乳素，配合传统中医的理气活血、化痰散结等治法。经过临床验证，确能提高疗效。常用提升雄激素水平的补肾药为：淫羊藿、肉苁蓉、枸杞子、锁阳、韭子。常用抑制泌乳素的平肝药为：牡丹皮、栀子、黄芩、夏枯草、芍药、甘草、麦芽。

第十四节　病毒性心肌炎

病毒性心肌炎（VMC）是由病毒侵犯心脏引起的一种心肌局灶性或弥漫性炎性病变，部分患儿可伴有心包或心内膜炎症改变。临床以神疲乏力、面色苍白、心悸、气短、肢冷、多汗为特征，严重者出现心力衰竭、心源性休克或心脑综合征。本病好发于春秋季节，以 3～10 岁小儿为多见。临床表现轻重不一，轻者可无明显的自觉症状，仅表现心电图改变；重者出现心律失常、心脏扩大，少数发生心源性休克或急性心力衰竭，甚至猝死。如能及早诊断和治疗，预后大多良好，少数迁延不愈可致顽固性心律失常或扩张性心肌病。

病毒性心肌炎病名在古代医籍中无专门记载，根据本病的主要临床症状，若系急性感染起病者，可以"风温"论治；若以心律失常为主者，则可归属"心悸""怔忡"；若以胸闷胸痛为主者，则可按"胸痹"论治；若合并心功能不全时，又与"心水"相仿。此外，还与"汗证""虚劳""猝死"等病证相关。

【病因病机】

一、中医

1. 外感因素：小儿脏腑娇嫩，形气未充，卫外功能不固，运化能力薄弱，最易感受邪毒致生本病。邪毒侵入多通过两种途径：一是从口鼻而受，卫表而入，先犯于肺，继侵心脉，其病邪以风热邪毒为主；二是由口鼻而入，侵犯肠胃，蕴湿生热，阻滞心脉，其病邪以湿热邪毒为多，两者皆可损伤心之气血阴阳。心之气阴虚损，则运血无力，心脉瘀阻，从而失去心主血脉的功能而致病。由此可见，西医学认为病毒性心肌炎是病毒感染引起心肌病变的观点与中医"邪毒侵心""毒热伤心"之说是大致相符的。

2. 正虚因素：若小儿先天禀赋不足，或后天失于调养，或大病、热病后气阴两虚，心脉虚损，均为小儿发生本病的内在因素。一旦感受邪毒，侵入血脉，先损心"用"，继损心"体"，从而导致本病的发生与发展。

总之，本病以外感风热、湿热邪毒为发病主因，瘀血、痰浊为主要病理产物，气阴耗伤，血脉受阻为主要病理变化。病变部位主要在心，常涉及肺、脾、肾。病程中或邪实正虚，或以虚为主，或虚中夹实，病机演变多端，特别要警惕心阳暴脱变证的发生。

二、西医

1. 病因：引起病毒性心肌炎的病毒种类较多，以肠道病毒和呼吸道病毒最常见，其中柯萨奇 B 组（1～6 型）病毒是本病主要病原。其次，柯萨奇 A 组病毒、埃可病毒、脊髓灰质炎病毒、腺病毒、合胞病毒、流感病毒、副流感病毒，以及麻疹、风疹、水痘、带状疱疹、单纯疱疹、肝炎等病毒也可致病。

2. 发病机制：病毒性心肌炎的发病机制尚不清楚，通常认为在病毒感染初期，病毒直接侵袭心肌细胞引起急性炎症反应，出现心肌坏死、变性及细胞浸润，但严重慢性持久的心肌病变可为免疫所介导的。这种病毒感染后，慢性自身免疫性心肌炎的动物产生抗肌凝蛋白重链的心脏特异性自身抗体，心肌损伤与肌凝蛋白自身免疫反应有关。有报道小儿病毒性心肌炎患儿血清抗心磷脂抗体阳性，明显高于健康对照儿童，提示自身免疫反应。推测人类病毒性心肌炎的病理过程是心肌自身免疫的病理过程。

3. 病理变化：心脏显示不同程度的扩大，外观上心肌非常松软。在显微镜下可见心肌纤维之间和血管周围的结缔组织中有单核细胞、淋巴细胞及中性粒细胞的浸润。心肌纤维有不同程度的变性，横纹消失，肌浆凝固和（或）溶解，呈小灶性、斑点状或大片坏死。心肌溶解，胞核和胞浆都可消失，残留细胞膜。心脏病变分布常以左室及室间隔最重，其次为右室，左、右心房最轻。病毒性心肌炎多伴有浆液纤维素性心包炎，渗液量较小。

【临床表现】

1. **前驱期症状**：在心脏症状出现前数日或 2 周内有呼吸道或肠道感染，主要为发热，周身不适、咽痛、肌痛、腹泻及皮疹等，某些病毒感染疾患，如麻疹、流行性腮腺炎等，则有其特异性征象。

2. **典型症状**：心悸、气短、胸闷、乏力、头晕、面色苍白、多汗、善太息、心前区疼痛、食欲差、手足冰凉等。

3. **心源性休克**：表现为烦躁不安，面色灰白，皮肤发亮，四肢冷湿及末梢发绀等，可在数小时或数日内死亡。如反复发作心衰，则心脏明显扩大，可并发严重心律失常或栓塞等，预后很差。

4. **新生儿患病时病情进展快**：一般在生后 10 天内发病，起病突然，出现发热、拒食、反应低下、呕吐、腹泻及嗜睡，有明显的呼吸困难和心动过速，迅速发生急性心力衰竭，常有神经、肝脏和肺的并发症。

5. **体征**：心尖区第一心音减弱、低钝，心动过速，或过缓，或有期前收缩、房室传导阻滞等心律失常，部分有奔马律，心脏扩大。危重病例可见脉搏微弱及血压下降，两肺出现湿啰音及肝、脾肿大。

【辅助检查】

1. **心肌损害的血生化指标**：

①血清酶的测定：血清谷草转氨酶、肌酸激酶、肌酸激酶同工酶、乳酸脱氢酶及 α-羟丁酸脱氢酶在急性期均可升高，但肌酸激酶同工酶质量对心肌损伤的诊断较有意义。肌酸激酶同工酶是心肌特异性胞质同工酶，正常血清含微量，故其水平升高可作为心肌炎的早期诊断依据。

②肌钙蛋白：近年来观察发现心肌肌钙蛋白的变化对心肌炎的诊断特异性更强。急性期患儿血清中 4 ~ 6h 开始升高，18 ~ 24 h 达高峰，1 周内恢复。

2. **心脏磁共振显像**：近年研究证实 CMR 诊断心肌炎具有高度敏感性和特异性。CMR 可显示心肌炎特有的改变，包括细胞内及细胞间质水肿、充血、毛细血管渗漏，在严重病例还可显示心肌坏死及纤维化。

3. **病毒病原学检测**：疾病早期可从咽拭子、粪便、血液、心包液中分离出病毒，但需结合血清抗体测定才更有意义。一般采用病毒分离、病毒抗体检测及病毒核酸检测均有利于病毒病原诊断。

4. **心电图**：具有多变性、多样性及易变性特点。常见 ST–T 段改变，T 波低平、双向或倒置；Q–T 间期延长；各种心律失常，如窦房、房室、室内传导阻滞，各种期前收缩，阵发性心动过速及心房扑动或颤动等。以上改变虽非特异性，但极为常见，是临床诊断的重要依据。

5. **X 线检查**：轻型病例心影一般在正常范围，伴心力衰竭或心包积液者可见心影扩大，少数病例胸腔可见少量积液。

6. **超声心动图**：可显示心房、心室的扩大，心室收缩功能受损程度，探查有无心包积液以及瓣膜功能。

7. 心内膜心肌活检（EMB）：通过心导管取材，进行电镜或免疫电镜检查，可见病毒颗粒，目前认为是诊断心肌炎的金标准。EMB 虽然其特异性强，但敏感性差，心肌炎的病理特点是心肌常呈点片状受累，活检阳性率有限，加之 EMB 本身为有创检查，限制了它在心肌炎诊断方面的临床应用。

【诊断与鉴别诊断】

1. 临床诊断依据：

（1）心功能不全、心源性休克或心脑综合征。

（2）心脏扩大（X 线、超声心动图检查具有表现之一）。

（3）心电图改变：以 R 波为主的 2 个或 2 个以上的主要导联（I、II、aVF、V_5）的 ST-T 段改变持续 4 天以上伴动态变化，窦房、房室传导阻滞，完全性右或左束支阻滞，成联律、多形、多源、成对或并行性期前收缩，非房室结及房室折返弓起的异位性心动过速，低电压（新生儿除外）及异常 Q 波。

（4）CK-MB 升高或心肌肌钙蛋白（cTnI 或 cTnT）阳性。

2. 病原学诊断依据：

（1）确诊指标自患儿心内膜、心肌、心包（活检、病理）或心包穿刺液检查，发现以下之一者可确诊：a. 分离到病毒。b. 用病毒核酸探针查到病毒核酸。c. 特异性病毒抗体阳性。

（2）参考依据：a. 自患儿粪便、咽拭子或血液中分离到病毒，且恢复期血清同型抗体滴度较第 1 份血清升高或降低 4 倍以上。b. 病程早期患儿血中特异性 IgM 抗体阳性。c. 用病毒核酸探针自患儿血中查到病毒核酸。

3. 确诊依据：

（1）具备临床诊断依据 2 项，可临床诊断为心肌炎。发病同时或发病前 1~3 周有病毒感染的证据者支持诊断。

（2）同时具备病原学确诊依据之一，可确诊为病毒性心肌炎；具备病原学参考依据之一，可临床诊断为病毒性心肌炎。

（3）凡不具备确诊依据，应予必要的诊疗或随诊，根据病情变化，确诊或除外心肌炎。

4. 鉴别诊断

（1）风湿性心肌炎：病前 1~3 周有链球菌感染史，有风湿活动症状，如发热、关节炎、环形红斑、皮下结节、心肌炎（几乎都有病理性杂音，多有心脏扩大），血沉增快，C- 反应蛋白阳性，抗链球菌溶血素"O" > 500U。心电图多表现为 P-R 间期延长。

（2）良性期前收缩（单纯性期前收缩）：无任何临床症状及阳性心脏体征，偶尔发现的单源性、配对时间固定的期前收缩。运动后期前收缩减少或消失，属良性期前收缩，预后良好。

（3）中毒性心肌炎：有细菌感染的原发病，中毒症状明显、高热、面色苍白、精神萎靡，白细胞及中性粒细胞升高。

【辨证思维与治疗原则】

1.**急性（初）期**：本病初起阶段，外感风热、湿热邪毒侵心为发病主因。外感风热邪毒，侵入心体，耗气损阴，造成气阴虚损。心主血脉，心之气阴虚损，势必造成血运不畅，以致心血瘀阻。因此，治疗常法为清心解毒、益气养阴、活血化瘀。湿热邪毒感染为患，湿为阴邪，湿热邪毒，入侵心体，易于耗气伤阳，心之阳气不足，也可造成痰浊、瘀血痹阻心脉。此类病患，湿毒侵心、气阳不足、痰瘀留滞证候的相互兼杂乃是其主要临床特征。根据病期、病因、病机辨证施以不同的治法。发病之初，治疗应侧重利湿清热，解毒宁心。

马氏核心方：金银花10~20g、连翘10~20g、淡竹叶5~15g、荆芥5~15g、牛蒡子5~10g、薄荷10g（后下）、桔梗（射干）5~10g、芦根15~30g、板蓝根10~15g、玄参5~10g、半枝莲5~15g、苦参5~10g、太子参10~15g、丹参10~20g、赤芍5~15g、葛根10~20g、黄连5~15g、黄芪10~20g、甘草5g。水煎服。

方解：疏风清热可用金银花、连翘、淡竹叶、鲜芦根、荆芥等；利咽解毒可用牛蒡子、桔梗、玄参、薄荷等；清热解毒可用半枝莲、苦参、板蓝根、甘草等；益气养心可用太子参、丹参、黄芪等；活血化瘀丹参、赤芍等；利湿可用淡竹叶、苦参、芦根、葛根、黄连等。通过现代药理实验结论总结本方现代药理作用：a.抗病毒作用：黄芪、苦参抗柯萨奇病毒；金银花、板蓝根、连翘、赤芍、抗流感病毒；牛蒡子抗副流感病毒；金银花抗埃可（ECHO）病毒。b.抗心律失常。c.扩张冠状动脉，增加血流量。d.抗心肌缺血。e.增加心肌营养性血流量。f.抗休克。

临证加减：胸闷较著者加瓜蒌皮、半夏以宽胸理气化痰；咳甚者加前胡、白前以宣肺止咳；汗多者加煅龙骨、煅牡蛎、五味子、浮小麦以敛汗固表。

2.**恢复（迁延）期**：恢复期是病程超过半年，症状和心电图改变逐渐好转的阶段，常见气阴两虚与心脾两虚。迁延期是病情反复发作，迁延不愈，病程超过1年，大多由气及血，常见气虚血滞、痰热痹阻，以气阴两虚兼有余邪留恋为其基本特点。因此扶正祛邪是本期的治疗特点。以益气养阴、活血解毒为治则。

马氏核心方：人参5~10g（另炖）、黄芪10~20g、丹参10~20g、桃仁5~10g、赤芍5~15g、牡丹皮5~15g、益母草10~20g、麦门冬5~10g、五味子5~10g、生地10~15g、茯苓10~20g、白术5~10g、黄芩5~15g、黄连5~10g、芦根10~20g。水煎服。

方解：益气养阴可用人参、麦门冬、五味子、丹参等；健脾益气可用茯苓、白术等；活血化瘀可用丹参、桃仁、赤芍、牡丹皮、益母草等；清热解毒可用黄芩、黄连、芦根。通过现代药理实验结论总结本方现代药理作用：a.抗病毒作用。b.抗心律失常。c.扩张冠状动脉，增加血流量，抗心肌缺血。d.稳定细胞膜，减少心肌细胞凋亡作用。e.增强机体免疫功能。f.对血管内皮功能障碍的改善作用。g.对心肌细胞内游离钙的调节作用。

临证加减：夜寐不宁者，加酸枣仁、柏子仁、合欢花、合欢皮以养心安神；胸闷气憋甚者，加瓜蒌、薤白以宽胸理气；大便秘结者，加制大黄、枳实以通腑泄热；咽喉肿痛、有滤泡增生者，加玄参、牡蛎、浙贝母、穿心莲以清热利咽，化痰消肿；肝脾肿大者，加郁金、三棱、莪术、合欢皮、蒺藜以活血祛瘀；早搏频繁者，加苦参、毛冬青以清热燥湿，调节心律。

3. 慢性期：此期以阴阳两虚为主，尤以阳气不足为多见。由于病程长久，累及其他脏腑，常表现气阳不足，内生痰瘀之证。阳虚气虚，水津不布则痰浊内生，运血无力则心脉瘀阻。治当益气温阳、化痰逐瘀之法。

马氏核心方：太子参 10~15g、沙参 10~15g、党参 5~10g、茯苓 10~20g、白术 5~15g、丹参 10~20g、赤芍 5~15g、栀子 5~10g、莲子心 5~10g、陈皮 5~15g、炙甘草 3~5g。熟附子 3~10g、桂枝 5~10g、人参 3~10g、淫羊藿 10~15g、泽兰 5~10g。水煎服。

方解：健脾益气可用人参、白术、党参、茯苓、炙甘草等；益气养阴用太子参、沙参；温阳利水可用熟附子、桂枝等；养血活血可用丹参、赤芍、泽兰等；清解余毒用莲子心、栀子、淫羊藿等；化痰用茯苓、陈皮；补肾阳用淫羊藿。通过现代药理实验结论总结本方现代药理作用：a.抗病毒作用。b.抗心律失常。c.扩张冠状动脉，增加血流量，抗心肌缺血。d.增强机体免疫功能。e.清除自由基作用。f.调节细胞因子分泌保护心肌。g.强心作用。

临证加减：食滞有积者，加鸡内金、焦神曲以消食化滞；夜寐不宁者，加酸枣仁、柏子仁、合欢花、合欢皮以养心安神；胸闷气憋甚者，加瓜蒌、薤白以宽胸理气；汗多者加煅龙骨、煅牡蛎、五味子、浮小麦以敛汗固表。

【马氏经验与体会】

（1）治疗心肌炎活血化瘀要贯穿始末，"心主血"，心脏疾病必然会影响到心血运行，故不同证型、不同分期，均存在一个共同的病机即心气受损、心脉痹阻，因此活血化瘀的治疗当贯穿始末，常用药物：丹参、桃仁、红花、川芎、赤芍、蒲黄、三七、五灵脂等。

（2）顾护"心藏神"的生理功能，各种证型均可致"心神失藏"的病理变化，临床表现为心神不宁、心烦不宁，夜寐不安可选用酸枣仁、合欢花、合欢皮、夜交藤、柏子仁、珍珠母等。

（3）保护心肌的良药：黄芪、丹参、辅酶 Q10、维生素 C 等不可少。

（4）心律不齐心率快、有早搏或有房室传导阻滞，临床上多选用苦参、丹参、黄芪、黄连等。

（5）培扶正气时不忘清解余毒，如莲子心、黄芩、黄连、苦参、栀子等。

第十五节　支气管哮喘

支气管哮喘简称哮喘，是儿童时期常见的慢性呼吸道疾病。哮喘是一种以发作性的哮鸣气促、呼气延长、不能平卧为临床特征的疾患。哮喘包含了西医学的小儿支气管哮喘和喘息性支气管炎。支气管哮喘是由多种细胞，特别是肥大细胞、嗜酸性粒细胞和 T 淋巴细胞以及细胞组分参与的气道慢性炎症。这种气道炎症使易感者对各种激发因子具有气道高反应性，并可引起气道缩窄，表现为反复发作的喘息、呼吸困难、胸闷和（或）咳嗽等症状，常在夜间和（或）凌晨发作、加剧，常常出现广泛而多变的可逆性气流受限，多数患儿可经治疗缓解或自行缓解。但有少数患儿因长期反复发作不愈，肺功能严重受损，气道重塑而成终身疾病。哮喘可发生于任何年龄，大多数在 4 ~ 5 岁以前起病，儿童比成人多，男孩比女孩多，但据国内外报道 10 岁以上至青春期男女患病率相等。发病以秋冬气候改变时为多见，寒冷地区多于温暖地区。支气管哮喘属于中医学"哮证"范畴，又有"哮喘""哮吼""呷嗽""齁喘"等名称的。

【病因病机】

一、中医

中医学认为小儿哮喘的病因比较复杂，但不外先天、后天两方面因素。先天因素多与遗传有关，由于先天禀赋不足，以及后天失养、反复外感等影响，导致肺、脾、肾三脏功能不足，其不足每能生痰，使小儿形成了痰饮内伏的特殊体质状态，这就是哮喘的"夙根"。外因主要责之于感受外邪，还与环境、饮食、气味、异物、劳倦、气候、运动、情绪变化等有密切关系。哮喘的病因以肺虚、脾虚、肾虚为本，以风、寒、热、湿、痰、瘀为标，发作期以实证或虚实夹杂表现为主，缓解期以虚证表现居多。

哮喘患者多因先天禀赋不足，故大多自幼发病，随着年龄增长，肾气渐充，部分患儿可逐渐向愈；若反复发病，或治疗失当，以致肾气更虚，摄纳失常，故疾病迁延不愈，时至成年即难以治愈，亦因哮喘严重发作发生喘脱救治不及而死亡。

二、西医

西医认为哮喘的发病因素至今尚未完全明了，目前公认的有以下几方面：

1. 特应性是哮喘的重要危险因素：特应性体质者机体接触环境变应原后产生异常多的 IgE，对空气变应原皮肤试验呈速发阳性反应。

2. 性别：儿童哮喘以男孩多发，男孩气道狭窄和气道高紧张性有关，这些因素增加了男孩对各种损害所引起的通气过程受限。10 岁以后这种性别差异不明显。

3. 致病因子：包括室内变应原、室外变应原、药物和食品添加剂以及呼吸道感染的病原体等，还有运动、情绪等也可诱发哮喘。

【临床表现】

一、症状

1. 前驱期症状：哮喘发作前感鼻痒、胸闷、咳嗽、打喷嚏、流鼻涕等症状常见诱因为呼吸道感染，吸入过敏原、刺激性气体或服用阿司匹林、消炎痛或注射免疫疫苗等药物，亦有因运动或情结因素而诱发的。

2. 典型症状：发作常在凌晨发生，起病迅速，突然出现胸闷，呼气相呼吸困难，烦躁不安，伴有喉间哮鸣。严重者呈端坐呼吸，双手前撑，张口抬肩，不能平卧，汗出湿衣，发绀，一般经数分钟或数小时症状缓解。

3. 有下列表现常提示病情严重：用一般平喘药物治疗效果不佳，病情持续进展；夜间端坐呼吸；说话断续或不能发声；烦躁不安伴意识改变；呼吸困难严重而肺部哮鸣音很少或呼吸音消失。

4. 哮喘持续状态：是指哮喘严重发作，经积极治疗 24h 以上未见缓解，出现极度呼吸困难，气促，心率增加，大汗淋漓，面色苍白，四肢冰冷，甚至出现严重缺氧和二氧化碳潴留，烦躁不安，唇周或指趾发绀，哮喘严重发作的患儿常因呼吸衰竭或窒息而突然死亡。

二、体征

一般缓解期无特殊体征，长期反复发作者可有轻度肺气肿征。发作时胸廓饱满，呼吸幅度减少；叩诊呈过清音；听诊呼气延长，两肺满布哮鸣音（咳嗽变异性哮喘多无哮鸣音），当伴有下呼吸道感染时，常有湿性啰音存在。

常见并发症主要有支气管炎、肺炎及肺气肿等。

【辅助检查】

1. 血常规检查：发作期白细胞计数一般正常，合并呼吸道细菌感染时可增加；嗜酸性粒细胞直接计数超过 300×10^6/L。若患者接受糖皮质激素治疗后，可出现白细胞假性升高。

2. 痰涂片检查：可见较多嗜酸性粒细胞、库斯曼螺旋体等。

3. 胸部X线检查：哮喘发作期多数患儿见肺过度充气，透明度增加，肺纹理可能增多；缓解期大多正常。

4. 肺功能测定：肺功能检查对估计哮喘严重程度及判断疗效有重要意义。主要用第一秒用力呼气容积/用力肺活量（FEV1/FVC）或呼气峰值流速（PEF）两种方法测定气流受限是否存在及其程度。FEV1/FVC 低于 70%～75% 提示气流受限，在吸入支气管舒张剂 15～20min 后 FEV1/FVC 增加 15% 以上，表明为可逆性气流受限，是诊断哮喘的有利依据。24h PEF 变异率＞20% 是哮喘的特点。

5. 变应原检查：

（1）皮肤点刺试验：用可疑的抗原作皮肤试验有助于明确过敏原，该方法是发现和明确哮喘诱发因素的最简便、快捷的方法，主要有3种：斑贴试验、划痕试验、皮内试验。但此试验对2岁以下患儿很少有意义（除评价食物过敏外）。另外，服用抗胆碱药物、肾上腺素能药物及茶碱类药物等可不同程度影响该试验结果。但局部或全身用皮质类固醇激素不影响皮肤反应。

（2）特异性IgE（slgE）测定：目前临床采用体外定性的酶免疫分析法，对人血清或血浆中的过敏原特异性IgE进行定性检测，对过敏原诊断有价值。

6. 动脉血气分析：哮喘发作时，动脉血氧分压（PaO_2）可降低，但因过度通气二氧化碳分压（$PaCO_2$）不升高或可下降；当哮喘持续状态时，动脉血氧分压（PaO_2）下降，$PaCO_2$ 增加；如 $PaO_2 < 59$mmHg，$PaCO_2 > 50$mmHg，提示有呼吸功能衰竭。

【诊断标准】

中华医学会儿科分会呼吸学组于2008年修订了我国《儿童支气管哮喘诊断与防治指南》。

（1）反复发作喘息、咳嗽、气促、胸闷，多与接触变应原、冷空气、物理性刺激、化学性刺激、呼吸道感染及运动等有关，常在夜间和（或）清晨发作或加剧。

（2）发作时在双肺可闻及散在或弥漫性、以呼气相为主的哮鸣音，呼气相延长。

（3）上述症状和体征经抗哮喘治疗有效或自行缓解。

（4）除外其他疾病所引起的喘息、咳嗽、气促和胸闷。

（5）临床表现不典型者（如无明显喘息或哮鸣音），应至少具备以下 1 项。

①支气管激发试验或运动激发试验阳性。

②证实存在可逆性气流受限：a. 支气管舒张试验阳性：吸入速效 β_2 受体激动剂（如沙丁胺醇）后 15min 第一秒用力呼气量（FEV1）增加 $\geq$ 12%。b. 抗哮喘治疗有效：使用支气管舒张剂和口服（或吸入）糖皮质激素治疗 1～2 周后，FEV1 增加 $\geq$ 12%。

③最大呼气流量（PEF）每日变异率（连续监测 1～2 周）为 20%。

符合第（1）～（4）条或第（4）、（5）条者，可以诊断为哮喘。

【辨证思维】

可将哮喘分发作期、持续期、缓解期。发作期痰气交阻，以邪实为患；持续期以痰阻正虚，虚实夹杂；缓解期肺、脾、肾虚弱，痰饮内伏，以虚为主。发作期，以祛邪为主。祛除外感的非时之邪，邪祛正安。根据寒热不同，寒哮多因天冷受凉，或冬季发病，治以温肺散寒，化痰平喘，药物用麻黄、细辛、桂枝、苏叶、生姜、半夏、五味子、紫菀、款冬花、甘草等；热哮以痰热壅肺为病机，辨证以黄痰为证候要点，治宜清热宣肺，化痰定喘。药物组成：石膏、鱼腥草、黄芩、金银花、杏仁、白果、款冬花、半夏、桑白皮、苏子、地龙等。对哮喘发作重症，必宣开肺气、宽胸中之气、顺降上逆之气并用，使气机升降有道，喘急得以平息。宣肺用炙麻黄、桂枝、苏叶；宽胸理气宜枳壳、青皮、陈皮、香附；宽胸通络用薤白、川芎、瓜蒌皮、丝瓜络；降气用苏子、降香、旋覆花，其中苏子宜重用。

马氏针对哮喘持续期变化，认为需重在判断正虚与痰阻孰重孰轻，邪正的消长，注意顽痰寒热属性；健脾补肺益肾兼化痰止咳平喘。核心方剂采用麻黄赤芍汤，方剂组成及方解见肺系疾病咳嗽篇。

缓解期应重视顽痰内伏，重在辨脏腑，辨证以虚为主，尤以肾脾肺虚为主，治以补肾纳气、健脾补肾，核心方剂采用补肾纳气平喘汤，方剂组成及方解见肺系疾病支气管哮喘篇。同时注重运化脾胃，消食化积，以防痰湿内生，可用苍术、茯苓、鸡内金。

另外，哮喘患儿由于体质因素，如过敏性鼻炎、咽炎、胃食管反流等，常可使隐患留伏，为外邪致病创造机会，故彻底祛除"夙根"是防止哮喘发作的关键。有喉咳用喉咳汤加减，鼻咳选鼻咳汤加减，胃食管反流用柴芍汤加减（上述三方见肺系疾病咳嗽篇）。肺炎支原体染与哮喘发作关系密切。支原体感染性咳喘临床表现为持久性刺激性呛咳，无痰或偶有少量黏痰或少量脓性痰，可有痰中带血丝。咳嗽的持续时间比较长，一般为 2～3 周。很多患者在体温降至正常之后，仍然咳喘，常于秋季发病。血清检查支原体抗体阳性。

马氏治疗小儿支原体感染咳喘方：

方剂组成：黄柏 10g、黄芩 10～15g、板蓝根 5～10g、甘草 5～10g、苍术 5～10g、知母 5～15g、金银花 10～30g、连翘 10～30g、丹参 10～15g、穿心莲 5～15g、蒲公英 10～20g、芦根 30g、杏仁 5～15g、射干 5～10g、地骨皮 5～15g、荆芥 5～15g、防风 5～15g、桔梗 10～15g、龙骨 10～20g、牡蛎 10～20g，咳喘重加虫类药地龙、僵蚕、蜈蚣、全蝎，祛风镇咳。

第十六节　孤独症

孤独症（也称自闭症）是起于婴幼儿时期的严重的广泛性发育障碍，是儿童常见的精神行为疾病之一。主要表现为社会交往障碍、语言发育障碍及特殊行为表现。中医古代文献中无该病名记载但有相关症状的描述，如《诸病源候论·小儿杂症诸候》中有"数岁不能行候，四五岁不能语候"的记载。根据其主要临床症状，本病属中医"童昏""语迟""无慧""目无情""清狂"等范畴。通常起病于30个月龄前，典型表现为社会交往障碍、语言发育交流障碍、刻板重复行为和兴趣狭窄等三联征为其主要临床表现，病因复杂，至今尚未明确。75%以上的患儿伴有中、重度智力低下。尚无可靠的实验室检查可支持诊断，临床表现是重要的诊断依据。故误诊拖延了对孤独症小儿的教育训练和正规的治疗。该病重影响小儿的身心健康和生活质量，也给家庭和社会带来沉重负担。

【病因病机】

一、中医

孤独症病位在脑，和心、肝、肾有密切的关系，病机总由脑神惑乱和脑神不足。脑为髓海，元神之府。神是一身之主，总管人之精神活动。孤独症失常患儿表现为视、听、言、记忆、精神等的功能障碍及混乱。

1. 先天不足、肾精亏虚、脑髓不足：肾先天或后天不足，导致肾精亏虚不能化髓充脑，神明用之不足，元神不得滋养，而发为精神活动异常。自闭症患儿如先天禀赋不足或母孕期间受邪或产伤等，均可导致肾精不足、脑髓不充，以致发病。

2. 神失所养、心窍不通：心藏神，人体生命活动的全部外在表现，以及人的精神、意识、思维活动都属"神"的具体表现，心主神功能正常，则精神振奋、神志清晰、思考灵活、反应敏捷。孤独症儿童不识亲疏、表情淡漠、不喜交际、行为怪异、语言障碍等症状皆由心神失养所致。

3. 肝失条达、升发不利：肝主疏泄，调畅气机、情志。孤独症为情志障碍性疾病，若肝失疏泄，则情志抑郁，表情淡漠；肝郁化火，则现急躁易怒、喜怒失常；肝开窍于目，肝经上系于目，孤独症儿童目不视人，缺少目光对视，主动回避眼神等表现。

二、西医

1. 双生子的研究：双生子研究有力地支持遗传因素在孤独症病因中的作用。英国的早期双生子研究报道，同卵双生子（MZ）典型孤独症的同病率大于60%，而异卵双生子（DZ）同病率为0；据此估算孤独症的遗传度为90%，即遗传因素的致病作用占90%，其余10%为环境因素。

2. 染色体研究：染色体X脆性位点，X染色体长臂末端出现一细部位，细丝远端为随体样结构。此细丝易断裂，为脆性部位，称其为X脆性位点，即XP27。此X染色体称为X染色体。Siva Sankar（1970）报告孤独症儿童X染色体脆断现象增多。孤独症与脆位点的关系较精神发育迟滞与脆性位点的关系更为密切。Turner 和 Chudey（1983）指出患者年龄、智力水平与脆X的表达频率有关，年龄越小，智力越低。

3. 分子遗传学研究：目前的研究已发现数个与孤独症存在关联的易感基因。易感基因会造成个体对疾病的易感性增加。例如影响大脑皮层中神经元迁移的 RELN 基因和 MET 基因，它们参与了中枢神经系统发育期的神经元迁移。有研究发现孤独症患者脑内 RELN 蛋白的水平显著降低。

4. 脑影像学研究：脑影像学研究采用功能磁共振的方法。该方法既可检查脑结构的异常，又可记录患者进行某些认知测查的任务时不同脑区活动的情况，也就是能发现脑功能的情况，记录脑区的活动。因为孤独症患者有社会交往障碍，他们似乎对人的面孔不太感兴趣。匹兹堡大学研究发现，孤独症患者不同脑区之间的连接下降，也就是大脑不同的区域不能有效地连接。

5. 围产期有害因素的研究：研究发现一项几个危险因素与孤独症有关，早产、母亲年龄 > 35 岁，多次生育。这几个孤独症的危险因素与孤独症的发生呈现"剂量"关系。父母生育年龄大增加了孩子患孤独症的危险。产科的严重问题主要可分为两类：出生体重和孕期产时缺氧。目前较多的证据表明父母生育年龄和产科问题与孤独症的风险增加有关。

6. 心理理论的研究：所谓的"心理理论"不是指一套科学理论，而是反映人所具有的一种能力——体察自己和他人的心理状态（如需要、信念、愿望、意图、感知、知识、情绪等），孤独症儿童在言语、感知、认知理解、注意、智力、情感方面均存在明显的缺陷。不难想象，他们的心理理论也会表现得明显不足。所以日常行为、学习技能及社会交往活动方面存在明显困难。可见对心理理论的掌握，是一个人认识理解世界、与他人交往的认知基础。一般认为普通儿童 4 岁左右就具备了心理理论，但孤独症儿童的心理理论发展存在相当大的缺陷。

【临床表现】

儿童孤独症起病于 36 个月以内，其中，约 2/3 的患儿出生后即逐渐起病，约 1/3 的患儿经历了 1~2 年正常发育阶段后退行起病。儿童孤独症症状复杂繁多，但以下述 3 个特征性的核心症状为主要临床表现。

1. 社会交往障碍：孤独症患儿在社会交往方面存在质的缺陷。患儿不同程度地缺乏与他人交往的兴趣，同时，由于患儿对他人情绪的分辨和理解存在困难，对他人心理状态和行为的理解和预测存在缺陷。因此，不能够根据社交情景调整自己的行为，难以用与社交情景相符合的方法和技巧与他人交往。典型表现如下：

（1）婴儿期：患儿回避目光接触，对他人的声音、呼唤及逗弄缺少兴趣和反应，没有期待被抱起的姿势，或抱起时身体僵硬、不愿与人贴近，缺少社交性微笑，不观察、不模仿他人的简单动作。

（2）幼儿期：患儿仍然回避目光接触，呼之常常不理，对主要抚养者常常不产生依恋，对陌生人常常缺少应有的恐惧，缺乏与同龄儿童交往或玩耍的兴趣，不会以适当的方式与同龄儿童交往，不能与同龄儿童建立伙伴关系。患儿常常不会玩想象性和角色扮演性游戏，不会与他人分享自己的快乐，不会向他人寻求安慰，对他人的身体不适或不愉快也不会表示安慰和关心。患儿还通常不会以示指指物，同时通过目光和声音引起他人对所指事物的注意，即存在共同注意问题，缺乏两个个体之间彼此引发和响应对第三者关注的能力。

（3）学龄期：随着年龄增长及病情改善，患儿对父母、同胞可能变得友好而有感情，但仍然不同程度地缺乏与他人主动交往的兴趣和行为。虽然部分患儿可能愿意与人交往，但交往方式依然存在问题，通常我行我素，自我中心。

（4）成年期：患者仍然缺乏社会交往的兴趣和技能，虽然部分患者渴望结交朋友，对异性也可能产生兴趣，但是因为对社交情景缺乏充分的理解，对他人的兴趣、情感等缺乏适当的反应，对幽默和隐喻等也缺乏相应的理解。因此，难以建立友谊，也难以建立恋爱和婚姻关系。

2. 交流障碍：孤独症患儿在非言语交流和言语交流方面均存在障碍，其中，言语交流障碍最为突出。言语交流障碍通常是家长怀疑孩子发育存在异常、带孩子就诊的最主要原因。

（1）非言语交流障碍：孤独症患儿常常拉着大人手伸向他想要的物品，但是其他用于沟通和交流的表情、动作及姿势却很少。他们常常不会用点头、摇头表示自己的意愿，不会用各种手势动作表达自己的想法，与人交往时表情也常常缺少应有的变化。

（2）言语交流障碍：

①言语发育迟缓或不发育：患儿说话常常较晚，会说话后，言语进步也常常很慢。起病较晚的患儿可能有一个相对正常的言语发育阶段，但起病后，言语逐渐减少，甚至完全消失。部分患儿终身缄默不语、无语言。

②言语理解力受损：患儿言语理解力不同程度受损。即使受损程度较轻的患儿，对幽默、隐喻等也常常无法理解。

③言语形式及内容异常：对于有言语的患儿，其言语形式和内容常常存在明显异常。患儿常常存在即刻的模仿言语，重复说他人方才说过的言语或问话；常常存在延迟的模仿言语，重复说既往听到的言语或广告词；常常存在刻板重复的言语，反复重复一些词句，反复述说一件事情，反复询问一个问题。患儿可能用特殊的、固定的言语形式与他人交流，可能答非所问，语句之间可能缺乏联系，语法结构常常出现问题，人称代词也常常分辨不清。

④言语的语调、语速、节律、重音等存在异常：患儿语调常比较平淡，缺少抑扬顿挫，不能运用语调和语气的变化或手势动作来辅助和促进交流，也常常存在语速和节律的问题。

⑤言语运用能力受损：患儿言语组织和运用能力明显受损。患儿主动言语少，常常不会用已经学到的言语表达自己的愿望，常常难以完整地描述一件事情，常常不会主动提出话题、维持话题，或仅靠其感兴趣的刻板重复的言语进行交流，反复诉说同一件事情或纠缠于同一话题。部分患儿还会用特定的自创短语来表达自己特定的意思。

3. 兴趣狭窄和刻板重复的行为方式：孤独症患儿倾向于使用僵化刻板、墨守成规的方式应付五花八门的日常生活。具体表现如下：

（1）兴趣范围狭窄：患儿兴趣范围常常狭窄，所感兴趣的事物往往与众不同，他们对玩具、动画片等正常儿童感兴趣的内容常常不感兴趣，却迷恋于看电视广告、看天气预报、旋转物品或看转动的物品、排列物品、听某段音乐或听下水道流水声等。部分患儿可能专注于文字、数字、路径、日期的推算、时间表、地图等，并可能表现出独特的能力。

（2）行为方式刻板重复：患儿常常坚持用同一种方式做事，拒绝日常生活规律或环境的变化，如果日常生活规律或环境发生改变，患儿可能会烦躁不安。因此，患儿会反复用同一种方式玩玩具，反复画一幅画或写某个字，坚持走某一条固定路线，坚持物品放在固定位置，拒绝换衣服或只吃少数几种食物等。

（3）对非生命物体的非正常依恋：患儿对一些非生命物体，如书、盒等可能产生强烈依恋，甚至随时携带，如果被拿走，则会哭闹不安。

（4）刻板重复的怪异行为：患儿常常会出现刻板重复、奇特怪异的动作或运动的作态，如重复蹦跳、拍手、将手放在眼前扑动和凝视、用脚尖走路等。还可能对物体的一些非主要、无功能特性（气味、质感）发生特殊兴趣，因此会去闻不该闻的，或反复摸光滑的表面等。

除以上核心症状外，孤独症患儿还常常存在自笑、情绪不稳定、冲动攻击、自伤等行为。认知发展也常常不平衡，音乐、机械记忆（尤其文字记忆）、计算能力相对较好，甚至超常。多数患儿出现睡眠方面的障碍。伴有精神发育迟滞，注意障碍，存在过度活动、抽动秽语综合征、癫痫等症状，不仅使患儿的病情变得更为复杂，也使患儿需要更多的治疗和干预。

【诊断要点】

孤独症主要通过询问病史、精神检查、体格检查、心理评估和其他辅助检查，并依据诊断标准做出诊断。《国际疾病与相关健康问题统计分类》（第 10 版）中有关儿童孤独症的诊断标准如下：

1.3 岁前出现下列功能的发展异常或损害，3 项中至少有 1 项。

（1）用于社会交流的理解性或表达性语言。

（2）选择性社交依恋或交互性社会互动的发展。

（3）功能性或象征性游戏。

2. 在下列（1）、（2）、（3）中至少有 6 项症状，而且（1）中至少有 2 项，(2)、(3) 至少各有 1 项。

（1）交互性社会互动方面质的损害，4 项中至少要有 2 项：

①不会适当地运用眼对视、脸部表情、身体姿势及手势等调整社会互动。

②未能发展出适合其智龄的同伴关系（即使有充足的机会），不能和同伴相互分享喜好的事物、活动和情绪。

③缺乏社会情绪的交互关系，而表现出对别人情绪反应的缺乏或不恰当；或不会依据社会情境而调节行为；或不会适当地整合社会、情绪与沟通行为。

④缺乏自发性地寻求与别人分享快乐、兴趣或成就（例如不会展示、拿或指自己有兴趣的物品给别人）。

（2）沟通方面的障碍，4 项中至少有 1 项：

①口语发展延迟或完全没有发展，且没有用手势或哑语等方式来辅助沟通的企图（通常之前缺乏牙牙学语）。

②在与别人的交流中不会引发或维持有来有往的对话（不论其当前的语言技能如何）。

③以固定、反复，或特异的方式使用字句。

④缺乏各种自发的装扮游戏或社会性模仿游戏（年幼时）。

（3）局限、重复、固定僵化的行为模式、兴趣和活动，4 项中至少有 1 项：

①执着于反复狭窄的兴趣，在内容、焦点或强度、特质上异常。

②强迫性地执着于非功能特性的常规或仪式。

③刻板的、重复性的动作，包括手或手指的拍打、扭转或复杂的全身动作。

④专注于物品的部分或玩具无功能的部分（如气味、表面的触感、发出的噪声或震动）。

3. 临床表现不能归因于下列情况：其他类型的广泛性发育障碍、感受性语言发育障碍伴发的社会情绪问题、反应性依恋障碍或脱抑制性依恋障碍、精神发育迟滞伴发某些情绪或行为障碍、非常早发的精神分裂症、Rett 综合征。

【辨证思维与治疗原则】

孤独症患者自幼低能，天资不足，生性迟钝。病位在脑，和心、肝、脾、肾有密切的关系，形神共病，病机以脑神惑乱和脑神不足为主，但是马氏强调"肝"是孤独症病因病机的核心因素。

刻板、重复和兴趣狭窄也是孤独症的特征性行为，孤独症患儿专注于一种东西力求保持一种形式不变，以获得稳定和安全的状态，也应考虑与"肝"的调节作用不足有关。肝主筋，孤独症患儿身体不协调，平衡差，活动能力低下，也与"肝"的异常密切相关。孤独症患儿出现睡眠问题的较多，且随年龄增长，睡眠问题更加突出。孤独症的睡眠障碍是肝失疏泄、郁而化火、火扰心神、心神不安所致。

孤独症主要表现为交流障碍、语言障碍和刻板行为，是肝的功能异常，气机逆乱，气血失调直接反映在精神和情绪的改变上，是情志病。因此"心"的异常是孤独症发病机制次要因素。临床上孤独症患儿虽然智力障碍，但仍有一部分某些方面的智力正常或超常，这些能力显然不是先天肾精不足的小儿所能具有的。肾虚精亏是孤独症发病机制因素之一。肝木克脾土，当肝的疏泄功能异常时，则会直接影响脾消化吸收功能，因此孤独症患儿容易伴随胃肠道的功能紊乱。在临床上即使有些症状与心、肾、脾有关，也是由肝的调节功能失常导致的。肝主疏泄、调畅气机的功能，是心、脾、肺、肾四脏功能正常发挥的保障。

马氏治疗小儿孤独症有效方调肝醒心方：

方剂组成：柴胡 5～10g、石菖蒲 3～15g、远志 3～10g、郁金 5～10g、生龙骨 5～15g、生牡蛎 5～15g、山茱萸 10～15g、生地 10～15g、茯神 5～15g、党参 5～10g、白术 10～15g、陈皮 5～15g、桂枝 5～10g、白芍 5～15g、红景天 5～15g、酸枣仁 5～20g、神曲 10g、鸡内金 10g、炙甘草 5g。

孤独症最重要的病机与肝失疏泄、肝气郁结有关。自始至终疏肝、平肝、清肝、养肝之品均应酌情选用：

（1）养肝血：当归、白芍、枸杞子、牛膝、木瓜、鸡血藤。

（2）滋肝阴：山茱萸、生地、熟地、枸杞子、女贞子、阿胶、鳖甲、白芍、龟板。

（3）温肝寒：肉桂、小茴香、荔枝核、吴茱萸。

（4）平肝潜阳：a. 平肝：菊花、川楝子、天麻、钩藤。b. 潜肝：石决明、珍珠母、生龙骨、生牡蛎。c. 镇肝：代赭石、灵磁石。

（5）息肝风：钩藤、天麻、僵蚕、全蝎、蜈蚣、地龙、蝉蜕、菊花。

（6）理肝气：柴胡、香附、郁金、青皮、枳实、川楝子、延胡索、木香、沉香。

（7）化肝瘀：川芎、桃仁、红花、三棱、乳香、没药、五灵脂、泽兰。

1. 肾虚精亏：症见生长发育迟缓，形体羸弱无力，精神萎靡，行动迟钝，表情淡薄，听力障碍，腰酸腿软，小便清长或尿频、遗尿，舌淡苔薄，脉沉弱或弦细。多见于年少初病，胎元失养，先天禀赋不足，或后天失养失护等致成肾虚，先天之精不足，脑髓发育空虚或窍道不通，神志失充。治宜填精充髓，补肾益智。调肝醒心方合河车八味丸加减。

2. 肾阳虚损：症见大脑先天发育迟缓，前囟迟闭，牙软不牢，智力障碍，表情淡漠，面色淡白，四肢不温，腰酸腿软，形寒尿频，舌淡白，脉沉弱或沉迟。先天禀赋不足、素体阳虚或久病、重病耗损导致肾阳虚损而致。治宜温肾助阳。调肝醒心方合右归丸加减。

3. 肾阴虚耗：症见发育迟缓，智力发育障碍，形体消瘦，头晕目眩，心烦热或骨蒸劳热、盗汗，咽干舌燥，舌红苔少，脉细而数。素体虚衰，阴长不足；或产时损伤；或久病热病耗损；或暴失于血，阴精受伤。治宜补肾养阴。调肝醒心方合六味地黄丸加减。

4. 痰迷心窍：症见痴呆，口角流涎，言语不清或喃喃自语，表情淡漠，舌体胖大，苔白腻，脉滑。小儿脾常不足，脾失健运，痰浊内生，痰蒙清窍，脑虚失聪，心失所养所致。治宜健脾豁痰开窍。调肝醒心方合导痰汤加减。

5. 瘀阻脑络：症见痴呆不识人，言语謇涩，失眠，舌质暗或有瘀点，脉细涩。患儿因产伤、外伤等使血液外溢，瘀阻于脑络，脑失所养而致。治宜活血通窍。调肝醒心方合通窍活血汤加减。

6. 心脾两虚：症见届年不语，发育迟缓，神疲乏力，少言懒语，多梦易醒，时有夜惊，食少纳呆，面色少华，舌淡苔薄，脉细弱。小儿脾常不足，后天补养不足，心主血，脾为生血之源，心脾亏虚，血不养心，则神不守舍。治宜养心补脾安神。调肝醒心方合归脾汤加减。

男科疾病

第一节　阳痿

阳痿又称阴痿，是指男性阴茎不能勃起，或勃起不坚，或坚而不持久，致使不能维持正常性交者，相当于西医的勃起功能障碍。

【病因病机】

一、中医

肾为先天之本，主生殖而司二阴；肝藏血，主筋，其经脉绕阴器，前阴为宗筋之所聚；脾为后天之本，气血生化之源，与阳明胃为表里，阳明主润宗筋；病因为情志内伤、湿热、瘀血、痰湿、寒邪、虚损；基本病机为肝气郁滞、实邪内阻、宗筋不用、脏腑虚损、精血不足、宗筋失养。

二、西医

1. **功能性因素**：主要有精神、心理因素。常见有以下几方面：a. 性心理发育受到影响。b. 情绪异常。c. 夫妻关系不和谐。d. 性刺激不适当或不充分。e. 神经衰弱。f. 抑制因素的影响等。

2. **器质性因素**：

（1）内分泌性：包括糖尿病、下丘脑 – 垂体异常、原发性性功能不全、皮质醇增多症等。

（2）神经性：包括多发性硬化、慢性酒精中毒、腰椎间盘突出症等。

（3）血管性：包括动脉供血不足、静脉引流障碍、动静脉瘘等。

（4）外伤和手术创伤：如脑外伤、脊椎骨折、睾丸外伤性萎缩、前列腺增生症摘除术等手术后，亦可引发阳痿。

（5）生殖系病变：包括先天性畸形、阴茎损伤、继发性阴茎畸形。

（6）药物性因素：临床上有许多常用的药物可以对性功能产生较强的抑制作用，如使用降压药、抗精神病药、大量镇静药、雌激素、抗雄激素药等。

（7）年龄因素：据统计男子在 40 岁时阳痿的发病率为 5%，至 70 岁时达 15%。

（8）内科疾病：很多急性或慢性疾病都可影响性能力。

【临床诊断】

阳痿的诊断一般通过病史、发病情况、症状体征、实验室检查、专科检查方能明确。

1. **临床表现**：成年男性虽有性的要求，但临房阴茎不能勃起，或虽举而不坚，或不能保持足够的勃起时间，阴茎不能进入阴道完成性交，可伴有头晕、心悸、精神不振、夜寐不安等症状。患者多思虑无穷、多疑善感、精神压力大。

2. **勃起功能国际问卷**：西医目前根据通用的勃起功能国际问卷（IEF–5）进行评分来诊断是否阳痿和区分阳痿病情程度。问卷评分 > 21 分诊断为无勃起功能障碍；≤ 21 分提示患者有阳痿。同时，根据得分情况将阳痿病情程度分为轻、中、重三度，其中 12 ~ 21 分者为轻度，8 ~ 11 分者为中度，5 ~ 7 分者为重度。

3. **体格检查**：器质性阳痿在体格检查有异常变化。如糖尿病有深反射减退，下肢各种感觉减退或消失；原发性睾丸功能不全可见胡须减少，脂肪分布异常，乳房增大，前列腺萎缩；神经性疾病一般伴有各种神经系统阳性体征表现，如颅神经、运动神经、感觉神经、深腱反射、球海绵体肌反射、肛门反射等检查可见阳性体征。

4. **辅助检查**：包括 a. 精神心理学调查。b. 勃起神经系统检查。c. 勃起血管系统检查。d. 内分泌学评估。e. 勃起功能障碍的放射学诊断。

【辨治思路】

本病与肝、脾、肾等关系最密。宗筋居肝经，供养靠脾胃，充盈赖肝血，作强在肾阳。不论哪个环节出现问题，均有可能导致此病的发生。精神忧郁、情志不遂、肝气郁结，肝之经脉绕阴器，故肝郁可致宗筋不利，发生阳痿等症。一般疏肝解郁，同时结合必要的心理疏导多可获效。但有时候疏肝解郁可能效果不尽如人意，有些患者，通常配合补肾与通络法，加补肾促欲之品。选它们的目的不是怀疑患者肾虚，而是用来取效，治标而已。增欲望，强阳道，从而激发"潜能"，引出"效果"。一旦"效果"出现，患者信心立至，郁结顿开。比口头开导和用药解郁更具"实效"。肝郁日久，肝血不畅入络留瘀，加重宗筋不利。活血通络可使肝脉畅通无阻，血顺利流注宗筋，从而临房随欲而起。此型患者疏肝解郁以治本，补肾通络以治标，实乃病情所需使然。

临床实践证明，阳痿患者单纯虚证的并不多，一般都是虚实夹杂。单纯的虚证治疗思路很明晰，房事过频的人由于会阴反复充血，容易诱发前列腺炎或增生。多表现肾虚兼湿热下注或相火过旺，日久乃成痰浊瘀阻。这类患者在补肾之前当先治实证，或酌情标本兼治。人到老年肾虚乃自然趋势，随着脏腑功能的衰退，痰浊、瘀血常因虚而生，并充斥体内各处，造成各种各样的疾病。老年人激素水平下降，机体代谢障碍，产物堆积血行不畅，糖尿病、高血压、高血脂等患者亦是如此。宗筋脉络因之瘀阻，多表现为动脉硬化。此时补肾当与活血通络同施，补肾宜阴阳双补，取其阴阳互根原理。根据患者脉症表现，或偏重滋阴，或偏重补阳，或偏于泄浊通达。对常规补肾效果不理想的，活血通络改善阴茎血液循环可使血行流畅，宗筋充盈、络通阳达，最终病愈。

马氏治疗基本方：振痿举阳汤。

方剂组成：淫羊藿20g、肉苁蓉10g、仙茅10g、巴戟天15g、枸杞子30g、蛇床子15g、韭菜籽15～20g、人参3～5g、细辛5～10g、麻黄3～5g、苍术15g、升麻20g、胡卢巴10g、蜈蚣3条（焙干研末冲服）、九香虫15g、熟地15g、羌活6～15g。

方解：淫羊藿、肉苁蓉、仙茅、蛇床子、巴戟天、枸杞子具有补肾益精壮阳、抗衰老、抗疲劳及雄激素样作用。增强肾之"作强之官"的功能，以助持久；淫羊藿补肾助阳，但益精作用不强，而肉苁蓉益精力强，其与淫羊藿配合，可助其益精；仙茅补肾助阳，药性燥烈，可补命门之火衰；淫羊藿得仙茅之助，补肾壮阳之力增强；巴戟天补肾阳益精血，枸杞子滋补肾阴益精血，二药合用补肾阴阳，益肾精血。与前四药合用，有阴中求阳、阳得阴助之意。蛇床子温肾壮阳，具有性激素样作用。韭菜籽壮阳固精，治早泄、遗精、滑精，使其精满、精足而后阴茎自坚；麻黄、细辛调心神，利意志（肾主志），以坚壮阳道；和人参兴奋神经，扩张血管，使海绵体内有足够的充血，动脉流入量快速增加，使阴茎勃起坚实有力；胡卢巴与巴戟天、苍术等品同用，治肾虚阳痿（《圣济总录》胡卢巴丸）；升麻升举阳气，大量应用阴茎勃起，今人勤食而懒行，致阳明虚而宗筋纵，苍术燥湿，兼能健脾，可绝痰湿之源，当痰湿得祛，宗筋通利，阳道自兴。淫羊藿具有雄激素及促性腺激素功能，改变肾气肾功能虚弱状态。蛇床子能延长小鼠交尾期，其提取物有雄激素样作用，助淫羊藿增强性欲望增强性功能。蜈蚣、九香虫以通络走窜，兴阳之道，改善海绵体（阴茎）血循环，通利窍道，使海绵体内有足够的充血，动脉流入量快速增加，可使阴茎勃起，这是不可缺少的重要一环；熟地配伍羌活治疗阳痿、早泄、女子不孕。二者相配，一阴一阳、一轻一重、一清一浊、一升一降，辛燥厚重相合，可升发肾中清阳之气，并能制约熟地滋腻之弊。

（1）肾阳亏虚型：症见阳痿、阴冷、龟头凉、畏寒肢冷、腰痛膝软、耳鸣、脱发、牙齿松动、形体瘦弱、短气乏力、头晕目眩、面白色淡、舌淡胖，或舌中有裂纹，或有齿痕，脉沉细尺弱。加阳起石15g、紫河车15g、锁阳15g、制附子10g、山茱萸30g、生山药30g；重症患者也可加狗鞭1具、冬虫夏草5g，血肉温润之品以润燥而缓调之。

（2）肝寒型：症见阳痿阴缩、小腹憋胀或痛、四末不温。加小茴香10g、干姜10g、青皮10g、乌药、肉桂10g、附子10g、生姜3片、大枣5枚。

（3）心肾不交型：症见阳痿，神经衰弱，或性格内向、眠差多梦、手心热、舌边尖红，脉数无力。加生白芍30g、知母20g、生地15g、炒酸枣仁30g、麦门冬20g、茯神10g、益智仁10g、远志10g、石菖蒲10g、茯苓30g、蜂房15g。

（4）肾气虚或惊恐伤肾型：症见怵惕不宁、多疑易惊、精神不振、失眠多梦、平时阴茎尚能勃起，但每逢同房时则焦虑不安、反致阳痿不举，舌脉往往正常。加桂枝龙骨牡蛎汤、茯苓30g、磁石30g、茯神10g、琥珀10g。

（5）心脾两虚型：症见阳痿伴心悸，怔忡、易惊、多梦失眠、短气自汗、面色萎黄、形体瘦弱、神疲乏力、饮食减少、腹胀便溏，舌淡脉细。加黄芪30g、党参20g、白术20g、茯苓30g、夜交藤20g、砂仁10g。气血虚弱者加当归20g、阿胶珠20g、鸡血藤20g、生黄芪30g、白芍30g。

（6）下焦湿热型：症见阳痿而兼阴部潮湿或痒痛，口舌生疮口苦、面生痤疮，或患慢性前列腺炎后，渐致阳痿、小腹及会阴胀痛、尿意频频、尿有灼热感、小便淋沥不爽、尿有余沥、舌红苔黄腻，脉沉数。减去肉苁蓉、覆盆子、巴戟天、仙茅、韭菜籽、淫羊藿，加柴胡10g、黄柏20g、萹蓄20g、黄芩20g、鱼腥草30g、败酱草30g、牡丹皮15g、刘寄奴15g、猪苓15g、泽泻15g、琥珀粉（冲服）3g。

（7）血瘀型（海绵体充血不足）：症见阳痿伴有外伤史，气郁血滞、小便不利，或排尿刺痛，舌色暗或见紫瘀斑点，脉涩。加路路通10g、皂角刺10g、赤芍10g、桃仁10g、红花10g、土鳖虫10g、乳香10g、没药10g、葛根10g、三七粉（冲服）3g、刘寄奴15g、川牛膝15g、通草15g。

（8）肝郁气滞型：症见阳痿肝强胃弱，夫妻不睦、举而不坚，或性欲淡漠，舌色发暗，脉弦。加柴胡15g、枳实20g、白芍30g、郁金10g、半夏10g、陈皮15g、茯苓30g、合欢皮15g、香附15g、露蜂房15g、白蒺藜15g、丁香6g。

【用药体会】

1. **淫羊藿**：现代药理研究表明，其能促进精液分泌，有雄性激素样作用和降血压作用。对性欲淡漠者，此药为首选，从名字中就可以看出，羊食增多与母羊交配次数，可增强欲望。用于临床，效果的确明显。若符合肾阳不足，其剂量一般用20～50g。此药为肾虚阳痿的常用药，尤其对于那些性欲低下者。

2. **肉苁蓉**：现代药理研究表明，其有雄激素样作用，增强体力、抗衰老、抗疲劳、降血压作用。故治疗阳痿、不育而见有肾虚症状者，淫羊藿配肉苁蓉，二药相配，有补肾生精作用，对并发高血压患者尤宜。

3. **枸杞子**：现代药理研究表明，枸杞子具有增强非特异性免疫功能、造血功能、刺激排卵等作用。其既补肝血，又滋肾精，诚为补肾生精种子之良药。临床常与淫羊藿配伍，常用量 30 ~ 50g/d。

4.细辛：具有温经通脉、益肝胆、通精气的作用，治疗寒凝肝脉睾丸冷痛、阳痿不起效果显著。细辛有改善血液循环的作用，能降低毛细血管的通透性，改善阴茎血供状况。麻黄碱脂溶性高，易通过血脑屏障，以兴奋中枢神经。此外用 10% 的细辛液进行穴位注射治疗阳痿亦具有较好的疗效。

5.九香虫：九香虫芳香走窜，通经达络，理气解郁，而又擅兴阳起痿，实为治疗心因性阳痿之上品。故临证但遇肝气郁结之阳痿患者，投之无不应验。常用量 10 ~ 15g/d。

6.蜈蚣：本品辛温纯阳，主入肝经，性善走窜，通经疏瘀。所以能兴阳事、疗阳痿。笔者认为，蜈蚣是不用辨证分型即可应用的有效药。精神忧郁引起的阳痿，多数为心理性，蜈蚣走肝经，可以疏肝以起痿；脉络瘀阻（动脉硬化）引起的阳痿，蜈蚣可以化瘀通脉以起痿，另外蜈蚣本身也有强壮之功。所以只要是治此病，尽可选用此药，不论辨证为何证型，一般都不会错。体质特殊过敏者慎用。

【马氏临床独特用药及药对】

1.中药：

马钱子：苦、寒，有大毒。归肝、脾经。功效：通络止痛，消肿散结。壮阳，主要是因其有效成分士的宁对脊髓、延髓及大脑皮质等中枢神经系统有较强的兴奋作用。因而对脊髓勃起中枢兴奋性减退致阳痿者，有很好的疗效。应该注意的是，马钱子过量可引起强直性肌痉挛，导致窒息缺氧或延髓麻痹致死，使用时应告知患者用量、服法，若出现中毒时，应即时抢救。

升麻：辛、微甘、微寒。主归肺、脾、胃、大肠经。功效：发表散邪，透疹，清热解毒，升举阳气。中药书中没有记载该药有治疗阳痿的作用，马氏发现升麻中药药理作用中有大剂量应用可导致阴茎异常勃起的副作用，用于临床治疗阳痿有效，故谓升麻有升阳起痿之功。

2.药对：

淫羊藿配蛇床子：淫羊藿药理研究表明，其能促进精液分泌，有雄性激素样作用。羊食增多与母羊交配次数，对性欲淡漠者，可增强欲望。蛇床子能延长小鼠交尾期，其提取物也有雄激素样作用，可增加小鼠前列腺、精囊肛提肌重量。二药合用兴阳增欲助延，共治阳痿诸型。

3.辨因选药原则：

a.兴奋性神经。b.改善阴茎血液循环。c.增加性激素分泌。d.改善心理障碍。e.治疗原发疾病。

4.治疗阳痿必需的微量元素：近年来，研究证实某些助阳中药含人体必需的微量元素，其中以锌、锰、铁含量较高的有补骨脂。肉苁蓉、鹿茸、巴戟天、仙茅、淫羊藿、杜仲、续断、菟丝子、锁阳等，对提高性功能有作用。

5.有壮阳功用的植物药：肉苁蓉、人参、锁阳、附子、五味子、山茱萸、何首乌、山药、巴戟天、杜仲、川续断、冬虫夏草、石楠、麻黄等。有壮阳功用的动物药：鹿茸、蛤蚧、海马、斑蝥、九香虫、蚕蛾、鹿鞭、海狗肾、麝香、紫河车、桑螵蛸、雀肉、山羊肉、狗肉、泥鳅、羊肾、刺猬皮等。

6. **补肾壮阳药酒**：蛤蚧 1 对、海马 10g、鹿茸 10g、蜈蚣 6 条、九香虫 15g、红参 15g、肉苁蓉 15g、巴戟天 15g、锁阳 15g、补骨脂 15g、何首乌 15g、枸杞子 50g、淫羊藿 30g、五味子 30g。洗净后放入 3kg 白酒中浸泡 7 日。于每晚睡前饮 30g，2 个月为 1 个疗程。

【中医辨病治疗】

1. **血管性阳痿**：是器质性阳痿最常见的病症之一，临床通常分为动脉性阳痿和静脉性阳痿两类。动脉性阳痿阴茎动脉血流减少是"瘀滞"所致，中医的治疗机制主要是运用活血化瘀的方药，改善阴茎动脉的供血，促进阴茎动脉的血流增加。常用药物有桃仁、红花、牛膝、丹参、水蛭、赤芍、乳香等药物。静脉性阳痿阴茎静脉血流增多是"气失固摄"或"气血失调"所致，中医的治疗机制主要是益气活血或理气活血的方药，减少阴茎静脉的血流量，同时增加阴茎动脉的血流量。常用药物有：黄芪、当归、白芍、甘草、鸡血藤、人参等药。

2. **高血压性阳痿**：高血压所致阳痿实际上多是诊断为高血压而服用降压药物后出现的阳痿。因此，严格地讲应为抗高血压药物所致阳痿。中药替代西药抗高血压治疗目前尚不成熟，用中药抗高血压治疗而停用西医抗高血压药来缓解阳痿的发生是不可取的，而且还有可能发生其他严重的后果。但可在使用西医抗高血压药治疗时，使用中药减少西药治疗出现的副作用，降低阳痿的发生率。对于高血压性阳痿的治疗，常用药物有：天麻、钩藤、桑寄生、羚羊角、生石决明、夏枯草、菊花、枸杞子、石斛、地黄、泽泻等。

3. **糖尿病性阳痿**：是糖尿病所致的神经、血管功能改变引起勃起功能障碍。血管以及支配血管的末梢神经的损害，导致阴茎勃起过程中血管不能充分舒张及充盈，而致阴茎勃起不全或完全不能勃起。其神经、血管的损害逐渐得以加重，则可能产生不可逆性的病理改变，其治疗难度则明显加大，甚至难以获效。

对于糖尿病性阳痿的治疗，中医认为糖尿病的主要病机在于阴虚，而出现神经及血管病变致生阳痿的病理机制，则多责之于在阴虚的基础上出现血瘀或气阴两虚的病理改变。因此，在滋阴清热治疗糖尿病的基础上，并需加益气活血通络改善阴茎勃起功能的药物。常用药物有：卷柏、黄芪、苍术、葛根、地黄、麦门冬、天花粉、石斛、川芎等。

4. **高血脂性阳痿**：高脂血症患者的人群有逐年增加的趋势。高血脂患者的血液流变学以及血管管径等的改变，使得阴茎血流流注显著下降而导致阳痿的发生。在高脂血症发生的同时，并可能伴有肾病综合征、肝病、甲状腺功能减退等病症。因此，高血脂性阳痿可能是高脂血症所为，也有可能是以高脂血症和其他疾病的协同下所致。

对于高血脂性阳痿的治疗，高血脂问题，中医化痰泄浊治其本；从血液流变学及血管因素治其标。标本兼治而在纠正高血脂的同时，改善血液黏稠度及血管功能，从根本上解决阳痿问题。常用药物有：水蛭、山楂、蒲黄、陈皮、半夏、茯苓、苍术、瓜蒌、郁金、三棱、莪术等。

治疗阳痿不可用的中药：

（1）甘草：现代药理分析 50mg 甘草可提取雌二醇 0.1mg，证明甘草具有雌激素样作用，临床观察到长期大量服用甘草，可引起睾丸、阴茎萎缩，性功能减退。

（2）雷公藤：不但有杀伤精子作用，长期使用可使睾丸缩小，输精管萎缩和性功能减退。

（3）地龙：可使精子迅速制动，特殊凝集，破坏其结构而杀伤精子。

（4）女贞子：有雌激素样作用，长期应用影响性功能。

（5）知母、黄柏：两药常在一起配伍滋阴清热，临床发现长期服用知柏地黄丸导致性功能减退者屡见不鲜，引起阳痿。

（6）白花蛇舌草有抑制精子生成作用，临床应用需注意。

（7）其他如苦参、草河车、土贝母、山慈姑、满天星、大蒜、芹菜、棉籽油、油茶子、猪胆汁及牛、羊等动物胆汁都具有降低性欲、杀伤精子的作用。

第二节　早泄

早泄是同房时阴茎尚未接触或刚接触女方外阴，或阴茎虽进入阴道，但在很短的时间内便发生射精，随后阴茎疲软，不能维持正常性生活的一种病症，是较常见的男性性功能障碍疾病。相当于现代医学所称的"射精过早症"。成年男性均可发生本病，与年龄无明显关系。

【病因病机】

一、中医

1.阴虚火旺：平素抑制性欲，房事较少，阴精暗耗；或纵欲过度，肾阴虚亏，阴虚于内，不能制阳虚火内炽，扰动精关，一触即发而早泄。

2.肾气不固：房事不节，手淫过度，或早婚早育，以致戕伐太过，肾气不足，精关不固，封藏失职固涩无权而早泄。

3.心脾两虚：日夜劳倦，病后失养；或思虑过度，损伤心脾，暗耗气血，心血不足则神不明，脾气不足则气不摄，而致早泄。

4.心肾不交：劳心过度，郁而化火，心阴受损，心火偏亢，火扰心神，肾水不能上济；或房事不节，肾阴亏损，肾水不济心火，致心肾失交，而致早泄。

5.相火炽盛：情志不舒，肝气郁结，郁而化火或欲望不达，久蕴化热，相火炽盛，扰动精关而致早泄。

二、西医

正常情况下男子性交时，从阴茎勃起、插入阴道直至射精这一全过程所经历的时间，根据年龄、体质的不同差异很大。一般认为：年轻时时间偏短，随着年龄的增长，性兴奋的降低以及性经验的增加，多数人有所延长。

病理情况下，即大脑皮质或脊髓中枢兴奋性增强，促使射精过程提前发生。目前较为普遍的认识指出精神心理因素是主要的，而器质性疾病因素只占极少数。

1.情绪紧张：在不正常环境下（包括婚前性生活、偷情等）性交，害怕被别人撞见，急于迅速完成性交，或性交时过分紧张、激动，或担心性交失败，或害怕射精过早，形成不良条件反射，使神经调节功能敏感性增强，射精失控，而发生早泄。

2.手淫习惯：婚前在多人的居室屡犯手淫，害怕被别人发现而讥笑，动作节奏加快，力求极早射精，养成早泄习惯，形成条件反射。

3. **长期禁欲**：长期强制禁止性生活以后，重新恢复性生活进行性交时，由于射精中枢过度兴奋而发生早泄。

4. **身体疲劳**：由于重度的体力劳动，或持续紧张的脑力劳动，致情绪紧张，大脑皮层兴奋性增加，性交时易一触即发，出现早泄。

5. **器质性病变**：患有慢性前列腺炎、精囊炎等生殖器炎症时，炎性分泌物流入后尿道，易并发精阜炎。而精阜是射精反射的扳机区，当精阜受炎症刺激后，易使射精提前；此外，控制性高潮的反射机制——脊髓内、外周神经或高级神经中枢的病理改变或任何退行性变化，可能造成射精功能失控而致早泄。近年大量临床资料的调查结果还表明，其他疾病如多发性硬化、阴茎海绵体硬结症、包皮系带过短、痛性勃起等均可引起早泄。

【诊断】

1. **临床表现**：早泄指性交时间极短即射精，甚至尚未进入阴道即射精，以致不能正常性交的一种病症。男性的射精潜伏期受年龄、禁欲时间长短、身体状况、情绪心理等因素影响，射精潜伏期时间的长短也有个体差异。健康男性在阴茎插入阴道 2~6min 发生射精，即为正常。当然，如果患者既往性生活时间比较长，可达到 20~30min，但是发病以来只有 5~10min，患者感到不尽兴，女方也感到不满意，就不能以 2~6min 发生射精为正常的标准。

2. **诊断标准**：早泄的诊断标准众说纷纭，常见的分为以下几种：

①以时间为标准。从阴茎插入阴道至射精的时间，一般认为短于 2min 即为早泄，但严格地讲应短于 30 秒，才能算早泄。

②以抽动次数为标准。阴茎插入阴道中抽动次数少于 10 次为早泄。

③以性伴侣的反应为标准。认为在性活动中，如果有 50% 以上的性交机会不能使女方达到性高潮亦可称为早泄。

④以控制射精反射的能力为标准。射精可以通过学习训练之后进行控制，如果长期不能控制射精，就是早泄。

【辨治思路】

治疗早泄，当以平中见效、虚实夹杂者宜消补兼施。早泄兼有虚证，补以平补，滋水不宜过于滋腻；补肾阳，不宜过于温燥；在平补的基础上，或加健脾益气，或加滋肝养肝，或加益心养心。早泄兼有实证者，当辨其标本缓急，治标则以清利为主，利湿宜淡渗，清火宜甘寒，在甘淡清利的基础上，或加清肝利胆，或加清肾坚阴，或加清心导赤诸法。治早泄，切勿滥用固涩法，固肾涩精对肾虚精关不固的早泄确有效。但目前虚证早泄少见，实证泄或虚实夹杂者多见，若不分虚实补涩杂投，易犯"虚虚实实"之诫，反使病情复杂难愈。明代医家张景岳针对医者治病不分病因，片面追求近效，而滥用补涩的流弊，重申审因论治的重要性，指出："固方之剂，固其泄也，然虚者可固，实者不可固，不当固而固，则闭门延寇，遗患无穷。"对今天合理使用固涩药，仍不失其理论和临床指导意义。相火扰动、心神不安是导致肾失封藏的基本病机。治疗早泄，当安神定志固肾，心肾同治。早泄治肝，多用酸甘化阴。早泄是射精过早的代名词，肝气郁结，疏泄不及为阳痿；疏泄太过为早泄。当今男人多郁证，郁久化火，火灼精伤，肝血不足，肝火有余，是内伤早泄之主因，治早泄当少用或不用疏肝理气之品，尤其是柴胡，即用亦不过量，一因柴胡劫肝阴，二因早泄为疏泄太过之疾，不可重用疏泄，而应多用酸甘化阴之品，因酸能敛涩，甘能缓急。

核心方远志枣仁汤应用临床多取效：

远志枣仁汤：远志 20g、酸枣仁 30～50g、茯苓 30～100g、金樱子 30g、沙苑子 20g、山茱萸 20g、莲子心 6～10g、萹蓄 20g、泽泻 10g、栀子 15g、黄柏 20g、黄连 10g、羌活 10g、磁石 20g。

方解：远志、茯苓、酸枣仁为君。金樱子功专收涩；山茱萸涩精止遗，其味酸而涩，质地滋润，能固肾气、敛心神、涩阴精、退虚火，为收敛元气、固精止遗之要药，用于遗精滑泄者；沙苑子味甘而入肾、补肾固精，《本经逢原》"为泄精虚劳要药"；莲子心苦、寒，入心、肾经，长于清心泻火，苦涩固敛，入于肾经，可敛肾固精止遗，用于遗精滑泄，四药为臣，共奏补肾固精止泄之效。泽泻、萹蓄、栀子三药，可纠正固涩产生的副作用，并能利尿，通过利小便"逆流挽舟"，起分化之功，以下引上，甚有巧思，泄浊固涩。栀子、黄连清心火、除上焦之烦热。黄柏入肾经，有滋肾阴，制相火的功效，用治阴亏内热所致早泄遗精。磁石民间验方治疗早泄奇效；羌活善能升散可升散肾中清阳之气，并助磁石潜阳纳气，安神止泄。

临证加减：

1. **阴虚火旺证**：性欲亢进，动则阳举、但未战先泄、面色潮红、头目眩晕、虚烦难眠、时易盗汗、五心烦热、口干咽燥、腰酸膝软、苔少或剥、舌质红少津、脉细数。治宜滋阴降火。加天门冬、生地、熟地、人参、龟板（先煎）、鳖甲（先煎）、五味子、砂仁（后下）、甘草、知母。火旺重者加牡丹皮、二至丸。气虚者加炙黄芪、人参。合并湿热证者加赤芍、车前草、灯心草；合并肝郁证者加青皮、白芍、枳实、薄荷。

2. **肾气不固证**：性欲淡漠，举阳不坚不久、时见遗精、举则早泄、头晕健忘、腰酸膝软、精神萎靡、动则汗出、小便清长、夜尿频数、舌苔薄白、舌质淡、脉沉弱。治宜益肾固精。加桂枝、白芍、生龙骨（先煎）、生牡蛎（先煎）、韭菜籽、桑螵蛸、炒蜂房、五味子、生姜、大枣、甘草。阳虚者加淫羊藿、仙茅、肉苁蓉；气虚者加黄芪、党参、山药。

3. **心脾两虚证**：性欲淡漠，动则早泄、面色不华、身倦乏力、心悸怔忡、不寐多梦、胃呆便溏、苔薄白、舌质淡、脉细。治宜补益心脾。加黄芪、党参、白术、茯神、龙眼肉、酸枣仁、当归、夜交藤、合欢皮、木香、甘草、五味子。兼夹阳虚者加锁阳、益智仁、蒺藜。阴虚者加龟板、鳖甲、天门冬、麦门冬。

4. **心肾不交证**：阴茎易举，举则易泄、心悸虚烦、寐少多梦、腰脊酸楚、头晕、目眩、耳鸣、舌红少苔、脉细数。治宜交通心肾，加阿胶（烊冲）、黄芩、白芍、鸡子黄（冲入）、肉桂、枸杞子、百合。阴虚者加天门冬、麦门冬；肝郁气滞者加青皮、川楝子。

5. **相火炽盛证**：性欲亢进，过早泄精、头晕目眩、口苦舌干、急躁易怒、怔忡不安、尿黄而赤，或阴肿、阴痒、苔黄腻、舌质红、脉弦数。治宜清泻相火，加龙胆草、黄芩、青皮、生地、当归、决明子、生甘草。心神不宁者加甘草、淮小麦、大枣。

经验方如下：

（1）取磁石 2500g，研细，白酒 1500mL，浸泡 1 个月，每天服 3 次，治疗早泄有效。（中国民间小单方.重庆：科学技术文献出版社重庆分社，1986：102）

（2）丁香 20g、细辛 20g、桉叶 20g、五倍子 20g，浸入 95% 的乙醇 250g 中，静置半个月，每于性交前 10min，将此药液涂于龟头部位。

【用药体会】

1.泽泻：甘、淡、寒，归肾、膀胱经。利水渗湿，泄热。王履《医经溯洄集》谈及肾气丸用泽泻时谓："泽泻虽成以泻肾，乃泻肾邪，非泻肾之本也。"阴虚火旺，则邪热内扰精关，阳虚湿阻则精关不固，皆肾虚有邪所致早泄遗精。在扶正补肾之时，以泽泻泻肾邪，则精关自固。

2.磁石：咸、寒。平肝潜阳，聪耳明目，镇惊安神。现代研究表明，磁石主要含四氧化三铁及其他 20 多种元素，具有强壮补血和镇静作用。用于男科治疗阳痿、早泄、遗精诸症，亦能调节性神经功能。泄精过程主要受交感神经控制，早泄就是性交时交感神经极易兴奋而达到泄精阈值。由于交感神经经常兴奋，久之抑制副交感神经，出现阳痿现象，这是因为阴茎海绵体的勃起，受副交感神经支配。临床用磁石治阳痿、早泄、遗精等症，常用磁石配羌活，以磁石益真精能守，羌活善升散而助阳，二者配伍则精充气畅，阳兴泄止。但临床用之得效即可，不宜久服，因其碍胃，脾胃素虚者慎用。

第三节 阴茎硬结症

阴茎硬结症是阴茎海绵体白膜与阴茎筋膜之间发生纤维硬结的一种病变，又称阴茎纤维性海绵体炎。1743 年法国医师 Peyronie 首先细致报道此病，故又称 Peyronie 病。本病多见于 20～50 岁的患者。本病是以阴茎背侧出现单个或数个硬节为主要征象。

根据临床表现，本病应属中医"阴茎痰核"范畴，为前阴疾病。明代汪机著的《外科理例》中述："一弱人茎根结核，如大豆许，劳则肿痛。"《素问·厥论》曰："前阴者，宗筋之所聚，太阳、阳明之所合也。"《灵枢·经脉》曰："肝者，筋之合也，筋者，聚于阴器。"

【病因病机】

一、中医

中医学认为，本病的病因病机主要与肝、脾、肾三脏关系密切。盖肝之经脉绕阴器，肝主疏泄，若情志不遂，或暴怒伤肝，肝郁气滞则气血运行不畅，瘀血阻于阴茎脉络，可致本病发生。肾主前阴，肝肾不足，感受寒湿，侵入厥阴之络；或脾肾阳虚，聚湿生痰，痰瘀凝结，流注经络而发病。此外阴茎损伤，交媾不洁致瘀血、痰湿留滞经络也可发为本病。

二、西医

发现本病已近 270 年，然迄今病因仍未确定。一般认为本病发生与维生素 E 缺乏、轻度创伤、硬化性症、退行性变等有关，与感染及免疫的关系亦较密切。有学者还观察到可能与某些遗传因素有关。

本病的主要病理表现为，在 Buck 筋膜及深筋膜之间发生纤维性病变，并波及阴茎海绵体内及海绵体间质中，病变与 Buck 氏筋膜相联系。早期在结缔组织内血管周围有淋巴细胞和血细胞浸润，继而在阴茎背侧形成以胶原细胞为主的斑块，久则局限钙化或骨化，使阴茎侧曲，勃起时牵拉疼痛。

【临床表现与诊断】

1. 临床表现：生殖器检查阴茎海绵体可扪及单个或多个硬结，硬结边界清楚，多数不可推动，硬结的坚硬度各异，大小差别亦大。阴茎硬结症患者临床表现根据疾病的发展主要分为两个阶段，第一阶段主要是阴茎硬结、勃起疼痛和（或）勃起时畸形，称之为活动期。发病 12～18 个月后病情逐步稳定，进入相对静止的稳定期，临床特点为阴茎弯曲畸形的稳定和勃起疼痛的消失，病理学特征为成熟瘢痕的形成。在这一期，绝大部分患者的勃起疼痛能缓解，阴茎弯曲则多不能缓解。另外阴茎硬结症的晚期可能出现勃起功能障碍，可能与阴茎严重变形、连枷阴茎、阴茎血管功能受损等器质性原因和患者焦虑、烦躁等心理性原因有关。

在患者阴茎的背侧和腹侧可触及一个明显的斑块或硬结区，通常位于背侧，导致背侧弯曲。两侧及腹侧斑块引起的弯曲较少，但勃起或性交时可有疼痛，疼痛不严重，但能影响患者的勃起功能。

2. 辅助检查：

（1）多普勒超声检查可估计硬结斑块的位置及大小，同时还能清楚显示阴茎段尿道的结构或局限性受压迫变窄的表现，可监测治疗进展，是一般诊断及随访的首选检查。

（2）勃起功能障碍的检查，勃起功能障碍的患者应进一步评估勃起功能，以了解阴茎海绵体的结构、白膜、背动脉和海绵体动、静脉功能以及海绵体窦动脉间的侧动脉连接情况。

（3）MRI 可提供阴茎结构不重叠的影像，可用于手术治疗前了解阴茎的解剖学特征。

【辨证思路与治疗原则】

阴茎硬结症的发病过程中，或属气滞血瘀，或为痰浊凝聚，或是痰瘀互结。气滞血瘀因情志失调，肝气郁结；或房事不节，用力过猛；或跌打损挫，阴茎受伤，致使宗筋气滞血瘀，发为本病。喜食肥甘，嗜酒无度，伤脾损胃，痰浊内生；或湿从下侵，蕴结而久，酿生痰浊，凝聚宗筋，遂生本病。痰瘀互结、气滞血瘀日久尚可引起痰浊，痰浊日久不祛亦可导致血瘀，津血同病，痰瘀互结宗筋，致使本病缠绵难愈。既然本病之成与气滞痰瘀相关，所以化痰祛瘀就是本病的主要治则。临床上宜在疏肝理气的基础上，重用化痰祛瘀药，本病治疗以行气、活血、化痰、散结为基本原则。

马氏经验方阴茎散结止痛汤：

方剂组成：柴胡 10g、青皮 10g、当归 15g、夏枯草 15g、牡蛎 15g、乳香 10g、没药 10g、桃仁 15g、红花 10g、穿山甲 6g、赤芍 12g、白芍 20g、甘草 10g。

方解：柴胡疏肝理气入肝经，疏通宗筋气滞；青皮疏肝行气；当归补血活血，三药合用，使气行血活，以攻散瘀滞，同为君药。牡蛎、夏枯草化痰软坚；乳香、没药活血化瘀止痛；桃仁、红花活血祛瘀，消肿止痛；穿山甲（可用土鳖虫代替）破瘀通络，共为臣药。芍药甘草缓急止痛，调和诸药，为佐使之用。诸药合用共奏行气活血、散结止痛之功。

临证加减：若年事已高排尿不畅，或年轻而腰酸疼痛明显并伴有早泄、阳痿者可加续断、桑寄生、山茱萸、狗脊、淫羊藿等；少腹胀满，尿意不尽者加乌药、木通；脾虚舌体胖大，边有齿痕者加白术、茯苓；茎硬结疼痛明显者加延胡索、川楝子；硬结日久不消、舌暗红、有瘀斑瘀点者，加三棱、莪术。

第四节　前列腺增生

前列腺增生是增生的前列腺突入膀胱或尿道内，压迫膀胱颈部或尿道，以尿频、夜尿次数增多、排尿困难为主要症状，严重者可发生尿潴留或尿失禁，甚至出现肾功能受损，是老年男性的常见疾病。因其发病率较高，且严重影响患者生活质量。前列腺增生属于中医学"癃闭"范畴。

【病因病机】

一、中医

1. **气血瘀滞**：年事渐高，脉络瘀阻，血运不健，致使气血运行不畅，瘀滞而为患。膀胱、精室受累，气化不利，则小便行而不畅，以致成癃。

2. **湿热蕴结**：嗜食辛辣、甘肥之品，滋生湿热；或年事渐高，脾胃运行不健，水湿留滞为患。湿热蕴结膀胱、精室，膀胱气化不利，水道瘀阻，则发为癃闭之疾。

3. **痰浊凝结**：素体丰腴，痰浊内盛；或嗜食甜、黏、油腻食物，妨碍脾胃健运，致使湿浊中阻，蕴结成痰。痰浊聚结膀胱，膀胱气化不利，水道壅塞欠畅，所以发为本病。

4. **肾气亏虚**："八八"之年，肾气已衰；抑或有失保养，虚劳伤肾。肾气不足，膀胱气化不利，水液难得畅运，停聚膀胱，发为癃闭。

5. **脾虚气陷**：年老之人，中运不健，脾虚气弱；或久病体虚，饮食不慎，损伤脾胃；或劳倦过度，思虑伤脾；中气既弱，甚至中气下陷，清气不升，浊阴不降，水停膀胱，而发为本病。

二、西医

西医关于前列腺增生的发病机制研究颇多，但病因至今未能十分明确。目前肯定前列腺增生必须具备两个条件：一是高龄，二是具备正常功能睾丸的存在。在青春期前行睾丸切除的人不发生前列腺增生，40岁以前切除睾丸后，发生前列腺增生者亦极少。

【临床表现】

1. **梗阻症状**：以尿频为最先出现的症状，尤以夜尿增多为主。尿前踌躇，尿流逐渐变慢无力，排尿困难，射程不远，尿线变细分叉，尿后余沥不尽。偶然出现大量肉眼血尿，进一步发展可有间歇性排尿现象，排尿时要用腹压，且出现尿线中断，晚期出现严重的尿频、尿急、尿流不能成线而呈点滴状，最终出现急性尿潴留或充血性尿失禁等。

2. **梗阻并发症**：

（1）急性尿路感染：如并发前列腺炎、膀胱尿道炎、附睾炎、肾盂肾炎，出现夜尿骤增，尿频尿急尿痛，排尿困难，血尿加重，尿混浊、腥臭，有时寒战高热。

（2）肾功能衰竭：尿闭，腹水，食欲减退、恶心呕吐，贫血严重时出现头痛，血压升高，迟钝嗜睡，甚至痉挛、昏迷等。

（3）腹部包块：肾积水严重时腹部可摸到包块。

（4）其他：性欲亢进或减退、内痔、脱肛、腹股沟疝等。

【诊断要点】

（1）发病年龄多在50岁以上。

（2）早期表现为尿频，尤其是夜间排尿次数增多。

（3）随着尿频出现，逐渐发生排尿困难，尤其是进行性排尿困难，甚至可出现充盈性尿失禁。

（4）并发炎症、结石者可有血尿。

（5）晚期可能出现肾功能损害或并发痔、疝。

（6）直肠指诊检查前列腺增大，表面光滑，质地中等硬，中央沟变浅或消失。但触诊前列腺增大不明显而临床症状典型者，并不能排除前列腺增生。需做B型超声波等项检查以帮助明显诊断。

（7）尿道膀胱镜检查及尿流率测定有助早日明确诊断。

（8）对疑为前列腺肿瘤者可行穿刺做活组织病理检查。

【辨证思维】

前列腺增生属于男性老年常见病，随着年龄增大而发病率逐渐增多，其临床症状有所加重。老年阶段，随着年龄的增长，肾脏精气也逐渐衰减。临床症状看，小便困难，尿线分叉、无力、射程短，排尿费力等症，属于"虚证"之范畴。而本病系本虚而见标实，因而出现湿热之证，治以清热利湿，但不可一味清利，必须稍加温化以助膀胱之气，方可收到良效。而且一旦邪气消退，当扶正补肾、祛瘀散结。但活血、散结，化痰、软坚很难消除"增生"之类病理变化。只有加入有调节雄、雌激素水平作用的中药，改善老年下丘脑－垂体－性腺轴功能，减缓生殖功能的衰退，从根本上防治前列腺增生症。

马氏基本方：

方剂组成：黄芪30～100g、熟地20g、肉苁蓉15g、淫羊藿15～20g、沙苑子20g、菟丝子20g、覆盆子20g、益母草20～30g、鱼腥草30g、马鞭草20～30g、白茅根30g、泽兰15～20g、滑石20g、车前子20g、车前草20～30g、萹蓄20g、瞿麦20g、苦参25g、茯苓30g、泽泻15g、白术20g、猪苓20g、肉桂10g、萆薢15～20g、射干15g、牛膝20g、丹参30g、红花20g、三棱10g、莪术10g、王不留行20g、猫须草30～60g、浙贝母25g。

方解：本病是前列腺衰老所致，黄芪可以延缓衰老，可延缓性腺（前列腺）衰老，从而延缓前列腺增生肥大的发生；能促进中性粒细胞及巨噬细胞的吞噬和杀菌能力，并可直接杀灭病毒，间接发挥抗病毒作用，可治疗由炎症引起的增生。熟地、肉苁蓉、淫羊藿、沙苑子、菟丝子、覆盆子补益肝肾、填补下元虚亏，免疫调解、延缓衰老，有雌、雄激素样作用，共同平衡雄、雌激素水平。鱼腥草、马鞭草、白茅根清热解毒，现代药理研究有抗菌、抗炎、抗病毒、解热、利尿作用。萹蓄、瞿麦、滑石、车前子、车前草清热利湿、化浊通淋使邪从下达；泽兰、益母草活血散结、疏通腺体，防止前列腺液淤积而发炎；并有利于炎症渗出物排出，可防止发生慢性炎症，避免炎症引起的增生。茯苓、泽泻、白术、猪苓、肉桂利水渗湿、温阳化气、健脾，五苓散以"令"水行。牛膝、丹参、红花活血化瘀，可增强消散癥瘕积聚的药效，三棱、莪术、王不留行、猫须草、浙贝母能消散癥瘕积聚（前列腺增生），增强纤维蛋白溶解，可抗纤化。射干具有雌激素样作用，可使雄性性腺（前列腺）萎缩，而不增生肥大；还有调节前列腺素水平作用。益母草抑制前列腺增生，益母草总碱具有抑制模型动物前列腺增生的作用。射干、益母草为治疗前列腺增生经验用药。

临证加减：湿热下注，小便频数、灼热、涩痛者加黄芩 30g、大黄 6g、栀子 15g、竹叶 20g；中气不足，小腹坠胀、尿少不畅者加补中益气汤加减；肾阳虚，夜尿多、小便清白、排出无力者加熟附子 10g、肉桂 3g、巴戟天 10g、锁阳 10g；肾阴虚，尿少黄赤、尿道灼热、夜尿频者加黄柏 20g、知母 20g、生地 20g、牡丹皮 20g；湿热胶结，尿潴留者加土茯苓 30g、金钱草 30g、蒲公英 20g、黄柏 20g、琥珀末 1.5～3g（冲服）；阴茎作痛者，加甘草梢 10～15g、黄芪 50g。王清任治"老年人溺尿玉茎痛如刀割"用黄芪甘草汤：黄芪 120g、甘草 24g，并提出病重 1 日 2 剂的大剂量；大便干燥者加生地 20g、赤芍 30g、蒲公英 20g、大黄 10～15g；腰酸甚者加续断 15g、桑寄生 15g、杜仲 15g、狗脊 15g；前列腺质硬加鳖甲 30g、瓦楞 15g、生牡蛎 30g、水蛭 9g、地龙 20g。

本病治疗方法甚多，但无特效的非手术疗法。大抵轻、中度患者，可选择辨证论治及西医内分泌治疗等；重度有明显尿路梗阻症状者，亦可先试以上述治法及针灸、导尿等，不效者则以手术疗法为当。

第五节　急性前列腺炎

急性前列腺炎是指前列腺非特异性细菌感染所致的急性炎症。急性前列腺炎相当于中医学的"淋浊"，大多数患者经过有效的治疗和适当的休息而痊愈，极少数可形成脓肿或转成慢性。

【病因病机】

一、中医

1. **湿热下注**：是本病的主要病机。饮酒过度，风寒外感，房劳过度，会阴损伤或郁怒气滞，机体防御功能降低等是本病的主要发病诱因。

2. **全身病变**：如腹泻、皮肤疮疡、乳蛾（急性化脓性扁桃体炎）等热毒壅盛，引动下焦湿热而致本病；或因子痈（附睾炎、睾丸炎）等，经尿道感染而致本病。

3. **湿热不化**：热胜则肉腐，肉腐则成脓，或湿热不清，迁延日久而成慢性。

二、西医

急性前列腺炎是由细菌或其他毒素感染所致的前列腺体和腺管的急性炎症，大肠埃希菌为最常见的致病菌。球菌感染常起源于皮肤的化脓性病灶，或扁桃体、牙齿及呼吸道的感染灶、感冒和其他病毒性感染亦可诱发。

病理变化为腺体充血水肿及浆液纤维素性、血性或脓性渗出，腺管和周围间质组织有炎性细胞浸润，严重者可形成局限的或多发的前列腺脓肿。

【临床表现】

病前可能有皮肤感染，或上呼吸道感染，或急性尿道炎、膀胱炎；或有酗酒、纵欲、会阴损伤等病史。急性前列腺炎起病急，表现为高热恶寒、倦怠乏力等全身症状和排尿时灼痛、尿频、尿急、排尿滴沥不尽和脓性尿道分泌物等局部症状，或排尿不畅、尿流变细或中断，严重时可出现尿潴留。另外，还常有会阴、耻骨上区、腰骶等处胀痛不适，大便急或排便痛等症状。肛门直肠指诊可触到饱满肿胀的前列腺，且有明显压痛。前列腺脓肿形成时，则局部有波动感。

前列腺急性炎症肿胀、排尿疼痛、膀胱炎易影响排尿而引起尿潴留。炎症也可能扩散至附睾引起急性附睾炎，如有脓肿形成易向直肠或会阴溃破，血行感染者可同时发生急性肾盂肾炎。另外，有些可能会引起性功能改变，出现性功能减退、性交时疼痛、早泄和血精。

【辅助检查】

(1) 血常规检查：血白细胞总数及中性粒细胞升高。

(2) 尿常规检查：急性前列腺炎可见成堆的脓细胞和较多的红细胞。

(3) 前列腺液常规检查：前列腺液涂片染色可找到大量白细胞和巨噬细胞。原则上在前列腺急性感染时禁忌做前列腺按摩，肛门检查亦应慎重，以防止细菌因按摩而进入血循环导致败血症。

(4) 前列腺液培养检查：细菌培养阳性。

(5) 尿三杯实验：第一杯尿浑浊有碎屑，镜检有白细胞；第二杯尿液澄清，无或有少量白细胞；第三杯尿液浑浊，镜检有大量白细胞及脓细胞；第三杯改变表明感染来自后尿道及膀胱颈部，排尿终末膀胱颈部收缩时脓尿增多，可反映出前列腺部炎症。

(6) B超检查：脓肿形成时，B超检查前列腺区可出现暗区反射、形态不规整、包膜光带不整齐、不连续等。

(7) 穿刺：脓肿形成时可在B超引导下行脓肿穿刺，抽出脓液。

【辨证思维】

急性前列腺炎发病突然，有寒战和高热，尿频、尿急、尿痛，可发生排尿困难或急性尿潴留。临床上往往伴发急性膀胱炎，表现为前列腺肿胀、压痛、局部温度升高，表面光滑，形成脓肿则有饱满或波动感。中医认为本病病机是以湿热下注、热毒盛为基本特点，故其治疗则以清热解毒、利湿通淋、疏通腺体为基本原则。

马氏治疗急性前列腺炎应用基本方：

方剂组成：黄芩20~30g、白花蛇舌草30g、鱼腥草30g、土茯苓30g、车前草20~30g、萆薢20g、瞿麦20g、萹蓄20g、石韦20g、泽兰15~20g、益母草20~30g、甘草10g。

方解：黄芩、白花蛇舌草、鱼腥草清热解毒，有抗菌、抗炎、抗病毒、解热、利尿作用，为君药；土茯苓、车前草、萆薢、瞿麦、萹蓄、石韦清热利湿、化浊通淋使邪从下达；泽兰、益母草活血散结、疏通腺体，防止前列腺液淤积而发炎；甘草清热解毒，调和诸药。诸药合用，共奏清热解毒、利湿消肿之功。

临证加减：高热寒战者，可加金银花、连翘、败酱草、蒲公英清热解毒；高热持续不退，会阴红肿热痛渐增，是热毒内盛，前列腺脓肿形成所致，可在清热解毒、消肿散结的基础上加皂角刺、三棱、莪术、炮山甲以透脓托毒，必要时中西医结合治疗。大便秘结者，可用大黄、枳实、芒硝以通腑泄热。若肉眼血尿者，可加白茅根、小蓟、槐花以凉血止血。寒热往来、口苦呕恶者，可合小柴胡汤以和解少阳。

第六节　慢性前列腺炎

慢性前列腺炎可分为慢性细菌性前列腺炎和非细菌性前列腺炎两类。慢性细菌性前列腺炎是男性生殖系统疾病中最常见的一种，好发于青壮年男子，主要为革兰阴性菌感染。慢性细菌性前列腺炎通常是细菌经尿道逆行侵犯前列腺所致，偶因血行感染或急性前列腺炎转化而来，亦可继发于膀胱炎和肾盂肾炎。慢性前列腺炎除却慢性细菌性前列腺炎外均归于非细菌性前列腺炎。慢性前列腺炎，中医学没有这一病名，但从本病所出现的临床症状看，包括在历代中医古籍中提到的淋（膏淋、劳淋、气淋、血淋）、浊（白浊、赤浊、精浊、淋浊）、肾虚腰痛、阳痿遗精、不育、早泄、子痛、白淫等证之中。

【病因病机】

一、中医

1.湿热蕴结：可因急性细菌性前列腺炎经久未愈，或因嗜食酒辣，伤于脾胃，湿热内生，循经下注而成；或因性交不洁，湿热秽毒内侵，湿热之蕴，精室受扰，乃生此疾。

2.欲火滋扰：手淫频作，情色刺激，欲火未能得宣泄，精室气机逆乱，或败精瘀积，精室受扰，而生此疾。

3.气血瘀滞：情欲不遂，肝失疏泄，气机不利；或因性交中断，忍精不泄，气机郁滞，所愿未遂；均可致精室气机郁结，疏泄不畅而生此疾。

4.中气不足：中气不足，固摄无权，使小水与精相浊，滋生此疾。

5.肾气亏虚：肾气素亏，房劳伤肾，肾气虚损，精不内守，而形成本病。

二、西医

（1）慢性细菌性前列腺炎可以继发于急性细菌性前列腺炎，但临床上大多数患者并无急性发作的病史。其感染途径有三：一是身体其他部位感染灶的血行播散，一般认为95%的细菌性前列腺炎有牙齿、扁桃体等原发感染病灶；二是尿路感染的直接蔓延，可以继发于尿道炎、膀胱炎、肾盂肾炎；三是肠道感染、尿道器械检查、痔手术等的淋巴扩散。此外前列腺结石常伴有慢性炎症，亦有可能是重要的感染源之一。凡经常饮酒、性交中断、会阴损伤等因素，都可造成前列腺充血，为细菌的入侵和繁殖创造条件。尿道狭窄、前列腺增生等也是前列腺感染的诱发因素。

（2）慢性非细菌性前列腺炎病因目前尚不十分清楚，临床症状与体征也较为复杂。在临床中，非细菌性前列腺炎患者常伴有精神心理焦虑、抑郁、疑病等，而形成了一种心身性疾病，甚至其精神心理上的苦楚往往大于肉体上的痛苦，表现出一种"慢性前列腺炎综合征"或称为"前列腺神经症"的现象。此外并有研究发现，慢性前列腺炎患者前列腺液中锌的含量有明显下降，但是锌含量下降导致慢性前列腺炎的发生，还是慢性前列腺炎导致前列腺液中锌的含量下降却难以明确。有学者提出，免疫功能的异常也是慢性前列腺炎的发病因素之一。

【临床表现】

1. 局部症状：排尿不适，尿频、尿急、尿道有灼热感，终末尿或大便干结时尿道常有乳白色的黏性分泌物，小便后有余沥不尽感。会阴、少腹、小腹、阴茎根部、肛门及腰骶部可出现坠胀、隐痛等不适感。有时可有射精疼痛和血精。

2. 全身症状：疲倦乏力，腰膝酸痛，并可伴有性功能障碍，如阳痿、早泄、遗精等。可有神经衰弱症表现，如失眠、健忘、抑郁、焦虑等。

【诊断要点】

(1) 本病临床症状较为复杂，可有尿频、尿急、尿痛、尿末滴白，会阴、少腹、小腹、腰骶部坠胀疼痛，可伴有性功能障碍及精神 – 神经症状。

(2) 直肠指诊前列腺质地改变，并可有压痛。

(3) 前列腺液常规检查白（脓）细胞 > 10 个 /HP，卵磷脂小体明显减少或消失，前列腺液 pH > 7.2。

(4) 前列腺液培养或尿液、前列腺液分段定位培养，有助于判断慢性前列腺炎是否为细菌性所为，支原体培养亦有助于明确病因。

【辨证思维】

本病初期或发作期，湿热证相对明显，治当清利湿热，但本病的湿热具有毒的性质（可以腐蚀精血），况且此病有时也与病菌感染有关，故清热解毒利湿为主药选白花蛇舌草、土茯苓、败酱草、车前草、马齿苋等。若是虚寒体质患者，此法应在温补阳气的基础上实施。否则非但热毒不除反而损伤阳气，加重病情。另外有些患者热象不显，但湿邪很盛。如表现为阴囊潮湿不温、舌苔白腻等症，多见于虚寒体质、脾肾阳虚者，多进寒凉清利而损脾，导致湿邪泛滥的。故对湿浊久治不除的可改从脾论治，选黄芪、白术、茯苓等药，使清升浊降，脾健湿除。久病入络，瘀血乃本病最主要的病理产物之一，且易与他邪互结。正因为如此，才导致湿热浊毒败精难以祛除干净，故需活血祛瘀通络。药选丹参、益母草、牛膝、王不留行等；若腺体硬化，需加橘核、三棱、莪术、鳖甲等软坚散结之品。另外，活血之法即使在早期瘀血证不明显时，也要应用。一活血通络可以改善病灶的血循环，从而加速痊愈，有助于祛邪；二可以防变，因为一旦瘀血产生，治疗难度就会增加很多，所谓既病防变。此外，本病与肾虚关系密切，补肾阴药用玄参、生地、女贞子等；温肾阳药选菟丝子、沙苑子、淫羊藿等；但补肾之法不可盲目应用，当先祛邪而后补，或补中寓泄。否则非但无效反易助邪恋邪而加重症状，得不偿失。临床治疗要抓住湿、热、瘀、虚四个关键，予以综合治疗方能取得较好疗效。

马氏治疗慢性前列腺炎核心方：

方剂组成：马齿苋 30g、败酱草 30g、白花蛇舌草 30g、车前子 20g、土茯苓 30g、萆薢 20g、黄芪 30g、茯苓 30g、白术 20g、丹参 30g、益母草 30g、牛膝 20g、王不留行 20g、淫羊藿 20g、菟丝子 20g、沙苑子 20g、玄参 15g、生地 20g、甘草 6g。

方解：黄芪、白术、茯苓有增强免疫作用；白花蛇舌草、土茯苓、败酱草、车前草、马齿苋具有清热解毒，抑制、杀灭泌尿系感染的致病菌大肠埃希菌、变形杆菌作用；丹参、益母草、牛膝、王不留行能够抑制血小板聚集，减轻血管内皮损伤，降低血小板聚集，改善红细胞变形能力；丹参有良好的抗氧化作用，能抑制成纤维细胞增生和降低细胞内胶原合成率；益母草可使前列腺腺体缩小，上皮和间质减少，使腺体的体密度下降，比表面值增大，使前列腺细胞超微结构的病变得到改善。

临证加减：下焦湿热型，加通草10g、薏苡仁30g、萆薢30g、蚕沙15g、当归10g、乌药10g、延胡索10g；气滞血瘀型，加青皮15g、白芷15g、制乳香15g、制没药15g、川楝子15g、荔枝核15g、小茴香10g。

临床辨证选药：

（1）清热：常用黄芩、黄柏、栀子、大黄、黄连、连翘、金银花、蒲公英、白花蛇舌草、鱼腥草、苦参、败酱草、马齿苋等。

（2）利湿：常用土茯苓、车前草、车前子、萹蓄、瞿麦、薏苡仁、白茅根、猪苓、泽泻、石韦、冬葵子、滑石、海金沙、金钱草、竹叶等。

（3）祛瘀：常用丹参、泽兰、牛膝、益母草、王不留行、桃仁、红花、牡丹皮、赤芍、三棱、莪术、穿山甲等。

（4）气虚：常用黄芪、党参、甘草、白术、当归、陈皮、升麻、柴胡、白芍等。

（5）肾虚：常用淫羊藿、巴戟天、山茱萸、肉苁蓉、补骨脂、菟丝子、沙苑子、熟地、生地、川续断、茯苓等。

（6）止痛：常用川楝子、乌药、延胡索、香附、牡丹皮、徐长卿、青皮、佛手、五灵脂、蒲黄、郁金、荔枝核、橘核等。

第七节　附睾炎

附睾炎是指由细菌感染附睾引起的非特异性炎症，是阴囊内最常见的感染性疾病。本病可发生于任何年龄，但多见于成人，发病率最高的年龄为14～35岁。本病按临床经过分为急性附睾炎和慢性附睾炎。阴囊内的非特异性感染，常继发于前列腺炎、尿道炎，易伴发睾丸炎，少数可引起附睾阻塞导致不育。本病属中医"子痈"范畴。

【病因病机】

一、中医

本病由于感受湿热或寒湿邪气，或过食肥甘辛辣，酿生湿热所致。或由于感受湿热、火毒、内侵肝经，结于宗筋；或长期忍精憋尿，湿浊精郁而生热；抑或房事不节不洁，感受湿热毒邪等，湿热下注厥阴之络，阻塞气血，而致气滞血瘀，结而为痈。或情志抑郁，肝气不舒，气郁化热，湿聚成痰；或素体阳虚，复感寒湿、痰聚络阻等，久病不愈，阳气大伤，阳虚生寒，寒凝痰聚，最终发为本病。

本病病变部位在附睾及睾丸，其病机为：致病因素的作用下，机体阴阳失调，脏腑功能紊乱，气血运行失常，邪毒下注肝经，蕴结于附睾及睾丸，郁久化热，热壅血瘀，肉腐成脓。急性期以邪盛正不衰的实热证为主，慢性期多为虚证、寒证，或以正虚邪恋，本虚标实为主。子痈后期，邪去正衰，阴津耗损，脉络不通，睾丸失于濡养，则易引起萎缩，导致不育。若急性子痈失治、误治，日久不愈，导致气血不足，则转为慢性子痈；慢性子痈若复感湿热之邪也可表现为急性子痈。

二、西医

大多数急性附睾、睾丸炎是由细菌感染所致最常见的细菌是引起尿路感染的大肠埃希菌，其他还有金黄色葡萄球菌、淋球菌和链球菌等，特别是见于最近接受过器械检查或留置尿管的患者，以及泌尿系统的器质性或功能性异常的患者。感染因子可以通过输精管、血管、淋巴管或直接通过周围组织的损伤到达附睾和睾丸，引起炎症。主要感染途径是局部的炎症扩散，大多来源于尿道或膀胱的感染；血液感染途径较少见。

【诊断要点】

（1）急性附睾炎临床表现：发病突然，高热、白细胞升高，患侧阴囊胀痛，沉坠感，下腹部及腹股沟部有牵扯痛，站立或行走时加剧。患侧附睾肿大，有明显压痛。炎症范围较大时，附睾和睾丸均有肿胀，两者界限触摸不清，称为附睾睾丸炎。患侧的精索增粗，亦有压痛。一般情况下，急性症状可于一周后逐渐消退。

（2）慢性附睾炎临床表现：慢性附睾炎较多见，部分患者因急性期未能彻底治愈而转为慢性，但多数患者并无明确的急性期，炎症多继发于慢性前列腺炎或损伤。患者常感患侧阴囊隐痛、胀坠感、疼痛常牵拉到下腹部及同侧腹股沟，有时可并发继发性的鞘膜积液。检查时附睾常有不同程度的增大变硬，有轻度压痛，同侧输精管可增粗。

【辨证思维与治疗原则】

本病初期（急性附睾炎）多以湿热下注为主，失治则病情进一步发展成火毒壅盛证，故初期的治疗应以清利湿热、解毒消壅为基本大法。

急性附睾汤：黄芩30g、龙胆草15g、栀子15g、虎杖15g、土茯苓30g、车前子15g、败酱草30g、紫花地丁20g、蒲公英20g、赤芍20g、甘草6g。

方解：黄芩、龙胆草、栀子、虎杖、土茯苓、车前子清热利湿；败酱草、紫花地丁、蒲公英、赤芍清热解毒活血；赤芍、甘草取芍药甘草汤之意解痉止痛；甘草调和诸药。

临证加减：毒火壅盛，附睾肿硬剧痛，高热、口渴者加金银花30g、白花蛇舌草30g、鱼腥草30g；酿脓者加穿山甲10g（先煎）、皂刺20g、浙贝母20g、白芷10g；睾丸硬结甚者，去甘草，加海藻20g、昆布20g、海浮石15g；睾丸疼痛剧烈者，加橘核15g、制乳香5g、制没药10g。

马氏治疗慢性附睾炎有效方慢性附睾汤：

方剂组成：夏枯草20g、皂刺20g、橘核15g、桃仁15g、丹参30g、赤芍20g、萆薢20g、败酱草30g、虎杖20g、土茯苓30g、薏苡仁30g、生甘草6g。

方解：夏枯草、皂刺、橘核软坚散结；桃仁、丹参、赤芍活血通络；萆薢、败酱草、虎杖、土茯苓清热祛湿；薏苡仁解毒散结排脓；甘草调和诸药。

临证加减：疼痛较重者加延胡索20g、川楝子15g、制乳香5g、制没药10g；大便秘结者加大黄15g、枳实20g、厚朴20g；尿道刺激征加金钱草30g、萹蓄20g、瞿麦20g；伴早泄遗精者加知母20g、黄柏20g、金樱子30g、芡实20g；附睾坚硬者加三棱15g、莪术15g、穿山甲10g；尿不畅者加泽泻20g、通草15g、车前子15g、益母草30g、猪苓

20g；阳虚者加肉桂 6g、附子 10g。

第八节　遗精

　　遗精是指没有性行为（包括性交、手淫等）而精液自行频繁泄出，并且为此而苦恼的病症，一般认为成年男子每周遗精 2 次以上为频繁，而重要的是患者因遗精而带来的苦恼，此为本病的关键。梦遗是遗精的一种表现，即睡眠中有梦而遗精者。滑精也是遗精的一种表现，即睡眠中无梦而遗精，甚至在清醒时精液流出者。

【病因病机】

一、中医

　　1. **阴虚火旺**：阴虚火旺、阴不制阳、扰及精室、精失闭藏，而致遗泄。

　　2. **湿热蕴结**：外感湿热、内生湿热、邪循经侵、扰动精关，而致遗精。

　　3. **心肾不交**：心主火、肾主水、心肾交通，水火互济、心肾不交、扰动精室、精不内守，遗泄于外。

　　4. **心脾两虚**：心伤则神不自藏，脾伤则气不摄精，精关不固而致遗精。

　　5. **肝火亢盛**：肝火亢盛、扰动精室而致遗精。

　　6. **心神不宁**：心藏神、神安则气定，心神不宁、君火偏亢、致相火安动，扰乱精室、精失固藏，而致遗泄。

　　7. **肾气虚弱**：肾气虚衰、固摄无力、精关失约，精液滑泄。

　　8. **痰火内盛**：痰火内盛、扰乱精室，而致遗精。

二、西医

　　1. **心理因素**：由于缺乏性知识，思想过度集中于性问题上，对性刺激易于接受，使大脑皮层持续存在性兴奋灶，而诱发遗精。

　　2. **性刺激环境影响**：如书刊、电影、电视中性刺激内容，刺激大脑，诱发遗精。

　　3. **过度疲劳**：过度体力、脑力劳动，身体疲惫，睡眠深沉，大脑皮质下中枢活动加强而致遗精。

　　4. **炎症刺激**：生殖器及附属性腺的炎症，如阴茎包皮炎、前列腺炎、精囊炎、睾丸炎、尿道炎的刺激而发生遗精。

　　5. **纵欲**：房事纵欲，前列腺充血，脊髓射精中枢呈病理性兴奋而诱发遗精。

　　6. **物理因素**：仰卧入睡，被褥温暖而沉重、刺激、压迫外生殖器；或穿紧身衣物，束缚挤压勃起之阴茎，而诱发遗精。

【临床表现与诊断】

　　1. **症状与体征**：非性交时发生精液外泄，一般每周 2 次以上，伴头晕耳鸣、神疲乏力、腰腿酸软、心慌失眠、记忆力减退等症状。生殖器官炎性病变者，可伴有相应的症状与体征。

　　2. **实验室检查**：

　　（1）尿液检查：可明确有无尿道炎、前列腺炎等病变。

　　（2）前列腺液检查：明确有无前列腺炎症。

（3）精液检查：根据精液常规分析，可协助判断生殖系统炎症及具体病位。

【辨证思维】

中医对本病的辨证是分虚实，明脏腑。遗精多虚实夹杂，从病史看，新病者多实证，久病者多虚证；从脏腑看，肝经湿热多实证，心脾肾病变多虚证。用心过度，色念妄想梦遗者，多责于心；精关不固、无梦滑泄者，多责于肾；劳则滑泄、多责于脾；湿热下注，热伤精室者，多责于肝。本病按脏腑及病因辨证，心肾不交者、交通心肾，潜阳固精；湿热下注者、清利湿热，化浊固精；心脾两虚者，调补心脾、益气摄精；肾气不固者，补肾益气、固涩止遗。从射精的生理来看，是诸多原因导致大脑皮层持续存在性兴奋，大脑皮质下中枢活动加强而致遗精。治疗上应以降低神经系统的兴奋，减少性冲动，来防止遗精发生。

马氏治疗遗精经验方心肾交泰止遗汤：

方剂组成：酸枣仁30g、茯苓20g、百合30g、石菖蒲15g、远志15g、五味子15g、龙骨30g、牡蛎30g、莲子须20g、芡实30g、金樱子30g、泽泻30g、萹蓄30g、枸杞子20g、补骨脂15g、沙苑子15g、锁阳15g、黄连10g、肉桂6g、砂仁10g。

方解：酸枣仁、茯苓、百合、石菖蒲、远志有宁心安神定志作用；龙骨、牡蛎镇静催眠安神，收敛固精涩精；五味子敛气涩精；金樱子、莲须补肾固精；芡实补脾益肾固精；枸杞子、补骨脂、沙苑子、锁阳补肾益精，增强性机能，补肾固精；泽泻、萹蓄清利湿热、化浊固精；金樱子、黄连、肉桂交通心肾潜阳固精；砂仁通畅三焦，顾脾胃健运之能，防补固之品，壅滞脾胃，奏效不显。全方心肾脾同调、标本兼治，则心火降、肾气充、脾气健、湿热除，则精液排泄封藏有度。

临证加减：肾阴虚者加女贞子15g、熟地15g；肾阳虚者加仙茅15g、淫羊藿15g、巴戟天15g；湿热下注、痰火内蕴、遗精频作，多有梦遗者加萆薢15g、黄柏15g、车前子15g、莲子心10g；心肾不交、阳强易举、夜寐不安、五心烦热、心悸气短者加生地15g、天门冬15g、麦门冬15g、黄柏15g；心脾劳伤面色白、心悸气短者加黄芪20g、党参15g、山药20g、白术15g。

遗精患者在治疗期间要节制房事。遗精本属精窍滑脱而精关不固之患，如房事频频，精室难安。且遗精之人，精本大亏，复重妄泄，必致精源枯竭，变证丛生。故远房节欲实乃调护之首要，尤当切记。

第九节　男性更年期综合征

男性更年期综合征也称中老年男性部分性腺激素缺乏综合征、更年期抑郁症、男性老年前期诸症等，是男性从中年向老年过渡阶段时，由于机体逐渐衰老，内分泌功能尤其是性腺功能减退，男性激素调节紊乱而出现的一组临床症候群，以精神神经症状、自主神经功能紊乱、心理障碍、性功能减退为主要表现。本病好发于55~65岁之间的男性，由于个体修养、文化素质、生活习惯、心理特征的不同，所表现的症状各不相同、轻重程度不等。轻者只微感不适，重者症状明显而影响工作、学习、生活。中医无此病名，但历代医家对于该病所表现的一系列症状则有充分的认识。对本症的治疗也多按内科辨证治疗，将其归入"虚劳""眩晕""心悸""郁证"等范畴。

【病因病机】

一、中医

男性更年期是"七八，肝气衰，筋不能动；天癸竭，精少，肾脏衰，形体皆极，八八则齿发去"的阶段，肾气衰少、精血不足，导致肾的阴阳失调。肾阴肾阳的失调导致各脏器功能紊乱，从而形成了男性更年期综合征的病理基础。

二、西医

人类的衰老与性腺结构功能的退化有着密切关系。男性更年期综合征的病因病理不是单一的，既可能是发生在下丘脑或垂体水平上的障碍，也可能是发生在睾丸水平上的障碍，因而其内分泌紊乱的类型也是多种多样的，或者是由非内分泌因素引起。一般认为，男性在进入50岁以后，男性性腺结构与功能会出现一个由盛到衰的演变过程。在这一时期，睾丸的重量下降，体积变小，曲细精管开始萎缩，生精上皮变薄，生精功能出现障碍。这些因素导致全身内分泌功能失调，使体内稳定状态失衡是引起男性更年期综合征的主要发病机制。此外，亦有其他生理功能减弱，并与精神心理、家庭社会等多种因素的影响有关。

【临床表现】

（1）精神症状：主要是性情改变，如情绪低落、忧愁伤感、沉闷欲哭，或精神紧张、神经过敏、喜怒无常，或胡思乱想、捕风捉影、缺乏信任感等。

（2）自主神经功能紊乱：主要是心血管系统症状，如心悸怔忡、心前区不适，或血压波动、头晕耳鸣、烘热汗出；胃肠道症状，如食欲不振、脘腹胀闷、大便时秘时泄；神经衰弱表现，如失眠、少寐多梦、易惊醒、记忆力减退、健忘、反应迟钝等。

（3）性功能障碍：常见性欲减退，阳痿、早泄、精液量少等。

（4）体态变化：全身肌肉开始松弛，皮下脂肪较以前丰富，身体变胖。

【诊断要点】

（1）本病多发生在55～65岁之间的男性，持续的时间长短不一，短则数月，长则可达数年；程度的轻重也很不相同，轻者可无感觉，重者症状较明显。

（2）起病可急可缓，但以缓慢者居多。

（3）本病以"功能衰退与失调"为特征，诊断应该在充分排除其他器质性疾病和症状性精神病的情况下进行。

（4）血清睾酮、促绒毛膜性腺激素水平下降。

【辨证思维与治疗原则】

中医认为本病的病机关键是肾气渐衰，精血不足，天癸将绝，阴阳平衡失调，脏腑功能减退。此病和忧郁恼怒、五志过极、房事失节、劳倦过度、饮食失调、素体虚弱等均有关系。西医学则认为与衰老、性腺功能的衰退和氧自由基有一定的关系。男性更年期综合征症状复杂，中医临床分型多样，但其病因病机是脏腑（主要为肝肾）气衰，激素水平下降。治疗应为补肝肾、调激素、调气血、和阴阳、安神志。

马氏治疗男性更年期综合征核心方男更康：

方剂组成：熟地 20g、山药 20g、山茱萸 30g、牡丹皮 20g、茯苓 30g、泽泻 20g、仙茅 15g、淫羊藿 20g、巴戟天 15g、枸杞子 30g、酸枣仁 30g、合欢花 30g、石菖蒲 15g、郁金 15g、丹参 30g、龙骨 30g、牡蛎 30g、旱莲草 20g、鳖甲 15g（先煎）。

方解：方取六味地黄丸滋补肝肾，现代药理表明六味地黄汤可显著促进生精子产生，并可显著提高精子质量；对损伤的睾丸曲细精管有较好的修复作用；可明显改善生殖内分泌功能、免疫调解作用、抗氧化、改善记忆能力并用于延缓衰老。仙茅、淫羊藿、巴戟天温肾阳，补肾精，与滋阴六味同用适用于阴阳俱虚者，可刺激下丘脑促性腺激素释放激素（GnRH）细胞系 GT1-7 释放 GnRH。枸杞子滋肝肾，补精血，用于肝肾精血亏损诸症治疗并有免疫调解、促进造血功能作用。丹参养血活血，清心除烦，安心神；酸枣仁养心血，安心神；合欢花解郁安神，活血；三药合用共奏养血活血、清心除烦、安心神之功。石菖蒲化痰开窍，醒心神，化湿开胃和中。郁金行气解郁，凉血祛瘀，清心化浊。龙骨、牡蛎、鳖甲镇潜敛固，养阴摄阳，合用相得益彰，阴精得敛可固，阳得潜不浮越。从而痰火不上泛，虚火不上冲，虚阳不上扰，阴阳调和，阴平阳秘。肝肾不足，肝阳上扰化风诸证可除。旱莲草滋补肝肾，调节免疫功能，治疗须发早白。丹参、枸杞子、淫羊藿、石菖蒲有清除氧自由基作用。

临证加减：汗出明显者加地骨皮 15g、龟板 15g、浮小麦 30g；小便清长加金樱子 20g、芡实 20g、补骨脂 10g；心烦不宁加黄连 10g、栀子 15g、柏子仁 15g、生地 15g；急躁易怒加柴胡 10g、白芍 20g；阳痿早泄，发脱齿摇者加鹿角胶（烊化）10g、龟板胶（烊化）10g、肉苁蓉 15g、九香虫 15～20g、阳起石 15g；头晕耳鸣者加葛根 30g、钩藤 30g、天麻 20g。

第十节　男性不育

育龄男女同居两年以上，性生活正常，未采取避孕措施，女方未生育者，称为不育症。其中责任在男方者，称为男性不育。男子不育是很多疾病或因素造成的结果，根据精子情况可分为绝对不育（无精症）和相对不育（少精症），根据发病过程可分为原发性不育（双方婚后从未使女方受孕）和继发性不育（曾有生育或受孕）。中医学文献早有关于"不育症"的记载，如"无子""绝育""男子艰嗣"等。

【病因病机】

一、中医

1. **禀赋不足，精气衰弱**：肾藏精，主生殖。肾精包括先天之精（即生殖之精）与后天之精。先天之精是与生俱来、生殖发育、生命繁衍的物质基础。禀受薄弱，先天不足，必累其身，导致生殖病变。

2. **命门火衰，精气虚冷**：命门火衰，肾气亏损致使精室、精气失于温养和温煦，而见精气虚冷之证。精气内耗，生精及性功能减退而致不育。

3. **痰浊瘀血，阻塞精道**：脾胃损伤，水谷不化，内生痰浊，痰浊下趋精窍，内蕴精室，生精受阻，精道不通，生育不能。另外久病入络，或跌仆损伤均可引起瘀血之变，若瘀血留滞脏腑经络，阻滞精道，精生受阻；或排泄失司，精液不能射出，亦令人无子。

4. **酒食不节，湿热下注**：素体阳盛，饮食不节，嗜食醇酒厚味辛辣，损伤脾胃，酿湿生热，湿热痰火，流注、扰动精室而致不育。

5. **情志不遂，肝经郁滞**：七情所伤，情志不遂，肝气郁结，疏泄失常，脏腑功能失调，精血生化不寻常理，导致不育。七情致病以气机变化为先导，以精血的变化为基础。

6. **久病劳倦，气血亏虚**：素体虚弱，久病劳倦，脾气不足，气血生化无权。精由血化，精血生化不足而不育。

7. **秽浊内积，淫毒侵染**：外阴不洁或不洁性交，秽浊内积，淫毒侵染，或感受风热、疫毒之邪，邪毒下注，可导致梅毒、淋浊、血精、脓精、疳疮等病症，这些病症均可导致男性不育。

二、西医

1. **精子产生障碍**：

（1）内分泌功能紊乱，内分泌因素所致的少精症和无精症，主要是下丘脑–垂体–睾丸性腺轴系统功能障碍所致的不育症。常见疾病有性腺功能低下、甲状腺疾病、肾上腺疾病、糖尿病等。

（2）先天性疾病：多为遗传因素如染色体异常、基因缺陷、隐睾等导致的不育症。

（3）生殖器官病变：如精索静脉曲张、睾丸肿瘤等导致不育症。

（4）全身疾病：如急慢性传染病、细菌、毒素等作用，均可导致睾丸受累。男性腮腺炎约有 20% 并发睾丸炎，其中约有 1/4 将导致不育。神经、精神障碍亦可导致不育。

（5）理化因素：如长期放射线照射、微波照射、高温及对生精有影响的化学药物和毒物（慢性酒精中毒、重金属等中毒，长期服用抗癌药等）均能影响睾丸中精子产生或抑制精子的成熟。

2. **精液异常**：精子结构缺陷、精子畸形可使精子受精能力降低。无精子与精子减少，精液黏稠或迟缓液化可导致不育。

3. **影响精子与卵子结合的因素**：男性生殖系感染可导致输精管的阻塞，影响精液排出，引起生殖障碍。天性输精管缺如、先天性输精管发育不全、尿道先天性畸形等病变，均阻碍精子成熟和输送而致不育。免疫因素与不育症发生有关，血清及生殖道分泌物中找到抗精子抗体。

4. **性功能障碍**：常见的勃起功能障碍和射精障碍（不射精和逆向射精）可导致男性不育。

【临床表现】

1. **症状**：

（1）精神神经症状：部分人精神抑郁、闷闷不乐，记忆力减退，头昏耳鸣，或潮热心烦，失眠多梦，或反应迟钝等。

（2）性功能减退症状：部分人性欲正常，部分人性欲减低或无性欲。或出现遗精、早泄、滑精、阳痿、不射精等性功能减退症状。

（3）泌尿系症状：一般正常，部分人出现尿频、尿急，或尿黄短少，或夜尿多，或余沥不爽。

（4）消化系症状：一般正常，少数人饮食减少，或腹胀、腹泻。

（5）生殖系症状：部分人患过睾丸结核、附睾炎，或睾丸炎、精囊炎、前列腺炎、鞘膜积液、隐睾症、精索静脉曲张等。

2. 体征：

（1）一般情况：部分患者第二性征发育差，缺乏正常男子的毛发分布，腋窝、耻骨处、面部体毛稀少，无毛发退缩现象等。

（2）神经系统：神经系统检查应包括视野和反射，先天性性腺功能减退者可能有中轴缺陷，如缺乏嗅觉、色盲、小脑共济失调、唇裂和腭裂。

（3）男性生殖系统：男性生殖系统是男性不育的重点检查部分，检查生殖器官有无畸形。并逐一检查阴茎、阴囊、睾丸、附睾、输精管、精索，并做肛诊检查前列腺、精囊情况。

【辅助检查】

男性不育症病因复杂，需要借助各种实验室检查方法来辅助诊断。

（1）精液常规分析和计算机精液分析（CASA）是了解男性生育力的主要检测项目。

（2）精浆生化检查：精浆的化学成分与附睾液、前列腺液、精囊液的成分密切相关，对精浆的化学成分分析有助于对附睾、前列腺、精囊功能的了解。

3. 其他检查：生殖内分泌激素检查、生殖免疫学检查、微生物学检查、遗传学检测、前列腺液检查、睾丸活检、输精管、精囊造影。

【诊断要点】

目前男性不育症还没有一个完全统一的诊断标准，但大多数认为应从以下几方面考虑：a. 育龄男性婚后与女方同居两年以上，女方生殖功能正常并未避孕，而未能生育者。b. 精子密度低于 20×10^6/mL，一次射精少于 40×10^6 个。c. 每次精液量少于 1.5mL。d. 排精后 1h 精液液化不全者。e. 精子活动率低于 60%。f. 精子前向运动级别低于 b 级。g. 精子畸形率超过 30% 者。h. 抗精子抗体阳性者。i. 性功能障碍或射精障碍者。j. 精液中脓细胞在显微镜高倍视野下超过 10 个或伴生殖系炎症者。k. 阴囊内可见蔓状扩张静脉。凡符合第 a 项和第 b ～ k 项中任一项，均可诊断为男性不育症。

【辨证思维】

首先对一些中药无法治愈的不育症，如真性无精子、输精管缺如等，告诉患者，莫使贻误治疗时机。男性不育是一多发、难治性疾病。目前临床治愈率不高，治疗难度较大。对精液量少、精子活动能力低下、精子畸形、精液不液化、精索静脉曲张、不射精、免疫性不育者，用中医药治疗，部分患者可治愈，而部分患者仍不能生育。对不育症患者，不能急于求成，应在辨证施治的基础上，守法守方，定期复查精液质量，精子的生成周期较长，可达 90 天以上，即使治疗有效，也须数月方显其功。

治疗男性不育症，要寻找发病原因，详辨虚实寒热、气血阴阳，然后采用辨证与辨病结合的方法，以"病""证"相参的治疗方法，摸索该病治疗的规律。中医认为益肾补精是治疗本病的重要治则。本病病变关键在肾，治疗当注重调理肾之阴阳、补充肾之精气，疏导肾之精道。本病为本虚标实，治本有益肾、补脾之分，而益肾又有补阴、填精、壮阳之别。治标有活血、化瘀、清热、利湿、散寒、解郁之异。男性不育症病程较长，本虚标实之证，常虚实相互转化，出现虚实夹杂的情况。精气互生、阴阳互根，病久则由阴精受损发展为肾气虚弱，甚则导致肾阳虚衰。痰浊、湿热、瘀血乃生，既是病理产物，也是致病因素，这就形成了肾精亏虚与痰湿阻滞、瘀血阻络互为因果的病因病机关系。除虚证与实证之间相互转化外，虚证或实证本身各型之间也可能出现相互间的转化和兼夹。如气血亏虚不能化生肾精，则转化为肾精不足，或气血亏虚兼有肾虚。实证中的痰浊内蕴，阻碍气血运行，日久可致痰瘀互结等。男性不育症的治疗切忌妄投苦寒或温热之品，苦寒败胃引起胃疼痛、恶心呕吐；苦寒伤阳可致性欲淡漠、阳痿不举，影响精子质量。温肾壮阳太过，易致生殖道充血水肿，加重炎症，阴精被灼，影响精子数量和质量。因此，临床只有认识男性不育的各种转化关系和兼夹证候，以发展和变化的眼光分析具体的临床证型，才能确立正确的治法，恰当地遣方用药。以基本方补肾生精，调节激素，兼证则辨病、辨证加减。

马氏治疗男性不育经验方生精助育汤：

方剂组成：山茱萸30g、菟丝子15g、枸杞子30g、淫羊藿20g、蛇床子15g、巴戟天10~15g、补骨脂10g、肉苁蓉10g、沙苑子20g、覆盆子15g、龙眼肉20~30g、熟地15g、羌活6~10g。

方解：山茱萸补益肝肾；菟丝子补肾固涩、益精健骨，有雌激素样作用，与补骨脂、覆盆子合用，增强补肾益精固涩之效，治精子稀少，精子活动度低下之不育。与淫羊藿、巴戟天、肉苁蓉等同用，温肾阳、促生化、益精血之力更著，治性腺功能失常性不育。肉苁蓉补肾阳、益精血、"补精血之要药"。枸杞子治疗肾精血亏之精少、活动力差。补骨脂补肾气，促进气化，促使精子生成。熟地长于填骨髓，长肌肉，生精血，补五脏内伤之不足，故临床上对于肾精血亏虚者，多重用本品。

临证加减：

（1）精子少活动力明显低：阳虚者，加鹿茸1g（研末冲服）、海马5g（研末冲服）、肉桂6g；阴虚明显者，加鹿角胶5g（烊化）、鳖甲15g、黄精15g、女贞子15g；气滞血瘀者，加丹参30g、桃仁15g、红花15g、穿山甲10g、川芎15g。

（2）精液不化者，加萆薢15~20g、红藤20~30g、牛膝20g、虎杖10~15g、苍术15g、玄参10g、麦门冬10g、车前草15g、丹参30g、赤芍15g、浙贝母15g、知母10g、黄芩15g、牡丹皮20g、橘红15g、麦芽30g、山楂20g。精液不液化和前列腺炎有关，故治疗当以清热、利湿、通络、养阴为法。药用萆薢、虎杖、车前草、苍术、牡丹皮等，在用药的同时，还需针对精液不液化病症加入溶酶之物，如麦芽、山楂等，尤其是助脾胃化生之品，可以调节全身酶的活性，有利于精液液化物质补充及功能的恢复。

（3）前列腺炎者，应用急性前列腺炎方（见前文）。前列腺炎导致男性不育，临证用药时应根据炎性不育的轻重缓急，选用先清后补之法或攻补兼施之法，对炎症重者先用急性前列腺炎方治疗，然后配合活血通精或补肾生精的药物。对炎症较轻的虚实夹杂证，则可兼用清热利湿、活血通络、补肾生精之药，二者何轻何重当视其证情而定。治疗中也发现，不少患者经用清热利湿药物治愈了炎症，未用补肾生精药物精液即恢复正常，且使其妻孕育。炎性不育的肾虚以气阴两虚较为多见，肾阳虚型极少见，因而对炎性不育应慎用温肾壮阳药，以防其燥烈伤精。另外，应注意调畅情志配合治疗以助康复。

（4）免疫性不育者，加黄芪20g、白术15g、防风10g、山茱萸20g、银柴胡15g、乌梅15g、五味子10g、黄芩20g；免疫性不育亦是治疗的难点之一。目前的治疗效果都还不很理想，大剂量激素冲击疗法疗效有限，而且不良反应大。中药治疗此类患者，可在辨证的前提下，参用健脾固表法，方用玉屏风散和过敏煎加减（黄芪、白术、防风、银柴胡、乌梅、五味子），改善患者的过敏体质。经过一段时间的治疗，可使抗精子抗体转阴。

（5）生殖系有解脲支原体感染者，加白花蛇舌草30g、败酱草20g、马齿苋20g、百部15g、虎杖20g、益母草30g。对生殖系有解脲支原体感染所致不育，因中西医均缺乏有效疗法，被认为是治疗的难点之一。虽然大多数患者没有临床症状，但它属湿热之邪内扰精室，破坏精液内环境，影响精子的生成、成熟及存活，导致精子数量下降，精子活动率、活动力降低及畸形等异常改变。针对该病的病因病机，可先用清热、利湿、解毒之法，药如白花蛇舌草、虎杖、益母草等，有杀灭解脲支原体的作用。在治疗精液解脲支原体感染的同时改善了精液质量。

（6）精索静脉曲张加黄芪30g、鸡血藤30g、丹参30g、益母草20g、牡丹皮20g、茯苓30g、白术20g。对精索静脉曲张所致不育者，部分患者经治疗后可达到生育，但曲张程度达Ⅱ度以上，且病程较长，睾丸已发生较严重损害者，单纯中医治疗难达生育目的。对此类患者，可在手术的基础上继续进行辨证施治，中西医结合，效果较好。

（7）男性不育因性功能障碍引起的，治疗时是在明确辨证的原则下，制定出相应的治疗法则后选方用药。

第十一节 睾丸鞘膜积液

睾丸鞘膜囊内积聚的液体超过正常量而形成囊肿者，称为鞘膜积液。成人鞘膜积液可分为急性鞘膜积液和慢性鞘膜积液两类。急性鞘膜积液多为睾丸及附睾疾病的并发症，如急性炎症、外伤等，也可继发于全身性疾病。慢性鞘膜积液多继发于慢性附睾、睾丸或精索的病变，也可由急性鞘膜积液迁延而来。鞘膜积液的量少则10mL以下，多可达300mL以上。临床表现一般依囊肿的大小、囊内压高低和有无继发感染而定。鞘膜积液量少、囊内压力不高、无感染时，一般无症状；囊内压力高时可出现胀痛，牵拉或下坠感；积液量多、体积大的鞘膜积液，于立位或运动时可出现牵拉感或坠胀感而影响行动；有感染时，可出现局部疼痛、阴囊红肿；巨大鞘膜积液，尤其是双侧者，压迫睾丸，影响血液循环，并伴有间质水肿及曲精小管变化，最终可导致睾丸萎缩或致阴茎内陷、缩小，性交困难，均可引起不育。本病属于中医"水疝""㿉疝""偏坠"等病症范畴。

【病因病机】

一、中医

（1）外感寒湿之邪，内传太阳之腑，膀胱气化不利，水液不行，滞于睾体，遂生本病。

（2）湿邪外侵，积聚于下，日久化热，致湿热聚结；或因肝失疏泄，脾失健运，湿热蕴结，湿热下注睾丸，遂生本病。

（3）肝失疏泄，气机不畅，脾失健运，水湿不行，气滞液积，留聚阴囊，遂生本病。

（4）先天不足，肾虚气化不利，三焦气机不畅，水道不利，水液积聚囊内，遂生本病。

二、西医

（1）感染是继发性鞘膜积液最常见病因，常为结核杆菌、淋病双球菌及各种非特异性细菌，如大肠埃希菌、葡萄球菌、链球菌等侵入所致，腮腺炎病毒感染也可引起；丝虫病或血吸虫病等寄生虫感染也可影响鞘膜、精索，阴囊的淋巴回流而导致鞘膜积液。

（2）阴囊踢伤、碰伤、阴囊内手术、精索静脉及静脉曲张术后、肾移植术后、疝修补术后、腹股沟淋巴结清除术后等，都可刺激精索淋巴管而引起积液。

（3）睾丸、附睾、鞘膜、精索等部位癌肿可侵及鞘膜，使其分泌、渗出增多，或淋巴系统阻塞而出现鞘膜积液。

（4）心脏、肾脏、肝脏功能衰竭，造成水钠潴留、循环瘀滞；淋巴回流受阻而发生鞘膜积液。

鞘膜积液的分类方法有多种，如按解剖部位、形态分类；按起病情况和病程分类按发病时期分类等。但通常是按解剖部位、形态分类而分为睾丸鞘膜积液、婴儿型鞘膜积液、先天性鞘膜积液、精索鞘膜积液四种。

【临床表现】

鞘膜积液表现为囊性肿物，一般无自觉症状，囊内压升高时可出现阴囊胀痛、牵拉或下坠感；液量多、体积大的鞘膜积液，于站立位或运动时有牵拉感，或坠胀疼痛，甚至可影响行动。因感染所致的鞘膜积液可出现局部剧痛，并可牵扯腹股沟区或下腹疼痛。巨大鞘膜积液时，因阴茎陷于阴囊皮肤之内，而出现性交和排尿困难。体检时阴囊和精索部位有囊性肿物，透光试验阳性。

【实验室检查】

（1）超声波检查确定阴囊内肿物为囊性。

（2）穿刺检查积液一般是清亮、黄色且无味的，为炎性渗出液。如有肿瘤或感染存在，可有出血现象，液体则较混浊，呈棕色，或为脓液。如为血丝虫感染所致者，积液则多为乳白色。

【诊断要点】

（1）发病缓慢，病程呈慢性演变，可发生于各年龄组男性。

（2）阴囊有囊性肿物，伴阴囊下坠感；巨大鞘膜积液时阴囊极度增大，阴茎内陷。

（3）先天性交通性者，积液于平卧时可逐渐消失，站立或活动后又逐渐出现；精索鞘膜积液者，囊性肿块常在睾丸上方，呈腊肠状改变。

（4）阴囊内囊性肿块呈球形或梨形；睾丸鞘膜积液者，睾丸不能触及。

（5）阴囊肿块透光试验阳性，穿刺可抽出液体。

（6）超声波检查可助确诊。

【辨证思维】

1. 辨虚实： 本病正虚邪实者为多，发作期间以邪实为主，未发作时以正虚为主。其中邪气以寒湿、瘀血、虫积、湿热为主。感受寒湿的患者阴囊肿大的同时可伴周身疼痛、四肢欠温、脉沉等，特点为遇寒则重，得温则缓。因外伤导致血内阻，可见瘀斑、疼痛较重、舌质紫暗、脉湿等。肝郁气滞的患者伴心烦易怒、胸胁疼痛、口苦、脉弦等。生活在热带地区易因虫积而得水疝。饮食辛辣、饮酒过度的患者可见小便短赤、舌苔黄腻等。

2. 辨寒热： 寒邪较盛的患者素体阳虚，病伤于寒，湿从内生，形成寒湿体质，以阳虚湿盛的临床表现为主，如平素畏寒，舌质淡胖，苔白，脉沉滑。热邪内盛时与湿邪相合，湿热蕴结，其舌质红，苔黄腻，脉滑数有力。

3. 辨脏腑： 水疝多由湿邪内生而来，脾肾制水，肝主疏泄，脏腑虚弱，水湿内犯，疏泄失司，内聚下焦；若见困倦无力，食欲不振，舌质淡胖，苔白腻，脉弱者为脾虚；若见腰膝酸软，四肢不温，大便溏薄，舌质淡者为肾阳亏虚；若见心烦易怒，脉弦涩者为肝郁气滞。

若积液较多、病情急，影响到自身生活质量的患者应进行手术治疗。小于 2 岁的先天性、交通性丸鞘膜积液的儿童可暂不处理，腹膜鞘状突有自行闭锁的可能。可给予补肾益脾的中药，增强体魄，促进其自行闭锁。对于病程缓慢、积液量少、症状不明显的患者可服中药保守治疗。根据本病的病因病机，应以除湿利水为基本原则，结合患者的症状酌加温补肾阳、疏肝行气、活血化瘀、补气健脾等治则。

马氏治疗睾丸鞘膜积液，可选新加水疝汤加减：

方剂组成：小茴香 6g、肉桂 3g、乌药 10g、橘核 10g、黄芩 20g、栀子 15g、车前子 10g、赤芍 15g、益母草 15g、红花 15g、茯苓 20g、猪苓 20g、牛膝 10g、

方解：方中小茴香辛温行气，散寒止痛；肉桂大热温经通脉、助阳化气，使寒邪得散，阳气得复，可助小茴香温肾补阳、散寒止痛，橘核、荔枝核则善于行肝经中气以散寒，可助小茴香使药力集中于肝经；乌药辛温，行气疏肝，散寒止痛，助小茴香暖肝散寒，四药为君药。栀子苦寒可泻火除烦、清热利湿，与黄芩为伍，增加清热利湿之效配益母草活血化湿；茯苓甘淡，利水渗湿，健脾；猪苓利水通淋、渗湿，使湿邪从小便出；车前子利尿通淋、渗湿，增加茯苓、猪苓利湿之功；寒湿聚集于下焦，当活血散瘀，赤芍、红花、益母草、配伍活血化瘀止痛；牛膝为使药活血祛瘀，引药下行。

临证加减：阴囊肿大肿痛者，加蒲公英 15g、荔核 10g、川楝子 10g；心烦易怒者睡眠差，加合欢花 30g、柴胡 10g、郁金 10g 以疏肝行气；困倦乏力、面色萎黄、纳呆、舌体胖大者，加白术 20g、山药 15g、党参 15g 益气健脾；呕吐、心烦、舌质淡、苔白腻者，酌加藿香 15g、佩兰 10g、白豆蔻 10g 化湿止呕；胸胁苦满、口苦、咽干，此为少阳不和，合小柴胡汤。

（刘伟）

第五章 妇科疾病

第一节 马氏治疗妇科疾病框架

1.**补虚止血、固气止血药**：人参、太子参、黄芪、党参、沙参、大枣、山药。

2.**清热止血药**：贯众、黄芩、黄柏、大黄、夏枯草、红藤、败酱、白花蛇舌草。

3.**凉血止血药**：大蓟、小蓟、槐花、地榆、侧柏叶、白茅根、苎麻根、紫草、生地、牡丹皮。

4.**温经止血药**：炒艾叶、炒续断、炮姜炭、肉桂、熟附子、淫羊藿。

5.**化瘀止血药**：三七、益母草、茜根炭、牡丹皮、蒲黄、降香、香附、枳壳。

6.**固涩止血药**：龙骨、牡蛎、珍珠母、乌贼骨。

7.**收敛止血药**：仙鹤草、鸡冠花、血余炭、棕榈炭、乌梅、藕节、花生衣、金樱子、石灰散。

8.**养血止血药**：阿胶、鹿角胶、龟板胶、牛角胶、白芍。

9.**序贯疗法**：

(1) 补——卵泡生成期：当归、白芍、熟地、菟丝子、肉苁蓉、巴戟天、女贞子、旱莲草、山药、何首乌、补骨脂、仙茅、淫羊藿、金樱子、山茱萸、枸杞子、黄精、鸡血藤。

(2) 泻——促排卵期：丹参、赤芍、当归、熟地、益母草、泽兰、红花、香附、路路通、王不留行、小茴香、葛根、淫羊藿、薏苡仁。

(3) 补——黄酮期：巴戟天、川断、葛根、淫羊藿、川芎、当归、生地、赤芍、丹参、牛膝、红花、菟丝子、女贞子、旱莲草、龟板、枸杞子、益母草、鸡血藤。

(4) 泻——行经期：当归、熟地、白芍、川芎、桃仁、红花、益母草、泽兰、牛膝、丹参、鸡血藤。

10.**近 10 年文献统计治疗闭经的中药出现频率顺序**：当归、熟地、牛膝、川芎、甘草、香附、茯苓、泽兰、益母草、枸杞子、红花、山药、莪术、丹参、桃仁、杜仲、鸡血藤、黄芪、白术、紫河车、续断、柏子仁、淫羊藿、三棱、酸枣仁、黄柏等。

第二节 功能失调性子宫出血

功能失调性子宫出血（DUB），简称功血，为临床常见妇科内分泌疾病，是妇科危急重症之一。国外文献报道，功血发生率为 22%，国内约占妇科门诊患者的 10%。功血可发生于女性月经初潮至绝经前的任何阶段，数据显示绝经前期约占 50%，育龄期占 30%，青春期占 20%。传统研究指出发病机制包括两个方面，一是下丘脑－垂体－卵巢轴调节异常为导致功能失调性子宫出血的主要病因，可在不同的年龄段发生，但是研究中还发现，发病年龄不同，则其发病机制也会存在一定的差异，临床常表现为月经周期紊乱，行经时间延长或间隔缩短，出血量多或阴道不规则出血。二是子宫内膜局部微环境异常，是由于雌激素波动和子宫内膜血管改变所致。临床分为排卵性功血和无排卵性功血两类。无排卵性功血的特点为月经周期不规则，经量多或淋漓不尽，经期长达 10 余天，甚至数月。有排卵性功血月经周期相对有规律，主要表现为周期缩短、经量异常增多、经期较长但能自止。功血属中医"崩漏""月经先期""月经过多""经期延长""经间期出血"范畴，有排卵性功血和无排卵性功血均可伴见不孕。

【病因病机】

1. **热扰冲任，血海不宁**：虚热或暴伤阴血，或本病日久，反复伤损阴血，或素体阴虚，或更年期阴精渐亏，或多产、房劳伤阴，或久病阴伤，阴虚则内热，热伤血络则血妄行而阴血亏虚，阴血愈虚则热愈难平，是以阴虚与血热互为因果，加重病情。

实热或为内生，或为外感。内生者，或素体阳盛易动肝火，或大怒暴怒，或情志不畅，肝郁化火，或过食辛燥助阳之品，致火热伏于冲任，或饮食劳倦伤脾，脾失健运，湿浊下注，蕴而化热，湿阻热扰，冲任不固，而致本病；外感者，或外感非时暴热，或外感湿热邪气，火热乘势迫血妄行。

2. **虚及冲任，乏源失固**：

（1）脏腑之虚：主要为肾、肝、脾虚。肾气充盛是月经产生、正常来潮的根本。肾虚则既可为月经之本源不足，又可为封藏失职，本病由生；肝肾同源，失血伤肝，藏泻失度，经血失调；属于脾虚者，可致化源不足，脾失统摄为病。

（2）气血之虚：气血同源而互生，故可气虚及血，可血虚及气，血虚则冲任之源不足。气血俱伤，气血不足，气虚失摄，冲任失固，血行失度。

3. **瘀滞冲任，血不归经**：

（1）实瘀：或因肝郁气滞而瘀，或热灼津少成瘀，或外感寒邪，或过食生冷，或久居寒湿之地，寒凝经脉而瘀，或湿热壅遏致瘀，或出血日久致离经之血瘀滞胞宫。

（2）虚瘀：或气虚运血无力致瘀，或手术伤损胞宫、胞脉，气血运行失调成瘀，或刮宫不净，瘀血残留。冲任瘀滞，新血不得归经而成本病。瘀滞与出血互为因果，易致病情反复。

4. **虚、热、瘀夹杂致病**：主要表现为阴虚血热、气虚血热、肾虚血热、肾虚肝郁、脾虚肝郁、血虚血瘀、气阴两虚夹瘀、热瘀互结、阳虚血瘀等。

功血的发生是体内和外界许多因素如过度紧张、恐惧、忧伤、环境和气候骤变以及全身性疾病、营养不良、贫血及代谢紊乱等影响下丘脑 – 垂体 – 卵巢轴的功能所致，分为无排卵性功血和有排卵性功血。

1. **无排卵性功血发生的主要机制**：

（1）子宫内膜持续增生。

（2）性腺轴无排卵配合。然而，青春期和绝经前期无排卵性功血的发病机制又不完全相同。青春期功血患者，下丘脑 – 垂体 – 卵巢轴的调节功能未臻成熟，正、负反馈机制尚不完善。下丘脑促性腺激素释放激素的脉冲式分泌尚不协调，因此，虽有成批的卵泡发育生长，却不能成熟、排卵，到达一定程度即发生退变，垂体分泌卵泡刺激素呈持续低水平，黄体生成激素无高峰形成，卵泡刺激素与黄体生成激素的比例失调，形成卵泡闭锁。然而，有卵泡的成批发育即有子宫内膜的持续增生、剥脱出血，但是，不能形成正常有排卵月经周期。一般初潮后 2 年内 55% ~ 90% 的周期无排卵，初潮 5 年尚有近 20% 的女孩无排卵。绝经前期妇女，一般在 40 岁以后，卵巢功能开始明显衰退，主要由于卵泡耗竭，剩余卵泡对垂体促性腺激素的感应性低下，卵泡往往处于未成熟阶段，但仍能分泌少量雌二醇，致使子宫内膜持续处在增殖期，一旦子宫内膜失去支持而脱落，即为不规则阴道流血。同时，由于雌激素水平低下，对垂体的负反馈变弱，于是促性腺激素水平持续保持在高水平状态。

2. **有排卵性功血**：有排卵性功血多发生在育龄期，主要由于卵泡发育不良或下丘脑 - 垂体功能不足，引起排卵后黄体功能不足，或黄体期缩短，或黄体萎缩不全。目前认为黄体功能不足的原因有：

(1) 卵泡期卵泡刺激素（FSH）缺乏，卵泡发育缓慢，雌激素分泌减少。

(2) 黄体生成激素（LH）不足，排卵后黄体发育不全，孕激素分泌减少。

(3) LH/FSH 比率异常，使卵泡发育不良，排卵后黄体发育不全。

(4) 部分患者同时有血催乳激素（PRL）水平升高。

(5) 生理因素如初潮、分娩及绝经前，性腺轴功能紊乱。

【临床表现】

1. **症状**：无排卵性功血的月经异常主要表现为月经周期、经期、经量的异常。周期不规则的方式，有时先为周期明显缩短，继之阴道不规则出血；有时先有数周或数月停经，然后发生阴道不规则流血；有时一开始即为阴道不规则流血；也可表现为类似正常月经的周期性出血，经期长达 10 余天，甚至数月。或出血量多势急，或出血时多时少，淋漓不尽。

有排卵性功血的月经异常主要表现为月经周期规则缩短，即月经频发，可表现为经期前数日先少量出血后正式月经来潮。此外，还会有身体虚弱的表现，如头晕、乏力、易疲倦、心慌、气短、水肿、食欲下降、失眠等。

2. **体征**：病程短或仅有少量淋漓出血者，可无特殊体征，失血过多者可见贫血貌，部分患者可有乳房及生殖器发育欠佳，或外阴及肛周多毛，甚至呈男性分布。

3. **常见并发症**：功血常见并发症主要有贫血、失血性休克、不孕、流产、盆腔炎、闭经等。

【实验室和其他辅助检查】

1. **血常规检查**：贫血者血红蛋白（HB）低于 110 ~ 150g/L；感染者，白细胞 > 70%μL，中性粒细胞 > 70%，SR > 20mm³/H。

2. **B 超检查**：无排卵功血可见小卵泡发育，但无卵泡成熟及排卵；有排卵功血，有卵泡发育，卵泡或成熟，或不成熟，均有排卵。

3. **子宫内膜活检**：为了确定排卵或黄体功能，应在经前期或月经来潮 6h 内刮宫；若怀疑子宫内膜脱落不全，则应在月经来潮第 5 日刮宫；不规则流血者可随时进行刮宫。无排卵性功血可出现：子宫内膜囊腺型增生过长；子宫内膜腺瘤型增生过长；萎缩型子宫内膜。有排卵功血黄体不健者分泌期子宫内膜相与正常内膜相相差 2 天以上，黄体萎缩不全者月经来潮第 5 天子宫内膜仍有分泌相。

4. **基础体温（BBC）测定**：无排卵性功血为单相；有排卵性功血为双相，后期上升日期 12 天以内，呈坡状。值得提出的是，当月经周期正常，BBC 呈单相时，不能肯定有无排卵，可能由于体温中枢对孕酮的反应不同有关，应当结合其他临床和实验方法，如宫颈黏液结晶、子宫内膜活检、血清孕酮和尿孕二醇测定等，协同确定有无排卵。

5. **宫颈黏液结晶检查**：无排卵性功血仅有羊齿植物状结晶，尤其是经前出现羊齿植物状结晶，有排卵性功血经前为羊齿植物状结晶，排卵后即经前可见椭圆形结晶。

6. **激素测定**：无排卵性功血卵泡刺激素（FSH）、黄体生成激素（LH）水平可稍低，血 E2（雌激素）水平偏低，血 T（睾酮）水平可正常或略高。有排卵性功血在 BBC 上升后 8 天测 P（孕酮）水平偏低。

7. **宫腔镜检查**：宫腔镜下可见子宫内膜增厚，也可不增厚，表面平滑无组织突起，但有充血。在宫腔镜直视下选择病变区急性活检较盲目取内膜的诊断价值更高，尤其可提高早期宫腔病变如子宫内膜息肉、子宫内膜下肌瘤、子宫内膜癌的诊断率。

8. **妇科检查**：出血期间除需要做诊断性刮宫者外，一般不做妇科检查，必须做的，须在严格消毒下进行。子宫大小在正常范围内，出血时子宫较软。有时单侧或双侧附件可扪及增大的囊性卵巢。

【诊断要点】
主要依据病史、体格检查、排卵测定及其他辅助检查。详细询问病史，了解病情及诊断治疗经过。包括患者年龄、月经史、婚育史及避孕措施，全身有无慢性病史如肝病、血液病、高血压、代谢性疾病等，有无精神紧张、情绪打击等影响正常月经的因素。了解本次发病经过，如发病时间、目前流血情况、流血前有无停经史及以往治疗经过。

1. 无排卵性功血：
（1）病史：月经周期、经期不规则、经血量或少或多，甚至因失血而休克，常见于青春期或更年期妇女无痛经或经前乳胀等现象。

（2）检查：青春期妇女乳房发育或略差、子宫略小，双侧卵巢可略小或略大，B 超显像见卵泡，BBT 单相，更年期妇女子宫正常或略大，卵巢无特殊，月经前诊断性刮宫内膜呈增生期或增生过长表现。血 FSH（促卵泡激素）、LH（黄体生成素）略低，血 E2（雌激素）水平偏低或正常，血 T（睾酮）水平可正常或略高。

2. 有排卵性功血：
（1）病史：月经周期规则或缩短为 20 天左右，经期正常或持续 7 天以上可达 10 余天，经前可有短期乳胀、少腹胀，来潮时伴轻度下腹部不适，常有不孕或早孕时流产。

（2）检查：妇科检查生殖器官在正常范围内，BBT 双相，排卵后 BBT 坡状上升，上升幅度偏低，高温相 12 天以内，一般为 9~10 天，系列 B 超监测，卵巢有排卵现象，黄体不健者分泌期诊断性刮宫，子宫内膜的形态往往表现为腺体分泌不足，间质水肿不明显，也可观察到腺体与间质的不同步现象，子宫内膜相与正常内膜相相差 2 天以上，或在内膜各个部位显示分泌反应不均，黄体萎缩不全者月经来潮第 5 天诊断性刮宫仍有分泌相子宫内膜。在 BBT 上升后 8 天测血 P（孕酮）水平偏低。

【辨证治疗】

一、马氏治疗功能失调性子宫出血的体会

马氏认为功能失调性子宫出血是妇科病中的急、重、疑难病。因此，治疗上要首先辨清病机，准确辨证。中医对功血的认识目前以虚、热、瘀三说为主。但临床见证又往往非单一致病，而是互为因果致病，故本病反复难愈。所以，辨病、辨证、辨病机是治疗的关键。同时，要对受治者的病程、体质、治疗过程、药物反应、辅助检查结果等综合考虑，判定患者的即时状况加以灵活论治，方可取得良效。

临床辨证要点：辨证应依据出血的量、色、质及伴随症状而辨其属虚、属热、属瘀或相兼为病。

（1）辨虚者：症见出血量多，继而淋漓不尽，色淡、质稀，伴有神疲气短，舌淡者，多属脾气虚弱；伴有精神萎靡，腰腿无力，小便频数，舌淡，脉沉细无力者，多属肾气不固；若出血色黑如黑豆汁，质清稀，伴有面色㿠白，小腹冷痛，喜温喜按，舌淡胖，边有齿痕者，多属阳气衰微；若伴有面色萎黄，头晕眼花，气短自汗，舌淡，脉细弱者，多属气血两虚。

（2）辨热者：出血量不多，色鲜红，伴有潮热盗汗，五心烦热，舌红少苔，脉细数者多属阴虚有热；出血量多，色鲜红或黑，质黏腻，有臭味，伴有低热、困倦、小腹胀痛，舌红苔腻，脉滑数为主者，多属湿热。

（3）辨血瘀者：出血量或多或少，色暗，有血块，伴有胸胁胀痛，拒按，口苦咽干，舌红，脉弦滑者，多属气滞血瘀；出血量多，色鲜红，夹有血块，色泽光亮，有气味，伴有发热，或心中烦闷，口干口渴，舌红，脉滑数者，多属热盛瘀结；出血量少，色暗或夹有瘀块，伴有形寒肢冷，小腹冷痛，脉沉细无力，多属寒凝；若有人工流产等手术史，出血或多或少，或停或止，色暗，有瘀块，伴有小腹疼痛，血块排出后痛减，舌质正常或有瘀点，脉弦者，属损伤致血瘀。

二、功血的治疗

马氏主张，对于功血的治疗，一是分阶段治疗，二是分年龄治疗。分阶段治疗是指出血期和非出血期的治疗。分年龄治疗是指按青春期、育龄期、更年期不同生理特点及需要达到的治疗目的不同而施治。出血期的治疗，本着"急则治其标，缓则治其本"的原则首当止血。非出血期的治疗，或调整月经周期至正常，或止血固冲。青春期的治疗主张对症止血与扶持恢复卵巢功能，建立排卵周期，补肾是贯穿始终的治疗大法。月经一般有排卵周期 2 周以上，方可停止治疗；育龄期的治疗为止血后恢复有排卵月经周期，并检查出血原因，进一步排出全身及局部的器官性病变；围绝经期无排卵功血的总体治疗为对症止血，消除贫血症状，健脾益气养血促进顺利绝经是主要的治疗方法。

治崩三法：塞流（即止血）、澄源（即澄清本源，辨证求因，审因论治）、复旧（即调理善后）三法的单独或联合使用。

（1）塞流：即止血，多用升提固涩之品。在出血期间，特别是功血暴崩之际，如不有效迅速地止血，往往会导致气脱，甚至危及生命。因此，止血防脱是当务之急。因气为血

帅，血为气母，二者相互资生，相互依存。失血过多，必致气虚，气虚下陷摄血无权，又导致新的出血，暴崩下血，气无所依，气随血脱，故在止血的同时，注重补气，法以固气摄血，收敛止血。

(2) 澄源：即澄清本源，辨证求因，审因论治。当阴道出血量减少或停止后，便要针对其不同的病因病机，分别选用相应的治法方药进行调治，是治疗功血的重要阶段。

(3) 复旧：即调理善后，多治以补肾、调肝、健脾。因功血是以月经周期、经期、经量紊乱并伴有一系列相关症状为临床特点，因此，血止后恢复正常的月经周期或巩固治疗防止复发是治疗的关键。肾藏精，主生殖，为月经之本，肝藏血，主疏泄，调节血海的蓄溢满盈，肝气条达，保证了血海按时满盈，经血定期下泻。脾为气血生化之源，主统血，经血的生成有赖于脾气的统摄。因此，只有肾、肝、脾三脏与冲任二脉及胞宫的相互协调，才能有正常的月经周期，有正常的月经来潮。

(4) 塞流、澄源并用：在止血的同时，根据其病性属虚、属热、属瘀的不同，分别配合采用补虚止血、清热凉血止血、化瘀止血等不同的治法，即塞流、澄源并用法。因单纯固涩止血，往往使离经之血难除，内停之瘀滞难化，以致造成反复出血，缠绵不愈。可见，两法同用，以澄源之法促进塞流的成功，并可防止塞流留瘀。

(5) 澄源、固本同用：止血或出血之势缓解后，澄源、固本之法同用，可缩短疗程，提高疗效。

三、关于临床中血证止血用药的选择

(1) 补虚止血、固气止血药物：人参、太子参、黄芪、党参、沙参、大枣、山药。

(2) 清热止血药物：贯众、黄芩、黄柏、大黄、夏枯草、红藤、败酱、白花蛇舌草。

(3) 凉血止血药物：大蓟、小蓟、槐花、地榆、侧柏叶、白茅根、苎麻根、紫草、生地、牡丹皮。

(4) 温经止血药物：炒艾叶、炒续断、炮姜炭、肉桂、熟附子、淫羊藿。

(5) 化瘀止血药物：三七、益母草、茜根炭、牡丹皮、蒲黄、降香、香附、枳壳。

(6) 固涩止血药物：龙骨、牡蛎、珍珠母、乌贼骨。

(7) 收敛止血药物：仙鹤草、鸡冠花、血余炭、棕榈炭、乌梅、藕节、花生衣、金樱子、石灰散。

(8) 养血止血药物：阿胶、鹿角胶、龟板胶、牛角胶、白芍。

四、马氏治疗功血的核心方剂功血宁

方剂组成：仙鹤草 30g、黄芩 25g、槐花 30g、侧柏叶 20g、牡蛎 30g、生地 20g、旱莲草 30g、地榆 15g、三七 3g（冲服）。青春期功血，尤其是内源性雌激素不足者，可辨证应用含有类似雌激素的中药，如补骨脂、女贞子、菟丝子、淫羊藿、黄芪、葛根等，提高血内雌激素水平，促使子宫内膜生长或内膜修复创面而止血。

方药药理：

(1) 仙鹤草：仙鹤草为止血药，所含仙鹤草素有促进血液凝固作用，近年也报道还具有抗凝作用。有临床报道"仙鹤固经汤"以本品配伍生地、阿胶、当归、荆芥炭等治疗各种类型的功血效佳。仙鹤草又有抗菌及抗阴道滴虫作用，对绦虫、蛔虫、血吸虫有杀灭作

用；对癌细胞有抑制作用；尚能调整心率、降血糖、治疗腹泻等。

（2）黄芩：黄芩有凉血止血功效，其炒炭后止血的作用更为明显。黄芩还有抗炎、镇静、解热、降压、利尿、利胆与解痉、解毒、保肝、降低毛细血管通透性以及抑制肠管蠕动等功能。常与生地、白茅根、三七同用，治疗崩中下血疗效较好。

（3）槐花：马氏临床治疗崩漏，若属阴虚血热者，常用槐花配生地、黄芩、白芍、阿胶；若属虚寒、冲任失固、气血两虚者，则配艾叶、阿胶、黄芪、三七等益气摄血，温经养血止血。据临床报道，治疗非经期崩中症，以侧柏炭30g、三七30g、乌梅炭60g、地榆炭60g，共研末，每次10～20g冲服，0.5～2h 1次，至血止为止，共治疗100例，痊愈。临床还可用槐花辅助治疗高血脂、高血压及毛细血管出血性疾病。与黄芩配伍，其清热降压作用倍增，名医施今墨喜欢用槐花与黄芩配伍治疗实性高血压。

（4）侧柏叶：侧柏叶性寒味苦涩，归肺经、肝经以及脾经，可以治疗各种出血病症。侧柏叶其煎剂均可使小鼠出血时间及兔凝血时间明显缩短，其止血有效成分为黄酮醇苷鞣质混合物；炒炭、焖煅炭的止血作用较生品强。

（5）牡蛎：含有多种常量及微量元素，对维护机体的正常功能起重要作用。如钙离子得到补充可降低神经肌肉兴奋而抑制抽搐，参与血液凝固过程，与止血作用有关。此外，有抗溃疡作用。临床用于治疗肺结核盗汗效果较好。

（6）生地：能明显地缩短凝血时间，而具有止血作用。临床适用热在血分、迫血妄行所致的吐血、衄血、尿血、崩漏下血等。生地性寒而滞，脾虚湿滞腹满便溏者，不宜使用。

（7）旱莲草：有滋补肝肾、凉血止血的功效。其味甘又有滋阴作用，常用于血热或阴虚血热所致的多种出血病证。常与黄芩、白芍、白茅根、生地等滋阴清热、凉血止血之品配伍，治疗血淋、血尿崩漏等症。此外，本品可提高淋巴细胞转化率，促进毛发生长，使头发变黑。动物实验证明，将狗的股动脉切断，以旱莲草叶粉敷出血处并稍加压迫，有良好止血作用。本品还有一定抗癌活性。

（8）地榆：其煎剂可明显缩短出血时间和凝血时间，是治疗崩漏常用之药。可单用地榆，用醋煎服（地榆45g，醋、水各半，煎服，每日1剂）。常与生地、黄芩、牡丹皮等同用，以加强滋阴降火，凉血止崩之效。以10%地榆水提剂涂抹大鼠实验性人工伤口，可使伤口面积迅速缩小，且无感染发生，对伤口愈合有良好的促进作用；复方地榆煎剂（地榆、白及、忍冬藤、虎杖等），对烧烫伤创面可降低毛细血管通透性，减少由毛细血管向组织间隙渗出，减轻组织水肿程度，且药物在创面形成一层保护膜，有收敛作用，可减少皮肤擦伤，防止感染，利于防止休克，降低死亡率。地榆还有止泻、抗溃疡及保肝作用。马氏常用其治疗慢性胃炎便溏者。

（9）三七：有止血作用，能缩短凝血时间；并有显著的抗凝血作用，能抑制血小板聚集，促进纤溶，并使全血黏度下降，有降低心肌耗氧量，促进冠脉梗死区侧支循环的形成，增加心输出量，并有抗心律失常作用，还有抗炎及镇痛、镇静作用。此外，还有增强肾上腺皮质功能、调节糖代谢、保肝、抗衰老及抗肿瘤作用。本品苦泄温通，尤其用于瘀血阻滞所致的崩漏、子宫出血等。治疗青春期功血以本品配伍巴戟天、淫羊藿等以益肾固崩化瘀止血；治疗产后出血，属气虚夹瘀者，常用本品配伍黄芪、益母草、贯仲有效。中医杂志报道，用化瘀清宫汤以三七粉、茜草炭、生地、贯仲炭等水煎服以化瘀凉血，清宫止血，治疗顽固性瘀血崩漏有效。

（10）青春期功血，尤其是内源性雌激素不足者，可辨证应用含有类似雌激素的中药，如补骨脂、女贞子、菟丝子、淫羊藿、黄芪、葛根等，提高血内雌激素水平，促使子宫内膜生长或内膜修复创面而止血。

五、出血期的辨证治疗

1. 阴虚血热：

主证：经血非时突然而下，或经来先期，量多势急或量少淋漓，色红，质稠，或伴两颧潮红，心烦，手足心热，或小便黄少，或大便干结，舌红，苔少，脉细数。

治法：滋阴清热，止血调经。

方药：功血宁合保阴煎与二至丸加益母草、何首乌、阿胶。

仙鹤草 30g、黄芩 25g、槐花 30g、侧柏叶 20g、牡蛎 30g、生地 20g、旱莲草 30g、地榆 15g、三七 3g（冲服）、熟地 15g、白芍 15g、山药 15g、续断 15g、黄柏 10g、女贞子 20g、沙参 15g、麦门冬 10g、五味子 10g、甘草 5g、益母草 20g、何首乌 15g、阿胶 10g（烊化）。每日 1 剂，水煎服。

主要药物方解：方中生地、女贞子、旱莲草补肾养阴凉血止血；熟地、白芍、何首乌滋阴养血；黄芩、黄柏清热止血；续断补肾止血；山药、甘草健脾固气和中；益母草化瘀止血；沙参、麦门冬、五味子、阿胶滋阴养血止血。

临证加减：出血量多如崩，加乌贼骨 20g；出血淋漓不尽，加生蒲黄 10g（布包煎）；头昏眼花、疲倦乏力，加党参 20g、黄芪 20g、白术 15g、枸杞子 30g，便秘去地榆、牡蛎；便溏去白芍、麦门冬、生地、女贞子。

2. 气阴两虚：

主证：经血非时突然而下，或经来先期，先量多势急，继则淋漓日久，色红或淡，质稠或清，或神疲乏力，倦怠嗜睡，或失眠多梦，或潮热汗出，或小便黄少，或大便干结，舌红或淡，苔薄黄或苔薄白，脉细数无力。

治法：益气养阴，清热凉血止血。

方药：功血宁合保阴煎与生脉饮加黄芪。

仙鹤草 30g、黄芩 25g、槐花 30g、侧柏叶 20g、牡蛎 30g、生地 20g、旱莲草 30g、地榆 15g、三七 3g（冲服）、黄芪 20g、太子参 15g、黄柏 10g、熟地 15g、山药 20g、续断 15g、白芍 15g、麦门冬 15g、五味子 10g、甘草 5g。每日 1 剂，水煎服。

主要药物方解：方中黄芪、太子参益气固冲止血；黄芩、黄柏、生地清热凉血止血；熟地、白芍养阴填精；续断补肾；山药、甘草健脾益气，摄血固冲；麦门冬、五味子养阴，与黄芩、太子参共奏气阴双补之功。

临证加减：心烦、失眠少寐，加柏子仁 15g、酸枣仁 50g、夜交藤 20g 或加龟板 15g、生龙骨 30g；出血量多加荆芥炭 15g、侧柏叶炭 15g、蒲黄炭 10g，便秘去地榆、牡蛎；便溏去白芍、麦门冬、生地、女贞子。

3. 阳盛血热：

主证：经血非时而下，或经来先期，或量多如注，或淋漓日久不净，色深红，质稠，口渴烦热，或有发热，或正值暑热之季，小便黄或大便干结，舌红，苔黄或黄腻，脉洪数。

治法：清热凉血，止血调经。

方药：功血宁合清热固经汤加沙参。

仙鹤草 30g、黄芩 25g、槐花 30g、侧柏叶 20g、牡蛎 30g、生地 20g、旱莲草 30g、地榆 15g、三七 3g（冲服）、焦栀子 15g、地骨皮 15g、阿胶（烊）10g、生藕节 15g、陈棕炭 10g、制龟板 10g、沙参 15g、生甘草 5g。每日 1 剂，水煎服。

主要药物方解：方中黄芩、焦栀子、地榆、藕节、地骨皮清热止血；沙参益气，并与生地同滋阴血；阿胶养血止血；龟板、牡蛎养阴敛血；陈棕炭收涩止血；甘草调和诸药。

临证加减：热瘀互结，见腹痛有块，去陈棕炭、牡蛎，加益母草 30g、枳壳 15g、夏枯草 20g。

4. 肝郁血热：

主证：经血非时而下，或月经提前，量或多或少，色紫红有块，或少腹胀痛，或胸闷肋胀，乳房胀痛，或心烦易怒，或口苦咽干，舌红，苔薄黄，脉弦数。

治法：清肝解郁，止血调经。

方药：功血宁合丹栀逍遥散加夏枯草、浙贝母、郁金。

仙鹤草 30g、黄芩 25g、槐花 30g、侧柏叶 20g、牡蛎 30g、生地 20g、旱莲草 30g、地榆 15g、三七 3g（冲服）、牡丹皮 15g、炒栀子 15g、当归 10g、白芍 15g、柴胡 10g、白术 15g、茯苓 20g、炙甘草 5g、夏枯草 20g、浙贝母 15g、郁金 10g。每日 1 剂，水煎服。

主要药物方解：方中牡丹皮、栀子、柴胡疏肝解郁散结；当归、白芍药柔肝养血；白术、茯苓、炙甘草健脾固冲；夏枯草清肝经郁热；浙贝母散结消瘀；郁金化瘀止血。

临证加减：出血量多者，加贯众炭 15g、血余炭 10g；乳房胀痛甚者，加生麦芽 50g。

5. 气滞血瘀：

主证：出血淋漓不尽或突然出血量多，色紫黑有块，小腹胀痛拒按，血块流出后腹痛减轻，乳胀肋痛，舌质暗紫，舌尖边有紫瘀点，脉沉涩或弦紧。

治法：活血化瘀，止血调经。

方药：功血宁合四物汤与失笑散加茜草炭、乌贼骨。

仙鹤草 30g、黄芩 25g、槐花 30g、侧柏叶 20g、牡蛎 30g、生地 20g、旱莲草 30g、地榆 15g、三七 3g（冲服）、熟地 15g、当归 15g、川芎 10g、白芍 15g、炒蒲黄 10g、五灵脂 15g、茜草炭 10g、乌贼骨 20g。每日 1 剂，水煎服。

主要药物方解：方中当归、川芎活血养血调经；熟地、白芍补血养阴以安血室；五灵脂、蒲黄活血化瘀、止痛止血；加茜草炭、乌贼骨加强化瘀止血之功。

临证加减：瘀久化热，口干苦，血色红，量多，加栀子 15g、夏枯草 20g。

6. 肾虚血热：

主证：月经非时而下，或经来先期，经期延长，出血量多或淋漓不尽，血色鲜红，手足心热，腰酸腿软，舌质红，少苔，脉细数。

治法：滋阴补肾，止血固冲。

方药：功血宁合知柏地黄汤加味。

仙鹤草 30g、黄芩 25g、槐花 30g、侧柏叶 20g、牡蛎 30g、生地 20g、旱莲草 30g、地榆 15g、三七 3g（冲服）、熟地 20g、山药 20g、何首乌 15g、川续断 15g、桑寄生 15g、泽泻 15g、山茱萸 20g、茯苓 20g、牡丹皮 15g、茜草 15g、血余炭 10g、知母 20g、黄柏 20g。水煎服，每日 1 剂。

主要药物方解：方中生熟地、山药、何首乌、山茱萸补肾养精；续断、桑寄生补肾固冲；泽泻、牡丹皮、知母、黄柏清肾经虚热，清热止血；血余炭收敛止血；茜草清热凉血、化瘀止血；茯苓健脾。

临证加减：兼有瘀血，症见小腹疼痛，经行不畅，色暗有块等，加益母草 30g、炒蒲黄 10g、炒五灵脂 15g、丹参 20g、赤芍 15g；出血量多，加太子参 30g、黄芪 30g。

7. 肝肾阴虚

主证：月经非时而下，或经来先期，经期延长，经血暗红，量少而淋漓不畅，咽干颧红，心烦潮热，腰酸腿软，舌红苔少或光剥苔，脉沉细无力。

治法：滋补肝肾，止血调经。

方药：功血宁合左归饮与二至丸加夏枯草、制何首乌。

仙鹤草 30g、黄芩 25g、槐花 30g、侧柏叶 20g、牡蛎 30g、生地 20g、旱莲草 30g、地榆 15g、三七 3g（冲服）、熟地 15g、山茱萸 20g、山药 20g、茯苓 20g、枸杞子 30g、女贞子 15g、制何首乌 10g、夏枯草 20g、炙甘草 5g。每日 1 剂，水煎服。

主要药物方解：方中黄芩、夏枯草清热止血；女贞子、旱莲草养阴止血；仙鹤草收敛止血；熟地、山茱萸、枸杞子、制何首乌补肝肾，调经；山药、茯苓、炙甘草健脾补中。

临证加减：出血量多，色红，无块，去茯苓，生地易熟地，加黄芪 20g、大黄炭 10g、苎麻根 20g。

8. 湿热：

主证：经血非时而下，或经来先期，出血量多或淋漓日久，血色紫暗秽臭，或有块，或夹黏液。少腹胀痛，甚则拒按，或有发热，或困倦肢重，或口渴不欲饮，舌质红，苔黄腻，脉濡数。

治法：清热除湿，止血调经。

方药：功血宁合五味消毒饮加味。

仙鹤草 30g、黄芩 25g、槐花 30g、侧柏叶 20g、牡蛎 30g、生地 20g、旱莲草 30g、地榆 15g、三七 3g（冲服）、苦参 15g、金银花 20g、野菊花 15g、蒲公英 20g、紫花地丁 12g、紫背天葵子 15g、茵陈 15g、夏枯草 20g、枳壳 15g、香附 15g、益母草 30g。每日 1 剂，水煎服。

主要药物方解：方中苦参、茵陈益气养阴除湿；金银花、野菊花、蒲公英、紫花地丁、紫背天葵子、夏枯草清热止血；枳壳、香附行气调冲；益母草化瘀止血；仙鹤草收敛止血。

临证加减：湿重，去紫背天葵子，加薏苡仁25g、法半夏15g；热重，加大蓟10g、小蓟10g、椿根皮15g；出血量多，加蚕沙10g。

9. 肾阳虚：

主证：经血非时而下，或月经提前，量多或淋漓不尽，血色淡，面色晦暗，小腹寒，畏寒，尤其背心冷感，腰背酸痛，夜尿频多，小便清长，舌质淡，舌体胖有齿痕，脉沉细。

治法：温肾固冲，止血调经。

方药：功血宁合肾气丸去牡丹皮、泽泻，加黄芪、覆盆子、赤石脂。

仙鹤草30g、黄芩25g、槐花30g、侧柏叶20g、牡蛎30g、生地20g、旱莲草30g、地榆15g、三七3g（冲服）、熟地20g、茯苓20g、山茱萸20g、赤石脂15g、覆盆子20g、黄芪20g、熟附子5g、肉桂10g、山药20g。水煎服，每日1剂。

主要药物方解：方中熟附子、肉桂温肾固冲；熟地、山茱萸、覆盆子补肾养精调经；赤石脂止血固冲；黄芪、山药、茯苓健脾益气固冲。

临证加减：出血量多，色淡，无块者，去茯苓，加煅龙骨15g、煅牡蛎15g、党参15g、乌贼骨15g、阿胶10g（烊化）、菟丝子20g、白术15g。

10. 气虚：

主证：经血非时而下，或经来先期，出血量多，色淡，质清，神疲肢倦，或小腹空坠，纳少便溏，舌质淡，脉细弱。

治法：健脾补肾，摄血调经。

方药：功血宁合补中益气汤去当归、柴胡，加女贞子、枸杞子、山药、补骨脂。

仙鹤草30g、黄芩25g、槐花30g、侧柏叶20g、牡蛎30g、生地20g、旱莲草30g、地榆15g、三七3g（冲服）、人参（党参）15g、黄芪20g、陈皮15g、升麻9g、白术15g、女贞子20g、川续断15g、山药20g、艾叶6g、炙甘草5g。每日1剂，水煎服。

主要药物方解：方中人参、黄芪益气摄血；甘草、白术、山药健脾补中助生化之源；陈皮理气防瘀；升麻升阳摄血；女贞子、枸杞子、补骨脂补肾固冲。

临证加减：气虚瘀滞，有块者，加益母草30g；出血量多，加龙骨30g；血热者加栀子15g；阴虚加牡丹皮20g、太子参20g。

11. 气血两虚：

主证：出血量多或淋漓不尽，血色淡薄，面色无华，气短懒言，食欲不振，便溏，舌质淡，苔薄白湿润，脉细弱。

治法：补脾摄血，引血归经。

方药：功血宁合归脾汤去当归、茯苓、远志，加党参、茜草、乌贼骨。

仙鹤草30g、黄芩25g、槐花30g、侧柏叶20g、牡蛎30g、生地20g、旱莲草30g、地榆15g、三七3g（冲服）、黄芪20g、党参15g、酸枣仁20g、木香15g、白术15g、龙眼肉15g、白芍15g、茜草15g、甘草5g、乌贼骨15g。每日1剂，水煎服。

主要药物方解：方中黄芪、党参、白术、甘草健脾益气、摄血固冲；仙鹤草、乌贼骨收敛止血；茜草凉血化瘀止血；龙眼肉、白芍补养精血；酸枣仁安神；木香行气防瘀。

临证加减：漏下不断，加生蒲黄 10g、五灵脂 15g。

12. 脾肾阳虚：

主证：月经非时而下，或月经提前，经期延长，经血量多，色淡，面色㿠白，神疲乏力，畏寒肢冷，腰膝酸软，纳呆便溏，舌淡体胖，或边有齿痕，脉虚或沉迟。

治法：温补脾肾，止血固冲。

方药：功血宁合右归饮合举元煎加减。

仙鹤草 30g、黄芩 25g、槐花 30g、侧柏叶 20g、牡蛎 30g、生地 20g、旱莲草 30g、地榆 15g、三七 3g（冲服）、黄芪 20g、太子参 15g、白术 15g、熟地 15g、山茱萸 20g、山药 20g、杜仲 10g、枸杞子 20g、升麻 10g、菟丝子 20g、鹿角胶 10g（烊化）。每日 1 剂，水煎服。

方解：方中黄芪、太子参、白术、山药益气止血固冲；牡蛎收敛止血；熟地、山茱萸、枸杞子、菟丝子、鹿角胶补肾养精；杜仲补肾固冲；升麻升举阳气。

临证加减：出血量多，色淡，无块，加补骨脂 15g、赤石脂 15g；血瘀加丹参 20g、红花 10g。

六、非出血期的辨证治疗

1. 肾虚：

主证：青春期肾气未充，或更年期天癸竭，出血量多或淋漓日久。止血后，头晕耳鸣，腰膝酸软，舌淡或红，苔白或少，脉沉细或脉细数。

治法：补肾固冲，调经。

方药：杞菊地黄汤加紫河车、菟丝子。

枸杞子 30g、熟地 15g、生地 15g、茯苓 20g、山茱萸 20g、牡丹皮 15g、泽泻 15g、山药 20g、菊花 15g、菟丝子 20g、紫河车粉 3g（冲服）。每日 1 剂，水煎服。

方解：方中熟地、枸杞子、生地、菟丝子、紫河车滋阴养血；茯苓、山药健脾益气；山茱萸补肾固冲；牡丹皮、泽泻、菊花泄肾经虚火。

临证加减：偏肾阴不足，症见五心烦热，潮热汗出，加女贞子 15g、旱莲草 15g、覆盆子 10g、杜仲 10g、肉苁蓉 10g、炒白术 10g、鹿角胶 15g、龟板胶 15g；偏肾阳不足，症见畏寒肢冷，面色晦暗，小便清长，去牡丹皮、生地、泽泻、菊花，加补骨脂 15g、续断 15g、黄芪 15g、党参 15g、淫羊藿 10g、炒白术 10g、巴戟天 10g、焦艾叶 10g、赤石脂 10g；偏肾精不足，临床无明显阴阳偏盛偏虚，加淫羊藿 15g、巴戟天 15g、川续断 15g、补骨脂 15g、焦山药 15g、枸杞子 15g、女贞子 15g；心阴不足，症见心烦、眠差，加酸枣仁 30g、合欢皮 15g、夜交藤 30g；兼有痰湿，症见形体肥胖，头身困重，带下量多等，加苍术 15g、荷叶 15g、泽泻 15g、白术 15g、法半夏 15g、郁金 15g、浙贝母 15g；流血淋漓不止合功血宁加减：仙鹤草 30g、黄芩 25g、槐花 30g、侧柏叶 20g、牡蛎 30g、生地 20g、旱莲草 30g、地榆 15g、三七 3g（冲服）。加侧柏叶，地榆可改用地榆炭。

2. 肝郁：

主证：素性抑郁或性急易怒，经血非时而下，出血量多或少而血止后，伴有腹胀痛，或胁肋疼痛，或乳胀，舌质淡红或红，苔薄白或黄，脉弦数。

治法：疏肝解郁，调冲。

方药：滋水清肝饮。

柴胡 10g、当归 15g、白芍 20g、栀子 15g、生地 20g、牡丹皮 15g、山茱萸 20g、茯苓 20g、泽泻 15g、山药 20g、大枣 5 枚。每日 1 剂，水煎服。

方解：方中柴胡疏肝解郁；当归、白芍养血柔肝；栀子清肝经郁热；大枣健脾补气；六味地黄丸补肾固冲。

临证加减：肝郁伐脾，症见气短、纳差，加黄芪 20g、白术 12g；郁热伤阴，症见口干、心烦、便干，加制何首乌 12g、玄参 12g、桑寄生 12g；流血淋漓不止合功血宁加减：仙鹤草 30g、黄芩 25g、槐花 30g、侧柏叶 20g、牡蛎 30g、生地 20g、旱莲草 30g、地榆 15g、三七 3g（冲服）。加侧柏叶，地榆可改用地榆炭。

3. 脾虚：

主证：出血量多、日久而止，气短神虚，面色㿠白，或面浮肢肿，手足不温，或饮食不佳，大便溏，舌质淡，苔薄白，脉弱或沉弱。

治法：健脾补气，养血调经。

方药：固本止崩汤加升麻、山药、大枣、乌贼骨。

人参 12g、黄芪 20g、白术 15g、熟地 15g、当归 15g、姜炭 6g、升麻 10g、山药 20g、大枣 5 枚。每日 1 剂，水煎服。

方解：方中人参、白术、黄芪补气培元，固冲任；升麻升举中气；熟地养精益肾；姜炭温中；山药、大枣补中益血；乌贼骨摄血固冲。

临证加减：兼血虚者，加制首乌 15g、白芍 15g、桑寄生 15g；心悸失眠者，加酸枣仁 50g、合欢皮 15g、合欢花 20g、夜交藤 20g、柏子仁 15g。

七、马氏确立功血分期治疗法

1. 肾阳虚：

（1）出血期（补肾阳，固冲，止血）：生地 15g、山药 15g、山茱萸 15g、巴戟天 15g、杜仲 15g、鹿角胶 15g、女贞子 10g、旱莲草 20g、补骨脂 10g、煅龙骨 20g、煅牡蛎 20g、地榆 15g、槐花 20g、仙鹤草 20g、黄芩 20g、血余炭 20g。

（2）月经后期（补肾填精，调理冲任）：熟地 10g、山药 10g、巴戟天 10g、当归 10g、丹参 10g、淫羊藿 15g、女贞子 15g、旱莲草 20g、菟丝子 15g、肉苁蓉 15g、紫河车 20g、鸡血藤 20g。

（3）经间期（补肾阳，通经活血，化瘀理气）：紫河车 20g、肉苁蓉 20g、菟丝子 20g、女贞子 20g、山药 20g、香附 15g、泽兰 15g、巴戟天 15g、桑葚子 15g、覆盆子 15g、丹参 10g、淫羊藿 10g、黄芩 15g。

（4）月经前期（温肾，调气）：紫河车 20g、肉苁蓉 10g、菟丝子 10g、女贞子 10g、枸杞子 30g、鸡血藤 20g、天门冬 10g、麦门冬 10g、五味子 10g、桑葚 10g、当归 10g、何首乌 10g、丹参 10g。

2. 肾阴虚：

（1）出血期（滋补真阴、清热养血止血）：女贞子 15g、旱莲草 30g、山茱萸 30g、天门冬 15g、麦门冬 15g、鸡血藤 25g、紫河车 15g、侧柏叶或侧柏炭 15g、生地或生地炭 15g、地榆 15g、海螵蛸 20g、仙鹤草 30g、黄芩 20g。

（2）月经后期（滋补肝肾，调理冲任）：当归 20g、桑葚 20g、熟地 20g、阿胶 5g（冲服）、山药 20g、丹参 30g、女贞子 15g、紫河车 5g（冲服）、菟丝子 20g、肉苁蓉 15g、枸杞子 30g、黄芩 20g、鸡血藤 25g。

（3）经间期（补肾益气，固冲调经）：巴戟天 15g、仙茅 10g、淫羊藿 15g、当归 20g、白芍 20g、女贞子 15g、桑葚子 20g。

（4）经前期（补肾填精，益气养阴）：茯苓 30g、当归 20g、丹参 30g、肉苁蓉 15g、菟丝子 20g、黄芩 20g、牛膝 20g、鸡血藤 25g、益母草 30g。

八、马氏治疗青春期及育龄期功血有效方

青春期功血：女贞子 6～10g、小茴香 6～10g、菟丝子 10g、枸杞子 20g、白芍 15～20g、葛根 15～20g、旱莲草 20g、生地 15～20g、牡蛎 20～30g、槐花 20～30g、连翘 20g、三七 6g、巴戟天 10g、淫羊藿 10g。

方解：淫羊藿、巴戟天补肾壮阳，祛风除湿；菟丝子补肾气兼补肾精，该药善入奇经，能峻补任脉之虚，固束带脉；生地、旱莲草、女贞子补肾阴；枸杞子、白芍补肝肾之血；三七止血补血，消瘀通脉；槐花、连翘凉血止血；葛根解痉通脉，升举阳气；小茴香温肾散寒。该方配伍十分切入青春期宫血的肾虚、血热、血瘀病机。

育龄期功血：补骨脂 10～15g（具有雌素、缩宫、止血、造血、升白作用）、赤石脂 15～20g、菟丝子 20g、旱莲草 30g、生地 20g、仙鹤草 20g、槐花 30g、连翘 20g、马齿苋 20～30g、女贞子 15g。

方解：本方与上方不同之处在于加入了补肾固涩的补骨脂、赤石脂，补骨脂具有较明显的缩短出血时间，减少出血的效果，同时对子宫有明显的收缩作用，该药能够促进子宫平滑肌收缩，从而减少出血量。女贞子有雌激素样物质，也有雄激素样物质存在。菟丝子可以增加下丘脑–垂体–卵巢促黄体功能，有促进造血作用，又加入能行、能止的仙鹤草，以起到补肾固涩、凉血止血的目的。

肾气未充者（内源性雌激素不足者）：黄芪 20g、熟地 15g、山药 20g、补骨脂 15g、赤石脂 15g、女贞子 10g、菟丝子 15～20g、葛根 20g、白芍 20g、牡蛎 30g、旱莲草 20g、仙鹤草 20g、侧柏叶 20g（或用炭）、生地 20g、槐花 20g、地榆 15g（或用炭）、乌贼骨 20g。

临证加减：阴虚加阿胶 15g、龟板 10g；阳虚加仙茅 10g、巴戟天 15g；脾虚加党参 15g、白术 15g、茯苓 20g、山药 20g；血热妄行加生地 20g、黄芩 20g、牡丹皮 20g、栀子 15g、茜草 15g、地榆 15g；血瘀加蒲黄 10g、五灵脂 10g、益母草 20g、茜草 20g、当归 20g、鸡血藤 20g；育龄妇女的排卵期加紫河车 15g、覆盆子 20g、巴戟天 10g、仙茅 10g。

对于青春期功血、育龄期功血患者，止血后当继续用药以建立或恢复月经周期，使无流血期延长至 20 日左右。但血止后所用的补骨脂、菟丝子、巴戟天、淫羊藿，应逐渐减量，减量不能过速，否则子宫内膜可再次发生局部性脱落出血，此时再欲止血，则所需药量较出血前更大，且效果也差。

使用含有性激素的中药，人为地控制流血量并形成周期治疗的目的，旨在暂时抑制患者本身的下丘脑－垂体－卵巢轴，使能恢复正常月经的内分泌调节，另一方面直接作用于生殖器官，使子宫内膜发生周期性变化，并按预期时间脱落，所伴出血量不致太多。一般连续用药 3 个周期。在此过程中当积极纠正贫血，加强营养，以改善体质。

九、马氏临床治疗更年期功血有效方

更年期功血方剂组成：夏枯草 20g、白芷 15g、麦芽 30g、巴戟天 15g、侧柏叶 20g、槐花 30g、旱莲草 30g、黄芩 20g、生地 30g、血余炭 20g、仙鹤草 20～30g、牡蛎 30g、牛膝 20g、益母草 20g、补骨脂 10～15g（可用于多种子宫出血，最好配伍赤石脂 20g）、天门冬 15g（功能性子宫出血）、淫羊藿 15g（治疗排卵期出血，即月经后 10～13 天）。

临证加减：热象明显者，加黄芩 25g、栀子 15g；若心火上炎加酸枣仁 50g、合欢皮 15g、合欢花 30g、莲子心 10g；若湿热夹瘀，加薏苡仁 30g、茯苓 30g、白术 20g、红藤 20g、败酱草 30g、黄柏 20g；血瘀者加蒲黄 10g、牛膝 25g。

马氏常用具有止血又有缩宫作用的中药，以增强止血的疗效。如益母草、枳壳、枳实、马齿苋、鸡血藤、蒲黄、茺蔚子、山楂、艾叶、酸枣仁，根据现代药理研究，这些药物可使子宫收缩，加强血管闭塞，加速子宫内膜脱落，从而达到缩短经期及减少出血量的目的。

十、功血治疗的几个问题

1.青春期功血：应以止血调周为根本，建立排卵周期，月经一般有排卵，周期在 2 个周期以上，方可停止治疗；育龄期妇女以止血后恢复有排卵月经周期，并检查出血原因，进一步排出全身及局部的器质性病变；围绝经期以止血后健脾养血，促进顺利绝经。

2.纠正贫血和控制感染：长期流血可引起贫血，因此抵抗力低下，易致感染。另外，流血容易导致生殖道逆行感染，所以纠正贫血和控制感染非常必要。具体可选用广谱抗生素或抑制大肠埃希菌的药物肌注或口服。

3.雌激素样物质中药的使用：应用含大量雌激素样物质的中药能使子宫内膜生长迅速修复创面而止血；应用含孕激素样物质的中药能使增生过长的子宫内膜转化为分泌期，停药后出现内膜脱落（又称药物性刮宫），出现撤药性出血。应用含雄激素样物质的中药：仅作为雌－孕激素止血的辅助疗法，旨在抗雌激素，减少盆腔充血和增强子宫肌张力并减少出血量，但不能缩短出血时间和完全止血。青春期少女慎用。

4.调整月经周期：

（1）**雌－孕激素序贯疗法：**适用于青春期功血。于月经周期第 5 天开始服含有雌激素样物质的中药，持续 20～22 天，后 10 天加服含孕激素样物质的中药，3 个周期为 1 个疗程。

（2）**雌－孕激素合并疗法：**适用于育龄期（有避孕要求）和更年期功血，内膜增生过长，月经过多者。雌激素使子宫内膜再生修复、孕激素用以限制雌激素引起的内膜增生程度。从月经周期第 5 天开始服用 22 天，共 3 个周期。

5.遏制子宫内膜增生过长，防止癌变，诱导绝经：适合于围绝经期无排卵功血伴内膜增生过长（腺囊型／腺瘤型），或并发子宫肌瘤、子宫内膜异位症者。

6.病情分析：本病病情主要从患者年龄、贫血程度及出血的量、时间以及有无并发症等进行综合分析。

（1）功能失调性子宫出血是由内分泌失调所引起的子宫内膜异常出血，一般分为无排卵型和排卵型两大类。无排卵型比较多见，占80%～90%，常发生在青春期和绝经期；排卵型功血多见于中年妇女。

（2）有些患者因自己不重视或并发有子宫肌瘤或凝血功能失常等疾病，出血不容易控制，出血的量越多，时间越长，贫血程度越重，抵抗力下降，容易诱发感染、脏器功能衰竭等多种并发症。青春期与生育期的功血患者，多数经过系统的调经、促排卵治疗可以治愈，使月经正常，排卵功能恢复。

十一、马氏治疗功血的经验与体会

1.治疗方案的确立：即根据患者的病情及检查结果决定对该患者治疗的主导方向是中医药治疗，或西医治疗，或中西医结合治疗。因为功血是妇科临床个体化治疗要求较高的疾病，同是功血的诊断，不同的病情、不同的年龄、不同的病程、不同的体质、不同的病变阶段、不同的治疗要求等，都需要有针对性的治疗手段，而且，功血的治疗有止血与调周的要求，即近期疗效与远期疗效的要求，疗程相对较长，需随访的时间也较长。所以，临床当尽可能多地采集患者的相关信息，以利于治疗方案的确立。以最佳的方案、最短的疗程、最低的费用，取得最满意的疗效。

卵巢功能的最大特点是在最佳生殖时期保持最佳功能状态，育龄期即为最佳生殖时期，因此无排卵功血的群体以青春期、更年期为多，此两期的无排卵功血对于妇女最大的损害不是生殖功能本身，而是健康。青春期的卵巢功能处于上升状态，更年期的卵巢功能处于下降状态，尽管两者均为无排卵，但两者卵巢功能的结局不同。对于青春期无排卵功血的总体治疗以对症止血与扶持卵巢功能并重，补肾是贯穿始终的治疗大法；更年期无排卵功血的治疗主要以对症止血、消除贫血症状、健脾益气养血为主要的治疗方法。

2.治疗药物的使用：功血的中西医药物治疗主要包括止血药物、消除或改善症状药物、调周促排卵药物的合理使用。三类药物可单用，也可联合使用。由于中医对功血病证的基础研究较为薄弱，对于何时当单用一类药物，或是两类、三类药物同用；两类以上药物同用的比例关系如何最佳等，即临床辨病、辨证、辨药物与病证的关系等的客观依据不十分清楚，使得临床有时难以达到以中药止血和调周的理想效果，例如有时不能快速有效止血，或在调周过程中又出现异常出血等。因此，功血临床报道对于代表塞流、澄源、复旧三法的药物的使用，见仁见智，各有不同，是影响疗效的因素之一。马氏认为，对于功血出血期的治疗，澄源与塞流两法并用较之单用塞流更能符合临床实际。

3.顺势治疗：

（1）顺应月经周期：对于功血出血期的治疗，首先应准确判断当以止塞为主或当以通下为主，对于病程短者，在接近既往正常月经周期时，当顺势以通下为主，目的是尽量不扰乱自身生殖轴内分泌功能，为日后调周打下基础，其余时间的出血则以塞流为主；对于病程长、反复阴道不规则流血者，注意寻找是否有每月1次出血明显增多的周期性变化，如有此变化，则尝试以出血量多时为月经周期，或通下或顺其自然，3～5天后则以塞流为主治疗。顺应月经周期治疗，是止血与调周的有序治疗。

（2）顺应胞宫生理藏泻：胞宫生理是亦藏亦泻，藏泻有时。其泻表现为行经、分娩，其藏表现为蓄经、育胎。功血患者的胞宫功能则处于藏泻失调，在治疗中当分辨胞宫处于或藏，或泻，或正由泻向藏的功能转化，或正由藏向泻的功能转化。顺应胞宫的生理功能，即在胞宫当藏时运用补法，以固冲任；在胞宫当泻时运用泻法，以去瘀滞；在胞宫功能处于转化时，则注意补泻药物的配伍比例，当胞宫生理功能出现藏泻有度，则为痊愈。B超检查结果可帮助医者正确判定无排卵功血患者出血期间胞宫所处的生理功能状态，合理使用止血方法，以获得较好的治疗效果。胞宫的生理功能当藏时，冲任气血处于相对不足状态，子宫内膜多呈线型、薄或不能测定出厚度，一般当功血患者子宫内膜厚度为0.2～0.5cm（双层），可以补法为主治疗；胞宫的生理功能当泻时，冲任气血处于相对壅滞状态，子宫内膜较厚，一般当功血患者子宫内膜双层厚度达0.6～1.3cm时，可以泻法为主治疗。单纯塞流或塞流、澄源、复旧三法同用多适合于内膜较薄者。有时对崩漏的治疗首先以单纯止血塞流，如为暴流如注，当塞流止血顾本；有时又当分出血的久暂、出血势头的急缓和量的多少、全身兼证舌脉等，塞流、澄源同用，如出血时间较长，出血势缓，色暗有块，当以先化瘀止血为主，可配合B超检查以了解内膜厚度，内膜较厚者，即使无血块及全身瘀滞症状，仍属胞宫冲任气血瘀滞，可以化瘀行气之法助内膜剥脱止血；内膜较薄者，可补肾健脾助内膜增生修复以止血。在据胞宫藏泻功能状态进行治疗的同时，仍当辨证加减用药。

4. 认识双卵巢功能不同步亢奋性失调所致的功血：一般情况下，每一月经周期仅单侧卵巢发挥生殖功能，或双侧卵巢处于同一生殖周期，可有1～2个优势卵泡成熟排出，子宫也表现出与卵巢相应的规律周期，每月1次阴道流血，BBT双相符合有排卵的判定。当双侧卵巢生殖周期不同步，而且持续有卵泡发育，临床表现为两种情形：a.一侧卵巢卵泡发育成熟排出的同时，另一侧卵巢又出现卵泡发育或成熟，子宫内膜无所适从，表现为阴道不规则流血，1个月经周期可有2次不同步排卵，尤可表现为经净后即排卵，是安全期避孕失败的原因之一，也是功血的原因之一。b.一侧卵巢有优势卵泡，且能发育成熟，另一侧卵巢有多个卵泡发育，但不成熟，仍能刺激子宫内膜的增生。治疗当在B超监测下，保护一侧卵巢优势卵泡，抑制另一侧卵巢卵泡发育。

5. 青春期功血的临床治疗体会：青春期女子生机勃勃，肾气逐渐充足，一般不需要调周治疗，而应顺其自然，让机体自我康复，功能得以恢复，脏腑平和人即安和。青春期是肾处于生长、发育的未充实阶段，肾的阴阳转化功能尚未健全。如后天失调，导致肾虚封藏失司。冲任失调，不能制约经血而成血崩不止。治疗宜补肾固冲，止血调经。马氏常用自拟的功血宁合右归丸去肉桂、当归，加炙黄芪、覆盆子、菟丝子、紫河车、赤石脂。若肾虚夹寒内阻血不归经，症见经色紫有块，腹痛阵作者加蒲黄、五灵脂、白芍、甘草；若肾虚脾失温煦，运化失健，症兼水肿乏力纳差便溏者，加党参、炒白术、白豆蔻、砂仁、茯苓、山药、炮姜炭等。青春期功血的治疗，关键是止血后重在补肾，调整月经周期，由于月经正常来潮是以肾的阴阳转化理论为核心，故止血后应按照月经周期的不同阶段进行治疗，经后期以养血益肾、补充肾的阴精为主；经间期宜补肾助阳为主以暖胞宫；

经前期调理气血以利经血顺利排泄。通过以上 4 个阶段的调治，使之肾阴充足，阳气内动，气血调和，阴阳转化自如，方可达到经候如常。

6. **青春期功血的调周问题**：目前有两种治疗认识，一是控制异常出血后，当积极调周，并且以建立排卵功能为治愈标准；二是认为治疗仅达到对症止血或建立月经周期，不强调有排卵，让患者生殖轴随着青春期发育的进一步成熟，自行建立有排卵月经周期。第一种观点的目的是彻底治愈，防止复发，并为今后育龄期的生殖功能正常打下基础。第二种观点的目的是顺其自然，让有限的卵泡在育龄期生殖需要时排放，以免卵泡耗竭。

卵巢的生殖功能持续时间有一定年限，青春期非生殖最佳年龄，从保全卵巢功能于生殖最佳年龄时处于活跃状态着想，让机体在自然状态下，而不是药物状态下恢复正常排卵功能有一定科学意义，相当于在最佳生育年龄前不动用储备始基卵，让卵巢处于半苏醒状态，但需要长期观察，如接近 18 周岁仍然为无排卵周期，则应积极唤醒卵巢功能。卵巢功能与中医先天禀赋相关，先天肾气充足，则卵巢功能持续时间较长，排卵的年限相应也较长久，故多为自身自然便能先建立正常月经有排卵周期，反之，机体如在自身建立正常排卵周期时有障碍，属于先天禀赋不足，卵巢自排卵功能的年限相对较短，治疗时当根据患者的需要制定卵巢功能状态调节的长远计划。对于 18 岁以下，尤其是 11～13 岁月经初潮少女，在必要时可只调节为有正常周期的月经，即让卵巢处于半休眠状态，而不强求一定恢复为有排卵月经。因此，对于青春期功血的治疗，需根据患者的禀赋情况进行判定，对于采取第二种治疗方案者，有必要进行临床远期随访。

近 10 年杂志报道治疗功血的常用药物：黄芪、白术、人参、当归、白芍、生地、阿胶、茜草、熟地、续断、牡蛎、龙骨、山茱萸、甘草、山药、地榆、海螵蛸、乌贼骨、益母草、川芎、香附、荆芥炭、女贞子、蒲黄、升麻、仙鹤草、牡丹皮、鹿角霜、三七、茯苓、五味子、何首乌、龟板、菟丝子、枸杞子、艾叶炭、棕榈炭、柴胡、大黄、炮姜、红花、麦门冬、五灵脂、仙茅、淫羊藿、鸡血藤、桑寄生、花蕊石等。

【功血止血的中西医疗效机制比较】

1. 功血治疗的目的：a. 止血。b. 恢复或建立排卵功能。c. 改善或消除全身症状。

2. 止血是疗效的关键和前提，止血的思路如下：a. 子宫内膜的均匀增生。b. 内膜完全剥脱。c. 内膜坏死无机能。d. 促进子宫收缩减少出血。e. 促进血管闭合减少出血。f. 减少盆腔充血。g. 抗炎、抗菌。h. 除去出血器官子宫等。

西医手术治疗可使内膜完全剥脱、破坏内膜生理功能、除去子宫而止血，非手术治疗主要是通过内膜机制、子宫平滑肌机制、血管机制、凝血机制等表现。而不同的机制需要分别使用具有上述功效的不同药物，西药单一药物一般不具有多种功效。中医认为功血的病因病机主要由虚、热、瘀三者单一或兼夹所致，补虚治疗中，补肾、补血可调节生殖轴功能帮助内膜增生，补气既可调节生殖轴功能帮助内膜增生，又可促进子宫收缩帮助内膜剥脱；清热药可抗菌、抗炎帮助子宫收缩减少出血；化瘀药既有助内膜剥脱，又有助内膜的增生。作用的主导方向与配伍有关。中医体格辨证治疗或辨病治疗而产生治疗效果，与西医最大的不同是中药单味药具有一种以上的功效，通过复方配伍，更能灵活调节作用方向，因为功血的发病并非单一机制，所以，与激素药物治疗相比，中药的多环节治疗具有明显的优势。

【西医治疗】

治疗原则为减少经量或控制异常出血，调整月经周期，对青春期、育龄期无排卵功血以止血和调整周期为主，并要求建立或恢复排卵功能，对更年期无排卵功血首当止血，再行调整周期和减少经量，改善贫血状态，必要时促进绝经。药物难以控制出血之势时，可手术止血。

1. **一般治疗**：患者因久病或长期反复大量出血，体质往往较差，呈贫血貌，应加强营养，改善全身状况，可补充铁制剂、维生素 C 和蛋白质，贫血严重者尚需输血。出血期间避免过度疲劳和剧烈运动，保证充分休息。流血时间长者予抗生素预防感染，适当应用凝血药以减少出血量。另外，尚需提高患者对本病的认识，以使其积极配合治疗。

2. **内分泌治疗**：临床中要注意尽可能使用最低有效剂量，并需严密观察，以免在临床中应用性激素不当而引起出血。

(1) 雌激素为主治疗：适宜青春期功血，尤其是内源性雌激素不足者。应用大剂量雌激素可迅速提高血内雌激素浓度，促使子宫内膜生长短期内修复创面而止血。止血的有效量与患者的内源性雌激素水平有关，具体用量按出血量多少决定。常用的雌激素西药是己烯雌酚和苯甲酸雌二醇。己烯雌酚的止血特点是胃肠道反应重，药物吸收慢，不易迅速起效。苯甲酸雌二醇为注射剂，可克服己烯雌酚的不足。一般用己烯雌酚 1 ~ 2mg，每 6h 口服 1 次，有效者 2 ~ 3 日内血止。待血止或血量明显减少后逐渐减量，每日减量 1 次，每次减药量不超过原用量的 1/3，直至维持量，即每日 1mg。苯甲酸雌二醇 2mg 肌肉注射，每 6 ~ 8h1 次可达到快速止血，血止后再用己烯雌酚逐渐减至维持量。不论应用何种激素，2 周后开始加用孕激素，使子宫内膜转化，用黄体酮 10mg 肌注，每日 1 次，或安宫黄体酮 6 ~ 10mg 口服，每日 1 次，共 7 ~ 10 日停药。雌、孕激素的同时撤退，有利于子宫内膜同步脱落，一般在停药 3 ~ 7 日发生撤药性出血。

青春期功血大量严重出血时，肌注己烯雌酚 2 ~ 5mg，每 2 ~ 4h1 次，止血 2 ~ 3 天后改为口服，并减量 1/3，减至维持量，每日 1 ~ 2mg，持续 3 周；中等出血者，每日口服己烯雌酚 4 ~ 8mg，每日 1 次，分 4 次服用，2 ~ 3 天内止血，以后减量，每日 1mg，维持 3 周。用药最后 5 天可酌情加用黄体酮 20mg/ d，肌注。

月经后卵泡期少量出血，多见于青春期、更年期妇女，由于雌激素低落所致，治疗可从月经周期第 2 ~ 3 天开始，用己烯雌酚 0.25 ~ 0.05mg，每日 1 次，或炔雌醇 0.025 ~ 0.05mg，每日 1 次。根据出血时间的长短，治疗时间为 3 ~ 7 天。

排卵期出血常见于育龄期妇女。在预计开始出血前 2 天用雌激素 3 ~ 4 天，补充雌激素不足。常用己烯雌酚 0.25 ~ 0.5mg/d 或用炔雌醇 0.25 ~ 0.5mg/d，或于月经周期 12 天起用 HCG（HCG 即人绒毛膜促性腺激素）500 ~ 1000IU，每天 1 次，共用 3 天。

(2) 孕激素为主治疗：适用于体内有一定雌激素水平的患者。无排卵性功血由单一雌激素刺激而致，补充孕激素使由于增生过长的子宫内膜转化为分泌期，停药后内膜脱落，出现撤药性出血。由于此种内膜脱落较彻底，故又称药物性刮宫，用药剂量按临床出血的多少而定。

若为少量不断出血，可用黄体酮20mg肌注，每日1次，共3～5日。更年期患者配伍应用丙酸睾丸酮25～50mg，每日肌注1次，可增强止血效果。

对出血量多的患者，需用大剂量合成孕激素方可止血，如炔诺酮（妇康片）5～7.5mg、甲地孕酮（妇宁片）8mg或安黄体酮4～6mg，持续用到血止后20日左右，停药后发生撤药性出血。用药期间若有突然出血，可配伍应用己烯雌酚0.1mg，每日1次。亦可口服短效避孕药，每日4次，每次1丸，血止后递减至维持量，每日1丸，共20日停药。

有排卵功血在月经来潮前有少量子宫出血，多发生在育龄期妇女，常伴有不孕或习惯性流产，也可发生于更年期卵泡功能开始衰退时，可用孕激素补充疗法或黄体酮刺激疗法，如下所述：

①孕激素补充疗法：用法及用量与出血时间长短和出血量有关。一般在出血开始前2～3天，或自月经周期第18天起，每日或隔日肌注黄体酮20mg，或口服安宫黄体酮4～6mg，每日1次，到经前2天停药。如仍不能止血时，可同时加用己烯雌酚或炔雌醇治疗。

②黄体刺激疗法：月经期的第16～17天开始，隔日肌注HCG3000U（即人绒毛膜促性腺激素），共4～5次，该疗法的机制是刺激黄体功能，使分泌足量孕酮达到止血作用。

(3) 雌、孕激素联合应用：可用复方黄体酮注射液（每支含苯甲酸雌二醇2mg，孕激素20mg），每日1支，连用5天后停药，造成撤药性出血。一般出血不会超过7天。止血后给予口服避孕药Ⅰ号或Ⅱ号，每晚1片，连用20～22天。

(4) 雄激素：雄激素有拮抗雌激素作用，能增强子宫平滑肌及子宫血管张力，减轻盆腔充血而减少出血量。但大出血时雄激素不能立即改变内膜剥脱过程，也不能使其迅速修复，单独应用效果不佳。

(5) 抗前列腺素药物：出血期间服用前列腺素合成酶抑制剂如氟灭酸200mg，每日3次可使子宫内膜剥脱使出血减少，主要通过改变血栓素A2和前列环素12之间的平衡而起作用。血栓素为血小板凝聚前体和合成平滑肌收缩物质，而前列环素是一种有力的平滑肌松弛剂和抗血小板凝聚物。

(6) 甲状腺素治疗：青春期出血伴有肥胖、基础代谢低，甲状腺功能低下者，用甲状腺素治疗，除能调整内分泌失调、提高垂体及卵巢的活性外，并能促进雄激素的分解和排泄，可使雌激素过剩的水平低下，一般用小剂量甲状腺制剂0.03g，每日1～2次。

(7) 其他止血药：子宫收缩剂治疗。如与凝、止血药物合用，可进一步减少出血量。常用催产素和麦角新碱，急性出血可静注，一般可肌注。有血管硬化与冠心病者忌用。凝止血药物如安络血和止血敏可减少微血管通透性，6-氨基己酸、对羟基苄氨、止血环酸、抗血纤溶芳酸等可抑制纤维蛋白溶酶，有减少出血的辅助作用，但不能赖以止血。有血栓性血管病史者慎用。

3. 调整月经周期：对于青春期功血、育龄期功血患者，止血后当继续用药以建立或恢复月经周期，使无流血期延长至20日左右。为此，宜将止血时所用较高剂量的激素，于止血后逐渐减量，减量不能过速，否则子宫内膜可再次发生局部性脱落出血，此时再欲止血，则所需药量较出血前更大，且效果也差。使用性激素人为地控制流血量并形成周期治疗的目的，一方面暂时抑制患者本身的下丘脑 - 垂体 - 卵巢轴，使能恢复正常月经的内分泌调节，另一方面直接作用于生殖器官，使子宫内膜发生周期性变化，并按预期时间脱落，所伴出血量不致太多。一般连续用药 3 个周期。在此过程中当积极纠正贫血，加强营养，以改善体质。常用的调整月经周期的方法有：

（1）雌、孕激素序贯法：适用青春期功血患者。本方法亦称人工周期，为模拟自然月经周期中卵巢的内分泌变化，将雌、孕激素序贯应用，使子宫内膜发生相应变化，引起周期性脱落。用法：己烯雌酚 1mg（或炔雌醇 0.05mg），于出血第 5 日起，每晚 1 次，连服 20 日，至服药第 11 日，每日加用黄体酮 10mg 肌注（或安宫黄体酮 6～10mg），两药同时用完，停药后 2～7 日出血。于出血第 5 日重复用药，一般连续用 3 个周期后患者常能自发排卵。

（2）雌、孕激素合并应用：适用于育龄期（有避孕要求）和更年期功血。雌激素使子宫内膜再生修复、孕激素用以限制雌激素引起的内膜增生程度。

①单独雌、孕激素合并应用：己烯雌酚 0.5mg 及黄体酮 4mg，于出血第 5 日起两药并用，每晚 1 次，连服 20 日，撤药后出现出血，血量较少。

②复方雌、孕激素合并应用：复方避孕药限制子宫内膜生长，使过度增生的内膜逐渐退化，至少可减少 60% 的正常月经量。在出血第 5 日开始，每晚口服 1 丸，共 20 日为 1 周期，连用 3 个周期。我国研究的避孕药Ⅰ号、Ⅱ号及三相片均能有效地控制月经周期，尤其在三相片服用中发生突破性出血、点滴出血较单相制剂显著为少。

4. 促进排卵：适用于青春期和育龄期功血患者。

（1）克罗米酚（氯酚胺）（CC）：适用于体内有一定水平雌激素患者。CC 为非甾体化学物，有微弱雌激素样作用。它在下丘脑竞争性结合雌激素受体产生抗雌激素作用。通过抑制内源性雌激素对下丘脑的负反馈，诱导促性腺激素的释放而诱发排卵。于出血第 5 日起，每晚服 50mg，连续 5 日。若排卵失败，可重复用药，CC 剂量逐步增至 100～150mg。不宜长期应用，以免发生卵巢过度刺激综合征或引起多胎妊娠。排卵率为 80%，妊娠率仅其半数。

（2）人绒毛膜促性腺激素（HCG）：适用于体内促卵泡激素（FSH）有一定水平、雌激素中等水平者。HCG 具有类似黄体生成素（LH）作用而诱发排卵。监测卵泡发育接近成熟时，连续 3 日肌注 HCG，剂量依次为 100U、2000U 及 5000U。

（3）人绝经期促性腺激素（HMG）：每支含促卵泡激素（FSH）及黄体生成素（LH）各 75U。FSH 刺激卵泡发育成熟，所产生的雌激素通过正负反馈使垂体分泌足量 LH 而诱发排卵。出血干净后每日肌注 HMG1～2 支，直至卵泡发育成熟，停用 HMG，加用 HMG5000～10000U，每日肌注 1 次，共 2～3 日以提高排卵率。注意使用 HMG 时易并发卵巢过度刺激综合征。

（4）促性腺激素释放激素（GnRH）：过去应用 GnRH 脉冲式给药诱发排卵，现多主张用 GnRH 作预治疗，约需 8 周时间达到垂体去敏感状态，导致促性腺激素呈低水平，继之性腺功能低下，此时再给予 GnRH 脉冲治疗或应用促性腺激素（HMG）及人绒毛膜促性腺激素（HCG），可达到 90% 的排卵率。

【马氏临床治疗功血经验】

1.序贯疗法：

（1）卵泡生成期（补法）：当归、白芍、熟地、菟丝子、肉苁蓉、巴戟天、女贞子、旱莲草、山药、何首乌、补骨脂、仙茅、淫羊藿、金樱子、山茱萸、枸杞子、黄精、鸡血藤。

（2）促排卵期（泻法）：丹参、赤芍、当归、熟地、益母草、泽兰、红花、香附、路路通、王不留行、小茴香、葛根、淫羊藿、薏苡仁。

（3）黄酮期（补法）：巴戟天、川断、葛根、淫羊藿、川芎、当归、生地、赤芍、丹参、牛膝、红花、菟丝子、女贞子、旱莲草、龟板、枸杞子、益母草、鸡血藤。

（4）行经期（泻法）：当归、熟地、白芍、川芎、桃仁、红花、益母草、泽兰、牛膝、丹参、鸡血藤。

2.更年期功血：夏枯草20g、白芷15g、麦芽30g、淫羊藿20g、巴戟天15g、侧柏叶20g、槐花30g、旱莲草30g、黄芩20g、生地30g、血余炭20g、仙鹤草20~30g、牡蛎30g、牛膝20g、益母草20g、补骨脂10~15g（可用于多种子宫出血，最好配伍赤石脂20g）、天门冬15g（功能性子宫出血）、淫羊藿15g（治疗排卵期出血，即月经后10~13天）。

3.育龄期功血：补骨脂10~15g（具有雌素、缩宫、止血、造血、升白作用）、赤石脂15~20g、菟丝子20g、旱莲草30g、生地20g、仙鹤草20g、槐花30g、连翘20g、马齿苋20~30g、女贞子15g。

4.青春期功血：女贞子6~10g、小茴6~10g、菟丝子10g、枸杞子20g、白芍15~20g、葛根15~20g、旱莲草20g、生地15~20g、牡蛎20~30g、槐花20~30g、连翘20g、三七6g、巴戟天10g、淫羊藿10g。

5.月经量少、失调：柴胡10~15g、鸡血藤20g、通草20g、川芎15g、当归15~20g、白芍15~20g、菟丝子15~20g、覆盆子20g、丹参30g、红花15g、枸杞子30g、熟地10g、小茴香10g、薏苡仁30g、桑寄生20g（具有保胎、促黄体、雌素、子宫发育作用）、蛇床子15g（具有增加子宫、卵巢重量的作用）、补骨脂10g（具有动情、增加子宫重量的作用）、巴戟天10g（具有肾上腺皮质样激素作用，能增强下丘脑-垂体-卵巢，促黄功能，同时具有雄素样功能）、川断20g（具有维生素E样作用）、淫羊藿15g、熟地15g、菟丝子15g、枸杞子30g（具有改善子宫发育不良、月经不调、不排卵、不生育的作用）。治疗闭经可加玫瑰花15g、茺蔚子15g、牛膝15~20g、桃仁15~20g。

【功血研究进展】

1.在功血肾虚型方面：王翠玉、胡蔚洁等在治疗青春期功血中，对周期紊乱，或经期延长淋漓不尽；出血量时多时少；色淡、质稀；常伴贫血，面色晦暗，畏寒肢冷，小腹空坠，舌淡苔白，脉沉细无力，采用补肾方（熟地、山药、白芍、山茱萸、菟丝子、枸杞子、续断、阿胶等）加减治疗，连续服用3个月，临床效果明显，同时动物实验证实补肾药熟地、枸杞子、肉苁蓉、菟丝子、炒续断、巴戟天等具有调节内分泌作用，提高促卵泡生成素（FSH），促进促黄体生成素（LH）水平。石翠等对青春期功血以补肾为主。

出血期采用知柏地黄合二至丸加减，补肾养阴止血；血止后按不同时间调整，月经后期当滋补肾阴以养血，方用知柏地黄合四物汤加减；经间期用五子二仙圣愈汤加减调补肾阴肾阳；经前期知柏地黄合桃红四物汤加减活血通经。经 3 个月治疗，患者经期、经量均能恢复到正常水平。鲍玉芳等自拟的调补肝肾方（菟丝子、巴戟天、桑寄生、山茱萸、熟地等）加减治疗，疗效显著。

2. **在功血肝肾不足方面**：于红娟、赵翠英等对月经周期紊乱，阴道出血量多或淋漓不尽，色红质稠，腰酸膝软，口干不欲饮，大便质干，头晕目眩，耳鸣心烦，失眠健忘，潮热汗出，舌质红，脉细数，治以滋阴凉血、补益肝肾原则，方用生地、川续断、黄芪、地骨皮、女贞子、旱莲草等治疗 3 个疗程后，雌二醇（E_2）、孕酮（P）、促黄体生成素（LH）水平均有所升高，止血效果显著；血止后则采用山药、菟丝子、杜仲、肉苁蓉、女贞子等调理周期，以善其后。

3. **在脾肾亏虚方面**：沈开金、于胜男、池雷、史恒敏等认为青春期功血的根源在于脾肾不足，本着补肾健脾、标本兼顾的治则，多采用固冲汤加减以补肾健脾、止血，后继服八珍汤加减以调整月经周期使之恢复正常，临床效果良好。史恒敏等专注从脾肾论治青春期功血，采用自拟基本方（红参、麦门冬、阿胶、川续断、菟丝子等）加减治疗，血止后改用八珍益母丸继续治疗，临床疗效佳。

第三节　闭经

闭经是妇科常见症状，临床表现为月经停闭、生殖内分泌功能失调或低下，一般分为原发性闭经和继发性闭经。女子年逾 18 岁月经尚未初潮，称原发性闭经；曾有月经来潮而又中断达 6 个月以上称为继发性闭经。40 岁以上继发性闭经需要与自然绝经相区别。40 岁以下继发性闭经，伴有其他全身症状如潮热汗出，烦躁易怒，阴道干涩，称为早绝经，又称为卵巢早衰。闭经有先天因素也有后天因素，亦可由月经不调演变而来，也有因他病致闭经者。临床常见的分型有肝肾两虚、气血两虚、寒凝血瘀和痰湿阻滞，根据虚实或虚实夹杂的不同情况，虚证者滋补肝肾，或补益气血，以滋养经血之源；实证者治以温经通脉，或祛邪行滞，以疏通冲任经脉。

临床有生理性闭经，如青春期前、初潮后月经的自我调节期、妊娠期、哺乳期、绝经后的月经停闭可不用药；另有服用避孕药或皮下埋置避孕药导致的月经停闭，多数停药后有自恢复趋势。中医把闭经作为一个病证，西医认为闭经是不同疾病的一个共同症状。中医认为停经 3 个月就可诊断为闭经，西医对继发性闭经的诊断时间为 6 个月。

【病因病机】

一、中医

中医将闭经称为"经闭"，多由先天不足，体弱多病，或多产房劳，肾气不足，精亏血少；大病、久病、产后失血，或脾虚生化不足，冲任血少；情态失调，精神过度紧张，或受刺激，气血郁滞不行；肥胖之人，多痰多湿，痰湿阻滞冲任等引起中医认为闭经的病因有虚实之分，虚者主要是经血的生成障碍导致胞宫胞脉空虚，无血可下；实者多为胞宫胞脉壅塞导致经血的运行受阻，或经隧不通，或气血郁滞。虚实可单独为病，也可相兼为病。

1.精血不足，血海空虚：脏腑之虚禀赋不足、肾气未盛、精气未充，或多产、堕胎、房劳伤肾，或肝血虚少，以致精血匮乏，任冲空虚。气血之虚脾胃素虚，或饮食劳倦，或忧思过度，或节食减重，以致气血化源不足；或下血、堕胎等以致失血伤血而不足。阴虚内热，素体阴虚，或失血伤阴，或久病耗血伤阴，或过食辛燥伤阴，阴虚不足，虚热又生，热邪复又伤阴，营阴不足。

2.任冲瘀阻，经血不泻：

肝郁血瘀：七情内伤，肝郁不达，气滞血瘀。

痰湿阻滞：肥胖之人，多痰多湿，或脾失健运，痰湿内生，冲任壅塞，气血运行受阻。

寒凝血瘀：或过食生冷，或经产之时，血室正开，或冒雨涉水，寒邪外袭，血为寒凝，瘀滞冲任。

虚实夹杂，虚瘀互结：致肾虚血瘀、气虚血瘀、脾虚痰瘀、阴虚血瘀、冲任血瘀等。

综上所述，闭经的病因病机虚者多责之肾、肝、脾之虚损，精、气、血之不足，血海空虚，经血无源以泻；实者多责之气血、痰之瘀滞。胞脉不通，经血无路可行；尚有虚实相兼为病，临床当辨虚实以补益通调。本病虚多实少，虚实可并见或转换。

二、西医

西医认为闭经的原因与闭经的分类有关。关于闭经的分类，西医妇科除按闭经时间分为原发性闭经和继发性闭经，有按发布的部位分为子宫、卵巢、垂体、丘脑下部位及中枢性闭经，还有其他内分泌腺功能障碍如先天性肾上腺皮质增生、肾上腺皮质肿瘤、甲状腺功能障碍等造成的闭经。子宫性闭经多由宫腔粘连、先天性子宫发育不良、子宫内膜损坏或子宫切除、子宫内膜反应不良、生育期子宫萎缩等所致；卵巢性闭经多由先天性无卵巢或卵巢发育不良、卵巢损坏或切除、卵巢肿瘤、卵巢功能早衰、卵巢无反应综合征、卵巢功能低下、多囊卵巢综合征所致；丘脑下部性闭经多由于精神因素、消耗性疾病、肥胖生殖无能性营养不良症、药物抑制综合征、闭经泌乳综合征、多囊卵巢综合征以及其他内分泌失调如甲状腺、肾上腺功能亢进或不足等所致。

【临床表现】

1.局部症状：月经停闭，阴道干涩，带下量少。

2.全身症状：或不伴有全身症状，或有腰酸腿软、头晕耳鸣、畏寒肢冷、神疲乏力、汗多、睡眠差、心烦易怒、食欲不振、厌食、小腹胀痛或冷痛、大便溏薄或干结、小便黄或清长等。

3.与病因有关的症状：a.垂体肿瘤闭经：溢乳。b.空泡蝶鞍综合征：头痛。c.席汉综合征：无力、嗜睡、脱发、黏液水肿、怕冷、饮食较差。d.丘脑及中枢神经系统病变所致闭经：嗅觉丧失、体重下降。e.多囊卵巢综合征闭经：痤疮、多毛。f.卵巢早衰闭经：更年期综合征相关症状。

【诊断要点】

一、检查

1.全身检查：观察患者的精神状态、体质、发育、营养状况，全身毛发分布情况，挤压乳房有无乳汁分泌。

2.**妇科检查**：了解内、外生殖器的发育情况，有无缺失、畸形、萎缩、增大、包块或结节等。对原发性闭经者，尤其要注意外阴发育，有无卵巢、子宫、阴道缺如或先天性子宫发育不良以及处女膜闭锁、结核性宫腔粘连等。对继发性闭经，要注意排除环境变迁、妊娠、哺乳、使用避孕药所致的停经。

3.**病因检查方法**：根据需要进行染色体核型分析、B超、BBT、血清激素测定（垂体、卵巢、甲状腺、肾上腺的各项激素及胰岛素）、垂体兴奋试验、糖耐量及胰岛素测定、诊断性刮宫、子宫输卵管造影、蝶鞍分层摄片或CT扫描、宫腔镜、腹腔镜等检查。

二、西医诊断

1.**子宫性闭经**：

（1）先天性无子宫或子宫发育不良，或有粗暴或多次刮宫史，全身结核或盆腔结核史，子宫切除术后或宫腔内放射治疗破坏子宫内膜。

（2）基础体温双相型，阴道涂片或宫颈黏液检查均提示有排卵。

（3）行人工周期后无撤药性出血。

（4）诊刮时无宫内膜或发现宫腔有粘连。B超示：始基子宫或子宫缺如，结核性子宫内膜炎。

2.**卵巢性闭经**：

（1）基础体温单相型，阴道涂片或宫颈黏液提示无排卵及雌激素水平低下。

（2）人工周期后有撤药性出血。

（3）尿、血卵泡刺激素（FSH）、黄体生成激素（LH）高于正常，E_2降低。

3.**垂体性闭经**：

（1）有产后大出血或感染史，有头痛或视力减退、肢端肥大或肥胖、多毛及泌乳等症。

（2）基础体温单相，阴道涂片及宫颈黏液提示雌激素水平低下。

（3）人工周期后有撤药性出血。

（4）血、尿卵泡刺激素（FSH）、黄体生成激素（LH）水平低下，肌注黄体生成素释放激素（LH-RH）100μg后仍低下。E_2降低，PRL > 20ng/mL。

（5）如有垂体肿瘤可出现视野偏盲。颅骨蝶鞍区X线摄片、气脑与脑血管造影以及CT检查可协助诊断。

4.**下丘脑性闭经**：

（1）有精神紧张、消耗性疾病、服用特殊药物（如避孕药、镇静药等）及其他内分泌功能异常史等。

（2）阴道涂片、宫颈黏液示雌激素水平低下。

（3）血、尿卵泡刺激素（FSH）、黄体生成激素（LH）水平低下，在肌注黄体生成素释放激素1000μg后能升高。

（4）人工周期后有撤药性出血。

【马氏中医辨证治疗闭经】

1. 肾气不足（虚证）：年逾 18 周岁，尚未行经，或由月经后期量少逐渐发展至闭经，体质虚弱，腰酸腿软，头晕耳鸣，舌淡红，苔少，脉沉弱或细涩。

治法：补肾益气，调理冲任。

方药：马氏自拟补肾益气活血方。

方剂组成：熟地 15g、何首乌 10g、菟丝子 15g、肉苁蓉 10g、覆盆子 15g、仙茅 10g、淫羊藿 10g、女贞子 10g、枸杞子 20g、当归 15g、桑寄生 15g、川续断 15g、怀山药 15g、益母草 20g、鸡血藤 20g、阿胶 5g（烊化冲服）、紫河车 3g（冲服）。每日 1 剂，水煎服。

方解：方中熟地、何首乌、菟丝子、肉苁蓉、枸杞子、桑寄生、川续断、怀山药补肾养精；仙茅、淫羊藿温肾补阳；女贞子、覆盆子、当归、紫河车、阿胶滋阴养血；益母草、鸡血藤活血通经。

临证加减：失眠多梦，加酸枣仁 30g、合欢皮 15g、夜交藤 30g；带下清冷、量多，加金樱子 20g、芡实 20g、巴戟天 15g；四肢不温，加桂枝 6g、肉桂 5g。

2. 气血虚弱（虚证）：月经逐渐后延、量少，色淡质薄，继而停闭不行。或头昏眼花，或心悸气短，神疲乏力，或食欲不振，羸瘦萎黄，毛发不泽且易脱落，舌淡苔少或薄白，脉沉缓或虚数。

治法：益气养血，调补冲任。

方药：马氏自拟益气养血活血汤。

方剂组成：黄芪 20g、人参 10g、茯苓 25g、白术 15g、山药 20g、川芎 10g、白芍 15g、熟地 15g、当归 15g、阿胶 5g、紫河车 3g、益母草 25g、鸡血藤 20g、丹参 30g。

方解：方中黄芪、当归、川芎、白芍、阿胶、熟地养血调中；人参、山药、白术、茯苓益气健脾；紫河车填补精血；益母草、鸡血藤、丹参养血活血通经；诸药共奏益气养血、调补冲任之功。

临证加减：若眠差多梦者，加酸枣仁 50g、合欢花 30g、夜交藤 20g。

3. 阴虚血燥（虚证）：经血由量少而渐至停闭，伴五心烦热、两颧潮红，盗汗，或骨蒸潮热，或咳嗽唾血，舌红苔少，脉细数。

治法：滋阴益血，通盛冲任。

方药：马氏自拟益阴煎加减方。

方剂组成：生地 15g、熟地 15g、白芍 15g、当归 15g、知母 20g、麦门冬 10g、地骨皮 15g、枸杞子 20g、菟丝子 15g、女贞子 15g、甘草 5g、益母草 25g、鸡血藤 25g、玫瑰花 20g。每日 1 剂，水煎服。

方解：方中生地、麦门冬、白芍养阴生津；熟地、枸杞子、菟丝子、女贞子、当归填精养血；知母、地骨皮清虚热；甘草调中，益母草；鸡血藤、玫瑰花养血活血通经。

临证加减：阴虚肺燥咳嗽者，加贝母 15g；咳血者，加阿胶 10g（烊化）、白茅根 30g、百合 20g、白及 15g；肝火旺头痛、失眠、易怒者，加龟板 15g、牡蛎 20g、五味子 10g、夜交藤 25g；阴中干涩灼热者，加黄柏 20g、沙参 20g。或用大黄 30g、甘草 15g、青蒿 10g、紫草 10g 外洗。

4.**气滞血瘀（实证）**：突然停经，或经血数月不行，精神抑郁，烦躁易怒，胸胁少腹胀满疼痛或拒按，苔薄黄、舌边紫暗或有瘀点，脉弦或紧或沉涩。

治法：行气活血，通经。

方药：马氏自拟行气活血通经方。

方剂组成：益母草 30g、当归 20、赤芍 20g、丹参 30g、泽兰 20g、牛膝 20g、鸡血藤 30g、王不留行 15g、桃仁 15g、川芎 15g、刺蒺藜 15g、柴胡 10g、玫瑰花 15g、枳实 15g、檀香 10g。

方解：方中益母草、当归、赤芍、丹参、泽兰、牛膝、鸡血藤、王不留行、桃仁、川芎、刺蒺藜活血化瘀；柴胡舒肝调气，玫瑰花、枳实、檀香行气活血（方中益母草、丹参、牛膝、刺蒺藜皆含有雌激素样物质）。

临证加减：烦躁胁痛，加合欢花 30g、郁金 15g、栀子 10g、牡丹皮 20g、徐长卿 20g；热而口干、大便干结，加黄柏 20g、知母 20g、沙参 20g、石斛 20g。

5.**痰湿阻滞（实证）**：月经量少、延后渐至停经，或经血数月不行，形体肥胖，胸胁满闷，呕恶多痰，头晕心悸，或带下量多色白，苔白腻，脉滑或沉。

治法：除湿化痰，调理冲任。

方药：马氏自拟化痰祛湿通经汤。

方剂组成：当归 20g、柴胡 15g、白芍 20g、茯苓 25g、白术 20g、郁金 15g、泽泻 20g、荷叶 15g、益母草 25g、丹参 30g、鸡血藤 25g、川芎 15g、红花 15g、菟丝子 15g、陈皮 20g、香附 15g、枳壳 20g、皂角刺 15g、法半夏 15g、甘草 5g。

方解：方中菟丝子补肾调冲任；白术、茯苓健脾除湿化痰；陈皮、法半夏、郁金、泽泻、荷叶、甘草燥湿化痰；当归、川芎、红花、益母草、鸡血藤活血化瘀；柴胡、白芍疏肝柔肝解郁；香附、皂角刺理气、活血、行气（方中益母草、香附、菟丝子、甘草、丹参含雌激素样物质）。

临证加减：瘀血偏重，加桃仁 15g、牛膝 20g；痰湿偏重，加制胆星 10g、白芥子 15g；气滞明显加玫瑰花 15g、檀香 10g；肾阳偏虚，加仙茅 10g、淫羊藿 15g；痰湿化热，舌苔黄腻，加黄连 10g、黄芩 20g；痰郁化热，加黄芩 25g、鱼腥草 30g、薄荷 20g；咳嗽，加前胡 20g；顽痰加昆布 15g、皂角刺 15g、浙贝母 20g。

6.**寒凝血瘀（实证）**：月经停闭半年以上，胞宫感寒，小腹冷痛拒按。得热则痛缓，形寒肢冷，面色青白，舌紫暗，苔白，脉沉紧。

治法：温经散寒，活血调经。

方药：马氏自拟温经汤。

方剂组成：人参 15g、当归 15g、白芍 20g、川芎 15g、熟地 15g、菟丝子 15g、香附 15g、肉桂 10g、莪术 15g、三棱 15g、牡丹皮 15g、牛膝 20g、小茴香 10g、茺蔚子 15g、吴茱萸 10g、甘草 5g。

方解：方中肉桂、小茴香、吴茱萸温经散寒、调经；当归、川芎、熟地养血活血调经；人参补气散寒；莪术、三棱、牡丹皮、牛膝、茺蔚子活血祛瘀；白芍、甘草缓急止痛；菟丝子、香附温经调冲。

临证加减：若面色暗黄，小腹冷痛较剧，舌紫暗，加艾叶10g、熟附子10g、淫羊藿15g。

7. 肾虚血瘀（虚实夹杂）：月经初潮较迟，或月经后期量少渐至闭经，或有多次流产，或无全身症状，或腰酸腿软、头晕耳鸣、性欲淡漠、带下量少或无、阴道干涩疼痛，舌淡暗，苔白或少苔，脉沉细。

治法：补肾化瘀。

方药：马氏自拟补肾化瘀汤。

方剂组成：菟丝子15g、淫羊藿10g、葛根15g、山茱萸20g、枸杞子20g、熟地15g、山药15g、茯苓20g、牛膝20g、丹参30g、鸡血藤25g、益母草30g、红花15g。

方解：方中菟丝子、淫羊藿、葛根、山茱萸、枸杞子、熟地补肾养精血；山药、茯苓健脾益气；牛膝、丹参、鸡血藤、益母草、红花活血养血。

临证加减：若见潮热汗出，加牡丹皮15g、紫草20g、凌霄花10g、龙骨20g、牡蛎20g、黄芪30g。

8. 阴虚血瘀（虚实夹杂）：月经停闭，咽干口燥，潮热心烦，失眠多梦，面部潮红，小便黄，大便干，舌暗红，少苔，脉细涩。

治法：养阴清热化瘀。

方药：马氏自拟养阴化瘀汤。

方剂组成：太子参15g、沙参15g、熟地15g、生地15g、白芍20g、知母20g、地骨皮20g、麦门冬15g、制何首乌10g、女贞子20g、菟丝子15g、鳖甲15g、鸡血藤25g、益母草25g、红花15g、甘草5g。

方解：方中太子参、沙参、熟地、生地、白芍、麦门冬、制何首乌、女贞子、菟丝子补养阴血；知母、地骨皮、鳖甲滋阴潜阳清虚热；鸡血藤、益母草、红花养血、活血、化瘀调冲，甘草调和诸药。

临证加减：失眠较重加酸枣仁50g、合欢皮15g、合欢花30g、败酱草20g、独活20g；若头目眩晕，加天麻20g、钩藤30g、葛根25g、石决明15g；若汗出较多，加山茱萸30g、龙骨30g、牡蛎30g、浮小麦20g；若烘热汗出者，加紫草20g、酸枣仁30g。

9. 脾虚痰瘀（虚实夹杂）：月经停闭，纳差厌食，轻度面目水肿，大便溏泄，胸闷呕恶，舌暗，苔白厚腻，脉沉滑。

治法：健脾除湿，化瘀通经。

方药：马氏自拟健脾通经汤。

方剂组成：人参10g、茯苓20g、猪苓20g、白术15g、苍术15g、法半夏15g、香附15g、浙贝母20g、陈皮15g、砂仁15g、川芎10g、皂角刺15g、益母草25g。每日1次，水煎服。

10. 肝郁化热（虚实夹杂）：月经后期量少停闭，郁郁不乐，带下量少，或少腹胀痛，舌暗红，苔白，脉细弦。

治法：健脾疏肝，解郁通经。

方药：马氏自拟三花解郁通经汤。

方剂组成：月季花 10g、鸡冠花 10g、玫瑰花 10g、柴胡 15g、香附 15g、当归 20g、白芍 20g、白术 20g、茯苓 20g、鸡血藤 20g、丹参 30g、益母草 30g、夏枯草 20g、牡丹皮 20g、栀子 15g。

方解：月季花、鸡冠花、玫瑰花疏肝解郁通经；柴胡、香附、枳实疏肝理气；当归、白芍养肝柔肝；白术、茯苓健脾益气；鸡血藤、丹参、益母草养血活血通经；夏枯草解肝郁，平肝热，有抑制雌激素作用；牡丹皮、栀子清热利湿，改善子宫内膜充血水肿。

临证加减：乳胀有块，加夏枯草 20g、生麦芽 50g、皂角刺 10g；夜寐不安，加合欢花 20g、夜交藤 20g；闭经溢乳者，加生麦芽 60g、白芍 30g、甘草 10g、乌梅 10g、生地 15g、甘草 5g、川牛膝 20g、车前子 20g（另包）、红花 15g。

【西医治疗】

1. 一般治疗：积极治疗全身疾病，提高机体的体质，供给足够的营养，保持标准体重；消除精神紧张和焦虑。

2. 病因治疗：

（1）宫腔粘连可行粘连分离术并放节育器，同时给予雌激素使子宫内膜生长，以防重新粘连，待月经来潮 2~3 次后取出节育器。

（2）结核性子宫内膜炎，应积极抗结核治疗。

（3）卵巢、垂体或其他部位的肿瘤，确诊后根据肿瘤的部位、性质、大小采取最适宜的治疗方法，如手术、放疗、化疗和其他综合措施。

（4）性激素治疗：

①小剂量雌激素周期治疗：适用于卵巢型闭经，或性腺发育不良性闭经患者。已烯雌酚 0.5~1mg，每日 1 次，连续 20 天口服；或炔雌醇 0.05mg，每日 1 次，连续 20 天口服。停药后 2~7 天内会发生撤退性出血。从出血第 5 天开始，重复上述治疗，持续 3~6 个周期。

②雌 – 孕激素序贯疗法：已烯雌酚 1mg，每日 1 次，连服 20 日，至第 11 日加服安宫黄体酮 10mg，每日 1 次，共 10 次。用于 II 度闭经或卵巢性闭经。

③雌 – 孕激素合并治疗：已烯雌酚 0.5mg 及安宫黄体酮 4mg，连服 20 日，每晚 1 次，其作用是抑制垂体分泌促性腺激素，停药后可能出现反跳作用，使月经恢复及排卵。

（5）诱发排卵：

①绝经期促性腺激素（HMG）与绒毛膜促性腺激素（HCG）：适用于下丘脑及垂体性闭经。HMG75~150U/d，肌注，用药 3~5 日后根据雌激素反应调整用量，若雌激素水平未上升可增加用量，150~225U/d，若雌激素已上升，可维持原量，用 7 日，在 HMG 末次注射的同时或停药 1~2 日后予绒毛膜促性腺激素，肌注，5000~10000U/ 次，若基础体温不上升，2~3 后再重复 1 次。

②枸橼酸氯米芬：适用于下丘脑性闭经者。与月经周期第 5 日口服枸橼酸氯米芬 50~100mg/d，连用 5 日。

③黄体生成激素释放激素（LH-RH）：适用于丘脑下部功能不足，LH-RH 分泌不足者。LH-RH 月经中期冲击法：于月经周期第 14、第 15 日，肌注 LH-RH 100μg，2 次 / 日。

也可采用枸橼酸氯米芬和 LH–RH 月经中期冲击法，于月经周期第 5 日口服枸橼酸氯米芬 50～100 μg/d，连用 5 日。在第 14、第 15 日，肌注 LH–RH 100μg，2 次/日。

④溴隐亭：适用于高催乳激素血症伴垂体肿瘤，以溴隐亭为主配伍应用促性腺激素以提高排卵率，溴隐亭每日 2.5mg，分 2～3 次口服，若无明显反应可逐渐加至每日 5～7.5mg，最大剂量不超过 10mg/d，连续治疗 3～6 个月。用药期间监测催乳激素浓度以决定药量。

【马氏临床治疗闭经的观点与对策】

1. 治疗闭经的关键：马氏认为月经的产生是肾气－天癸－冲任－胞宫的生理活动的体现。只有肾气充盛，气血充沛，冲任调达，胞宫通畅，脏腑功能协调，天癸才能正常如潮而至。可以说，气血是月经产生的物质基础，冲任是维持胞宫正常生理活动的主要因素，而肾气是启动天癸（月经）的动力。这是一个密切相关的生理活动的链条，其中任何一个环节出现障碍，都会影响月经的正常产生。因此，对于初潮延迟的原发性闭经以及各种原因引起的闭经，都应以调理肾气－冲任－胞宫为肯綮。所以，恢复期来潮和建立正常的排卵周期，是治疗闭经的关键所在。

2. 治疗闭经的对策：月经是妇女生殖功能是否正常的体现，对于青春期女性，其月经初潮是否正常规律，是反映其生殖机能是否成熟的重要标志，如果初潮延迟或长期闭经，是其性腺轴未成熟的表现，或影响今后生殖能力的隐忧；对于育龄期和更年期的月经停闭，是反映其生殖功能是否正常的警示信号。所以，有效、及时地治疗闭经，是关乎妇女是否生殖健康、身体健康不可忽视的问题。

闭经的治疗是快速恢复月经的来潮，建立或改善生殖能力，对于因生殖能力失调，或生殖能力衰退，或生殖功能提前衰竭所致闭经的疗效和预后有所不同，恢复月经后治疗要求有维持内分泌功能或有生殖要求的不同，治疗难度也有不同。同时，若患者长期处于体内少量雌激素影响，子宫内膜逐渐增厚，药物治疗可能使月经来潮但多数患者远期效果较差，常常是来潮一次以后或连续来潮 2～3 次以后又出现月经停闭。

3. 如何对待生育期闭经：对于生殖功能减退的闭经，尤其是接近更年期的患者，主要的治疗目的是引经以改善全身症状延缓生殖衰老的进程；而对于有妊娠要求的患者，需调经至发、连续及有排卵月经，是治疗闭经的关键。把握方向，坚持足疗程治疗，并制定阶段性治疗目标，逐渐达到卵泡发育成熟、排出的效果，是治疗闭经的重要策略。阶段性治疗目标有：a. 改善全身症状。对于早绝经患者，在建立周期月经、恢复排卵功能情况下，以调节或改善全身症状为主要治疗目的。b. 建立有规律周期月经，但无排卵，消除患者对于月经停闭的心理障碍。c. 建立或恢复规律有排卵月经，是对于有生殖要求者最终应达到的治疗效果。

【马氏治疗闭经的经验和体会】

一、病机的认识

闭经的病机是虚多实少，或虚实夹杂。有局部冲任气血之虚，有全身气血之虚，辨证治疗要有所区别。有时，全身无明显虚证征候，而表现局部冲任精气阴血不足之征候，治疗上用药无法区别全身与局部的关系，且由于闭经治疗疗程较长，当针对局部冲任气血之虚施以补法，全身无明显虚象的患者在治疗过程中容易出现体重增加现象，因此，对于全身无明显虚证，尤其是体型偏胖者，治疗中应密切观察体重的变化，注意药物的随时调整。肾主生殖，月经的多少与停闭直接与肾气的盛衰有关，所以，必须认清闭经的基本病机是肾虚。同时，由于闭经的病程较长，无论何种病因病机最终均可出现瘀滞，或因虚致瘀，或因实而瘀。可见，肾虚血瘀是闭经的基本病机，补肾化瘀是治疗闭经的基本大法。

二、判定胞宫的藏泻功能而辨证治疗

闭经患者胞宫藏泻功能失调表现为胞宫胞脉精气血，或虚或瘀，胞宫当藏不充，当泻不通。治疗当虚者补之，瘀者攻之，或补中寓通，或攻中寓补。必须准确把握，恰当治疗。然而，准确把握胞宫藏泻确有难度，马氏的经验是：一是借助现代医学的检查技术，如B超、彩色多普勒测定子宫的大小、内膜的厚度及卵泡的有无及大小、卵巢、子宫动脉血供指数等；二是间接判定，如通过症状如带下量、辅助检查如宫颈黏液结晶一般连续测量3个月经周期、BBT、血激素、血液流变学指标等。对于带下量少、子宫偏小、子宫内膜厚度＜0.5cm、卵泡无或小卵泡不成熟者、BBT单相、宫颈黏液量少、无结晶或为少量不典型雌激素结晶、卵巢子宫血供不良、E_2低下者当施以补法或以补法为主，或补肝肾，或补气血；反之用泻法或以泻法为主，血液流变学提示有瘀滞者，当以活血化瘀治疗。有时见内膜厚度超过增生末期厚度，用活血化瘀、行气通经药物难以月经来潮者，可以用孕激素治疗后，再用中药调经。

有排卵的月经基础体温呈双相型，即月经前半期体内偏低，后半期体温偏高。排卵前体温一般为36.2~36.5℃，排卵后体温较排卵前升高0.3~0.5℃，即36.8℃左右。发育成熟的女性，从月经期结束以后至排卵期开始前，其基础体温偏低，排卵期开始时再一次降到最低点（有的人不降低），但仅为1天，此后，至月经开始时体温持续升高达36.7℃左右。

备注：BBT指基础体温，测定基础体温可以了解有无排卵及估计排卵日期，并了解黄体功能，对卵巢功能失调、不孕妇女的诊断治疗及疗效观察都很重要，测量基础体温是一项没有创伤，操作简单，无须花费的检查。

三、闭经的调周治疗

闭经经治疗产生月经者，其后的调经治疗应有足够的治疗，可应用中医或中西医结合促卵泡成熟、促排卵治疗，具体方法参见功血调周部分。

四、马氏中药周期疗法

1. 经后期当以健脾补肾、滋阴活血为主：黄芪30g、党参20g、熟地15g、菟丝子15g、女贞子15g、当归20g、山药20g、白术20g、薏苡仁30g、小茴香10g、丹参30g、枸杞子20g、旱莲草25g、牛膝20g、白芍20g、川芎15g。

2. 经前期当以滋养肝肾、养血活血为主：生地20g、山药20g、山茱萸25g、茯苓30g、牡丹皮15g、当归20g、白芍20g、川芎15g、益母草20g、鸡血藤20g、丹参30g、红花20g。

3. 行经期当以调理冲任、通经活血为主：当归20g、白芍20g、益母草20g、牛膝15g、川续断20g、香附15g。加减法：痛经加蒲黄10g、五灵脂15g、延胡索20g、肉桂10g、黄芩 20g，此两药合用有扩张子宫韧带口径、增加血流、改善子宫微循环的作用，川贝20g 有松弛子宫平滑肌的功能，佛手 20g、青皮 15g，有解平滑肌痉挛作用，痛甚也可加服速效救心丸 2~4 粒。血瘀有块者加莪术 20g、益母草增加到 30~50g；腰痛加桑寄生20g、川续断 25g、鸡血藤 30g；体胖湿盛者，加荷叶 20g、泽泻 20g、法半夏 15g；经前胸胁胀痛者，加柴胡 10g、牡丹皮 20g、徐长卿 20g、郁金 15g；性欲低下者，加枸杞子 30g、鸡血藤 20g、淫羊藿 15g、菟丝子 15g。每日 1 剂，连服 3~6 周为 1 个疗程。

西药周期疗法：已烯雌酚 0.5~1mg，每日 1 次，连服 22 天；最后 5 天加黄体酮10mg 肌注，每日 1 次，连用 5 天，3~6 个月为 1 个疗程。

马氏治疗席汉综合征闭经有效方：席汉综合征是由于产后大出血、休克引起的垂体缺血，坏死，以致卵巢功能减退，子宫萎缩、继发闭经。伴有毛发脱落性欲减退、全身倦怠无力等一系列极度衰弱的综合症状。

有效方组成：以温脾肾之阳为主：仙茅 10g、巴戟天 15g、肉苁蓉 15g、覆盆子 20g、菟丝子 20g、人参 10g、紫河车 5g（冲服）、蛇床子 5g、丹参 30g、鸡血藤 25g、小茴香 5g、川椒 3g。

【中药治疗闭经的药理研究】

1. 中药药理作用：菟丝子、巴戟天、肉苁蓉、仙茅、淫羊藿等，有增加正常雌性大鼠垂体前叶、卵巢、子宫重量，促进去势大鼠垂体的功能。熟附子、肉桂、补骨脂、淫羊藿、菟丝子、黄精、熟地，可使雄激素致无排卵大鼠（ASR 大鼠）卵巢的间质腺增多，间质腺胞浆内质滴减少；雌、孕激素受体，尤其是孕激素受体增加。

2. 对性腺轴及卵巢有影响方剂的研究：

（1）芍药甘草汤：芍药甘草汤可直接作用于垂体前叶，刺激多巴胺受体，抑制 PRL（促乳激素）分泌，使之正常。芍药与甘草两成分的比较，在雌鼠体内芍药组可使血中高 PRL 正常化，在体外雌鼠成熟卵泡体外培养实验中芍药有较强的使孕激素分泌增加的作用。

（2）补肾方：补肾方（熟附子、肉桂、补骨脂、淫羊藿、菟丝子、黄精、熟地）水溶部分可使多囊卵巢小鼠子宫增重、卵巢增重，卵巢间质腺细胞肥大，提示补肾药水溶部分是调节卵巢功能的主要部分。

（3）促卵泡汤：促卵泡汤是由柴胡、赤白芍、枸杞子、菟丝子等组成的。无论是动情前期与动情后期，实验动物小鼠卵巢及子宫内膜层及颗粒层和黄体细胞的胞浆内 3-β-HSDH（3-β- 羟基脱氢酶）活性和脂类都明显升高；子宫内膜上皮及间质内的糖蛋白和脂类明显升高，认为促卵泡汤确有促进卵巢卵泡和黄体的留体激素分泌，并可增强子宫内膜营养的作用，从而利于胚胞的着床和发育。

3. 某些滋阴药物的实验：对雄激素致无排卵（ASR）大鼠的体重、子宫和卵巢的脏器系数及血清激素水平的影响。给 ASR 灌服滋肾阴药物（熟地、山茱萸、女贞子、山药、泽泻、茯苓、知母）后，其卵巢体积增大，囊性卵泡减少，有多个卵泡发育，证明滋肾阴药物有明显的促卵泡生成作用。ASR 大鼠卵巢增大并排卵，体外产生睾酮能力下降，糖耐量上升，血胰岛素和体重下降。提示滋肾阴药通过降低 ASR 大鼠体内胰岛素和雄激素水平而促排卵。

4.近10年文献统计治疗闭经的中药出现频率顺序为：当归、熟地、牛膝、川芎、甘草、香附、茯苓、泽兰、益母草、枸杞子、红花、山药、莪术、丹参、桃仁、杜仲、鸡血藤、黄芪、白术、胎盘、续断、柏子仁、淫羊藿、三棱、酸枣仁、黄柏等。

5.马氏治疗溢乳闭经的经验方：主要以白芍60g、甘草60g、生麦芽60g为核心方辨证治疗。临床分为三型：

（1）肝肾亏损，肝气上逆型：治以疏肝养血调经，方用四物汤合逍遥散加减：白芍30g、甘草10g、生麦芽60g、当归15g、生地15g、丹参30g、赤芍20g、川芎15g、柴胡10g、郁金10g、制香附15g、蒲公英20g、全瓜蒌10g、枳壳10g、牛膝15g、王不留行15g。

（2）脾肾不足，气血两虚型：治以健脾肾，调补气血，方用圣愈汤合右归丸加减：白芍30g、甘草10g、生麦芽60g、党参15g、黄芪20g、赤芍15g、枸杞子20g、巴戟天10g、鹿角片10g、当归20g、熟地15g、山药20g、鸡血藤20g、川芎10g、肉桂5g。

（3）肾虚血枯，心肝火旺型：治以清热养阴，疏肝理气调经，方用芍药甘草汤、增液合逍遥散加减：白芍30g、甘草10g、生麦芽60g、当归20g、熟地15g、赤芍15g、钩藤15g、肉苁蓉15g、玄参15g、柏子仁15g、泽兰15g、牛膝20g、逍遥丸（包煎）、川芎10g、麦门冬10g、黄芩15g。

关于麦芽的催乳、回乳有以下3个观点：

（1）生麦芽通乳，"生"取其"生发"之意，量在30g以下。

（2）炒麦芽回乳，"炒"取其"炒枯"之意，用量在60g之上。

（3）生麦芽、炒麦芽均可单独用于回乳，用量60~120g。生麦芽、炒麦芽混用于回乳，量各为60g。

所以，马氏认为麦芽的回乳与催乳的作用，不在于炒与否，而在于量的差异。即小剂量消食化滞，疏肝解郁而催乳（30g以下）；大剂量消散之力强，耗散气血而回乳（60g以上）。

【闭经的性激素治疗】

生殖轴功能低下所致的闭经，性激素替代或冲击治疗可缓解闭经及相关症状，对于无生育要求的患者，无明显不良后效应，但对于有生育要求的患者而言，外源性性激素使用时间越长，对卵巢功能的抑制愈加明显，甚至可出现功能废用性退化，临床表现为性激素一旦停药即月经停闭，因此，对于有生育要求的闭经患者，不主张性激素治疗超过3个月，而中医药治疗却是较佳的选择。

关于闭经的警示：长期闭经或不排卵，易于发生子宫内膜癌，且对于生育功能及骨代谢有影响，如性生活障碍、不育、早绝经、骨质疏松等的影响，近代研究发现低雌激素与高胰岛素及高血脂密切相关，因此，长期闭经患者将来发生血管硬化、高血压、心脏病疾患的机会远高于非闭经者。

【闭经研究进展】

对《中医方剂大辞典》中治疗闭经方剂的药物药性、药味、归经及功效等进行统计分析，为临床治疗提供指导和借鉴。结果发现：共筛选 484 首治疗闭经方剂，其中涉及中药 344 味。高频药物为当归、白芍、桃仁、大黄、甘草、川芎、牡丹皮、肉桂、牛膝等，多为活血化瘀药、补虚药，药性多温、寒、平，药味多苦、辛、甘，归经多为肝、脾、心、胃经。通过高频药物关联规则分析，得到药对配伍规则，如当归—白芍、当归—桃仁、桃仁—大黄、大黄—当归、当归—甘草等。《中医方剂大辞典》中治疗闭经的方剂以补益气血、活血化瘀为主要方法，对闭经的临床治疗具有一定的指导及借鉴意义。

第四节　痛经

痛经是指妇女在经期及其前后出现小腹或腰部疼痛，甚至痛及腰骶，每随月经周期而发，严重者可伴恶心呕吐、冷汗淋漓、手足厥冷，甚至晕厥，给工作生活带来影响。本病好发于 15～25 岁及初潮后的 6 个月至两年内，是青春期常见症状之一。痛经属中医学"经行腹痛"范畴。

【病因病机】

一、中医

（1）气滞血瘀：素多抑郁，或经期前后伤于情志，以致"经欲行而肝不应，则拂其气而痛生"，或经期产后（包括堕胎、小产、人工流产），余血内留，离经之血，内蓄于胞中而留瘀，导致气滞血瘀，不通则痛。

（2）寒凝血瘀：经行产后，冒雨涉水，贪食生冷或坐卧湿地，寒湿伤于下焦，客于冲任，与经血相结，阻于胞脉，经行不畅，"寒湿满二经内乱，两相争而作痛"。

（3）湿热瘀互结：经期产后感受湿热之邪（如洗涤不洁、不禁房事等），或宿有湿热内蕴，流注冲任，搏结于胞脉而留瘀，致经行不畅，发为痛经。

（4）气血虚弱：禀赋不足，或脾胃素弱，生化乏源，或大病久病，耗损气血，经期阴血下泻为经，势必更虚，"血海空虚气不收也"，冲任胞脉失于濡养而发痛经。

（5）肝肾不足：先天禀赋不足，肝肾本虚，或多产房劳，损及肝肾。精亏血少，冲任不足，胞脉失养，经将净血海更虚，故作痛。

二、西医

西医学认为痛经是由于子宫肌痉挛性收缩，导致组织缺血而引起的。引起子宫肌痉挛的原因为宫颈内口或宫颈管狭窄，子宫过度后倾后屈，经血流通不畅，子宫必须加强宫缩才能排出经血，因而多在月经第 1～2 天痛经，俟大量经血排出后，疼痛立即消失。此外，子宫发育不良、畸形等时，子宫肌产生不协调收缩，亦可引发痛经。而当子宫内膜整块剥脱，以致排出不畅，引起痉挛性痛经者，称为膜样痛经。有时精神过度紧张，感觉过敏、过劳、受寒、生活习惯改变或在健康状态不良（如贫血或慢性疾病）时，均可发生痛经。痛经多发生在有排卵的周期，而在无排卵周期的月经则多无痛经。这是由于排卵后在孕激素的作用下，分泌期内膜合成较多的前列腺素 F2a（PGF2a），能刺激子宫收缩，引起强烈收缩而发生痛经。此外，前列腺素进入血液循环，亦可引起全身反应，如恶心、呕吐、腹泻、腹痛等。临床上一般将痛经分为原发性和继发性两种。原发性痛经是指生殖器官无器质性病变的痛经；继发性痛经是指由于生殖器官某些器质性病变而引起的痛经。

【临床表现】

一、症状

1.腹痛：

（1）一般于初潮后数月出现，也有发生在初潮后 2~3 年的年轻妇女。

（2）疼痛的时间可于月经前 1~2 天即开始，或月经第 1~2 天，甚至月经刚净时亦可发生。

（3）疼痛的特点是呈阵发性下腹部绞痛、胀痛、坠痛，并放射到腰骶部及阴道、肛门。一般疼痛可持续数小时甚至 1~2 天，经血外流通畅后疼痛即消失。

（4）腹痛剧烈时，可伴有面色苍白、出冷汗、手足发凉，甚至产生晕厥、虚脱等症状。

2.胃肠道症状：痛经时会出现恶心、呕吐、腹泻及肠胀气或肠痉挛等。一般可持续数小时，1~2 天后，症状逐渐减轻、消失。

【实验室和其他检查】

（1）经前前列腺素测定：可显示有异常升高，大于 435ng/L。

（2）辅助检查：盆腔妇科检查无异常。

（3）诊断要点：明确疼痛发生的时间和性质应是发生于经前或行经前后，有规律的周期性出现，下次经期又复发作。

根据临床表现以判断痛经的程度，一般分为重、中、轻三度。

重度：行经期或前后，小腹疼痛难忍，坐卧不宁，不能坚持工作和学习。多伴有腰骶疼痛，或兼有呕吐、泄泻、肛门坠胀、面色苍白、冷汗淋漓、四肢厥冷、低血压等。

中度：行经期或月经前后，小腹疼痛难忍，或伴有腰部疼痛、恶心呕吐、四肢不温，采用止痛措施疼痛可缓解。

轻度：行经期或其前后，小腹疼痛明显，或伴有腰部酸痛，但尚可坚持工作和学习，有时需服止痛药。

原发性痛经与继发性痛经的区别要点在于生殖器官有无器质性病变。原发性闭经属功能性痛经，生殖器官无器质性病变，常发生在初潮或初潮后不久，多见于未婚或未孕妇女，在正常分娩后疼痛可缓解或消失；继发性痛经常发生在月经初潮后两年，多见于已婚妇女，生殖器官有器质性病变，如处女膜孔过小，子宫颈管过于狭窄，子宫位置过于前倾或后屈，或因子宫发育不良、子宫内膜异位症、子宫肌瘤、盆腔炎症、宫腔粘连等。

【马氏治疗痛经临床用药与体会】

一、马氏痛经平治疗痛经

方剂组成：白芍 50g（或白芍 25g 合赤芍 25g）、甘草 10g、延胡索 20g、香附 15g、葛根 20~30g、三棱 15g、莪术 15g、川贝 15g、益母草 30g、丹参 30g、黄芩 20g、肉桂 10g、蒲黄 15g、五灵脂 15g。

痛经平药理：白芍和甘草为芍药甘草汤中主要药物，其化学成分为黄酮类、单萜皂苷类、单萜苷类、生物碱类和鞣质类等。其中黄酮类和三萜皂苷类主要来源于甘草，前者包括新西兰牡荆苷、甘草黄酮、异甘草黄酮醇、甘草素、异甘草素、甘草查尔酮乙、甘草利酮、芒柄花苷、甘草西定、甘草醇、异甘草醇、格里西轮甘草黄酮 A、芒柄花素等，后者主要为甘草皂苷等。单萜苷类和鞣质类化合物主要来源于白芍，前者包括芍药苷、芍药花苷、芍药内酯苷、氧化芍药苷、苯甲酰芍药苷等，后者包括没食子酸、没食子酸甲酯、没食子酸乙酯、没食子酰苯甲酸鞣质等。二药合用，对横纹肌、平滑肌的挛急，不管是中枢性的，还是末梢性的，均有镇静作用。在镇痛、镇痉、镇静、解热、抗炎及抑制胃液分泌和子宫松弛方面皆有协同作用，尤以镇痛和抗炎作用的增强更为显著。这和芍药甘草汤长于治疗平滑肌和骨骼肌痉挛性疼痛及神经痛的疗效完全一致。临床实践证明，对于无明显虚象、寒象的重证痛经，采用大剂量的芍药甘草汤（白芍 50～100g、甘草 15g，或改用白芍 25g 加赤芍 25g 合用，则效果更好），合失笑散或伍以适当的活血祛瘀药，其止痛效果显著。

香附：香附可用于肝气郁结之月经不调、小腹胀痛。去卵巢大鼠试验证明，香附挥发油有轻度雌激素样活性。5% 香附流浸膏对豚鼠、兔、猫和犬等动物的离体子宫，无论已孕或未孕，均有抑制作用，使其收缩力减弱，肌张力降低。香附尚有抗炎、镇痛及一定解热作用，并对中枢有安定作用。本药与延胡索合用有增强延胡索的止痛镇静解痉作用。

延胡索：药性辛苦且温，入肝、胃经，有活血散瘀、行气止痛的功用，故可用于因血瘀气滞而致的脘腹疼痛、胸痹心痛、痛经、跌打损伤等症。所含的生物碱之一四氢掌叶防己碱（乙素）及甲素、丑素均有明显的解除子宫平滑肌痉挛所致的痛经作用，与香附合用其镇痛作用增强。延胡索乙素尚有较好的镇静安眠作用，且次日无头昏、头晕等副作用。此外，延胡索有很好的扩张冠状动脉、增加冠脉流量、提高耐缺氧和减轻异丙基肾上腺素引起的心肌坏死、抗心肌缺血的作用。其总碱水溶部分，对室性早搏、房性早搏、房室交界性早搏均有较好的治疗作用。

川贝：具有降压、解痉、止泻的作用，此外还有一定的镇痛、催眠的作用。其中川贝碱有解痉作用，类似罂粟碱，对子宫平滑肌有明显的松弛作用。

益母草：为一行血祛瘀药，具有活血痛经、利水消肿的功效。对于产后子宫内有胎盘或胎膜组织残留、子宫复旧不全，恶露不尽者，辨证属于血瘀，用益母草治疗效果显著。实验发现益母草对子宫有明显的兴奋作用，表现为子宫张力增强，收缩幅度增大，节律加快。其有效成分为益母草碱，这是一种耐热的、水溶性生物碱。与香附、延胡索、丹参、肉桂合用，其活血祛瘀镇痛效果更为明显。

郁金：具有活血化瘀、行气止痛的功效。对子宫有明显兴奋作用，与香附合用，有疏肝理气、调经止痛的功效。

丹参：具有良好的补益作用。《神农本草经》谓其能"益气"。《名医别录》言其能"养血"，《本草纲目》引《妇人明理论》之说，认为一味丹参，功同四物，能活血化瘀，又能补血养心。如《本草汇言》所言："补血生血，功过归、地，调血敛血，力堪芍药，逐血生新，可倍用川芎，妇人诸病胎前产后，皆可常用。"故本品能活血调经，畅行血脉，祛除恶血。其功能以下血为顺，以通为补为特点。故可治疗月经不调、闭经疼痛、崩漏带下、恶露不尽、瘀滞腹痛等。与益母草、香附、延胡索合用，其通经止痛效果堪佳。

三棱、莪术：三棱苦平辛散，入肝脾血分，为血中气药，长于破血中之气，以破血通经。莪术苦辛温香，入肝脾气分，为气中血药，善破气中之血，以破气消积。二药配伍用，气血双施，活血化瘀、行气止痛、化积消块力彰。又为破血消癥药，临床多用于血瘀经闭、痛经、瘀肿疼痛、心腹疼痛、食积胀痛癥积等。现代临床以三棱、莪术配伍五灵脂、肉桂、大黄，名蜕膜散，在治疗痛经、妊娠引产后蜕膜有效。与赤芍、延胡索合用破血止痛效果好。

黄芩、肉桂：黄芩与肉桂合用，痛经之时，患者子宫处于充血水肿炎性期，黄芩与肉桂合用，既能暖宫活血，又能消除充血水肿。药理实验显示，两药同有明显的扩张子宫韧带口径，增加血流，改善子宫微循环，从而解除血瘀性痛经。如伍以小茴香则效果尤佳。

1. 气滞血瘀：

主证：每于经前一二日或经期小腹胀痛，胀甚于痛，拒按，或伴乳房胀痛、胸肋胀满不适；或月经先后无定期，量少，或经行不畅，经色紫暗有块，血块排出后痛减；常伴有烦躁易怒，甚或恶心呕吐，舌紫暗或瘀点，脉弦滑或弦涩。

治法：活血化瘀，行气止痛。

方药：马氏痛经平合血府逐瘀汤加减。

方剂组成：白芍 50g（或白芍 25g 合赤芍 25g）、甘草 10g、延胡索 20g、香附 15g、三棱 15g、莪术 15g、川贝 15g、益母草 30g、丹参 30g、黄芩 20g、肉桂 10g、当归 15g、川芎 15g、桃仁 15g、红花 15g、牛膝 20g、枳壳 20g、乌药 20g、五灵脂 15g、蒲黄 10g、牡丹皮 20g。每天 1 剂，水煎服。

2. 寒凝血瘀：

主证：经前或经期小腹冷痛拒按，得热痛减，或经期延后，月经量少，经色瘀暗有块，或畏寒身痛，手足欠温，面色青白，舌暗苔白润或腻，脉沉紧。

治法：温经散寒，化瘀止痛。

方药：马氏痛经平合温经止痛汤。

方剂组成：白芍 50g（或白芍 25g 合赤芍 25g）、甘草 10g、延胡索 20g、香附 15g、三棱 15g、莪术 15g、川贝 15g、益母草 30g、丹参 30g、黄芩 20g、肉桂 10g、吴茱萸 3g、小茴香 6g、桂枝 5g、当归 15g、川芎 15g、干姜 5g、法半夏 15g、乌药 15g。每天 1 剂，水煎服。

3. 湿热瘀互结：

主证：经前或经期小腹疼痛拒按，有灼热感，或伴腰骶胀痛，或平时即感小腹疼痛、经期加剧，或低热起伏，伴有月经先期、月经过多或经期延长，经色暗红，质稠有块，或平时带下黄稠、阴痒，小便黄短，大便不爽，舌红苔黄腻，脉弦数或滑数。

治法：清热除湿，化瘀止痛。

方药：马氏痛经平合清热调血汤加减。

方剂组成：白芍 50g（或白芍 25g 合赤芍 25g）、甘草 10g、延胡索 20g、香附 15g、三棱 15g、莪术 15g、川贝 15g、益母草 30g、丹参 30g、黄芩 20g、肉桂 10g、龙胆草 10g、佩兰 15g、薏苡仁 30g、茵陈 15g、蒲黄 10g、五灵脂 15g、牡丹皮 20g、厚朴 15g。每天 1 剂，水煎服。

4.气血虚弱：

主证：经期或经后1～2天，小腹隐隐作痛，喜按，伴见小腹或阴部空坠，经血量少、色淡、质清晰，或月经后期，面色萎黄无华，神疲倦怠，气短懒言，舌淡苔白，脉细弱。

治法：益气养血，调经止痛。

方药：马氏痛经平合八珍汤加减。

方剂组成：白芍50g（或白芍25g合赤芍25g）、甘草10g、延胡索20g、香附15g、三棱15g、莪术15g、川贝15g、益母草30g、丹参30g、黄芩20g、肉桂10g、当归15g、川芎10g、党参15g、白术15g、黄芪20g、生姜9g、大枣15g。每天1剂，水煎服。

5.肝肾不足：

主证：经期或经后少腹绵绵作痛，腰部酸胀，经色淡红，量少，质稀薄，或有潮热，或耳鸣，或头晕目眩，舌淡苔薄白或薄黄，脉细弱。

治法：滋养肝肾，和营止血。

方药：马氏痛经平合归肾丸加减。

方剂组成：白芍50g（或白芍25g合赤芍25g）、甘草10g、延胡索20g、香附15g、三棱15g、莪术15g、川贝15g、益母草30g、丹参30g、黄芩20g、肉桂10g、杜仲15g、菟丝子20g、熟地15g、山茱萸20g、枸杞子20g、当归15g、茯苓20g。每天1剂，水煎服。

6.膜样痛经的治疗：膜样痛经，其痛甚剧，极大地影响了正常生活和工作，临床颇为棘手。此类痛经多发于未婚青年女性，腹痛多发于行经的第1～3天，有大小不等的瘀血块及膜状块物随同经血脱落出，块出痛减，脱落之膜经病理检验为异常增生的子宫内膜，故称膜样痛经。

就临床所见症状，多属实证，气血凝滞，不通则痛是其关键所在。治当理血化膜，理气化瘀止痛。马氏多用自拟方剂痛经平，重用三棱20g、莪术20g，加五灵脂15g、蒲黄10g、土鳖虫15g、佛手20g、青皮15g、小茴香10g、枳实20g、威灵仙30g，便秘者加大黄15g。诸药合用共成其解痉止痛，暖宫活血，去瘀生新，化膜脱膜，膜散则隧道通利，其痛则止。如此调治两三个月，使膜消不复作祟为止，则痼疾消除，气血安和。

若症状严重者，可加服速效救心丸2～4粒，必要时须中西医治疗，辅以孕激素治疗，可从月经周期第21天起，每天肌注黄体酮20mg，共5次，以使内膜呈碎片状排出。

二、马氏治疗痛经体会

痛经一症，无论因寒凝胞宫或湿热下注或气滞血瘀，肝肾不足或气血虚弱，其必然存在胞宫气血瘀滞，气滞血瘀，经脉不通，不通则痛，女子以血为本，以气为用，气血失调瘀滞才能形成，故理气活血为痛经用药之基本法则。

行气之药多芳香辛燥，易伤血耗阴；化瘀药多为攻伐破峻之品，容易损气伤阳，故气滞宜疏，药以甘淡辛平为宜，如合欢皮、素馨花（有舒肝解郁、行气止痛作用。主肝郁气滞所致的胁肋脘腹作痛、下痢腹痛。用于胃痛、肝炎、月经不调、痛经、带下、口腔炎、皮肤瘙痒、睾丸炎、乳腺炎、淋巴结结核）、香附等；血瘀宜化，药以辛平或而微温，如益母草、当归、蒲黄、五灵脂等，以"行气不伤阴，化瘀不伤正"为则。

在运用理气活血药物时，常配对用药，以增其效。例如柴胡、延胡索：两药皆入肝经，疏肝理气，活血止痛力佳。赤芍、白芍：赤芍清热凉血，通脉消瘀，其散而不补；白芍养血敛阴，柔肝止痛，补而不散，两药合用，一散一敛，一泻一补，尤宜于血虚挟瘀有热之痛经。蒲黄、五灵脂：活血化瘀止痛力强。延胡索、川楝子（此药不可过量久用，长期过量应用可引起中毒反应，对神经系统、消化系统、循环系统皆有损害。一般用量应控制在15g，见效立止）：延胡索为活血行气止痛之要药，其功能既能入血分以活血祛瘀，又能入气分以行气散滞；川楝子既能疏理肝气郁滞，又善调理脾胃滞气，为理气止痛之要药，二者合用，理气止痛力增强。制香附、广郁金：制香附具有疏肝理气、调经止痛的功效，广郁金为血分之气药，具有活血祛瘀、行气解郁、疏泄肝郁的功效，两药合用后疏肝解郁、活血调经止痛功效就更显著。

【西医发病机制与治疗】

一、发病机制

1. 内分泌及代谢因素：

（1）前列腺素：通过实验发现痛经患者子宫内膜中前列腺素含量较正常妇女明显升高，且 $PGF2a/E_2$ 的比值更是明显升高，这样可引起子宫过度收缩，子宫螺旋动脉壁上存在 PGF2a 受体，局部血管收缩，子宫肌肉缺血引起疼痛。

（2）加压素：由于子宫肌层小血管对血管加压素的敏感性大于粗大的血管，加压素作用于子宫肌加压素受体，引起子宫肌层活力增强和子宫收缩，尤其子宫肌层小血管收缩，引起子宫局部缺血和疼痛。

（3）催产素（OT）：OT不仅直接作用于子宫肌细胞引起子宫收缩，而且不同时刺激内膜细胞释放 PGF2a 引起痛经。

（4）β- 内啡肽：实验发现，每个月经期第三天时，痛经患者 β- 内啡肽量明显高于对照组，但其作用目前尚未肯定。

以上几种因素，均可引起过度收缩，并且收缩后不能完全松弛。

2. 心理因素：情志因素抑郁和焦虑是原发性痛经研究最多的两个情志因素。很多证据表明，抑郁和焦虑等情绪因素影响痛经，痛经患者抑郁和焦虑发生率及严重程度都大于非痛经患者。但是情绪因素如何参与痛经的发生机制仍不明确。

3. 其他因素：谢春光等研究表明，痛经患者的全血高切黏度、全血低切黏度、血浆黏度、红细胞压积、红细胞电泳时均异常升高，血沉值降低，与无痛经者相比有显著差异，提示痛经患者微血流处于黏滞状态，说明患者体内确实存在气血阻滞的病理状态，即中医的瘀血状态。

二、治疗

1. 前列腺素抑制剂：

（1）消炎痛：每日 25mg，痛时服，每月可服 2~3 次，痛止停药。

（2）芬必得：每次 300mg，每日 2 次，感到轻微腹痛即服药，连服 3 天。

（3）镇痛剂可用杜冷丁、咖啡等麻醉性止痛药物，因容易成瘾，故不宜久用。给予罗通定 60mg，疼痛时肌注。

（4）解痉及镇静药：阿托品 0.3~0.5mg，疼痛时皮下注射；鲁米那 0.03g，每日 1~3

次口服，与止痛药合用可增加疗效。

2. 性激素治疗：

（1）雌激素：适用于子宫发育不良者，能促进子宫发育，改善子宫血运。用法：己烯雌酚 0.25mg，从月经第 5 天开始服用，每日 1 次，连服 20 天为一周期，用 3～6 周期。

（2）孕激素：抑制子宫收缩，重新调节雌、孕激素平衡，用于膜性痛经，可使子宫内膜呈碎片样排出。用法：自月经第 20 天起肌注黄体酮 20mg，每日 1 次，共 5 天。

（3）雌孕激素复合物：适用于少数痛经较顽固者，可抑制排卵，使子宫内膜受抑制，抑制前列腺素。用法：口服避孕药Ⅰ号或Ⅱ号，于月经第 5 天起，每晚口服 1～1.5 片，连服 22 天，连续用 3～6 周期。

（4）甲基睾酮：排卵前后使用可使黄体期子宫肌壁张力减低，收缩力下降，疼痛减轻，但不影响排卵。用法：甲基睾酮 10mg，每日 2～3 次，从排卵前 4 天开始服用，连续 8 天为 1 个疗程，可连续使用 3～6 个疗程。

3. 维生素 B_6： 维生素 B_6 能促进镁离子透过细胞膜，增加细胞浆内镁离子浓度，镁离子直接作用于子宫肌细胞，拮抗钙离子对子宫的收缩作用，从而抑制子宫收缩，减轻疼痛。用法：每日 100mg，每日 2 次，治疗 4～6 个月。

4. 钙通道阻滞剂： 该药物干扰钙离子通过细胞膜，并阻止钙离子由细胞内库存中释放出而缓解平滑肌收缩。用法：心痛定 20～40mg 口服，给药后 10～30min 子宫收缩减弱，疼痛减轻，可持续 5h，无特殊副反应。

【痛经研究进展】

曹向黎等将原发性痛经分为 4 型：气滞血瘀型，治以理气化瘀止痛；寒湿凝滞型，治以温经散寒祛瘀；气血虚弱型，治以益气补血止痛；肝肾亏损型，治以益肾养肝止血，并注意随证加减。

张银萍等用加味芍药甘草汤治疗原发性痛经，药方组成：芍药、甘草、当归、五灵脂、延胡索。随证加减：兼月经量多者，加杜仲、仙鹤草、荆芥穗、益母草等；兼月经量少者，加川牛膝、桃仁、红花、三棱、川芎、益母草等；兼恶心、呕吐者，加炒白术、砂仁（后下）、姜半夏、竹茹等；伴恶寒肢冷、小腹冷痛者，加吴茱萸、艾叶、细辛、巴戟天、杜仲等；兼乳房胀痛者，加柴胡、醋香附、川楝子、薄荷等。

夏桂成教授自创补肾调整月经周期理论学法治疗原发性痛经，在整个月经周期分 7 个时期来有针对性地治疗：行经期、经后初期、经后中期、经后末期、经间排卵期、经前期、经前后半期，并抓住排卵期和经前期两个关键时期，治疗时尤其重视排卵期。褚玉霞教授认为原发性痛经的病机特点以肾虚为本，以寒凝血瘀为标，强调应针对病机的不同分周期调治。陈莹教授认为原发性痛经主要是由于患者先天禀赋不足，素体阳虚所致。自拟经痛汤（鹿角霜 20g、巴戟天 20g、菟丝子 20g、白术 15g、山药 15g、五灵脂 15g、荔枝核 15g、川芎 10g、牛膝 10g、桂枝 10g、甘草 10g），临床取得满意效果。

第五节　经前期紧张综合征

经前期紧张综合征（PMTS）是指月经来潮前 7～10 天，部分女性伴有生理上、精神上及行为上的改变，如头痛、乳房胀痛、全身乏力、紧张、压抑或易怒、烦躁、失眠、腹痛、水肿等一系列症状。目前认为是一种心理神经内分泌疾患，其发生的原因尚不清楚，临床诊断亦无统一标准。该病散见于各医籍中，如经前发热、经前便血、经前泄水、经前烦躁等，现代医学认为本病是丘脑下部与自主神经功能紊乱以及感受器官过度敏感而致体内雌激素与孕激素失去了一定的平衡，使雌激素相对升高所致。现代中医妇科将此征统称为"月经前诸证"。

【病因病机】

《灵枢·五音五味》篇云："妇女之生，有余于气，不足于血。"虽然平时不出现明显症状，然逢经期来临，经血下注血海，全身阴血更加不足，因此脏腑失于濡养，导致机体的气血运动不正常。月经来潮前冲脉气较盛，血海满盈，上虚下盛，阴阳不调，遂出现一系列证候。待月经过后，冲脉平复，症状即消失。其病因病机涉及肝、脾、胃、心、肺诸脏腑。月经前后诸证临床表现症状众多、复杂，如经行头痛、发热、吐衄、口糜、水肿、咳喘、情志异常等，另如经前泄水、抽搐、呃逆、唇青紫肿胀、痒疹等，虽较少发生，但古籍及现代临床都有所见。女子以血为用，五脏六腑皆赖气血濡养。而经、孕、产、乳数伤于血，使妇女处于血分不足、气分偏盛状态，即有余于气，不足于血。临界经期阴血由冲任二脉下注胞宫，血海充盈，而全身阴血不足，加之患者体质禀赋阴阳偏颇之异，常累及肝、脾、肾、心等脏腑致其功能或气血失调而出现月经前后诸证。

西医学认为 PMTS 是一种心理神经内分泌疾患，其病因尚未完全清楚，可能与以下几个因素有关：

（1）激素改变：PMTS 常发生在有排卵的周期，与黄体期有密切关系。黄体期孕酮不足可导致 PMTS。

（2）神经调节失常：阿片样肽类可以通过生物胺系统影响下丘脑-垂体-卵巢轴。在正常月经周期，β-内啡肽（β-EP）从排卵前开始升高，持续至下次月经前。而 PMTS 患者黄体期的 β-EP 较正常对照组明显下降。使用内啡肽抑制剂纳洛酮（Nalaxone）可以产生与 PMTS 相似的症状。5-羟色胺系统功能失常与 PMTS 的发生有关，PMTS 的 5-羟色胺（5-HT）水平下降。使用释放 5HT 或阻断其再吸收的药物，可以有效地治疗 PMTS。精神紧张时通过阿片样肽类，使下丘脑多巴胺含量减少，可以产生 PMTS 症状。多巴胺抑制泌乳素释放因子，有人认为多巴胺即泌乳素抑制激素。多巴胺减少可造成泌乳素升高。

（3）水钠潴留：PMTS 患者的 5-HT 改变，使垂体促皮质激素增加，肾上腺的醛固酮，血管紧张素Ⅱ增加，造成水钠潴留。但有研究发现 PMTS 患者的血管调节功能不稳定。毛细血管通透性增加，导致体内液体再分配，引起腹胀、乳房胀痛。

（4）维生素 B_6 缺乏：临床上曾发现，应用维生素 B_6 治疗可以促进体内过多的雌激素在肝内廓清，增强脑的单胺基生物合成，调节行为和情绪，改善症状，因此认为维生素 B_6 缺乏可能是 PMTS 的发病因素之一。

【临床表现】

经前 7~10 天开始出现症状，日渐加重，直至月经来后症状消失，较重者可迁延较久。

（1）精神症状：不同程度的乏力，精神紧张、抑郁、忧虑、烦躁、易激动，甚至无原因地哭泣或大怒，情绪不稳定，注意力不集中，失眠，或迟钝、孤僻，不愿意理睬人。

（2）乳房胀痛：乳房肿胀疼痛，甚至乳头刺痛不能触摸。

（3）水肿：经前体重明显增加，常见手指、踝部及眼睑或全身水肿，严重者可见腹壁明显水肿。

（4）疼痛：经前出现明显头痛、下腹痛，腰骶部及周身酸痛。

（5）月经失调：常为经行不畅，经量或多或少，经期延长。

（6）其他症状：a.胃肠症状：腹胀、恶心呕吐、泄泻、食欲不振、食欲增加、嗜甜食。b.皮肤症状：渗出性皮炎、荨麻疹及痤疮样疮等。c.黏膜病变：如舌炎、颊部黏膜溃疡，偶有外阴溃疡及阴道痛、痒。

【辨证治疗】

本病的发生与冲脉之气有密切关系。在脏腑与肝、脾、肾三脏密切相关。肝为冲脉之本，故以肝尤为重要。治疗常以调肝为主，采取柔肝、疏肝等法。其他如脾虚者，法当健脾；肾阳虚者，治宜温肾扶阳；肝肾阴虚者，当滋补肝肾；阴虚阳亢者，又当滋阴潜阳；血虚气弱者，当养血益气；心脾两虚者，则宜养心益脾。

一、经行乳胀

肝郁气滞：

主证：经前乳房胀痛，甚则不能触衣，疼痛拒按，经行小腹胀痛，胸肋胀满，烦躁易怒，经行不畅，色暗红，舌质红，苔薄，脉弦。

治法：疏肝理气，活血通络。

方药：柴胡疏肝散加味。

方剂组成：柴胡15g、枳壳15g、香附15g、川芎10g、白芍30g、当归15g、川楝子10g、路路通15g、陈皮20g、夏枯草20g、生麦芽50g、牡丹皮20g、合欢花20g、酸枣仁30g、甘草6g。

二、经行泄泻

1.脾虚：

主证：每届经期，或经行前后，大便溏薄，倦怠嗜睡，肢软乏力，或脘腹胀闷，或面目水肿，舌质淡，苔白润或白滑，脉濡缓。

治法：健脾益气，淡渗利水。

方药：参苓白术散加味。

方剂组成：党参20g、炒白术15g、茯苓20g、炒扁豆20g、莲子肉20g、山药15g、桔梗10g、薏苡仁20g、砂仁5g（后下）、芡实20g、地榆20g、仙鹤草20g、猪苓20g、大枣5枚。

2.肾虚：

主证：经前或经期大便泄泻，晨起尤甚，腰酸腿软，畏寒肢冷，头晕耳鸣，月经量少，色淡，平时带下量多，质稀，面色晦暗，舌质淡，苔白滑，脉沉迟无力。

治法：温肾健脾，除湿止泻。

方药：健固汤加味。

方剂组成：人参15g、炒白术15g、茯苓20g、薏苡仁20g、巴戟天10g、菟丝子15g、煨葛根 20g、黄芩 20g、赤石脂 15g、莲子肉 20g、地榆 20g。泄泻甚者加滑石 15g（包煎）。

三、经行头痛

1.血虚：

主证：经行或经后头痛头晕，心悸气短，神疲乏力，少寐多梦，舌质淡，苔白，脉虚细。

治法：养血益气。

方药：八珍汤加减。

方剂组成：黄芪 30g、党参 20g、白芍 30g、熟地 15g、柏子仁 15g、阿胶 10g（烊化）、何首乌 20g、川芎 20g、当归 20g、茯神 20g、丹参 30g、刺五加 30g、独活 20g、羌活 20g、天麻 20g、法半夏 20g、酸枣仁 30g、葛根 25g。

2.血瘀：

主证：经前或经期，头痛剧烈，或胀痛，或刺痛，经行不畅，腹痛拒按，经色紫暗，有血块，舌质暗，有瘀斑或瘀点，脉涩或弦。

治法：活血化瘀，通络止痛。

方药：通窍活血汤加减。

方剂组成：赤芍 30g、川芎 20g、桃仁 15g、红花 15g、牛膝 20g、白芷 12g、藁本 15g、独活 20g、羌活 20g、天麻 20g、蔓荆子 20g、延胡索 20g、香附 15g、菊花 15g、蝉蜕 30g、甘草 10g。

3.阴虚肝旺：

主证：经行颠顶掣痛，头晕目眩，烦躁易怒，口苦咽干，舌质红，苔黄，脉弦细数。

治法：养阴清热，柔肝息风。

方药：杞菊地黄丸加减。

方剂组成：枸杞子 30g、生地 15g、山茱萸 15g、桑葚子 30g、牡丹皮 20g、荆芥穗 6g、生龙骨 30g、菊花 15g、泽泻 15g、白芍 30g、黄芩 25g、葛根 25g、天麻 20g、刺蒺藜 20g、全蝎 10g、蝉蜕 30g、独活 20、羌活 20g。

四、经行情志异常

主证：经前或经期精神恍惚，心神不宁，无故悲伤，心悸失眠，月经量少，色淡，舌质淡，苔薄白，脉细。

治法：补血养心，安神定志。

方药：甘麦大枣汤合养心丸加减。

方剂组成：甘草 6g、小麦 30g、大枣 7 枚、黄芪 20g、茯苓 30g、茯神 15g、当归 10g、柏子仁 15g、五味子 15g、人参 15g、刺五加 30g、绞股蓝 20g、酸枣仁 50g、合欢皮 15g、合欢花 20g、败酱草 20g。

五、经行水肿

1.脾肾阳虚：

主证：经前或经期面浮肢肿，腰膝酸软，疲倦乏力，纳果食少，大便溏薄，经行量多，色淡，质稀，舌质淡，苔白，脉沉弱。

治法：温肾健脾，化气行水。

方药：苓桂术甘汤加减。

方剂组成：茯苓 30g、桂枝 10g、白术 20g、熟附子 15g、淫羊藿 20g、猪苓 30g、茯苓皮 20g、桑白皮 20g、益母草 30g、黄芪 25g。

2. 气滞湿郁：

主证：经前或经期面目水肿，经前小腹胀满，脘闷肋胀，乳房胀痛，月经量少，色暗红，或有小血块，舌质正常，苔白，脉弦滑。

治法：理气行滞，化湿消肿。

方药：八珍汤加减。

方剂组成：当归 15g、川芎 15g、白芍 15g、白术 20g、赤芍 15g、茯苓 25g、熟地 15g、延胡索 15g、香附 10g、木香 10g、槟榔 10g、茯苓皮 20g、泽兰 15g、猪苓 20g、益母草 30g、夏枯草 20g、生麦芽 30g。

六、经行发热

1. 阴虚：

主证：经期或经后午后发热，五心烦热，咽干口燥，两颧潮红，经量少，色鲜红，舌质红，苔少，脉细数。

治法：滋阴清热，凉血调经。

方药：蒿芩地丹四物汤加减。

方剂组成：青蒿 15g、黄芩 25g、地骨皮 20g、牡丹皮 20g、生地 20g、当归 15g、白芍 30g、银柴胡 15g、白薇 10g（白薇有清热凉血作用，现代研究强心作用较强，内服不可过量，以免引起强心苷样中毒反应）、鳖甲 20g、秦艽 20g、银柴胡 15g、知母 20g、胡黄连 15g、秦艽 15g、薄荷 20g、荆芥 20g，热甚者加石膏 30g。

2. 肝郁：

主证：经前或经期发热，头晕目眩，口苦咽干，烦躁易怒，乳房、胸肋、少腹胀痛，经量或多或少，经色深红，舌质红，苔微腻，脉弦数。

治法：疏肝解郁，清热调经。

方药：丹栀逍遥散加减。

方剂组成：牡丹皮 20g、山栀子 15g、柴胡 10g、白术 15g、茯苓 25g、当归 15g、白芍 30g、薄荷 15g、葛根 20g、天花粉 20g、夏枯草 20g、生麦芽 50g、合欢花 20g、败酱草 20g、知母 20g、荆芥 15g、甘草 6g。

3. 血瘀：

主证：经前或经期发热，乍寒乍热，小腹疼痛拒按，经色紫暗，挟有血块，舌质紫暗，或舌边有瘀点，脉沉弦或沉涩有力。

治法：活血化瘀，清热调经。

方药：血府逐瘀汤加味。

方剂组成：赤芍 30g、桃仁 15g、当归 15g、生地 15g、川芎 15g、甘草 6g、红花 10g、枳壳 15g、柴胡 10g、桔梗 15g、牛膝 20g、山栀子 15g、秦艽 20g、丹参 30g、黄芩 25g。

"中医周期疗法"即是运用中医的理、法、方、药结合月经周期的内分泌理论，在辨证论治的前提下，参考月经周期的不同阶段，运用不同的立法和方药，以期恢复"肾－冲任－天癸－胞宫"的功能调和。其方法为：卵泡期可予促卵胞汤，由熟地、丹参、山药、白芍、香附、何首乌、白术、菟丝子、肉苁蓉组成，肾阴虚加女贞子、旱莲草；肾阳虚加仙茅、淫羊藿，月经干净后始服，连服 7～10 天。排卵期予服促排卵汤，由丹参、桃仁、川牛膝、当归、路路通、车前子、香附、枳壳组成，连服 2～3 天。黄体期予服益气滋肾汤，由黄芪、白术、山药、黄精、桑寄生、续断、女贞子、旱莲草、菟丝子、淫羊藿等组成，肾阳虚加鹿角、肉苁蓉，连服至下次月经来潮。通过该疗法调整机体内分泌功能，使体内气血顺畅，阴阳得以平衡，则经行前后诸证自然缓解。

【逍遥散治疗经前期紧张综合征的临床应用体会】

经前期紧张综合征临床常见证型为肝郁气滞型。因其伴随月经周期而发，与血海盈亏关系密切，而肝为藏血之脏，体阴而用阳，性喜条达主疏泄。若患者素体肝血不足，或素性抑郁，或七情所伤，正值经前阴血下注血海，肝失所养，致肝阳上亢，则易发为本证。治疗上首当疏肝养肝，以顺其条达之性。逍遥散为疏肝理脾之常用方，正确运用该方及其加减方治疗经前期紧张综合征，往往收效颇佳。若患者抑郁恚怒伤肝，肝失条达，而见情志异常，出现经前烦躁不安、易怒，或精神忧郁、乳房胀痛者，治宜疏肝理气解郁，可予逍遥散加夏枯草、蜂房治疗。若肝郁气滞血瘀痰结而成乳房硬结者，可予上方加郁金香、橘核、丹参以理气化瘀散结。若郁而化火，偏于肝热，见口干、口苦，舌红，脉弦滑者，可予丹栀逍遥散去煨姜、白术，加郁金香、丹参、天花粉、石决明等以清肝平热。若肝郁化火、上扰清窍，致头痛明显者，可予丹栀逍遥散加郁金、丹参、白蒺藜、地龙、珍珠母等以平肝镇痛。若情志致虚，损伤肝阴，或素体肝血不足，至失眠多梦、心悸心慌者，可予逍遥散加熟地、柏子仁、夜交藤、酸枣仁、生龙齿等养血柔肝、宁心安神。若肝实克脾，至脾湿不运，而成水肿、泄泻诸症者，则宜疏肝健脾、利湿升清，可予逍遥散合参苓白术散治之；若遍体水肿者，可加猪苓、泽泻以利水渗湿。

总之，运用逍遥散及其加减方治疗经前期紧张综合征，通过疏通调和、健运温养、清化痰热，可使气机升降有度，冲任气血和畅，脏腑功能协调。运用得当，可收到事半功倍之效。

第六节　更年期综合征

妇女由生殖年龄过渡到失去生殖功能的时期称为更年期。更年期包括 3 个阶段：a. 绝经前期：闭经前 2～5 年，平均 4 年左右。b. 绝经期：持续闭经第一年。c. 绝经后期：月经停止后至卵巢内分泌功能完全消失时期，即进入老年期前的阶段。年龄范围是 40～60岁，占妇女一生中的 1/3～1/2 的时间。更年期是妇女生命的重要转折点，是人体衰老过程中生理变化非常明显的阶段。更年期综合征在临床上较为常见，是指妇女在绝经前后的一段时间内出现月经紊乱、烘热汗出、五心烦热、头晕耳鸣、心悸失眠、烦躁易怒、腰骨酸楚、皮肤麻木刺痒或有蚁爬感、记忆力下降、水肿便溏、甚或情志异常等与绝经有关的症状，其日常生活与工作可受到严重的影响，称为更年期综合征。近年来，随着人们工作和生活压力的增大，更年期综合征的发病率逐渐增加，且发患者群呈年轻化的趋势。

【病因病机】

一、中医

中医学认为，月经、生殖与肾关系密切。《素问·上古天真论》曰："女子七岁，肾气盛，齿更发长，二七天癸至，任脉通，太冲脉盛，月事以时下，故有子……七七任脉虚，太冲脉衰少，天癸竭，地道不通，故形坏而无子也。"明确指出肾通过冲任二脉管理月经和生殖，肾气主宰着人体的生长、发育、衰老过程。女性到了青春期，体内会产生一种促进人体生长发育和生殖作用的物质——天癸，继而月经潮之有时，具有生育功能。进入绝经前后，肾精亏虚，冲任二脉逐渐亏少，天癸将竭，精气、精血不足，月经渐少以致停止，生殖能力降低以致消失，这是妇女正常生理的衰退过程。在这种特殊的生理状态下，引起更年期综合征发病机制常与下列因素有关。

二、西医

1. 卵巢功能减退是引起本证的主要原因：其基本病理是卵泡功能明显衰退。首先表现为卵泡发育不全不能排卵，黄体不能形成或形成不良，孕激素分泌减少，孕激素的不足，可导致雌激素失去拮抗影响，从而可引起子宫内膜增殖，导致功能失调性子宫出血。若血液中雌激素含量锐减，直至减少到不能刺激子宫内膜时，则月经由稀发到停止。绝经前后妇女的低雌激素血症几乎是更年期症状的基础。

由于雌激素与孕激素锐减，血中含量降低，使正常的下丘脑-垂体-卵巢轴之间平衡关系发生变化，雌激素对垂体的反馈抑制作用减弱，于是产生下丘脑和垂体功能亢进，表现为促性腺激素［促卵泡激素（FSH）和促黄体生成激素（LH）］分泌增多。这种内分泌变化影响了自主神经中枢，涉及下丘脑释放激素及神经介质（抑制素、催乳素、儿茶酚胺激素等），干扰大脑皮质及影响其支配下各脏器功能，而出现一系列自主神经功能失调症状。现代研究发现，每一个妇女全身有400多个部位的组织和器官的细胞膜上有雌激素受体，当雌激素减少时，这些组织和器官就会发生退行性变或代谢上的变化。最近的资料证实，性腺甾体激素和许多神经多肽及神经递质之间复杂的相互作用是导致自主神经系统与精神症状发生的基础。

2. 体质、健康状况、社会环境及精神神经因素：更年期综合征的症状是否发生及其轻重程度，除与内分泌功能状态有密切关系外，还与个人体质、健康状况及社会家庭环境变化、精神神经因素等密切相关。近年来在神经介质（血清素多巴胺）方面的研究，提示大脑皮质层通过神经介质，对下丘脑活动起重要的调节作用，而且对机体的行为活动和情绪都有显著的影响。可见更年期综合征的发病是生理变化、神经内分泌、社会文化因素互相作用的结果。

【临床表现】

（1）血管缩舒功能失调：自觉症状为潮热（烘热）。开始多在睡眠将醒时发作，以后可在白天的任何时间出现，每次持续几秒钟或几分钟，一般持续 1~3 年，10%~20% 的妇女甚至可持续终身。

（2）心血管系统症状：更年期妇女心血管功能有明显的改变，绝经期前后妇女动脉粥样硬化的进程明显比男性加快，常表现为心悸、头晕、头痛、耳鸣等。

（3）神经系统症状：从绝经期开始，妇女情绪变化很大，常易激动，烦躁，多泪，焦虑，过度自信或自卑，不能摆脱烦恼，消沉，多疑，失眠，头痛，记忆力减退，注意力不集中，重者对生活失去信心和兴趣，甚至产生轻生的念头。

（4）月经及生殖系统变化：月经周期紊乱，周期延长，经期缩短，经量减少，或经期延长，经量增多，或过早绝经等。性器官逐渐萎缩，第二性征逐渐消失，性功能减退，阴道分泌物减少，外阴瘙痒，性交不适。

（5）骨及关节症状：表现为肌肉痛、腰腿痛、颈背痛、夜间抽筋、身高减低、关节变形、驼背、脊柱弯曲等。

（6）泌尿系统症状：应力性尿失禁，尿频尿急，或尿痛，或感下腹部不适。

（7）皮肤、乳房的变化：皮肤干燥，瘙痒，弹性减退，搔后易患神经性皮炎；皮肤感觉异常，如麻木、温度低、针刺、蚁走、虫爬感；色素沉着亢进，出现老年色素斑；口鼻腔黏膜干燥，眼结膜干涩，乳腺萎缩，松懈等。

【诊断要点】

一、病史

发病年龄在 45 ~ 55 岁之间，若 40 岁以前发病者，应考虑卵巢早衰。注意发病前有无工作、生活的特殊改变，有无精神创伤、双侧卵巢切除手术或放射治疗等。

二、症状

烘热、汗出、情绪变化是最早出现的典型特异性症状。阵发性烘热常常从胸部开始，潮水般的热流涌向胸、颈至头部，脸颊潮红，随后额部、胸部都可渗出冷汗，汗出热退，这个过程持续时间长短不一，短者数秒，长者数分钟，每日发作次数没有规律性；情绪改变表现为易激动，烦躁易怒，或无故悲伤啼哭，不能自我控制；此外，尚有头晕头痛、心悸失眠、腰背酸痛、月经紊乱等。晚期则有阴道干涩灼热、阴痒、尿频急或尿失禁、皮肤瘙痒等症状。

三、检查

实验室检查：阴道脱落细胞检查显示雌激素水平不同程度的低落，血清垂体促卵泡生成素（FSH）水平升高而雌二醇（E_2）水平下降对本病的诊断有参考价值。

（1）诊断性刮宫：出现月经紊乱，应做诊断性分段刮宫组织物送病检，以排出器质性病变。

（2）妇科检查：绝经后可有阴道、子宫不同程度的萎缩，宫颈及阴道分泌物减少。

（3）骨密度检测：更年期或绝经后妇女表现腰背疼痛、骨骼酸痛需做骨密度检测，出现骨密度降低。

（4）心电图检查：出现心血管症状者应做心电图或彩色 B 超等检查，注意排出心血管系统的器质性病变。

【辨证治疗】

（一）更年期月经失调的治疗

1. 阴虚内热：

主证：绝经前妇女，经来无期，量少淋漓不止或量多，血色深红，头晕耳鸣，心烦潮热，口干便秘，溲黄而少，舌质红，苔黄，脉细数或虚滑而数。

治法：滋肾养阴，清热止血。

方药：清热固经汤加减。

方剂组成：生地20g、黄芩20g、马齿苋20g、麦门冬15g、地骨皮15g、地榆15g、阿胶10g、槐花20g、棕榈炭6g、牡蛎30g、制龟板15g、旱莲草25g。每天1剂，水煎服。

临证加减：出血量多如崩，加紫珠草30g、乌贼骨20g增强止血之功；病久血不止，气血亏耗，症见面色苍白，气短倦卧，头晕心悸，血色淡而质清者，可加黄芪20g、炒白术15g、何首乌15g以补脾益气，收敛止血；若进一步出现烦躁，口渴，血色淡暗，防止成为气阴两虚之证，宜重加太子参20g、玄参20g、麦门冬和生地加到各30g，以固气填阴，扶正补血。

2. 肾阳虚：

主证：绝经期妇女，经来无期，月经过多，或淋漓不断，或忽然暴下如注，色淡红或暗淡，质清，眼眶晦暗，腰脊酸楚，畏寒肢冷，舌质淡暗，苔薄白，脉沉弱。

治法：温肾助阳，益气止血。

方药：补肾固血汤加减。

方剂组成：党参20g、白术15g、鹿角霜10g、巴戟天15g、菟丝子20g、补骨脂15g、赤石脂15g、续断15g、阿胶15g、杜仲20g、血余炭10g。每天1剂，水煎服。

临证加减：面浮肢肿者，加茯苓30g、猪苓20g、泽泻15g，以健脾利湿；小便频数者，可加益智仁15g、覆盆子15g，以温阳固涩；阴道流血淋漓不止者，加艾叶15g、炮姜10g，以加强温经止血之功。

3. 肾虚夹瘀：

主证：经断前后崩中漏下，色暗夹血块，少腹疼痛，痛有定处，面色晦暗，唇暗，舌暗舌边瘀斑或瘀点，苔薄白，脉涩。

治法：补肾逐瘀止血。

方药：补肾逐瘀汤。

方剂组成：杜仲15g、续断15g、熟地15g、益母草20g、田七末3g（冲服）、五灵脂6g、蒲黄5g（冲服）、阿胶12g（烊化）、旱莲草20g、仙鹤草20g。每天1剂，水煎服。

临证加减：血块多，加血余炭15g，加强化瘀止血；下腹刺痛，痛有定处，加川楝子9g、延胡索9g，行气化瘀止痛；兼气郁而见胸胁胀痛，加郁金12g、香附9g，行气解郁。

4. 马氏治疗更年期功血有效方：生麦芽60g（麦芽油含睾丸酮）、山楂50g、白芷10g、旱莲草30g、侧柏叶20g（或用炭）、柴胡15g、淫羊藿20g、巴戟天15g、牛膝30g、当归20g、生地30g、地榆25g（或用炭）、槐花30g、连翘30g、仙鹤草30g、三七粉5g（冲服）。

临证加减：热象明显者，加黄芩25g、黑栀子15g；心火上炎加酸枣仁50g、合欢皮15g、合欢花20g、莲子心10g；湿热夹瘀，加薏苡仁30g、茯苓30g、白术20g、红藤20g、败酱草30g、黄柏20g；血瘀者加蒲黄10g、牛膝25g。

5. 辨证应用功血宁：

方剂组成：仙鹤草30g、黄芩25g、槐花30g、侧柏叶20g、牡蛎30g、生地20g、旱莲草 30g、地榆 15g、三七 3g（冲服）。

也可适当选用具有止血又有缩宫作用的中药，以增强止血的疗效。如益母草、枳壳、枳实、马齿苋、鸡血藤、蒲黄、茺蔚子、山楂、艾叶、酸枣仁，根据现代药理研究，这些药物可使子宫收缩，加强血管闭塞，加速子宫内膜脱落，从而达到缩短经期及减少出血量的目的。

（二）血管缩舒功能失调的治疗

1. 肝肾阴虚型：

主证：经断前后，阵发性烘热汗出，夜间尤甚，伴头晕目眩，口咽干燥，腰膝酸软，或月经先期，经量时多时少，色鲜红，质稠，舌质偏红，无苔，脉细数。

治法：滋养肝肾。

方药：一贯煎加减。

方剂组成：北沙参 20g、麦门冬 12g、当归 20g、生地 20g、枸杞子 20g、山茱萸 30g、牡蛎 25g、龙骨 25g、紫草 25g、旱莲草 20g、葛根 20g、菟丝子 20g、何首乌 15g、桑葚 20g。每日 1 剂，水煎服。

临证加减：兼口苦咽干，郁火较甚者，加黄连 10g、天花粉 20g 以清热；有虚热或汗多，加地骨皮 20g 以退虚热而止汗；阴亏过甚，大便秘结，舌红而干，加石斛 20g、蒲公英 30g、麦门冬 30g 用以养胃阴。

2. 肾阴阳俱虚：

主证：经断前后既见阵发性烘热汗出、头晕耳鸣等肾阴虚见证，又见畏寒、怕风、水肿等阳虚见证，舌质淡，苔薄，脉沉弱。

治法：阴阳双补。

方药：二仙汤加味。

方剂组成：仙茅 10g、淫羊藿 15g、巴戟天 10g、当归 15g、知母 20g、黄柏 20g、紫草 20g、山茱萸 30g。每天 1 剂，水煎服。

临证加减：肾阴偏虚而见腰酸、耳鸣、潮热者，加葛根 20g、熟地 15g 以滋补肾阴；肾阳偏虚畏寒肢冷、带下清稀者，加杜仲 15g、鹿角霜 15g 以温补肾阳；阳气偏亢而见头痛剧烈、夜卧不寐，加石决明 20g、龟板 15g（先煎）、夜交藤 20g、独活 20g 以平肝潜阳。

（三）精神神经症状及心血管症状的治疗

1. 阴虚肝旺：

主证：经断之年，情志异常，或情绪不稳，烦躁易怒，或易于激动，或精神紧张，头痛头胀，时轻时重，两目干涩，视物模糊，眩晕耳鸣，或四肢震颤，胁肋疼痛，舌红少苔，脉弦细而数。

治法：滋肾养阴，平肝潜阳。

方药：知柏地黄汤加减。

方剂组成：熟地 20g、山茱萸 20g、牡丹皮 20g、知母 15g、泽泻 15g、山药 15g、黄柏 10g、葛根 20g、合欢花 20g、生龙齿 30g、龙骨 30g。每日 1 剂，水煎服。

临证加减：腰酸耳鸣，带下量多，加杜仲 20g、金樱子 15g 以补肾止带；心悸失眠、多梦者，加酸枣仁 30g、柏子仁 15g、女贞子 20g 以养阴安神；虚火甚，可加地骨皮 20g、龟板 15g（先煎）以育阴潜阳；胁痛口苦，加炒金铃子 15g 以疏达肝气，清热止痛；有眩晕、头痛甚者，酌加天麻 20g、刺蒺藜 20g、牛膝 20g 以平肝息风，引血下行，缓上部之急。

2. 心肾不交：

主证：经断前后，情绪低落，焦虑多疑，或忧郁寡欢，虚烦失眠，心悸怔忡，多梦健忘，头晕耳鸣，咽干，腰膝酸软，小便短赤，舌质红，少苔，脉细弱或细数。

治法：滋阴降火，宁心安神。

方药：黄连阿胶汤加减。

方剂组成：黄连 15g、白芍 20g、黄芩 20g、阿胶 5g（烊化）、绞股蓝 20g、刺五加 30g、葛根 20g、菟丝子 20g、酸枣仁 50g、合欢皮 15g、柏子仁 15g。

临证加减：潮热盗汗，情志异常，悲伤欲哭，加合欢花 20g、百合 30g、浮小麦 30g、甘草 6g、大枣 15g，以养阴安神；严重失眠，坐卧不宁，加龙骨 30g、牡蛎 30g；频作哈欠，可加五味子 15g、沙参 15g；心火过亢而见口舌糜烂，心烦不寐，加竹叶 15g、栀子 15g、生地 15g，以清降心火。

3. 阴虚火旺：

主证：心烦易怒，懊恼不安，坐卧不宁，哭笑无常，夜卧多梦善惊，口干渴饮，尿黄便燥，舌质红，苔薄黄，脉弦细而数。

治法：滋阴降火宁神。

方药：百合地黄汤加味。

方剂组成：百合 30g、生地 20g、合欢花 15g、萱草 15g、茯苓 20g、石菖蒲 10g。每天 2 剂，水煎服。

临证加减：热甚心烦，加栀子 15g、夜交藤 15g，以清心除烦；大便燥结数日不解者，加大黄 15g（后下）、枳实 20g 以通便泄热。

（四）生殖、泌尿系统症状的治疗

1. 阴虚精亏：

主证：经断前后，阴部干痛，性交疼痛，或阴部皮肤变白，增厚或萎缩，小便涩痛，伴五心烦热，头晕目眩，舌偏红，苔薄白，或少苔，脉细数。

治法：滋阴生精，缓急止痛。

方药：左归丸加减。

方剂组成：熟地 20g、山药 15g、白芍 30g、山茱萸 20g、川牛膝 15g、菟丝子 20g、葛根 20g、枸杞子 30g、紫河车 5g（灌胶囊冲服）、泽泻 15g、萹蓄 20g、瞿麦 20g、龟板胶 12g、芦根 30g。

临证加减：兼虚热而见潮红，月经过多，宜去川牛膝，加地骨皮 15g、阿胶 15g、女贞子 15g、旱莲草 20g，以清热除烦止血；心悸、失眠多梦者，加夜交藤 20g、五味子 15g、酸枣仁 30g 以养心安神；阴部疼痛，带下量多，色黄如脓，质稠臭秽者，加龙胆草 15g、黄柏 25g、鱼腥草 30g、石韦 20g、白茅根 30g 以清热除湿止痛。

2. 肾气不固：

主证：经断前后腰脊酸楚，小腹空坠，带下量多，色白质稀，或小便频数清长甚或不禁，或余沥不尽，或夜尿增多，舌质淡嫩，苔薄白，脉沉弱。

治法：补肾固涩。

方药：金锁固精丸。

方剂组成：沙苑子（炒）20g、芡实20g、莲须12g、龙骨20g、牡蛎20g、莲子肉10g、覆盆子30g、桑螵蛸30g。每天1剂，水煎服。

临证加减：小便频数不禁者，可加淫羊藿20g、葛根20g、鹿角霜15g以益气补肾，固精涩小便；下肢乏力，腰酸脊痛者，加杜仲15g、续断20g、补骨脂10g以壮腰健骨；肾阴虚有火，症见五心烦热、口干失眠、头晕目眩者，可加知母20g、黄柏20g以滋阴降火。

【马氏治疗更年期综合征顽固性烘热汗出体会】

烘热汗出是更年期综合征主要的症候。中医认为本病以肾虚为本。肾阴虚，阴不维阳，虚阳上越，故烘热汗出。抓住肾阴虚，虚阳上越（阴虚火旺）这一病机进行论治，将调理肾阴、肾阳贯穿于治病之始终，以往多用左归丸加石决明、浮小麦、珍珠母等治疗取得一定疗效。近年来有不少报道治疗本病的有效方法：有人对肾阴虚患者用生地、枸杞子、女贞子、山药、珍珠母、山茱萸、淫羊藿、鸡血藤、何首乌等治疗。对肾阴阳两虚者用熟地、枸杞子、补骨脂、鸡血藤、何首乌、珍珠母、山药、淫羊藿、山茱萸等治疗，也收到较好的疗效。

马氏自拟更年康方剂组成：菟丝子20g、葛根20g、淫羊藿20g、巴戟天15g、仙茅10g、白芍30g、山茱萸30g、龙骨30g、牡蛎30g、紫草30g、凌霄花15g、知母20g、黄芩20g、绞股蓝20g、刺五加30g、丹参30g、黄芪30g、酸枣仁30~50g、合欢皮15g、合欢花30g。

药理作用：

（1）菟丝子：能增强女性对雌激素的敏感性，有抗衰老作用和雌激素样作用。煎剂给正常大鼠灌肠5天，能使垂体、卵巢、子宫重量及血浆中LH增加，卵巢HCg/LH受体特异结合力及HCG/LH受体数增加，使去卵巢大鼠的垂体对LRH注射的分泌反应提高。表明菟丝子对下丘脑－垂体－性腺轴功能有兴奋作用。菟丝子增加子宫重量及使阴道上皮最为显著，具有雌激素样活性，同时还有抗氧化、抗衰老作用。

（2）葛根：具有活血解郁功效，葛根中的黄酮有类雌激素样作用。

（3）淫羊藿：具有雄性激素样作用，为中医温肾壮阳之要药，有促进卵巢功能的作用，增强性腺功能，具有抗衰老作用，对骨骼生长有促进作用。

（4）巴戟天：能增强下丘脑－垂体－卵巢促黄体功能的作用和抗抑郁作用。

（5）仙茅：具有温肾阳壮、祛除寒湿功效，常用于治疗更年期综合征，还具有改善功能的作用。

（6）白芍：具有养血敛阴、柔肝止痛、平抑肝阳的功效，可用于胸腹胁肋疼痛、月经不调、盗汗、眩晕等症。白芍总苷有显著的镇痛作用，并可加强吗啡、可乐定的镇痛效果，纳洛酮不影响白芍总苷的镇痛作用，提示其镇痛原理不是兴奋阿片受体，是中枢性的。

（7）山茱萸：其注射液有增强心肌收缩性，提高心脏效率，扩张外周血管，明显增强心脏泵血功能，使血压升高。其流浸膏对麻醉犬有利尿作用，能使血压降低，对正常家兔无影响。所含鞣质有收敛作用。中医传统认为有补益肝肾、收敛元气、振作精神、敛汗固脱作用。临床实践表明，其大剂量（50～100g），并与人参、附子同用，使补气救脱、回阳救逆、敛汗固脱的作用得以肯定。

（8）龙骨、牡蛎：龙骨、牡蛎均含丰富的钙（特别是煅制后钙离子的煎出率明显增加）及微量元素。现代医学研究证实，血中的钙对神经、心肌、骨骼肌其他组织功能影响较大。血钙下降时会引起神经肌肉应激性增强，引起手足抽搐、惊厥、谵妄等。内服遇胃酸，可变为可溶性钙盐，吸收入血后可促进血液凝固力，增强血管壁的致密性，以阻止白细胞及血清渗出血管外；同时又有减轻骨骼肌兴奋作用，因此有镇静、收敛、固摄、止泻之效。但有报道龙骨能引起窦性心动过缓，多发性室性早搏等严重心律失常，故心动过缓及频发早搏患者应慎用和忌服。临床龙骨配牡蛎、五味子、山茱萸治疗自汗、盗汗、脱汗有效。配牡蛎、海螵蛸治崩漏有效。

（9）紫草：具有凉血活血、解毒透疹、通利二便的功效。其提取物有可逆性的抗生育作用以及降血糖作用。将紫草制成片剂，每片0.2g，每次月经净后服，每日3次，每次9片，连服9天，其避孕效率82.4%。马氏临床用大剂量紫草（30g），配伍补肾药治疗更年期烘热汗出效果显著。马氏常用紫草配伍治疗静脉炎、紫癜肾也十分有效。

（10）知母：有明显的解热、祛痰、利尿、降血糖作用，能使增多的β肾上腺素能受体最大结合点数减少，使减少的M-胆碱能受体最大结合点数增加，同时使它们各自向相反方向转换。知母临床既能清血分及心肝经的实热，又长于退心肝的虚火，是治疗心肝阴虚诸证的要药。马氏用知母配伍黄柏、生地、牡丹皮、地骨皮、绞股蓝、益母草治疗西医过度用糖皮质激素引起的颧红唇赤、潮热盗汗、腰脊酸痛、虚烦不寐的副作用十分有效。

（11）黄芩：有镇静、解热、降压、利尿、利胆与解痉、解毒、保肝、降低毛细血管通透性以及抑制肠管蠕动等功能。

（12）绞股蓝：绞股蓝皂苷有抗疲劳、抗缺氧、抗高温和抗低温的作用。绞股蓝能明显升高SOD活性，降低心、脑、肝细胞内脂褐素的含量，并有明显的降血脂、降血糖作用，能提高脾脏、睾丸、大脑和血液蛋白质的合成速率。同时又具有镇静催眠、抗紧张的作用，对学习记忆有促进作用，绞股蓝皂苷能使小鼠体温升高，而含等量的复方绞股蓝却使体温下降。此外，还具有抗菌、乌发、护发、美容等作用，是马氏非常喜欢应用的一味神奇中药。常用以治疗冠心病、高血压、高血脂、肾病综合征、血小板减少、白细胞减少、萎缩性胃炎、肝病、更年期综合征、失眠、疲劳综合征、黄褐斑等。

（13）刺五加：有明显的抗疲劳、抗辐射、抗应激、耐缺氧、提高机体对温度变化的适应力、解毒等作用。刺五加水提液、醇提液均有镇静作用。并且能改善大脑皮层的兴奋、抑制过程，提高脑力劳动效能。刺五加具有抗心律失常、改善大脑供血量、升高低血压、降低高血压的作用。刺五加所含黄酮对心肌缺血有保护作用，能降低血压、扩张末梢血管。刺五加还能止咳、祛痰、扩张支气管，调节内分泌紊乱。既能阻止促肾上腺素引起的肾上腺增生，又能减少由可的松引起的萎缩。既可防止甲状腺素引起的甲状腺肥大，又可防止甲基硫脲嘧啶引起的甲状腺萎缩。刺五加苷有促性腺作用。此外，尚有抗炎、抗菌、抗病毒作用。

（14）丹参：中医对丹参的评价，有"一味丹参，功同四物"之称，意思是丹参的效果相当于由生地、当归、川芎、白芍组成的妇科基础方"四物汤"，可以养血活血，使血脉畅通，作用点在微循环上，对于更年期前后的女性尤其适用。因为在更年期前后，女性体内的雌激素下降，其保护血管的功能随着下降，从这时开始，心脑血管病对男女就开始一视同仁了，而吃丹参的价值也就体现了出来。丹参具有扩张冠状动脉、增加冠脉血流量、减轻心肌缺血的损伤程度、加速心肌缺或损伤的恢复、缩小心肌梗死范围等作用，并能改善血流变性，降低血流黏度，抑制凝血，激活纤溶，抑制血小板聚集及黏附性，提高血小板内 cAMP 含量，对抗血栓形成，并有一定的镇静安神、增强免疫、降低血糖及抗肿瘤作用。近年来在治疗慢性肾功能不全、尿毒症、糖尿病、急慢性肝炎、急慢性肾炎、小儿肾炎都有很好疗效。

（15）黄芪：有抗衰老作用，能明显降低老年小鼠脑中单胺氧化酶 B 活性，减轻由于衰老引起该酶活性增加，提高儿茶酚胺的水平。黄芪含有多微量元素，能使血中微量元素有不同程度的升高，超氧化物歧化酶（SOD）活性明显升高而引起抗氧化作用，减少自由基生成，增强自由基，消除延缓细胞衰老，延长细胞寿命黄芪总黄酮和总皂苷对各种自由基均有良好的消除作用。

（16）酸枣仁 50g、合欢皮 15g、合欢花 20g，三药合用，有很好的安眠作用，马氏用此三味药治疗失眠（已经用过西药除外），严重者加制半夏 20g，临床效果非常好。合欢皮的安眠作用以 10～15g 为佳，15g 以上反而兴奋。药理显示量大有兴奋、强壮、镇痛、利尿作用。孕妇慎用此药。合欢花对中枢神经系统有较强大的镇静、催眠作用，大剂量强于小剂量，其安眠作用强于酸枣仁。

【临床进展】

更年期综合征是妇女在绝经前后发生的一组临床综合征，是更年期妇女最常见的一种疾病。其临床表现复杂多样，身体及心理可同时出现多种变化，给患者带来极大的痛苦。近十几年来绝经一直是医学家的热门话题。20 世纪 80 年代以前认为卵巢功能衰退导致雌激素水平降低引起下丘脑－垂体－性腺轴功能失调是引发更年期代谢变化和临床症状的主要因素。近些年来人们从生物－心理－社会医学模式中研究更年期综合征取得了重大进展，并日益受到人们的重视。很多学者研究发现卵巢内分泌功能的改变导致内环境的变化，影响是全身性的，绝经问题跨越多学科，过去各学科单独处理的问题现在有内分泌医生与各学科共同关心；不仅影响到妇女，也涉及家庭及整个社会。更年期综合征的发生与否及其严重程度，除与内分泌功能有密切关系外，还与个人体质、社会环境及精神因素密切相关。

雌激素替代疗法（HRT）是目前治疗更年期综合征的最有效的方法。而选择性雌激素受体调节剂（SERMs）概念的提出和研究、普遍性与个性化结合、权衡利弊、价格效果比等，反映了 HRT 的进一步发展。植物雌激素、非激素疗法等的发展使绝经问题的治疗更加全面。

具有雌激素样作用的中药有人参、西洋参、白术、甘草、补骨脂、淫羊藿、巴戟天、肉苁蓉、锁阳、菟丝子、覆盆子、杜仲、冬虫夏草、桑寄生、蛇床子、枸杞子、女贞子、五味子、丹参、川牛膝、红花、益母草、银杏叶、葛根、黑升麻、紫菀、桑叶、槐米、阿胶、蒺藜、小茴香等。研究表明，大多数中药的雌激素样作用与其含有植物雌激素有关。植物雌激素是一类广泛存在于植物、水果和蔬菜中的非甾体类化合物，其结构及生物活性均类似于雌激素，可与雌激素受体结合，对内源性雌激素起双向调节作用。研究证实，植物雌激素对更年期综合征具有防治作用，同时没有致子宫内膜癌、乳腺癌的副作用。

第七节　不孕症

凡生育年龄的妇女，配偶生殖功能正常，婚后夫妇同居 3 年以上，无任何避孕措施而女方不受孕者，称为原发性不孕。如生育过或流产后夫妇同居 3 年以上，无避孕措施而没有受孕者，为继发性不孕。女性不孕症可分为两类：一类是属于先天性生理缺陷（螺、纹、鼓、角、脉五种），古称"五不女"，不属于药物治疗范围。另一类是女方病理性不孕症，临床可分为阳虚胞寒型、痰湿瘀血型、气血虚型、精血不足型等病理性引起的不孕症。

【病因病机】

一、中医

《素问·上古天真论》云："女子七岁，肾气盛……二七天癸至，任脉通，太冲脉盛，月事以时下，故有子。"说明妇女生育与奇经八脉有着极为密切的关系，奇经八脉又与心、肝、脾、胃、肺、肾等脏腑有较重要的关系。心主血，肝藏血，肺主气，肾藏精，精血为月经生成之本。胃主受纳水谷，脾运化有形之水谷精微，二者为精血生化之源。若五脏安和，精血充沛，汇于冲任，下达胞宫，经事有时，阴阳合，方能有子。

结合前人的认识和临床实际，导致不孕的证候有肾虚、血虚、肝郁、脾虚、湿热、血瘀等。

(1) 肾虚："肾主生殖"，故肾虚直接影响孕育。

①肾阳虚：先天禀赋不足，肾气不充，天癸不能按时而至，或至而不盛；或房事不节，久病及肾，或阴损及阳等，导致肾阳虚弱，命门火衰，冲任不足，胞宫失于温煦，宫寒不能摄精成孕。

②肾阴虚：房劳多产，失血伤精，精血两亏，或素体性燥多火，嗜食辛辣，暗耗阴血而导致肾阴不足，肾精亏损，精血不足，冲任失滋，子宫干涩，不能摄精成孕。或由肾阴不足，阴虚火旺血海太热不能摄精成孕。

③肾阴阳两虚：肾阴虚和肾阳虚的证候可先后或同时出现，兼有上述两型的证候特点。

(2) 气血虚："胎气本系血气"，素体虚弱，气血不足，或饮食、劳倦伤脾，气血化源不足，或大病久病，耗气伤血，都可以导致气血两虚，冲任不足，不能载胎养胎而成孕。

（3）肝郁：女子以血为本，肝主藏血，喜疏泄条达，冲脉隶属于肝，司血海，为机体调节气血的枢纽。如因七情六欲之纷扰，致使肝失条达，气机郁滞，肝气郁结，疏泄失常，则气滞血瘀，气为血帅，血赖气行，郁而不舒，气血失和，冲任不能相资，或肝郁化火，郁热内蕴，伏于冲任，胞宫血海不宁，难于摄精成孕。

（4）脾虚：脾为后天之本，乃气血生化之源，脾虚则气血生化乏源，精血无源不能成卵受孕；或因脾虚湿阻，气机阻滞，冲任不通，胎卵失养不健而殒；或因脾虚湿困，阳气不振，损及肾阳，"胞络者系于肾"，肾阳虚而致胞宫冷不能养卵成孕。

（5）湿热：湿热可因脾虚生湿，遏而化热酿成；或因肝脾不和，土壅木郁而生；或恣食肥甘酿生；也可因淋浴凉水，久居湿地，或受湿邪熏蒸而成。湿热流注下焦或湿邪直接犯及胞脉、胞络、阴户，客于冲任带脉，任带失约，冲任受阻，终难受孕或孕后血不荣胞，胎失血养而致胎停。

（6）血瘀：多因情志内伤，气机不畅，血随气结，或经期产后，余血未净续外感内伤致使宿血停滞，凝结成瘀；或寒凝瘀阻；或热郁血凝，导致血瘀气滞，癥瘕积聚于胞中，阻碍气血，精难纳入，难于受孕成胎。此外，气弱血运无力，气虚血瘀，或病邪流滞，留塞胞门难以成孕；或孕后冲任气血失调，血不归经，胎失摄养；或孕后起居不慎，跌扑闪挫，或登高持重，或劳力过度，使气血紊乱，冲任失调，不能载胎养胎，而致胎停育。

以上 6 个方面的病因病机，临床上可单一出现，亦可多元复合出现，最终导致不孕症。

二、西医

西医认为受孕是一个复杂而又协调的生理过程，必须具备以下条件：卵巢排出正常卵子；精液正常并含有正常精子；卵子和精子能够在输卵管内相遇并结合成为受精卵，受精卵顺利地被输入子宫腔；子宫内膜已充分准备适合于受精卵着床。这些环节任何一个不正常，便能阻碍受孕。在亚洲地区不孕不育症的病因中女方因素占 34%，男方占 13%，双方原因占 24%，不明原因的占 13%。故在治疗不孕不育症时，应男女双方同时检查。女性不孕不育的原因归纳起来有器质性病变、内分泌因素、免疫因素与其他因素等。

临床上常见的女性不孕原因有：

1. 器质性病变：

（1）外阴与阴道：如阴道部分或完全性纵隔、阴道横膈、斜隔、先天性无阴道、因手术或创伤引起的外阴或阴道的狭窄、阴道痉挛等，都可以妨碍精液射入阴道内。另外各种阴道炎可因白细胞增多吞噬精子或影响精子的活力而致不孕。

（2）宫颈：如宫颈肌瘤或息肉、宫颈的畸形、宫颈炎等，可因宫颈的狭窄变形或炎症而阻碍精子进入宫腔。

（3）子宫：单角子宫、双角子宫、子宫纵隔等有时因不利于胚胎着床而致不育，子宫肌瘤可因肌瘤的位置、大小、数目影响受孕。子宫腺肌病当病灶侵入肌层时难以受孕。急性与慢性子宫内膜炎、子宫内膜息肉等均可引起不孕、不育。

（4）输卵管、卵巢：输卵管阻塞或通而不畅是女性不孕症的最常见原因之一，约占女性不孕症原因的 1/3。病变原因以炎症为主。卵巢肿瘤、卵巢子宫内膜异位症、卵巢炎症等使卵巢与周围组织粘连影响卵子的排出，从而影响受孕。

2. 内分泌因素：

（1）多囊卵巢综合征（PCOS）：在女性不孕内分泌因素中占 13.7%，在闭经患者中占 33.3%，在排卵功能障碍不孕患者中占 90%。多见于青年女性，特点为肥胖、多毛、月经失调和不孕，双侧卵巢呈对称性多囊性增大。偶有排卵，但大多数为无排卵，只有一半的患者中有典型临床表现，25% 除不孕外无其他症状。PCOS 的病因尚未十分清楚，其发病机制涉及下丘脑垂体、肾上腺、胰岛素抵抗、肥胖等，卵巢的局部调节失衡及遗传因素也起到一定作用。

（2）高泌乳素血症：升高的泌乳素（PRL）可反馈性促进下丘脑多巴胺的释放，但泌乳细胞对升高的多巴胺无反应，高水平的 PRL 却抑制下丘脑促性腺激素释放激素（GnRH）脉冲，使垂体促性腺激素低下，影响了卵泡发育和雌激素分泌，雌激素对黄体生成激素（LH）、垂体卵泡刺激素（FSH）的正反馈作用消失，引起无排卵或闭经。临床表现主要为月经的改变，不孕，可伴有溢乳。泌乳素的升高除生理性因素外，可由以下因素引起：服用某些消耗多巴胺或阻滞多巴胺的药物，原发性甲状腺功能低下，慢性肾衰或肝硬化，胸部手术，空蝶鞍综合征，肾上腺功能低下，异位 PRL 分泌，垂体泌乳素肿瘤等。

（3）子宫内膜异位症：是一种免疫功能紊乱而导致的自身免疫性疾病，它与不孕症密切相关。根据腹腔镜诊断不孕症中子宫内膜异位症占 42.35%～55.7%。其发病原因有多种学说：子宫内膜种植学说、体腔上皮化生学说、淋巴静脉播散学说、卵泡未破裂黄素化综合征（LUFS）、遗传免疫学说等。

（4）黄体功能不全：是指卵巢排卵后形成的黄体内分泌功能不足，以致孕激素分泌不足，使子宫内膜分泌转化不足，出现排卵性功血，且不利于受精卵的着床，可导致不孕或习惯性流产。近年调查有 10%～40% 的不孕症和反复流产是黄体功能不足所致，可能与卵泡本身发育不良及子宫内膜孕激素受体低有关。

（5）其他原因引起的持续性无排卵：下丘脑性闭经如精神因素及营养因素引起的，或因服用某些抑制下丘脑的药物（利血平、氯丙嗪、避孕药等）。垂体性如席汉综合征、西蒙病、垂体瘤、空蝶鞍综合征等，卵巢性如染色体异常（特纳综合征）、XX 单纯性卵巢发育不良、17-α 羟化酶缺乏、XY 单纯性腺发育不良、睾丸女性化综合征或先天性雄激素不敏感综合征、假两性畸形、卵巢早衰等。

3. 免疫因素：随着生殖免疫学的发展，发现免疫因素在不孕不育中有重要的作用，主要有抗精子抗体、抗心磷脂抗体、抗绒毛膜促性腺激素抗体及子宫内膜自身的局部免疫问题等。

4. 其他因素：如精神因素、年龄、慢性疾病、吸烟饮酒、工作环境、营养状况等。

【诊断】

（1）询问病史：包括询问患者的结婚年龄，健康状况，夫妇是否分居两地，性生活情况，婚后采用何种避孕措施及时间。月经史：初潮年龄，月经周期，月经量，有无痛经。既往史：有无结核病史，尤其盆腔结核及其他内分泌疾病。家族史：有无精神病及遗传病。对继发不孕应了解以往流产及分娩的经过、有无感染等。

（2）体格检查：注意第二性征发育，如毛发分布、体重、内外生殖器的发育情况，有无畸形、炎症包块等。胸片检查除外结核，必要时做有关甲状腺功能的检查。如怀疑垂体病变，做蝶鞍 X 线摄片和泌乳素测定，如怀疑肾上腺疾病要做尿 17- 羟类固醇、17- 酮类固醇及血皮质醇测定。

（3）女性不孕的特殊检查：

①排卵的检测：包括基础体温测定、宫颈黏液检查、阴道脱落细胞学检查、子宫内膜检查等。

②内分泌激素测定：一般采用放射免疫方法，测定血清垂体卵泡刺激素（FSH）、黄体生成激素（LH）、雌二醇（E_2）、孕酮（P）、睾酮（T）、催乳素（PRL）等。前 4 种激素水平的周期性变化明显，LH 及 FSH 峰在排卵前 24h 出现，LH 峰前 24h 有 E_2 峰。P ≥ 9.6nmol/L 提示有排卵。LH/FSH、T 及 PRL 值有助于诊断 PCOS 及闭经泌乳综合征。

③输卵管通畅试验：男方检查无异常后，女方卵巢功能正常可做此试验，常用的有输卵管通液术，子宫输卵管碘油造影，B 超下输卵管通液术。输卵管通液术除可以检查输卵管是否通畅外，还可以分离轻度输卵管粘连。子宫输卵管碘油造影可明确阻塞部位、子宫是否畸形、子宫黏膜下有无肌瘤、子宫内膜及输卵管结核等。

④免疫学试验：临床上抗精子抗体阳性，特别是女性宫颈黏液抗精子抗体 IgA 和 IgG 阳性，性交后试验精子大部分失活，体外宫颈黏液精子接触试验呈阳性，说明为免疫不孕。

⑤宫腔镜检查：可发现宫腔内粘连、黏膜下肌瘤、内膜息肉、子宫畸形等。

⑥腹腔镜检查：上述检查均正常，可做腹腔镜检查，直接观察子宫、输卵管、卵巢有无病变或黏液。并结合输卵管通液术直视下观察输卵管是否通畅；同时腹腔镜还可以观察到小的子宫内膜异位症，同时给予治疗，从而改善受孕环境。

【临床症状】

1. **痛经**：不孕症会出现痛经。子宫内膜异位、子宫发育不良、子宫位置异常等疾病也会出现痛经。

2. **溢乳**：非哺乳期乳房自行或挤压后有乳汁溢出，多提示有下丘脑功能不全、垂体肿瘤、泌乳素瘤或原发性甲状腺功能低下、慢性肾功能衰竭等疾病，也可以由避孕药及利血平等降压药引起。溢乳常常合并闭经等女性不孕表现导致不孕。

3. **月经混乱**：月经经常性混乱，月经出现提早或延迟；月经量不稳定，时多时少；月经周期延长。月经混乱也是引起女性不孕的常见症状。

4. **闭经**：女性如果年龄超过了 18 岁都没月经来潮，或是月经来潮后又停经，超过半年以上。由闭经导致女性不孕的案例是占大部分的。如出现闭经情况应及时去医院检查。

5. **腹痛**：慢性下腹、两侧腹隐痛，这些症状大部分是在有盆腔炎、子宫内膜异位症时会出现的。

多囊卵巢综合征引起的不孕，常伴有多毛、肥胖、月经稀发、闭经等。子宫肌瘤或子宫腺肌瘤所致不孕常伴有月经量多、经期延长、经行腹痛等。一般而言，不孕症状可见不同程度的月经失调、痛经、带下异常等，但也有临床症状不明显者。

【辨证治疗】

(一) 肾虚

1.阳虚：

主证：婚久不孕，月经后期，量少，色淡闭经，少腹冷坠，面色晦暗无华，腰酸肢冷，小便清长，夜尿频多，性欲淡漠，舌质淡，脉沉迟。

治法：温肾暖宫，益冲种子。

方药：右归丸（《景岳全书》）合二仙汤加减。

方剂组成：熟附子 6g、肉桂 0.5g、熟地 15g、当归 9g、枸杞子 15g、鹿角霜 15g、巴戟天 9g、补骨脂 12g、肉苁蓉 15g、山药 15g、益智仁 9g、仙茅 15g、淫羊藿 9g。每日 1 剂，水煎服。

临证加减：兼脾虚者加党参 15g、白术 12g、炙甘草 6g、黄芪 15g 以健脾益气；肾虚痰湿加制胆南星 6g、苍术 12g、陈皮 6g。

2.阴虚：

主证：婚久不孕，月经先期或后期，经色红无血块，量少或闭经，头晕眼花，五心烦热，舌红，脉细。

治法：滋肾益精，养冲种子。

方药：左归丸合二至丸加减。

方剂组成：熟地 30g、枸杞子 15g、山茱萸 15g、鹿角胶 15g、龟板胶 15g、菟丝子 20g、紫河车 9g、山药 15g、女贞子 20g、旱莲草 15g。每日 1 剂，水煎服。

临证加减：肾阴虚有热者，加知母 12g、黄柏 15g；肝肾阴虚者，加玉竹 15g、沙参 15g、桑葚子 15g；肾阴阳俱虚者，加熟附子 10g、巴戟天 15g、补骨脂 15g、益智仁 12g 以阴阳双补。

(二) 气血虚弱

主证：婚后不孕，月经后期，量少色淡或闭经，头晕眼花，心悸怔忡，肌肤不润，面色白无华或萎黄，舌淡，苔白，脉细弱。

治法：益气养血，调经种子。

方药：毓麟珠加减。

方剂组成：当归 9g、川芎 6g、熟地 30g、白芍 12g、党参 20g、白术 12g、茯苓 15g、炙甘草 6g、鹿角霜 15g、菟丝子 15g、杜仲 12g、何首乌 20g、鸡血藤 30g、黄精 15g。每日 1 剂，水煎服。

临证加减：夜寐欠佳加夜交藤 15g、酸枣仁 15g；胃纳差去熟地加砂仁 6g、山药 15g。

(三) 肝气郁结

主证：婚后多年不孕，月经先后无定期，有血块，经前乳胀，精神忧郁，心烦易怒，舌淡暗，苔薄白，脉弦。

治法：疏肝解郁，调冲种子。

方药：开郁种玉汤（《傅青主女科》）。

方剂组成：当归 12g、白芍 15g、香附 9g、牡丹皮 12g、白术 9g、茯苓 9g、天花粉

15g。每日 1 剂，水煎服。

临证加减：肝郁化火者，加栀子 9g、黄柏 12g；经前乳房胀痛明显或伴有溢乳者，加炒麦芽 25g、枳壳 12g、猫爪草 15g、全瓜蒌 12g；乳胀有块者，加王不留行 12g、路路通 10g、橘核 10g 以破气行滞；乳房胀痛灼热者，加炒黄连 6g、蒲公英 24g 以清热泻火；若梦多寐差者，加酸枣仁 12g、夜交藤 15g 以宁心安神。

（四）血瘀

1. 气滞血瘀：

主证：婚久不孕，经行腹痛，月经失调，经色暗瘀挟块，瘀块排出后痛减，乳胀，或宿有癥瘕，舌暗边有紫斑，脉弦。

治法：理气活血，化瘀种子。

方药：膈下逐瘀汤加减。

方剂组成：当归 9g、川芎 6g、赤芍 9g、桃仁 6g、红花 6g、丹参 15g、牡丹皮 9g、香附 9g、枳壳 12g、郁金 9g。每日 1 剂，水煎服。

临证加减：气滞明显者加素馨花 6g、砂仁 6g、厚朴 12g。

2. 寒凝血瘀：

主证：婚久不孕，面色白，肢冷，少腹冷，经色淡暗有块，常伴痛经，舌质淡暗，脉沉涩。

治法：温通散寒，化瘀种子。

方药：少腹逐瘀汤加减。

方剂组成：小茴香 3g、干姜 3g、延胡索 6g、当归 6g、川芎 3g、肉桂 1g、赤芍 9g、蒲黄 6g、五灵脂 6g、吴茱萸 3g、艾叶 6g。每日 1 剂，水煎服。

临证加减：腹痛剧烈者，加水蛭 6g、莪术 12g 以增强祛瘀止痛之功；痛经者加木香 9g、乌药 9g。

3. 瘀热互结：

主证：婚久不孕，少腹痛，痛有定处，灼热感或低热起伏，伴带下量多色黄，口干口苦，大便结块，舌暗红，苔黄，脉弦略数。

治法：活血化瘀，清冲种子。

方药：解毒活血汤加减。

方剂组成：连翘 12g、葛根 15g、忍冬藤 20g、枳壳 15g、柴胡 9g、当归 9g、赤芍 9g、桃仁 9g、红花 9g、牡丹皮 12g、地榆 15g、大黄 9g、蒲公英 15g。每日 1 剂，水煎服。

临证加减：低热缠绵不退者，加地骨皮 12g、白薇 10g、石斛 15g、鳖甲 15g。

4. 气虚血瘀：

主证：婚久不孕，面色淡白无华，神疲肢倦，小腹坠疼，月经量多有块，舌淡暗，苔白，脉细弱。

治法：补益气血，化瘀种子。

方药：当归补血汤加川芎、党参、丹参。

方剂组成：黄芪 30g、当归 9g、川芎 9g、党参 15g、丹参 15g。每日 1 剂，水煎服。

临证加减：脾虚甚者，加白术 9g、炙甘草 6g、大枣 9g 以健脾益气生血；兼肾虚下焦虚寒者，加仙茅 9g、淫羊藿 9g、补骨脂 9g、肉桂 0.5g、鹿角胶 6g、紫河车 9g 以温肾助阳；血虚明显者，加何首乌 20g、鸡血藤 20g。

（五）湿热蕴结

主证：婚久不孕，带下量多，色黄质稠，或有臭气，或伴阴痒，舌红，苔黄厚腻，脉濡数。

治法：化湿解毒，清冲种子。

方药：五味消毒饮加味。

方剂组成：蒲公英 15g、金银花 15g、野菊花 12g、紫花地丁 12g、天葵子 9g、土茯苓 25g、薏苡仁 15g。每日 1 剂，水煎服。

临证加减：热重者加黄柏 10g、茵陈 15g、佩兰 9g；湿重者加牡丹皮 15g、鱼腥草 20g。

（六）痰湿

主证：多年不孕，肥胖多痰，月经不调，带下量多，色白如涕，面色㿠白，胸脘闷胀，倦怠乏力，舌淡，苔白腻，脉滑。

治法：健脾燥湿，化痰种子。

方药：苍附导痰丸。

方剂组成：茯苓 15g、法半夏 10g、陈皮 10g、甘草 6g、苍术 12g、胆南星 10g、香附 10g、枳壳 15g、生姜 3 片、神曲 15g。每日 1 剂，水煎服。

临证加减：呕恶胸满甚者加厚朴 10g、枳壳 12g、竹茹 9g 以宽中降逆化痰；心悸甚者加远志化痰宁心安神；痰瘀互结成癥者加昆布、海藻、三棱、莪术软坚化痰消癥。

二、其他治疗

1.闭经溢乳不孕：本证首选药物是溴隐亭，中药与溴隐停同时应用可减轻溴隐停的用药量，从而减轻副作用。引经助孕为主，以柴胡疏肝散加炒麦芽、淡豆豉、茯苓、川牛膝、猫爪草、枳壳或用开郁种子汤。

2.子宫内膜异位症不孕：药物选用汤剂（三棱、莪术、枳实、鳖甲、龟板、珍珠壳、鸡内金、当归、丹参、三七、大黄）或内服消癥冲剂（由丹参、威灵仙、三棱、莪术、当归、川芎组成）。

3.未破裂卵泡黄素综合征：熟地 12g、山茱萸 9g、巴戟天 9g、菟丝子 9g、淫羊藿 15g、紫石英 30g、三棱 9g、莪术 9g、穿山甲 12g、昆布 9g、海藻 9g、桃仁 9g、红花 9g 等，合并甲亢者，去昆布、海藻。本法补肾活血。

4.免疫性不孕：女贞子 20g、黄精 15g、茯苓 15g、山药 15g、黄芪 15g、防风 9g、丹参 9g、牡丹皮 12g。

5.黄体功能不全不孕：

（1）补肾法：姚氏采用促排卵汤加减（方剂组成：熟地、山药、当归、黄芪、淫羊藿、菟丝子、女贞子等）。潘氏以寿胎丸加味（方剂组成：菟丝子、桑寄生、续断、阿胶、淫羊藿、覆盆子、党参、黄芪、白术、甘草等）。

（2）补肾疏肝法：李氏以自拟扶黄煎（方剂组成：菟丝子、淫羊藿、巴戟天、鹿角粉、山茱萸、山药、炙龟板）。

（3）促黄体汤：肉苁蓉、菟丝子、杜仲、山药、莲子肉、益智仁、紫石英等，实验证实本方能促进 LH 合成分泌增加，促进孕酮分泌，提高和延长孕酮分泌高峰。

6. 右归丸促进卵泡发育：右归丸（方剂组成：熟地、山药、山茱萸、枸杞子、鹿角胶、菟丝子、杜仲、当归、肉桂、炙附子）治疗肾阳虚不孕症，显示右归丸有促进大鼠生长卵泡发育的作用。

7. 补肾复方：方剂组成：附子 12g、肉桂 3g、菟丝子 12g、补骨脂 12g、淫羊藿 12g、熟地 12g、黄精 12g。通过调节下丘脑 – 垂体 – 卵巢性腺功能，从而促使卵巢颗粒细胞发育，卵泡成熟。补肾药是通过性腺轴、肾上腺多水平、多靶器官的调节，起到降低雄激素，促排卵的作用。

8. 血府逐瘀汤提高输卵管的通畅率及受孕率：血府逐瘀汤加减方（桃仁、红花、当归、生地、川芎、赤芍、牛膝、桔梗、柴胡、枳壳等）证实本方活血化瘀，有抗菌、抗病毒微生物的作用，改善生殖系统的微循环及血液流变性质，促使组织再生和修复，减轻炎症反应，防止输卵管瘀阻粘连，提高输卵管通畅度，同时增加机体免疫机制，促进排卵。

9. 芍药甘草汤治疗高催乳素血症：可降低血催乳素值，并能增加卵巢重量，使卵巢黄体明显增多。

第八节　急性乳腺炎

急性乳腺炎是乳腺的急性化脓性感染，是乳腺管内和周围结缔组织炎症，常在短期内形成脓肿，多由金色葡萄球菌或链球菌沿淋巴管入侵所致，多发生于产后哺乳期妇女，尤其是初产妇更为多见。病菌一般从乳头破口或皲裂处侵入，也可直接侵入引起感染。此病在哺乳期的任何时间均可发生，但以产后 3~4 周最为常见，故又称产褥期乳腺炎。中医称急性乳腺炎为"乳痈"。

【病因病机】

中医认为乳头属肝，乳房属胃。乳痈的发生，与肝、胃两经关系最为密切。其主要病因病机是肝气郁结、胃热壅滞，致使经络阻塞、营气不从。乳汁蓄积是重要诱因，原因包括：

（1）初产妇乳头皮肤娇嫩，易为婴儿吮乳时吸破或咬伤，以致外邪侵袭，外邪中以风热与火毒为主。

（2）产妇乳汁旺盛，乳络欠通，排乳不畅而致蓄乳，或断奶后宿乳蕴滞所致。

（3）小儿有滞痰，口气燃热，含乳而睡，鼻风吹乳而起。

（4）产后气血双亏，情志不畅，肝气郁结，气机不舒，肝木失于条达，肝气郁逆，滞于乳络，或产后失于调养，恣食厚味，阳明热盛，气血凝滞，淤乳积聚，肉腐成痈。

【辨证治疗】

马中夫治疗急性乳腺炎以分期治疗为主，分为瘀滞期、成脓期、溃后期进行，具体如下：

1. 瘀滞期：乳汁分泌不畅，乳房肿胀疼痛，结块或有或无，皮色不红或微红，皮温不高或微高，舌质淡红或红，苔薄白或薄黄，脉弦。可选瓜蒌柴胡汤。

瓜蒌柴胡汤：全瓜蒌 15g、柴胡 10g、皂角刺 15g、蒲公英 30g、紫花地丁 30g、鱼腥草 30g、野菊花 20g、牛蒡子 15g、鹿角霜 10g、丝瓜络 15g、赤芍 20g、牡丹皮 20g、甘草 6g。每日 1 剂，分 2 次温服。

临证加减：发热恶寒、头痛者，加金银花 30g、连翘 30g；乳汁壅滞明显者，加漏芦 15g、王不留行 15g、路路通 15g；胃热便秘者，加大黄 10~15g（后下）、玄明粉 10g（冲服）；乳汁壅胀者，加山楂 30~60g、麦芽 30~60g；乳房结块韧硬者，加穿山甲 10g（先煎）、当归 10g；气郁甚者，加川楝子 15g、枳壳 15g；热甚者，加黄芩 20g、水牛角 30g（先煎）、生石膏 30g（先煎）；口渴者，加麦门冬 15g、天花粉 15g；产后恶露不尽者，加川芎 10g、益母草 20g。

2. 成脓期：乳房肿块增大，皮肤灼热，疼痛剧烈，肿块中央渐软，按之应指。兼见全身憎热，口干喜饮，烦躁不安，舌质红或绛，脉滑数或洪。可选山甲瓜蒌汤。

山甲瓜蒌汤：全瓜蒌 20g、穿山甲 15g（先煎）、皂角刺 30g、赤芍 20g、当归 10g、黄芪 20g、牛蒡子 15g、金银花 30g、连翘 30g、鱼腥草 30g、蒲公英 30g、紫花地丁 20g、丝瓜络 15g、柴胡 10g、甘草 10g。每日 1 剂，分 2 次温服。

临证加减：肿块较硬韧，加浙贝母 15g、莪术 15g；疼痛剧烈，加乳香 6g、没药 6g；脓液稀薄者，加党参 20g、川芎 10g；口渴者，加芦根 30g、天花粉 15g；烦躁不安，神识恍惚者，加服安宫牛黄丸 2 粒，分 2 次化服；大便秘结者，加大黄 10~15g（后下）。

3. 溃后期：溃后或切开排脓后，寒热减退，肿消疼减疮口逐渐愈合。可选黄芪党参汤。

黄芪党参汤：黄芪 30g、党参 15g、白术 15g、茯苓 20g、当归 10g、川芎 10g、穿山甲 10g（先煎）、皂角刺 30g、蒲公英 20g、紫花地丁 20g、白芷 10g、甘草 5g。每日 1 剂，分 2 次温服。

临证加减：溃后结块疼痛着，加王不留行 15g、忍冬藤 20g；头晕乏力者，加大枣 15g、鸡血藤 30g；不思饮食者，加神曲 15g、厚朴 15g；便溏者，加山药 15g、白扁豆 15g；腰膝酸软者，加川续断 15g。

急性乳腺炎治疗的关键在于早期发现，早期治疗，争取结块消散不化脓，而一旦在哺乳期发现乳头疼痛、乳房包块应及时到医院治疗，急性乳腺炎的预防比治疗更重要。急性乳腺炎治疗重点在于：a. 治疗以消为贵，以通为用。"通"能荡涤瘀乳，使败乳、毒热排出，疏表邪以通卫气，通乳络以去积乳，和营血以散瘀滞，行气滞以消气结，通腑实以泄胃热，均属于"通"的具体应用。b. 当明辨阴阳，不可妄用寒凉。急性乳腺炎初期，当明辨阴阳表里寒热虚实，乘邪热未盛之目的。亦在清热之中，配合通乳、疏滞、消结、散瘀、活血之品，以提高疗效。

第九节 乳腺增生

乳腺增生（Hhyperplastic Disease of Breast，HDBA）是指乳腺小叶在成熟期或周期变化中生理性增生与复旧不全而造成的乳腺正常结构紊乱，是以乳房肿块和疼痛为特征的既非肿瘤、又非炎症的一种疾病。中医学认为乳腺增生属中医"乳癖""乳痞"等范畴。

【临床表现】

（1）乳房疼痛：常为胀痛或刺痛，可累及一侧或两侧乳房，以一侧偏重多见，疼痛严重者不可触碰，甚至影响日常生活及工作。疼痛以乳房肿块处为主，亦可向患侧腋窝、胸胁或肩背部放射；有些则表现为乳头疼痛或痒。乳房疼痛常于月经前数天出现或加重，行经后疼痛明显减轻或消失；疼痛亦可随情绪变化而波动。这种与月经周期及情绪变化有关的疼痛是乳腺增生病临床表现的主要特点。

（2）乳房肿块：肿块可发于单侧或双侧乳房内，单个或多个，好发于乳房外上象限，亦可见于其他象限。肿块形状有片块状、结节状、条索状、颗粒状等，其中以片块状为多见。肿块边界不明显，质地中等或稍硬韧，活动好，与周围组织无粘连，常有触痛。肿块大小不一，小者如粟粒般大，大者可为 3 ～ 4cm。乳房肿块也有随月经周期而变化的特点，月经前肿块增大变硬，月经来潮后肿块缩小变软。

（3）乳头溢液：少数患者可出现乳头溢液，为自发溢液，草黄色或棕色浆液性溢液。

（4）月经失调：本病患者可兼见月经前后不定期，量少或色淡，可伴痛经。

（5）情志改变：患者常感情志不畅或心烦易怒，每遇生气、精神紧张或劳累后加重。

不同证型及其临床表现如下：

（1）肝郁气滞型：月经先期或行经期乳房肿痛，随喜怒消失，一侧或双侧可扪及大小不等的串珠状节结，肿块多为绿豆大节结，或呈粗条索状。质韧不坚硬，按之可动，不与深部组织粘连，境界不清，月经周期不足，经量较多，胸闷憋气，精神抑郁，心烦易怒。

（2）冲任不调型：乳房有肿块，经前或经期疼痛加重，经行后减轻或消失，经期多后延，经痛不剧，经量少，身倦无力，腰酸肢冷，少腹畏寒，日久失治者，少数可发生癌变。切除标本常呈黄白色，质韧，无包膜。切面有时见有很多散的小囊，实际上是囊状扩张的大小导管，囊壁大多平滑，内有黄绿色或棕色黏稠液体，有时有黄白色乳酪样的物质自管口溢出。

流行病学研究提示囊性增生病患者以后发生乳腺癌的机会为正常人群的 2 ～ 4 倍。囊性增生病本身是否会恶变与其导管上皮增生程度有关，单纯性的囊性增生病很少有恶变，如果伴有上皮不典型增生，特别是重度者，则恶变的可能较大，属于癌前期病变。患者常有一侧或两侧乳房胀痛，轻者如针刺样，可累及到肩部、上肢或胸背部。一般在月经来潮前明显，月经来潮后疼痛减轻或消失。检查时乳房内有散在的圆形结节，大小不等，质韧，有时有触痛。结节与周围乳腺组织的界限不清，不与皮肤或胸肌粘连，有时表现为边界不清的增厚区。病灶位于乳房外上方较多，也可影响到整个乳房。少数患者可有乳头溢液，常为棕色、浆液性或血性液体。病程有时很长，但停经后症状常自动消失或减轻。

【马氏周期疗法治疗乳腺增生】

月经周期的不同阶段存在着垂体－性腺激素水平的周期性节律变化，乳房组织也出现相应增殖和复旧的周期性改变。在生理情况下，月经的前半期即卵泡期，雌激素水平逐渐升高，刺激乳腺组织及导管增生；至排卵后即黄体期，孕激素水平升高，其通过加速雌激素的代谢而降低雌激素，并可减少雄激素向雌激素的转化，从而对抗雌激素对乳腺组织的过度刺激；月经来潮后，雌激素水平降低，乳腺组织萎缩复旧，若孕激素平衡失调，雌激素水平相对或绝对升高，刺激乳腺组织，加之孕激素水平偏低，黄体期催乳素升高可进一步抑制孕激素的分泌，导致 P/F2 比例失调，使雌激素持续对乳腺组织刺激。因此，每个月经周期中乳腺组织没有完成从增殖到复旧的正常生理变化，就又进入下一个周期的异常变化，乳腺一直处于增殖不能复旧或复旧不全之中，久而久之，引起乳腺增生。

中医更认为冲任为气血之海，上荣为乳，下行为经，冲任血海在肾的主导与天癸的作用下由盛而满，由满而溢，由溢而渐虚，由虚而复盛，具有先充盈后疏泄的特点。冲任的生理变化直接影响乳房与子宫的变化。乳房在月经周期中的生理变化表现为经前充盈和经后疏泄。经前之阴血充足，肝气旺盛，冲任之气血充盈，使乳房发生生理性增生；经后随着经血外泄，肝气得舒，冲任处于静止状态，使乳腺由增殖转为复旧。

基于上述中西医的认识，马氏主张治疗乳腺增生，应顺应冲任血海有满、有泄的生理规律，顺其自然而调治方为上乘之治。

1. **月经前期**：调经疏肝活血、消滞散结以治标。

疏肝散结汤：柴胡 10g、郁金 15g、青皮 10g、麦芽 30~60g、山楂 30g、莪术 15g、王不留行 15g、海藻 15g、昆布 15g、茯苓 20g、三棱 15g、夏枯草 25g、浙贝母 15g、桃仁 15g。每日 1 剂，分 2 次温服。

方解：方中麦芽、山楂可降低血中雌激素绝对值，抑制催乳素分泌，调整黄体生成素与孕酮的不足，制约或避免雌激素对乳腺组织的不良刺激；柴胡、郁金、青皮可促进雌激素在肝脏的代谢；海藻、昆布、法半夏、茯苓对肿块有较强的消散作用，可调节机体内分泌功能，有助于刺激促黄体生成素的分泌，改善黄体功能，促进病变组织崩溃溶解；夏枯草疏肝解郁，消肿散结；浙贝母清热化痰，开郁散结，两药配伍可消散乳腺之结节；三棱、莪术、桃仁、益母草具有活血化瘀、改善机体血液循环、降低血液黏稠度、抑制组织内单胺氧化酶活力、抑制胶原纤维合成的作用从而促进增生之肿块及纤维吸收，阻断或逆转本病的病理变化，调整不规则的月经。

2. **月经后期**：温肾助阳，调摄冲任以治本。

温肾助阳汤：淫羊藿 15g、仙茅 10g、肉苁蓉 15g、菟丝子 20g、山药 20g、鹿角霜 10g、黄芪 20g、白芍 20g、枸杞子 30g、熟地 15g、山茱萸 20g、制何首乌 15g、丹参 30、当归 15g。每日 1 剂，分 2 次温服。

方解：淫羊藿、仙茅、肉苁蓉、菟丝子、枸杞子、鹿角霜能增强下丘脑－垂体－肾上腺皮质功能，具有多水平、多靶器官的调节作用，有性激素样作用，促进性腺、性器官发育，调整激素平衡，提高机体免疫功能，并有直接抗癌突变作用，可阻断乳腺增生病癌变倾向；黄芪补气并有雌激素样作用，白芍养血敛阴，为调经之要药；熟地、山茱萸、何首乌补肝肾益精血，当归补血、活血，丹参活血祛瘀调经，其补血生血，功过归、地，调血敛血，力堪芍药，逐瘀生新，性倍川芎，固有一味丹参功同四物之说；诸药同用使冲任之气血充盈，乳腺血脉通畅而无瘀滞增生。

临证加减：热盛伤阴者，加白花蛇舌草、虎杖、旱莲草、天花粉清热养阴；硬结疼痛，加全蝎、僵蚕、山慈姑软坚散结；肝经湿热，腑实不通者，加龙胆草、栀子、泽泻、忍冬藤、枳实、大黄通腑解毒，通络止痛。

另附治疗男性乳腺增生方剂，组方如下：

二仙汤：仙茅 15g、淫羊藿 20g、柴胡 15g、青皮 10g、橘核 15g、牡丹皮 20g、紫草 20g、夏枯草 20g、生麦芽 30g、生山楂 30g、海藻 15g、昆布 15g。

乳腺增生是一种慢性囊性乳腺病，西医认为其病因为激素紊乱和内分泌失调，因此西医在针对乳腺增生多利用激素类制剂加以治疗，例如雄激素、黄体酮、三苯氧胺、溴隐亭、达那唑还有碘制剂等。除了利用西医的方法治疗乳腺增生外，近年来中医药疗法治疗乳腺增生的研究和治疗都取得了显著的进步，其中的中医外治疗法简便、高效、价廉、毒副反应少的优势受到大家的高度关注。肝郁脾虚是乳腺增生病的主要发病机制，现有研究证明，紧张焦虑等情绪的长期存在，可导致内分泌紊乱，激素失调，诱发乳腺增生的发病率升高。因此治疗乳腺增生主要是疏肝补脾，肝气舒畅则条达，肝为刚脏，体阴用阳宜升发而疏散。肝气既恶抑郁，也忌过亢。缩短医治时间，有利于加快缓解患者的心理压力，心气顺畅更有利于病情缓解。

第十节　女性生殖系统炎症

女性生殖系统炎症是妇产科常见病。由于受细菌、病毒、支原体、霉菌、滴虫等多种病原体的侵袭，引起女性生殖道感染，感染可发生于下生殖道如外阴、阴道及宫颈，也可侵袭上生殖道即内生殖器（包括子宫及附件、周围结缔组织、盆腔腹膜）。炎症可局限于一个部位，也可同时累及几个部位，上生殖道炎症又称盆腔炎。急性盆腔炎发展可引起弥漫性腹膜炎、败血症、感染性休克，可危及生命。如在急性期未得到彻底治疗，则转为慢性盆腔炎，往往经久不愈，并反复发作。不仅严重影响妇女的健康、生活及工作，也给家庭与社会造成负担。值得注意的是生殖道病毒感染及性传播疾病近年呈上升趋势。这两类疾病不仅威胁妇女自身健康而且可以贻害子代。病原体可以通过胎盘以及通过产后哺乳等环节，引起宫内感染、分娩过程产道感染，感染胎儿及新生儿，造成胎儿流产、早产，新生儿先天发育畸形、智力低下等严重后果。因此为了保证妇女健康及子代质量，必须对防治生殖系统感染给予高度重视。

女性生殖系统疾病包括外阴炎、前庭大腺炎、前庭大腺囊肿、滴虫性阴道炎、真菌性阴道炎、细菌性阴道炎、老年性阴道炎、子宫颈炎、盆腔炎等。

一、外阴炎

当外阴部的皮肤或黏膜发生炎症改变时称外阴炎，如红、肿、痛、痒、糜烂等，以大、小阴唇最为多见。由于外阴部暴露于外，又与尿道、阴道、肛门相邻，因此易发生炎症。正常情况下，阴道分泌物呈酸性（宫颈管内黏液则呈碱性），因而能抑制致病菌的活动、繁殖和上行，炎症一般不易出现，当阴道分泌物酸碱度发生改变，或有特殊病原体侵入时，即可引起炎症反应。外阴炎对女性的危害很大，要及时治疗。临床上包括非特异性外阴炎和真菌性、滴虫性、过敏性、糖尿病性外阴炎，以及婴幼儿外阴炎。中医学称之为"阴肿""阴痒"或"阴蚀"等。

（一）病因病理

1.炎症分泌物刺激：因生殖器官的炎症或肿瘤，如宫颈炎、宫颈癌及各种阴道炎等，炎症分泌物外流至阴部，刺激外阴皮肤黏膜；或经期延长，经血、恶露、月经垫等刺微，致使局部抵抗力下降，而发生外阴炎症。

2.其他因素：如肛瘘、尿瘘、糖尿病、蛲虫或患有全身慢性疾病等，如不能保持外阴清洁干燥，致使局部抵抗力下降，则细菌容易侵入，导致外阴皮肤黏膜发生混合感染。常见的病原菌为葡萄球菌、链球菌或大肠埃希菌。其病理改变主要是在炎症的局部出现红、肿、热、痛和功能障碍，呈现变质、渗出、增生三种形式的变化。

（二）诊断与鉴别诊断

1.诊断：a.外阴皮肤瘙痒、疼痛或有灼热感，活动、性交及排尿时加重。b.局部充血、肿胀、糜烂或有溃疡、皮肤增厚或皲裂。

2.鉴别诊断：取分泌物涂片或培养可发现致病菌、滴虫、真菌或阿米巴等。必要时检查尿糖及大便中有无虫卵。

（三）中医治疗

1.湿热下注：

症状：带下量多、色黄、黏稠，有臭气，或伴阴部瘙痒、小便短赤。

治法：清热利湿，消肿止痛。

方药：龙胆泻肝汤（医方集解》）或导赤散（《小儿药证直诀》）。

方剂组成：龙胆草10g、黄芩15~20g、栀子10g、泽泻12g、木通9g、车前子15g、当归5g、生地10g、柴胡10g、生甘草10g。

疾病后期宜养阴清热，方选六味地黄汤加竹叶、栀子等清热利湿。

2.湿热蕴结：

症状：白带增多，多黄色，有臭气，外阴红肿疼痛，大便秘结，小便黄，舌红、苔黄、脉滑数。

治法：清热解毒，活血消肿。

方药：四物汤（《太平惠民和剂局方》）加味。

方剂组成：当归10g、川芎10g、白芍15g、干地黄15g，加山栀子15g、牡丹皮15g、龙胆草10g。

3.局部治疗：

（1）三黄洗剂（《经验方》）：黄连10g、黄芩15g、黄柏20g，水煎外洗。

（2）蛇床子散（《中医妇科学》）：清热解毒，杀虫止痒。白鲜皮20g、贯众30g、艾叶20g、蛇床子30g、花椒15g、明矾10g（冲）、百部30g、苦参30g，用清水4000~5000mL，煎煮45min，取药液坐浴。

（3）外阴炎粉剂（《实用中医妇科学》）：适用于外阴红肿、分泌物增多者。青黛15g、滑石30g、冰片3g，共研细末，外搽患处，每日2次。

二、前庭大腺炎

前庭大腺炎又称巴氏腺炎，是外阴炎症的一种，多发生于生育年龄的妇女，也可见于幼女和绝经期人群。前庭大腺位于两侧大阴唇后1/3深部，其腺管开口于处女膜与小阴唇之间。因前庭大腺的解剖特点，在性交、分娩、经血等污染外阴时病原体易于侵入而引起前庭大腺炎症或前庭大腺脓肿。该部位易受到污染，当患者抵抗力下降时，病原体容易侵入而引起前庭大腺炎。常见病原体为内源性病原体及性传播的病原体，后者主要为淋病奈瑟菌及沙眼衣原体，肺炎链球菌也有罕见报道。前庭大腺炎属中医"阴疮""阴肿"范畴，辨证多为热毒证。热毒入侵，凝滞气血，以致阴户突然肿胀疼痛。急性期时表现为外阴红肿、发热、疼痛明显，行走不便，有时会致大小便困难，且容易反复发作。

（一）病因

前庭大腺位于两侧大阴唇后部，腺管开口于小阴唇内侧靠近处女膜处，因解剖部位的特点，病原体容易侵入而引起炎症。主要为葡萄球菌、大肠埃希菌、链球菌、肠球菌、沙眼衣原体及淋菌等混合感染。急性前庭大腺炎时腺管口往往因肿胀或渗出物凝聚而阻塞，脓液不能外流积存而形成脓肿。

（二）诊断与治疗

1. 诊断：a. 一侧外阴红肿、疼痛。形成脓肿时，疼痛剧烈。伴发热，血白细胞升高，行动困难。b. 一侧大阴唇下方可有红肿、触痛、硬块，脓肿形成以后可有波动感，触痛加剧。

2. 治疗：

（1）辨证论治

症状：阴部生疮，红肿热痛，甚则溃烂流脓、黏稠臭秽，口苦咽干，舌红、苔黄、脉滑数。

治法：清热解毒，凉血化瘀。

方药：五味消毒饮（《医宗金鉴》），加乳香6g、没药6g、牡丹皮15g、赤芍15g、金银花20g、菊花10g、蒲公英30g、紫花地丁30g、紫背天葵15g。

如脓肿已形成，伴高热症状可选用仙方活命饮（《校注妇人良方》），解毒祛风、化瘀排脓。金银花、甘草、穿山甲、皂角刺、当归尾、赤芍、乳香、没药、天花粉、陈皮、防风、贝母、白芷。

（2）局部用药：

①黄连膏：用于前庭大腺炎初期患者，涂搽患处。

②金黄散（《医宗金鉴》）：生大黄10g、黄柏10g、姜黄10g、白芷10g，南星4g、陈皮4g、苍术4g、厚朴4g、甘草4g、天花粉24g，共研细末，用酒或香油调敷，具有清热除湿、解毒散瘀之功效。

③二宝丹：煅石膏8g、红升丹2g，共研细末，掺入疮口中，提毒排脓。适用于脓肿已形成或破溃者。

三、前庭大腺囊肿

（一）病因

前庭大腺囊肿系因前庭大腺腺管开口部阻塞，分泌物积聚于腺腔而形成，是妇科常见的外阴炎性疾病，因发病位置特殊，给患者日常生活及性生活带来极大不便，严重影响妇女的身心健康及生活质量。在急性炎症消退后腺管堵塞，分泌物不能排出，脓液逐渐转为清液而形成囊肿。有时腺腔的黏液浓稠，或先天性腺管狭窄排液不畅，也可形成囊肿。

若有继发感染则形成脓肿，反复发作。前庭大腺囊肿属于中医"阴肿""阴疮"范畴。张介宾的《景岳全书·妇人规》中有"妇人阴中生疮，多湿热下注，或七情郁火……中于热毒"之论，为后世治病求本，辨证治疗奠定了基础。

（二）诊断

（1）可有前庭大腺脓肿史。

（2）于大小阴唇下 1/3 区有一囊肿，大小不等。

（3）外阴坠胀感或性交不适感。

（三）治疗

囊肿较小者可暂不处理，较大反复发作者应施行手术治疗。目前多主张行囊肿造口术，手术简单，效果好。即在小阴唇内侧鼓胀最明显处行纵向切口，放出囊液，切缘全层间断缝合 6～8 针，保持切口开放，以防闭合（可放置胶片引流）。手术后用庆大霉素 8 万 U 加地塞米松 5mg、注射用水 10mL，每天行囊腔冲洗 1 次，5 天为 1 个疗程。或用 1∶5000 高锰酸钾溶液坐浴。本方法可保持腺体功能，改变了以往腺体被切除而失去功能的缺点。

局部用中药：苦参 30g、百部 30g、蒲公英 30g、银花藤 30g、羊蹄草 30g、野菊花 30g、寮刁竹 30g、三桠苦 30g，用清水 4000～5000mL，煎水后坐浴 30min，每天 1 次。

四、滴虫性阴道炎

滴虫性阴道炎（TMV）是由阴道毛滴虫引起的阴道炎症，生育年龄妇女多发。主要通过性行为传播，临床多采用甲硝唑（MNZ）、替硝唑（TNZ）等硝基咪唑类药物治疗，但由于滥用严重，临床耐药性不断上升，治疗效果不断下降。阴道毛滴虫早在 1938 年就已被发现，1947 年被确认可引起阴道炎。每年世界范围内滴虫性阴道炎的发病例数可达 2.48 亿例，是最常见的非病毒性性传播疾病。因长期以来缺乏理想的动物模型，其真正的发病机制至今未明。

（一）病因

滴虫性阴道炎由阴道毛滴虫所引起，患者的阴道 pH 一般为 5.1～5.4。隐藏在腺体及阴道皱襞中的滴虫于月经前后常常得以繁殖，引起炎症发作。滴虫不仅寄生于阴道，还常侵入尿道或尿道旁腺，甚至膀胱、肾盂以及男方的包皮褶、尿道或前列腺中。

（二）传染方式

（1）直接传染：经性交传播。

（2）间接传染：浴盆、浴池、游泳池、厕所、衣物、医疗器械等。

（三）诊断

（1）白带增多，黄绿色，较稀薄，带泡沫，外阴瘙痒。

（2）阴道及子宫黏膜充血，常见散在小出血点。

（3）阴道分泌物中查到滴虫。

（四）治疗

1. 口服药物治疗：

（1）替硝唑 1g 每日 1 次共 4 日（首次加倍）。

（2）甲硝唑 200mg 口服，每日 3 次，7～10 天为 1 个疗程；或 400mg 口服，每日 2

次，5 日为 1 个疗程。对初次患者可单次 2g，也能收到同样效果。口服吸收好，疗效高，毒性小，应用方便，可同时杀死尿道、肠道滴虫，是治疗毛滴虫高效力的药物。配偶或性伴侣双方同时治疗。

2. 局部药物治疗：

（1）用 1% 乳酸或 0.5% 醋酸冲洗阴道，或 1:15000 高锰酸钾溶液冲洗阴道，目的是改善阴道内环境，提高疗效。

（2）甲硝唑 200mg，每晚放入阴道 1 次，10 次为 1 个疗程。

（3）卡巴肿 200mg，每晚放入阴道 1 次，7 次为 1 个疗程。

（4）克霉唑对滴虫有杀伤作用。妊娠早期滴虫性阴道炎可考虑用本药 100mg，每晚 1 次。

3. 中药局部治疗：

治法：清热解毒，杀虫止痒。

方药：蛇床子散加减（《中医妇科学》）。蛇床子 30g、花椒 15g、百部 30g、苦参 30g、明矾 10g（冲）、加乌梅 60g、仙鹤草 60g、贯众 30g、白头翁 30g，用清水 4000~5000mL，煎煮 30~40min，坐浴或灌洗阴道，每日 1~2 次。

五、真菌性阴道炎

阴道炎即阴道炎症感染，是妇科常见疾病，常引起外阴瘙痒、灼痛、刺激和异常流液等病症。真菌性阴道炎是由白色念珠菌或酵母菌引起的阴道炎症，有 80%~90% 是感染白色念珠菌，10%~20% 为感染其他念珠菌及球似酵母菌。

（一）病因

白色念珠菌是一种腐物寄生菌，生存在正常人的皮肤、黏膜、消化道及阴道中不致病，但全身虚弱、生殖道抵抗力下降或阴道内糖原增多、酸度升高则适合于念珠菌繁殖从而引起炎症，所以本症多见于孕妇、糖尿病及接受雌激素治疗的患者。妊娠期肾脏的糖阈降低，尿糖含量升高，使真菌加速繁殖。长期应用广谱抗生素及肾上腺皮质激素，也可使机体的菌群发生紊乱，失去相互制约的关系，导致真菌的生长。

（二）诊断

（1）外阴部奇痒、灼痛，严重者波及肛周，或伴有尿频、尿急、尿痛，以及性交疼痛。

（2）阴道分泌物增多，典型的白带呈白色稠厚豆渣样，或凝乳状，或白色片状。

（3）分泌物中查见真菌（多为白色念珠菌），必要时做真菌培养，检查尿糖。

（三）治疗

1. 西医治疗：应采取对症治疗。由糖尿病引起者应及时治疗糖尿病；因长期使用激素或抗生素引起者应考虑停药。

（1）口服药物治疗：

①制霉菌素片 50 万~100 万 U 口服，每日 3 次，7~10 日为 1 个疗程。②氟康唑 150~200mg 口服（应在饭后 30min 服用），以消除深层念珠菌。③伊曲康唑胶囊（斯皮仁诺）200mg 口服，每日 1 次，连用 3 天或 400mg 用 1 天。④酮康唑（里劳素）400mg 口

服，每日 1 次顿服（饭前），5 天为 1 个疗程。

以上药物妊娠期及哺乳期妇女禁用。

（2）局部治疗：可选用如下治疗方法。

①用 2% 碳酸氢钠水溶液冲洗外阴及阴道，每日 1 次，10 天为 1 个疗程。

②用 3% 克霉唑软膏外涂局部。

③用达克宁霜局部涂等，也可用克霉唑栓剂或片剂，每晚 1 次，每次 1 粒或 1 片，塞入阴道深部，连用 7 天。

2.中医治疗：

①辨证论治：

A.肝肾阴虚：

症状：阴部干涩，奇痒难忍，或阴部皮肤变白、增厚或萎缩、皲裂、破溃，五心烦热，心悸头眩，烘热汗出，腰酸腿软，舌红，苔少，脉弦细而数。

治法：滋阴降火，调补肝肾。

方药：知柏地黄丸（《医宗金鉴》）加何首乌、白鲜皮。

方剂组成：熟地 15g、山茱萸 15g、山药 15g、泽泻 10g、茯苓 15g、知母 15g、黄柏 20g。

B.肝经湿热：

症状：阴部瘙痒灼痛，白带量多、色黄如脓、黏稠臭秽，口苦咽干，心烦不宁，便秘溲赤，舌红，苔黄，脉弦滑而数。

治法：泻肝清热，除湿止痒。

方药：龙胆泻肝汤（《医方集解》）。

方剂组成：龙胆草 10g、黄芩 20g、栀子 15g、泽泻 10g、木通 9g、车前子 15g、当归 10g、生地 10g、柴胡 6g，生甘草 6g。

C.湿虫滋生：

症状：外阴部瘙痒如虫行状，甚则奇痒难忍，灼热疼痛，带下量多、色黄呈泡沫状或豆渣样、味臭，口苦咽干，小便黄赤，舌红，苔黄腻，脉滑数。

治法：清热利湿，解毒杀虫。

方药：萆薢渗湿汤（《疡科心得集》）加苦参 15g、白头翁 15g、蒲公英 30g。

方剂组成：萆薢 15g、薏苡仁 30g、黄柏 10g、赤茯苓 15g、牡丹皮 15g、泽泻 15g，通草 10g、滑石 15g。

②局部药物治疗：

蛇床子散（《中医妇科学》）加减：蛇床子 30g、花椒 15g、明矾 10g（冲）、百部 30g、苦参 30g，加寮刁竹 30g、蒲公英 30g、银花藤 30g、地肤子 30g、土荆芥 15g，清水 4000~5000mL，煎煮用坐浴，每天 1~2 次。

六、细菌性阴道病

细菌性阴道病是一种混合性细菌感染的疾病，常见于生育年龄女性的下生殖道感染性疾病，与盆腔炎、不孕症、宫颈炎、异位妊娠、性传播疾病等发生相关，细菌性阴道病的持续存在会增加女性妊娠期发生流产及早产的风险，增加女性发生宫颈癌及感染人类免疫缺陷病毒的风险。该病是一种阴道微生态失衡的状态，具有治疗后容易复发的特点。个体的外环境变化是阴道微生态失衡的影响因素，平素的生活及卫生习惯作为个体的外环境可能对细菌性阴道病的发生及复发有影响。由于对其病原体的认识不同而曾有许多命名，如嗜血杆菌性阴道炎。1980 年为纪念加德纳，阴道嗜血杆菌改称为加德纳阴道杆菌。1983 年国外文献开始将非特异性阴道炎改称为细菌性阴道病。本病属中医"带下病"范畴。

（一）病因

细菌性阴道病主要是加德纳阴道杆菌、各种厌氧菌或沙眼衣原体引起的混合感染。

（二）诊断与鉴别诊断

下列 4 条具有 3 条阳性者即可诊断为细菌性阴道病。

（1）阴道分泌物较正常稀薄均匀，呈洗鱼水一样。

（2）阴道 pH > 4.5，由于厌氧菌产氨所致。

（3）氨臭味试验阳性。取阴道分泌物少许放于玻璃片上，加入 10% 氢氧化钾液 1 ~ 2 滴，产生一种烂鱼腥臭气即为阳性。

（4）线索细胞阳性。取少许白带放于玻璃片上，加 1 滴生理盐水混合，置于高倍显微镜下见到 20% 以上的线索细胞。线索细胞即阴道脱落的表层细胞，在细胞边缘贴附大量颗粒状物即加德纳阴道杆菌，细胞边缘不清。妇科检查见阴道分泌物增多，阴道黏膜充血，宫颈肿胀，阴道口触痛。

（三）治疗

1. 西医治疗：

（1）首选药物为甲硝唑，每次口服 400mg，每日 2 次，共 7 日。孕妇禁用。

（2）克林霉素，每次口服 300mg，每日 2 次，7 天为 1 个疗程。孕妇慎用。

2. 局部用药：

（1）甲硝唑 200mg（放于阴道内），每日 1 次，共 7 天。

（2）氯己定阴道栓 1 粒（放于阴道内），每日 1 次，共 10 天。

3. 中药局部外洗方：宜清热解毒，杀虫止痒。

蛇床子散（《中医妇科学》）：蛇床子 30g、川椒 15g、明矾 10g、百部 30g、苦参 30g，用清水 4000 ~ 5000mL，煎煮 45min，阴部坐浴。

七、老年性阴道炎

老年性阴道炎又称萎缩性阴道炎，是老年妇女常见病之一。其主要原因为雌激素水平降低、局部抵抗力下降导致病菌入侵、繁殖而引起炎症。老年性阴道炎的主要症状为外阴灼热不适、瘙痒及阴道分泌物增多，阴道分泌物多稀薄，呈淡黄色，感染严重者呈脓血样白带。据报道，绝经期妇女老年性阴道炎发病率为 26.3% ~ 30.0%。中医药治疗老年性阴道炎具有较好的优势。

（一）病因

老年性阴道炎常见于绝经后的老年妇女。因卵巢功能衰退，雌激素水平降低，阴道壁萎缩，黏膜变薄，上皮细胞内糖原含量减少，阴道 pH 上升，因此局部抵抗力降低，病原菌容易入侵繁殖引起炎症。

（二）临床表现

（1）阴道分泌物多、淡黄色或血性脓样。

（2）外阴瘙痒、灼痛。

（3）阴道黏膜菲薄、充血水肿、有出血点。

（三）诊断

（1）根据年龄及临床表现，诊断一般不难。

（2）宫颈刮片及阴道后穹隆涂片以底层上皮细胞居多，未找见癌细胞。

（四）治疗

（1）己烯雌酚 0.125 ~ 0.25mg，口服，每晚 1 次，10 日为 1 个疗程。

（2）尼尔雌醇（首次）4mg，口服，以后每 2 ~ 4 周 1 次，每次 2mg，维持 2 ~ 3 个月。

（3）中药外洗方：

方剂组成：苦参 30g、百部 30g、黄柏 30g、银花藤 30g、蒲公英 30g、蛇床子 30g、地肤子 30g、淫羊藿 10g、土荆芥 15g、赤芍 20g，清水 4000 ~ 5000mL，煎煮后坐浴，每日 1 次，共 5 天。

范丽锦等分析了近年来期刊文献中采用中医药治疗老年性阴道炎的用药规律。对 125 首方剂进行数据挖掘，可演化出 13 首治疗老年性阴道炎的内服新方剂。新处方的药物组成大部分遵循了"补益肝肾，清热利湿，健脾渗湿"的治疗方向，为进一步探索老年性阴道炎中药治疗组方规律提供了线索。

八、子宫颈炎

（一）急性子宫颈炎

急性子宫颈炎是妇科常见疾病，包括子宫颈阴道部炎症及子宫颈管黏膜炎症。最常见的原因是由淋菌引起，病原体累及宫颈黏膜腺体，其他病原体如链球菌、葡萄球菌、肠球菌等可直接引起急性宫颈炎或继发于子宫内膜感染。当子宫颈发生炎症时，子宫颈表面被覆稠厚的炎性分泌物，可阻碍精子的运动、改变精子的超微结构，甚至一些病原微生物吞噬精子，导致不孕、胚胎畸形、流产、早产、胎膜早破等。子宫颈炎致病微生物种类可为：细菌、病毒、支原体、衣原体等。其按来源可分为外源性致病微生物，主要为性传播疾病病原体；内源性致病微生物为原寄居于阴道内的微生物群。

1. 病因病理：

（1）病因

①机械性刺激或损伤：流产、分娩、诊断性刮宫，性生活过频、产褥期感染造成子宫颈裂伤→化脓菌直接感染子宫颈感染性流产，引起炎症。

②物理化学因素：高浓度的酸性溶液冲洗阴道，碱性溶液冲洗阴道，腐蚀性较强栓剂放入阴道以及纱布、棉花置入阴道时间过长，均可引起宫颈炎。

（2）病理：宫颈鳞状上皮有脱落，内膜腺体分泌亢进。间质内及腺体周围有大量中性白细胞浸润，鳞状上皮的基底膜为中性白细胞浸润，重度者中性白细胞可侵入表层内，白细胞也可侵入腺上皮内，组织水肿、血管扩张充血。

2.临床表现：

（1）症状：白带过多、脓性，或有接触性出血下腹坠胀、腰骶部疼痛，或有尿频、尿痛。如果是淋菌感染，可有外阴刺痒和灼热感，严重的患者有发热和全身症状。

（2）体征：妇科检查可见宫颈充血、肿胀，有脓性白带从宫颈口流出，量多，严重者宫颈表面上皮剥脱、坏死、溃疡。

3.诊断：

（1）宫颈黏膜充血、水肿，宫颈黏膜外翻，宫颈阴道部上皮变性脱落，严重时可出现坏死及溃疡、脓性分泌物增多。

（2）与阴道炎、急性子宫颈炎等并存。

4.治疗：

（1）急性期患者禁止性生活及一切宫颈手术，宫腔内手术如宫颈活检、息肉切除、电熨等。

（2）针对病因进行治疗，急性子宫内膜炎、滴虫性阴道炎、真菌性阴道炎、淋菌性阴道炎并存时，应治疗主要疾病。

（3）急性宫颈炎用 1:5000 呋喃西林溶液清洗阴道后，可在宫颈及阴道撒布磺胺粉，或放置聚维酮碘栓，或放置氯己定阴道栓在宫颈处。

（4）治疗淋菌性宫颈炎，首选普鲁卡因青霉素 G480 万 U 分两次肌肉注射（用药前应皮试），或淋必治 2g 肌注。如对青霉素过敏者可用四环素、红霉素、强力霉素。

（二）慢性子宫颈炎

慢性子宫颈炎是妇女常见妇科疾病，据相关研究表明，慢性炎症的发生原因在于子宫颈管内膜上皮组织薄弱，皱襞和腺体比较多，导致病原菌体埋藏深，给清除增加了较大的难度，如果不能清除掉病菌原体，就会在体内反复滋生。根据统计占已婚妇女的半数以上，多由急性宫颈炎转变而来，有部分患者可无急性炎症过程的表现。本病属于中医"带下病"范畴。

1.中医病因病机：主要病因是"湿"邪。《傅青主女科》说："夫带下俱是湿症。"湿有内外之别。外湿指外感之湿邪，如经期涉水淋雨、感受寒湿，或产后胞脉空虚、摄生不洁，湿毒邪气乘虚内侵胞宫，以至任脉损伤、带脉失约，引起带下病。内湿的产生与脏腑气血功能失调有密切的关系，如脾虚运化失职，水湿内停，下注任带。肾阳不足，气化失常，水湿内停，如关门不固，精液下滑。素体阴虚，感受湿热之邪伤及任带。

（1）脾阳虚：饮食不节、劳倦过度，或忧思气结、损伤脾气、运化失职、湿浊停聚，流注下焦，伤及任带。任脉不固，带脉失约而导致带下病。

（2）肾阳虚：多产房劳，肾阳亏损，气化失常，水湿内停，下注冲任，损伤任带而导致带下病。或肾阳虚损精关不固，精液滑脱而导致带下病。

（3）阴虚夹湿：素体阴虚，相火偏旺，阴虚失守，下焦感受湿热之邪，伤及任带，约固无力而为带下病。

（4）湿热下注：脾虚湿盛、郁久化热，或情志不畅、肝郁化火、肝热脾湿、湿热互结，流注下焦，伤及任带，约固无力而成带下病。

2.临床表现：

（1）症状：白带增多。由于病原体、炎症的范围及病程不同，白带的量、性质、颜色及气味也不同，可呈乳白色黏液状或淡黄色脓性，息肉形成时易有血性白带或性交后出血。当炎症沿宫骶带扩散到盆腔时，会出现腰骶部疼痛，盆腔部下坠痛。黏稠脓样的白带不利于精子穿过，可造成不孕。

（2）体征：子宫颈有不同程度的糜烂、肥大，有时质硬，有时可见息肉、裂伤、外翻及宫颈腺囊肿，根据糜烂面积分为3度。

（3）辅助检查：宫颈刮片细胞学检查、活体组织学检查及阴道镜检查可以明确诊断。

3.诊断：

（1）子宫颈肥大的诊断：a.宫颈充血水肿，有囊肿形成，宫颈肥大。b.表面光滑，囊肿突起，宫颈硬度增加。

（2）子宫颈糜烂的诊断：宫颈糜烂是慢性宫颈炎最常见的病变。根据糜烂面积的大小可分为3度。轻度指糜烂面小于整个宫颈面积的1/3；中度指糜烂面占整个宫颈面积的1/3～2/3；重度指糜烂面占整个宫颈面积的2/3以上。

4.治疗：在治疗前应作宫颈刮片和细胞学检查，明确诊断，排除宫颈癌，根据病情制定治疗措施。

（1）局部治疗：局部药物治疗适用于糜烂面积小和炎症浸润较浅的病例。可以用聚维酮碘栓1粒放于后穹隆部，每晚1次，连用10天；或氯己定阴道栓1粒放于后穹隆部，每晚1次，连用10天；或氯霉素栓50mg、泼尼松2.5mg研末，撒在糜烂面上，每周上药2次。此外，还有激光疗法，冷冻、红外线凝结疗法等。

（2）中医治疗：

①脾阳虚型：

主证：带下量多，色白或淡黄、质稀，无臭气，绵绵不断，全身疲倦，四肢不温，面色㿠白，舌质淡，苔白，脉缓。

治法：健脾益气、升阳除湿。

方药：完带汤（《傅青主女科》）。

方剂组成：白术15g、苍术15g、陈皮10g、人参3g、白芍15g、车前子15g、山药15g、柴胡10g、荆芥穗6g、甘草5g。

②肾阳虚型：

主证：带下量多，色白清冷，稀薄如水，淋漓不断，头晕耳鸣，腰痛如折，畏寒肢冷，小腹冷痛，舌淡润，苔薄白，脉沉细而迟。

治法：温肾助阳，涩精止带。

方药：内补丸（《女科切要》）。

方剂组成：鹿茸6g、菟丝子15g、潼蒺藜10g、黄芪15g、白蒺藜10g、紫菀茸10g、肉桂5g、桑螵蛸10g、肉苁蓉15g、制附子6g。

③阴虚夹湿型：

主证：带下量不甚多，色黄或赤白相兼，质稠有臭气，阴部干涩痛，或灼热，腰膝酸软，头晕耳鸣，五心烦热，舌红，苔少，或黄，脉细数。

治法：滋阴益肾，清热利湿。

方药：知柏地黄丸（《医宗金鉴》）加芡实 15g，金樱子 15g。

方剂组成：熟地 12g、山茱萸 10g、山药 15g、泽泻 15g、茯苓 15g、牡丹皮 15g、知母 12g、黄柏 12g。

④湿热下注型：

主证：带下量多，色黄、黏稠、有臭气，口干苦，或阴部瘙痒，小便短赤，舌红，苔黄，脉濡数。

治法：清热利湿止带。

方药：止带汤。

方剂组成：猪苓 10g、茯苓 15g、车前子 10g、泽泻 15g、绵茵陈 15g、赤芍 15g、牡丹皮 15g、黄柏 10g、栀子 15g。

（3）中成药局部治疗：

①双料喉风散：先用 1% 新洁而灭抹洗净宫颈，将双料喉风散喷布于患处，每日 1 次，连用 10 天。

②保妇康泡沫剂喷布于宫颈糜烂处，每日 1 次，连用 10 天。

③宫颈炎康栓置放于阴道穹隆部，隔日 1 次，20 天为 1 个疗程。

九、盆腔炎

盆腔炎性疾病（Pelvic Inflammatory Disease，PID）是妇科常见病、多发病，主要由女性上生殖道炎症引起，包括子宫内膜炎、输卵管炎等，具有病程长、病情缠绵、复发率高等特点。女性内生殖器及其周围的结缔组织、盆腔腹膜发生炎症时，称为盆腔炎。若未得到及时、积极、正确治疗，则可引起 PID 后遗症，分为近期和远期后遗症 2 种，近期后遗症包括输卵管卵巢囊肿、肝周围炎以及罕见的死亡，远期后遗症包括不孕症、异位妊娠、慢性盆腔痛及 PID 反复发作，严重影响妇女健康，降低生活质量，增加家庭和社会的经济负担。盆腔炎性疾病症属中医"妇人腹痛""带下病""癥瘕"等范畴。

（一）临床表现

（1）症状：患者呈急性病容，下腹部疼痛伴发热，甚至出现寒战、高热、食欲不振、恶心呕吐、腹胀、腹泻及压迫症状，或伴排尿困难、尿频、尿痛。

（2）体征：下腹压痛、反跳痛，腹肌紧张，肠鸣音减弱或消失。

（3）妇科检查：阴道可有充血，并有大量脓性分泌物，穹隆部有明显的触痛。子宫颈充血、水肿、举痛明显。宫体略大，有压痛，活动受限。双侧附件增厚压痛，有时可扪及包块。

（4）辅助检查：

①实验室检查：血白细胞总数及嗜酸性粒细胞明显增多，血沉增快。血培养或子宫颈管分泌物培养，可明确致病菌。

②后穹隆穿刺：可抽出炎性渗出液或脓液。

（二）诊断

可根据下述各方面做出诊断。

（1）病史、症状、体征。

（2）实验室检查：血分析、尿分析、血及分泌物培养结果。

（3）B超检查：或见炎症包块，或见子宫直肠陷凹积液。

（4）后穹隆穿刺：抽出脓液，或淡红色或淡黄色液体。

（三）治疗

（1）一般支持疗法：卧床休息，半坐卧位有利于炎症渗出或使脓液积聚于子宫直肠陷凹而使炎症局限。给予充分营养及液体摄入，纠正电解质紊乱及酸中毒。高热时采用物理降温，尽量避免不必要的妇科检查以免引起炎症扩散。如有腹胀可予胃肠减压。

（2）中药治疗：中医认为本病的病因是经期、产后，血室正开，湿热邪毒内扰，秽浊之邪乘虚而入，蓄积下焦，客于胞中，与血相搏而致。

①热毒壅盛型：

主证：高热寒战，头痛，腹痛拒按，带下呈黄脓样、秽臭，大便秘结、小便黄赤、口苦口干，舌红，苔黄腻，脉滑数。

治则：清热解毒，化瘀止痛。

方药：银翘红酱解毒汤（《原上海中医学院处方》）。

方剂组成：连翘 25g、金银花 30g、红藤 30g、败酱草 30g、牡丹皮 20g、生栀子 15g、赤芍 15g、桃仁 15g、薏苡仁 30g、延胡索 15g、川楝子 10g。

随证加减：恶寒加荆芥、牛蒡子；便秘者加大黄；腹胀者加枳实加乳香、没药以祛瘀止痛。

②湿热瘀结型：

主证：高热未清或低热起伏，腰酸腹痛，下腹有包块，带下量多色黄有臭气，大便秘结，尿黄，舌红，苔黄腻，脉滑数。

治则：清热利湿、活血祛瘀。

方药：清热调血汤（《古今医鉴》）加败酱草、生薏苡仁、土茯苓。

方剂组成：当归、川芎、白芍、生地、桃仁、红花、黄连、牡丹皮、香附、莪术、延胡索（根据临床辨证分型进行加减）。

（3）抗生素治疗：

①主要病原菌及其敏感抗生素：链球菌用青霉素；葡萄球菌用苯唑西林、氯唑西林、头孢菌素类或万古霉素；大肠埃希菌用氨苄西林、头孢菌素类或氨基糖苷类；脆弱类杆菌用克林霉素（氯洁霉素、氯林霉素）、甲硝唑；消化链球菌或消化球菌用青霉素。

②抗生素的选择：青霉素类（青霉素、氨苄西林、羧苄西林）对溶血性链球菌、金黄色葡萄球菌、淋球菌有效；头孢菌素（头孢唑啉、头孢拉定、头孢曲松）对革兰阳性菌有效；氨基糖苷类（链霉素、庆大霉素、卡那霉素、妥布霉素、大观霉素等。

十、慢性盆腔炎

慢性盆腔炎常因急性盆腔炎治疗不当或不彻底，或患者体质差而使病程迁延转为慢性盆腔炎，但也可无急性炎症病史。病情较顽固。一旦身体抵抗力较差时，可有急性发作。慢性盆腔炎多具有卵巢与输卵管功能障碍的特征，兼具病程较长、易复发等特点。同时，也是临床妇科盆腔疼痛与粘连性疾病及异位妊娠甚至是不孕的常见诱因。

（一）病因病理

（1）慢性输卵管炎与输卵管积水：慢性输卵管炎多为双侧性。输卵管呈轻度或中度肿大，伞端可部分或完全闭锁，并与周围组织粘连。输卵管炎症较轻时，伞端及峡部粘连闭锁，浆液性渗出物积聚而形成输卵管积水或积脓。

（2）输卵管卵巢炎及输卵管卵巢囊肿：当输卵管炎症时，炎症可波及卵巢，可相互粘连形成炎症包块；或输卵管伞端与卵巢粘连贯通，液体渗出而形成输卵管卵巢囊肿；或由输卵管卵巢脓肿的脓液被吸收而形成输卵管卵巢囊肿。

（3）慢性盆腔结缔组织炎：如果炎症蔓延至子宫骶骨带处，可使子宫固定，宫旁组织增厚、变硬。

（二）临床表现

（1）症状：多有急性盆腔炎病史。多数患者有低热（一般不超过 37.5℃），周身不适等症状。可有经量增多或经期延长，因慢性炎症形成瘢痕粘连及盆腔充血，所以可有下腹坠胀、低位性腰痛及性交痛。如有卵巢功能受损则有月经不调，输卵管粘连阻塞者可致不孕。

（2）体征：子宫常呈后位，活动受限或粘连固定。如为盆腔结缔组织炎时，子宫一侧或两侧有片状增厚、压痛，宫骶带增粗、变硬、有压痛。

（3）辅助检查：

①实验室检查：血象一般不高，红细胞沉降率不快。

②腹腔镜检查：可有明显的炎症病变。

③子宫输卵管造影：可显示输卵管部分或完全不通。

④盆腔血流图、血液流变学及微循环测定均有不同程度的异常。

（三）诊断

（1）病史、症状、体征。

（2）实验室检查：血分析、尿分析、血及分泌物培养。

（3）B 超：可见炎症包块，或见子宫直肠陷凹积液。

（四）治疗

治疗本病应解除患者思想顾虑，增强患者对治疗的信心。增强营养，注意锻炼身体，提高机体的抵抗力。还可用抗生素及其他药物治疗，可根据药效和病情选择用药，也可参照急性盆腔炎的治疗方法。

1. 中医治疗：中医认为，本病的病因是经期、产后，血室正开，湿热瘀结，蓄积于下焦，客于胞中、胞络，与血相搏而致。临床多见为湿热瘀结型，临证应分辨是热重于湿，还是湿重于热或瘀血内阻为主。

治法：清热利湿，活血祛瘀。

方药：清热调血汤（《古今医鉴》）加败酱草 30g、薏苡仁 30g、土茯苓 30g。

方剂组成：红花 5g、桃仁 15g、当归 10g、川芎 10g、白芍 15g、生地 15g、黄连 6g、牡丹皮 15g、香附 12g、莪术 10g、延胡索 15g。

随证加减：瘀血内阻，疼痛剧烈者加乳香 6g、没药 6g、鸡血藤 30g；热重者，可用五味消毒饮；湿重者，可用四妙散加减。

鱼腥草注射液 100mL 静脉滴注，每日 1 次，连用 2 周。

香丹注射液 20mL 加入 5% 葡萄糖注射液 500mL 中静脉滴注，每日 1 次，连用 2 周。

20% 复方毛冬青灌肠液 100mL 保留灌肠，每日 1 次，连用 2 周。经期停药。

双柏散（经验方，以侧柏叶 60g、大黄 60g、黄柏 30g、薄荷 30g、泽兰 30g 共研细末）100g，以水、蜜调和外敷下腹部，每日 1 次，连用 2 周。经期停药。

2. 物理疗法：常用有短波、超短波、离子导入、红外线等，可促进盆腔局部血液循环，改善局部营养状态，加快新陈代谢，利于炎症消退和炎性物的吸收。

第十一节 多囊卵巢综合征

多囊卵巢综合征（Polycystic Ovary Syndrome, PCOS）是以雄激素过多、排卵功能障碍和卵巢多囊样改变为主要特征的疾病。PCOS 作为一种常见的难愈性内分泌疾病，对 8%~13% 的育龄妇女造成影响。有大量研究表明，PCOS 患者的氧化应激标志物水平较正常人显著升高，被认为是 PCOS 的诱发因素之一，并在其发病因素中扮演着重要角色。其发生是由于丘脑下部－垂体－卵巢之间激素分泌量的关系异常，破坏了相互之间的依赖与调节，因而卵巢长期不能排卵，患者发生一系列的异常症状，如月经稀发、闭经或不规则阴道出血（功能失调性子宫出血）、不孕、肥胖、多毛、子宫内膜过度增生及恶性变化，以及双侧或单侧卵巢呈多囊性改变和一些激素水平的改变等。本病准确发生率尚未明了，一般为 1%~4%；在生育年龄妇女中有 3.5%~7.5% 患病。在多囊卵巢患者中，不孕发生率为 35%~95%。

【病因病机】

一、西医

关于 PCOS 的病因及发病机制至今尚未阐明，比较一致的观点是下丘脑－垂体－卵巢反馈失调所致，部分患者与肾上腺、胰腺功能失调有关。

（一）多囊卵巢综合征的青春发育亢进学说

在正常少女，首先肾上腺功能在青春期前成熟，分泌的雄激素量逐渐增加，从而促进了丘脑下部－垂体－卵巢（H-P-O）轴关系的建立。当下丘脑促性腺激素释放激素（GnRH）出现足够的脉冲式释放时，才能促使丘脑下部－垂体－卵巢（H-P-O）轴的成熟及排卵。有学者提出肾上腺功能启动异常，腺内 17, 20- 羟化酶活性过高，使肾上腺功能出现亢进，从而增加了肾上腺雄激素的合成。雄激素分泌量过多是多囊卵巢综合征大都起病于青春期的原因。

（二）下丘脑神经内分泌功能异常

精神因素如忧虑、烦恼、恐惧或过度紧张等均可成为致病因素。青春期少女对各种刺激尤为敏感，通过改变中枢神经系统递质如多巴胺、鸦片肽对促性腺激素释放激素（Gn-RH）神经源的抑制性调控等干扰 H-P-O 轴的功能，导致 H-P-O 轴功能失调，引起多囊卵巢综合征（PCOS）。多囊卵巢综合征患者促性腺激素释放激素（GnRH）脉冲性释放的振幅与频率均增加，导致促性腺激素（GnH）增加，其中主要是黄体生成素（LH）升高，多数高于正常均值的2倍，而对卵泡刺激素（FSH）水平影响并不大，可能由于卵泡刺激素（FSH）的分泌对促性腺激素释放激素（GnRH）的刺激相对不敏感。PCOS患者因为无排卵，缺乏孕激素（P）反馈，由于雌二醇（E_2）对促卵泡成熟素（FSH）的抑制大于促黄体生成素（LH）以及PCOS患者卵巢分泌较高的抑制素，而该抑制素选择性抑制促卵泡成熟素（FSH）释放等原因，使促卵泡成熟素（FSH）水平影响不大，进而出现促黄体生成素与促卵泡成熟素的比值在2～3之间。

（三）胰岛素作用异常

PCOS患者外周组织对胰岛素产生抵抗，从而代偿性增加胰岛素的分泌而引起高胰岛素血症。高胰岛素血症可以引起高雄激素血症。胰岛素有刺激人卵巢泡膜－间质细胞产生雄激素的效应，作用机制为雄性激素水平升高而导致：a.性激素结合蛋白（SH-BG）水平降低，游离睾酮（T）增多，作用于毛囊、皮脂腺可产生多毛及痤疮。b.对血脂有不良影响，PCOS患者中血总胆固醇、低密度脂蛋白胆固醇（LDL-C）升高，部分患者三酰甘油（TG）升高。c.腺外雌激素生成增加，主要是自雄激素（A）转化而来的雌酮（E_1），而自睾酮（T）或雌酮（E_1）转化的雌二醇（E_2）仅是少量；卵巢中无卵泡成熟，E_2生成量少，恒定的腺外来源占主要成分，E_1/E_2增大，失去周期变化，它不但干扰H-P-O轴的功能，还导致不同程度的子宫内膜增生。

（四）遗传因素的作用

PCOS的遗传倾向在临床上不难见到，如姐妹、母女、双胞胎等均可同时有PCOS的表现，可呈常染色体显性遗传。亦有报道PCOS患者中有X染色体长臂缺失，染色体数目异常，结构异常及嵌合体等。

二、中医

多囊卵巢综合征，中医无此病名。在中医古籍中，类似该病的记载，散见于闭经、不孕、崩漏、癥瘕等疾病中。

多囊卵巢综合征的发病机制主要是：脾肾虚，痰湿阻滞胞宫。脾肾阳虚，肾虚不能温化水湿，脾虚不能运化水湿，水湿停留聚而成痰，痰浊阻滞胞宫或寒湿外袭以致脾肾之阳被困，气化失司，水湿停留，蕴而成痰，阻滞胞中。肝肾阴虚，阴虚内热，或肝郁化火，煎熬津液，炼液成痰，或肝郁气滞，气滞血瘀，痰瘀互结胞中均可导致该征。中医认为月经的产生是天癸、脏腑、气血、经络互相协调作用于胞宫的生理现象。多囊卵巢综合征为内分泌失调性疾病，与中医肾功能失调有相似之处。肥胖不孕也是本病的一种表现，中医对肥胖不孕有较多的记述，例如《丹溪心法》中有："肥盛妇人，禀受甚厚，恣于酒食，经水不调，不能成孕，以躯脂满溢，湿痰闭塞子宫故也。"

【临床表现】

一、症状

（1）失调月经稀发甚至闭经，或月经频发、经量过多，或不规则阴道流血。

（2）多因排卵障碍，偶有排卵，黄体不健者虽有妊娠可能，但流产率较高。

二、体征

1. **多毛**：外阴阴毛浓密，分布至肛周，双下肢小腿毛多而粗，口角上唇毛多，乳晕周围，脐下腹中线可见到 1 至数根长毛。

2. **痤疮**：多见于面部，如前额、双颊等，胸背、肩部也可出现。最初表现为粉刺，以后可演变为丘疹、脓疱、结节、囊肿、瘢痕等。

3. **肥胖**：是指机体内脂肪组织量过多和（或）脂肪组织量与其他软组织比例过高，是一种营养过剩所造成的能量代谢紊乱。

【诊断】

（一）病史

初潮前或初潮后即有多毛现象，初潮后月经稀发或稀少，或不规则阴道流血，甚或闭经、体重增加、不孕等病史可提示有多囊卵巢综合征之可能。

（二）全身检查

口角上唇多毛，乳房周围及脐下腹中线、可见到 1 至数根长毛，双小腿多毛，外阴多毛，有些患者乳房发育差。

（三）妇科检查

外阴阴毛较长而浓密，分布至肛周。子宫体正常大小或偏小，双侧附件可扪及增大的卵巢或单侧可扪及增大的卵巢，或双侧附件正常。

（四）辅助检查

（1）基础体温呈单相型。

（2）宫颈黏液结晶少，拉丝差，无周期性改变。

（3）阴道脱落细胞检查无周期性变化。

（4）盆腔充气造影显示子宫正常大小，双侧卵巢对称性增大，或大于子宫体 1/4 以上。

（5）B 型超声波显示双侧卵巢正常大小或略增大，可见多个卵泡。

（6）性激素测定。放射免疫法测定血 LH/FSH $> 2 \sim 3$，垂体兴奋试验可呈高亢型。血雌酮（E_1）水平升高，雌二醇（E_2）水平正常或偏低，$E_1/E_2 > 1$，且无周期性变化。血睾酮（T）和双氢睾酮，雄烯二酮高于正常水平。

（7）子宫内膜活性检查或诊断性刮宫。患者由于长期受 E_1 刺激，长期不排卵，尤其对通过治疗而疗效差者，应进行内膜活检或诊刮以排除子宫内膜癌变，及早发现子宫内膜不典型增生过长或内膜腺癌。

（8）腹腔镜检查可见双侧卵巢正常大小或增大，表面光滑，包膜增厚，呈灰白色，其下可有较多大小不等的小卵泡，使卵巢呈多囊性变化。

（9）卵巢活组织检查可见卵巢膜胶原化，纤维组织增生，其下多个卵泡，卵泡膜细胞增生伴黄素化，闭锁卵泡增加。

【治疗】

一、中医治疗

本病有虚实两类。虚者以脾肾虚为主，表现为月经后期量少，渐至闭经，并伴有头晕、耳鸣和腰膝酸软，肢倦乏力，或喉间多痰，形体肥胖，多毛为特点；实者以肝经湿热或气滞血瘀为主，肝经湿热者以胸胁、乳房胀满或伴溢乳，毛发浓密，面部痤疮，口干喜冷饮为特点；气滞血瘀者以精神抑郁或胸胁胀满，经行腹痛拒按，舌质暗紫，或边有瘀点为特点。PCOS 患者卵泡发育差，不能发育成熟排卵。妇检发现部分患者子宫、乳房发育差，月经稀发、量少，甚至闭经。由于先天肾气不足，肾气虚，肾精不足，通过滋肾补肾治疗可取得一定的疗效。补肾药可以促进卵泡发育成熟而排卵。治疗多囊卵巢综合征主要以滋肾补肾为主，佐以健脾，或化痰，或祛瘀，或清热。

1. 肾虚痰湿：

症状：月经后期、量少、色淡、质稀，渐至闭经，偶有先后无定期或崩漏。婚久不孕。头晕耳鸣、腰膝酸软、精神不振，或形寒肢冷、小便清长、大便不实、性欲淡漠，或形体肥胖多毛，舌质淡，苔薄白，脉细无力。

治则：补肾填精，燥湿化痰。

方药：肾气丸（《金匮要略》）合二陈汤（《和剂局方》）。

方剂组成：干地黄、山药、山茱萸、泽泻、茯苓、牡丹皮、肉桂、制附子、法半夏、陈皮、炙甘草。

随证加减：青春期患者或伴子宫发育不良者，酌加紫河车、覆盆子、制何首乌、肉苁蓉、紫石英、淫羊藿、巴戟天以增滋肾补肾之功；痰湿壅盛者，酌加浙贝母、皂角刺、山慈姑、穿山甲以化痰散结。

2. 痰湿阻滞：

症状：月经量少，经行延后甚或闭经、崩漏，婚久不孕，或带下量多、头晕头痛、胸闷泛恶、四肢倦怠，或喉间多痰、大便不实、形体肥胖、多毛，苔白腻，脉滑或濡。

治则：化痰除湿，理气调经。

方药：苍附导痰汤（《叶天士女科诊治秘方》）加当归、川芎。

方剂组成：茯苓、法半夏、陈皮、甘草、苍术、香附、胆南星、枳壳、神曲、生姜、当归、川芎。

随证加减：月经量少、错后或闭经者，酌加泽兰、牛膝以养血活血通经。痰多、形体肥胖、多毛明显者，酌加山慈姑、穿山甲、皂角刺、石菖蒲以化痰活络；小腹结块形成瘕（卵巢增大，胞膜厚）者，酌加昆布、海藻、夏枯草、莪术软坚散结消瘕。

3. 肝经湿热：

症状：闭经，或月经稀发、量少，或先后无定期，或崩漏，婚久不孕，形体壮实，毛发浓密，面部痤疮，经前乳房胸胁胀痛，或有溢乳、口干喜冷饮、大便秘结、苔薄黄、脉弦或弦数。

治则：泻肝清热除湿。

方药：龙胆泻肝汤（《医宗金鉴》）

方剂组成：龙胆草、栀子、黄芩、柴胡、生地、车前子、泽泻、当归、木通、甘草。

随证加减：大便秘结明显者，酌加大黄清热泻火通便；溢乳者，酌加炒麦芽回乳；乳房胸胁胀满者，酌加郁金、王不留行、路路通疏肝通络散结。

4.气滞血瘀：

症状：月经延后，或量少不畅，经行腹痛拒按，伴有血块，块出痛减，甚者闭经不行。偶或崩漏，或月经量多、婚后不孕、精神抑郁、胸胁胀满、舌质暗紫，或边尖瘀点、脉沉或沉涩。

治则：理气活血，化瘀调经。

方药：膈下逐瘀汤（《医林改错》加减。当归、川芎、赤芍、桃仁、红花、枳壳、延胡索、五灵脂、牡丹皮、白芍、香附、甘草。

随证加减：经前胸胁、乳房、小腹胀痛，心烦易怒者，酌加青皮、木香、柴胡舒肝解郁，行气止痛；腹中癥瘕久不消散，酌加三棱、莪术、没药、路路通以活血化瘀消癥。

二、西医治疗

1.药物促排卵治疗：

（1）氯米芬：是一种非类固醇药物，具有弱雌激素及抗雌激素的双重作用，是第一种人工合成的促排卵药物以及近代药物诱发排卵的首选药物。该药对体内具有一定雌激素水平患者（即在给予孕酮药物后能出现撤药性出血者）诱发排卵效果最好，排卵多发生在停药后 7～10 天。用法：常规首次剂量为 50mg/d，每日 1 次，在月经的第 5 天或孕激素撤药出血的第 5 天起共用 5 天。必须测基础体温观察有无排卵，有助于发现早期妊娠以便及时保胎，避免误用其他药物或流产。排卵多发生在停药 7～10 天时，此时应嘱咐患者及时性交争取妊娠。围排卵期系列 B 超或尿 LH 定性检查检出排卵日将有助于受孕。若无效，可用黄体酮或安宫黄体酮撤药出血第 5 天起再递加至 100～150mg，每日 1 次，共 5 天，以观察疗效。国外有加至 250mg，每日 1 次，或延长疗程者。若有效则不必加量，因剂量大时副作用也大。可按原量连服 3～6 个周期。有作者认为若用 3 个周期仍无排卵，可作为耐药论。

有报道一般情况下不主张应用大剂量氯米芬。用高于 150mg 每日 1 次的剂量时，仅26% 患者偶有排卵，200～250mg，每日 1 次时有 11.8% 排卵。

用药前应了解患者的雌激素水平，可通过血清雌二醇测定或阴道细胞学检查、孕激素撤药试验以除外妊娠。若雄激素过高、雌激素过低，氯米芬治疗效果较差，可以先给结合雌激素 0.625mg/d，共 20 天，继以孕激素撤药出血。或先抗雄激素治疗，再给氯米芬，疗效较好。

疗效：各家报道应用氯米芬后约 80% 以上的患者排卵，约 40% 妊娠。

造成氯米芬治疗高排卵率和低妊娠率原因有：a.黄体功能不足：氯米芬可以使 5%患者发生黄体功能不足。但在用氯米芬治疗已有双相 BBT 而仍未育的患者占 50% 或更高。对这些患者可在黄体期做内膜活检。若有黄体不足，治疗上可以调整，如增加氯米芬剂量，黄体期加用孕酮或 HCG。b.对宫颈黏液的抗雌激素影响：表现为性交后试验不正常，曾经评估应用氯米芬患者中 10%～15% 可出现不良的宫颈黏液。若因此而不妊娠，可以用宫腔内人工受精（IUI）治疗。c.未破裂卵泡黄素化综合征（LUFS）：有报道氯米芬周期 LUFS 的发生率为 26%～40%，而正常妇女中为 9%。可行系列 B 超检查发现，处理可在肯定卵泡成熟后用 HCG10000U 肌注，以促进卵泡破裂。d.卵子的质量欠佳：经氯米芬促排卵后收获的卵子，发现有50%不正常。可能因卵子的质量影响妊娠。

副反应：当应用一般剂量范围的氯米芬时，副反应很少。副反应的发生和严重性与个体敏感性高低有关，并不一定与剂量相关，因此不易预测。

副反应有卵巢增大（15%），血管舒缩性潮热（11%），腹部不适（7.4%），乳房疼痛（2.1%），恶心呕吐（2.1%），神经过敏和失眠（1.9%），视觉症状（1.6%），其他如头痛、头晕、尿频、抑郁、乏力，过敏性皮炎、体重增加可恢复性脱发，均在1%以下。停药后很快消失。

（2）氯米芬加绒毛膜促性腺激素（HCG）：当氯米芬的剂量已达200mg每日1次时，仍无排卵或排卵后黄体期短，则可在氯米芬后第7~10天加用HCG，剂量为5000~10000U，肌肉注射一次。HCG自孕妇尿中提取，属肽类糖蛋白，具有与LH类似的化学结构和生物活性。除了维持排卵后的黄体功能外，它的促排卵潜力已经被公认。最好在B超的监护下使用，当主要卵泡增大，其直径达到17~20mm时，效果好。若遇到多个卵泡达到成熟，则宜慎用或不用，以防止卵巢出现过度刺激征象［出现于注射HCG后3~6天，表现为卵巢迅速增大、激素过度分泌及腹部不适等。严重者可有失水、微细血管渗透性增加、出现腹水和（或）胸水、血液凝固性过高等，需要注意］。在经过正确选择的患者中，约70%可获得排卵，40%可妊娠。

（3）氯米芬与绝经后促性腺激素：氯米芬促排卵失败者，于服100mg每日1次，5天后，注射HMG75U每日1次，2~3天，以B超观察卵泡，若卵泡直径不足17~20mm可以加用HCG5000U1次，以促排卵。再以基础体温或B超监测排卵。

（4）促性腺激素：

①促性腺激素的药理作用：FSH、LH直接作用于卵巢，刺激卵泡的发育和雌二醇的合成。肌注后8~12h血清E_2达峰值，B超下可见卵泡逐渐长大，自然LH峰很罕见，故必须加HCG促发排卵及黄素化。

②制剂：国产HMG每支含LH和FSH各75U。国外有HMG制剂，商品名为Pergonal，含LH和FSH各75U或150U。纯化的FSH制剂，商品名为Metrodin，是用含抗HCG的抗体的凝胶柱吸附LH而得到纯的FSH，每支含75U的FSH和少于1U的LH。Peronal和Metrodin口服均无活性，必须肌注应用。

③应用指征：氯米芬治疗失败的多囊卵巢综合征不育患者为应用指征。氯米芬失败是指应用到最大剂量（国内一般指150mg，每日1次）仍无排卵的患者，或应用氯米芬后排卵3~6个周期而仍未怀孕的患者。还用于雌激素水平低落的垂体或下丘脑性无排卵不育者。

④禁忌证：卵巢早衰、高PRL血症未经溴隐亭治疗者、不具备检测条件或患者不合作者。

⑤常规方案：用促性腺激素治疗前，应除外输卵管、子宫和男方不育因素。治疗前，应做盆腔基础B超检查及血E_2测定。PCOS患者应于孕酮撤药出血或自然月经第3~5天起用FSH 1支每日1次，为初始剂量，共4~5天。然后令患者返院监测。观察宫颈黏液评分，早晨8~9时取血做E_2检查和B超检测卵泡发育情况。根据黏液评分及超声所见，

调整 FSH 用量及疗程。若 B 超下卵泡增长明显，则维持原剂量，卵泡将以 1～2mm/d 的速度增长；若未见卵泡增大，则 7 天后考虑以每日 1 支的速度增加剂量。每次监测可同时抽血备查 E_2 水平。当最大卵泡直径至 16～20mm，宫颈黏液评分达 9 分以上，提示卵泡接近成熟，则可将多次血标本进行 E_2 测定，视结果决定给予 HCG 注射。E_2 水平达到 500～1000ng/L（500～1000pg/mL）或每个卵泡直径＞14～16mm 为合适。遂停 FSH，一般下午 4 时注射 HCG5000U。建议患者于注射当日或次日进行性交，争取妊娠，也可只根据 B 超所见决定注射 HCG。如果直径＞14～16mm 的卵泡多于 3 个，或血 E_2 水平＞1000ng/L，则不应用 HCG，因为卵巢过度刺激综合征的发生可能性极大。注射 HCG 约 4 天后再复查 B 超，考虑加 HCG 或孕酮维持黄体功能。嘱咐患者如有体重增加、腹痛、恶心等卵巢过度刺激症状时应立即找医师。注射 HCG 后两周如无月经来潮应测定血 HCG，以确定是否妊娠。经过 6 个周期 FSH 治疗有排卵未怀孕者，需要重新评价输卵管、子宫和男性不育因素。

2. 手术治疗：

（1）卵巢楔形切除术：经腹施行手术以切除部分卵巢皮质下的小卵泡囊。切除组织一般宜不超过卵巢的 1/3。多于术后 4 周内发生排卵，排卵率 52%～86%，妊娠率 25%～71%。由于外科手术常可增加卵巢输卵管的机械性粘连而影响妊娠以致功能失调性不孕转为机械性不孕，且疗效与药物治疗相似，故近年来多主张此手术治疗适用于药物诱发排卵无效者，并宜用显微外科法进行，以减少术后发生粘连而不孕。

（2）卵巢皮质下卵泡囊刺穿术：近 10 年来应用内镜进行电灼或激光楔形切除卵巢等手术。方法是用单电极活检钳或输卵管绝育钳置于卵巢表面使之固定，以免损伤盆腔内邻近组织，然后置电极于卵巢表面压放 2～4 秒，可足以刺穿包膜。每个穿刺孔直径为 1～3mm，深度为 2～4mm，每侧卵巢穿刺孔可达 8 个，两侧合共 10 个以上效果较好。术后 4 周内排卵率 72%，随访 11 个月为 84%，妊娠率为 69%～80%。此法无流血，极少发生粘连，并可改善卵巢对氯米芬的治疗反应。适用于对氯米芬、HMG/HCG 或 FSH/HCG 无反应者。

【现代中医研究进展】

近 20 年来，中医开展了对 PCOS 的辨证论治和辨病论治，从临床和实验室探讨其规律性，并取得了满意的疗效。

（1）林至君以"补肾-活血化瘀-补肾-活血调经"为中药人工周期的，根据患者的临床症候，可分为肾阳衰惫、冲任虚寒型和肾阴不足、冲任郁热型，并按人工假设月经周期分别选用不同方药。月经净后服促卵泡汤 4～6 剂，排卵前服促排卵汤 4 剂，排卵后服促黄体汤 6～9 剂，月经前服活血调经汤 3～5 例。

①肾阳衰惫、冲任虚寒证：子宫发育不良，经期错后，量少色淡，甚至闭经，腰酸肢冷，面色暗黄，口淡无味，白带清稀，小便频数，舌质淡，舌苔薄白而润，脉沉细或沉弱。a. 促卵泡汤：仙茅、淫羊藿、当归、怀山药、菟丝子、巴戟天、肉苁蓉、熟地。b. 促排卵汤：当归、丹参、茺蔚子、桃仁、红花、鸡血藤、续断、香附、桂枝。c. 促黄体汤：阿胶、龟胶、当归、熟地、制何首乌、菟丝子、续断、怀山药。d. 活血调经汤：当归、

熟地、丹参、赤芍、泽兰、川芎、香附、茺蔚子。

②肾阴不足、冲任郁热型：子宫发育不良或正常，月经有时先期，经量多，质稠色暗，或淋漓不尽，唇红面赤，口苦咽干，夜卧多梦，腰酸腿软，小便赤短，大便燥结，脉数无力，舌净无苔。a.促卵泡汤：女贞子、旱莲草、丹参、怀山药、菟丝子、熟地、肉苁蓉、制何首乌。b.促排卵汤：丹参、赤芍、泽兰、熟地、枸杞子，桃仁、红花、薏苡仁、香附。c.促黄体汤：丹参、龟板、枸杞子、女贞子、旱莲草、熟地、制何首乌、肉苁蓉、菟丝子。d.活血调经汤：丹参、赤芍、泽兰、熟地、茯苓、茺蔚子、当归、香附。

（2）史常旭等应用中药、针刺或中药加针刺联合治疗多囊卵巢综合征117例，按中医辨证分为痰湿、肾虚痰湿、肾虚三型，分别按型给予中药Ⅰ、Ⅱ、Ⅲ号方剂。于月经第5天开始服用，每日1剂，连服9天。针刺穴位为关元及双侧子宫穴，月经第14～17天，每天针刺1次，每次留针15min。本联合治疗有效率达92.78%，单用中药或针刺排卵者占60%～76%。

Ⅰ号方：夏枯草、昆布、穿山甲、皂角刺、贝母、赤芍、延胡索、川萆薢、山慈姑。

Ⅱ号方：熟地、菟丝子、覆盆子、仙茅、淫羊藿、黄精、夏枯草、昆布、穿山甲、贝母、皂刺。

Ⅲ号方：熟地、鹿角霜、菟丝子、覆盆子、金毛脊、胡卢巴、仙桃草、淫羊藿、黄精、夏枯草。

（3）俞瑾等用补肾化痰法治疗PCOS，观察补肾化痰药物对下丘脑－垂体－卵巢功能的调节。采用补肾化痰中药治疗9例PCOS，观察血清7种激素——卵泡成熟素（FSH）、黄体生成素（LH）、催乳素（PRL）、雌二醇（E_2）、睾酮（T）、皮质醇（C）、孕酮（P）的变化。9例患者全部按肾虚痰实型进行治疗，方药固定，采用熟地、山药、补骨脂、淫羊藿、黄精、桃仁、皂角刺、冰球子。怕冷者加附子、肉桂。

（4）李祥云报道中医辨证治疗PCOS 19例，取得满意疗效，共分为4种方法：

①补肾化痰法：用于肾亏痰阻者。临床表现为月经不调，闭经，带下多少不一，不孕，形体肥胖，多毛，精神萎靡，神疲乏力，形寒肢冷，小腹隐痛，腰膝酸软，苔薄腻，脉细。测基础体温多见单相。妇科检查见子宫偏小、卵巢增大。治用归肾慈皂汤（自拟方），当归、熟地、山药、杜仲、山茱萸、菟丝子、紫石英、淫羊藿、巴戟天、山慈姑、皂角刺、夏枯草、川贝母等。

②养阴清热法：用于阴亏内热者。临床表现为月经不调，月经稀发或淋漓不断，闭经不孕，毛发增多，不孕，口干欲饮或不欲饮，大便干结，舌红苔薄，脉细数。测基础体温单相成上升不良状。血激素测定：LH/FSH＞3，雄激素增多。治用瓜石散（《刘奉五医案》）加减，石斛、黄连、天花粉、瞿麦、麦门冬、龟板、生地、牛膝、车前子、益母草、知母。如经水不行加红花、泽兰、泽泻；月经淋漓加失笑散、参三七。

③补肾祛瘀法：用于肾亏瘀阻者。临床表现为月经稀发，月经量多或闭经，小腹疼痛，经行腹痛，腰酸，有时腹胀，乳胀，皮肤粗糙，痤疮满布，舌质微紫，苔薄，脉细弦。测基础体温多为单相。治用补肾逐瘀汤（自拟方），当归、熟地、山茱萸、仙鹤草、肉苁蓉、锁阳、胡卢巴、泽兰、三棱、莪术、夏枯草、香附、延胡索、丹参等。

④清肝泻火法：用于肝郁化火者。临床表现为月经稀发或闭经，带下增多、色黄秽浊、胸胁胀痛，心烦易怒，口苦咽干，大便秘结，苔薄黄，脉细弦。治用龙胆泻肝汤加减，龙胆草、山栀、黄芩、柴胡、川楝子、白术、白芍、泽泻、木通、生地、生甘草等。大便秘结加生大黄、芒硝，胸胁胀痛加郁金、全瓜蒌。

19例患者用补肾化痰法治疗6例，其中5例妊娠；养肝清热法6例，其中4例妊娠；补肾祛瘀法治疗5例，其中4例妊娠；清肝泻火法治疗2例，其中1例妊娠，1例月经恢复正常。总计16例有效，有效率达到84.21%。

（5）夏桂成治疗肾虚血瘀型排卵功能不良、不孕症的临床经验方为补肾排卵汤。

药物组成：炒当归、赤芍、白芍、怀山药、山茱萸、熟地、牡丹皮、茯苓、川断、菟丝子、鹿角片（先煎）、五灵脂、红花。

服法：水煎分服，每日1剂，经间期服，连服3~7天。

功效：补肾助阳，活血化瘀，以促排卵。夏桂成教授按语：根据我们的体会，排卵期，称为经间期，又称的候期，真机期。这一时期，具有两个显著的生理特点。第一是重阴或近重阴，也既是阴长至重，即高水平，阴精由经净后滋长，由低至中，由中至高，因此经间排卵期必须具有高水平或近高水平的阴，临床上常表现有蛋清样白带，这是排卵期的显著标志。排卵功能不良者，常常缺乏这种现象或不明显，所以补养肾阴与补养肾阳必须并重，使之有高水平阴及阳的条件。第二是氤氲的变化，即气血活动，由重阴转阳，经过显著的气血活动，阳气开始旺盛，使成熟卵子突破卵巢表层而排出。所以排卵期的活血化瘀，有助于卵子从卵巢表层突破排出。补肾促排卵汤是在补肾的前提下，加入当归、赤芍、红花、五灵脂。有时尚可加入水蛭、虻虫、地鳖虫等以加强活血化瘀而促排卵。但根据体会，经间期所出现的蛋清样白带，或称拉丝状带下偏少者，必须大补肾阴肾阳，增加白带，才能达到排卵的目的。

（孟祥熙）

第六章　肺系疾病

第一节　马氏治疗肺系疾病框架

1. 抗肺炎链球菌作用的清热解毒药：金银花、虎杖、板蓝根、鱼腥草、射干、牡丹皮、大黄、知母、蒲公英、紫花地丁、大青叶、栀子、黄芩、黄连等。

2. 抗葡萄球菌、金色葡萄球菌、溶血性球菌作用的清热解毒药：金银花、连翘、野菊花、牛蒡子、夏枯草、蒲公英、四季青、鱼腥草、白毛夏枯草、白头翁、半枝莲、虎杖、黄芩、黄连、青黛、桑叶、栀子、大黄、败酱草、板蓝根、穿心莲、金荞麦。

3. 抗铜绿假单胞菌作用的清热解毒药：桑叶、知母、夏枯草、金银花、蚤休、紫花地丁、黄连、白头翁、黄芩、蒲公英、穿心莲、牡丹皮、大黄、虎杖、矮地茶、半边莲。

4. 抗克雷白杆菌、变形杆菌作用的清热解毒药：野菊花、大黄、知母、夏枯草、千里光、牡丹皮、大青叶、板蓝根、金银花、连翘、虎耳草、马齿苋、茯苓、蚤休、黄连、黄芩、百部、马鞭草、虎杖、贯众、金钱草、穿心莲等。

5. 抗流感嗜血杆菌药：板蓝根、败酱草、瓜蒌等。

6. 抗病毒作用的清热解毒药：板蓝根、贯众、大蒜、菊花、柴胡、白头翁、蚤休、黄芩、连翘、败酱草、薄荷、夏枯草、金银花、大青叶、秦皮、桂枝、赤芍、射干、牡丹皮、穿心莲、大黄等。

7. 抗真菌有效药：大黄、栀子、白头翁、黄连、黄芩、川楝子、黄柏、山豆根、牡丹皮、七叶一枝花、地荆皮等。

8. 抗肺炎支原体和肺炎衣原体肺炎有效药：鱼腥草、金银花、连翘、蒲公英、大青叶、板蓝根、败酱草等。

9. 具有抑菌抗病毒双重作用的中药，目前疗效比较肯定的是：穿心莲、蒲公英、玄参、板蓝根、鱼腥草、黄连、败酱草等。

第二节　感冒

感冒是感受触冒风邪、邪犯卫表而导致的常见外感疾病，总体上分为普通感冒和流行感冒。普通感冒，中医称为"伤风"，多发于冬季，但任何季节如春天、夏天也可发生，不同季节的感冒的致病病毒并非完全一样。普通感冒病情较轻，全身症状不重，一般少有传变，其发病率在气候变化时升高，但无明显特点；若感冒发病一周仍未痊愈，发热不退或反见加重，应考虑继发他病，传变入里。流行感冒病情较重，通常发病急，全身症状显著，可发生传变，化热入里，继发或合并他病，特点是具有广泛传染性、流行性。感冒在西医属于急性上呼吸道感染，是鼻腔和咽喉部呼吸道黏膜的急性炎症的总称，70% ~ 80% 由病毒引起，少数为细菌所致。急性上呼吸道感染的临床表现不一，从单纯的鼻黏膜到广泛的上呼吸道炎症轻重不等。

【病因病机】

中医认为，感冒是人体感受六淫之邪、时行毒邪所致，主要是风邪致病。感邪之后是否发病与正气盛衰密切相关。如果正气不足，御邪能力减弱，或将息失宜，过度疲劳之后，腠理疏懈，卫气不固，则极易为外邪所客，内外相互影响而发病。其病机为卫表被郁，肺失宣肃。

西医认为，感冒属于急性上呼吸道感染疾病，病因为多种病毒和细菌引起，而病毒引起者占80%以上。引起急性上呼吸道感染的病毒型达上百种，最常见的为鼻病毒，占30%～50%。细菌感染可直接感染或继发于病毒感染之后，以溶血性链球菌为多见。其发病机制是，当人体受凉、淋雨或过度疲劳等因素影响下，呼吸道局部防御功能处于低下状态，导致原有的病毒或细菌迅速繁殖。病毒和细菌等也可通过飞沫传播，或由接触鼻、咽、眼结膜表面的分泌物而经手传播。发病与年龄、体质及环境密切相关，尤其是老幼体弱或有慢性呼吸道疾病者更易罹患。

流行性感冒是由流感病毒引起的急性呼吸道传染病，病毒存在于患者的呼吸道中，在患者咳嗽、打喷嚏时经飞沫传染给别人。流感的传染性很强，由于这种病毒容易变异，即使是患过流感的人，当下次再遇上流感流行，仍然会感染，所以流感容易引起暴发性。流感一般在冬季流行的机会较多，每次可能有20%～40%的人会传染上流行性感冒。但任何季节，如春天、夏天也可发生，不同季节的感冒的致病病毒并非完全一样。

【临床表现】

感冒的临床表现以鼻塞、流涕、喷嚏、咳嗽、头痛、恶寒、发热、全身不适、脉浮为其主要特征。临床上，感冒分为普通感冒、流行性感冒。

1. **普通感冒**：起病较急，初期有咽干、咽痒或烧灼感。发病同时或数小时后，可有喷嚏、鼻塞、流清水样鼻涕，2～3天变稠。可有咽痛，有时可因耳咽管发炎而使听力减退，也可出现流泪、味觉迟钝、呼吸不畅、声嘶、时有咳嗽等。

普通感冒分为风寒束表证与风热犯表证。二证的主要区别在于前者发热轻而恶寒重，后者发热重而恶寒轻；前者为清涕而后者为浊涕；前者咽痒口不渴或喜热饮，后者咽燥口干而渴；前者脉浮紧舌苔薄白而润，后者脉浮数舌苔薄白而黄、舌边红。感冒风寒证与风热证临床上须准确鉴别，为治疗提供准确的证型用药依据。

2. **流行性感冒**：常发于流行季节，有流行人群接触史。起病急，全身症状较重，高热、全身酸痛，眼结膜炎症明显。但鼻咽部等局部症状较轻。

【临床治疗】

（一）普通感冒

1. **风寒束表证**：

荆芥防风汤：荆芥20g、防风20g、川芎10g、羌活15g、独活15g、柴胡15g、紫苏10g（后下）、前胡15g、枳壳10g、茯苓15g、桔梗15g、甘草6g。

方解：川芎具有扩张心脑及外周血管、降低血小板表面活性、抑制血小板聚集、降低血液黏稠度、防止血栓形成、镇静、镇痛、解痉、降压、抗菌等作用。羌活具有解热、抗炎、镇痛、抗过敏、抗病原微生物等作用。荆芥具有解热、抗炎、抗病原微生物、兴奋肠肌、抗补体、抑制肿瘤细胞等作用。独活具有镇静、镇痛、抗炎、解痉、抑菌、抗心律失常、抗血栓形成等作用。紫苏具有解热、抗菌作用。柴胡具有解热、抗病原微生物、抗炎、镇静、镇痛、抗惊厥、镇咳、保肝利胆、调节免疫等作用。茯苓具有利尿、镇静、抗肿瘤、降血糖、增加心肌收缩力、延缓衰老、抗排斥反应、抗炎、抗病原微生物等作用。枳壳可增加冠脉流量和肾血流量，降低心肌耗氧量，具有利尿作用。甘草具有增强免疫、抗炎、抗变态反应、镇咳、祛痰、平喘、抗氧化、抗肿瘤、解毒、保肝、降血脂等作用。桔梗具有祛痰、镇咳、增强免疫、抗炎、解痉、解热、扩血管、抗过敏、抗溃疡、降血压、降血糖、降血脂等作用。

临证加减：表寒重者，加麻黄 6g、桂枝 10g；风寒夹湿者，加苍术 15g、白芷 10g。

2. 风热犯表证：

银花连翘汤：金银花 30g、连翘 20g、大青叶 15g、鱼腥草 25g、芦根 30g、牛蒡子 15g、射干 15g、荆芥 20g、薄荷 15g、淡竹叶 15g、桔梗 15g、甘草 10g。

方解：金银花具有抗病毒微生物、抗炎、解热、抗内毒素、增强免疫以及利尿等相关药理作用。连翘具有抗病原微生物、抗炎、解热、强心、利尿等相关药理作用。大青叶具有抗病原微生物、抗炎、解热、增强免疫力等相关作用。鱼腥草具有抗病原微生物、抗炎、解热、增强免疫、镇咳平喘等相关作用。射干具有抗炎、解热、抗病毒等相关作用。牛蒡子具有抗病原微生物、解热、利尿、降血糖、抗肿瘤、调节免疫作用。芦根具有解热、镇痛、抑制溶血性链球菌作用。淡竹叶具有解热、利尿作用。甘草具有镇咳祛痰、平喘、调节免疫、抗病原微生物、解毒、抗炎、抗过敏等作用。

临证加减：若头胀痛，加桑叶 15g、菊花 15g；咳嗽痰多者，加贝母 15g、前胡 15g、杏仁 15g；痰黄加黄芩 20g、瓜蒌皮 15g；咽喉红肿疼痛灼热者，加蒲公英 30g、射干 15g、玄参 15g、穿心莲 10g；舌红少津加沙参 20g、天花粉 20g。每日 1 剂，水煎服。

（二）流行性感冒

抗病毒合剂：柴胡 15g、生石膏 30g、葛根 30g、青蒿 30g、芦根 30g、虎杖 30g、板蓝根 30g、野菊花 15g、金银花 15g、连翘 15g、贯众 15g、知母 15g、鱼腥草 20g、败酱草 20g、大青叶 20g。每日 1 剂，水煎 400mL，分 4 次服，儿童酌减。

方解：柴胡解热、抗病原微生物、抗炎、镇咳、调节免疫。生石膏解热、抗病毒、抗炎、增强巨噬细胞吞噬功能。葛根解热、抑菌、抗炎、扩血管、改善微循环、调节免疫、抗缺氧、抗心律失常。青蒿抗病毒、抗内毒素、解热、抗炎、调节免疫、抗心律失常、抗肿瘤。芦根解热、镇痛、抑制溶血性链球菌、抗氧化。虎杖抗菌、抗病毒、镇咳平喘。板蓝根抑菌、抗病毒、抗炎、增强免疫。野菊花抗病毒、解热、抗炎、抗氧化。金银花抗病原微生物、抗炎、解热、抗病毒、增强免疫、利尿。连翘抗病原微生物、解热、抗炎、强心、利尿。贯众具有一定的抑制各种流感病毒作用（注意有抗早孕作用）。知母抗病原微生物、解热、抗炎、保护心肌、调节甲状腺素、抑制肝脏对皮质醇的代谢作用。鱼腥草抗病原微生物、解热、抗炎、增强免疫、镇咳平喘。败酱草抗菌、抗病毒、升高白细胞、增强免疫。大青叶抗病原微生物、抗炎、解热、增强免疫。

【临床案例】

案例 1：张某，男，45 岁，2018 年 2 月初诊。感冒 2 日，恶寒，发热，无汗，咳嗽，全身不适，项背强痛，舌淡苔白，脉浮紧。辨证：风寒型普通感冒。

方药：荆芥防风汤。荆芥 20g、防风 20g、川芎 10g、羌活 15g、独活 15g、柴胡 15g、紫苏 10g（后下）、前胡 15g、枳壳 10g、茯苓 15g、桔梗 15g、甘草 6g。1 剂服完后，见微汗出，5 剂服完后，发热已退，咳嗽已止，全身已无不适感，不再续服。嘱其注意保暖，以防再感。

案例 2：刘某，女，58 岁，退休。感冒 4 日，身热，咳嗽，痰黄黏稠，咽痛，胸脘胀闷不适，舌红苔黄腻，脉浮数。辨证：风热型普通感冒。

方药：银花连翘汤。金银花 30g、连翘 20g、大青叶 15g、鱼腥草 25g、芦根 30g、牛蒡子 15g、射干 15g、荆芥 20g、薄荷 15g、淡竹叶 15g、桔梗 15g、甘草 10g。5 剂，每日 1 剂，水煎温服。患者服完 5 剂而愈。

【马氏临床治疗心得体会】

1.**分型**：根据临床表现辨清感冒类型，是普通感冒还是流行感冒，对于有效治疗和控制病情具有重要意义。普通感冒症状较轻，往往以局部症状为主，没有传染性；而流行性感冒整体症状较重，而局部症状较轻，而且具有一定的传染性，在治疗上应在药物治疗的基础上，结合控制传染的措施。

2.**机制**：感冒的病理机制是机体感受风邪后，一是体表尤其是背部汗孔肌收缩、体表微循环障碍；二是上呼吸道病毒和细菌因免疫力低下而繁殖感染。因此，在治疗上，一是通过改善体表循环来打开郁闭了的腠理；二是通过增强免疫、抗病原微生物、抗炎来抑杀菌毒恢复上呼吸道常态功能；三是以增强免疫功能为主施以整体治疗，固本扶正。而风热感冒往往是风寒感冒由表及里，变成了以里热为主，也就是病毒或细菌感染因未得到及时控制而向肺部繁殖进一步感染的结果。在治疗上以清热解毒、抑杀菌毒为主，同时注意增加免疫功能，扶正固本。

3.**用药**：风寒感冒的主要矛盾在表寒，而风热感冒的主要矛盾在里、在热。风寒型普通感冒用药重点是解表作用的中药，荆芥、川芎、防风、紫苏等；兼顾里证的上呼吸道症状中药，前胡、桔梗、甘草等，通过解表达到平衡。而风热型普通感冒用药重点是选择清热解毒、消肿利咽的中药，金银花、连翘、鱼腥草、牛蒡子、射干、荆芥等；通过抑杀菌毒的感染，达到内里的平衡。

4.**对感冒的换角度认识**：感冒，其实是人体两个方面与外界之间的一种失衡：一是卫表的护卫能力与外界风寒的侵袭程度失衡，卫表的护卫能力不能抵御住外界风寒之邪，进而郁闭了；二是体内尤其是呼吸道的免疫功能与菌毒的力量失衡了，导致了原有菌毒的迅速繁殖、对外来菌毒无力抵抗。所以在治疗上不要忽视固本即增强机体的免疫功能。这就是中医治疗感冒与西医单纯用抗生素的本质区别。

5.**扶正**：不管是风寒感冒或是风热感冒，有一个共性的病因就是内因，是内在的免疫功能对细菌和病毒的抑杀能力减弱，不足以抵抗菌毒侵袭的结果。因此，根据中药抗细菌、抗病毒的临床作用，进行靶向性临证加减，并注重扶正，通过扶正达到抗病毒抗细菌的作用。因此对感冒的治疗疗效显著，不易复发。

6. 具有抗病毒、抗细菌作用的中药：

（1）抗病毒、抗细菌双重作用中药：大青叶、青蒿、连翘、金银花、鱼腥草、射干、夏枯草、菊花、黄芩、黄连、麻黄、蔓荆子、薄荷等。

（2）具有抗细菌作用的中药：藿香、甘草、荆芥、桑叶、穿心莲、桑白皮、葛根。

（3）具有抗病毒作用的中药：防风、辛夷、蒲公英、满山香、忍冬藤等。此外，板蓝根、鱼腥草还具有增强机体单核巨噬细胞活性，提高特异免疫作用。而金银花、鱼腥草、荆芥、葛根、黄芩等还具有抗氧化作用，其中大青叶、鱼腥草、板蓝根、黄芩等，两者合用疗效优于单用。

（4）具有一定诱生干扰素作用的中药：黄芪、黄精、冬虫夏草、刺五加、金银花、升麻、柴胡、苏叶、蝉蜕、白芷、苦参、茵陈、甘草、山豆根、青蒿等，临床用于反复感冒者有良好效果。

第三节　咳嗽

咳嗽，既是一种肺系的生理现象，又是一种肺系的病理性常见证候。其生理机制在于具有清除肺系异物和呼吸道分泌物的保护作用；但是，当肺系受到外感或内伤，导致肺气失于宣发、肃降时，使肺气上逆便引起病理性咳嗽。西医所称的呼吸道感染、急慢性支气管炎、支气管扩张、肺炎等疾病均以咳嗽为主要症状之一。

【病因病机】

咳嗽为肺系疾病的主要证候之一，其成因不外外感、内伤。或由外邪侵袭，肺卫受感，肺失宣降，因而发生咳嗽；或由本脏，或其他脏腑病变，伤及肺脏而为咳嗽。西医认为，咳嗽的病因与发病机制是由于气管、支气管黏膜或胸膜受炎症、异物、物理或化学性刺激引起，先是机制性呼吸机收缩，肺内压升高，然后声门张开，肺内空气喷射而出。咳嗽有干咳和痰咳，咳嗽无痰液的为干咳；咳嗽伴随聚集液体咳出，称为痰咳。干咳与痰咳，与肺系炎症的性子、肺系的病理改变状态有关。咳嗽除了由于肺系本身的原因引起以外，肺系周围环境的改变也是引起咳嗽的原因之一，如胃食管反流、鼻后滴漏综合征、胸膜炎等。总之，引起咳嗽的病因很多，必须及时查明，方能根治。

依据咳嗽的中西医发病的病因病机，咳嗽分风寒咳嗽、风热咳嗽、食管反流性咳嗽、喉源性咳嗽、鼻后滴漏综合征咳嗽、变异型咳嗽以及支原体感染性咳嗽等。

【临证治疗】

（一）风寒型咳嗽

症见初起咳嗽频作，喉痒声重，痰白稀薄，伴鼻塞流涕，恶寒无汗，发热头痛，脉浮紧，舌苔薄白。

麻杏汤：麻黄 10g、杏仁 15g、甘草 10g、紫菀 15g、款冬花 15g、荆芥 15g、桔梗 15g、白前 20g、陈皮 15g、百部 15g。每日 1 剂，水煎服。

方解：麻黄具有平喘、镇咳、祛痰、发汗、解热、抗病原微生物、抗炎、抗变态反应的药理作用。杏仁具有镇咳、抗炎的药理作用。甘草具有镇咳、祛痰、平喘、调节免疫、抗炎、抗过敏等相关药理作用。紫菀具有显著的祛痰作用。款冬花具有镇咳、祛痰、相关的药理作用。荆芥具有解热、抗炎、抗病原微生物、镇静、镇痛、兴奋肠肌、抗补体、抑制肿瘤细胞等作用。桔梗具有祛痰、镇咳、解热、抗过敏、扩血管等相关药理作用。白前具有祛痰、止咳作用。陈皮具有祛痰、促进胃液分泌等药理作用。百部具有显著镇咳的药理作用。

临证加减：咳嗽重者加矮地茶 15g、细辛 5g、鱼腥草 30g；咽痒者，加蝉蜕 30g、牛蒡子 15g、防风 15g；鼻塞声重者，加辛夷 10g、苍耳子 6g；痰稠、胸闷者，加法半夏 15g、厚朴 15g、茯苓 15g；咳嗽咽哑，气急似喘，口渴心烦，或有身热者，加生石膏 30g、桑白皮 20g、黄芩 30g。

（二）风热型咳嗽

症见咳嗽痰多，稠黏难咳，口渴，面红唇赤，烦躁，纳呆，大便秘结，小便色黄，舌红苔黄厚，脉浮数。

桑菊汤：桑叶 20g、菊花 15g、薄荷 15g（后下）、杏仁 15g、桔梗 15g、连翘 20g、金银花 30g、芦根 30g、前胡 15g、百部 15g、甘草 10g。每日 1 剂，水煎服。加减：咳嗽重者加前胡加至 20g、枇杷叶 15g、浙贝母 15g；肺热内盛者，加黄芩 25g、知母 20g。

方解：桑叶具有抗炎、抑制病原微生物的相关药理作用。菊花具有抗病毒、解热、抗炎等相关药理作用。薄荷具有发汗、解热、抗炎、抗病原微生物、祛痰、镇咳等相关药理作用。杏仁具有镇咳、抗炎等相关药理作用。桔梗具有祛痰、镇咳、解热、抗炎、抗过敏等相关药理作用。连翘具有抗病原微生物、解热、抗炎、强心等相关作用。金银花具有抗病原微生物、抗炎、解热、抗内毒素、增强免疫力等相关药理作用。芦根具有解热、镇痛、抗氧化、抑制溶血性链球菌等相关药理作用。百部具有镇咳作用。

临证加减：咽痛喑哑者，加射干 15g、山豆根 15g；痰中有血加白茅根 30g、生地 20g；夏令夹暑加六一散 20g、鲜荷叶 15g。

（三）反流性咳嗽

反流性咳嗽主要是指胃和食管的反流（包括高位反流和低位反流）对肺系及对神经的刺激引起的咳嗽。临床表现为典型的临床表现为胸骨后烧灼感、泛酸、嗳气、胸闷等。咳嗽大多夜间平躺时造成胃食管反流，刺激咽喉部而引起反复性咳嗽，白天或坐起咳嗽就会减轻或消失。反流性咳嗽也不仅仅是胃和食管的疾病，消化道外的病症，特别是呼吸道系统并发症越来越受到关注，如慢性咳嗽、慢性咽炎、支气管哮喘、吸入性肺炎等。这种胃食管反流咳嗽约半数在临床上单独表现为慢性咳嗽，而无典型的 GERD 反流样症状，与其他原因引起的慢性咳嗽相比无特异性，其诊断与治疗有一定难度。

柴芍汤：柴胡 15g、白芍 30g、黄芩 20g、蒲公英 20g、黄连 10g、旋覆花 15g、厚朴 15g、枳实 15g、郁金 15g、半夏 15g、苏子 15g、紫苏叶 15g、白前 20g、甘草 10g。

方解：柴胡保护胃黏膜、保肝利胆、抗炎、镇咳、抗病原微生物。白芍可抑制胃酸、抗溃疡、解痉、调节免疫。蒲公英可保护胃黏膜、抗内毒素、抗炎、调节免疫等作用。黄连具有抑制胃酸分泌、止泻、抗病原微生物、抗炎等相关药理作用。旋覆花具有镇咳、抗炎、平喘等作用。厚朴具有防止应激性胃肠功能障碍、调节肠道平滑肌、抗溃疡、减轻炎性疼痛等相关药理作用。枳实可抑制肠肌收缩、兴奋胃肠平滑肌。郁金能促进胆汁分泌和排泄，抗炎保肝。半夏可保护胃黏膜，抑制胃液中PGE2的含量，抑制呕吐中枢以止呕等。苏子具有抗菌、抗氧化、延缓衰老、降低胆固醇含量、降血脂、抗血栓、抗肿瘤、抗过敏等作用。

（四）喉源性咳嗽

喉源性咳嗽主要是因为喉部的炎症刺激引起喉部不适，继而造成患者积极地做清嗓子动作，这种情况称为喉源性咳嗽。临床表现为咽痒、咽干、干咳少痰，咽痒如蚁行或有异物感而咳，多为阵发性，油烟、灰尘、冷空气、讲话等诱发。

喉咳汤：防风15g、蝉蜕30g（咽痒剧咳）、蛇床子10g、山豆根15g、穿心莲15g、荆芥20g、薄荷20g、麦门冬15g、玄参15g、沙参15g、牛蒡子15g、射干15g、桔梗20g、木蝴蝶15g、佛手15g、青皮10g、钩藤30g、石菖蒲15g、蛇床子15g、芦根20g、补骨脂20g、僵蚕15g、前胡15g、白前20g、百部15g、甘草10g。

方解：防风可抑菌抗炎、抗过敏。蝉蜕可抑菌抗炎解热。蛇床子具有平喘、祛痰、支气管扩张、抗菌、抗变态反应、抗诱变作用。山豆根可提高非特异性免疫作用、对液性抗体产生促进增加作用，增加白细胞。穿心莲具有抗炎、增强免疫功能、保护心肌作用。荆芥具有解热抗炎、抗病原微生物作用。薄荷可发汗、解热、抗炎、抗病原微生物、镇咳、祛痰。麦门冬具有调节免疫、祛痰镇咳等作用。玄参具有解热、抗炎、镇痛、调节免疫等作用。沙参具有解热、祛痰、镇咳、调节免疫等作用。牛蒡子具有抗病原微生物、解热、调节免疫作用。射干具有抗炎、解热、抗病毒作用。桔梗具有祛痰镇咳、镇痛、解热、抗过敏、抗溃疡等作用。木蝴蝶具有抗炎、抗变态反应、利尿等作用。佛手具有平喘、祛痰、抗炎、抗病毒等作用。青皮具有祛痰、平喘作用。钩藤具有镇静、抗惊厥、解痉（解除平滑肌痉挛）、降血压、抑制血小板聚集等作用。石菖蒲具有抗菌、平喘、促进消化、抗心肌缺血等作用。蛇床子具有平喘、祛痰、扩张支气管、抗菌、抗变态反应、抗诱变作用。补骨脂具有雌激素样作用，用于预防和治疗骨质疏松、细菌感染、哮喘和骨关节炎等。僵蚕具有抑制病原微生物、抗凝、抗惊厥、降血糖、催眠等作用。芦根具有解热、镇痛、镇静、抗氧化、抑制溶血性链球菌等作用。白前具有祛痰、镇咳作用。前胡具有祛痰作用。百部具有镇咳作用。甘草具有镇咳、祛痰、平喘、调节免疫、抗病原微生物、抗炎、抗过敏、类似肾上腺皮质激素样作用。

（五）鼻后滴漏综合征咳嗽

鼻后滴漏综合征咳嗽是由于鼻内疾病使鼻涕的倒流引起咽部的不适感，产生的一种反射性咳嗽。临床表现为阵发性或持续性咳嗽，以白天咳嗽为主，入睡后较少咳嗽；多数患者伴有鼻内分泌物后流、口腔黏液附着、咽部发痒、有异物感，并频繁清喉。有的患者还会声音嘶哑，甚至讲话也诱发咳嗽；有鼻炎、鼻窦炎、鼻息肉或慢性咽喉炎等病史。

鼻咳汤：辛夷15g、细辛5g、麻黄10g、黄芩25g、鱼腥草30g、薄荷15g、防风15g、杏仁15g、蝉蜕30g、紫苏15g、苍耳10g、白芷10g、白前20g、前胡20g、甘草10g。

方解：辛夷、细辛、白芷、苍耳具有发散风寒、通鼻窍作用，是治疗鼻渊的要药。麻黄、发汗解表宣肺止咳。防风祛风解表，治疗外感表证。薄荷、蝉蜕疏散风热，利咽。

杏仁、白前、前胡降气止咳。黄芩清肺热咳嗽。枳实行气宽中。甘草调和诸药，祛痰止咳。鱼腥草清热解毒，消痈排脓，治疗肺热咳嗽，是最安全的自然抗生素。主方中，既外解风热风寒之表，又内通鼻窍；既降气止咳，又清热解毒促进鼻窍康复。内外齐下、标本兼治。

（六）支原体感染性咳嗽

支原体感染性咳嗽是指感染了支原体而导致肺部出现炎症改变，从而使患者出现的咳嗽。临床表现为支原体感染性咳嗽，临床表现为持久性刺激性呛咳，无痰或偶有少量黏痰或少量脓性痰，可有痰中带血丝。咳嗽的持续时间比较长，一般为2~3周。很多患者在体温降至正常之后，仍然咳嗽。常于秋季发病。

银翘英蒡汤：金银花30g、连翘30g、牛蒡子15g、竹叶15g、蒲公英20g、芦根30g、野菊花20g、紫花地丁20g、黄芩20g、柴胡15g、板蓝根15g、苍术15g、地肤子10g、夏枯草15g、甘草10g。

方解：金银花具有抗病原微生物、抗炎、抗内毒素、增强免疫等作用。连翘具有抗病原微生物、抗炎、增强免疫等作用。牛蒡子具有抗病原微生物、调节免疫等作用。竹叶具有解热、利尿、抑菌等作用。蒲公英具有抗菌、抗内毒素、抗炎、调节免疫等作用。芦根具有解热、抑菌、抗氧化作用。野菊花具有抗病原微生物、抗炎、抗氧化作用。紫花地丁具有抗菌、促进局部血液循环和创面愈合等作用。板蓝根具有抑菌、抗病毒、抗炎、增强免疫等作用。苍术具有抑菌、抗炎、抗心律失常、健胃、保肝等药理作用。地肤子具有抗菌作用。夏枯草具有抗病原微生物、抗炎等作用。甘草具有镇咳、祛痰、平喘、调节免疫、抗病原微生物、抗炎、类似肾上腺皮质激素样作用。

（七）变异性咳嗽

变异性咳嗽是咳嗽的特殊情况，是过敏所致。患者一般有过敏体质，也可以称为咳嗽变异性哮喘，咳嗽可能是哮喘的唯一症状。临床表现为长期顽固性干咳，常常在吸入刺激性气味、冷空气、接触变应原、运动或上呼吸道感染后诱发，部分患者没有任何诱因。有的患者发作有一定的季节性，以春秋为多。患者就诊时多已经采用止咳化痰药和抗生素治疗过一段时间，几乎没有疗效，而应用糖皮质激素、抗过敏药物、β_2受体激动剂和茶碱类有缓解。变异性咳嗽患者可有较明确的过敏性疾病史，如过敏性鼻炎、湿疹等。部分患者可追溯到有家族过敏史。

变异汤加减：麻黄10g、荆芥15g、防风15g、蝉蜕30g、僵蚕15g、百部15g、前胡15g、款冬花15g、黄芩20g、柴胡15g、鱼腥草20g、川贝15g、赤芍20g、五味子15g、地龙15g、白芍20g、佛手20g、青皮10g、旋覆花15g、杏仁15g、钩藤20g、苏子10g、穿山龙15g、淫羊藿15g、巴戟天15g、白前20g、石菖蒲15g、甘草10g。小儿减量。

【临床案例】

佟某，女，37岁。2018年11月3日初诊。患者6个月前因感冒咳嗽，经过服西药治疗无效。后在医院检查，支原体阳性，肺炎链球菌阳性，诊断为支原体感染。经过一个月的抗生素治疗，效果甚微，胸闷不适，影像检查未见占位性病变，来此寻中医治疗。症见干咳，神态虚弱，舌绛少苔，脉沉数。诊断：支原体感染性咳嗽。

银翘英蒡汤加减：金银花 30g、连翘 30g、牛蒡子 15g、竹叶 15g、蒲公英 20g、芦根 30g、野菊花 20g、紫花地丁 20g、黄芩 20g、柴胡 15g、板蓝根 15g、苍术 15g、地肤子 10g、夏枯草 15g、甘草 10g。5 剂水煎服。

再诊：胸闷之症已除，咳嗽明显减轻，但是还有偶尔干咳。原方加桔梗、百部、白前、白术，再服 3 剂。回访：患者诸症皆去，已痊愈。

【马氏临床治疗心得体会】

（1）咳嗽是肺系疾病的常见症状之一。治疗咳嗽，必须根据患者的临床表现，准确诊断出咳嗽属于何种证型或何种病因，对证和对因选药组方，方能收到有效的治疗效果。

（2）对于西医诊断的咳嗽类型，也要遵循中医整体施治的原则进行整体治疗，咳嗽固然是肺系发病症状，但不可就肺治肺，应该心、脾、肾兼顾调理，标本兼治，方能取得根本的治疗效果。

（3）方剂的组合，在遵循中药传统功效的同时，结合现代药理来选药组方，更有实效性。

第四节　支气管哮喘

支气管哮喘是由多种细胞和细胞组分参与的气道慢性炎症性疾病。临床症状表现为发作性咳嗽、胸闷并伴有哮鸣音的呼吸困难。部分患者咳痰，多于发作趋于缓解时痰多，如无合并感染，常为白黏痰，质韧，有时呈米粒状或黏液柱状。发作时的严重程度和持续时间个体差异很大，轻者仅有胸部紧迫感，持续数分钟，重者极度呼吸困难，持续数周或更长时间。症状的特点是可逆性，即经过治疗后可在较短时间内缓解，部分自然缓解。当然，少部分不缓解而呈持续状态。其发病常有一定的诱发因素，不少患者发作有明显的生物规律每天凌晨 2—6 时发作或加重，一般好发于春夏交接时或冬天，部分女性在月经前或期间哮喘发作或加重。要注意非典型哮喘患者。有的患者常以发作性咳嗽作为唯一症状，临床上常易误诊为支气管炎；有的青少年患者则于运动时出现胸闷、气短为唯一的临床表现。

【病因病机】

中医学认为哮喘是宿痰内伏于肺，与遗传、体质、环境、外感、饮食、劳倦等因素有关。哮喘的病因以肺虚、脾虚、肾虚为本，以风、寒、热、湿、痰、瘀为标，发作期以实证表现为主，缓解期以虚证表现为主。

哮喘患者素有宿痰内伏，多为肺、脾、肾三脏阳气虚损。脾主运化，若脾虚运化失职，则痰浊内生，上贮于肺；肾为人体阳气之根，主纳气，若肾精亏损，则摄纳无权，以至动则气促，呼吸困难；肺主气而司呼吸，若肺气虚，则腠理不固，外邪可由口鼻而入，六淫客于肌表而诱发肺气上逆，呼吸不利，痰随气升，气因痰阻，壅塞气道，肺气宣降失常，导致痰鸣气促。若素体阳虚，复受风寒外束，则发为冷哮；若外邪袭表，痰从热化，则发为热哮。

西医认为，哮喘的病因多数是在遗传的基础上受到体内外某些因素而激发，多数患者有家庭史或个人过敏史。哮喘与遗传的关系已日益引起重视。现在人认为哮喘是一种多基因遗传病，其遗传度为70%～80%。遗传度越高，则表示遗传因素在发病中所起的作用越大。

哮喘的发病机制与变态反应、气道炎症、气道高反应性和神经因素有关。哮喘发病与变态反应有关，主要为1型变态反应，属于外源性哮喘。而内源性哮喘属于3型变态反应，表现为迟发型哮喘反应。由于1型变态反应能合成并释放多种活性介质，使支气管平滑肌收缩，黏液分泌增多，血管通透性升高和炎症细胞浸润，而且炎症细胞在介质作用下又可释放多种介质，使气道炎症加重。哮喘患者的气道炎症是由多种细胞，特别是肥大细胞、嗜酸性粒细胞和T淋巴细胞参与，并有50多种炎症介质和25种以上细胞因子相互作用的一种慢性非特异性炎症。气道炎症是哮喘患者气道可逆性阻塞和非特异性支气管高反应的重要决定因素，近年来发现由气道上皮细胞及血管内皮细胞产生的内皮素，是引起气道收缩和重建的重要介质，是迄今所知道最强的支气管平滑肌收缩剂。气道高反应性是哮喘的重要特征之一。支气管自主神经支配功能的异常也是引起哮喘的病因之一，支气管自主神经支配很复杂，除以前所了解的胆碱能神经、肾上腺素能神经外，还存在非肾上腺素能、非胆碱能（NANC）神经系统。非胆碱能抑制神经系统是产生气道平滑肌松弛的主要神经系统，而气道平滑肌收缩可能与该系统的功能受损有关。

临床通常将哮喘分为外源性哮喘、内源性哮喘，较少见的还有药物性哮喘和运动性哮喘。

【临床表现】

（一）典型支气管哮喘症状

1.前驱期症状：哮喘发病前感鼻痒，咽痒、胸闷，咳嗽，打喷嚏，流鼻涕等症状。常见诱因为呼吸道感染，吸入过敏原、刺激性气体或服用阿司匹林、心得安等药物，亦有运动或情绪因素而诱发。

2.典型症状：发作常在夜间发生，起病迅速，突然出现胸闷，呼气性呼吸困难，烦躁不安，伴有哮鸣，肺部听诊可闻及散在或弥漫性以呼气相为主的哮鸣音，呼气相延长。严重者呈端坐呼吸，双手前撑，张口抬肩，不能平卧，汗出湿衣，甚至出现发绀，一般经数分钟或数小时症状缓解，发作停止前咳出较多稀痰，呼吸逐渐通畅，哮鸣减轻而缓解。

3.哮喘重度发作：是指哮喘发作，积极治疗24h以上未见缓解，出现极度呼吸困难，气促（每分钟大于30次），心率增速（每分钟大于120次），大汗淋漓，面色苍白，四肢冰冷，甚至出现严重缺氧和二氧化碳潴留，烦躁不安，唇周或指趾发绀；哮喘严重发作的患者常因呼吸衰竭或窒息而突然死亡。故应及时抢救，尤其对过去有类似发作史的患者尤应特别警惕。

（二）咳嗽变异型支气管哮喘症状

患者无明显诱因下咳嗽2个月以上，长夜间或凌晨发作，运动、冷空气等诱发加重，气道反应性测定存在有高反应性，抗生素或镇咳药治疗无效，使用支气管解痉剂或皮质激素有效，但需要排除引起咳嗽的其他疾病。

【辨证治疗】

（一）典型的支气管哮喘

麻黄赤芍汤：麻黄10g、赤芍30g、五味子20～30g、细辛5g、淫羊藿20g、巴戟天

15g、地龙 20g、黄芩 30g、鱼腥草 30g、山豆根 15g、穿山龙 20g、苦参 15g、石菖蒲 20g、藁本 15g、蝉蜕 3g、佛手 20g、青皮 15g、苏子 20g、百部 20g、前胡 20g、辛夷 10g、丹参 30g、川芎 20g、甘草 15g。

方解：麻黄抗炎、抗变态反应。赤芍抗炎、改善微循环。五味子抗炎、增强免疫、增强非特异性防御功能、抗缺氧。细辛抗炎、抗变态反应、抗病原微生物。淫羊藿抗炎、镇咳、平喘、祛痰、调节免疫、抗病原微生物、改善微循环。巴戟天抗炎、增强免疫、抑制病原微生物、促进造血。地龙增强免疫、平喘、舒张支气管、抗菌、促疮面愈合、抗心律失常。黄芩抗病原微生物、抗炎、抗过敏、镇咳。鱼腥草抗病原微生物、抗炎、镇咳平喘。山豆根增加非特异性免疫作用、对特异性免疫的液性抗体产生促进增强作用、增加白细胞。穿山龙镇咳、祛痰平喘、改善冠状动脉循环、有抑制免疫作用。苦参抗病原微生物、抗炎、抗过敏、抗心肌缺血、解热。石菖蒲平喘、抗心肌缺血、抗心律失常、促进消化。藁本抗炎、解热、平喘、镇痛镇静。蝉蜕抗炎、抗过敏、抑制免疫、镇静、抗惊厥。

辨证加减：

（1）寒哮型支气管哮喘，症见呼吸急促，喉中哮鸣有声，胸膈满闷如窒，痰稀薄色白，口不渴，天冷或受寒易发，性寒畏冷，初起多兼恶寒、发热、头痛等表证，舌质淡，脉弦紧或浮紧。加射干 15g、生姜 15g、肉桂 10g、款冬花 20g。

（2）热哮型支气管哮喘，症见气喘息涌，咳呛阵作，喉中哮鸣，胸高胁胀，烦闷不安，汗出，口渴喜饮，面赤口苦，咳痰色黄，黏浊稠厚，舌质红，苔黄腻，脉滑数或弦滑。加桑白皮 20g、白果 20g、半夏 15g。

（3）痰瘀交阻型支气管哮喘，症见痰鸣如哮，气息喘促，面色晦暗，口唇肢末青紫。舌边紫暗，舌苔白腻，脉弦或涩。加葶苈子、陈皮、川芎、法半夏、白芥子等。

（4）阳气暴脱性支气管哮喘，症见在哮喘的发病过程中，突然出现神疲气短，面色青紫，张口抬肩，四肢厥冷，汗出如油，舌色紫暗，舌苔白滑，脉微拒绝。加熟附子、干姜、野生人参、肉桂等。

（5）其他：痰涌喘不得卧，加葶苈子 15g、车前子 15g；肺热盛，加石膏 45g；大便秘结，加大黄 15g、枳实 20g。

（二）咳嗽变异型哮喘

细麻汤：麻黄 10g、细辛 5g、赤芍 20g、五味子 20g、地龙 20g、鱼腥草 30g、黄芩 25g、辛夷 10g、苦参 15g、钩藤 30g、蝉蜕 30g、苏子 15g、青皮 20g、佛手 20g、款冬花 20g、紫菀 20g、白果 15g、石菖蒲 20g、甘草 15g。

方解：麻黄平喘、镇咳、祛痰、抗病原微生物、抗炎、抗变态反应（注意：抑制胃肠动力、兴奋中枢、加快心率、拟肾上腺素能神经作用，不可过量）。细辛解热、抗病原微生物、抗炎、抗变态反应、松弛平滑肌。赤芍解热、抗病原微生物、抗炎、抗惊厥、调节免疫、改善微循环。五味子镇咳、祛痰、抗菌、抗炎、抗缺氧、增强免疫功能、镇静催眠、调节大脑兴奋和抑制过程、增强机体对非特异性刺激的防御能力。地龙舒张支气管、平喘、解抗组胺、增强免疫、解热、镇静、抗惊厥、抗心律失常、抗菌、利尿、促进疮面愈合。鱼腥草抗病原微生物、抗炎、止咳平喘、增强免疫、解热镇痛。黄芩抗病原微生物、增强免疫、抗炎、解热、镇静镇痛、抗过敏、镇咳、抗溃疡。辛夷局部收敛作用、抗过敏、增加鼻黏膜血流量作用。苦参抗病原微生物、抗过敏、抗心肌缺血、解热等相关药理作用。钩藤镇静、解痉（解除平滑肌痉挛）、降血压、抑制血小板聚集、抗心律失常。蝉蜕抑菌、抗炎、抗过敏、抑制免疫、解热。苏子抑菌。青皮祛痰平喘、对平滑肌有显著的解痉作用、升压、抗休克等。佛手祛痰平喘、胃肠解痉。款冬花祛痰、镇咳、抑菌、升压。紫菀祛痰。白果、石菖蒲具有平喘、抗菌、解痉、抗心肌缺血、抗心律失常、对中枢神经系统有双向调节作用。甘草镇咳、祛痰、平喘、调节免疫、抗病原微生物、解毒、抗炎、抗过敏、有类似肾上腺皮质激素样作用。

临证加减：痰喘不得卧，加葶苈子 15～20g、车前子 15g；胸闷气短，加川芎 20g、丹参 3g；咽痛，加山豆根 15g、穿心莲 15g、射干 15g；畏寒自汗气短声低，常易感冒，加黄芪 30g、白术 20g、防风 15g、党参 20g、茯苓 30g；短气息促，动则喘甚，加淫羊藿 20g、罗布麻 20g、益母草 30g、葶苈子 15g、防己 20g。

【临床案例】

刘某，女，30 岁。患哮喘 10 余年，每遇寒冷发作，发作时喘不得卧，痛苦异常。于 2012 年冬季来马老诊室治疗。症见喘息抬肩，夜不得卧，呼吸急促，腰酸膝软，动则喘甚汗出，胸痛结气，舌苔白腻，舌质淡脉沉细。辨证：肺肾两虚型支气管哮喘。

方药组成：麻黄 10g、赤芍 30g、五味子 20～30g、细辛 5g、淫羊藿 20g、巴戟天 15g、地龙 20g、黄芩 30g、鱼腥草 30g、山豆根 15g、穿山龙 20g、苦参 15g、石菖蒲 20g、藁本 15g、蝉蜕 3g、佛手 20g、青皮 15g、苏子 20g、百部 20g、前胡 20g、辛夷 10g、丹参 30g、川芎 20g、甘草 15g、黄芪 20g、熟地 20g、当归 10g、白术 15g。5 剂水煎服。

二诊：患者服药后喉哮喘渐平，已能平卧而睡，腰膝酸软已除。舌苔薄白、质淡，脉弦细。上药去麻黄、细辛、苦参、藁本，再服 3 剂。随访，3 剂服后哮喘已平，身体恢复正常。

【马氏临床治疗心得体会】

1. 治疗哮喘的用药体会：哮喘的发病机制可概括为免疫－炎症反应，气道高反应性及神经机制等因素相互作用。其中气道炎症是目前公认的最重要的发病机制，其发作主要是由于肥大细胞、嗜酸性粒细胞等参与的气道炎症，引起黏膜肿胀，支气管平滑肌痉挛，分泌物增加以至气道狭窄而出现呼吸困难等一系列症状。所以，消除过敏反应和气道炎症、解除支气管平滑肌痉挛及消除痰浊水液等分泌物，恢复气道的正常功能，是哮喘病治疗的重要环节。

2. 选药特点：马老注重中药传统功效与现代药理作用相结合来选药组方，选择麻黄、细辛、荆芥、辛夷、白芷、紫苏等中药，既有辛温解表、宣肺利气的功效，又有现代药理学的抗炎抗变态反应的特殊药理作用，从而更有效发挥中药的治疗效果。

3. 治标治本同用：围绕治本而精心选药的同时，还围绕治标，即祛痰止咳平喘而精心选择杏仁、百部、白果、款冬花、前胡、枇杷叶、洋金花、矮地茶、紫金牛、杜鹃花等祛痰、止咳、平喘作用的中药，标本兼治，一方多效。

4. 理气温胃药：胡椒、椒目、陈皮、佛手、丁香、白豆蔻、甘松、木香、高良姜、吴茱萸等中药，均有温暖肺胃、健脾运湿作用，可减少痰涎等气道分泌物的产生。

5. 清热解毒药：苦参、秦皮、白茅根、黄芩半边莲、半边莲、侧柏叶等中药，既能清热解毒，又可蠲痰定喘，针对热哮最为适宜。

6. 解痉平喘药：地龙、钩藤、石菖蒲、芦荟、草决明、蟾酥、薤白等对治疗哮喘亦有一定作用。

7. 治疗哮喘不忘调补心肾：马老认为，支气管哮喘随着病程的延长，必然会损及心、肾功能，导致心肾气虚，正气不足。因此，马老用补肾纳气平喘汤，调补心肾，恢复心肾功能，加强身体正气，为治本之本。

第五节　肺炎

肺炎是由不同病原体或其他因素导致的肺部终末气道、肺泡腔及肺间质的炎症，其中细菌性肺炎是最常见的。肺炎是一种古老的疾病，在抗生素出现之前，死亡率比较高，罹患肺炎者大约有 1/3 的人将难免一死。抗生素的出现，曾经使肺炎的死亡率明显下降。但近年来，尽管应用强力的抗菌药物和有效的疫苗，肺炎的死亡率不再降低，甚至有所上升。发病率与死亡率增加的原因与社会人口老龄化、吸烟、伴有基础疾病和免疫功能低下有关，亦与病原体变迁、医院获得性肺炎发病率增加、病原学诊断困难、不合理使用抗菌药物导致细菌耐药性增加有关。

【病因病机】

中医学认为，肺炎是身体正气不足，肺气失于固密，外邪乘虚侵入而致病。其致病原因主要是外感风热病邪。风热之邪从口鼻上受，首先犯肺。外邪初犯肺经时卫气也必郁而不宣，皮毛开合失司，肺失宣发，而出现畏寒、寒战、高热、头痛、身痛、咳嗽等卫气与外邪抗争的卫分表证。继而，热入气分，肺热郁蒸，固见身热不恶寒，热邪灼津成痰，形成痰热阻肺，而出现咳嗽、气促、鼻翼翕动、痰黄等，痰热内阻，经络失和而致胸痛，若热盛损伤肺络，则见咯血。因肺与大肠相表里，热灼肠液里结，则大便秘而不行。本病病位在肺，病机以痰热交阻、肺失宣肃为主要变化。若邪气过盛，正不胜邪，邪气入里，内入营血则面唇青紫或衄血发斑；若热邪内陷，逆传心包、蒙闭心窍，则出现神昏谵语。若邪热郁闭不宣，热深厥深，四肢厥冷。邪气太盛，正气不支，或汗出太过，阴液骤耗，则脉微欲绝，为阴竭阳脱之危象。

西医认为肺炎的病因繁多，但在各种病因中细菌最为常见。在院内感染的肺炎中，肺炎球菌约占 30%，葡萄球菌占 10%，而革兰阴性杆菌约占 50%，且病死率高。而院外感染仍以肺炎球菌为主，约占 40%。

【临床表现】

肺炎的典型表现主要为高热、寒战，体温可达 39～40℃，胸痛，咳嗽，气急，咳痰。肺炎球菌肺炎痰呈铁锈色；金黄色葡萄球菌性肺炎痰呈脓性或脓血性；肺炎杆菌性肺炎痰呈脓性或棕红胶冻状；绿脓杆菌性肺炎痰呈绿色浓痰；厌氧菌性肺炎痰常伴臭味；支原体肺炎可由少量黏液或血痰；病毒性肺炎咯少量黏痰；军团菌肺炎则咯少量黏液痰或血丝痰。重症肺炎可由神经系统症状如神志模糊、烦躁不安、嗜睡、谵语、昏迷等。

【马氏治疗肺炎核心方剂】

肺炎汤：穿心莲 15g、鱼腥草 30g、蒲公英 20g、金银花 30g、板蓝根 20g、野菊花 20g、败酱草 30g、白茅根 50g、苇茎 20g、桑白皮 20g、沙参 15g、玄参 15g、生石膏 30g、麻黄 6~12g、桃仁 10g、丹参 30g、甘草 15g。

方解：穿心莲增强免疫功能、解热、抗炎、保护心肌。鱼腥草增强免疫功能、抗病原微生物、抗炎、解热、止咳平喘、镇痛等。蒲公英调节免疫功能、抑菌、抗炎、抗内毒素、利胆保肝、保护胃黏膜等。金银花增强免疫功能、抗病原微生物、抗炎、解热、抗内毒素、利尿等。板蓝根增强免疫功能、抑菌、抗病毒、抗炎、抗癌。野菊花增强免疫作用，能够刺激身体白细胞，让白细胞变得更加活跃；抗菌、抗病毒、抗氧化、降血压等。败酱草升高白细胞增加免疫功能、抗菌、抗病毒、抗肿瘤、镇静、保肝利胆。白茅根利尿、止血、镇静、解热，对骨骼肌的收缩及代谢有抑制作用。苇茎解胆结石、治黄疸、治鱼蟹河豚中毒。桑白皮利尿、降压、镇静、镇痛。沙参调节免疫，解热、祛痰、镇咳、强心、抑菌。玄参调节免疫、抑菌、抗炎、抗惊厥、抗氧化、抑制血小板聚集、扩张冠状动脉，降压、降血糖、保肝利胆。生石膏增强巨噬细胞吞噬功能、解热、抗病毒、抗炎、降低骨骼肌兴奋性，缩短凝血时间，促进胆汁排泄、利尿等。麻黄平喘、镇咳、祛痰、发汗、解热、利尿、抑菌、抗病毒、抗炎、免疫抑制作用、抗变态反应等。桃仁增加脑血流量、降低血管阻力、改变血流变学状态、抗动脉粥样硬化、镇痛、兴奋子宫、抗菌、抗过敏等。丹参抗凝、促进纤溶、抑制血小板聚集、抑制血栓形成、扩张冠脉增加血流量、改善心肌缺血、改善心脏功能等。甘草调节免疫、抗病原微生物、解毒、抗炎、抗过敏、有类似肾上腺激素样作用、抗心律失常等。

辨证加减：

1. 邪犯肺卫型肺炎：症见发病初起，发热重，恶寒轻，口微渴，头痛，鼻塞，舌边尖红，苔薄白或微黄，脉浮数。加麻黄、杏仁等。

2. 痰热壅肺型肺炎：症见咳痰黄稠，呼吸气促，高热不退，口渴烦躁，大便干燥，舌红苔黄，脉洪数或滑数。加麻黄、杏仁、芦根、生薏苡仁、山豆根、射干、薄荷（咽痛，加山豆根 15g、射干 15g、薄荷 15g）。

3. 热闭心神型肺炎：症见咳嗽气促，痰声辘辘，神昏谵语，高热不退，甚则四肢厥冷，舌红绛，苔黄而干，脉细滑数。加水牛角 30g、黄连 15g，并服安宫牛黄丸。若高热大便秘结，加大黄、玄明粉各 10g，冲服（低热不退阴虚者，加太子参 30g、沙参 15g、生地 20g、地骨皮 15g）。

4. 阴竭阳脱型肺炎：症见高热骤降，大汗肢冷，颜面苍白，四肢厥冷，甚至恍惚，舌淡，脉微欲绝。加人参、五味子、麦门冬、制附子、干姜。

5. 其他：高热烦躁者，加水牛角 30g、黄连 15g，并服安宫牛黄丸 1 丸。高热惊厥者，加服紫雪丹 1 丸。高热便秘者，加大黄 10g、玄明粉 10g。

6. 西医分型治疗：

(1) 大叶型肺炎：合欢皮、柴胡、黄芩、葛根、桃仁、红藤、甘草。

(2) 间质性肺炎：益母草 100g、黄芪 50g、丹参 30g、赤芍 30g、红景天 20g、川芎

20g、淫羊藿 20g、桑白皮 20g、甘草 10g、苦参 20g。

【临床案例】

张某，男，34 岁。5 日前发病，始恶风，后发热，咳嗽气急，左胸隐痛，口微渴，头昏痛，小便黄热。经某医院诊断为左上肺大叶肺炎。治疗效微，胸痛气急，前来求治。症见咳嗽痰黄，阵阵胸痛，身热不退，舌苔黄微腻，脉滑数。

辨证：痰热壅肺型肺炎。

肺炎汤加减：穿心莲 15g、鱼腥草 30g、蒲公英 20g、金银花 30g、板蓝根 20g、野菊花 20g、败酱草 30g、白茅根 50g、苇茎 20g、桑白皮 20g、沙参 15g、玄参 15g、生石膏 30g、麻黄 6～12g、桃仁 10g、丹参 30g、甘草 15g、杏仁 15g、半夏 10g、陈皮 15g。5 剂水煎服。再诊：脉转和缓，黄苔已退，悉症皆除。

【马氏临床治疗心得体会】

（一）方药

1.抗肺炎链球菌作用的清热解毒药：金银花、虎杖、板蓝根、鱼腥草、射干、牡丹皮、大黄、知母、蒲公英、紫花地丁、大青叶、栀子、黄芩、黄连等。

2.抗葡萄球菌、金色葡萄球菌、溶血性球菌作用的清热解毒药：金银花、连翘、野菊花、牛蒡子、夏枯草、蒲公英、四季青、鱼腥草、白毛夏枯草、白头翁、半枝莲、虎杖、黄芩、黄连、青黛、桑叶、栀子、大黄、败酱草、板蓝根、穿心莲、金荞麦。

3.抗铜绿假单胞菌作用的清热解毒药：桑叶、知母、夏枯草、金银花、蚤休、紫花地丁、黄连、白头翁、黄芩、蒲公英、穿心莲、牡丹皮、大黄、虎杖、矮地茶、半边莲。

4.抗克雷白杆菌、变形杆菌作用的清热解毒药：野菊花、大黄、知母、夏枯草、千里光、牡丹皮、大青叶、板蓝根、金银花、连翘、虎耳草、马齿苋、茯苓、蚤休、黄连、黄芩、百部、马鞭草、虎杖、贯众、金钱草、穿心莲等。抗流感嗜血杆菌中药有板蓝根、败酱草、瓜蒌等。

6.抗病毒作用的清热解毒药：板蓝根、贯众、大蒜、菊花、柴胡、白头翁、蚤休、黄芩、连翘、败酱草、薄荷、夏枯草、金银花、大青叶、秦皮、桂枝、赤芍、射干、牡丹皮、穿心莲、大黄等。

7.抗真菌有效药：大黄、栀子、白头翁、黄连、黄芩、川楝子、黄柏、山豆根、牡丹皮、七叶一枝花、地荆皮等。

8.抗肺炎支原体和肺炎衣原体肺炎有效药：鱼腥草、金银花、连翘、蒲公英、大青叶、板蓝根、败酱草等。

9.具有抑菌抗病毒双重作用的中药，目前疗效比较肯定的是：穿心莲、蒲公英、玄参、板蓝根、鱼腥草、黄连、败酱草等。

（二）固本方剂

固若金汤组成：黄芪 20g、白术 15g、防风 10g、茯苓 15g、绞股蓝 10g、红景天 10g、金银花 30g、连翘 30g、甘草 10g。

方解：黄芪可增强免疫功能，具有保肝、强心作用，增大心脏收缩振幅，增加心输出量。白术可燥湿健脾，现代药理表明，白术具有抗氧化作用，能有效抑制脂质过氧化作用，降低组织脂质过氧化物的含量。防风具有祛风解表、胜湿止痛、止痉、解热、镇痛等作用。茯苓含有多糖，具有增强机体免疫功能作用，可改善老年人的免疫功能。绞股蓝具有显著降低胆固醇、甘油三酯作用，可保护血管内壁、阻止脂质在血管壁沉积、抗动脉硬化等。红景天具有益气活血、通脉平喘的功效，可用于气虚血瘀，胸痹心痛，中风偏瘫，倦怠气喘等治疗。金银花具有清热解毒、疏散风热的功效。常用于治疗温病发热、风热感冒、咽喉肿痛、肺炎、丹毒、蜂窝状组织炎和痢疾等多种疾病。连翘具有抗菌作用，抗炎作用，降血压作用，抗内毒素休克作用；还有扩张血管，增加心输出量，改善微循环作用。甘草具有促皮质激素样作用而具有抗急、慢性炎症作用。甘草多糖有抗水疱性口炎病毒、腺病毒3型，单纯疱疹病毒1型、牛痘病毒的活性。此外，甘草于清热解毒中药配伍后可促进增强它们的功效。

（三）辨证施治

1. **寒湿郁肺证（见初期轻型与普通型）**：症见发热，干咳，少痰，咽干咽痛，倦怠乏力，胸闷，脘痞，或呕恶，便溏。舌质淡或红，苔白或白腻，脉濡。用固若金汤去黄芪加陈皮 10g、藿香 10g，用苍术 15g、生麻黄 6g、生姜 10g，加厚朴 10g、草果 6g、羌活 10g、槟榔 10g。

2. **邪热犯肺证（见初期轻型与普通型）**：症见发热，或恶寒，咳嗽，痰黄，胸闷，口渴，心烦，头痛，全身酸痛，便秘。舌质红，舌苔黄或黄腻，脉滑数。用固若金汤去黄芪加金银花 15g、连翘 12g、黄芩 9g、浙贝母 9g、杏仁 9g、瓜蒌 15g、僵蚕 6g、蝉蜕 9g、姜黄 9g、赤芍 12g、芦根 15g、佩兰 9g、牛蒡子 12g、淡豆豉 9g。

3. **湿热蕴肺证（见进展期重型）**：症见发热、汗出不解、咳嗽、痰黄、气促、胸闷、口渴、口苦面唇紫暗、头身困重，脘痞，腹胀、纳呆、或呕恶，便溏或便秘，倦怠乏力。舌质红或紫暗，苔黄腻，脉濡数或滑数。用黄芩 12g、固若金汤加桑白皮 15g、黄连 6g、虎杖 12g、滑石 20g、法半夏 12g、瓜蒌 15g、射干 9g、槟榔 2g、枳实 9g、炒苏子 12g、浙贝母 12g、郁金 9g、石菖蒲 6g、陈皮 12g。

4. **疫毒闭肺证（见进展期重型）**：症见高热不退，咳嗽痰少，痰黄，胸闷气促，面唇紫暗，腹胀便秘，或伴咯血，痰中带血。舌质红或紫暗，苔黄腻或黄燥，脉滑数。用固若金汤加杏仁 10g、生石膏 30g、瓜蒌 30g、生大黄 6g、生炙麻黄 6g、葶苈子 10g、桃仁 10g、草果 6g、槟榔 10g、苍术 10g。

5. **内闭外脱证（见危重期危重型）**：症见神昏，烦躁，胸腹灼热，手足逆冷，呼吸急促，或需要辅助通气。舌质紫绛，苔黄褐或燥，脉浮大无根。用人参 10g、黑顺片 15g（先煎）、山茱萸 15g、干姜 9g、炙甘草 12g、赤芍 12g，送服安宫牛黄丸（热入心包）或苏合香丸（痰迷心窍）。临床需要综合救治，中西医协同。

6. **气阴两虚证（见恢复期）**：症见咳嗽，无痰或少痰，口干或渴，纳呆，五心烦热，自汗或盗汗，体虚乏力，舌质红，少津，苔薄白或黄，脉沉细或细数。用固若金汤加人参 6g、生地 15g、五味子 9g、麦门冬 12g、瓜蒌 12g、浙贝母 9g、连翘 9g、黄芩 9g、地骨皮 12g、百部 15g、牡丹皮 12g、陈皮 12g。

7. **肺脾气虚证（见恢复期）**：症见气短乏力，动则气促，纳差，食后腹胀，口淡无味，舌质淡，苔白，脉弱。用固若金汤加法半夏 9g、陈皮 10g、党参 15g、炙黄芪 30g、茯苓 15g、藿香 10g、砂仁 6g（后下）。

第六节　慢性阻塞性肺疾病

慢性阻塞性肺疾病（COPD）是一种具有气流受限特征的疾病，气流受限不完全可逆，呈进行性发展。当慢性支气管炎、肺气肿患者肺功能检查出现持续气流受限时，则诊断为慢性阻塞性肺疾病；如果患者只有慢性支气管炎和（或）肺气肿，而无持续气流受限，则不能诊断为 COPD。COPD 主要累及肺部，也可导致肺外多器官损害，其急性加重和并发症影响疾病的进程，随着疾病的恶化可导致劳动力丧失，生活质量下降，最终发展为呼吸衰竭和肺源性心脏病。本病可归属于中医学"肺胀""喘证""咳嗽"等范畴。

【病因病机】

中医认为本病多由慢性咳喘病证逐渐加重演变而成，发病缓慢。久病正虚或老年体弱者，更易感受外邪，致使病情加重，病因涉及内、外因两方面。

内因是脏腑功能失调，主要与肺、脾、肾关系尤为密切。由于咳嗽经久不愈，气喘反复发作，致使肺脏虚损，肺虚则气失所主，以至气短、喘促加重。子盗母气，脾脏受损，运化失职，以至痰饮内生，病久及肾而使肾虚肾不纳气。肾虚则根不固，摄纳无权，吸入之气不能摄纳于肾，则气逆于肺，呼多吸少，气不得续，气短不足以息，动则尤甚。

而六淫邪气侵袭是外因，卫外不固，外感六淫之邪，更易侵袭肺卫，导致宣降失和，肺气不利，引动伏痰，则易发生咳嗽、喘促等症。

综上所述，慢性阻塞性肺疾病病位在肺，累及脾肾。平时以本虚为主，复感外邪，则虚中夹实。病程日久。肺、脾、肾虚损更趋严重，最终导致喘脱。

西医认为引起慢性阻塞性肺（慢阻肺）疾病的病因是：

1. 吸烟：是引起慢阻肺最常见的危险因素，化学物质可损伤气道上皮细胞和纤毛运动，使黏液腺分泌增多，起到净化能力下降，诱导中性粒细胞释放蛋白酶，肺弹力纤维破坏，肺气肿形成。

2. 理化因素：大气中的有害气体，使纤毛的清除功能下降，黏液分泌增多；粉尘和化学物质可能产生与烟类似的 COPD。吸入有害气体、有害物质可以导致蛋白酶产生增多或活性增强，而抗蛋白酶产生减少或灭活加快。蛋白酶增多或抗蛋白酶不足均可导致组织结构破坏，产生肺气肿。

3. 感染因素：与慢性支气管炎类似，感染也是慢阻肺发生的重要也是之一。

4. 氧化应激及炎症机制：许多研究表明慢阻肺患者的氧化应激增加；中性粒细胞、巨噬细胞、T 淋巴细胞等炎症细胞也参与了慢阻肺发生过程。慢性炎症是慢阻肺的特征性改变，中性粒细胞的活化和聚集是慢阻肺炎症过程的一个重要环节，通过释放中性粒细胞弹性蛋白酶、中性粒细胞组织蛋白酶 G、中性粒细胞蛋白酶 3 和基质金属蛋白酶引起慢性黏液高分泌状态并破坏肺实质。

5. 其他：自主神经功能失调、营养不良、气温变化、低体质指数等都可能参与慢阻肺的发生、发展。

【临床表现】

1. 症状

（1）慢性咳嗽、咳痰：随着病情发展终身不愈。常见晨间咳嗽、咳痰明显，夜间有阵咳或排痰。一般为白色黏液或浆液性泡沫样痰，偶可带血丝。急性发作期痰量增加，可有脓性痰。

（2）气短、喘息或呼吸困难：早期劳力时出现，后逐渐加重，是慢阻肺的标志性症状。部分患者特别是重度患者或急性加重期时可出现喘息胸闷。

（3）其他：晚期患者可有体重下降、食欲减退等。

2. 体征：早期体征不明显，随疾病进展，胸廓前后径增大，出现桶状胸；呼吸动度减弱，触诊双侧语颤减弱或消失。叩诊肺部过清音，心浊音界缩小，肺下界和肝浊音界下降；听诊两肺呼吸音减弱，呼气延长，部分患者可闻及湿性啰音或干性啰音，心率增快，心音遥远，肺动脉瓣第二心音亢进，如剑突下出现收缩期心脏搏动及其心音较心尖部明显增强时，提示并发早期肺心病。

【马氏治疗核心方剂】

益母草黄芪汤：益母草 50g、黄芪 50g、麦门冬 20g（便溏慎用）、五味子 15g、川芎 20g、赤芍 30g（便溏慎用）、当归 20g、苦参 15g、地龙 20g、丹参 30g、红花 15g、黄芩 30g、款冬花 20g、石菖蒲 15g、桑白皮 20g、葶苈子 15g、车前子 15g（便溏慎用）、罗布麻 20g、淫羊藿 20g、甘草 10g。

方解：益母草、川芎、红花、赤芍、当归、丹参可活血化瘀，改善血液循环，慢性阻塞型肺气肿的肺组织久损必瘀，久瘀必损，改善循环尤其是微循环对恢复肺组织非常重要。黄芪补气升阳，固表止汗，利尿消肿，托疮生肌，具有重要的调补功效。麦门冬、五味子养阴生津，润肺清心，收敛固摄，滋补肺阴。桑白皮、葶苈子泻肺平喘，利水消肿。整个方剂紧紧围绕慢性阻塞性肺疾病的病理机制，采取活血化瘀，清热滋阴，益气固表，止咳平喘整体治疗。

辨证加减：

1. **外寒内饮型 COPD**：症见痰多稀薄，恶寒发热，渴不多饮，面色青晦，舌苔白滑，脉弦紧。加麻黄、桂枝、细辛、五味子、白芍、半夏。

2. **痰热郁肺型 COPD**：症见发躁胸闷，痰黄，黏稠难咳，有汗不多，口渴，舌红苔黄或黄腻，脉数或滑数。加麻黄、石膏、桑白皮、苏子、杏仁、贝母、山栀、黄连、生姜、大枣 15 枚。

3. **痰浊壅肺型 COPD**：症见咳喘痰多，色白黏腻，短气喘息，稍劳即著，倦怠乏力，舌质偏淡，苔薄腻或浊腻，脉滑。加苏子、白芥子、莱菔子、陈皮、半夏、茯苓等。

4. **肺脾气虚型 COPD**：症见喘咳日久，痰多稀白，胸闷腹胀、倦怠懒言，面色㿠白，食少便溏，舌淡白，脉细弱。加人参、白术、茯苓、黄芪、桑白皮、厚朴、紫菀、干姜等。

5. **肺肾两虚型 COPD**：症见呼吸浅短难续，动则喘促更甚，声低气怯，咳痰不利，形寒汗出，舌质淡或紫暗，脉沉细无力或结代。加党参、五味子、胡桃肉、法半夏、陈皮、紫菀等。

临证加减：热盛痰多，加鱼腥草 30g、石膏 30g、瓜蒌 20g、苏子 15g、白芥子 10g、莱菔子 3g；夜尿多，畏寒肢冷，加菟丝子 20g、潼蒺藜 20g、巴戟天 15g、蛤蚧 1 对；阳虚上泛水肿，加附子 15g、猪苓 30g、白术 20g、半边莲 20g、菟丝子 20g、连翘 20g、桂枝 10g。

【案例分析】

韩某，男，61 岁。反复咳嗽，胸闷气促 10 余年，在综合医院诊断为"慢性阻塞性肺疾病"。症见咳嗽咳痰，胸闷气促，自述夜间难以平卧，难以睡眠。舌质绛，苔腻，脉滑数。辨证为痰浊壅肺型慢阻肺。

方用益母草黄芪汤加减：益母草 50g、黄芪 50g、麦门冬 20g（便溏慎用）、五味子 15g、川芎 20g、赤芍 30g（便溏慎用）、当归 20g、苦参 15g、地龙 20g、丹参 30g、红花 15g、黄芩 30g、款冬花 20g、石菖蒲 15g、桑白皮 20g、葶苈子 15g、车前子 15g（便溏慎用）、罗布麻 20g、淫羊藿 20g、甘草 10g。白芥子 10g、莱菔子 20g、陈皮 15g、半夏 10g、茯苓 20g。5 剂水煎服。

再诊：患者服 5 剂后症状大减，咳痰明显减少，胸闷之症已除，能平卧，舌淡，苔腻减退，脉见平稳。

【马氏临床治疗心得体会】

（1）慢性阻塞性肺疾病在中医称为喘证或者肺胀。其发生多由久病肺虚，痰浊潴留，复感外邪所致。病位在肺，但涉及脾、肾、心等脏腑。所以在临床治疗上不可就肺治肺，就咳治咳，就喘治喘，在治疗肺脏症状的同时，必须心、脾、肾同治，整体治疗。

（2）根据慢阻肺不同阶段，抓住主要矛盾：急性发作期的主要矛盾是咳嗽、喘促，而心、脾、肾气虚是次要矛盾；稳定期的主要矛盾是心、脾、肾气虚，而肺系的咳喘症状是次要矛盾。根据不同阶段的主要矛盾进行选药组方。

（3）本病均有反复发作及较长的病史，中医认为"久病必瘀"，作为慢阻肺疾病也同样如此。故在治疗时，在宣肺化痰的同时，注重活血化瘀。

（4）慢阻肺的病机往往是虚实夹杂，以虚为主，治疗上应以补虚为要，兼顾祛邪。

第七节　肺脓肿

肺脓肿是多种病因引起的肺组织化脓性病变。早期可能是肺组织的感染性炎症，随后发展至中央型坏死，当坏死液化组织破溃进入支气管，即形成空腔，慢性肺脓肿其外周常为肉芽组织所包围。肺脓肿分急性吸入性肺脓肿和慢性肺脓肿。吸入性肺脓肿多与吸入有关，好发于肺下叶及上叶后段，右侧比左侧更为常见。病程超过 3 个月，迁延不愈者为慢性肺脓肿。肺脓肿临床以高热、咳嗽、咳大量浓性痰或臭味痰为特征。本病多发于壮年，男性多于女性。肺脓肿属于中医学"肺痈"的范畴。

【病因病机】

一、中医

（一）中医病因

1. 感受外邪：主要感受风热、风寒之邪。风热病邪，自口鼻或皮毛侵犯于肺，或风寒袭肺，蕴结不解，郁而化热，肺受邪热熏灼所致。

2. **饮食劳倦所伤**：平素嗜酒太过或喜食辛辣煎炸厚味，酿湿蒸痰化热，熏灼于肺，若劳倦过度，肺卫薄弱，卫外不固，则外邪乘虚内侵，或内伏之痰热蕴蒸致病，成痈化脓。

3. **原有宿疾**：肺脏素有痰热，或他脏痰浊瘀热蕴结日久，上干于肺，成痈化脓；若宿有痰热蕴肺，复加外邪侵袭，内外合邪，则更易引发此病。

（二）中医病机

1. **发病**：一般发病较急，突然恶寒壮热，咳痰，痰色渐见黄稠。部分患者发病亦可缓慢。

2. **病位**：病位在肺。

3. **病性**：属实热证。温热蕴肺是本病之特点，并贯穿于病程的始终。但热邪会耗伤气阴，出现邪实正虚或正虚邪恋之证。

4. **病势**：总的趋势是初起病在肺卫，逐渐邪热由表入里，壅积于肺，邪实日盛。后期多正虚邪恋，迁延难愈。如溃后脓毒不净，邪恋正虚，阴伤气耗，迁延反复，日久不愈，时轻时重，而转为慢性；若溃后大量咯血，则可出现血块阻塞气道，或气随血脱之危候；若脓溃后流入胸腔，则可出现脓胸之恶候，预后较差。

5. **病机转化**：肺痈的病理演变过程有初期、成痈期、溃脓期及恢复期等不同阶段。

（1）**初期**：风热或风寒之邪侵袭肺卫，内郁于肺，或内外合邪，肺卫同病，蓄热内蒸。热伤肺气，肺失清肃。本期以风热熏肺、肺失清肃为特点。

（2）**成痈期**：热邪壅肺，蒸液成痰，气分热毒浸淫及血，热伤血脉，血为之凝滞，热壅血瘀，酝酿成痈。本期以热毒壅肺、血瘀成痈为特点。

（3）**溃脓期**：痰热与瘀血壅阻肺络，肉腐血败化脓，继则肺损络伤，脓疡内溃外泄。本期以血败肉腐、化为痈脓为特点。

（4）**恢复期**：脓疡溃后，邪毒渐尽，病情趋于好转，但因肺体损伤，故可见邪去正虚、阴伤气耗的病理过程，随着正气的逐渐恢复，病灶趋向愈合。本期以正虚邪衰、阴伤气耗为特点。

二、西医

1. **口腔或上呼吸道吸入**：自口腔或鼻腔吸入的污染物，阻塞某一段支气管，是形成肺脓肿的主要原因。当各种吸入物阻塞支气管后，导致远端的肺组织危陷，坠入的细菌迅速繁殖，引起化脓性炎症、组织坏死，最终形成肺脓肿。

2. **血源性肺脓肿**：皮肤创伤、感染、疖痈、骨髓炎、产后盆腔感染、亚急性细菌性心内膜炎等所致的败血症和脓毒血症，病原菌，脓毒栓子，经小循环带至肺，引起小血管栓塞、发炎和坏死，形成脓肿。

3. **继发性肺脓肿**：在肺部其他疾病基础上，如支气管扩张、支气管囊肿、空洞型结核等产生继发感染而发病。肺部邻近器官如膈下脓肿、阿米巴肝脓肿蔓延穿破膈肌进入肺部，引起肺脓肿。还有肾周围脓肿、脊柱脓肿、食管穿孔，亦引起肺脓肿。

肺脓肿的病理变化为早期细支气管阻塞，肺组织发炎，小血管栓塞，肺组织化脓坏死，终至形成脓肿。病变可向周围扩展，甚至超越叶间侵犯邻近的肺段，菌栓使局部组织缺血，助长厌氧菌生长，加重组织坏死。液化性脓液，积聚在脓腔内引起张力增大，最后破溃到支气管内咳出大量浓痰，空气进入脓腔，脓腔内出现液平面。有时炎症向周围组织扩展，可形成一至数个脓腔。若脓肿靠近胸膜，可发生局限性纤维蛋白性胸膜炎，引起胸膜粘连。位于肺脏边缘部分的张力性脓肿，若溃破到胸膜腔则形成脓气胸。若支气管引流不畅，坏死组织残留在脓腔内，炎症持续，则转为慢性肺脓肿。脓腔周围组织增厚，脓腔壁增厚，周围的细支气管受累改变形成扩张。肺脓肿的脓性栓子可通过肺静脉循脊柱静脉进入脑循环而诱发脑脓肿。

【临床表现】

急性吸入性肺脓肿起病急骤，患者畏寒、发热、体温可高达 $39 \sim 40℃$。伴咳嗽、咳黏液痰或黏液浓痰。炎症波及局部胸膜可引起胸痛。病变范围较大，可出现气急。此外，还有精神不振、乏力、胃纳差。$7 \sim 10$ 天后，咳嗽加剧，脓肿破溃于支气管，咳出大量浓臭痰，每日可达 $300 \sim 500mL$，因有厌氧菌感染，痰有臭味，静置后分为 3 层，由上而下为泡沫、黏液及脓渣，脓排出后，全身症状好转，体温下降，如能及时应用有效抗生素，则病变可在数周内渐好转，体温趋于正常，痰量减少，一般情况恢复正常。有时痰中带血或中等量咯血。急性肺脓肿如果治疗不及时不彻底，用药不合适、不充分，身体抵抗力低，病变可转为慢性。有的破溃向胸腔形成脓气胸或支气管胸膜瘘。此时症状时轻时重，主要是咳嗽、咳脓痰，不少有咯血，从痰中带血至大咯血，间断发热及胸痛等。

慢性肺脓肿患者有慢性咳嗽、咳脓痰、反复咯血、继发感染和不规则发热等，常呈贫血、消瘦性消耗病态。

血源性肺脓肿多先有原发病灶引起的畏寒、高热等全身脓毒血证的症状。经数日至两周才出现肺部症状，如咳嗽、咳痰通常痰量不多，极少咯血。

【马氏临床治疗核心方剂】

肺痈汤组成：黄芩 20g、生地 20g、蒲公英 20g、金银花 30g、败酱草 20g、紫草 20g、紫花地丁 20g、桔梗 20g、知母 20g、连翘 20g、桃仁 15g、芦根 20g、甘草 10g、薏苡仁 30g、鱼腥草 30g、合欢皮 20g、柴胡 15g、红藤 20g、葶苈子 20g。

方解：黄芩可抗炎、抗变态反应，抗病原微生物。金银花可增强免疫、抗病原微生物、抗炎、解热、抗内毒素等。鱼腥草增强免疫、抗病原微生物、解热、抗炎等。连翘抗病原微生物、解热、抗炎、强心、利尿等。桔梗祛痰、镇咳、解热、抗炎、抗过敏、扩血管等。葶苈子利尿强心、增强心肌收缩力、减慢心率、降低传导速度、可增加衰弱心脏输出量、降低静脉压（注意：大剂量可引起心动过速、心室颤动中毒症状）。薏苡仁具有增强免疫力、抗炎、解热、镇静、镇痛、抗血栓等作用。芦根具有保肝、抗菌、抗炎作用。蒲公英具有调节免疫、抑菌、抗炎、抗内毒素、利胆保肝、抑制胃液分泌、止泻等作用。紫花地丁有抗菌作用，临床治疗痈肿、痤疮、乳腺炎、淋巴结炎、蜂窝组织炎，能促进局部血液循环，促进肉芽生长和疮面愈合。败酱草具有升高白细胞、增强免疫、抗菌、抗病毒、抗肿瘤、镇静、保肝利胆等作用。生地具有调节免疫功能、抗炎、镇静、降压、增加血小板、降血糖、强心、保肝、保护胃黏膜、抗肿瘤等作用。甘草可调节免疫、抗病原微生物、解毒、抗炎、抗病毒、抗心律失常、镇咳、平喘、祛痰、抗氧化。紫草具有抗炎、抗病原微生物、抗癌、降血糖、兴奋心脏等作用。知母具有解热、抗病原微生物、抗肿瘤等作用。合欢皮有较强的镇静、催眠作用（但是有抗早孕和终止中期妊娠作用）。柴胡具有明显的镇静、镇痛、解热、镇咳、抗炎作用。红藤有抑菌作用。

辨证加减：

1. 初期型肺脓肿：症见恶寒发热，咳嗽，咳痰色白质黏，痰量又少渐多，胸痛，舌苔薄黄，脉浮数而滑。加牛蒡子、淡豆豉等。

2. 成痈期型肺脓肿：症见身热转甚，时时振寒，胸满作痛，咳吐浊痰，呈黄绿色，有腥味，口干咽燥，舌苔黄腻，脉滑数。加苇茎、黄连、石膏、栀子等。

3. 溃脓期型肺脓肿：症见咳吐大量脓痰，或如米粥，或痰血相兼，腥臭异常，胸中烦满而痛，甚则喘息不得卧，身热面赤，烦渴喜饮，舌苔黄腻，脉滑数或数实。加皂角刺、桔梗、穿山甲、乳香、没药、半枝莲等。

4. 恢复期型肺脓肿：症见身热渐退，咳嗽减轻，脓痰渐少，臭味亦淡，痰液转为清稀，气短乏力，自汗盗汗，低烧，午后潮热，心烦，口咽干燥，面色无华，舌质红或淡红，苔薄，脉细或细数无力。加黄芪、太子参、沙参、麦门冬、桔梗等。

5. 急性期发热、面红目赤者：加黄连 20g、石膏 50g、栀子 20g；胸痛、咳大量脓痰，加皂角刺 20g、桔梗 20g、穿山甲 15g、乳香 10g、没药 15g、半枝莲 30g。

【临床案例】

张某，男，68 岁。2011 年 12 月 3 日初诊。一个月前感冒发热咳嗽。服抗炎药咳嗽未止，并伴有胸痛，咳大量腥臭黄痰，痰中带血。来诊症见胸闷、右胸痛、短气、咳吐浓痰，痰味腥臭，偶有血丝，舌淡嫩，苔白腻，脉弦缓。X 线胸片显示右肺上段有一处 6cm×6.5cm 圆形透亮区，且有液平面，部分边缘模糊，诊断为肺脓肿合并周围肺炎症，中医诊断为肺痈。辨证：成痈期肺脓肿。

肺痈汤方剂组成：核心方剂加皂角刺、桔梗、穿山甲、乳香、没药、半枝莲、薏苡仁。

【马氏临床治疗用药心得体会】

（1）重用滋阴强体，增强免疫，抑杀细菌的中药：鱼腥草、败酱草、白花蛇舌草、金银花等。

（2）加用祛痰排脓中药，以清除肺中痰浊，鱼腥草、桔梗、生地、大贝、瓜蒌等，祛痰排脓清肺。

（3）调补心肺肾，促进肺体修复，生地、沙参等，滋阴和调理心肾。

第八节　支气管扩张

支气管扩张指支气管及其周围组织的慢性炎症损坏管壁，以至形成不可逆的支气管扩张与形成。支气管扩张病程多呈慢性发展过程，可发生于任何年龄。起病往往可追溯到幼年患有麻疹、百日咳或流感后肺炎病史，或有肺结核、支气管内膜结核、肺纤维化等病史。症状可能在若干年后才出现。支气管扩张在中医学中无相应的病名，按期发病的不同程度和阶段，可归纳入"咳嗽""肺痈""咯血"范畴。

【病因病机】

中医学认为其病因为外阴和内因两个方面。外因为外感风、湿、热、火之邪，内因多为肺体亏虚、饮食不当及七情内伤。临床上内因与外因又互为因果而至恶性循环。正气虚弱易感受外邪；内有痰热，感受风寒又易化热，使痰热更盛。内外合邪，肺内热毒蕴结，血败肉腐而成痈。

西医认为，本病的主要发病因素为支气管－肺脏的感染和支气管阻塞，二者相互影响，导致支气管扩张。麻疹、百日咳、流感等都能诱发支气管－肺脏的感染，损害支气管各层组织，削弱它的弹性，最终导致支气管扩张。支气管阻塞引起的肺不张因胸腔内负压对病肺的牵引，助长支气管的扩张。儿童的支气管腔较成人为细，管壁相对薄弱，感染损伤支气管壁，尤其是受到破坏使支气管弹性减弱，加上儿童、青少年的呼吸道感染又比较频繁，发生支气管扩张的机会很多。右肺中叶支气管细长，周围又有几簇淋巴结，常因非特异性或结核性淋巴结炎的压迫，引起肺不张，并发支气管扩张，成为中叶综合征。引起支气管扩张的病因还有刺激气体的吸入、支气管软骨和纤毛发育不全、支气管结核以及丙种球蛋白缺乏和低蛋白血症引起免疫力低下等都可因支气管破坏而引起支气管扩张。

【临床表现】

支气管扩张的典型症状为慢性咳嗽、咳大量脓痰和反复咯血。咳痰在晨起、傍晚和就寝时最多，每天可达 100 ～ 400mL，许多患者在其他时间几乎没有咳嗽。咳痰通畅时患者自感轻松；痰液引流不畅，则感胸闷、全身症状亦明显加重。痰液多呈黄绿色脓样，合并厌氧菌感染时可由臭味，收集全日痰静置于玻璃瓶中，数小时后可分为三层：上层为泡沫，中层为黄绿色浑浊脓痰，下层为坏死组织沉淀物。90% 患者常有咯血，程度不等，咯血量与病情严重程度、病变范围不一定平行。有些患者，咯血可能是其首发和唯一的主诉，临床上称为"干性支气管扩张"，常见于结核性支气管扩张，病变多在上叶支气管。若反复继发感染，可出现全身毒血症，患者时有发热、盗汗、乏力、食欲减退、消瘦等。当支气管扩张并发代偿性或阻塞性肺气肿时，患者可有呼吸困难、气急或发绀，晚期可出现肺心病及心肺功能衰竭的表现。

支气管扩张体征无特征性，但肺部任何部位的持续性固定湿啰音可能提示支气管扩张，并发肺气肿、肺心病可有相应的体征。部分患者可有杵状指（趾），全身营养不良。

【辨证治疗】

支扩汤：生地 20g、牡丹皮 20g、仙鹤草 30g、苇茎 20g、连翘 30g、鱼腥草 30g、黄芩 25g、栀子 15g、百部 15g、杏仁 15g、桑白皮 20g、桔梗 20g、白茅根 30g、百合 30g、三七 3g（冲服）、白及 30g、茜草 20g、红景天 15g、北沙参 15g、生甘草 10g。

方解：生地可调节免疫、抗炎、抗肿瘤、镇静、降压、增加血小板、强心、保肝、保护胃黏膜、降血糖。牡丹皮可调节免疫、抗病原微生物、抗炎、镇静、镇痛、抗惊厥、降血压、抗血栓、抗心律失常、降血糖、保肝、利尿。仙鹤草可抗炎、抗菌、镇痛、促进凝血、调整心律、降压、降血糖、抗癌。苇茎主治肺脓肿、大叶性肺炎、支气管感染、胸膜炎及胸腔积液等疾病。连翘具有抗病原微生物、抗炎、解热、强心、利尿等作用。鱼腥草具有增强免疫、抗病原微生物、抗炎、解热、止咳平喘、镇痛等作用。黄芩可增强免疫、抗病原微生物、抗炎、解热、抗过敏、镇咳、镇静、镇痛、保肝利胆、抗溃疡。栀子可抗病原微生物、解热、抗炎、镇静、镇痛、保肝、利胆、降压、降血脂、抗氧化、抗肿瘤。百部、杏仁、桑白皮、桔梗、白茅根、百合具有镇咳作用。白及、茜草可促进凝血，并有抗癌、抗氧化、抗炎、抑菌、保肝、改善心肌梗死、升高白细胞、增强免疫等作用。三七具有缩短出血时间、抗凝血、促进纤溶、增强肾上腺皮质功能，调节糖代谢、保肝、降血脂、延缓衰老、抗肿瘤等作用。红景天可保护神经细胞、调节免疫、抗心律失常、改善心功能、保护造血系统。北沙参可调节免疫、解热、祛痰、镇咳、强心、抗心律失常、抑菌、抗肿瘤等。生甘草可调节免疫、抗病原微生物、解毒、抗炎、抗过敏、类似肾上腺皮质激素样作用。

辨证加减：

1.风热犯肺型支气管扩张：症见咳嗽频作而渐加剧，口渴，咽干痛，痰黄而咯，怕冷、发热，舌红，苔薄黄，脉浮数。加银翘散。

2.痰热蕴肺型支气管扩张：症见咳嗽，大量黄痰或咯血，痰中带血丝，伴胸闷，气短，或胸痛，舌红，苔黄腻，脉滑数。加《千金》苇茎汤。

3.肝火犯肺型支气管扩张：症见咳嗽气逆，痰少色黄，质黏难咳，咽干，胸胁胀满，急躁易怒，舌质红，苔薄黄，脉弦数。加泻白散。

4.阴虚肺热型支气管扩张：症见咳嗽痰少，痰中带血，或反复咯血，血色鲜红，口干咽燥，颧红，五心烦热，潮热盗汗，舌红，少苔，脉细数。加六味地黄丸等。

5.其他：寒热往来，柴胡加至20~30g、黄连15g、黄芩30g；口臭便秘，加大黄15g、当归20g、栀子15g；便溏，加地榆20g；气阴两虚，神疲乏力，咳痰黄稠，加南沙参15g、麦门冬15g、黄芪30g、白术20g。

【典型病例】

李某，男，38岁，2012年2月23日初诊。有支气管扩张史20余年，平时咳嗽，痰多时常痰中带血。近日因外感风寒，咳嗽咯血发作。经DR胸片和肺部CT检查确诊为支气管扩张。症见面色苍白，痰色黄稠，咯血鲜红，乏力、气促、动则汗多，口淡纳少，二便尚调。舌苔薄腻，脉细滑数。

辨证：阴虚肺热型支气管扩张。

支扩汤加减：生地20g、牡丹皮20g、仙鹤草30g、苇茎20g、连翘30g、鱼腥草30g、黄芩25g、栀子15g、百部15g、杏仁15g、桑白皮20g、桔梗20g、白茅根30g、百合30g、三七3g（冲服）、白及30g、茜草20g、红景天15g、北沙参15g、生甘草10g、熟地20g、怀山药15g、山茱萸15g、茯苓20g、泽泻15g。

【用药心得】

（1）重用祛痰功效的贝母、前胡、瓜蒌、竹茹、桔梗、海藻等中药，祛痰"洗肺"，清除堵塞支气管的痰浊异物，清除气管障碍，让支气管畅通。

（2）强心通脉，促进大循环尤其是小循环的改善，促进血液的循环，再循环中促进机体的代谢水平，以此促进肺系的康复。

（3）注重使用具有清热解毒功效，具有增加机体免疫功能，抑杀细菌病毒的中药，鱼腥草、连翘、黄芩等中药，抑制感染。

（4）加用调补心、脾、肝、肾等中药，如柴胡、栀子、百合等，整体施治，促进肺系修复。一是肺病久则必然对心、脾、肾等脏系带来损害；二是促进肺系的恢复离不开心、脾、肝、肾的共同作用。

（5）治本不忘治标，咯血和咳嗽往往是支气管扩张的主要症状，因此，使用仙鹤草、三七、白及、百部、瓜蒌、甘草等中药，止血、止咳。

第九节　急性支气管炎

急性气管－支气管炎是气管－支气管黏膜的急性炎症病变。它是由病毒、细菌、真菌、支原体、衣原体等致病微生物感染，物理、化学性刺激或过敏反应等对气管－支气管壁黏膜的损害所造成的。急性气管－支气管炎任何年龄均可发病，冬春两季多见。其发病率极高，是一种常见多发性疾病。一般而言，老年人、幼儿发病率高于成人，北方高于南方，山区高于平原，吸烟者高于不吸烟者，空气污染严重的地方发病率也同样很高。急性支气管炎属于中医学的"咳嗽"范畴。

【病因病机】

中医认为，咳嗽的病因不外乎外感和内伤。外感为六淫外邪侵袭肺系，内伤为饮食、情志、劳倦因素所致。其中以外感咳嗽为多见。肺脏外合皮毛，开窍与鼻，上连咽喉，六淫外邪由口鼻或皮毛而入，肺为娇脏，不耐邪侵，一旦卫外功能失调或减弱，易致外邪犯肺，致肺气壅遏不宣，清肃失司，肺气上逆而引发咳嗽、咳痰。而内伤咳嗽多由肺饮食不当，情志失调，劳倦过度致脏腑功能失调，病及于肺，致肺之宣降失常，肺卫失固，外邪易犯，内外合邪而发病。

西医认为正常人的气管－支气管能够清除吸入的尘埃，吸气时混入的杂物，一部分由淋巴细胞带走，一部分被白细胞吞噬，还有一部分被气管、支气管内的纤毛上皮细胞纤毛运动逐渐推送的咽喉而咳出。因此，正常状态下，喉以下的气管内无细菌存在，如果这时清除能力下降，细菌就可侵入支气管导致炎症的发生。当受凉和过度疲劳可削弱上呼吸道的生理防御下降，使感染有发展的机会，所以，急性气管－支气管炎发病多见于寒冷季节，其发病病因由以下3个方面：

1.**感染**：急性气管－支气管炎最常见的病因是细菌、病毒的感染。其中病毒感染最常见，如鼻病毒、副流感病毒等，先引起上呼吸道炎症，向下蔓延引起喉、气管、支气管、炎症。

2.**理化因素的刺激**：如冷空气、粉尘、二氧化硫、氯等刺激气体均易引起发病。

3.**过敏因素**：如细菌或寒冷的刺激，寄生虫的幼虫在肺脏移行时，也可诱发急性支气管炎。

急性感染所致的气管－支气管炎，早期为黏膜充血、肿胀，继而浅层纤毛上皮细胞毁坏脱落，黏膜下层由白细胞浸润等变化。黏膜开始时是干的，其后开始分泌浆液性、黏液性和脓性渗出物。如系浅在卡他性支气管炎，则炎症痊愈后，支气管黏膜形态可完全恢复正常。较严重病例，支气管各层均受损害，发展成支气管周围炎或"全支气管炎"，黏膜病变不能恢复。

【临床表现】

1.全身症状：多较轻微，有轻度畏寒、风热、头痛及全身酸痛等。全身症状一般3～5天可消退。

2.呼吸道症状：部分患者可先有上感症状，如鼻塞、喷嚏、咽痛、声嘶等。主要症状为咳嗽，开始为刺激性干咳，少量黏液状痰，1～2天后痰量增加，可转为黄绿黏液脓性痰，也可出现血性痰。早晨或晚间改变体位，体力活动后或吸入冷空气时可出现振发性咳嗽，严重者可终日咳嗽。有时可伴发支气管痉挛而有气急。咳嗽常持续数周。

【马氏临床治疗核心方剂】

方剂组成：麻黄、杏仁、石膏、重楼、车前子（根据临床具体症状确定剂量）。

方解：麻黄可平喘、镇咳、祛痰、发汗解热、利尿、抗病毒、抗炎、抗变态反应。杏仁可镇咳、抗炎、镇痛、抗突变性、增强免疫、润肠通便。石膏具有解热、抗病毒、抗炎、增强巨噬细胞吞噬功能、促进胆汁排泄等作用。重楼有广谱抗菌作用，对于痢疾杆菌、大肠埃希菌、伤寒杆菌、绿脓杆菌有不同程度的抑制作用，还有镇咳、平喘、镇静、止血、抗肿瘤等作用。车前子有显著利尿作用，并能促进呼吸道黏液分泌、稀释痰液、祛痰、镇咳、平喘，抑菌、抗肝毒、延缓衰老、降眼压、降胆固醇等作用。

临证加减：

1.风寒袭肺型急性支气管炎：症见咳嗽初起，声重气急，咽痒，痰稀色白，多伴有头痛鼻塞，流清涕，骨节酸痛，恶寒，或有发热、无汗等表证，舌苔薄白，脉浮或浮紧。加陈皮、白前、桔梗、甘草、荆芥、紫菀、百部等。

2.风热犯肺型急性支气管炎：症见咳嗽新起，咳声粗亢，或咳声嘶哑，咳痰黏稠或稠黄，咳时汗出，常伴鼻流黄涕，头痛口渴，喉燥咽痛，或有发热、微恶风寒等表证，舌苔薄黄，脉浮数或浮滑。加桑叶、菊花、连翘、薄荷、桔梗、甘草、苇茎等。

3.燥热伤肺型急性支气管炎：症见咳嗽新起，咳声嘶哑，干咳无痰或痰少难出，或粘连成丝，或咳引胸痛，多伴有鼻燥咽干、恶风发热、头痛等表证，舌尖红，苔薄黄而干，脉浮数或小数。加桑叶、沙参、浙贝母、淡豆豉、薄荷、苇茎等。

4.凉燥伤肺型急性支气管炎：症见干咳，痰少或无痰，咽干鼻燥，兼有头痛，恶寒发热，无汗，苔薄白而干，脉浮紧。加桔梗、陈皮、苏叶、枳壳、生姜、炙甘草、茯苓、前胡等。

【临床案例】

战某，女，56岁。2012年9月15日初诊。因感冒而咳嗽10余日，近发热恶寒虽去而咳嗽未减，痰黄稠而多，口干而黏，喉痒，易汗。舌尖红，苔微黄而腻，脉滑数。辨证：风热型急性支气管。

方剂组成：麻黄10g、杏仁10g、石膏20g、重楼10g、桑叶15g、菊花15g、连翘15g、桔梗15g、百部10g、生甘草5g。3剂水煎服。

二诊：服药后症状大减。原方去麻黄、石膏，续服3剂，诸症皆去。

【马氏临床治疗心得体会】

1.分清表里，辨证施治：急性支气管炎以外感咳嗽为主，多为表证，由于患者体质因素及久咳不愈，常可由外邪入里，引发内伤咳嗽，出现表里证，但总以外感多见。临床辨证应四诊合参，辨明属表还是属里，孰轻孰重，表里兼顾，有所侧重。

2. **体虚患者宜注重固本**：急性支气管炎往往与患者体质状态有密切关系，体质健壮免疫力强的患者不易感受外邪，即使是感受外邪，也很快痊愈。体质差抵抗力低的患者最易感受外邪，受菌毒的侵袭感染，而且容易反复感染。因此，扶正气强体质是治疗体虚患者的重点。

3. **中西医结合治疗急性支气管炎疗效更显著**：急性支气管炎早期 70% ～ 80% 是以病毒感染为主，以后随着病情的发展，又多合并细菌感染。在治疗上宜视病情发展采用中西医结合。早期以风邪为主，兼夹寒或热，仍以疏风宣肺，抗病毒为主。感染比较严重，出现大量浓痰时，易用相应的抗生素治疗，这样可更好地提高疗效。

第十节　慢性支气管炎

慢性支气管炎以咳嗽、咳痰为主要症状或伴有喘息，每年发作持续 3 个月以上，并连续 2 年以上。排除心肺其他疾病引起的咳嗽、咳痰、喘息等症状，即可做出诊断。慢性支气管炎属于中医学的"咳嗽""喘证"范畴。

【病因病机】

中医学认为，本病的发生，多因久病肺虚，痰浊潴留，复感外邪诱使病情逐渐加剧。病理性质有虚实两方面，有邪者为实，因邪壅于肺，肺宣降失司；无邪者属虚，因肺不主气，肾失摄纳。但本病发作时，多属本虚标实。

西医认为，慢性支气管炎的病因有外因和内因两个方面：

外因：一是感染因素，病毒和细菌与慢性支气管炎的发生、发展及反复加重有密切关系。常见致病菌毒以流感嗜血杆菌、肺炎球菌、甲型链球菌及奈瑟球菌 4 种为多见；病毒以流感病毒、腺病毒和呼吸道合胞病毒为多见。在机体防御功能低下时，病毒的感染引起支气管黏膜损伤，为细菌的继发感染创造了条件。二是吸烟，现今公认吸烟是慢性支气管炎最主要的发病因素，吸烟能使支气管上皮纤毛变短，不规则，纤毛运动发生障碍，降低局部抵抗力，削弱肺泡吞噬细胞功能。三是理化因素，刺激性烟雾、粉尘、大气污染的慢性刺激，均可使支气管黏膜发生慢性炎症，削弱了呼吸道的防御功能，为细菌的入侵提供了有利条件，促使本病发生。四是气候问题，寒冷常为慢支发作的重要原因和诱因。五是过敏因素，喘息型慢支患者有过敏史的较多。许多抗原性物质，如尘埃、尘螨、细菌、真菌、寄生虫、花粉以及化学气体等，都可成为过敏因素而致病。

内因：一是呼吸道局部防御及免疫功能低下，在正常情况下，下呼吸道始终保持无菌状态。当全身或呼吸道局部防御及免疫功能减低，免疫球蛋白减少，组织退行性变，肾上腺皮质激素分泌少，呼吸道的防御功能退化，单核吞噬细胞系统功能衰退等导致患病率较高。二是自主神经功能失调，表现为支气管黏膜的迷走神经感受器反应性增加，副交感神经功能亢进，对正常人不起作用的微弱刺激，可引起支气管收缩痉挛、分泌物增多，而产生咳嗽咳痰、气喘等症状。

【临床表现】

1.咳嗽：咳嗽严重程度视病情而定，初起日间咳嗽为主，随病情经一步加重则日夜咳嗽，后期则夜间咳嗽为主。

2.咳痰：急性发作或伴有细菌感染时，则为黏液性痰，咳嗽和痰量随病情发展而增加。

3.喘息或气促：部分患者支气管痉挛而出现喘息，常伴有哮鸣音。反复发作数年，并伴发肺气肿时，伴有不同程度的气促，并逐渐加重，活动后明显。

在发病过程中，常有反复呼吸道感染史，冬季发病多，随疾病进展，急性加重变得频繁。慢性支气管炎后期导致阻塞性肺气肿时可发生低氧血症或高碳酸血症，并可并发肺源性心脏病。

【治疗】

方剂组成：党参、茯苓、白术、黄芪、金银花、连翘、前胡、桔梗、半夏、佛手、石菖蒲、钩藤、川贝、蝉蜕、胆南星、黄芩、木香、枳实、青皮、陈皮、川芎、赤芍、当归、生地、苦参。

方解：钩藤解痉，具有解除平滑肌痉挛作用。蝉蜕具有解热、抗炎、抑菌、抗过敏、抑制免疫、催眠等作用。胆南星具有祛痰、抗炎、抗惊厥、镇痛、抗心律失常等作用。黄芩可抗病原微生物、抗炎、解热、镇静镇痛、抗过敏、镇咳、增强免疫等。木香具有促进胃液分泌、促进胆囊收缩、抗消化性溃疡、松弛支气管平滑肌、对胃平滑肌有兴奋或抑制的双向调节作用。青皮可祛痰、平喘、松弛支气管平滑肌、升压、强心、抗休克、利胆、解痉健胃。枳实具有增加冠状动脉、脑、肾血流量，收缩胆囊，升压，抑制血栓形成，降低毛细血管通透性和脆性，抗过敏，抗氧化，保肝，降血糖，拮抗钙离子、兴奋胃肠平滑肌等作用。陈皮有促进胃液分泌、祛痰、兴奋心肌、升高血压、止泻、降低毛细血管通透性、增强纤维蛋白溶解、抗血栓形成、利胆、抗氧化抗癌、抑菌等作用。川芎有扩张心脑及外周血管、降低血小板表面活性、抑制血小板聚集、降低血液黏度、防止血栓形成、解痉、降压、镇痛、镇静、抗肿瘤、抗菌、抗肾损伤、抗脑损伤等作用。赤芍具有解热、抗病原微生物、抗炎、镇静、镇痛、抗惊厥、抗血栓、改善微循环、保肝等作用。当归具有增加心肌供血、保护心肌细胞、扩血管、抗心律失常、促进造血、促凝血、增强免疫、抗氧化、抗肿瘤、调节子宫、降血脂、保肝、抗血小板聚集等作用。生地可抗炎、镇静、降压、增加血小板、降血糖、强心、利尿、调节免疫、延缓衰老、保护胃黏膜、抗肿瘤。苦参具有抗病原体、抗炎、抗过敏、抗肿瘤、抗心律失常、抗心肌缺血、止泻等作用。

（一）急性发作期

1.外寒内饮型慢性支气管炎：症见咳逆喘促，胸膈满闷，咳痰稀薄色白，或带泡沫，口干不欲饮，兼有恶寒发热，身痛无汗，舌质淡红，脉浮紧或弦紧。加麻黄、桂枝、白芍、干姜、葶苈子、款冬花、紫菀、细辛、五味子、甘草等。

2.痰浊阻肺型慢性支气管炎：症见咳喘胸闷，痰多黏稠，口黏不可，兼有呕恶纳呆，便溏，舌淡红，脉弦滑或濡滑。加陈皮、白芥子、莱菔子、香附、砂仁、紫菀、杏仁等。

3.痰热用肺：症见咳嗽，咳痰黄稠难出，发热、喘促、气急、胸胁胀满、口干喜饮，舌质红，苔黄，脉滑数。加麻黄、杏仁、鱼腥草、桑白皮、白前、瓜蒌皮、苇茎、桃仁、冬瓜仁等。

4.寒痰蕴肺型慢性支气管炎：咳嗽，痰多而色白稀，喘促，气急，畏寒肢冷，口不渴，小便清长，舌苔白腻，脉弦滑。加麻黄、桂枝、干姜、荆芥、防风、杏仁、细辛、制南星等。

（二）慢性迁延期

1.肺脾两虚：症见喘咳，短气，痰多，神疲乏力，自汗，恶风，纳呆，便溏，舌质淡胖，苔白，脉细弱。加苏子、鱼腥草、黄精、浮小麦、山药等。

2.肺肾阴虚：症见喘促，气短，动则喘甚，咳嗽，少痰，或痰黏难出，五心烦热，潮热，盗汗，舌质红，苔少，脉细数。加生地、熟地、白芍、山茱萸、牡丹皮、女贞子、沙参等。

3.肺肾阳虚：症见喘促日久，呼长吸短，咳声低微，动则喘甚，痰多清稀，腰膝酸软，汗出肢冷，夜尿多，舌青唇暗，胫肿，舌质淡苔白，脉沉细。加肉桂、熟地、补骨脂、淫羊藿、巴戟天、肉苁蓉等。

（三）缓解期

1.肺虚：症见咳轻痰少，面色少华，声低懒言，自汗，易感冒，舌质淡红，苔薄白，脉细弱。加防风、款冬花、紫菀、麦门冬、甘草、熟地、桑白皮、五味子、麻黄根等。

2.脾虚：症见咳嗽，咳痰，面色少华，肢体无力，纳少，脘腹胀满，大便溏，舌质淡胖，边有齿印，苔薄白，脉缓或濡弱。加甘草、紫菀、款冬花、干姜、麦门冬等。

3.肾气虚：症见动则气喘，头昏眼花，耳鸣，腰膝酸软，下肢乏力，手足欠温，夜尿频多数，舌淡苔薄白，脉沉细。加补骨脂、桂枝、熟地、山茱萸、山药、细辛、五味子、生姜等。

【临床案例】

白某，男，56岁。2000年11月5日来诊。患者咳喘10余年，冬重夏轻，西医确诊为"慢性支气管炎"或"慢支并发肺气肿"。7天前偶感风寒感冒，咳喘发作，气喘胸闷，耸肩提腹，难以平卧，晨起痰盂满盈。背部恶寒，纳呆，面色黧黑，舌苔滑，脉弦。辨证：外感内饮型慢性支气管炎。

方药组成：慢性支气管炎核心方剂加：党参15g、茯苓20g、白术15g、黄芪15g、金银花20g、前胡15g、桔梗15g、半夏10g、佛手10g、石菖蒲10g、钩藤10g、川贝10g、蝉蜕10g、黄芩10g、木香10g、枳实10g、青皮10g、陈皮10g、川芎10g、赤芍15g、当归10g、生地15g、苦参5g、麻黄10g、桂枝10g、杏仁10g、甘草5g。7剂水煎服。

二诊：咳嗽大减，吐痰明显减少，夜能卧睡，胸闷不再。嘱其平时注意保暖，以防感冒引起复发。

【马氏临床治疗心得体会】

（1）慢性支气管炎急性发作期痰、喘是突出的症状，如果痰喘不能得到及时的控制，将会导致呼吸衰竭的严重后果。因此，必须按照"急则治标"的原则，选药组方，有效控制痰喘症状。

（2）在急则治标的同时，加以扶正、抗炎的中药为伍。

（3）急性发作期要严格控制感染，慢性支气管炎急性发作期导致呼吸衰竭的主要诱因是呼吸道感染。因此，如何运用中医药有效控制肺部感染成为治疗的关键环节。

（4）慢性迁延期，病情表现不仅是肺、脾、肾气虚，而且心气也虚。因此，迁延期应该肺、脾、肾的同时治疗，同样要调补心气，这一点非常重要。

第十一节　胸膜炎

胸膜炎是胸膜的炎症，可以是细菌感染，也可以是病毒感染，还可以是无菌性的炎症。胸膜炎中医叫悬饮，主要表现为轻度胸痛、咳嗽、胸闷、气促，甚至呼吸困难。

【病因病机】

中医学认为悬饮多由体质不强，或原有其他慢性病，肺为虚弱，若逢时邪外袭，则肺失宣通，通调失职，水化为饮而停于胸胁，而至络气不和。若饮邪久郁，湿蕴生热，可日渐伤阴或损耗肺气。

西医认为引起胸膜炎的主要原因有：肺炎、肺栓塞所致的肺梗死、肺癌、类风湿性关节炎、系统性红斑狼疮、寄生虫感染、胰腺炎、损伤、由气道或其他部位到达胸膜的刺激物、药物过敏反应等。

【临床表现】

胸痛是胸膜炎最常见的症状。常突然发生，程度差异较大，可为不明的不适或严重的刺痛，或仅在患者深呼吸或咳嗽时出现，也可持续并因深呼吸或咳嗽而加剧。胸痛是由壁层胸膜的炎症引起，出现于正对炎症部位的胸壁。也可表现为腹部、颈部或肩部的牵涉痛。深呼吸可至疼痛，引起呼吸浅快，患侧肌肉运动较对侧为弱。若发生大量胸腔积液可至呼吸时单侧或双侧肺活动受限，发生呼吸困难。查体可闻及胸摩擦音。胸膜炎根据病因的不同，分为结核性胸膜炎和化脓性胸膜炎。

结核性胸膜炎往往比较急骤，在发病前的一段时间内患者会出现全身风热的症状，虽不是高烧，但会一直持续，身体有盗汗、乏力等不适症状，身体消瘦，胸痛，甚至会引起胸腔积液增多现象，还有经常性干咳。

化脓性胸膜炎在发病的时候身体也会持续出现典型的症状，化脓性胸膜炎患者不仅仅会出现明显的怕冷情况，还常常伴有身体高热症状出现，胸部会有剧烈疼痛、胸闷、气促等症状。患者的局部皮肤有红肿、发热以及压痛的现象，如果治疗不及时，患者会出现消瘦、贫血等症状，患者会抑制持续的发热，同时伴有咳嗽、咳痰、呼吸困难、胸闷胸痛等症状。

【马氏临床治疗核心方剂】

方剂组成：黄芪、猪苓、茯苓、桂枝、泽泻、枳壳、桔梗、桑白皮、葶苈子、石韦、益母草、泽兰、半边莲、黄芩、白花蛇舌草、败酱草、牡丹皮、赤芍、红花、皂角刺、百部、夏枯草、蜈蚣、侧柏叶、鱼腥草、全蝎、合欢皮。

方解：黄芪可增强和调节免疫功能、增强病毒诱生干扰素、抗缺氧、抗应激、促进机体代谢、延缓衰老、抗辐射、改善心脏功能、保肝、调节血糖、利尿等。猪苓有较强的利尿作用、猪苓多糖有一定的增强免疫、抗辐射、抗诱变、抗肿瘤、防治肝炎作用。茯苓有利尿、镇静、抗肿瘤、降血糖、增强心肌收缩力、延缓衰老、抗排斥反应、抗炎、抗病原微生物、保肝的作用。桂枝有解热、抗炎、镇静、镇痛、抗惊厥、抗过敏、抗病原微生物、扩血管、强心、利尿等作用。泽泻有显著的利尿作用，抗脂肪肝、保肝、抗动脉粥样硬化、抗血小板聚集、抗血栓形成、抑菌，有轻度的降压、降血脂、降血糖、降血清胆固醇的作用。枳壳对抗组胺引起的支气管收缩，增加冠脉血流量和肾血流量，降低心肌耗氧和明显的利尿作用，有很强的诱发心肌节律的作用。桔梗有祛痰、镇咳、解热、镇痛、扩血管、抗过敏、抗溃疡、抗炎等作用。桑白皮有利尿、降压、镇静、镇痛、降温作用，对肠和子宫平滑肌有兴奋作用，煎剂有抑菌作用。葶苈子有利尿、增强心肌收缩力而强心，还可减慢心率、降低传导速度、可增加衰弱心脏输出量、降低静脉压，还有抗肿瘤作用。石韦有镇咳、平喘、祛痰、抗菌作用，抗病原微生物作用，增强机体吞噬细胞的吞噬活性，并有抗癌作用，对支气管炎有治疗作用。益母草可抑制血栓形成、扩张外周血管、改善微循环、增强细胞免疫功能、抗氧化、抑制心肌缺血再灌注脂质过氧化反应、改善肾功能、增加尿量、兴奋子宫。泽兰具有活血化瘀、行水消肿、解毒消痈的功效。半边莲有利尿、降压、利胆、扩张支气管、催吐、抗蛇毒、抑菌等作用。黄芩有抗病原微生物、抗炎、抑制中枢、解热、镇静、镇痛、抗过敏、镇咳、降血脂、保肝、利胆、降压、利尿等作用。白花蛇舌草可增强人血液中白细胞对金黄色葡萄球菌的吞噬功能，有抗菌作用（白花蛇舌草高浓度水煎剂能抑制绿脓杆菌、伤寒杆菌及变形杆菌作用），可增强肾上腺皮质功能作用，但本品有抑制生精作用。败酱草有抗菌、抗病毒、升高白细胞和增强免疫、抗肿瘤、镇静、保肝利胆等相关药理作用。牡丹皮可抗病原微生物、抗炎、镇静、镇痛、抗惊厥、降血压、抗血栓及抗动脉粥样硬化、抗心律失常。赤芍可解热、抗病原微生物、抗炎、镇静、镇痛、抗惊厥、抗血栓、改善微循环、抗氧化、保肝、保护心脑血管、调节免疫、抗肿瘤。红花可增加冠状动脉血流量、抗心律失常、扩血管、降血压、抑制血小板聚集、增加纤溶、调节免疫、抗菌、抗炎。皂角刺具有增强免疫、抗菌、抗过敏、抗凝血作用、抗癌、消炎、杀虫止痒等作用。夏枯草有抗病原微生物、抗炎、降血压、降血糖、抗肿瘤等作用。蜈蚣能抗肿瘤、止痉、抗菌、提高免疫、镇静。侧柏叶有止咳祛痰、抗菌、止血作用。鱼腥草有抗病原微生物、抗炎、解热、镇咳、平喘、抗过敏、抗氧化、增强免疫、镇痛等作用。全蝎有抗惊厥、抗癫痫、抗肿瘤、增强免疫活性。合欢皮有较强的镇静、催眠作用。

辨证加减：

1. 邪犯胸肺型胸膜炎：症见往来寒热，身热起伏，汗少，或发热不恶寒，有汗而热不解，咳嗽，痰少气促，两胁刺痛，呼吸、转侧疼痛加重，心下痞满，干呕，口苦咽干，舌苔薄白或黄，脉弦数。加柴胡、瓜蒌、半夏、杏仁等。

2. 饮停胸胁型胸膜炎：症见胸胁疼痛，咳嗽引痛，咳逆喘息，不能平卧，患侧肋间胀满，甚则可见偏侧胸廓隆起，舌苔白，脉沉弦或弦滑。加苏子、瓜蒌皮、杏仁、川椒目、冬瓜皮、车前子、甘遂、大戟、芫花等。

3. 络气不和型胸膜炎：症见胸胁疼痛，痛入锥刺，胸闷不舒，呼吸不畅，或有闷咳，甚则久病不愈，阴雨更甚，可见病侧胸廓变形，舌苔薄，质暗，脉弦。加旋覆花、苏子、香附、郁金、延胡索、当归、沉香等。

4.阴虚内热型胸膜炎：症见胸胁胀满，咳呛时作，咳吐少量黏痰，口干咽燥，或午后潮热，颧红，心烦，手足心热，盗汗，或伴有胸胁闷痛，形体消瘦，舌质偏红，少苔，脉小数。

【临床案例】

杜某，男，34岁。患者右胸痛5天，疼痛起于肩胛骨后放射至右胸，深呼吸和平躺时疼痛加重。该患平时体虚常自汗，7天前患感冒。症见高热、咳嗽、痰黄稠、气短。DR胸片检查，右肺下有积液。医院根据影像学和实验室检查结果，诊断为急性胸膜炎。舌质红，苔黄腻，脉弦数。辨证：邪犯胸肺型胸膜炎。

方剂组成：黄芪15g、猪苓15g、桂枝10g、泽泻10g、桑白皮15g、葶苈子15g、石韦10g、益母草15g、泽兰10g、半边莲15g、黄芩10g、白花蛇舌草20g、败酱草15g、牡丹皮15g、赤芍15g、红花10g、皂角刺10g、百部10g、夏枯草10g、侧柏叶10g、鱼腥草15g、瓜蒌15g、半夏10g、杏仁10g（5剂）。患者服完5剂后，症状消除，基本痊愈。

【马氏临床治疗心得体会】

（1）急性胸膜炎用中药方剂治疗，效果显著，其治疗效果不亚于西医治疗。

（2）胸膜炎发病主要由细菌感染引起胸膜发炎。因此，在治疗上以清热解毒中药为主，即具有抗炎作用的中药如白花蛇舌草、夏枯草、败酱草、鱼腥草、半边莲等。

（3）在以清热解毒中药为主的基础上，根据患者的症状和体征，进行辨证加减组方。同时，针对不同的细菌感染，采用相应的靶向性的中药，效果更显著。

（4）对于胸腔积液患者，采用泻肺逐饮治法是根本之法，葶苈子和桑白皮是泻肺逐饮的首选中药。

（5）理气活血可促进炎症的消退，因此在选药组方中此类中药不可缺少。

（6）结核性胸膜炎宜采用中西医结核治疗，在西医抗结核药物的基础上配合中药治疗可取的可靠的疗效。

第十二节　慢性呼吸衰竭

呼吸衰竭是各种原因引起的肺通气和换气功能严重障碍，以至不能进行有效的气体交换，导致缺氧或伴有二氧化碳潴留，从而引起一系列生理功能和代谢功能紊乱的综合征。慢性呼吸衰竭多继发于慢性呼吸系统疾病，尤其是慢性阻塞性肺病，其起病徐缓，病程漫长，机体有一定的代偿能力，但一旦有呼吸道感染，加重呼吸功能负担，即可出现危重症状。慢性呼吸衰竭属于中医学"喘证""喘脱""厥证"等范畴。

【病因病机】

中医学认为慢性呼吸衰竭是外感六淫，内伤七情，饮食劳倦，工作环境不良，导致久咳、顽喘、肺痿、肺胀等多种慢性肺系疾病，久病上损及下，肺虚及肾，肺肾心脾俱虚，水湿，瘀血，痰浊，热度内生，痰、瘀、热互结，阻止气机，郁闭肺气，而发为喘证、肺胀、心悸、饮证，甚至于水肿、痉证、闭证、脱证等严重并发症。痰、瘀、热是慢性呼吸衰竭的主要病理因素，脾失健运，肺失布输，肾气不能温煦与气化而至水湿凝结成痰，肺气升降失常，外感邪热外感邪热或痰瘀郁而化热均成邪热内炽，痰瘀热阻遏于内，进而胶结化热，邪热灼津成痰，进一步导致内脏虚损，成为恶性循环，病情进一步加重。慢性呼吸衰竭最初多为肺脏自病而生，久之则影响他脏，其病虽在肺脏，但与心脾肾密切相关，以肺脾肾虚损为本，以热毒、瘀血和痰浊为标，系本虚标实，虚实相兼。

西医学认为慢性呼吸衰竭的主要病因有6个方面：

1. **呼吸道病变**：慢性支气管炎、肺气肿、支气管哮喘、上呼吸道肿瘤、异物等阻塞气道，胸廓畸形等增加了呼吸道阻力和呼吸肌负担，最后发展致呼吸衰竭，引起通气不足和气体分布不匀导致通气/血流比例失调，发生缺氧和二氧化碳潴留。

2. **肺组织病变**：肺炎、重度肺结核、肺气肿、弥漫性肺纤维化、肺水肿、矽肺等，可引起肺容量、通气量、有效弥散面积减少，通气/血流比例失调导致肺内静动脉分流增加，发生缺氧和二氧化碳潴留。

3. **肺血管病变**：先天性肺血管病变、肺血管炎、多发性微血栓形成导致肺换气功能损害，肺毛细血管瘤，使部分静脉血流入肺静脉发生缺氧。

4. **胸廓病变**：胸廓畸形、慢性胸腔积液等，影响胸廓活动和肺脏扩张，导致通气减少及吸入气体不匀影响换气功能。

5. **神经中枢疾病**：神经中枢及其传导系统和呼吸肌疾患慢性颅内病变、周围神经传导系统及呼吸肌疾病如脊髓灰质炎，多发性神经炎等都可使胸廓扩张和收缩失去动力，减少通气量，引起呼吸衰竭。

6. **呼吸衰竭**：呼吸衰竭的发病机制通常肺部或气道疾病来解释，因此呼吸衰竭的诊断标准定为 PaO_2 60mmHg 以下，$PaCO_2$ 50mmHg 以上，并不考虑呼吸肌的情况。其实，呼吸肌和心肌一样，也会衰竭。当肺部和（或）气道疾病阻力增大，呼吸肌的负荷增大以至于不再能继续进行有效的通气，则引起呼吸衰竭。

【临床表现】

慢性呼吸衰竭除导致慢性呼吸衰竭原发疾病的症状体征外，主要临床表现是缺氧和二氧化碳潴留所致的呼吸困难和多脏器紊乱。

1. **呼吸困难**：大多数患者最早出现的临床表现为慢性呼吸困难，由呼吸器官引起的周围性呼吸衰竭，表现为呼吸费力，严重时呼吸浅快，呈点头或抬肩呼吸，并发二氧化碳潴留，可出现缓慢呼吸和潮式呼吸，如出现二氧化碳麻醉时，无明显呼吸困难。中枢性呼吸衰竭的患者可无气促主述，如中枢神经抑制、药物中毒则表现为呼吸匀缓，昏睡，严重者呈潮式呼吸、间歇性或抽泣样呼吸。

2. **神经精神症状**：慢性呼吸衰竭的缺氧多表现智力或定向功能障碍，伴二氧化碳潴留时常表现为先兴奋后抑制，肺性脑病表现为神志淡漠、肌肉震颤、间歇抽搐、昏睡甚至昏迷。

3. **血液循环系统**：长期缺氧、二氧化碳潴留引起肺动脉高压，发生右心衰，表现为全身体循环瘀血征，如全身水肿、肝脏肿大、颈静脉怒张等。严重缺氧可导致心律失常，血压升高，心率加快；严重缺氧致酸中毒时可引起心肌损害、周围循环衰竭、血压下降、心律失常、心脏停搏。二氧化碳潴留还可引起脑血管扩张，产生搏动性头痛。

【马氏临床治疗核心方剂】

方剂组成：沙参、刺五加、五味子、款冬花、萹蓄、益母草、半边莲、人参、附子、葶苈子、生地、猪苓、茯苓、泽泻、赤芍、丹参、红景天。

方解：沙参可延缓衰老、改善学习记忆、抗辐射、调节免疫、解热、祛痰、镇咳、强心、抑制真菌、抗肿瘤。刺五加对中枢神经系统既有兴奋又有抑制的双向作用，还具有抗惊厥、抗疲劳、抗癌、抗菌消炎作用。五味子有镇咳、祛痰、抗菌、抗炎、抗缺氧、增强免疫细胞功能等作用。款冬花可镇咳祛痰、能抑制细菌真菌活性。萹蓄有利尿、降压、抗菌、能增强呼吸运动的幅度及换气量等作用。益母草可抑制血栓形成、扩张外周血管、改善微循环、增强细胞免疫功能、抗氧化、抑制心肌缺血再灌注脂质过氧化反应、改善肾功能、增加尿量、兴奋子宫。半边莲有利尿、兴奋呼吸、降压、利胆、抗菌、抗癌作用。人参能抗休克、抗氧化、延缓衰老、增强免疫、抗应激、提高机体适应性、促进造血功能、调节胆固醇代谢、降血糖、保肝、增强性功能。附子有强心作用，抗休克、抗缓慢性心律失常、抗炎、抗心肌缺血、增加血管血流量、升压、提高特异性体液免疫及非特异性免疫。葶苈子有利尿、增强心肌收缩力、减慢心率等作用。生地有抗炎、调节免疫、强心、利尿、降压、降血糖、增加血小板、保肝、保护胃溃疡、抗肿瘤。猪苓有较强的利尿作用，所含猪苓多糖有一定的增强免疫、抗辐射、抗诱变、抗肿瘤等作用。茯苓有利尿、镇静、抗肿瘤、降血糖、增加心肌收缩力、延缓衰老、抗排斥反应、抗炎、抗病原微生物作用。泽泻有显著的利尿作用，抗脂肪肝、保肝、抗动脉粥样硬化、抗血小板聚集、抗血栓形成、抑菌，有轻度降压、降血糖、降血脂、降血清胆固醇的作用。赤芍有解热、抗病原微生物、抗炎、镇静、镇痛、抗惊厥、抗血栓、改善微循环、抗氧化、保肝、保护心脑血管、调节免疫、抗肿瘤作用。丹参有改善微循环、保护神经细胞、保肝、抗肝纤维化、抗肾损伤、减轻肺组织损伤、催眠、延缓衰老、抗菌、消炎、增强免疫、降血糖和抗肿瘤。红景天可增强免疫功能、耐缺氧、抗脑缺血、抗心肌缺血、抗肺损伤、抗肝损伤、抗疲劳、延缓衰老、降血糖、降血脂等作用。

辨证加减：

1.**肺气虚弱、痰瘀互结型慢性呼吸衰竭**：症见呼吸不畅、喘促短气，喉间痰鸣如锯，语言无力，咳声低微，自汗畏寒，口唇青紫，或感咽喉不利。口干面红，舌质淡胖，苔白腻，脉细滑。加黄精、白术、麦门冬、扁豆等。

2.**肺脾阳虚、痰瘀内阻型慢性呼吸衰竭**：症见喘促气急，咳嗽痰多，脘腹胀闷，肢体困重，口淡不渴，纳呆便溏，口唇青紫，舌淡胖，苔白滑，脉濡弱。加白术、干姜、桃仁、黄芪、肉桂、怀山药、大枣、薏苡仁、茵陈等。

3.**肺肾阴虚、痰郁化热型慢性呼吸衰竭**：症见呼吸浅促急迫，动则喘甚，痰多色黄，口唇指甲发绀，耳鸣，腰酸，口干，心烦，手足心热，尿黄，舌质红，脉细数。加生地、熟地、知母、山茱萸、女贞子、旱莲草、何首乌、枸杞子、牡丹皮、红花、当归等。

4.**肾阳虚衰、痰瘀泛滥型慢性呼吸衰竭**：症见喘促日久，呼多吸少，心悸气短，动则喘促更甚，汗出肢冷，面青唇暗，精神疲惫，时有下肢或颜面水肿，舌质淡胖，苔白腻，脉沉弱无力。加熟地、山药、山茱萸、牡丹皮、肉桂、白芍、白术等。

5. 痰蒙神窍型慢性呼吸衰竭：症见呼吸急促，伴痰鸣，神志恍惚，或谵语，或烦躁不安，或嗜睡，甚或抽搐，昏迷，面发绀，苔白腻，脉滑数。核心方剂送服安宫牛黄丸、至宝丹。

6. 阳微欲脱型慢性呼吸衰竭：症见喘逆剧甚，张口抬肩，鼻翼翕动，面色苍白，冷汗淋漓，四肢厥冷，烦躁不安，面色紫暗，舌紫暗，脉沉细或脉微欲绝。用独参汤灌服，同时可用参附注射液静脉滴注。

【临床案例】

刘某，男，63 岁。患者近年来久咳不愈，且日趋严重，常喘促难卧。2014 年正值春夏之交，感受风温时邪，发热咳嗽，喘促，入院治疗，诊断为肺源性心脏病，心肺功能失代偿期。曾西药治疗，皆效果不显，病情危重。家属不甘回家待终，遂到笔者诊室求治。5 月 12 日初诊，诊见患者身体消瘦，面色晦暗，头汗出，发热，气喘痰鸣，呼长吸短，呈桶状胸，三凹征。神思恍惚，烦躁不安，语言难出，间有错语。颈静脉怒张，下肢膝以下凹陷水肿，甲红唇绀，口燥咽干，渴不引饮，脉浮细数促，舌质老瘦而绛，舌尖起红粒，苔薄，干燥如沙。此乃久咳肺肾大虚，又复感温邪而化火，灼痰内阻，生化之源将绝，热迫心营所致。辨证：痰蒙神窍型慢性呼吸衰竭。

方药：慢性呼吸衰竭核心方剂合安宫牛黄丸加减。

方剂组成：沙参 15g、刺五加 15g、半边莲 15g、益母草 20g、人参 20g、葶苈子 15g、款冬花 10g、生地 10g、猪苓 15g、茯苓 15g、赤芍 15g、丹参 20g、红景天 20g、安宫牛黄丸 1 丸和服（3 剂）。

二诊：神情已见清醒，并能低声言语，可安稳小睡。前方剂组成去安宫牛黄丸，再服 5 剂。

三诊：神志已见正常，发绀渐退，下肢水肿见消，患者能下地挪步行走。核心方中人参改为党参 20g，另加黄芪 20g、炙甘草 10g、扁豆 15g、谷芽 20g。再服 5 剂。

四诊：患者已能近距离散步，生活自理。

【马氏临床治疗心得体会】

慢性呼吸衰竭是内科常见的急、危、重症。在多年的临床治疗中有以下 4 点体会：

（1）重症急危，应采取中西医结合治疗。慢性呼吸衰竭急性发作属于中医的暴脱范畴，起病急骤且程度严重，宜在西医采取吸氧等急救措施以缓解危急体征的基础上，进行中医辨证施治。

（2）慢性呼吸衰竭属虚中夹实，切莫用发汗峻下之药。呼吸衰竭首先是肺脏虚损，而后累及心脾肾气虚，最后导致阴阳俱虚。如用发汗峻下之药，实乃"落井下石"，加重病情。

（3）活血化瘀之法以治肺动脉高压。肺动脉高压是慢性呼吸衰竭常见的继发重症，表现为颈静脉怒张，双下肢水肿。临床宜选用丹参、川芎、当归、红花等活血化瘀中药为伍，以改善心肺循环和微循环，血脉通畅则肺动脉高压自解。

（4）以心肺为主脾肾同治，是治疗慢性呼吸衰竭的关键。心肺乃小循环之脏，大循环之始，肺系之病必先累及于心，心脏受累导致循环受累，必累及他脏。因此，在临床上选择清肺、化痰、平喘和活血化瘀、强心及健脾补肾一体化选药组方，往往收到显著的疗效。

（王明远）

第七章　神经及脑血管、血液、皮肤、口鼻类疾病

第一节　神经及脑血管疾病

一、不寐

不寐又叫失眠，通常指患者对睡眠时间和（或）质量不满足并影响白天社会活动功能的一种主观体验，包括入睡困难、时常觉醒及（或）晨醒过早。不寐可引起人的疲劳感、不安、全身不适、无精打采、反应迟缓、头痛、记忆力不集中等症状，它的最大影响是精神方面的，严重一点会导致精神分裂。常见临床类型有原发性睡眠障碍、继发性睡眠障碍、假性失眠。

治疗不寐可选枣仁合欢汤。

枣仁合欢汤：酸枣仁 50g、合欢皮 15g、合欢花 20g、败酱草 20g、绞股蓝 20g、独活 20g、制半夏 20g ~ 30g（先煎）。

临证加减：心脾两虚加茯苓 30g、夜交藤 20g、黄芪 30g、党参 20g；阴虚火旺加黄连 15g、阿胶 5g（冲服）、柏子仁 15g、茯神 20g；肝火旺加龙胆草 15g、牡丹皮 20g、栀子 15g；肾火旺加知母 20g、黄柏 20g；头晕心悸加葛根 20g、丹参 30g、刺五加 30g、龙骨 30g、牡蛎 30g；更年期加菟丝子 20g、淫羊藿 20g、葛根 20g，烘热汗出加旱莲草 30g、山茱萸 30g、紫草 20 ~ 30g、夜交藤 20g、丹参 30g。

二、自汗

自汗是指不因劳累、炎热、衣着过暖、服用发汗药等因素而时时汗出，动辄益甚的汗出异常症状。营卫不和、表虚不固、正气外越等为自汗的常见原因。引起自汗的常见疾病有虚劳类、脱病类疾病以及中暑、瘿气等。

治疗自汗可选黄芪白术汤。

黄芪白术汤：黄芪 30g、白术 20g、防风 15g、茯苓 30g、党参 20g、五味子 15g、浮小麦 20g、仙鹤草 20g、山茱萸 30g、龙骨 30g、牡蛎 30g、猪苓 30g、酸枣仁 30g、柏子仁 10g。

临证加减：营卫不和、汗出恶风加桂枝 10g、白芍 20g；四肢不温加附子 10g；半身局部汗出加浮小麦 30g、大枣 10g；心胸疼痛、固定部位，舌紫暗有瘀点加丹参 30g、桃仁 15g、红花 20g；心血不足，心脾血虚加人参 15g、当归 20g、白芍 20g、生地 20g；甲亢加穿山龙 20g、夏枯草 20g、生地 20g、黄连 15g、龟板 15g。

三、盗汗

将睡眠中出汗、醒后汗自停的现象称之为盗汗。盗汗是中医的一个病证名，是以入睡后汗出异常、醒后汗泄即止为特征的一种病证。"盗"有偷盗的意思，古代医家用盗贼每天在夜里鬼祟活动，来形容该病证具有每当人们入睡或刚一闭眼而将入睡之时，汗液像盗贼一样偷偷地泄出来。

治疗盗汗可选当归山萸汤。

当归山萸汤：当归 20g、山茱萸 30g、生地 20g、黄芩 20g、黄柏 20g、黄连 15g、猪苓 30g、茯苓 30g、仙鹤草 30、黄芪 25g、龙骨 30g、牡蛎 30g、知母 20g、地骨皮 15g、龟板 15g、五味子 15g、乌梅 15g、酸枣仁 30g、合欢花 20g。

临证加减：汗出过多加浮小麦 30g、糯稻根 20g；潮热甚加秦艽 20g、银柴胡 20g、白薇 15g；肝郁火旺、面赤烦躁、烘热汗出加紫草 20g、柴胡 15g、栀子 15g、旱莲草 30g、龙胆草 15g、甘草 10g。

四、血管紧张性头痛

血管紧张性头痛多见于青、中年，儿童也可患病，男、女无差别。病初症状较轻，以后渐渐明显加重。紧张型头痛的临床特征是头部呈钝痛，无搏动性，头痛位于顶、颞、额及枕部，有时上述几个部位均有疼痛，头痛程度属轻度或中度，不因体力活动而加重，常诉头顶重压发紧或头部带箍样紧感，另在枕颈部发紧僵硬，转颈时尤为明显，无畏光或畏声，少数患者伴有轻度烦躁或情绪低落。查体包括神经系统检查无阳性体征。颅周肌肉如颈枕部肌肉、头顶部及肩上部肌肉常有压痛，有时轻轻按揉，患者感到轻松舒适。脑部 CT 或 MRI 应无异常，不伴有高血压及明显的五官科等疾病。

治疗血管紧张性头痛可选二活汤。

二活汤：独活 20g、羌活 20g、蔓荆子 20g、蝉蜕 30g、白芷 15g、藁本 20g（白芷与藁本合用，有类似麝香的作用，治疗瘀血头痛）、葛根 30g、川芎 20、当归 20g、白芍 30g、甘草 10g、天麻 20g、制半夏 20g、全蝎 15g、延胡索 20g、香附 15g、酸枣仁 30g、细辛 5～10g。

临证加减：感冒风寒、恶寒发热、无汗、头痛身痛加荆芥 20g、防风 15g、薄荷 20g；痛定不移、痛如针刺血瘀加桃仁 15g、丹参 30g、荜茇 5g、蜈蚣 3 条、红花 15g；肝阳上扰、目糊昏花、头痛耳鸣加菊花 20g、葛根 30g、钩藤 50g、生龙骨 30g、牡蛎 30g；心烦不寐加酸枣仁 50g、合欢花 20g。

五、偏头痛

偏头痛是临床上常见的头痛类型之一，以反复发作性的头痛为特点，发作间歇期正常。根据头痛发作前有无先兆症状，可将偏头痛主要分为先兆的偏头痛（典型偏头痛）和没有先兆的偏头痛（普通型偏头痛或单纯性偏头痛）两种，另外尚有一类临床较少见的特殊类型偏头痛，也称为复杂型偏头痛，是指具有神经功能缺失体征的偏头痛。偏头痛是一古老疾患，早在 3000 年前就有人对此病进行过描述，以后许多学者、科学家和医生对此病进行了大量的研究，迄今为止，它仍然是头痛中最重要的研究课题。尽管如此，有关该病的原因和机制仍未完全弄清楚。2500 年前，希腊著名医生希波克拉底称这种病为"半头痛"，以后渐把此病称为"偏头痛"。偏头痛属于功能性血管性头痛。偏头痛患者的头痛发作通常是在白天，也可于夜间在睡眠中醒后发生，头痛的部位有一半以上局限于头一侧，1/4 左右的患者表现为全头痛，头的任一侧都可受累。其中近一半患者，每次头痛部位都可变化，但严重的头痛发作总是累及同一侧；另有一半的患者头痛固定在一侧。还有少数患者的头痛部位是在枕部和头顶部，甚至有面部和颈部疼痛的。因此，不能只根据头痛的部位就做出偏头痛的诊断。

治疗偏头痛可选细辛天麻汤。

细辛天麻汤：细辛 10g、天麻 20g、荜茇 5g、全蝎 15g、没药 20g、白芷 15g、藁本 20g、川芎 20g、钩藤 50g、白芍 40g、甘草 15g、石决明 30g、僵蚕 15g、石菖蒲 20g、独活 20g、羌活 20g、酸枣仁 50g、制半夏 20g。

临证加减：肝郁化火、头胀痛连目珠、烦躁易怒加龙胆草 15g、黄芩 25g、栀子 15g。

六、三叉神经痛

三叉神经痛是位于三叉神经分布区域内的一种剧烈阵发性疼痛疾病。临床上根据其病因或发生部位进行分类。

1. **按病因分类**：分为原发性三叉神经痛与继发性三叉神经痛两类。

2. **按发生部位分类**：分为双侧性及单侧性三叉神经痛。又可进一步分为：第一支痛；第二支痛；第三支痛；第一、二支痛；第二、三支痛；第一、二、三支痛。发病部位右侧多于左侧。疼痛受累分别以二、三支同时受累最多见，单支受累较多者为第二支。

3. **临床特点**：疼痛的发生为阵发性的。除害怕疼痛延长外，在二次发作期间，患者无任何疼痛。发作时，则似闪电样刺入。疼痛发作常表现为骤发、阵发式，可持续 15min 或更长时间，发作频度从 1 天数次至 1 个月几次不等。

特点如下：

(1) 疼痛部位：不超出三叉神经支配范围，常局限于一侧。虽 3 支均可累及，但以第二、第三支最常受累，约占 95%。

(2) 疼痛性质：呈发作性电击样、刀割样和撕裂样剧痛，突发突止。疼痛由颌面或牙槽开始，沿神经支配区放射，每次疼痛持续数秒至数十秒，亦可长达数分钟。发作常随病程的延长而变频、间歇期缩短和疼痛加剧，发作频繁者可影响进食和休息。

(3) 诱发因素及"扳机点"：疼痛发作常由说话、咀嚼、刷牙和洗脸等面部随意运动或触摸面部某一区域（如上唇、鼻旁、眶上孔、眶下孔和口腔牙龈等处）而被诱发，这些敏感区称为"扳机点"或触发点。

(4) 其他症状：发作时可伴有同侧面肌抽搐、面部潮红、流泪和流涎，这种特殊面容又称痛性抽搐。为了减轻疼痛，患者常用手揉擦同侧面部以求减轻疼痛（其实并不能减轻疼痛）。久而久之面部皮肤变得粗糙、增厚和眉毛脱落。为避免发作，患者不敢吃饭、洗脸，面容憔悴，情绪抑郁。

(5) 体征：客观检查多无三叉神经功能缺损表现及其他局限性神经体征，偶可在其某一支的支配区内出现疱疹，系因半月神经节带状疱疹病毒感染所致。

继发性三叉神经痛，系指由各种病变侵及三叉神经根、半月神经节或神经干所致之三叉神经分布区域内的疼痛。其特点为疼痛发作持续时间较长，常达数分钟至数十分钟，或呈持续性疼痛，阵发性加重。查体可见三叉神经支配区内的感觉减退、消失或过敏多累及第二、三支。第一支少见，第一支受累可有角膜反射迟钝，第三支受累可见咀嚼肌无力和萎缩。大多数为单侧，极少双侧。另外，尚可伴有原发疾病的其他阳性体征。

治疗三叉神经痛可选三虫汤。

三虫汤：全蝎 15g、僵蚕 20g、蜈蚣 3 条、蝉蜕 30g、川芎 20g、赤芍 30g、白芍 30g、甘草 15g、白芷 15g、藁本 20g、细辛 10g、羌活 20g、独活 20g、天麻 20g、丹参 30g、桃仁 15g、红花 15g、没药 20g。痰火旺加黄芩 30g、黄连 15g。

临证加减：肝风内动加羚羊角 5g、石决明 30g、钩藤 50g。

七、几种头痛的临床表现

1. **紧张型头痛**：又称肌收缩型头痛。其临床特点是：头痛部位较弥散，可位前额、双颞、顶、枕及颈部。头痛性质常呈钝痛，头部压迫感、紧箍感，患者常述犹如戴着一顶帽子。头痛常呈持续性，可时轻时重。多有头皮、颈部压痛点，按摩头颈部可使头痛缓解，多有额、颈部肌肉紧张。

2. **丛集性头痛**：又称组胺性头痛，Horton 综合征。表现为一系列密集的、短暂的、严重的单侧钻痛。与偏头痛不同，头痛部位多局限并固定于一侧眶部、球后和额颞部。发病时间常在夜间，并使患者痛醒。发病时间固定，起病突然而无先兆，开始可为一侧鼻部烧灼感或球后压迫感，继之出现特定部位的疼痛，常疼痛难忍，并出现面部潮红、结膜充血、流泪、流涕、鼻塞。为数不少的患者出现 Horner 征，可出现畏光，不伴恶心、呕吐。诱因可为家族聚集性饮酒、兴奋或服用扩血管药引起。发病年龄常较偏头痛晚，平均 25 岁，男女之比约 4：1。罕见家族史。

3. **痛性眼肌麻痹**：又称 Tolosa-Hunt 综合征，是一种以头痛和眼肌麻痹为特征，涉及特发性眼眶和海绵窦的炎性疾病。病因可为颅内颈内动脉的非特异性炎症，也可能涉及海绵窦。常表现为球后及眶周的顽固性胀痛、刺痛，数天或数周后出现复视，并可有第Ⅲ、Ⅳ、Ⅵ脑神经受累表现，间隔数月数年后复发，需行血管造影以排除颈内动脉瘤。皮质类固醇治疗有效。

4. **颅内占位所致头痛**：占位早期，头痛可为间断性或晨起为重，但随着病情的发展，多成为持续性头痛，进行性加重，可出现颅内高压的症状与体征，如头痛、恶心、呕吐、视盘水肿，并可出现局灶症状与体征，如精神改变、偏瘫、失语、偏身感觉障碍、抽搐、偏盲、共济失调、眼球震颤等，典型者鉴别不难。但需注意，也有表现为十几年的偏头痛，最后被确诊为巨大血管瘤者。

八、耳源性眩晕

耳源性眩晕系指前庭迷路感受异常引起的眩晕。当发生迷路积水（梅尼埃病合征）、晕动病（晕舟车病）、迷路炎、迷路出血或中毒、前庭神经炎或损害、中耳感染等都可引起体位平衡障碍，发生眩晕。由于前庭核通过内侧束与动眼神经核之间有密切联系，因此，当前庭器受到病理性刺激时，常发生眼球震颤。

治疗耳源性眩晕可选天葛汤。

天葛汤：天麻 20g、葛根 25g、钩藤 30g、石菖蒲 20g、泽泻 20g、猪苓 30g、茯苓 30g、益母草 30g、仙鹤草 30g（近年许多期刊报道，用本药与天麻、泽泻、茯苓、白术配伍，治疗本病获得良效）、白术 20g、桃仁 15g、川芎 20g、酸枣仁 30g、半夏 15g、陈皮 15g、黄芩 20g。水煎服，1 日 3 次。

临证加减：呕吐甚加旋覆花 15g、竹茹 15g、代赭石 10g；痰黄加黄连 10g、天竺黄

10g；五心烦热加麦门冬 20g、元参 15g、生地 20g；目赤耳鸣加夏枯草 15g、栀子 15g、牡丹皮 15g。

九、椎 – 基底动脉供血不足

椎 – 基底动脉供血不足常见于中老年人，由于小脑及脑干依靠椎 – 基底动脉的供血，当椎 – 基底动脉发生病变时，脑部血流不畅，供血不足，常出现眩晕等症状。本病属于中医"眩晕""厥证"等范畴。其病机常与血虚血滞，夹痰上扰，气机受阻有关。

治疗椎 – 基底动脉供血不足可选葛仙汤。

葛仙汤：葛根 45g、淫羊藿 25g、海风藤 20g、天麻 20g、桃仁 15g、绞股蓝 20g、黄芪 50g、川芎 20g、地龙 20g、红花 15g、刺五加 30g、刺蒺藜 20g、黄芩 20g、栀子 20g、白芷 10g、藁本 15g、泽泻 15g、郁金 15g、鸡血藤 25g、水蛭 3g（冲服）、三七 3g（冲服）。水煎服，每日 3 次。

十、腔隙性脑梗死、脑血栓

1. 临床表现：

（1）纯感觉型：一侧面、唇、口部或肢体的感觉障碍，如冷感、热感、刺痛感、肿胀感、触觉过敏等轻度感觉障碍。

（2）纯运动性软偏瘫及其变异型：一侧面、上下肢无力（轻偏瘫）。

（3）共济失调性轻偏瘫：一侧下肢无力、走路不稳，可伴感觉障碍。

（4）构音不全 – 手笨拙综合征：中枢性面无力、构音障碍、轻度吞咽困难、手无力书写、笨拙等共济失调表现。

（5）感觉运动性卒中：一侧肢体的感觉障碍及轻偏瘫，感觉症状早于运动症状。

（6）眼底检查可见视网膜动脉硬化表现。

2. 诊断依据：

（1）50 岁以上发病，有高血压或短暂性脑缺血发作病史。

（2）出现侧面、肢体的感觉障碍、轻偏瘫、共济失调等不同症状。

（3）脑脊液检查无异常。

（4）颅脑 CT 或颅脑核磁共振成像（MRI）发现缺血性、陈旧缺血性病源。

治疗腔隙性脑梗死、脑血栓可选葛仙汤。

葛仙汤：葛根 45g、淫羊藿 25g、海风藤 20g、天麻 20g、桃仁 15g、绞股蓝 20g、黄芪 50g、川芎 20g、地龙 20g、红花 15g、刺五加 30g、刺蒺藜 20g、黄芩 20g、栀子 20g、白芷 10g、藁本 15g、泽泻 15g、郁金 15g、鸡血藤 25g、水蛭 3g（冲服）、三七 3g（冲服）。水煎服，1 日 3 次。

（1）具有改善脑供血脑循环的中药：葛根 30g 以上、海风藤、黄芪 50g 以上、川芎、淫羊藿、防己、桃仁、地龙、三七、刺五加、刺蒺藜、绞股蓝、水蛭、银杏叶制品、赤芍、肉桂、夏天无、漏芦、穿山甲。

（2）具有改善治疗动脉硬化的中药：生水蛭、生山楂、大黄、海藻、泽泻、莪术、白蒺藜、沙苑子、丹参、草薢、女贞子、穿心莲、牡丹皮、黄芪、姜黄、何首乌、薤白、淫羊藿、黄芩、漏芦。

十一、面神经炎

面神经炎在脑神经疾患中较为多见，这与面神经管是一狭长的骨性管道的解剖结构有关，当岩骨发育异常时，面神经管可能更为狭窄，这可能是面神经炎发病的内在因素。面神经炎发病的外在原因尚未明了。有人根据其早期病理变化分为面神经水肿、髓鞘及轴空有不同程度的变性，推测可能因面部受冷风吹袭，面神经的微血管痉挛，引起局部组织缺血、缺氧。也有的认为与病毒感染有关，但一直未分离出病毒。

本病青壮年多发，部分患者发病前数日有同侧下颌角、耳内、乳突区疼痛。病史询问应注意发病前有无面部受凉受风吹等诱因，多数患者于晨起洗漱时突然发现面颊动作不灵或㖞斜、表情不自如、额纹消失，眼裂开大、鼻唇沟平坦、口角下垂等。

（1）茎乳孔以下的面神经支受累出现周围性面瘫，病侧额纹消失，不能额皱蹙眉，眼裂变大，不能闭合或闭合不全，出现 Bell 征（闭眼时眼球向上外方转动，显露白色巩膜），鼻唇沟变浅，口角下垂，示齿时口角偏向健侧，鼓腮和吹口哨漏气，常见食物滞留于病侧齿颊间。

（2）受损影响到鼓索以上的面神经支时除周围性面瘫，还出现同侧舌前 2/3 味觉障碍。

（3）镫骨肌以上的面神经支受累时发生听觉过敏、同侧舌前 2/3 味觉障碍和周围性面瘫。

（4）膝状神经节受累，除听觉过敏、同侧舌前 2/3 味觉障碍和周围性面瘫，还有患侧乳突部疼痛、耳郭和外耳道感觉减退，外耳道或鼓膜出现疱疹，称 Hunt 综合征。

早期以改善局部血液循环，消除面神经的炎症和水肿为主，后期以促进神经功能恢复为其主要治疗原则。

（1）急性期口服皮质类固醇治疗：西医以泼尼松（20~30mg）或地塞米松（1.5~3.0mg），每天 1 次，口服，连续 7~10 天。

（2）改善微循环，减轻水肿：可用 706 代血浆或低分子右旋糖酐 250~500mL，静滴每天 1 次，连续 7~10 天，亦可加用脱水利尿剂。

（3）神经营养代谢药物的应用：维生素 B_1 50~100mg，胞二磷胆碱 250mg，辅酶 Q10 5~10mg 等，肌注，每天 1 次。

（4）理疗：茎乳孔附近超短波透热疗法，红外线照射，直流电碘离子导入，以促进炎症消散。亦可用晶体管脉冲治疗机刺激面神经干，以防止面肌萎缩，减轻瘫痪侧肌受健侧肌的过度牵引。

（5）针刺治疗：取风池、完骨、翳风、颊车透地仓、地仓透人中、攒竹透鱼腰，阳白、四白、迎香、太阳、下关、颊车、合谷等穴。

（6）血管扩张剂及颈交感神经节阻滞：可选用妥拉唑啉 25mg 或烟酸 100mg，口服，每天 3 次或患侧颈星状神经节阻滞，每天 1 次，连续 7~10 天。

（7）中药治疗可选坤泽汤：益母草 30g、泽兰 20g、丹参 30g、猪苓 30g、蒲公英 30g、黄芩 20g、连翘 20g、赤芍 20g、红花 15g、太子参 20g、全蝎 10g、僵蚕 10g、川芎 15. 防风 15g、荆芥 20g、甘草 10g。

十二、颈椎病

颈椎病又称颈椎综合征，是颈椎骨关节炎，增生性颈椎炎、颈神经根综合征、颈椎间盘脱出症的总称，是一种以退行性病理改变为基础的疾患，主要由于颈椎长期劳损、骨质增生，或椎间盘脱出，韧带增厚，致使颈椎脊髓、神经根或椎动脉受压，出现一系列功能障碍的临床综合征。表现为颈椎间盘退变及其继发性的病理改变，如椎节失稳，松动；髓核突出或脱出；骨刺形成；韧带肥厚和继发的椎管狭窄等，刺激或压迫了邻近的神经根、脊髓、椎动脉及颈部交感神经等组织，并引起各种各样症状和体征的综合征。

治疗颈椎病有效方葛黄汤：

葛黄汤：葛根 30g、黄芪 30g、当归 20g、桂枝 10g、羌活 20g、独活 20g、天麻 20g、牛膝 20g、川芎 20g、威灵仙 30g、红花 15g、益母草 30g、赤芍 20g、桑枝 15g。水煎服，每日 3 次。

临证加减：头痛明显加白芷 10g、藁本 20g、细辛 5g；关节酸痛加秦艽 20g、鸡血藤 30g；瘀久化热加金银花 30g、连翘 30g、虎杖 20g；寒邪为盛，以痛为著加细辛 10g、防风 15g、姜黄 10g、制草乌 10g；风湿为著，痛而走窜加苍术 20g、乌蛇 20g、伸筋草 20g；肌肉萎缩加木瓜 30g、石斛 20g、太子参 20g；麻木刺痛加刘寄奴 20g、姜黄 10g、白芥子 10g、路路通 20g；气虚加党参 20g、茯苓 30g；肝肾不足、头晕耳鸣、烦躁易怒、腰膝酸软加熟地 20g、龟板 15g、锁阳 15g、知母 20g、黄柏 20g、川续断 20g、桑寄生 20g、狗脊 20g、木瓜 20g；偏阴虚加女贞子 20g、何首乌 20g；偏阳虚加仙茅 15g、淫羊藿 20g、巴戟天 15g。

第二节 血液疾病

一、缺铁性贫血

缺铁性贫血临床表现的轻重主要决定于贫血程度及其发生速度。急性失血发病迅速，即使贫血程度不重，也会引起明显的临床症状，而慢性贫血由于发病缓慢，人体通过调节能逐步适应而不出现症状。

1.症状：面色萎黄或苍白，倦怠乏力，食欲减退，恶心嗳气，腹胀腹泻，吞咽困难，头晕耳鸣，甚则晕厥，稍活动即感气急，心悸不适。在伴有冠状动脉硬化患者，可促发心绞痛。妇女可有月经不调、闭经等。

特殊表现：有口角炎、舌乳突萎缩、舌炎，严重的缺铁可有匙状指甲（反甲），食欲减退、恶心及便秘。欧洲的患者常有吞咽困难、口角炎和舌异常，称为 Plummer-Vinson 或 Paterson-Kelly 综合征，这种综合征可能与环境及基因有关。吞咽困难是由于在下咽部和食管交界处有黏膜网形成，偶可围绕管腔形成袖口样的结构，束缚着食管的开口。常需要手术破除这些网或扩张狭窄，单靠铁剂的补充无济于事。

非贫血症状：儿童生长发育迟缓或行为异常，表现为烦躁、易怒、上课注意力不集中及学习成绩下降。异食癖是缺铁的特殊表现，也可能是缺铁的原因，其发生的机制不清楚。患者常控制不住地仅进食一种"食物"，如冰块、黏土、淀粉等。铁剂治疗后症状可消失。

2.体征：久病者可有指甲皱缩、不光滑、反甲，皮肤黏膜苍白、皮肤干枯，毛发干燥脱落，心动过速，心脏强烈搏动，心尖部或肺动瓣区可听到收缩期杂音。出现严重贫血可导致充血性心力衰竭，也可发生水肿。约 10% 缺铁性贫血患者脾脏轻度肿大，其原因不清楚，患者脾内未发现特殊的病理改变，在缺铁纠正后可消失。少数严重贫血患者可见视网膜出血及渗出。

3.常见并发症：严重持久的贫血可导致贫血性心脏病，甚至心衰。

治疗缺铁性贫血有效方：归黄汤与枣矾丸。

归黄汤：当归 20g、黄芪 30g、茯苓 30g、山茱萸 30g、苍术 20g、锁阳 15g、乌梅 15g、陈皮 15g、砂仁 15g、阿胶 3～5g（烊化冲服）。水煎服，1 日 3 次，以药汤冲服枣矾丸 2 粒，亦可用浓枣汤冲服皂矾 0.8～1.6g。

枣矾丸：绿矾 410g，米醋 2.5 升，大枣 200 枚，炒熟面粉 2kg。先将绿矾、米醋置于砂锅中文火煮，俟绿矾融化后入枣肉煮烂，不断搅拌，到浓缩成珠滴时离火，将药汁倾注于大磁钵中，加进炒熟的面粉，边加边捣，以适量能成丸为度，等分为 8000 粒，每粒含绿矾 50mg 左右。

临证加减：出血者，加仙鹤草 30g、茜草 20g、三七粉 4～5g；血热者，加侧柏叶 20g、牡丹皮 20g；气虚者，加人参 10g（或党参、太子参）；营养不良水肿者，加五皮饮；并发贫血性心脏病者，可用真武汤或参附汤。

二、再生障碍性贫血

再生障碍性贫血是一种骨髓造血功能衰竭症，主要表现为骨髓造血功能低下、全血细胞减少和贫血、出血、感染症候群。大部分再生障碍性贫血鼻腔可见鼻中隔出血，常为小静脉出血，小动脉出血少见，比较容易止血。口腔可有牙龈少许渗血，用力刷牙后可加重，有的倦怠无力、劳累后气促、心悸、头晕、面色苍白等症状，如果仔细观察还是可以察觉出的。

治疗再生障碍性贫血可选当归熟地汤。

当归熟地汤：当归 20g、熟地 20g、生地 20g、茯苓 30g、白术 20g（或苍术 20g）、黄芪 30g、山茱萸 30g、女贞子 15g、山药 20g、旱莲草 20g、菟丝子 20g、桑螵蛸 20g、升麻 15g、锁阳 15g、鹿角胶 3g 与阿胶 3g（烊化冲服）、鹿茸粉 0.3g（冲服）。

临证加减：妇女月经过多者，加茜草根 20g、仙鹤草 20g、龙骨 20g、牡蛎 20g、三七 4～5g；阴虚生热者，加太子参 20g、鳖甲 15g、地骨皮 15g、青蒿 15g；手心灼热、舌光无苔者，加天门冬 15g、麦门冬 15g、何首乌 15g、枸杞子 30g、黄精 15g。

第三节　皮肤及口鼻疾病

一、带状疱疹

带状疱疹是水痘带状疱疹病毒引起的急性疱疹性皮肤病。其特征为簇集性水疱沿身体一侧周围神经，呈带状分布，伴有显著的神经痛及局部淋巴结肿大，愈后极少复发。带状疱疹患者一般可获得对该病毒的终身免疫。

本病夏秋季的发病率较高。发病前阶段，常有低热、乏力症状，发疹部位有疼痛、烧灼感，三叉神经带状疱疹可出现牙痛。本病最常见为胸腹或腰部带状疱疹，约占整个病变的 70%，其次为三叉神经带状疱疹，约占 20%，损害沿三叉神经的三支分布。但 60 岁以上的老年人，三叉神经较脊神经更易罹患。

疱疹汤：黄芪 30g、大青叶 15～30g、板蓝根 20～50g、紫草 15g、龙胆草 15g、柴胡 15g、栀子 15g、牡丹皮 20g、黄芩 20g、连翘 20g、金银花 30g、甘草 10g。水煎服，每日 1 剂。

临证加减：剧烈疼痛者，加制乳香 10g、制没药 10g、延胡索 20g、川楝子 15g、郁金 15g、枳实 15g、三七 3g（冲服）；痒甚者，加白鲜皮 15～30g、地肤子 15～30g；大便干结者，加大黄 10g；湿象明显者，加车前子 15g、滑石 15～30g；发于眼部者，加谷精草 15g、草决明 15g；腹满胀者，加木香 15g、枳实 15g；发热者，加生石膏 30g、青天葵 10g（镇静止痛，清热解毒）；若疱疹消退，疼痛不止者，上方去紫草、黄芩、金银花，加延胡索 20g、丹参 30g，外用六神丸或七厘散，开水溶化涂于患处，每日 2～3 次。

实验研究表明，黄芪与金银花溶剂在细胞水平上具有抑制水痘带状疱疹病毒复制的作用；甘草中的甘草酸具有病毒增殖抑制作用；龙胆泻肝汤有增加胸腺重量，增强腹腔巨噬细胞吞噬功能，促进淋巴细胞转化，提示有提高机体免疫功能的作用。

带状疱疹搽剂：雄黄 10g、枯矾 30g、冰片 3g、青黛 30g。共为极细末，用大黄 30g 泡开水取汁，调上药末成稀糊状，涂于患处，1 日 4 次。可有效减轻疼痛，促进带状疱疹吸收干瘪，缩短病程。

二、湿疹

湿疹是一种常见的由多种内外因素引起的表皮及真皮浅层的炎症性皮肤病。其特点为自觉剧烈瘙痒，皮损多形性，对称分布，有渗出倾向，慢性病程，易反复发作。

其临床表现具有对称性、渗出性、瘙痒性、多形性和复发性等特点。湿疹是一种容易复发的皮肤病，也是一种过敏性炎症性皮肤病，以皮疹多样性、对称分布、剧烈瘙痒、反复发作、易演变成慢性为特征。可发生于任何年龄、任何部位、任何季节，但常在冬季复发或加剧，有渗出倾向，慢性病程，易反复发作。

中医文献中记载的"浸淫疮""旋耳疮""绣球风""四弯风""奶癣"等类似西医学的急性湿疹、耳周湿疹、阴囊湿疹、异位性皮炎及婴儿湿疹等。湿疹是一种常见的过敏性、炎症性皮肤病，以皮疹多样性，对称分布，剧烈瘙痒，反复发作，易演变成慢性为特征，可发生于任何年龄、任何部位、任何季节，但常在冬季以后复发或加剧。近年来湿疹的发病呈上升趋势，这可能与气候环境变化、大量化学制品在生活中的应用、精神紧张、生活节奏加快、饮食结构改变均有关系，是由多种内外因素引起的皮肤炎症，根据湿疹部位症状不同可分为小腿湿疹、阴囊湿疹、乳房湿疹、手部湿疹、肛门湿疹、小儿脸部湿疹等。

1. 湿疹选药：荆芥、薄荷、防风、蒺藜、蝉蜕、石膏、生地、苦参、龙胆草、牛蒡子、金银花、连翘、黄芩、黄柏、茵陈、牡丹皮、丹参、白芍、赤芍、黄芪、茯苓、白术、鸡血藤、苍术、泽泻、薏苡仁、白鲜皮、地肤子、麻黄、蛇床子、甘草、何首乌、生地、熟地、当归、麦门冬、天门冬。

2. 辨证加减化裁如下：

（1）偏风热者：刺蒺藜 20g、荆芥 20g、薄荷 20g、蝉蜕 30g、牛蒡子 15g。

（2）偏风湿者：荆芥 20g、薄荷 20g、苦参 15g、知母 20g、萆薢 20g、苍术 20g、羌活 15g、蝉蜕 30g、防风 15g、牛蒡子 15g、生地 20g、火麻仁 15g、茯苓 20g、生石膏 30g、当归 20g、甘草 10g。

（3）偏湿热者：龙胆草 15g、茵陈 10g、黄芩 20g、泽泻 15g、猪苓 20g、紫草 15g、生石膏 30g、大青叶 15g、白茅根 30g、生地 20g、车前草 20g、六一散（布包）30g。

（4）皮痒者：白鲜皮 15g、地肤子 15g、苦参 15g、车前草 15g、益母草 30g、乌梅 15g、麻黄 10g、甘草 10g。亦可加：酸枣仁 30g、合欢皮 15g、夜交藤 20g、柏子仁 15g、龙骨 30g、牡蛎 30g。镇静止痒。

3. 慢性湿疹：黄芪 30g、茯苓 30g、白术 20g、苍术 20g、生地 20g、熟地 20g、牡丹皮 20g、薏苡仁 30g、赤芍 20g、白芍 20g、猪苓 20g、苦参 15g、马齿苋 20g、地骨皮 15g、当归 20g、桃仁 15g、红花 15g、益母草 30g、丹参 30g、乌梅 15g、何首乌 15g、蝉蜕 30g、防风 15g、白鲜皮 15g、甘草 10g。

三、荨麻疹

荨麻疹又名"风疹块"，是一种临床较常见的皮肤黏膜过敏性疾病，是由于皮肤黏膜血管发生暂时性炎性充血与大量液体渗出而造成的皮肤局限性水肿型损伤。临床表现为大小不等的局限性水肿性风疹块，其特征为迅速发生与消退，退后无痕迹伴有剧痒。严重者可伴有发热，如胃肠亦有风疹块，还可伴有腹痛、呕吐、腹泻等症状。根据病程分为急性和慢性，前者经数天或数周可治愈，后者则反复发作持续数月。

1. 风热相搏型：风团呈红色，相互融合成片，状如地图，扪之有灼热感，遇热则剧，得冷则缓，伴有微热恶风，苔薄黄或少苔，脉浮数。可选银花连翘汤。

银花连翘汤：金银花 30g、连翘 20g、淡竹叶 20g、鱼腥草 20g、牛蒡子 15g、薄荷 15g（后下）、荆芥 20g、地骨皮 15g、牡丹皮 20g、徐长卿 20g、生地 20g、白芍 20g、赤芍 20g、浮萍 15g、蝉蜕 30g、牡蛎 20g、芦根 20g、乌梅 15g、甘草 10g。

临证加减：咳嗽痰黄者，加桑白皮 15g、杏仁 10g；大便干结者，加紫草 15g、冬瓜仁 15g；心烦者，加地骨皮 15g、珍珠母 30g；咽痛者，加板蓝根 20g、山豆根 10g。

2. 风寒外束型：风团色泽淡红，或者色如瓷白，风吹或接触冷水后，风团和痒感加重，得暖则减，伴有恶风畏寒，苔薄白，脉浮紧。可选桂枝麻黄汤。

桂枝麻黄汤：桂枝 10g、麻黄 6g、牡蛎 20g、白芍 20g、赤芍 20g、苏叶 15g、防风 15g、蝉蜕 20g、荆芥 20g、白鲜皮 15g、牡丹皮 20g、徐长卿 20g、当归 15g、赤芍 15g、杏仁 10g、生姜 3 片、甘草 10g。

临证加减：阳虚遇寒加重者，去荆芥，加淫羊藿 15g、白术 15g、黄芪 20g；手足冰冷者，加当归 15g、鹿角胶 10g（另烊）；易出汗着风即起者，加山茱萸 30g、龙骨 30g（先煎）、麻黄根 10g。

3. 胃肠湿热型：风团色泽鲜红，风团出现与饮食不节有关，伴有腹痛、腹泻或呕吐胸闷，大便稀烂不畅，舌红苔黄腻，脉数或濡数。可选土苓茵陈汤。

土苓茵陈汤：土茯苓 20g、绵茵陈 20g、金银花 20g、火炭母 20g、山楂 20g、苏叶 10g、防风 10g、枳实 15g、厚朴 15g、连翘 15g、甘草 10g。

临证加减：有虫积者，加使君子 15g、乌梅 10g、槟榔 20g；便秘者，加大黄 10g（后下）。

4. 毒热燔营型：发病突然，大片红色风团，甚至弥漫全身，或融合成片，状如地图，瘙痒剧烈，伴有状如恶寒，口渴喜冷饮，或面红目赤，心烦不安，大便秘结，小便短赤，舌质红，苔黄，脉洪数。可选牛角生地汤。

牛角生地汤：水牛角 30g（先煎）、生地 20g、鱼腥草 30g、紫草 20g、蝉蜕 30g、黄芩 20g、牡丹皮 20g、玄参 15g、生石膏 30g、赤芍 20g、芦根 20g、甘草 10g。

临证加减：状若面赤者，重用生石膏 40~60g，加金银花 30g、蒲公英 20g；口渴者，加知母 20g、天花粉 20g；大便秘结者，加大黄 15g；咽痛者，加牛蒡子 15g、射干 15g、桔梗 20g、山豆根 10g。

5. 冲任不调型：风团色泽淡红，主要分布在下腹、腰骶和大腿等区域，其皮疹在月经前加重，经后则渐次消失，常有月经不调，经来腹痛，舌质正常或淡红，苔薄白或少苔，脉弦细或弦滑。可选仙茅当归汤。

仙茅当归汤：仙茅 10g、当归 15g、川芎 10g、淫羊藿 15g、菟丝子 15g、女贞子 15g、旱莲草 15g、丹参 20g、牛膝 10g、益母草 20g、牡丹皮 20g。

临证加减：经来腹痛者，加三七 6g、鸡血藤 15g；月经不调、量少色淡者，加桑寄生 20g、阿胶 15g。

6. 阴虚血热型：皮疹色暗不鲜，反复发作，迁延日久不愈，且多于午后或夜间发作。伴有心烦、心悸、盗汗、舌红少苔、脉沉细。可选萸肉茯苓汤。

萸肉茯苓汤：山茱萸 20g、茯苓 20g、怀山药 20g、牡丹皮 20g、生地 20g、熟地 20g、黄柏 10g、乌梅 15g、五味子 10g、煅牡蛎 30g、泽泻 10g、炙麻黄 5g、苏叶 10g、防风 10g、丹参 20g。

临证加减：伴心烦、心悸者，加麦门冬 10g、太子参 20g；盗汗者，加浮小麦 15g；夜寐多梦者，加合欢皮 15g、酸枣仁 30g。

7. 血瘀阻络型：风团色泽暗红或呈紫红，病变多数在腰围和表带压迫等部位，伴有面色暗晦，或口唇青紫，口干不欲饮，舌质紫暗或有瘀点、瘀斑，苔少，脉细涩。可选桃仁红花汤。

桃仁红花汤：桃仁 15g、红花 15g、当归 10g、川芎 10g、地龙干 10g、荆芥 15g、防风 15g、牛膝 10g、益母草 20g、乌药 5g、香附 5g、青皮 5g、乌蛇 10g。

临证加减：顽疹痒剧者，加全蝎 10g、钩藤 20g、白蒺藜 15g；烦躁不安者，加郁金 15g、柴胡 10g、白芍 12g。

8. 治疗荨麻疹有特效的中药药对：a. 麻黄与牡蛎：治疗风寒型荨麻疹。b. 紫苏叶与防风：治疗胃肠型急性荨麻疹。c. 鱼腥草与白鲜皮：治疗湿热型之急性荨麻疹。d. 徐长卿与牡丹皮：治疗血热型荨麻疹。e. 乌梅与五味子：治疗阴虚火旺顽固性荨麻疹。

9. 控制病毒感染的中药：风热犯表者用金银花、薄荷、连翘、木贼、蝉蜕、薄荷等药理上具有较强的抗病毒作用；热毒内盛者用板蓝根、大青叶、蒲公英、紫草、马齿苋均有抑制病毒感染的作用，此外，某些辛温解表中药如麻黄、桂枝、苏叶、荆芥等对风寒束表之荨麻疹也起到一定抗病毒作用。

10. **控制细菌感染的中药**：黄芩、黄柏、紫花地丁、蒲公英、鱼腥草、败酱草、乌梅等对革兰阳性菌疗效较好；射干、秦皮、木香、厚朴、百部、白芷、丁香、乌梅等对革兰阴性菌疗效较好。对慢性感染，素体虚弱者可选用黄芪、白术、黄精、大枣、白芍具有补益抗菌的中药配合治疗。

11. **控制真菌的中药**：黄精、茵陈、土茯苓、丁香、黄连、白鲜皮、地肤子、甘草等，对真菌有较强的抑制作用。

在临床上辨证选用适当的上述中药，对消除原发病灶，则可很好地减少荨麻疹的发生。

12. **具有抗组织胺、消炎的中药**：荆芥、防风、白鲜皮、益母草、蝉蜕、黄芩、金银花、连翘、生石膏、生地、乌梅、五味子、龙骨、牡蛎等具有抗组织胺、消炎的作用，且长期服用中药治疗临床证明无明显副作用，其复方组成减少耐药情况的发生，故在临床辨证治疗的基础上适当配合使用上药，可有效地减少荨麻疹的复发。

13. **具有提高机体免疫功能的中药**：a. 健脾药：党参、茯苓、白术、大枣。b. 调补肝肾的中药：山茱萸、女贞子、旱莲草、菟丝子、淫羊藿、紫河车、蛤蚧等。c. 养血祛风的中药：当归、黄精、大枣、白芍等。

14. **急性荨麻疹临床常用辛凉解表药**：荆芥、防风、浮萍、蝉蜕、桑白皮、桑叶、牛蒡子、薄荷、苦参、徐长卿、刺蒺藜、白鲜皮、地肤子等；常用清热凉血药：金银花、黄芩、黄连、黄柏、水牛角、鱼腥草、龙胆草、白茅根、茜草根、生石膏、知母、牡丹皮等；常用清热通腑药：大黄、芒硝、冬瓜仁、山楂、槟榔、神曲、莱菔子等。

15. **慢性荨麻疹益气养血、散寒固表药**：黄芪、党参、茯苓、白术、甘草、生姜、大枣、麻黄、桂枝、苏叶等。

16. **祛风止痒药**：当归、生地、熟地、天门冬、麦门冬、制何首乌、黄精、白芍、胡麻仁、刺蒺藜等；养血息风药：山茱萸、蕤仁肉、怀山药、生地、石斛、枸杞子、鳖甲、龟板、地龙、乌梅、五味子等；活血化瘀、祛风止痒药：当归、川芎、白芍、桃仁、红花、炮姜、牛膝、鸡血藤、柴胡、桔梗等。

17. **常用调冲任药**：女贞子、旱莲草、菟丝子、茺蔚子、升麻、黄芪、白术、淫羊藿、白芍、红花、肉桂等。

18. **皮肤瘙痒外洗剂**：苦参30g、蛇床子30g、地肤子30g、荆芥30g、益母草30g、赤芍20g、乌梅20g、防风20g、薄荷20g、甘草20g。水煎煮，取煎液微温外洗皮肤。

四、痤疮

痤疮，俗称青春痘、粉刺、暗疮，是一种与性腺内分泌功能失调有关的毛囊、皮脂腺慢性炎症性皮肤病。中医古代称面疮、酒刺。是皮肤科常见病，多发病。据学者统计，在青春期男性有95%，女性有85%患过不同程度的痤疮，所以大家称其为"青春痘"。由于痤疮主要发生于颜面部，有损容貌，随着人们生活水平的提高，痤疮的防治已经日益受到重视。

消痤灵：丹参 30g、蒲公英 30g、连翘 20g、黄芩 20g、虎杖 15~30g、茵陈 15g、苦参 15g、枇杷叶 15g、桑白皮 15g、鱼腥草 30g、白花蛇舌草 30g、泽泻 20g、赤芍 20g、牡丹皮 20g、生地 20g、海藻 15g、昆布 15g、车前草 20g、野菊花 20g、白茅根 30g、桑白皮 20g、乌梅 10g、甘草 10g。

临证加减：大便秘结者，加大黄 15g（后下）、枳实 20g；胃火热盛者，加生石膏 30g、地骨皮 15g；囊肿脓血多者，加皂刺 15g、穿山甲 10g、白芷 10g 消肿排脓；结节严重伴疼痛者，加玄参 20g、浙贝母 15g 清热散结；瘢痕明显重者，加红花 15g、桃仁 15g 活血化瘀；冲任不调经期明显，月经不调乳胀者，加柴胡 10g、郁金 10g、白芍 15g、旱莲草 20g、女贞子 15g、益母草 20g 等。

对痤疮丙酸杆菌有抑制作用的中药：a. 高度敏感的：丹参、连翘、虎杖、黄柏、山豆根、大黄、黄连、茵陈；b. 中度敏感的：黄芩、龙胆草、大青叶、金银花、地榆、百部、秦皮、当归、川芎、重楼、紫花地丁、夏枯草、莪术、益母草、山楂。

治疗斑秃：黄芪 30g、茯苓 30g、何首乌 15g、熟地 20g、黑芝麻 30g、白芍 30g、当归 15g、川芎 15g、山茱萸 20g、枸杞子 30g、女贞子 15g、菟丝子 15g、淫羊藿 15g、仙茅 10g、锁阳 10g、鸡血藤 20g、丹参 30g、红花 20g、桃仁 15g、绞股蓝 20g、旱莲草 30g、桑葚 20g、甘草 10g（泼尼松每日 20~30mL）。

五、脂溢性脱发

治疗脂溢性脱发可选何首乌 20g、旱莲草 30g、茯苓 30g、生地 20g、丹参 30g、萆薢 20g、白术 20g、泽泻 20g、绞股蓝 20g、山楂 30g、黑芝麻 30g、牡丹皮 20g、侧柏叶 20g、蒲公英 20g、桑叶 15g、布渣叶 15g、麦芽 20g、薏苡仁 30g、女贞子 15g、菟丝子 20g、覆盆子 20g、葛根 20g、白茅根 30g、甘草 15g（抗雄激素与祛脂治疗）。临床发现生薏苡仁、赤石脂、茵陈、白花蛇舌草、生地、桑叶等利湿凉血类药物确有祛脂作用。

六、黄褐斑

黄褐斑的出现多数与内分泌有关，尤其是和女性的雌激素水平有关，月经不调、妊娠、服避孕药或肝功能不好以及慢性肾病都可能出现黄褐斑，此外日晒和精神因素也会加重本病。孕妇常常在妊娠 3 个月以后出现黄褐斑，多数人在分娩后月经恢复正常时逐渐消退。如果长期不退，需要进行治疗。

黄褐斑需要与雀斑、炎症后色素沉着、颧部褐青色样痣、黑变病、色素性扁平苔癣等进行鉴别。

本病好发于女性，特别是妊娠期、产后和口服避孕药的妇女。皮疹对称性分布于颜面、额、两颊、鼻背两侧、唇周围、颏部皮肤，呈指盖至钱币大小或呈手掌大小、形状不规则的淡褐色或暗褐色沉斑，境界明显或模糊不清，可融合成大片。无自觉症状，慢性经过，日晒后加重。一部分由于分娩后或停用避孕药后可缓慢消退。

病因尚不明确。本病与卵巢、垂体、甲状腺等内分泌紊乱有关。妊娠、口服避孕药、月经失调、痛经、子宫附件炎、不孕症及肝痛、酒精中毒、甲亢、结核病等常多见。光、化妆品、遗传、种族、营养和代谢、劳累均可诱发本病，日光照射可加重本病。

1. 肝肾阴虚型：山茱萸 20g、怀山药 10g、泽泻 10g、茯苓 15g、当归 20g、白芍 10g、白术 20g、茯苓 20g、丹参 20g、陈皮 10g、女贞子 30g、天花粉 15g、薏苡仁 20g、百合 20g、泽兰 15g、益母草 20g、甘草 6g。

2. 肝郁气滞型：柴胡 10g、枳壳 10g、香附 10g、郁金 10g、赤芍 10g、白芍 10g、当归 10g、茯苓 15g、白术 10g、马齿苋 20g、刺蒺藜 15g、郁金 10g、川芎 15g、桃仁 15g、丹参 20g、益母草 20g、天麻 15g、女贞子 15g、旱莲草 15g。

3. 气滞血瘀型：柴胡 10g、赤芍 10g、白芍 10g、当归 20g、绞股蓝 20g、川芎 15g、茯苓 20g、枳壳 10g、桃仁 15g、红花 15g、白僵蚕 10g、菊花 15g、沙苑子 15g、乌梅 15g、珍珠粉 5g（冲服）、甘草 5g。

4. 治疗黄褐斑的现代研究：

（1）临床药理明确有祛斑增白的药物有：白芷、天麻、白僵蚕、白附子、天花粉、川芎、桃仁、丹参、防风、白及、刺蒺藜等（白芷、刺蒺藜亦能增加黑素，关键在于避光则抑制黑素，光照则增加黑素）。

（2）抑制酪氨酸酶活性的中药：白芷、黄芩、刺蒺藜、乌梅、肉桂、桂枝、蔓荆子、山茱萸、夏枯草等，有 100% 抑制作用；前胡、白头翁、附子、黄连、益母草等，有 80% 抑制作用；较强抑制：当归、白芷、川芎、防风、白术、茯苓、白鲜皮、刺蒺藜。又六味地黄丸组方实验表明，熟地、牡丹皮能使酪氨酸酶活性增加；而茯苓、山药、山茱萸能使酪氨酸酶活性降低。

（3）对酪氨酸酶有激活作用：丹参、何首乌、黄芩、蒲公英、砂仁、枸杞子、金银花、山楂、夏枯草、菟丝子等，其中丹参、何首乌、黄芩激活作用较强。此类药适用治疗白癜风。

（4）抑制黑素形成的中药（按作用强弱依次排列）：猪苓＞白芷＞白蔹＞藁本＞党参＞紫草＞山奈＞马齿苋＞白薇。

实验证明，薏苡仁、白芷、百合、马齿苋等，含活性较强的左旋去甲肾上腺素以及一定量的多巴胺，能限制黄褐斑患者体内多巴的生成而起到减少黑素及脱黑素形成的作用。

（5）祛斑灵：山茱萸 30g、猪苓 20g、绞股蓝 20g、当归 20g、女贞子 20g、白芷 10g、前胡 15g、蔓荆子 15g、马齿苋 20g、益母草 30g、百合 20g、川芎 20g、桃仁 15g、天麻 15g、白僵蚕 15g、蒺藜 20g、茯苓 20g、白术 20g、珍珠粉 5g（冲服）、甘草 6g。

（6）祛斑面膜：芦荟 6g、白芷 10g、白蔹 10g、珍珠母 10g、绞股蓝 15g、川芎 15g、桃仁 10g、白附子 10g、马齿苋 10g、白及 15g。焙干研极细粉，加适量水与蛋清调膏，睡前面部外敷 20~30min。1 个月为 1 个疗程。

七、白癜风

白癜风是一种常见多发的色素性皮肤病。该病以局部或泛发性色素脱失形成白斑为特征，是一种获得性局限性或泛发性皮肤色素脱失症，是一种影响美容的常见皮肤病，易诊断，难治疗。中医医学称之为"白癜风"或"白驳风"。白癜风是后天性因皮肤色素脱失而发生的局限性白色斑片，使得局部皮肤呈白斑样，医学上通常把这种病变叫色素脱失。

此病世界各地均有发生，印度发病率最高，我国约有千万人发病，可以累及所有种族，男女发病无显著差别。

无花果汤：无花果 30g、菟丝子 20g、透骨草 20g、补骨脂 15g、沙苑子 20g、蛇床子 10g、乌梅 15g、丹参 30g、何首乌 20g、黄芩 20g、牡丹皮 20g、桃仁 15g。

1. 促进黑色素形成的中药（按作用强弱依次排列）：菟丝子＞透骨草＞野菊花＞藏红花＞茜草＞苍术＞旱莲草＞益母草＞独活＞山楂。

2. 对酪氨酸酶有激活作用：丹参、何首乌、黄芩、蒲公英、砂仁、枸杞子、金银花、山楂、夏枯草、菟丝子等，其中丹参、何首乌、黄芩激活作用较强。此类药适用于治疗白癜风。

3. 治疗白癜风作用较好的中药：菟丝子、无花果、旱莲草、补骨脂、沙苑子、地肤子、桃仁、牡丹皮、蛇床子、车前子、五味子、枸杞子、覆盆子。

八、咽炎

急性咽炎：急性咽喉炎常为病毒引起，其次为细菌所致。冬春季最为多见。此病多继发于急性咽喉炎症状性鼻炎、急性鼻窦炎、急性扁桃体炎，且常是麻疹、流感、猩红热等传染病的并发症。患者可以感觉咽部干燥、灼热、粗糙、微痛，咽痛症状逐渐加重，后出现吞咽疼痛。咽痛可以放射至两侧耳部及颈部。若炎症累及喉部，可以出现咳嗽以及声音嘶哑等症状。软腭以及悬雍垂发生剧烈肿胀后，可以出现共鸣腔改变。此外，患者可以出现全身不适、头痛、食欲不振、口干、口渴、畏寒以及四肢酸痛等症状，可伴有体温升高，一般在38℃上下，甚至可以高热达到40℃。

慢性咽炎：主要是由于急性咽炎治疗不彻底导致反复发作，转为慢性，或是因为患各种鼻病，鼻窍阻塞，长期张口呼吸，以及物理、化学因素、颈部放射治疗等经常刺激咽部所致。全身各种慢性疾病，如贫血、便秘、下呼吸道慢性炎症、心血管疾病等也可继发本病。自觉咽部不适，干、痒、胀，分泌物多而灼痛，易干恶，有异物感，咳之不出，吞之不下，以上症状在说话稍多，食用刺激性食物后、疲劳或天气变化时加重。因病变程度的不同，可分为慢性单纯性喉炎、肥厚性喉炎和萎缩性喉炎。

慢性单纯性喉炎：喉黏膜弥漫性充血，红肿，声带失去原有的珠白色，呈粉红色，边缘变钝，黏膜表面可见有稠厚黏液，常在声门间连成黏液丝。

肥厚性喉炎：喉黏膜肥厚，以杓间区较明显，声带也肥厚，不能向中线靠而闭合不良，室带常肥厚而遮盖部分声带，杓会厌襞亦可增厚。

萎缩性喉炎：喉黏膜干燥、变薄而发亮，杓间区、声门下常有黄绿色或黑褐色干痂，如将痂皮咳清，可见黏膜表面有少量渗血，声带变薄，其张力减弱。

急咽汤：板蓝根 15～20g、山豆根 10g、穿心莲 15～20g、金银花 20g、连翘 20g、防风 15g、牛蒡子 15g、射干 15g、玄参 15g、薄荷 20g、荆芥 20g、桔梗 20g、赤芍 20g、草决明 20g、防风 15g、甘草 10g。

临证加减：咽部有结节加桃仁 15g、红花 15g；音哑加沙参 20g、蝉蜕 20g；咽干加天花粉 20g、石斛 20g、太子参 20g、乌梅 10g；淋巴滤泡加重楼 20g。慢咽汤：生地 20g、射干 15g、麦门冬 15g、玄参 15g、赤芍 15g、牡丹皮 20g、川贝 10g、薄荷 20g、甘草 10g。

其他症状加减：痒咳甚加蝉蜕、防风、蛇床子、苏梗、百部；兼气虚加太子参、白术、山药、玉竹等；大便干燥加瓜蒌仁、生何首乌；失眠加酸枣仁、柏子仁；若咽干较甚加天花粉、石斛、太子参、槟榔；大便干结加生地、玄参、麦门冬、生何首乌；咽部灼热感加赤芍、牛蒡子、知母、黄柏；恶心加法半夏；舌有瘀斑瘀点加牡丹皮、丹参、红花。

中药超声雾化：金银花20g、黄芩15g、薄荷10g、野菊10g、藏青果4枚、象贝10g、桔梗10g、前胡10g、麦门冬10g、玄参10g、天花粉15g。浓煎取汁100mL，每次取20mL雾化吸入10min，每日2次，10天为1个疗程。

九、过敏性鼻炎

过敏性鼻炎又称变态反应性鼻炎或变应性鼻炎，是特应性个体接触致敏原后由IgE介导的介质（主要是组胺）释放，并有多种免疫活性细胞和细胞因子等参与的鼻黏膜慢性炎症反应性疾病，以鼻痒、喷嚏、鼻分泌亢进、鼻黏膜肿胀等为主要特点。本病临床常分为常年性变应性鼻炎和季节性变应性鼻炎，后者又称为"花粉症"。虽然变应性鼻炎不是一种严重疾病，但可以影响患者的日常生活、学习以及工作效率，并且造成经济上的沉重负担，可诱发支气管哮喘、鼻窦炎、鼻息肉、中耳炎等，或与变应性结膜炎同时发生。典型症状主要是阵发性喷嚏连续性发作，大量水样清涕，其次是鼻塞和鼻痒。部分患者有嗅觉减退，但为暂时性。鼻镜检查鼻黏膜可为苍白、灰白或浅蓝色，双下鼻甲水肿，总鼻道及鼻腔底可见清涕或黏涕。如合并感染，则黏膜充血，双侧下鼻甲暗红，分泌物呈黏脓性或脓性。病史长者可见中鼻甲息肉样变、下鼻甲肥大或中鼻道息肉。

辛夷汤：辛夷15g、苍耳10g、细辛5g、锁阳10g、菟丝子15g、巴戟天10g、蛇床子10g、蝉蜕30g、黄芩20g、连翘20g、荆芥20g、薄荷20g、防风15g、紫苏15g、麻黄10g、乌梅15g、藿香15g、石菖蒲15g、白芷15g、升麻10g、柴胡10g、甘草10g。1日1剂，水煎服。随证加减。

十、复发性口腔溃疡

复发性口腔溃疡又称复发性阿弗他溃疡，为反复发作的圆形或椭圆形溃疡，具"黄、红、凹、痛"特征，即损害表面覆有黄色或灰白色假膜；周边有约1mm的充血红晕带；中央凹陷，基底柔软；灼痛明显。发作周期约数天或数月，具有不治而愈的自限性。临床分类有多种，曾有人将白塞综合征列入其中，近年来认识到后者的发病原因、基本病理变化以及转归、预后均有其特征性，因而认为白塞综合征不应划归为复发性口腔溃疡。目前公认的分类为3种类型：轻型、重型及疱疹样溃疡。

口溃汤：黄芩20g、蒲公英20g、竹叶20g、栀子15g、生地20g、益母草30g、泽兰20g、丹参30g、黄芪30g、地龙20g、山楂30g、菟丝子15g、穿山龙15g、知母15g、甘草10g。

十一、小腿慢性溃疡

皮肤或黏膜缺损合并慢性感染，伤口长时间不愈合称为慢性溃疡。下肢是溃疡多发部位，尤其是小腿脚踝内上侧最多见，且易经久不愈，形成下肢慢性溃疡。临床分类可分为7种类型，各种溃疡有其特异的症状。溃疡可分为创伤性、静脉曲张性、缺血性、淋巴阻塞性、营养不良性、感染性和恶性溃疡，每种溃疡各有特点。溃疡周围皮肤萎缩变硬，伴色素沉着。慢性小腿溃疡，中医称"臁疮"，发生在小腿部，分内、外、前臁三种，俗称"老烂腿"。外臁属"三阳经"易治，内臁属"三阴经"湿兼血分虚热难治。臁疮指因小腿皮肤破损染毒，湿热下注，或瘀久化热等所致，发于小腿下 1/3 处的皮肤和肌肉间，经久不易收口为主要表现的慢性疮疡类疾病。马氏认为本病病机为：因虚而致血瘀，因血瘀而蕴湿热，因湿热而成火毒。故其治当补气、活血、清热、利湿、解毒。

治臁汤：黄芪 30g、茯苓 30g、白术 20g、猪苓 20g、金银花 30g、蒲公英 30g、紫花地丁 30g、紫草 20g、土茯苓 20g、苍术 20g、黄柏 20g、萆薢 20g、牛膝 15g、泽兰 20g、丹参 30g、益母草 30g、赤芍 30g、牡丹皮 30g、路路通 15g、竹叶 20g、生甘草 10g。

临证加减：下肢水肿甚者，加猪苓 30g、茯苓皮 20g、薏苡仁 30g、赤小豆 30g；热甚便秘者，加大黄 15g、防己 15g；溃疡久不收口者，加党参 20g、当归 15g、桃仁 15g、红花 15g。

溃疡红肿热痛，脓腐较多，用金黄膏合九一丹外敷以清热解毒，排脓祛腐。脓尽新肉不生，用生肌膏。

1. 金黄膏药物组成：大黄 75g、黄柏 75g、姜黄 75g、白芷 75g、天南星 30g、陈皮 30g、苍术 30g、厚朴 30g、甘草 30g、天花粉 150g。诸药研成细粉过筛，凡士林 500g 加热成液体状，徐徐加入药粉 100g 调成 20% 的膏状，冷却后即成金黄膏。把金黄膏均匀涂在双层无菌纱布上厚约 2mm，外敷于患处，面积略大于病损处，覆盖 2~3 层无菌纱布宽松包扎，每日换药 1 次；若局部有水疱，碘伏消毒剂消毒后用一次性 5mL 注射器抽出水疱内液体，保留痂皮，再予金黄膏外敷。3 天为 1 个疗程。

2. 九一丹组成：石膏（煅）7g、黄灵药 3g（升药：煅石膏 =1∶9）。共研极细，撒于患处，或用纸捻蘸药插入疮内，上用膏药盖贴。功能提脓生肌。主治疮疡溃后，脓腐将净，欲生肌收回者。

3. 生肌膏成分：炉甘石、生血余、生地、象皮、当归、龟板、生石膏等。本品为深褐色软膏。功能主治：生肌、敛疮、杀菌。用于大面积褥疮及创伤久不收口等症。

4. 三煅膏：炉甘石 50g、煅龙骨 25g、枯矾 15g、冰片 10g、血竭 5g、青黛 10g、生大黄 20g、苦参 10g。共研细末，香油调膏。适用于各期臁疮。

生肌散：煅石膏 18g、制乳香 9g、制没药 9g、血竭 2g、硼砂 3g、珍珠母 3g、朱砂 3g。共为极细末，装瓶备用。掺于创面，每日 1 次。

（唐璐）

第八章　马氏临床治疗疑难杂症经验

一、治疗结石症的经验

1. 自拟排石汤1号：金钱草50g、郁金30g、鸡内金10g、鹅不食草10g、陈皮10g、青皮15g、柴胡10g、泽泻20g、白豆蔻10g、栀子10g、虎杖30g、茵陈20g、火硝10g（冲服）、白豆蔻5g、威灵仙10g、生甘草10g。

临证加减：大便结秘，加生大黄10g；疼痛较剧，加川楝子10g、延胡索20g。

用法：1日1剂，水煎服。

功效：疏肝利胆，溶石化石排石。

主治：各种胆结石。

方药分析：方中以金钱草、鸡内金、白豆蔻、郁金、芒硝等溶石、化石、排石为君药，辅以金钱草、茵陈、郁金、柴胡、青皮、陈皮具有促进胆汁分泌和胆囊的收缩，方中威灵仙具有通经活络止痛的作用，有促进胆汁分泌，扩张胆总管有利于胆汁排除和预防结石形成的作用，尤其对泥沙样结石疗效更佳，威灵仙与泽泻配伍抑制结石的形成防止结石的复发；鹅不食草具有较强的利胆排石作用，茵陈和虎杖配伍清肝经湿热，并有缓泻的作用排出胆中的瘀毒，火硝有抑制结石的基质形成、促进结石的溶解、增强结石排出的动力作用。故该方具有药到病除的独特疗效。

2. 自拟排石汤2号：金钱草30，海金沙30g（布包）、郁金30g、石韦30g、瞿麦20g、萹蓄20g、茜草20g、泽泻20、鱼脑石6g（研粉冲服）、枳实10g、当归15g、陈皮10g、青皮10g、火硝10g（冲服）、生大黄5g、白果10g、五灵脂15g、生蒲黄15g（布包）、丹参30g、红花10g。

用法：1日1剂，水煎服。

功效：溶石、化石、排石，利尿通淋。

主治：各种肾结石、输尿管结石。

方药分析：方中以火硝、鱼脑石、金钱草、海金沙、郁金为主药，溶石、化石、排石，茜草、生蒲黄、陈皮和血止血，陈皮含有维生素P，以提升毛细血管的脆性，和青皮诸药配伍可以预防肾、尿路结石的形成，且枳实、当归、青皮、陈皮四药具有调整尿道平滑肌的功能，减少残余尿和帮助利湿药的冲洗作用，五灵脂、生蒲黄、丹参、红花四药具有增加肾血流量，提高肾小球滤过率，增加尿量，加强尿路的排泄，并促进肾局部血液的微循环，白果有扩张输尿管的作用。

二、崩漏的治疗经验

功能失调性子宫出血（简称功血），是指由于调节生殖的神经内分泌机制失常引起的异常出血，而非直接由全身及内外生殖器质性病变引起。中医称之为"崩漏"。功血是妇科常见病、多发病，又以其阴道下血量多，如血崩为急症；因其大量出血与长时间的阴道下血不停，会使患者处于低血色素状态，甚至大出血引发失血性休克状态而为急重症；

因其止血困难，以及长期疗效的周期恢复困难而为难症，故又为妇科病的急、重、疑难病。现代医学将功血分为排卵性和无排卵性两类，无排卵性功血约占80%以上，其中90%见于青春期和绝经期妇女，且绝经前期发病率高于青春期发病率。笔者与马中夫主任医师自1995年至今开始应用补肾、祛瘀、清热综合作用的"功血乐"治疗功血312例，取得了止血作用快及较好的恢复有排卵月经周期的显著效果。

1. **临床资料**：158例均为本院门诊患者，其中青春期功血55例，育龄期功血32例，绝经期功血71例。年龄最小14岁，最大50岁。病程最短24天，最长208天，平均114天。以上158例病例辅助检查项目：测基础体温单相反应108例；经期前子宫内膜增值期改变39例；基础体温双相不典型、子宫内膜部分增殖、部分分泌不良36例；阴道细胞涂片1个月无周期性变化6例；推算排卵前FSH、LH明显低于正常值15例（注：部分患者检查2个以上项目）。治疗方法：158例均投以"功血乐"汤剂治疗。药物有：补骨脂10g、菟丝子15g、川断15g、淫羊藿15g、巴戟天10g、牛膝10g、益母草15g、蒲黄15g、黄芩20g、小蓟15g、旱莲草30g、生地20g、地榆10g、血余炭15g等组成（根据每个人各体情况不同剂量有所增减）。每日1剂，水煎2次口服。

2. **疗效标准及临床效果**：采用1994年国家中医药管理局颁布的《中医病症疗效标准》，治愈：服药5天内止血，经期、经量、周期恢复正常，能够维持3个月经周期以上。好转：服药后出血渐止，经量、经期、周期虽然恢复正常，但停药后不能维持3个月经周期，或经量减少，或经期缩短。无效：服药5天，出血及体征无明显改善。临床效果：治疗158例，治愈104例，好转49例，无效5例。治愈率65.8%，总有效率96.83%。

3. **病机讨论**：马氏提出功血的病机为肾虚，血瘀，虚热。肾气盛天癸至，气血流通冲任通盛，作用于胞宫，是产生月经的主要环节；月经周期是肾气消长，气血盈亏节律的体现。按消则长、满则溢、盈则亏的观点，将月经周期分为"经前期、月经期、经间期、经后期"四期，其治疗体现了肾气消长、气血盈亏的变化规律。若肾气亏虚则消长盈亏规律失衡，必然造成冲任失调，气血流通不畅，导致胞宫气滞血瘀，瘀久则虚热内生，进而导致功血暴注或淋漓不尽。因此，本病的病机是肾虚-血瘀-虚热夹杂致病。这与现代医学认为雌激素的不足与过盛波动、孕激素的缺乏、子宫内膜活化物增多、前列腺素变化等病理机制是一致的。

4. **立法及方解**

针对以上病机，马氏提出："补肾治虚，活血祛瘀，滋阴清热三法综合疗法。补肾既可调节性腺轴功能帮助内膜增生，又可恢复建立排卵功能及补益气血亏虚等作用；化瘀既可有助于内膜的脱落，又可有助于内膜的新生；清热既可抗菌消炎，又可凉血止血。""功血乐"方中君药补骨脂、菟丝子、淫羊藿、巴戟天、川断等五药补肾治虚为本。补骨脂有补肾气、固冲任、治崩漏之效，药理证实其具有雌激素样作用，能够增加子宫重量，又能收缩子宫，缩短凝血时间，减少出血量而达止血作用。菟丝子有补肾固冲止崩之效，药理证实其有类雌激素样作用，并有兴奋子宫、促进造血、增强机体免疫等功能，故对补益雌激素不足或因失血性贫血有较好的治疗作用。淫羊藿能提高垂体对黄体生成释放激素的反应及卵巢黄体生成素反应性，明显增加垂体前叶、卵巢和子宫的重量，提高卵巢

绒毛膜促性腺激素 / 促黄体生成素受体特异结合力，有促进阳虚动物的核酸蛋白合成及雄性激素样作用，是调整性腺轴失衡所致功血的有效药物。巴戟天有补肾、固冲、益精血之功，药理证实其有明显的促肾上腺皮质作用，并能增强下丘 - 垂体 - 卵巢的促性腺激素 / 黄体生成素受体功能，同时，又具有雄性激素样作用，雄激素有拮抗雌激素增强子宫肌肉及子宫血管张力作用，可改善盆腔充血，减少出血量。川断有补肝肾、调冲任、止崩安胎之功，药理证实其有抗维生素 E 缺乏症作用，并能促进子宫发育、止血、镇静、促进组织再生的作用。上五药为治疗功血之补肾调衡之品，既可补雌激素、黄酮、孕激素的不足，又可雌雄激素互相促进、互相制约使之平衡，是调解下丘 - 垂体 - 性腺轴功能的药物。

功血的临床治疗关键：方中臣以牛膝、益母草、蒲黄活血化瘀治其标，可促进子宫内膜的脱落，改善内膜增生及修复增生。药理证实牛膝所含牛膝总皂苷有明显性兴奋子宫平滑肌的作用，能使子宫收缩幅度增加，频率加快，强度增强（这对排除子宫瘀血有利），同时，由于增强子宫收缩，压迫宫内血管而止血，有能改善血行是子宫内膜得养而创面得以修复进而促进止血。中医谓其有活血化瘀、补肝肾之效。佐以生地、小蓟、黄芩、旱莲草、地榆、血余炭等为凉血清热止血之品以治其标，药理证实生地、黄芩具有抗炎抗过敏作用，其抗炎作用机制与促进肾上腺皮质激素的合成及促进网状内皮系统的吞噬功能有关，对消除子宫内膜炎症有益。此外，生地还可促进血虚动物细胞、血色素的恢复有显著生血作用；同时又有镇静、促进免疫机能调节、清热凉血止血等功效，中医谓其有清热凉血兼养阴生津。小蓟有抗菌消炎作用，并能明显地促进血液凝固抗纤溶、收缩局部血管而发挥止血作用，中医谓其清热凉血止血兼解毒消肿之效；旱莲草对多种致炎剂引起的组织水肿和炎症渗出增加、急性毛细血管通透性增强及慢性炎症有明显抑制作用，其机制为：降低炎症组织中的 PGE 含量，抑制 PGE 合成、释放，降低毛细血管通透性，直接对抗炎症介质等。本品水提物也有显著止血作用，可使出血时间缩短，中医谓其滋阴凉血止血。药理证实地榆、血余炭具有抗菌消炎、减少渗出和显著缩短出血时间、凝血时间等作用，中医谓其清降泻血分之热而凉血止血之要药。这些药配伍具有较强的清热凉血止血之功，既可抗菌消炎，又可促进凝血，抗纤溶，收缩血管而达止血作用。综上所述，本方具有补肾治虚、活血祛瘀、抗菌消炎、止血等综合作用。本疗法体现了传统医学的辨证统治和整体观念，与现代医学的治疗模式相吻合，为临床治疗无排卵性功血提供了科学依据。

三、2 型糖尿病的治疗经验

现代医学认为 2 型糖尿病是一种慢性终身性疾病，至今尚无根治办法，其并发症的发病率高、危险性大，是全世界许多国家的常见病和多发病，其死亡率居肿瘤、心血管病之后的第三位。此病是严重威胁到人们身心健康的重要公共卫生问题。基本病理生理为相对或绝对的胰岛素不足所引起的代谢紊乱，涉及糖、蛋白质、脂肪、水及电解质等多种代谢。其最常见的表现是"三多一少"综合征，多饮、多食、多尿、消瘦、乏力或尿有甜味。本病属中医"消渴"范畴。近 15 年来，笔者运用"扶胰三消饮"加减治疗 2 型糖尿病 345 例，取得较好的疗效。现介绍如下：

1. **临床资料诊断标准**：常无或很少有糖尿病症状、不依赖胰岛素治疗、饮食和口服降糖药不能控制、血浆胰岛素水平偏低或几乎正常或稍高于正常、年龄大于 40 岁、有肥胖或遗传因素等的患者且有下列 1 项即可诊断为 2 型糖尿病。a. 有糖尿病的典型症状"三多一少"并血糖升高，空腹血糖大于等于 7.8mmol/L，任何时候血糖大于等于 11.1mmol/L。b. 空腹血浆血糖不止一次大于等于 7.8mmol/L。c. 空腹血浆血糖为临界值，口服葡萄糖耐量试验（OGTT），服后 0 ~ 2 小时内有一次以上大于等于 11.1mmol/L。

2. **治疗方法**：全部病例均口服"扶胰三消饮"，药物组成：人参 15g，黄芪 50g，山药 50g，白术 20g，天门冬 30g，山茱萸 20g，枸杞子 30g，丹参 30g，苏木 10g，牡蛎 30g，夏枯草 10g，天花粉 10g，黄连 5g，玄参 20g，生地 30g，萆薢 20g，苍术 20g，茯苓 20g，乌梅 10g，肉桂 3g。气阴两虚服用上基本方；阴虚热盛型加天花粉 15g，黄连 10g，玄参 10g，生地 20g；阴阳两虚型用熟地易生地 30g，再加肉桂 12g，黄芪 50g。每日 1 剂，水煎分 3 次服用，2 个月为 1 个疗程。治疗 2 个疗程后开始统计疗效。

3. **临床疗效判定标准及结果**：a. 糖尿病症状基本消失。b. 空腹血糖、餐后 2h 血糖均正常。c. 24h 尿糖微量。好转：a. 糖尿病症状大多消失或减轻。b. 空腹血糖、餐后 2h 血糖下降，但仍高于正常。c. 24h 尿糖减少。无效：未达到上述标准。

4. **临床体会**：现代医学认为，2 型糖尿病主要是取决于组织对胰岛素的敏感性和胰岛素分泌之间的动态平衡失调，胰岛素作用的靶器官、组织对胰岛素的生物学效应的反应性降低或丧失而产生的一系列病理和临床表现，即胰岛素抵抗，导致代偿性胰岛素分泌增多，形成高胰岛素血症。笔者认为本病是以气阴双亏、脾胰中虚为本，湿热下注、痰瘀互结为标。针对此病因病机笔者提出"益气养阴，健脾扶胰，以治其本；清热祛湿，分清泌浊，活血化痰以治其标"的治疗方法，自拟扶胰三消饮：人参 15g，黄芪 50g，山药 50g，白术 20g，天门冬 30g，山茱萸 20g，枸杞子 30g，生地 30g。黄芪伍山药益脾气，养脾阴，为施今墨治疗糖尿病的有效配伍，能够较好地改善症状，降低血糖。人参、黄芪、山药、白术四药能够增加胰岛 β 细胞的数目，恢复胰岛 β 细胞的功能，改善胰岛素的抵抗，促进胰岛 β 细胞分泌胰岛素，改善"垂体 - 下丘脑 - 胰腺轴，肠 - 胰腺轴"的失衡状态。天门冬、山茱萸、枸杞子、生地等养阴固肾，益胃止渴，《药性论》："天门冬除热，止消渴。"《汤液本草》："枸杞主渴而引饮，肾病消中。"生地清热凉血，养阴生津，药理证实其具有降血糖、抗炎、抗过敏、抑制血小板的聚集、抗氧化、抗衰老、补血剂调节免疫的作用，三药合用增阴养液之功倍增。通过益气健脾以理失调之气机，养阴增液以纠正失衡之津液代谢，治疗和改变糖尿病发病的病理基础。臣以天花粉、黄连、夏枯草、生地、玄参清热泻火，凉血消炎。临床药理证明：天花粉能够提高免疫力、抗菌、抗病毒、降血糖作用；黄连有抗菌、抗病毒、抗凝血、抗缺氧、提高非特异性免疫功能、降脂降糖、抗炎、抗脂质过氧化作用；生地有降血糖、抗炎抗过敏、抗氧化、抗衰老、免疫抑制、诱生干扰素的作用；诸药合用可消除胰腺及体内的慢性炎症反应，减少细胞毒的毒性，减少 β 细胞的死亡，抑制胰岛素抵抗的启动因子。佐以丹参、苏木、夏枯草、牡蛎活血化瘀，软坚散结，改善胰岛素的循环障碍和胰腺的纤维化，药理证明：苏木抗炎作用强于黄连，免疫抑制强度大于雷公藤，并有抗菌、抗血小板聚集、镇静止痛作用。佐以苍术、萆薢、茯苓祛湿泌浊，现代药理证实三药有改善胰岛素抵抗，提高周围组织对胰岛素的敏感性作用。使以乌梅和肉桂，酸甘化阴，引火归元，调和诸药。本方的立法宗旨恰合2型糖尿病的阴虚为本、燥热为标的病因病机，与现代医学以改善胰岛素抵抗、纠正胰岛β细胞功能紊乱，提高和稳定胰腺分泌胰岛素的功能，恢复正常糖代谢的治疗模式相一致。

四、更年期的治疗经验

1. 燮理阴阳汤功用：补肾养阴，清心安神，解郁除烦，欢乐忘忧，协调阴阳。

主治：脏燥、不寐、更年期综合征，表现为心烦、失眠、烘热、汗出、体虚不安。

方药组成：黄芩20g、黄连5g、当归15g、川芎10g、赤芍20g、地黄30g、女贞子20g、旱莲草20g、桑叶20g、菊花15g、钩藤20g、夜交藤30g、合欢花30g、郁金15g、远志5g、石菖蒲10g。

方药分析：方中补血四物汤和补肾养阴的二至丸为主滋阴润燥，以黄芩、黄连清上焦和中焦之火。合欢花、郁金配伍解郁除烦，欢乐忘忧。黄芩和钩藤清热泻火，平肝息风定痉。远志、石菖蒲、夜交藤宁心开窍，安神助眠。桑叶和菊花清肝明目，甘寒清润敛汗。共奏清实火宁虚火，补肾养阴，解郁除烦，神安心静，阴阳平衡。

2. 加味三仙汤功用：温肾阳，补肾精，泻肾火，调理冲任。主治：失眠、脏燥、眩晕、闭经以及慢性疾病见肾阴、肾阳不足而虚火上炎诸证。

方药：黄柏15g、知母15g、肉桂1.5g、仙茅10g、淫羊藿10g、当归15g、巴戟天15g、仙鹤草30g、鬼针草30g。

临床加减：自汗、盗汗、不寐、脏燥加生白芍20g、浮小麦30g、红枣30g养阴血和营卫、润燥；自汗、盗汗、少汗、无汗、局部出汗加桂枝10g、甘草5g，调和营卫；虚汗加浮小麦30g、煅龙骨30g、煅牡蛎30g、黄芪20g、麻黄根20g；有百合病症状加百合20g、知母20g、滑石15g、生地15g；头痛加钩藤20g、夜交藤40g；严重不寐加独活30g、磁石30g、神曲15g。

方药分析：方中以仙茅、淫羊藿、黄柏、知母、巴戟天、当归等为主药，具有温肾阳、补肾精、泻肾火的功效，用于更年期综合征、高血压、闭经以及其他慢性病见有肾阴阳两虚、虚火上炎者。笔者加入肉桂引火归元，仙鹤草又名脱力草，补气而不助火，且淫羊藿、仙鹤草二味益气强力，抗疲劳，交通心肾，补虚益智，鬼针草双向调节血压。

五、小腹疼痛治疗经验

加味柴枳败酱汤：

方药组成：柴胡20g、枳实20g、王不留行30g、紫花地丁30g、败酱草30g、丹参30g、白芍20g，桃仁10g、乌药10g、白芷10g、金樱子30g、赤芍20g、红藤30g、牛膝10g、黄精30g。

功用：活血化瘀，清热解毒，理气止痛。主治：前列腺炎、盆腔炎、附件炎、附件包块等小腹疼痛。

临证加减：伴包块坚硬加土鳖虫10g、穿山甲6g（冲服）、三棱20g、莪术20g；伴腰骶部痛加川续断15g、狗脊15g、杜仲15g；伴少腹痛加川楝子6g、延胡索20g、青皮10g；伴会阴部不适加橘核20g、荔枝核20g、小茴香15g；伴瘀痛剧烈加乳香15g、没药

15g、白芷 15g、藁本 15g；伴气虚加党参 20g、黄芪 30g；伴囊肿感明显加昆布 20g、海藻 20g；伴经行腹痛、量少加生蒲黄 15g、五灵脂 15g；伴毒热内盛加五味消毒饮；伴失眠多梦加枣仁 30g、五味子 10g、龙齿 20g；伴阳痿早泄，去紫花地丁、败酱草、红藤，加淫羊藿 15g、锁阳 15g、莲须 10g、益智仁 10g；伴血尿加大、小蓟各 15g、藕节 20g、白茅根 20g、地榆炭 20g；用法用量：1 日 1 剂，煎 3 次，早、中、晚饭后半小时服用 1 次。连续服用 20 日为 1 个疗程。

六、肠道易激综合征治疗经验

肠道易激综合征是以腹痛、腹泻、腹胀、腹痛急迫、痛而欲泻、排便不畅、泻后痛减等为特点，多伴有脘胁满闷、急躁易怒、四肢倦怠、精神不振等症状。肝疏泄与神经内分泌功能关系密切，即参与消化系统神经、体液功能的一部分。治疗原则：疏肝健脾，调气和中，止泻止痛。

自拟"痛泻汤"方药组成：陈皮 10g、苏梗 10g、厚朴 10g、砂仁 10g、枳壳 10g、防风 10g、炒白术 20g、生黄芪 30g、炒白芍 15g、穿心莲 10g、甘草 5g。

临证加减：伴有左下腹痛加乌梅 30g、甘草 5g；腹痛较甚者，重用白芍 30g、甘草 10g；伴有胁腹胀满较甚，加柴胡 20g、枳壳 10g；伴痛泻较甚且伴有腹坠肠鸣加煨葛根 20g、石榴皮 15g；伴有大便呈糊状，有大量白色或透明黏液加泽泻 15g、茯苓 15g、薏苡仁 30g；伴有大便溏薄，次数较多，腹中冷痛加肉豆蔻 20g、补骨脂 20g、吴茱萸 5g；伴有便秘，状若羊屎或卵石样 3～4 天一次去炒白术、穿心莲、炒白芍，加生白术 50g、生白芍 50g、郁金 10g；伴有大便干结难下、口干口苦、胁痛、舌红者去炒白术、炒白芍，加沙参 20g、麦门冬 20g、生地 50g、桃仁 10g、杏仁 10g、火麻仁 20g；伴有病久、脾肾阳虚、阴寒凝滞加补骨脂 20g、肉苁蓉 20g、当归 30g、怀牛膝 10g、核桃肉 20g。

七、寒湿证的治疗经验

寒湿证是指寒湿之邪外侵，或自身脾阳不振而致水湿内停所引起的一系列症状的概称，故分外中湿和内中湿。

1.**寒湿证的主要临床表现**：外中湿以头重目眩、身体骨节疼痛、手足酸软、四肢倦怠麻木、腿细肿痛、体重跗肿、筋脉拘挛、小肠疝气、偏坠水肿吊痛、目黄、小便赤黄等为主症。内中湿以精神萎靡、面色无华、形寒肢冷、困重乏力、下肢水肿、脘闷便溏、泄泻、舌苔白腻等为主症。妇人见寒湿证以带下清稀、痛经、宫寒不孕等为主症。

2.**寒湿症状性质特点**：面色发白、发青、发暗、发黑代表体内可能有寒。颜色越是发暗，就代表寒湿越重。舌苔发白，有齿痕，代表体内有寒湿。反复的口腔溃疡，代表体内有寒。口臭时舌苔发白，代表体内有寒。咳嗽时痰是稀白的，代表体内有寒。流清鼻涕，代表体内有寒。流出的汗是凉汗，代表体内有寒。爱打喷嚏，特别是早上起来，遇风喷嚏不断，代表体内有寒。感冒发热时浑身感觉冷，代表体内有寒。经常腹痛、腹泻，代表体内有寒。脸上长痘和斑，代表体内有寒。长湿疹、牛皮癣、白癜风，代表体内有寒。手、脚长年冰冷，代表体内有寒。脚踝水肿，代表肾虚、肾寒。四肢关节疼痛、颈肩酸痛、肩周炎、腰酸背痛等症状，经久不愈，遇寒及阴雨天加剧为特点。代表体内有寒湿。疼痛部位越多，时间越长，代表体内寒湿越重。寒湿伤脾：肿胀、泄泻、便溏、困重乏力、身黄。寒湿伤肺：咳嗽、哮喘、身热恶寒。寒湿伤肾：腰脚重、骨节酸疼。寒湿伤肝：大筋软短、目昏胁痛。寒湿侵入腑（胆胃大小肠膀胱），肢体麻木不仁。寒湿侵入脏（脾肺肝肾），肢体屈伸不能。

临床病症解析：为什么寒重反而会引起"火"呢？前面介绍过，身体内的寒重造成的直接后果就是伤肾，引起肾阳不足、肾气虚，造成各脏器功能下降，血液亏虚。肾在中医的五行中属水，水是灌溉、滋润全身的，当人体内这个水不足时，就如大地缺水一样，身体会干燥。脏器也是一样，每个脏器都需要工作、运动，这种运动如果缺少了水的滋润，就易摩擦生热。最典型的是肝脏，肝脏属木，最需要水的浇灌，而一旦缺水，肝燥、肝火就非常明显。如果给肝脏足够的水，让肝脏始终保持湿润的状态，它就不可能干燥，就不会有火。还有头面部也是最容易上火的部位。因为肾主骨髓、主脑，肾阳不足、肾气虚时髓海就空虚，远端的头部首先出现缺血，也就是"缺水"了，自然反应的就是干燥的症状，如眼睛干涩、口干、舌燥、咽干、咽痛等。再加上口腔、咽喉、鼻腔、耳朵又是暴露在空气中的器官，较容易受细菌的感染，当颈部及头面部的血液供应减少后，这里的免疫功能就下降，会出现各种不适，这样患鼻炎、咽炎、牙周炎、扁桃体炎、中耳炎的概率就会增加。又由于没有充足的血液供应，各种炎症很难治愈，就会反复发作，成为各种长期不愈的慢性病，如慢性鼻炎、慢性咽炎、慢性牙周炎、慢性中耳炎等。当现代人不分季节大量误吃各种寒凉的瓜果蔬菜后，当人们在夏季长期使用空调后，当女士们为了显示身材尽量少穿衣服后，大量寒湿正悄然进入体内，自然肾火就越来越不足，虚火就越来越大。而普遍都采用泻火、清火、降火的寒凉药物进行治疗，这就使得寒上加寒、虚上加虚，越治火越大。三伏天，是一年最容易生病的40天！是一年中最可怕的时候到了。三伏过不好，是要留病根的！三伏到了，不论男女都要这样养生！因为入伏后，地表湿度变大，每天吸收的热量多，散发的热量少，地表层的热量累积下来，所以一天比一天热。进入三伏，地面积累热量达到最高峰，天气就最热。另外，夏季雨水多，空气湿度大，水的热容量比干空气要大得多，这也是天气闷热的重要原因。七八月份副热带高压加强，在其控制下，高压内部的下沉气流，使天气晴朗少云，有利于阳光照射，地面辐射增温，天气就更热。由于三伏天的暑邪非常强悍，人体腠理全开，人们贪于快感，饮食过于寒凉，直中脏腑。显然，三伏天很多脏器受损留下"病根儿"。俗话说"进入小暑，上蒸下煮"。外加入伏后，高温、高热、高湿的"桑拿天"将频繁出现，热浪袭人，酷暑难耐，各类健康问题也接踵而来，比如中暑、心血管疾病、心力衰竭等。养生的关键是伏天一定要一心防寒！夏天不仅要防暑，更要防寒！伏天开始，人体阳气在一年中逐渐达到顶峰，血管处于扩张状态，腠理开泄，一旦着凉，寒邪便容易趁机入侵。人们在夏季多喜食冷饮，爱吹空调，这些过度贪凉的行为都可能让身体在无形中被寒邪伤害。很多病都是由于进食寒凉而导致阳气受损，或过于贪凉致外邪入侵所致。千万不要小看夏天的寒邪，此时防寒甚至比防暑还重要。"冬病夏治"是中医独有的一大特色，"三伏贴"一直备受青睐。由于夏天汗出过多，三伏贴不容易固定。我们针对寒湿体质病因病机配制的秘制——三伏膏。功效：散寒除湿，疏肝理气，健脾益气止泻，宣肺化痰散结。

方药组成：麻黄、白芷、姜黄、干姜、丁香、砂仁、白豆蔻、陈皮、半夏、薏苡仁、白扁豆、西洋参、丹参、莪术、苍术、生甘草等。主治：哮喘、鼻炎、肺心病、肺气肿、反复感冒、慢性咽喉炎等肺系疾病。慢性胃炎、慢性腹泻、结肠炎、慢性胃肠炎、风湿关节炎、类风湿性关节炎、强直性脊椎炎、颈肩腰腿疼、胸腹疼、虚寒性头痛、小儿厌食症、遗尿等寒湿内阻型、虚寒性各种疾病。服用方法：每次 30g，1 日 2 次，用 100mL 开水化开后服用。早饭后，晚睡前。小儿减半。

八、治疗高血压的临床经验

高血压是常见的心血管疾病，患病率高，常常引起严重的心脑、肾等脏器病变，是脑卒中、冠心病的主要致病因素，属中医学的"眩晕""头痛""中风征兆"等范畴，以头痛、眩晕、时发时止，或头重脚轻、步履不稳、血压升高为特征。笔者采用自制"净血散"临床治疗高血压患者 147 例，临床治愈率为 54.4%，总有效率为 95.9%。

药物组成及治疗方法：

（1）净血散组成：生大黄、芦荟、决明子、紫河车、鹿茸、龟板、何首乌、天麻、钩藤、代赭石、丹参、桃仁、生脉散、三棱、莪术等 24 味中药。研成粉末，过 80 目或 100 目筛。每包重 15g。因本方具有排毒逐瘀、降低血黏度、清除人体血液中的毒素、恢复人体脏器功能的作用，故取名为"净血散"。

（2）服用方法：每包药用 200 ~ 300mL 的温糖水冲服，每天早晨空腹冲服一包，晚睡前冲服半包。服用 20 天为 1 个疗程，对顽固性高血压患者，初服时仍照常配服多年常用的西药降压剂，服用 3 ~ 6 天后根据自己的病情、体质、酌情减少降压剂至停服。停服降压剂后仍继服净血散 1 ~ 4 个疗程，以巩固疗效。普通型高血压患者，一般服用 3 ~ 5 天后，即可停服西药降压剂。

疗效判定标准：

（1）痊愈：血压恢复正常，临床症状消失。

（2）显效：a. 舒张压下降 ≥ 10mmHg，并达到正常范围。b. 舒张压虽未下降至正常，但已下降 ≥ 20mmHg。

（3）有效：a. 舒张压较治疗前下降 < 10mmHg，但已达到正常范围。b. 舒张压较治疗前下降（10 ~ 19mmHg），但不达到正常范围。c. 收缩压较治疗前下降 ≥ 30mmHg。

（4）无效：未达到有效标准。

临床效果：147 例中服药 3 ~ 6 个疗程后治愈 81 例，显效 34 例，有效 23 例，无效 6 例。治愈率为 54.4%，总有效率为 95.9%。

临床分析：祖国医学认为本病多属肝肾阴阳失调所致。在中医古籍中有"诸风掉眩，皆属于肝，髓海不足则脑转耳鸣，无痰不作眩"的记载。笔者认为本病的内因实质是肝之血气的变化——"肝实肝热"；肾的阴阳失调则是本病中后期的内因表现。因肝为刚脏，赖以肾水的滋养，主藏血，主升主动，体阴而用阳，即以血为体，以气为用。肝气旺盛，肝阳上亢，多引致血热随气火升腾，上冲巅顶而头痛头眩，而血虚头痛头眩较少，故在《素问·调经论》中说："血之与气并走于上，则为大厥。"肝失疏泄易伤脾胃，脾不健运则痰浊内生。肝肾同源，故常致肾阴不足。笔者从现代医学分析，认为本病是由于人体内的血液中含有多种有害的化学成分，导致血黏度升高，血流减慢或形成栓塞，使高级神经中枢功能失调而引起的全身性疾病。人在摄取食物维生素的过程中，由于饮食不当或摄取方式不当，使蛋白质代谢或脂肪代谢分解无法充分进行，造成肠消化功能不足；而小肠本身多皱褶，内襞又布满了如同吸盘似的纤细绒毛，于是一些微粒状的食物残渣，连同残余农药、化学色素、防腐剂及未被消灭的细菌、病毒、动物寄生虫等各种有害物质，都依此皱折及绒毛为依附，终年累月聚集在一起，日久一旦发酵或起了某种化学变化，它所产生的毒素，侵入各部组织及器官，尤其人体最大的化学工厂——肝脏，使其代谢、灭菌、解毒净血等功能降低，使血液中黏度升高，循环减慢，毒素增加，接着被称为人体"血液过滤器"的肾脏又首当其冲地受到损害，显然这与中医的肝肾失调的病机相一致。针对以上病机分析，根据中医防治原则及"六腑以通为补""乙癸同源，肝肾同治"的古训，笔者自制出具有排毒逐瘀、补益肝肾、降压降脂、净血清腑、安和五脏作用的净血散。本方以大黄、芦荟、决明子三药相伍为主药，共奏清肝和胃、荡涤肠腑、排毒逐瘀、净血降压之功。据药理报道和临床验证，大黄可导滞泄热，有提高血浆渗透压、促使水向血管内转化作用，从而降低血液黏度；丹参祛瘀生新功同四物，有使红细胞解聚作用，且能直接作用于心肌细胞及血管平滑肌，通过对细胞膜离子的调整达到减慢心率、扩张冠状动脉和改善心肌收缩力，以至降低心肌氧耗量，缓解缺血性心肌氧耗和氧供之间的平衡；桃仁能提高肝组织胶原酶活性，促进肝血循环，对肝细胞坏死变性及纤维化有明显的改善，三药相伍可改善和促进人体的血液循环，进一步净化血液。胆南星与僵蚕可疏风化痰，散结；陈皮、生山楂化痰祛脂强心降压；天麻、钩藤、代赭石平肝息风，镇逆降气；三棱偏入肝脾血分；莪术偏走肝脾气分，共奏破气活血、散结化块之功。遵循"善补阴者，必于阳中求阴，则阴得阳升而泉源不竭"的原则，伍以龟板、何首乌、鹿茸、紫河车大补真阴真阳，以强肝肾；佐以生脉散益气敛阴升津，并制约大黄等活血药物之性，使其攻下逐瘀而不伤正气，补阴助阳而不敛邪，共奏净血排毒、逐瘀降压、益气生津、补益肝肾的攻补之效。临床用于原发性、继发性高血压，均可收到满意疗效。

九、中医药治疗系统性红斑狼疮心得

系统性红斑狼疮（SLE）是一种累及多系统、多器官，有多种自身抗体的自身免疫性疾病。近年来临床报道颇多，查阅历代中医文献，均将之分为进展期、缓解期及多脏器损害期。其进展期归属于中医"热毒发斑""温毒发斑""痹证""内伤发热"等范畴；缓解期及多脏器损害期归属于中医"心悸""胁痛""癥瘕""水肿"等范畴。其主要机制为热毒瘀血、肾阴亏损，主要治法为清热解毒、滋阴凉血、活血化于瘀、补肾健脾。而论痰者甚少，几乎不可见，本文以痰瘀立论，其治法是以毒攻毒，祛痰除湿，活血化瘀，自制"复方青龙丸"，临床治疗42例，总有效率为90.49%。报告如下，供同道参考。

1.临床资料：42例全部为近10年中接治的病例，其中女32例，男10例。年龄在20～50岁37例，占88.9%；病程在10年以内者40例，10年以上者2例；42例SLE诊断全部符合ARA标准，其中4项者26例，5项者3例，6项者9例，7项者3例，9项者1例。42例中重症SLE37例。

2.治疗方法：

（1）全部病例服用复方青龙丸，每服1丸，每天早、中、晚3次，服用1周无副反应

可加服 1 丸，最大量每日 6 丸。

（2）全部病例服用雷公藤糖衣片，1 日 2 次，每次 2~4 片。

（3）临床以高热、红斑为主症的进展期，加服加味犀角地黄汤：水牛角粉 30g、牡丹皮 20g、生地 30g、白芍 30g、皂荚 5g、柴胡 15g、连翘 30g、白茅根 30g。每日 1 剂，水煎服。以水肿为主症加服自拟消水汤：党参 15g、茯苓 15g、炒白术 15g、连翘 30g、白茅根 30g、益母草 15g、白芍 10g、蝉蜕 10g、防己 10g、当归 10g、细辛 5g、制附子 10g、炙甘草 10g、姜皮 10g。每日 1 剂，水煎服。

以五体痹证为主加服《千金方》中的小续命汤，每日 1 剂，水煎服，药物剂量因人而定，以真阴亏损为主症者加服知柏地黄汤，加地骨皮 60~80g、龟板 10g、鳖甲 10g、银柴胡 15g。以肝经郁阻为主症（类似西医肝肿大），加服逍遥丸，每日 3 次，各服 1 丸。复方青龙丸的主要药物成分为：制马钱子、全蝎、蜈蚣、穿山甲、商陆、西洋参、洋金花、白僵蚕、制黄芪、生地等 16 味名贵中药，共为粉末，过 80 目筛，蜜丸，朱砂、雄黄共研过 100 目筛为衣，每丸重 9g。

3. 疗效判定标准：

（1）治愈标准：a.自觉症状消失。b.肾功能基本正常，尿蛋白、管型阴性。c.浆膜炎消失。d.狼疮细胞阴性，抗核抗体阴性。

（2）好转标准：症状和体征明显改善，但未完全消失，实验室检查，部分恢复正常。

（3）无效。治疗 2 个月以上，病情无改善或活动加剧，

4. 临床治疗结果：42 例中治愈 27 例；好转 11 例；无效 4 例，总有效率为 90.5%。服药时间平均为 6 个月，最长者服药 23 个月，最短者服药 4 个月。

5. 典型病例：符某，女，21 岁，辽宁省黑山县。1990 年 12 月 4 日在某医院确诊为系统性红斑狼疮，先后在几个医院治疗 1 年。1992 年 1 月 4 日初诊：面部两颊呈蝶形红斑，畏光，日晒后加重，全身水肿，腰痛，纳差，四肢疲软无力，查体温：37.8℃，实验室检查：狼疮细胞阳性，血沉为 40mm/h，尿蛋白 (+++)，颗粒管型 3~6 个，口服泼尼松 45mg/d。复方青龙丸，每日 4 丸，早晚各 2 丸，雷公藤糖衣片每天 2 次，每次 2 片，泼尼松不变，配服消水汤 6 剂。二诊：自觉症状有好转，水肿渐消，嘱其用药同前，每隔 7~10 天递减泼尼松 5mg，同时每日加服雷公藤糖衣片 1 片，加至每日 10 片为止，继用复方青龙丸 180 丸，汤剂 15 剂。三诊：面部蝶形红斑与水肿消失，体质渐强，饮食增加，继用药治疗，停服汤剂，至 7 月 16 日复查，获临床痊愈，追访身体一直健康，于 1996 年 3 月生一健康女婴。

病例讨论：

（1）红斑狼疮的病因病机及其归属中医诸多范畴的分析：笔者认为 SLE 的主要致病根源——阳热之邪，侵袭人体的肌肉关节，使阴阳平衡失调，气血运行不畅，阳热毒邪炼液为痰，导致热毒与痰血胶结在一起，瘀滞凝结于脏腑、经络、肌肉关节等处，进展期以热毒为主，胶结之物痹阻不通，不通则痛，故颇似中医之"痹证"；阳热毒邪，郁久化火，见红斑等症，又热毒之性升腾上炎，症见发热，以高热为主，低热少见，故颇似中医之"热毒发斑""温毒发既""内伤发热""明阳毒"等证，缓解期及多脏器损害时以痰

滞为主要机制；胶结之痰停滞的不同部位导致 SLE 的临床表现症状也千变万化，多种多样，正如清代林佩琴《类证治裁·痰饮论治》中指出："痰在胃则呕，在心则悸，在头则眩，在背则冷，在胸则痞，在胁则胀，在经络则肿，在四肢则痹。"此语是对 SLE 诸多症状的概括：如心血管系统的胸痛、心动过速、心律失常、心肌炎；消化系统的恶心、呕吐、肝肿大、胁胀满痛等，临床症状表现纷繁不一，各人有异的病因病机，说明了此时颇似中医"心悸""胁痛""癥瘕""水肿"等病的根蒂。

（2）方剂的来源：青龙丸原系马培之《青囊秘传》所载之方，由制马钱子、穿山甲、白僵蚕三药组成，加入各经之引经药，运用于治疗一切疮肿，跌仆闪伤，胸胁气痛，贴骨痛疽，兼治男、女大小颈项瘰疬及乳岩、结核，痰气凝滞，硬块成毒，小儿痘后发痈等。《外科全生集》称马钱子："能搜筋骨入骱之风湿，祛皮里膜外凝结之痰毒。"张锡钝《医学衷中参西录》谓："马钱子其开通经络、透达关节之力实远胜于他药也；蜈蚣走窜之力最速，内而脏腑，外而经络，凡血凝聚之处皆能开之。性有微毒而转善解毒，凡一切疮疡诸毒皆能消之。"

（3）立方及处方依据：《素问·至真要大论》中云："必伏其所主，而先其所因。"故治 SLE 病必须制伏它的主要病根——阳热毒邪(毒、血、痰)；又"邪之所凑，其气必虚"，故免疫功能低下、正气虚损是 SLE 的首要病因，针对此标实本虚之证，而复方青龙丸的立方就是以毒攻毒、祛痰除湿、活血化瘀、扶正及提高免疫机能为法。方中诸多有毒之品合用，用蜜做丸，一可以降低毒性，二可使邪去正安，缓中补虚。本方以毒攻毒，祛邪扶正之功力宏峻猛，故用于治怪病，顽症痼疾，每能应手而起沉疴。

十、类风湿性关节炎

类风湿性关节炎（以下简称 RA）是一种以关节病变为主的慢性全身性自身免疫性疾病，属祖国医学"痹证"范畴。笔者在临床上以青龙丸加减治疗各型痹证 150 例，总有效率为 95.3%。

一般资料：150 例患者均依据 1985 年 5 月"全国第二次风湿病学学术会"所确定的诊断标准诊断。其中典型的 RA39 例，确定的 RA103 例，可疑的 RA8 例。男性 63 例，女性 87 例。中医辨证为风湿寒痹 110 例，风湿热痹 40 例。年龄段为 22~67 岁，其中 22~40 岁者 24 例。40~50 岁者 82 例，50 岁以上 44 例。

治疗方法：青龙丸原系《青囊秘传》所载，药物为制马钱子、制穿山甲、白僵蚕。笔者灵活加减运用于痹证。治疗风湿寒痹的药物及用量：制马钱子 300g、桂枝 300g、生大黄 400g、制穿山甲 200g、制川草乌 200g、制乳香 200g、制没药 200g、白僵蚕 200g、全蝎 200g；紫河车 200g、黄芪 2000g、薏苡仁 1200g、白参 600g、蜈蚣 200 条。治疗风湿热痹的药物及用量：制马线子 300g、桂枝 300g、生大黄 400g、制穿山甲 200g、白僵蚕 200g、制乳香 200g、全蝎 200g、露蜂房 200g、川草薢 200g、蜈蚣 200 条、生地 600g、紫河车 1700g、黄芪 1700g、薏苡仁 1200g、白参 600g。服用方法：以上诸药共为细末，过 80 目筛后备用。每包重 3.5g，成人每次服 1 包，每天 2 次，于饭后 1h 服用。如无惊厥和抽搐反应，每隔两日，于午饭后加服 0.5g，递增至 3.5g 为止。连续服药 30 天为 1 个疗程。

疗效标准：根据《临床疾病诊断依据治愈好转标准》所确定的标准为：

（1）治愈标准：临床症状消失，关节活动功能恢复，实验室检查结果全部恢复正常。

（2）好转标准：关节疼痛减轻，功能基本恢复，血沉正常或略偏高，类风湿因子转阴。治疗结果：150例中治愈62例，显效81例，无效7例；服药最短1个疗程，最长者5个疗程，平均用药时间为1.94个疗程。

典型病例：张某，女38岁，于1987年在某医院确诊为类风湿性关节炎。1992年5月19日来诊，症见双手腕、指关节肿胀，疼痛，变形，典型梭状指，不能行走，生活不能自理。近1个月来，疼痛剧烈，日轻夜重，得热则稍安，遇冷则更甚，夜不能寐，呻吟不止。查血沉46mm/h抗"O" > 500U，类风湿因子强阳性。中医辨证为痰瘀胶结，风湿寒痹。临床给以服风湿寒痹型药15天，每日3次，早、中、晚饭后1h各服用1次。二诊时，疼痛明显减轻，每夜能休息5h左右，继用药2个疗程后，于1992年7月24日复查：血沉21mm/h，抗"O" < 500U，类风湿因子转阴，疼痛消失，行动自如，继用药半疗程，每日服药1包，巩固疗效，并嘱其加强腕关节功能锻炼。1994年10月7日追访，手指形状稳定，至今未复发，并能参加正常劳动。

临床体会：RA的病因病机是由于肾、脾、肺功能失调，风、寒、湿邪三气杂合而致，日久导致痰湿血瘀胶结，凝滞于人体的筋骨，关节、肌肉、经络、痹阻不通，长期失于濡养形成顽痹。若素体阳气偏虚，卫阳不固，则多发风湿寒痹；如素体阳气偏亢，内有郁热，则多发风湿热痹。风、寒、湿三邪加上痰凝血瘀之性决定本病的临床特点：即病程较长，缠绵难愈，反复发作，持久疼痛，肺、脾、肾皆虚、部位有固定性，又有游走性，胶结之痰血沿经入自大络、小络、孙络等。故临床上用青龙丸为主，以祛留滞于骨骼、关节、肌肉、经络等处之胶结的痰湿之邪，辅以乳香、没药活血化瘀，宣通脏腑，流动经络。大黄下瘀血、血闭、寒热、破癥瘕积聚，留饮宿食，荡涤肠胃，推陈致新，通利水谷，调中化食，安和五脏，故重用之，以散胶结之瘀血。全蝎、蜈蚣搜剔络邪，祛风镇痉止痛；制川乌、制草乌与桂枝相伍可温散内寒，通脉止痛，曲风逐湿，既可散在表之风寒湿邪，又可除里伏之痼冷阴湿。方中紫河车、白参、黄芪，重在调补脾肾，调整机体免疫功能，并制约大黄峻烈之性；薏苡仁、萆薢、露蜂房以补肺健脾，祛风利湿，清热攻毒。诸药相伍，攻补兼施，攻药虽峻只祛邪而不伤正气，补益药力宏只扶正而不助邪，共奏祛邪扶正之功。根据现代药理研究，上述诸药有较强的抗炎，利水消肿，镇静安神，止痛之功，有较强的调节免疫功能作用，同时，可以降低血液黏度和增强血液的流动性，改善全身或局部血液的供给量，与西方医学治疗关节炎的新的"血液流变学疗法"相统一。

十一、中医药治疗癌症的经验

中医药治癌有效，临床多有报道。采用自配消癌散。针药并举，多种剂型并用等综合疗法克癌，收效显著，总有效率为93%。现总结如下：临床资料29例中，男16例，女13例；年龄在20～62岁之间。其中良性海绵状血管瘤2例，恶性转移癌25例，内有骨肉瘤转移2例，骨巨细胞瘤转移1例，中心型肺癌9例，乳腺癌3例，食管癌术后转移1例，鳞状细胞癌9例；初期肝癌2例。由ECT确诊转移14例，病理切片确诊为8例，其他诊断 7 例。

治疗方法：a. 抗癌丸：由蟾蜍、马钱子、洋金花、全蝎、蜈蚣、蜂房、巴豆、土鳖虫等 12 味中药组成。b. 消癌散：由黄芪、人参、鹿茸、附子、紫河车、白术、大黄、当归、女贞子、玄参、白花蛇舌草等 30 味中药配制散剂冲服。加减：瘀血为主加三七粉、穿山甲粉、三棱、莪术；气滞为主加郁金、木香、川楝子；寒痰为主加枳实、瓜蒌、川贝；湿邪为主加薏苡仁、防己、苍术、萆薢。c. 针灸穴位：关元、血海、命门、足三里、中极、中脘、合谷、肾俞、脾俞、胃俞。根据情况任选 4 穴，每天针刺 1 次，15 天为 1 个疗程。d. 汤剂：补血汤。

疗效判定及结果：a. 治疗后症状消失，并工作一年以上，经复检无异常者为临床治愈，共 6 例。b. 肿瘤缩小，或被控制一年，或转移消失，并生存半年以上为显效，17 例。c. 治疗后，疼痛减轻或消失，饮食增加，病情减轻者为进步，共 4 例。d. 服药 1 个月后无减轻症状为无效，共 2 例。

典型病例：严某，女，22 岁，农民，系河南省扶沟县人。1991 年 2 月患病，曾在某医院确诊为骨肉瘤，后由某医院行左胫骨骨肉瘤切除术，用骨水泥充填，病理报告为"恶性骨皮质旁骨肉瘤"。又经某医院 ECT 检查，诊为"骨转移"。4 月 8 日来笔者处就诊。患者术后 10 余天，疼痛剧烈，体温：37.8℃，肌肉瘦削，面色㿠白，畏寒身冷，伤口有稀薄血水分泌，不愈合，脉沉细而数，舌质淡紫，有白苔，辨证为阳虚血瘀。即服用消癌散每次 45g，每日 2 次，抗癌丸每天 10 粒，每日 2 次，温开水冲服；配用补血汤：黄芪 100g，附子 30g，当归 40g，白术 30g，茯苓 30g，党参 30g，蒲公英 50g，白花蛇舌草 50g。水煎服 20 剂，每日 1 剂。40 天后，体温正常，伤口愈合良好，疼痛消失，饮食渐增，体力渐复。3 个月后可脱离双拐，蹒跚步行。1992 年 12 月 15 日在某医院 ECT 查：报告未见明显转移改变。现已从事正常农业劳动一年，无不良反应，获临床治愈。

临床治疗体会：克癌必须多法并用。癌症实属难消难退之证，必须多种证法并用才能奏效。a. 以散剂为主；灵活辨证选用汤剂；微量的剧毒药用蜜成丸，既可缓和毒性，又可长期服用，以毒攻毒。b. 针灸疗法提高机体免疫能力，通经活络止痛，补益气血等作用，并能抑制癌的生长。c. 克癌必须攻补兼施。温补脾肾、化瘀祛痰通络。消癌散选用人参、鹿茸、紫河车、肉桂、黄芪等主药，意在峻补气血，温肾壮阳，健脾益气扶正，能提高机体的免疫能力；白花蛇舌草、女贞子能增加白细胞的吞噬功能，改善机体免疫状态。大黄下瘀血，推陈致新。抗癌丸中蟾蜍、马钱子、洋金花、巴豆霜均为剧毒，与他药伍用，蜜炙为丸，意在攻邪。攻补兼施，扶正祛邪，克癌有望。

十二、硅胶柱埋藏疗法临床探讨

(一) 概要

硅胶柱埋藏疗法是把医用硅橡胶做成一定的形状、大小后埋植于某些腧穴中，利用这种异体化学物质对穴位产生的持久而柔和的生理、物理和化学的刺激来达到治疗疾病目的的一种方法。它是穴位埋藏疗法的一种，是对以前穴位埋藏疗法的继承和发展，它在临床上主治各种疑难杂症，并适用顽固的慢性病和诸多虚证。笔者在临床上应用近 10 年，取得了可靠的临床效果，积累了一定的经验，并不断扩大其治疗范围。

（二）产生渊源

穴位埋藏疗法产生于 20 世纪 60 年代初，埋藏物品种类很多，如动物组织（猪、羊、鸡、兔的肾上腺、脑垂体、脂肪及狗的脾脏等）、药物、钢圈、磁块等，其后至今多盛行羊肠线埋藏疗法。笔者为延长对经络穴位的刺激时间，以起到对穴位刺激的持续效应，弥补一般治疗方法刺激时间短，疗效不持久，反复埋藏，疾病愈后不易巩固的缺点，经过两年的反复筛选，最后确定用医用固体硅橡胶作埋藏材料。因为该材料具有其特殊的物质特性和临床特点，第一，在整形外科方面曾报道："硅胶柱在人体内埋植可长达几十年，无其他不良反应，且对人体有提高机体免疫机能作用。"第二，医用硅橡胶有良好的化学稳定性，经过反复高压灭菌而不变质，不因放置时间长而蒸发、变软、变脆、变质，是一种相当稳定的惰性物质。第三，它有良好的组织相容性。植入人体后，在其周围形成组织反应带，继而形成纤维组成的被膜囊包绕固定硅橡胶，但不与硅橡胶粘连。第四，在临床中机体排异的情况也及少。第五，易加工成型，使用方面。

（三）临床特点

在临床上通过与其他埋藏材料比较而体现出硅胶柱埋藏疗法的临床特点：a. 材料来源广，易加工成型，使用方便，价格低廉，患者易于接受。b. 容易消毒，容易保存。一般高压消毒后或用 1% 新洁尔灭浸泡半小时后备用。c. 操作简便，痛苦小。d. 每个穴位只需一次埋藏药物。e. 与其他材料相比，反应相对减轻。f. 疗效确切，作用持久。此外，此材料可以长期保存在体内，并有持续作用，尤其对慢性体质虚弱性患者和肿瘤患者，更有益于从根本上治疗疾病，提高机体自身免疫功能。

（四）作用机制

硅胶柱埋藏疗法的作用包括：平衡阴阳，疏通经络，调和脏腑，益气活血，攻补兼施。产生这些作用机制主要包括以下 4 个方面：a. 局部产生穴位封闭效应，即局麻时产生的刺激冲动通过皮部 – 经脉 – 络脉对脏腑产生影响，起到调整脏腑虚实，平衡阴阳，调和气血。b. 切开组织产生的放血效应；即穴位局部放出少量血液，从而促进人体新陈代谢，刺激骨髓造血机能，使循环中的幼红细胞增多，代谢活性旺盛，并通过神经体液的调节作用，改善微循环，血管机能、血液成分，排除血中的毒素，提高机能的免疫功能，并且兼有止痛、镇静、消肿、化瘀等作用。c. 割治效应，针挑效应及穴位处机体组织损伤后作用效应。通过对穴位局部的切割，以及皮内的白色纤维挑断，使局部组织受到一定程度的损伤，受损组织细胞释放出的某些化学因子可造成无菌性炎症反应，使其产生一系列生理变化，如可使血管扩张，代谢增强，促进组织修复，并维持较长的时间，使疾病部位得到更完善的调整和修复，同时促使相应的经络气血得到疏通，脏腑功能得到调整。d. 生化疗法效应：医用硅橡胶是一种有机化合物的聚合体，埋植于人体内，便产生了生理、物理和化学物质的刺激效应，可使人体淋巴细胞致敏，提高吞噬细胞的吞噬功能，从而提高人体的应激能力，激发人体免疫功能，调节身体有关脏腑器官功能，使活动趋于平衡。

（五）操作方法及注意事项

（1）操作方法：包括以下 3 个步骤：a. 按病情选定穴位，用甲紫标记。b. 局部常规消毒。按无菌操作，戴手套铺洞巾，在穴位两侧用利多卡因做皮丘局麻。c. 用刀片在局麻皮丘上切开皮肤 0.5～0.8cm，用弯止血钳插入穴位深处按摩弹拨，将皮内白色纤维挑出切断，使穴位处产生酸麻胀热感后，将已准备好的硅胶柱从切口处放入穴位深层，将肌肉层、表皮层分别缝合 1～2 针。局部消毒包扎 3 天换药，7～12 天拆线。

（2）注意事项：a. 术前，应用干净的软毛刷蘸中性肥皂液，将硅橡胶刷干净，并用大量蒸馏水冲洗，再用镊子夹出放入 1% 新洁乐灭中浸泡半小时，或装在铝盒内高压消毒。b. 在硅胶柱植入机体前，用镊子夹住并用生理盐水反复冲洗干净，再用止血钳将其植入机体。切忌用纱布包裹。c. 严格按无菌操作，防止感染。d. 埋药后，予以常规口服抗炎药物 1 周，以预防感染。

（郑培林）

第九章　针灸临床治验

第一节　针灸理论的认识

（一）关于腧穴问题的认识

腧穴是人体脏腑经络之气在体表输注出入，并反映出脏腑疾病的部位。腧穴的具体结构至今没有统一的认识，随着现代科学技术及实验检测方法的发展，国内外研究者在探索腧穴具体结构和经络传输的过程中，发现腧穴具有电热物理学特性，经络循行过程中存在着电热能量传输、经络能量传输伴随局部细胞分子化学变化和生物信息传递。因此，基于物理力学和能量学对腧穴的结构与功能进行新的探索是非常必要的。

（二）腧穴的结构

腧穴古称"骨隙"或"气府"，有学者认为腧穴是人体组织之间的腔隙。在经穴电阻特性研究影响下，大多学者认为腧穴是体表的一个点区域，其作用范围是以点为中心，半径 2～5mm 的圆形区域，经络是连接腧穴的闭合传导通路。随着认识角度的转变，在实体组织解剖学基础上，有学者认为腧穴是以体表穴区为底、垂直于皮肤并指向身体内部的类圆柱三维立体结构，包含皮肤、肌肉、淋巴、血管、神经等实体组织。随着显微成像技术和生物检测技术的提高，从微观角度，通过细胞分子化学信号传导对腧穴的实体结构研究发现，腧穴局部存在大量肥大细胞和镓离子，是神经、血管丰富且三磷酸腺苷能量高代谢的区域。穴位空间结构的复杂和认识角度的不断深化决定了腧穴结构的认识仍然需要不断探索。

（三）腧穴的功能

近年来提出的"经络能量共振传输"假说阐述了腧穴功能性的一面，补充了腧穴认识上的不足。经络能量共振传输是以一个穴位作为一个振动感应器，与诸多个具有相同能量波谱的腧穴构成的能量传输系统。每条经络和其对应的脏腑存在着固定的能量波谱，当对穴位进行一定机械动能刺激时，如捻转或提插，腧穴会产生一定频率和振幅的振动，并扩散到同等频率和（或）振幅的腧穴，这一腧穴又产生相同振动，传递给下一个腧穴，这个过程被称为能量共振传输。共振是能量传输的一种方式，是指同一经络穴位间具有的间续性的能量传输方式，是独立于淋巴、血管、神经之外的传输通路，但它同时需要借助实体结构传递能量并带动生物信息传递。由此推测，腧穴是一个能量聚集和释放的场所，经络即是能量传递和转移的通路，腧穴接收到一定刺激，开始聚集或释放能量，通过经络线路传导能量变化的信号，从而发挥一系列生物学效应。腧穴结构与功能的关系：腧穴具有两面性，形态结构是腧穴阴性的一面，解释了腧穴的本体属性是物质，是具有解剖结构的物质实体；动态功能是腧穴阳性的一面，本质上是能量。能量是固有物质运动变化的量度，所以腧穴的结构与功能是对立统一关系，结构是功能发挥的物质基础，功能是结构改变的条件。

（四）影响腧穴功能的因素

影响腧穴功能发挥的直接因素是针刺刺激，针刺是对腧穴施加能量的过程，需要一定刺激量才能启动针刺反应。针刺刺激量是同一时间段多个腧穴获得的能量总和，单个腧穴获得的总能量与单位时间所获得的能量、能量传播速度和能量积累时间有关。

（五）关于针灸速度的认识

单位时间内所获得的能量和手法频率、手法力度有关。手法力度是指施加者的指力和腕力，手法力度大，单位时间内所获得的能量多；手法频率越快，单位时间内输出和传导的能量越多。频率是物体在单位时间内运动或振动的次数，一般认为每分钟 120 次及以上为高频率，每分钟 60 次及以下为低频率。有研究观察不同捻转频率针刺足三里对胃运动波幅的影响，发现捻转频率为每分钟 120 次对胃运动波幅起促进作用，捻转频率为每分钟 60 次对胃运动波幅起抑制作用，可见高频率与低频率会产生不同的针刺效应。速度是单位时间内的位移，能量传播速度与手法频率呈正相关，手法频率越高，能量传播速度越快。能量可以通过一些神经元信号传导，有研究发现，神经元的兴奋性与针刺频率相关，随着手法频率的加快，放电神经元个数增加。能量传播速度与腧穴本身的电特性有关。电特性又称电阻抗特性，即与非腧穴的局部组织相比，腧穴能够呈现出低电阻、高电流的特性。低电阻特性保证了腧穴能量传播的通畅性，加快了经络之间能量传播速度，但是这种特性极容易受到皮肤角质层厚度、皮肤温度和湿度等因素的影响。

（六）关于针刺方向的认识

近年来兴起的"北半球针刺左漩涡"假说是指进针后人体局部出现一个气血漩涡，这个漩涡会因为球自转而形成左漩涡，并且具有一定的能量，推动气血沿经脉走行方向移动。地球的自转会产生"地球自转偏向力"，在北半球上，地球的自转使周围空气很难直接流进低气压，于是沿着低气压的中心形成逆时针方向旋转的漩涡。人体经络传输也存在相同的规律，十二经络流注从手太阴肺经开始，依次流注至足厥阴肝经，最后流注回手太阴肺经，循环无端。结合十二经脉走向规律，左侧手太阴肺经至足厥阴肝经形成 3 个逆时针循环，右侧手太阴肺经至足厥阴肝经为 3 个顺时针循环。针刺方向会影响针刺效应，在经气本身循行运动的前提下，顺应经气循行方向针刺，针刺效应最大。有研究发现顺经灸与逆经灸大鼠足太阳膀胱经均能抑制寒凝血瘀证大鼠血浆内皮素 1 的释放，促进血浆一氧化氮的释放，改善大鼠寒凝血瘀症状，顺经灸的治疗效应优于逆经灸。同样是增强能量，顺应能量传输方向施加能量才能获得针刺疗效最大化。针刺方向还涉及立体的针刺角度和针刺深度。腧穴是具有三维立体结构的电阻，从矢状面上可以看到腧穴的分层组织，各个组织层的组织结构、厚度与密度不同，所以导电性也不同，腧穴组织细胞导电性能会直接影响到能量传播。针刺角度、深度对组织结构依赖性大，所以针刺角度、深度也会影响到针刺效果。

（七）关于针灸温度的认识

能量主要分为机械能和内能，针刺的过程能够将机械能转化为生物热能、生物电能和生物化学能，其中，生物热能是最能直观感受到的。红外热成像技术研究发现，针刺某一腧穴会使腧穴局部及经络反应点部位温度发生变化。针刺过程中，皮肤温度并非直线式上升，而是呈现"先降温，后升温"的 U 形曲线模式，这说明热能积聚过程中可能存在其他因素的干扰和制约。温度变化是能量变化的表现形式之一，针刺刺激反应点局部温度的变化存在平稳、升高和降低 3 种形式，这与能量变化有关。增加能量释放出现升温效应，减少能量释放出现降温效应。针刺本身就是能量输入的过程，所以总的趋势是升温的，但如果针刺过程中运用不同手法减少或增加能量则出现降温或升温效应。有研究发现提插补法可升高穴位皮肤温度，针刺后穴位皮肤温度的变化具有循经性及腧穴特异性。针刺的能量效应主要与激活三磷酸腺苷复合酶、产生三磷酸腺苷有关。有研究发现，使用热补针法能够促进大鼠踝关节局部肌肉三磷酸腺苷合成。也有报道称，艾灸足三里可以提高大鼠空肠上皮细胞三磷酸腺苷含量。温度也是影响能量变化的因素，在排除其他因素干扰的前提下，机体温度升高，能量传播速度加快，机体交感神经紧张度降低，表现出血管扩张、血流速度加快的热效应。艾灸是典型的温热刺激，有研究发现，艾灸肾俞穴 15min 后肾动脉舒张末期血流速度加快。也有报道称，45℃的艾灸热刺激能够明显改变小鼠"神阙"穴局部皮肤形态，促使肥大细胞数目增多、脱颗粒。

（八）关于针刺时间的认识

能量积累时间是整个针刺过程时间的总和，包括针刺持续时间和针刺间隔时间。理论上来说，针刺持续时间越长、间隔时间越短，则针刺效果越明显。刺激量的大小取决于刺激强度和频度，在刺激强度相同的条件下，刺激频度越密，刺激量越大。但是针刺效应的积累是有一定限度的，有研究发现，关元穴悬灸 60min 是治疗原发性痛经最佳灸时，灸时超过 60min 未见到疗效进一步增强。也有报道称，每日 2 次和每日 1 次针刺治疗中、重度面瘫的效果并不比隔日 1 次好。刺激量与针刺效应并不呈正比关系，在蓄积期，针刺效应随针刺量的增大而增强；当刺激量达到饱和，针刺效应会维持不变，不随针刺量的增大而增强。针刺持续时间分为行针时间、留针时间和出针时间 3 个阶段。研究显示，一定范围内的短时间针刺刺激可以改善局部微循环；长时间针刺刺激可以抑制相关炎性介质释放；针刺后较长时间留针可以缓解疼痛。有研究发现，对于急性踝关节损伤，留针 30min 疗效最佳，对于慢性踝关节损伤，留针 60min 疗效最佳。一定范围内的短时间能量刺激和长时间能量刺激会对机体产生不同作用，这可能与机体能量感应器有关，能量感应器通过对能量强弱的辨别，编辑不同的信号，传递给不同的反应系统，做出不同的反应，所以需要根据腧穴自身的特异性和患者疾病情况确定具体的针刺时间。综上所述，腧穴是结构和功能的综合体，腧穴是具有解剖结构的物质实体；动态功能本质上是能量，是固有物质运动变化的量度。影响腧穴功能发挥的直接因素是针刺刺激，针刺的速度、方向、时间及局部温度是影响腧穴功能发挥的重要因素。腧穴的能量学特性的研究仍然处于初级阶段，在腧穴结构与经络实质尚未研究清楚的前提下，腧穴能量学研究中仍存在较多难以解释的问题，需要大量实验研究证实针刺能量学的科学性。

第二节　针刺手法量学概念认识

针刺治病的过程就是在明辨虚实、确定穴位的基础上运用各种手法予以补泻的过程。由于各种针刺手法从性质上来讲，均属于机械性刺激，所以无论是补法还是泻法都涉及一个刺激量，即治疗剂量的问题。各种补泻手法在操作时采用多大的"剂量"，这是历代医家未能弄清的问题，施术者或据师承之法，或凭有限的经验来确定针刺的量，操作规范欠缺，往往带有片面性和盲目性，使后学者难以掌握。学者认为：针灸学属于自然科学范畴，应该有自己明确的、科学的量学观。在对古医籍深入研究的基础上，借助现代科学手段，提出了"针刺手法量学"理论。从临床到基础研究，将针灸治疗有效的30余种病证逐一地、逐个穴位地进行手法最佳量学标准的筛选研究，在醒脑开窍针刺法治疗中风病的量化手法研究基础上总结了"椎 – 基底动脉供血不足""无脉症""支气管哮喘""冠心病""胆石症""高血压""习惯性便秘""截瘫""颈椎病及腰椎间盘突出症"等多种病证的针刺量学规律。对针刺作用力方向、大小、施术时间、两次针刺间隔时间等针刺手法的四大要素进行了科学界定，改变了历代针刺忽视剂量的状态，使针刺疗法更具有规范性、可重复性、可操作性，从而使针刺治疗由定性的补泻上升到定量的水平，填补了针灸学历史上的一个空白。

（一）关于捻转补泻手法的定义及理解

前人已对针刺补泻手法做了详尽的论述，但是在具体操作过程中仍有许多未明之处，直到近代才规定"大指向前为补，大指向后为泻"以及"捻转幅度小，用力轻为补；捻转幅度大，用力重为泻"。这是迄今为止比较具体的操作手法及顺序，在临床上确有一定的治疗作用。但在具体实行手法操作时，仍有迷惑不解之处，如"大指向前为补，大指向后为泻"，究竟医生和患者成什么体位，医生用左手施针，还是用右手施针，或两手同时施针？故单纯提大指向前或向后说明不了问题。另外，捻转幅度小用力轻和捻转幅度大用力重，其轻重大小均无量学概念，致使术者在施行手法时仍处于茫然状态，为此，我们经临床及电生理观察，特提出如下理解和体会。

关于"大指向前为补，大指向后为泻"的具体操作，以患者体位为准，大指向前或向后是指医生在施行手法时拇指开始作用力的方向。十二经脉以任督二脉为中心，左右侧捻转时作用力的方向，向心者为补，即左侧作用力方向为顺时针，右侧为逆时针者为补，具体操作为捻转时加作用力。倒转时自然退回，一捻一转连续不断，即为捻转补法。至于捻转泻法，其作用力的方向左右两侧均为离心，即左侧为逆时针，右侧为顺时针者为泻。任督二脉的经穴多采取小幅度高频率为补、大幅度低频率为泻的捻转手法。

关于捻转补泻手法中，"捻转幅度小，用力轻为补；捻转幅度大，用力重为泻"。经实验证明：捻转幅度小用力轻，是指捻转时施行小幅度高频率捻转，其幅度 < 90°，频率在每分钟120次以上，才能达到补的作用；捻转幅度大用力重，是指大幅度低频率的捻转，其幅度 < 360°，频率在每分钟50 ~ 60次，才能达到泻的作用。

（二）捻转补泻手法量学的几大要素

临床施行捻转补泻手法应持续多长时间，一次性治疗后能保持多长时间的治疗作用，这在医典古籍中尚未阐明。针灸学作为一门自然学科，应有明确的、科学的量学观。我们通过临床和动物实验证明，捻转补泻手法的量学有以下几大要素：

（1）作用力的方向是决定补和泻的重要因素之一，即捻转补泻手法第一定义。十二经脉以任督二脉为中心，两手拇指开始捻转时作用力切线的方向为标准，医生采用面向患者的体位，规定作用力的方向向心者为补，离心者为泻。

（2）捻转的补泻与作用力的大小有直接关系。捻转时，小幅度、高频率，幅度小于90°，频率为每分钟 120 次以上为补，在施行补法时，术者手指轻轻地捻转，然后自然退回，形成一个有节奏的捻转频率，以达到徐徐地激发经气的作用。如临床上对缺血性的头痛或眩晕，针风池穴以采取补法时，从脑血流仪上可反映出脑血管缺血状态得到逐渐改善，其临床症状随之解除，这是激发经气的过程。捻转时，大幅度、低频率，幅度大于180°，频率在每分钟 50 ~ 60 次为泻，在施行捻转泻法时，术者手指、腕及全臂协调用力，其作用力较大，能迅速激发经气，以达到气至病所的目的。如胆结石患者，当取阳陵泉和日月时，可迅速促使胆囊收缩加强 Oddis 括约肌松弛，以达到排石作用。

（3）施行捻转补泻手法持续时间的最佳参数。在手法中施术所持续的时间与治疗效果有着至关重要的意义，亦是手法量学中的核心。究竟施术多长时间为最佳治疗参数，《针灸甲乙经》只提到某穴在施术手法时所留一呼一吸或两呼两吸的记载，按照这种量学规定是远远达不到治疗作用的。石学敏院士认为：捻转补泻手法最佳施术时间参数，为每个穴位 1 ~ 3min，这一参数是经过对正经 361 个穴，经外 50 余穴的考察对比提出的。如"无脉症"取太渊、人迎穴均施手法 1min；为改善脑供血所取风池等穴，以施术 3min 为最佳治疗参数。因此，只有找出和确定每一个证或病的最佳治疗参数，才能使针灸的临床疗效提高。

（4）施行捻转补泻手法后其治疗作用持续时间的最佳参数，即两次施术间隔时间的最佳参数。临床上嘱患者每天针灸 1 次或隔日 1 次或每周 2 次，往往缺乏科学根据。石学敏院士经过 10 年临床观察，经 50 余病种的逐一勘测，发现每 1 次针刺治疗后都有它一定的、持续的治疗作用，其持续时间又因病种而异，这对研究针刺治疗有效作用的蓄积时间有着重要意义，亦是针刺治疗效果的规律所在。如针刺人迎穴治疗脑血管疾病（中风），一次治疗所持续的最佳治疗作用时间是 6h。在针刺过程中发现，针刺后 20min，其脑血流量改变最明显，持续到 6h 后，供血开始衰减，因此应 6h 蓄积一次针刺治疗。在研究针刺治疗支气管哮喘时，当施行捻转补法 1 ~ 3min 后，肺内哮鸣音逐渐减小时，患者症状缓解，最佳有效治疗时间可达 3 ~ 4h，此后继续进行针刺治疗，才能达到有效的蓄积作用。石学敏院士在大量的临床和实验证据的佐证下指出，两次施术间隔时间的最佳参数为 3 ~ 6h。

临床上应根据以上四大要素来决定"计量"。当然，机体接受刺激的强度存在较大的个体差异，还应根据患者的体质、肥瘦等因素进行适当的调整，但不能因此而认为针刺手法的刺激量是不能确定的。另外，针刺的深度也是决定针刺刺激量的另一重要参数，临床应予以重视，如中风病针刺极泉、委中、三阴交等穴以提插手法，至上下肢抽动 3 次为度，外伤性截瘫的夹脊针刺（不全损伤），用提插手法促使胸椎夹脊穴产生躯体紧束感，腰椎夹脊穴产生向外生殖器及双下肢放射感，都是提高疗效的重要环节。

第三节　针法探究

（一）手足十二针

组方：合谷、内关、曲池、三阴交、足三里、阳陵泉。其中合谷、曲池属于足阳明胃经的同名经手阳明经穴；三阴交、足三里分属于足太阴脾胃经、足阳明胃经的表里两经穴。诸穴相配可健脾和胃，理气和血。

临床应用：中风、高血压、偏瘫、痹证等。

（二）十全大补方

此组针方是效仿十全大补汤拟定的针灸处方。

组方：合谷、曲池、内关、足三里、阳陵泉、中脘、太冲、三阴交、章门、关元。此方为手足十二针加中脘、太冲、章门、关元组成。章门为脾之募穴，中脘为胃的募穴，关元属任脉，小肠的募穴，诸穴共济补气血、健脾胃、养心气、滋肝肾、通经络。

临床应用：十全大补方偏于调补，主要用于虚损诸证，包括神经衰弱、慢性消耗性疾病后期等。

（三）古十针

以《脾胃论》补中益气汤拟定古十针的针灸处方。

组方：中脘、足三里、上脘、下脘、气海、天枢、内关。其中中脘、足三里为主穴，其余为配穴。中脘为六腑之会、胃之募穴，取之可助消化水谷、温通腑气、升清降浊、调理中州；足三里为胃之下合穴，用补法有健脾和胃、益气升清之功，用泻法有降逆化浊、通调肠腑之效；上脘、中脘与下脘统称三脘，三者配合，具有调理胃腑受纳、腐熟和吸收水谷之功；气海（丹田）为元气生发之所在，取之可温固下元、调理下焦气机；天枢为大肠募穴，可调肠胃、行气机、分水谷、消积滞；内关为手厥阴经之络穴，可宽胸理气、守神和胃、理三焦气机、助升清降浊。诸穴相配，共奏调中健脾、升清降浊、调理胃肠、理气和血作用。

临床应用：古十针应用于神经衰弱、慢性病的恢复阶段，可改善体质，协同发挥镇静安神之效。对于气血不足导致的妇科疾患，如更年期综合征、痛经，马氏亦多取此方，通过治理阳明调整冲任。脱发、头痛、面瘫、颈源性眩晕等，凡伴有体质虚弱，脾胃不足者，以此加减化裁进行治疗均可取得较好疗效。

（四）督脉十三针

组方：百会、风府、大椎、陶道、身柱、神道、至阳、筋缩、脊中、悬枢、命门、腰阳关、长强，共同组成"督脉十三针"。

临床应用：脑和脊骨病变或损伤引起的各种瘫痪；神经官能症、抑郁症、更年期综合征；癫病、角弓反张；脊柱强痛、腰背酸痛、风寒湿痹。

（五）十二透穴

组方：肩髃透极泉，腋缝透胛缝，曲池透少海，外关透内关，阳池透大陵，合谷透劳宫，环跳透风市，阳关透曲泉，阳陵泉透阴陵泉，绝骨透三阴交，昆仑透太溪，太冲透涌泉。

肩髃透极泉：前者为大肠经、小肠经及阳跷脉三经会穴，极泉为心经之穴，透之可使三阳之脉与心经相通，心阳鼓动诸经行气活血，且肩髃还可理气化痰，善治痰蒙清窍、横窜经络的中风病。

腋缝透胛缝：二者均为经外奇穴，刺后可疏筋利节，活血通络，促进上肢功能恢复。

曲池透少海：此二穴的经络所属，与肩髃、极泉一样，不同的是曲池乃大肠经合穴，少海为心经合穴，二合穴相透，使得阴阳经脉所汇合的经气相互贯通，经气通则血流畅，皮毛、筋骨、经脉得以濡养，促进肢体功能的恢复。

外关透内关：三焦经络穴外关，别走手厥阴心包络；心包经络穴内关，亦别走三焦经，心包与三焦相表里，二穴为表里经的联络点，况二者又都是八脉交会穴，外关通阳维脉，内关通阴维脉，透后既可加强表里二经的联系，又能疏通阴阳维脉的经气。外关、内关可宁心安神、疏肝降逆，刺之肝风平息、内风自灭。

阳池透大陵：前者为三焦经原穴，是调理三焦气机的重要穴位。有宣肺解表、滋阴除烦、清热利湿之功；大陵为手厥阴原穴，功同内关，但偏于安神定志、疏通心络，二者在治疗许多慢性疾病中必不可少。

合谷透劳宫：合谷穴治疗相当广泛，其配太冲叫四关穴，《席弘赋》云："手连肩脊痛难忍，合谷针时要太冲。"它有开窍醒神之功，劳宫善清热散邪，二穴相透，可驱邪气以外出，升清窍以通畅。

环跳透风市：环跳为胆经和膀胱经会穴，为治疗下肢及腰背疾患的常用穴。《杨氏医案》记载："辛酉夏中贵患瘫痪、不能动履久治未愈，予视曰：此疾一针可愈。遂针环跳穴，果即能履。"可见此穴治疗偏瘫之功效。

阳关透曲泉：孙思邈《千金方》记载：二穴均"主筋挛，膝不得以屈伸，不可以行。"

阳陵泉透阴陵泉：阳陵泉是胆经合穴，又为筋之会穴，可疏肝胆，清湿热，疏筋利节，经病统治之；阴陵泉是脾经合穴，主治脾肾二经症候。二穴透之，一可强筋健步，二可温阳健脾，三可调补肝肾。

绝骨透三阴交：足三阳经之大络穴绝骨，又系髓会穴，刺之可补脑益髓，强筋壮骨；三阴交乃足三阴经交会穴，经脉所过，主治所及，二穴相透，阴阳之气交通，可起到调和营卫、滋阴补阳的效果。

昆仑透太溪：前者可疏通经络，后者可调治三焦，滋阴补肾。

太冲透涌泉：肝经原穴太冲透肾经井穴涌泉，乃取其肝肾同源之意。肝火为中风之因，肾亏为中风之本，泻肝火、补肾源，则标本兼治之也。

此外，预防中风之灸法，《灵枢》云："圣人避邪，如避矢石，良工知禁之，圣哲知避之，凡中风者，必先有征兆之感，如觉手大拇指及次指麻木不仁，或手足不用或肌肉蠕动者，三年内必有大风之至。"《乾坤生气论》云："中风预防之理，当节饮食，戒七情，远房事，此为至要者也。"《针灸大成》说："但未中风时，在一两个月前，不时足胫上发酸重麻，良久方解，此将中风之兆候，即应灸足三里穴、绝骨四处各三壮，灸令逐祛风气，自疮口出，如春交夏时，夏交秋时俱宜灸，常令两足有灸疮为妙。但人不信此法，饮食不节，酒色过度，猝然而得中风病。"

艾灸足三里、绝骨穴可预防中风，但要发灸疮，方可起到较好的预防效果。

（六）临床常用夹脊穴

马中夫本着精简、安全、高效的原则，根据临床实践中医生与患者双方体验到的针感敏感区域，对华佗夹脊穴创新后进行组穴。即把原来华佗夹脊线向脊突连线内移了2分，也就是各椎脊突下旁开3分，另外，精简穴位，从第2胸椎下缘起，隔一椎取一穴，直至第4腰椎，即一侧取8穴，在第2、4、6、8、10、12胸椎棘突下，第2、4腰椎棘突下旁开3分，共16个穴，有取穴少力专之效。

刺法：在刺法上也有其特点，即是用直刺法，胖人进针1.5~2寸，瘦人1~1.5寸。直刺深度，以有抵触感为度，再行候气。进针后要求针柄直立，横平竖直，上下左右成行。

临床应用：临床中常用来治疗外伤性截瘫、小儿麻痹后遗症、半身不遂、腰脊疼痛等。在中风后遗症中若兼见行路不稳时，多用夹脊穴方。

第四节　针灸治验

一、复发性口腔溃疡

选穴原理：选取劳宫、照海配合足三里。劳宫出自《灵枢·本输》为手厥阴心包经荥穴，五行属火，"荥主身热"，心包代心受邪，肝心为母子关系，故针刺劳宫穴通过泻心包之火而达到泄心胃之热、清肝火的目的。《针灸甲乙经》记载其"主掌中热"；《针灸大成》亦云其"主大小人口中腥臭、口疮"；《普济方》有云"治大小便血、衄血不止……大小人口中腥臭"。目前，临床运用此穴除治疗局部病变外，多用于治疗神志病、中风病及口臭、便秘等消化系病证。照海出自《针灸甲乙经》，为足少阴肾经穴，补之可滋补肾阴，滋水涵木，泻之能清退虚热，降火安神。《针灸聚英》言其治疗"嗌口喉风"；《针灸大成》云其主治"喉中闭塞"。若肺肾阴虚，虚火上炎，可致咽喉疼痛、干咳或咯血。照海又为八脉交会穴之一，肾经脉气归聚于此而生发阴跷脉，肾经与阴跷脉汇合于胸膈、喉咙，针刺照海可滋肺肾之阴而降虚火。

目前，临床常用于治疗目疾、肾系疾病及睡眠障碍等。心包经属火，肾经属水，水克火，劳宫与照海两穴相配既可滋肾水，又可清心火，有补有清，刚柔相济，用穴虽少，却能充分发挥协同治疗作用，常用于治疗口腔溃疡。再配伍足三里、合谷穴效果更好，并可治疗戒断综合征、精神强迫症及复发性口疮等。

医案：患者，杨某，男，35岁。口腔溃疡反复发作，经内、外科多方治疗无效，无奈寻求针灸治疗，以劳宫、照海二穴为主而行针刺以治之。刻诊：患者面目红黄，口腔黏膜溃烂，疼痛难忍，因疼痛而不能说话，不能进食，身体日渐消瘦，入夜难眠差，二便不爽。舌质暗红，舌苔白腻，脉细而滑。辨证属于阴虚火旺、心胃之火上炎、耗损阴液所致。治以养阴清热，泻火祛腐。取穴：劳宫、照海，配以足三里。刺法：以毫针直刺照海、劳宫穴0.5~0.8寸，足三里1~2寸。先补后泻，先针照海、足三里行捻转之补法，后针劳宫穴行捻转之泻法。留针30min。针后3h后，患者疼痛大减，并可进食水，次日已能说话。二诊后，溃疡面明显缩小疼痛轻微；六诊后，溃疡面痊愈。

按：本病可分为虚实两证，虚者多由肾阴不足、虚火上炎、耗损阴液所致；实者多由心火炽热、胃火熏蒸、津亏液耗引起。

虽有虚有实，但皆与火有关，虚实之火循经上炎于口，壅滞口内经络，经气不畅，局部失养，而发生糜烂溃疡。舌为心之苗，针刺劳宫可泻心胃之火而止口舌疼痛，取照海可益阴填精，引火下行，再配以足三里清胃火畅胃气，行滋补强壮提高免疫力而助照海、劳宫之功，而口疮可消，一清二补，补泻兼施，水火既济，胃气复生而奏效。

二、肛门瘙痒症

选穴原理：选取阳溪、后溪。阳溪出自《灵枢》，为手阳明大肠之经穴，五行属火，具有清热祛湿、杀虫止痒、镇静安神、利咽明目、行气止痛作用。《医宗金鉴》云："主治热病烦心，瘾疹痂疥，厥逆头痛，牙痛，咽喉肿痛及狂妄，惊恐见鬼等证。"

《铜人腧穴针灸图经》亦记载其治疗"痂疥"。《针灸甲乙经》云："虐寒甚，阳溪主之；痂疥，阳溪主之。"现在临床常用于治疗局部病变、咳嗽、鼻炎、目疾、牙痛及荨麻疹等皮肤病。后溪出自《灵枢》，为手太阳小肠经之输穴，五行属木，具有清利头目、清热利湿、截疟、杀虫止痒之功。《铜人腧穴针灸图经》记载其"治疟寒热，目赤生翳，鼻衄耳聋，胸满，颈项强不得回顾，癫疾臂肘挛急。"现在临床常单用后溪治疗颈腰椎病、落枕、目疾及咽喉疾病。阳溪是大肠经穴属火，后溪是小肠经穴属木，木火相生，相辅相成，两穴都有清热利湿、杀虫止痒之功，大小肠与肛门相连，因此肛门疾病常二肠同治。故马中夫常用阳溪、后溪为"对穴"治疗肛门瘙痒症。

病案：患者，女，55岁。主症"肛门围痒3年"就诊。刻诊时肛门周围刺痒，曾用高锰酸钾坐浴及服用多种维生素治疗或止痒药膏治疗不见好转，且日渐加重。

近1年来，瘙痒尤甚。纳食尚可，夜寐不安，二便尚调。舌淡红，苔薄白，脉滑。辨证为湿热下注。治以清热利湿止痒。取穴：阳溪、后溪。刺法：阳溪毫针直刺0.8寸，后溪直刺1寸，用捻转泻法，留针30min。首诊后肛周瘙痒明显减轻。二诊后症状明显减轻。三诊后基本不痒，可正常入睡。共治疗6次，症状消失。

按：引起瘙痒症状的原因多与风邪、湿邪有关，如外风侵袭、湿热浸淫等。肛门瘙痒多由湿热下注而引起，大肠湿热之人易感染病虫，阳溪与后溪协同运用可增加清热利湿、杀虫止痒之功。

三、三叉神经痛

三叉神经痛属中医"面痛"，此病之痛极为难忍，且发作频繁，不经过治疗难以自愈。即使缓解仍易复发，复发后症状较前加重，治疗也较困难。明代王肯堂《证治准绳》记载："面痛属火，盖诸阳之会，皆在于面，而火阳类也……暴痛多实，久痛多虚……颊车、发际皆痛不开口，言语饮食皆妨，在额与颊上常如糊，手触之则痛，此足阳明经受风毒，传入经络，血凝滞而不行，故有此证。"所描述症状和三叉神经痛临床表现基本一致。

病因病机：中医认为卫气不固受风，内因为思虑过度，日久忧愁怒气，以致气郁化火，心胆火动生风、阴虚火旺、阴虚阳亢化风，风火上窜阳明经，筋脉挛挛，气血郁逆而导致面痛。面痛的特征是发作突然、呈闪电样、阵发性、时间短暂而疼痛剧烈，正是风火煽动的表现。

临床表现为一侧性，三叉神经分布区内反复出现的阵发性短暂剧烈的疼痛。发作常无先兆，且严格限于三叉神经感觉支配区内。疼痛持续仅数秒至1~2min，并可引起同侧面部反射性抽搐。

治疗方法：神经干刺法。

取穴：

主穴：阿是穴。阿是穴为患侧局部，即患侧耳垂前耳轮切迹与耳垂根连线之中点，或乳突尖前缘下 5mm 处。其下为面神经交叉点最近处，在下颌支后缘后约 0.5cm。

配穴：合谷。眼轮匝肌痉挛加鱼腰、四白；面肌痉挛加迎香、夹承浆。

治法：每次仅取主穴和合谷穴，余穴据症酌选。先在阿是穴消毒并以 2% 普鲁卡因局麻，取 28 号 2.5～4cm 长的毫针（1～1.5 寸）2 根，分别刺入阿是穴和合谷穴。阿是穴要求刺中面神经干。当刺中时，患者有强烈的触电感或耳深部疼痛，术者手中有韧性感。此时，将阿是穴和合谷穴接通电针仪，开始时电流不宜过大，频率不限，以食、拇指出现规律性抽动为宜。当采用提插手法或电针刺激，使面神经损伤后，表情肌可出现松弛（面瘫）。其余配穴应使针下有酸胀或麻电感。每次针 20～30min，每隔 5～7 日针刺 1 次。一般针 2～3 次。如损伤浅表血管，针后可能出现肿胀，数日消退。针后如出现眩晕、呕吐等并发症，休息 1～2h 即恢复。

疗效评价：显效：患侧面肌轻度无力，抽搐停止。无效：抽搐次数或程度略有改善或无改变。

共治疗 12 例，显效 9 例，无效 3 例。通过随访发现，平均有效时间约在 10 个月左右，最长有达 24 个月的。

医案一：

刘某，女，41 岁。1997 年 6 月 13 日就诊。诉右面部疼痛 3 个月，近两周发作频繁，疼痛难忍。患者 4 个月来，右侧面部从下唇到鼻旁、目内眦，呈发作性放射样剧烈疼痛，持续 0.5min 左右，经住院治疗症状改善。2 周前因感冒发烧，面痛复作，疼痛部位还向前额窦痛、灼痛，发作频繁。可因风吹、漱口、说话、轻微触碰痛处而诱发。经住院综合治疗不效。刻诊：精神萎靡，面容痛苦、少华。其疼痛部位为右侧第一、二、三支混合作痛，右鼻旁板机点明显。舌质红，苔黄，脉弦数。尿黄，便秘。

诊断：面痛（西医称为三叉神经痛）。治则：清泄肝胃肠火，通经止痛。取穴分二组：a. 阿是穴、加丰隆（双）、迎香（右）、禾髎、承泣。b. 阿是穴、加四关（合谷、太冲）。并配合电针仪隔日 1 次。

治法：疼痛发作时，取第一组；间歇时，取第二组。用粗毫针（26 号）刺入，行针得气后，皆用泻法，强刺留针 30min。留针期间运针 3 次，两组穴位治法相同。共 10 次获愈。

医案二：

张某，男，32 岁。1998 年 1 月 9 日初诊。主诉：右面部反复剧痛 10 年之久。患者近月余突起右面部电击样剧痛 1 次，以后每天发作 1～2 次。逐渐加重，每日反复发作性电击样疼痛 10 多次，发作持续时间 10～30 秒。曾在沈阳某医院诊断为"三叉神经痛"。经用电针、穴位封闭以及中西药物治疗，效果不显。近 1 个月来，日夜发作性疼痛 10 余次，由右侧鼻唇沟处窜至太阳穴处。不敢吃硬食，只能吃流质食物，痛苦难忍，故来就诊。刻见：一般状态尚可，表情苦楚。舌苔白厚，脉弦细。血压：130/90mmHg，脉搏 80

次/分。右眉中和右鼻翼旁有痛性压点。

　　诊断：面痛（西医称为三叉神经痛）。治则：平肝息风，活络止痛。

　　取穴：阿是穴，配四白（右）、太阳（右）。

　　治法：毫针刺法。每日1次，配电针。针3次时，患者剧痛消失，已可以刷牙。针第9次时，疼痛明显减轻，仅有时微痛。针第15次时疼痛未再发作，有时有蚁走感。第20次时，疼痛完全消失。随访1年后未复发。

四、四神聪穴治疗小儿病症三例验证

（一）遗尿症

　　幼儿睡眠小便自遗，不能控制，醒后方知，即为遗尿症。其病因正如《针灸甲乙经》云："虚则遗溺。"又《幼幼集成》云："此皆肾与膀胱虚寒也。"说明先天肾气不足，下元虚寒，膀胱闭藏失职为主要因素。神聪四穴居于巅顶，为阳气之位，前后二穴在督脉上，左右二穴旁及足太阳经。督脉"贯脊属肾"（《素问》），与肾相关。所以四神聪穴不仅能升发阳气，还能调节肾气，益于气化，适宜治疗遗尿证。

　　病例：李某，男，5岁。2019年10月初诊。患儿自幼患夜尿病，每晚尿床1~3次，呼之不醒，或呼起也不能清醒排尿。查体：发育正常，面色苍白，舌质淡，苔薄白，脉沉细。

　　诊断：遗尿证。

　　治疗：取四神聪穴，针尖对准百会穴，斜刺入0.5~0.8寸，用平补平泻法，有麻木或胀感即可。留针30min，期间行针1~2次，每日针1次。经6次治疗，病情明显改善，休息3天，又治疗6次，痊愈。

（二）脱肛

　　幼儿大便后，直肠频频脱出，多因患儿先天不足，下元虚弱，收摄无力所致。四神聪穴位于巅顶上，与督脉、足太阳经相关，有升提阳气，通调督脉之功。所以针治四神聪，可以收纳肠腑，治疗脱肛。

　　病例：王某，男，4岁。2017年9月初诊。患儿自两个月前，在排便后，直肠黏膜脱出3~4cm，便后可用手指还纳，无疼痛。查体：发育正常，舌质淡，苔薄白，脉沉细。

　　诊断：脱肛。

　　治疗：取四神聪穴。先用毫针斜刺入约0.5寸，行平补平泻法，使其出现麻木或酸胀感。然后，在进针部位用艾卷施温和灸，施术30min。经上法治疗7次痊愈。半年后，随访未有复发。

（三）多动症

　　儿童时期，长时间持续的注意力不集中，活动过度，自我控制力差，直接影响小儿的身心健康和成长。这与患儿中枢神经系统成熟延迟，或遗传因素有关。中医认为此病属先天禀赋不足、元气失充所致。督脉"贯脊属肾"又"入属于脑"（《难经·二十八难》），而四神聪居巅顶，与督脉相联系，能调节肾气，振奋元阳，填益脑髓，适于治疗小儿多动症。

　　病例：韩某，男，8岁。2018年6月初诊。1个月以来，患儿出现注意力涣散，上课

精力不集中，常常不明原因从座位站起，自我控制力差，平时也有手不自觉扭动或搓衣角，严重影响学习和生活。查体：一般情况尚可，舌质淡，苔薄白，脉细小数。

诊断：多动症。

治疗：取四神聪穴，针尖刺向百会，斜入约 0.5 寸，行平补平泻法，以出现胀、麻为度。留针 30min，中间行针 2 次。每日针 1 次，7 次为 1 个疗程。经 1 个疗程治疗，无目的活动有所减少，又治 2 个疗程，告痊愈。1 年后，随访未复发。

五、尿路结石疼痛

取穴原理：选取中封、蠡沟。中封出自《灵枢》，为足厥阴肝经之经穴，五行属金，能通达厥阴气血，清泄肝胆，舒筋通络。

《医宗金鉴》记载："主治梦泄遗精，阴缩，五淋、不得尿，鼓胀瘿气。"此穴合足三里并灸，治行步艰辛。临床常用于治疗尿路结石疼痛及头痛等。蠡沟出自《灵枢》，为足厥阴肝经之络穴，一络通两经，其别走少阳，可沟通肝胆表里两经经气、通利三焦。三焦为气化场所，亦为水液代谢通道，针刺蠡沟具有疏调肝胆气机、调畅三焦、化气行滞、通络止痛之功效。《针灸大成》云："主疝痛，小腹胀满，暴痛如癃闭……女子赤白带下，月水不调，气逆则睾丸卒痛，实则挺长，泻之。虚则暴痒，补之。"现常用于治疗小便不利、遗尿、月经不调、带下、阴痒等症。足厥阴经脉"循股阴，入毛中，过阴器，抵小腹"。

一般来讲，原络配穴在临床较为常用，而经络配穴鲜有应用，马氏选穴思路独特。常取中封、蠡沟作为"对穴"来治疗前列腺肥大、慢性前列腺炎、外阴白斑、泌尿系结石等疾病。马氏认为肝经的经穴与络穴相配，同经相应，同气相求，可进一步提高疏调肝经气机、通经活络止痛的作用。

医案：患者，孙某，男，35 岁。主诉"突发右下腹疼痛 3 天"前来就诊。3 天前患者突发右下腹疼痛，向会阴部放射，伴血尿，在外科住院做尿路造影发现右输尿管近膀胱处结石，约 5mm 大小，经外科消炎止痛等治疗后，症状缓解，但结石未排出。舌暗，苔白，脉弦细。辨证为气机不利，水道不畅，聚而成石，不通则痛。治以疏通气机，通利排石。取穴：中封、蠡沟。刺法：用毫针直刺中封 0.5 ~ 0.8 寸，平刺蠡沟 0.8 ~ 1 寸，均以先补后泻法。留针 30min，配合应用关元、水道、三阴交，并嘱多饮水。次日排出结石 1 枚，疼痛遂愈。

按：主穴中封、蠡沟都是足厥阴肝经穴位，可疏肝理气、止痛利尿。配穴水道可通利水道，关元是任脉与足三阴的交会穴，小肠经的募穴，可补肾益气；三阴交穴可健脾补肾、调气利水。现代研究表明，针灸可以解除泌尿系平滑肌痉挛，缓解疼痛，排出结石。针法以先补阳数 9 次，后泻阴数 6 次，针感强烈但不伤正气，针欲泻而先补，镇痛效果明显，还可提高结石的排出率。

六、扁桃体炎

扁桃体炎属于常见疾病，一旦发作起来不仅发热、咽痛，还影响饮食、说话，有的人因为扁桃体反复发炎甚至直接摘除它。但是扁桃体作为人体咽喉部的"防御卫士"，它的存在对于人体咽喉部的健康有着重要意义。那么，如何在它发炎时尽快缓解症状、减轻痛苦呢?

针刺天容、少商、扁桃腺穴三穴可有效治疗急性扁桃体炎。

急性扁桃体炎是腭扁桃体的急性之非特异性炎症。其病因为乙型溶血性链球菌A组感染，葡萄球菌、肺炎双球菌和腺病毒可引起炎症，亦可细菌、病毒混合感染。主要为寒冷、过度劳累、体质虚弱，烟酒过度，有害气体刺激以及上呼吸道感染等。临床分为急性卡他性扁桃体炎和急性隐窝性扁桃体炎、急性滤泡性扁桃体炎三种。一般认为卡他性扁桃体炎多为病毒感染，但急性隐窝性扁桃体炎之早期也可呈卡他性改变。急性滤泡性扁桃体炎又与急性隐窝性扁桃体炎合并发生，因此三种类型往往在临床上难以截然分开，常伴有下颌角淋巴结肿大，压痛，如系细菌感染，血中白细胞计数增多；血细胞数目正常或减少，高热期间亦可有轻度蛋白尿，中医称为"乳蛾、喉蛾、莲房蛾"或"烂喉蛾"。

1. 天容穴治疗急性扁桃体炎:

李某，男，19岁。2010年3月14日就诊。主诉：全身不适，吞咽困难，身寒两天，用青霉素过敏。查体：发热头痛，两侧扁桃体Ⅱ度肿大，苔薄白，脉浮数，诊为急性扁桃体炎。

取穴：天容穴。用30号1寸毫针，穴位处皮肤以75%酒精棉球消毒，先用手指按压穴位，患者感觉减轻，医者指下按有结块处速刺进针0.5寸，轻轻捻转，使针尖向病痛处斜刺，使针感以放射样的酸麻胀传达病痛部位时效果最好，留针30min，发热者加大椎（放血）或加耳尖放血，病发两侧者针刺双侧，左病针左，右病针右，3次痊愈。

按：天容穴位于下颌角后、胸锁乳突肌前缘，于太阳小肠经之穴，在颈动脉前方处，在解剖位置上靠近扁桃体，此穴针法进针快，轻捻转，不提插，针尖向咽喉肿痛方向斜刺，使患者感觉到有放射性酸麻胀痛处最好，针刺天容有消炎止痛作用。针刺时左侧透外金津，右侧透玉液，可起生津养阴之功，是治疗咽喉肿痛有效之穴，一般一次当即痛减或止痛。

2. 少商穴治疗急性扁桃体炎:

马某，女，18岁。2011年2月8日就诊。主诉：咽痛发烧两天，检查：咽部出血，扁桃体Ⅱ度肿大。咽喉疼痛，吞咽时加剧，恶寒发热，颌下可触及肿大淋巴结，体温39.2℃，脉浮数，舌质红，苔薄黄。诊断为急性扁桃体炎。证属肺胃积热，感受风邪所致。治以清热泻火，利咽止痛。取少商穴为主穴，以三棱针点刺出血5滴，然后配合谷施以急速提插，取以泻法，使者吞咽唾液时无明显感觉起针为止，4h后体温降至37.6℃，刺3次患者痊愈。

按：急性扁桃体炎是最常见的喉症之一，属祖国医学"乳蛾""喉蛾"等范畴，多由肺胃内蕴热毒，复受风邪而成。取少商放血以泻实火，对合谷采用强刺激，使患者感到微微出汗，通过经络传导以通肺门之窍，致邪热从汗孔而解。

3. 扁桃腺穴治疗扁桃体炎:

王某，女，14岁。2000年3月17就诊。主诉：发烧一天，咽痛，说话声音嘶哑。检查：两扁桃腺Ⅱ度肿大，充血红肿，诊为扁桃腺炎。

取穴：扁桃腺穴（位于咽喉两侧扁桃体患处）。

针法有两种：a.张口用压舌板压舌，用三棱针刺两侧肿大的扁桃体3下，刺出血后略出即可。b.用三棱针在肿大的扁桃腺两侧局部横划出血。两法效果相似。用2次诸症全消。

七、头痛

头痛是指由于外感与内伤，致使脉络拘急或失养、清窍不利所引起的以头部疼痛为主要临床特征的疾病。头痛既是一种常见病证，也是一个常见症状。可以发生于多种急慢性疾病过程中，有时亦是某些相关疾病加重或恶化的先兆。我国对头痛病认识很早，在殷商甲骨文就有"疾首"的记载，《黄帝内经》称本病为"脑风""首风"。《素问·风论》认为其病因乃外在风邪寒气犯于头脑而致。《素问·五脏生成》还提出"是以头痛巅疾，下虚上实"的病机。《伤寒论》在太阳病、阳明病、少阳病、厥阴病篇章中较详细地论述了外感头痛病的辨证论治。

【中医辨证】

外感头痛：发病一般较急，疼痛较剧，时间较短，多为实证。感受风寒者，头痛兼有项背不适，畏风恶寒，口不渴或喜热饮，若为风热，则头痛较剧，身热畏风，面赤，口干喜饮，苔薄黄，脉浮数；外感风湿者，头痛如裹，肢体困重，纳呆便溏，苔白腻，脉濡。

治法：疏散外邪，通络止痛。

处方：风池、头维、通天、太阳、合谷。

方义：风性轻扬，容易上犯清窍，而致头痛，故取风池，配以合谷疏风解表，局部通天、头维穴又可疏散太阳、阳明经之外邪。太阳为经外奇穴，有疏解头风，清脑止痛之功，为治头痛之要穴。

操作要点：太阳穴用散刺。

肝阳头痛：头痛而眩，烦躁易怒，面红目赤，口干苦，或兼胸胁不适，舌质红，苔黄，脉弦。常于精神紧张或恼怒时而发或加重。

治法：平肝潜阳，息风明目。

处方：悬颅、颔厌、风池、太冲、太溪。

方义：本方取颔厌、悬颅、风池以清少阳邪热。再以太冲平降亢逆之风阳，太溪滋补肾阴，育阴潜阳，而降逆止痛之效。

气血虚头痛：头痛而晕，痛势绵绵，劳累后加重，神疲乏力，少气懒言，自觉心悸，面色少华，唇淡红，舌质淡，脉细弱。

治法：益气升清，滋阴养血。

处方：上星、百会、血海、足三里、脾俞、肾俞。

方义：督脉循脊入脑。本方取上星、百会调和督脉，和血止痛。足三里、血海、脾俞能健脾益胃，补气养血。配以肾俞以填精充髓，使气血充盛，髓海充盈而头痛自止。

肾虚头痛：头痛而空，多兼有眩晕，腰膝酸软，遗精，带下多，舌苔薄白，脉沉细。

治法：补肾填精。

处方：四神聪、肾俞、脾俞、章门、太溪、关元。

方义：本方以四神聪疏通局部之经气，使通则不痛，再以肾俞、太溪补肾益精，配以脾俞、章门健脾益胃，补养气血生化之源，及关元培本固元；头窍得养而痛止。

瘀血头痛：头痛日久，痛处固定不移，裂痛，多有头部外伤史，舌有瘀斑，脉涩。

治法：活血化瘀，行气定痛。

处方：阿是穴、合谷、三阴交、膈俞。

方义：本方取阿是穴是以痛为输，旨在局部止痛，祛瘀活血；配以合谷、三阴交行气活血，气行血畅而头痛止；膈俞为八会穴之一的血会，故善通血调血，化瘀止痛。

八、子宫肌瘤的针灸治疗

子宫肌瘤的确切病因不明，可能与体内雌激素水平过高，长期受雌激素刺激有关。现代医学采取性激素或手术治疗，尚无其他理想疗法。本病相当于中医"癥瘕"。多由情志失调、忧思过度引起肝脾不和，致使冲任功能紊乱，气血瘀积或痰湿凝滞，郁久而成积。如久病失血，则气血双亏，出现体虚病实之证。

临床表现：子宫逐渐长大，较坚硬，多于下腹触及肿块，一般无触痛，时感腹痛，月经量多，或伴带下，腰骶酸痛，身倦乏力，头晕、心慌，五心烦热，舌淡，脉缓而细弱。

治法：活血化瘀，通经散结。

取穴：关元、中极、水道、归来、痞根。刺法：以毫针刺入腹部穴位 1.5 寸深，留针 30min。或用火针速刺腹部穴位，痞根用灸法，每次灸 20min。

医案：曹某，女，42 岁。诉体检时发现子宫肌瘤。患者在体检时发现子宫肌瘤，子宫体大，平素月经淋漓不断，量多，质稀、有血块，身体虚弱乏力，心悸气短，食欲不振。舌淡，苔白，脉细数。

辨证：气血郁滞，冲任失调，日久以致气血亏少之虚证。

治则：活血化瘀，通经散结。取穴：关元、中极、隐白、痞根。

刺法：毫针刺关元、中极 1.5 寸，先补后泻，留针 30min，隐白刺约 3 分，痞根用灸法，每次灸 20min。共治疗 2 个月，月经正常，妇科检查子宫缩小，接近正常。

按：子宫肌瘤为妇女常见病之一，治以毫针、艾灸，以温通经脉，调气行血，消癥散结，祛除肌瘤。此病初期，多因气血瘀积而致瘕块，发于胞宫，古人皆称之为"石瘕"，此时正气尚充，故为邪实之证，可治以活血化瘀、调气散结法。如病程日久，冲任失调，月经异常，多有出血不止等症；久之气血两亏，旁及五脏六腑，变生诸症，此时瘤体未除，而正气已虚，故为虚中夹实，实中夹虚之难治之证，其治法当以补泻兼施，温通之法酌用，方能奏效。隐白穴为脾经井穴，是治崩漏之要穴，临证可针可灸，有升发之功，故可治下血崩漏之证，是止血治标之主穴。痞根穴出自《医经小学》，位居第 1 腰椎棘突下旁开 3.5 寸，每遇痞块、瘰疬之证，常用此穴针或灸之。用此穴治子宫肌瘤多采用艾灸，临床效果较好。

九、痛经

中医称本病为"经行腹痛"，多因经期受寒饮冷，坐卧湿地；或内伤七情，以致肝郁气滞，冲任受阻；或禀赋虚弱，气血不足，胞络失养而发病。

临床表现：小腹疼痛随月经周期而反复发作，疼痛剧烈者，可见肢冷、面色苍白、冷汗淋漓、手足厥冷、恶心呕吐等，甚至可发生昏厥。一般情况下，经前痛多为实，经后痛多为虚；胀痛、绞痛多属实证，隐痛、空痛多属虚证。

治则：经前理气，经期活血，经后补虚。

取穴：关元、三阴交、中封。

刺法：毫针刺，留针 30min。关元配合艾盒灸 20min。

医案：患者，女，李某，16 岁。诉经期小腹疼痛 3 年。患者每逢行经时小腹胀痛不适，可自行减轻。此次外受寒凉，恰逢月经来潮，小腹绞痛，疼痛难忍。平素月经周期 33 天左右，经量尚可，色暗有块。来诊时可见患者身体前屈，双手按腹，表情痛苦，面色苍白。舌淡，苔薄白，脉弦。

辨证：寒凝气滞。

治则：行气散寒，活血止痛。取穴、刺法同上。

针刺 15min 后，疼痛略缓解，起针时，已基本无疼痛。又巩固治疗 2 次。嘱其下次月经来潮前 3~5 天前来就治。患者如期接受治疗，痛经未发作。

按：痛经是由于气血失调，气机不畅，血行受阻以致疼痛，所谓不通则痛。其治疗以通调冲任之脉、和血活血为主法。贺普仁治疗本病以任脉、冲脉、脾胃经穴及肝经穴为主，取穴依病情轻重、证型所属定用穴或多或少，或灸或针。关元为治疗妇科疾病的要穴，《针灸大成》曰："妇人带下，月经不通，绝嗣不生，胞门闭塞，胎漏下血，产后恶露不止。""积冷虚乏，脐下绞痛""寒气入腹痛"等都是关元穴的适应证，痛经时灸关元可以散寒暖宫，调和冲任，温经止痛。三阴交也是妇科要穴，《针灸大成》记载其治疗"漏血不止，月水不止，妊娠胎动，横生，产后恶露不行，出血过多，血崩晕，不省人事"。痛经的发生与肝关系密切，肝气郁滞，则血行不畅，肝经"过阴器，抵小腹"，中封为足厥阴肝经之经穴，可疏肝理气，常用于治疗少腹痛，治疗痛经也有很好效果。每次行经均出现痛经的患者应于行经前即开始治疗，每天 1 次，直至行经后为止。针灸对原发性痛经有很好疗效，不仅止痛，还能改善全身症状，使内分泌系统得到调整。一般连续治疗 2~4 个周期，即可痊愈。治疗同时应注意经期卫生。

十、经闭

经闭是以女子年逾 18 周岁，月经尚未来潮，或已来潮，非妊娠而又中断 3 个月以上为主要表现的月经病。年过 16 岁，第二性征已经发育尚未来经者或者年龄超过 14 岁第二性征没有发育者，称原发性闭经，月经已来潮又停止 6 个月或 3 个周期者，称继发性闭经。闭经的原因有功能性及器质性两种，下丘脑-垂体-卵巢轴的功能失调所致的闭经为功能性闭经；器质性因素有生殖器官发育不全、肿瘤、创伤、慢性消耗性疾病（如结核）等。中医称本病为"经闭"。本病的主要原因是血枯和血滞。血枯属虚，多由肾气不足，冲任未充，或肾精亏虚，精血匮乏，或脾胃虚弱，气血不足，或久病失血，因而冲任不盛，血海空虚，无余可下所致。血滞属实，多因情志抑郁，气滞血瘀，或寒湿凝滞，痰湿壅阻致气血阻滞，冲任不通，脉道不利，经脉阻隔而成。

临床表现：超龄月经未至，或见月经无规律，经量减少，终至经闭。

治则：活血逐瘀，补血养肾。

取穴：关元、大赫、蠡沟、三阴交、气冲、合谷、曲池。

刺法：毫针刺，留针 30min。实证用泻法，虚证用补法。

医案：孔某，女，33 岁。诉闭经 4 年。患者 4 年前因生气后心情郁闷，当时正值月经期间，自觉胁胀，善太息，月经量少，色暗，有血块，伴腹痛，后无月经，近 3 年偶有少量。舌暗，有瘀点，脉沉细。

辨证：肝郁气滞，血瘀经闭。

治则：疏肝解郁，活血化瘀。取穴：关元、大赫、蠡沟。

刺法：毫针刺 1 寸，平补平泻。留针 30min。每周 5 次，治疗 1 个月后月经正常。

按：治疗此病，调理气血是根本原则。临证要究其致病之因，在应用关元、大赫的基础上，再针刺三阴交，补阴血调经，针气冲、合谷、曲池穴，调补气血。阳明经多气多血，冲脉隶属阳明，其脉起于胞中，循会阴上行于气冲穴，并足阳明之经挟脐上行。可见足阳明之气冲穴为冲脉与胃经相交之处，此穴位置重要，故名气冲，又名气街。冲脉为十二经气血汇聚之所，是全身气血运行的要冲，故《灵枢》说："冲脉者为十二经之海。"经脉为气血运行的通道，故又名血海，当谷气充盛的时候，阳明脉气旺盛，血海充盈，则月事以时下，否则经乱或闭经。因于气滞以致闭经者，针刺蠡沟或太冲以泻之，此两穴属肝经，肝主血液贮藏与调节，其体阴而用阳，全身各部化生之血除营养周身外，皆藏于肝，其余则下注血海为月经。临床上肝气郁滞者则血滞而不行，发为闭经，故"调肝为先，大疏肝经为次"。

第五节 针灸二十八绝穴歌诀

腰背承山求，肚腹公孙留，
头顶寻风池，面口地仓收，
咳喘取二定，夜啼二柱谋，
小腹三阴交，转胎至阴灸，
二沟通便秘，隐白停崩漏，
鼻衄当泉止，心胃内关疏，
腿痛刺重海，目疾透攒竹，
大椎解痫热，少商利咽喉，
阿是蠲酸痛，人中善急救，
眩晕绝骨觅，失眠安神搜，
疳积四缝妙，补虚关元优，
心疾针通里，肝肾调蠡沟，
遗尿缩泉求，胃痛二脘留，
肠痛寻阑尾，尿频二溪收。

1. **腰背承山求**：承山主治腰背疼痛、腿痛转筋及便秘、痔疮脱肛诸症。腰背疼痛是足太阳膀胱经的主要经脉病，肾与膀胱相表里，腰为肾之腑，腰痛为肾病之外候，实证腰痛宜配腰部阿是穴、昆仑、志室诸穴，针刺为主，或取三棱针点刺出血。虚证腰痛则宜配肾俞、命门、关元宜艾灸为主。《马丹阳天星十二穴治杂病歌》载承山："善治腰疼痛，痔疼大便难。"

针灸方：

（1）急性腰部肌肉扭伤：承山、外关，加耳针：腰椎、神门。

（2）肩背酸痛：承山、天宗，或针或灸，其效俱佳。

2. 肚腹公孙留：公孙归属足太阴脾经，为其络穴，能联络脾胃二经，是八脉交会穴之一，具有健脾和胃、通调肠腑、消食化滞、清热利湿作用。主治胃痛、呕吐、呃逆、消化不良、腹痛、腹胀、急慢性肠炎、痢疾、妇科疾病及头痛诸疾。

有资料载："针刺正常人的公孙穴，可以使腹部的耐痛阈显著提高。"

针灸方：

腹痛、胃胀取穴：公孙、内关、足三里，配合中药内服疗效更佳。《席弘赋》："肚疼须是公孙妙，内关相应必然瘳。"《拦江赋》载："胸中之病内关担，脐下公孙用法拦。"

3. 头项寻风池：风池属足少阳胆经，具有清头明目、疏风解热、通利官窍等功能。肝胆相表里，肝为风水之脏。易化火生风，上扰清窍，胆附于肝，肝胆之火易循经上扰，古有"诸风掉眩，皆属于肝"，凡眩晕中风及外感风邪皆可用之。足少阳与阳维脉交会风池，阳维脉又通督脉，督脉入络于脑，"脑为元神之府"，又按循行可治疗颈项、耳、目、侧头部及脑部诸种疾病。

针灸方：

（1）偏头痛：风池、内关、丰隆、百会。

（2）颈项强痛：风池、天柱、阳陵泉、悬钟。

4. 面口地仓收：地仓属足阳明胃经，乃手、足阳明经与阳跷脉之会，穴有疏风通络、调和气血的功效。面口部位的病症，均能治之。

针灸方：

（1）颜面神经麻痹取地仓、颊车、合谷、丰隆、风池。

（2）小儿流涎：地仓、合谷、承浆、足三里。

此外，地仓对三叉神经痛及颜面神经麻痹，有一定疗效，针灸美容时亦常用，乃治疗口纹之要穴。

5. 咳喘取二定："二定"即定喘与定咳之简称，定喘为经外奇穴位于颈后部。主治哮喘，咳嗽，背痛及颈椎病。

定咳为笔者经验用穴、穴位于厥阴俞旁开1寸，即第4胸椎棘突下旁开2.5寸。

针灸方：二定穴配大椎（灸）、足三里（灸）可防治小儿感冒。

6. 夜啼二柱谋：身柱与天柱合称"二柱"。

身柱：为督脉之要穴，有止咳平喘、强身益智、宁心镇痛等功效。日本著名针灸医家代田文志指出小儿常灸身柱穴能宣通肺气，提高身体的抗病能力，能通治小儿的多种疾病。

天柱：属足太阳膀胱经，马氏多年的经验证实，其穴在头项又循经于头，对失眠、夜啼、神经衰弱、感冒、颈椎病疗效较好，亦可治疗癫狂痫诸症。

儿科专家彭子玉老先生善用"二柱"治疗儿科疾患，多用于夜寐，小儿体虚易于外感，咳喘诸症配合服用中药者，其效更佳。

7. **小腹三阴交**：三阴交穴乃足太阴、厥阴、少阴三阴经在此交会，故名。

8. **转胎至阴灸**：至阴为足太阳膀胱经之要穴，五输穴之一，本经井穴，至阴上治头痛，下调胎产。

针灸方：胎位不正兼体虚者艾灸至阴穴，同时选配三阴交或足三里穴。

9. **二沟通便秘**：二沟即支沟及经验用穴横沟。支沟为手少阳三焦经火穴，有利三焦、调气机、理胸胁、健脾和胃、降逆止呕、泄热通腑之功效，主治：胁肋痛、呕吐、便秘等症。

"横沟"在大横穴外1寸再下5分处，左右计两穴，为祖辈治疗便秘的经验用穴之一。

针灸方：

(1) 便秘兼呕吐者：二沟配内关。

(2) 长期便秘且腹痛者：二沟配长谷穴。

10. **隐白停崩漏**：隐白属足太阴脾经井穴，长于健脾益气摄血，为出血性疾病常用要穴。大凡崩漏之疾，采用艾灸疗法，多能获效。有人用艾炷灸，择时节施术疗效非常。马氏常取艾灸法为主治疗女子崩漏，月经过多其疗效可靠，加用中药内服者十有九验。

11. **鼻衄当孔止**：当孔实为当泉及孔最二穴的简称。"当泉"穴为日本针灸医师齐藤安世用治鼻衄的经验用穴，孔最穴为手太阴肺经之郄穴，多用于咳嗽气喘、咯血、胸痛、咽痛声嘶诸症，有调理肺气、清热止血之功，马氏多年来针刺本穴有明显止衄作用。近年来配合指压当泉穴则可提高治疗效果，若只施以指压法亦可获效。

针灸方：鼻衄兼头昏头痛者：当泉、孔最，配印堂、风池。

12. **心胃内关疏**：内关为手厥阴心包经络穴，八脉交会穴，通阴维，有宁心安神、和胃降逆、宽胸理气、镇静止痛等功效。应强调说明的是，内关通于阴维，而阴维脉与足三阴经并会于任脉，还与足阳明胃经相合，这些经脉均循行于胸脘胁腹，故"阴维为病苦心痛"，此处之心痛实指心、胸、胃、胁肋、腹部的内脏疾患。总而言之，内关治疗心、胸、胃、胁肋、腹部诸病症疗效确切。10余年前，马氏曾在北京原中国中医研究院针灸研究所进修，有幸得到程莘农老教授的亲自指点。程老认为内关是治疗胃部疾患及心神疾患的重要穴道，大凡胃痛腹胀，程老常取内关、足三里、中脘、公孙诸穴其效颇佳。

针灸方：

(1) 胃痛胸闷：内关、建里、上脘。

(2) 心悸失眠：内关、神门、膻中。《拦江赋》："胸中之痛内关担。"

13. **腿痛刺重海**：重海穴在环跳上2寸向后横开1寸之处。

马氏曾向万云程老先生（群众尊称为"万神针"）学习治疗下肢瘫痪、风湿腿痛的奇穴——重海。马氏行医30余载，大凡下肢疾病常用此穴，治疗腰腿疼痛严重者，多取肾俞、重海、悬钟三穴再选配风市、殷门、承山诸穴，体会到自从加用重海穴后其疗效则增强。

针灸方：腰酸腿痛，取重海配肾俞、足三里，或针或灸。

14. **目疾透攒竹**：攒竹乃是太阳膀胱经要穴，善治目疾。

针灸方：

(1) 头目疼痛：取攒竹、合谷、风池针之。

（2）双目红肿：攒竹、太阳（三棱针点刺出血）、合谷、耳尖（三棱针点刺出血）。

《百症赋》云："目中漠漠，急寻攒竹、三间。"

15. 大椎解痫热：大椎穴位于第7颈椎棘突之下凹陷中，先平肩取之，再令患者缓缓摇头，第7颈椎可随之而动（再下1椎体即第1胸椎则不会随之转动），此法定取大椎较为便捷，大椎穴为手足太阳经及督脉交会穴、为诸阳交会之所、统领周身之阳气，本穴是泻阳邪、调阳气的要穴，有疏风清热、宁心止痫的良好功能。

"督脉为病，脊强反折"，大凡脑病、癫痫所致抽搐为首选穴之一。

针灸方：

（1）感冒发热：大椎、合谷、内关、曲池。

（2）癫痫：大椎、身柱、丰隆、合谷、太冲。

16. 少商利咽喉：少商属手太阴肺经，具有清热解表、通利咽喉作用。本穴内可清泄肺热，外可宣散风热，为治疗咽喉肿痛之要穴，对感冒、咳喘、鼻衄、腮腺炎、声音嘶哑均有一定疗效。

少商为肺经井穴，又有开窍醒神、舒筋活络、清热止疼之功，如《肘后歌》曰："……热血流入心肺腑，须要金针刺少商。"马氏治急性咽喉肿痛常以三棱针点刺少商，出血少许，第一天效果不显者则次日加针合谷，效果良好。

针灸方：

（1）急性喉炎取少商（点刺出血）、合谷、照海。

（2）慢性咽炎：取少商（点刺出血）、天突、太溪皆有效。

17. 阿是蠲酸痛：阿是穴亦名天应穴。机体有病变，即会在人体某处按压疼痛加剧，或胀或麻明显，此点即为阿是穴，故又称不定穴。

阿是穴亦痛亦胀之处，亦是经络不通之处，通过按压探寻方有"快然"之所，即通过阿是穴的治疗，调节机体，疏通经络从而达到止痛治病的目的。《玉龙歌》云："浑身疼痛疾非常，不定穴中细审详。"

针灸方：

（1）头痛：阿是、风池、百会、合谷、外关、太阳。

（2）坐骨神经痛：阿是、环跳、承扶、阴陵泉、承山。

18. 人中善急救：人中为全身之要穴也，督脉为手足阳明之会。擅长治疗精神、神志方面病症，如昏迷、癫狂、痫证、小儿急慢惊风、中暑、癔病、三叉神经痛，其他如挫闪腰痛、晕车晕船等亦有效。

针灸方：

（1）昏迷：人中加针十宣（点刺放血）。

（2）小儿急惊风：人中加针印堂、内关、足三里。

（3）癔病：人中加针合谷、内关、丰隆。

据报道，针刺本穴对呼吸功能的调整有相对特异性，其针灸效应与呼吸中枢功能状态密切相关，尤其对呼吸中枢衰竭时疗效更显。对实验性休克动物具有明显的抗休克作用，当血压降到（10～40mmHg）、呼吸暂停时，针刺人中，绝大多数可以恢复。

19. 眩晕绝骨觅

悬钟属胆经，胆为木之性，主疏泄条达，肝肾同源，肝胆又为表里，可见胆与肾有关，肾主藏精，精又生水。《黄帝内经》有："诸风掉眩，皆属于肝。"的论述，张景岳曾提出："无虚不作眩。"《直指方》亦云："瘀滞不行皆可眩晕。"针悬钟可疏肝理气，益髓生血，补肾健脑，舒筋活络，故能改善高血压、眩晕等有关病症。

针灸本穴可充养髓海，治疗头晕目眩，耳鸣，血虚失眠，记忆力减退，诸症均有良好效果。

研究表明，本穴对高血压有降压作用，尤其是Ⅲ期高血压效果较好。

针灸方：

高血压、头晕目眩：绝骨、风池、三阴交、丰隆、合谷、太冲。

20. 失眠安神搜：安神穴为马氏常用之经验穴。

针灸方：

(1) 顽固失眠：安神、三阴交、足三里。《针灸甲乙经》载："惊不得眠，三阴交主之。"

(2) 失眠日久，脾虚食滞者：安神、公孙、内关诸穴有效，加中药更妙。

21. 疳积四缝妙：四缝为经外奇穴，始载于《奇效良方》一书。在掌面示、中、环、小四指第1、2指关节横纹缝中。四缝穴健脾和胃，止泻止咳，除擅治疳积厌食外，医治百日咳其效亦佳。

针灸方：

(1) 呕吐明显者加针内关、承满。

(2) 腹泻明显者加针长谷、中脘。

(3) 便秘明显者加针支沟、横沟。

(4) 羸瘦虚弱者加针足三里、大椎。

22. 补虚关元优：关元也为大中极、丹田，与足三里、气海并称，为人体三大强壮穴（又云是关元、足三里、大椎三穴者），称大椎为补养肾气、培元固本、强身健体的补益要穴。

针灸方：

(1) 不孕症：关元透中极、子宫、太溪、太冲、三阴交。

(2) 阳痿：关元透中极、内关、足三里、太溪、志室。

23. 心疾针通里：通里擅治心悸，同时对精神情志病常作为主穴，临床证实，大凡心律失常、神经衰弱、癔病、忧郁症、失眠，均有疗效。

《马丹阳天星十二穴治杂病歌》中便有"三里内庭穴，曲池合谷接……环跳与阳陵，通里并列缺……"可见针灸家对其重视之程度。

针灸方：

心律失常：通里、神门、内关、膻中、三阴交、足三里。

24. 肝肾调蠡沟：蠡沟者，足厥阴肝经络穴，有联络肝胆两经、调节两经气的作用，从临床上看，对肝、肾、脾均有调治作用，即侧重调肝，次之调肾，再次之为调脾。实践

得知：痛经者在蠡沟穴有明显压痛。

针灸方：

（1）痛经：蠡沟、三阴交、太溪、归来。

（2）阴痒：蠡沟、关元、血海、三阴交。

（3）慢性前列腺炎：蠡沟、关元透中极、太溪、会阴。

25. 遗尿缩泉求：缩泉四穴系武汉杏林老前辈邓直哉先生之经验用穴，亦称奇穴，马氏将其引用于临床，疗效颇佳。马氏善用奇穴治遗尿或单针灸缩泉四穴，症状严重者再加十七椎、气中、气门三奇穴。马氏称此法治遗尿效如桴鼓，笔者用这组奇穴针刺疗法，并配合马氏的"缩泉饮"药方（黄芪、金樱子、麻黄、益智仁）内服治疗遗尿症，疗效显著，此法患儿乐于接受，也深受家长们赞许。

针灸方：小儿遗尿多年不愈：缩泉四穴、关元透中极、三阴交，针灸并施，效亦佳。

26. 胃痛二脘留：上脘、中脘均在人体之胃脘部，治疗胃痛、胃胀及肝炎诸症，合称为"二脘"。

"二脘"并用具有和胃健脾、清热化痰、养心安神、清热除烦、定惊醒神之功能，《玉龙赋》云："上脘、中脘治九种之心痛。"《玉龙歌》亦云："九种心痛及脾疼，上脘穴内用神针，若还脾败中脘补，两针神效免灾侵。"

针灸方：

（1）胃动力障碍，厌食症：二脘、足三里。

（2）癌症化疗中胃肠反应：二脘、下食关、大椎、足三里、内关。

27. 肠痈寻阑尾：阑尾穴属奇穴，当在足三里再下2寸许，此穴是足三里下2寸再上下寻探按压一明显的压痛点，此点才可定为准确的阑尾穴，针此穴（左右计两穴）时宜配合上巨虚、长谷（针灸宜刺向麦氏点）、公孙及曲池诸穴。

针灸方：阑尾包块（阿是穴）、二脘、上巨虚、下巨虚。

28. 尿频二溪收：二溪指太溪、后溪。太溪为足少阴肾经输穴，阴经无原，以输代之，故又为肾经原穴，亦为回阳九针穴之一，主治肾虚所致的多种病症。临床上多用于遗精、阳痿、肾虚腰痛、小便频数，月经不调、带下、不孕、咳喘、咯血诸疾。

研究证实：针刺太溪、列缺等穴可使肾泌尿功能增强，尿蛋白减少，血压下降，水肿也减轻，对肾炎患者有一定治疗效果。

后溪：本穴为手太阳小肠经五输穴之输穴，临床多循经选穴，多用于治疗后头、项部、肩背部、疼痛胀麻手指挛急等病症，但本穴为八脉交会穴之一，能通督脉，医治腰脊酸痛、尿频诸症、小便赤涩疗效较好，马氏临证体会"二溪"合用，其补肾壮腰、通督活络之功尤著，治疗尿频及急性腰痛，屡试屡验。

针灸方：

（1）肾虚尿频、腰痛乏力："二溪"配肾俞、志室、足三里、十七椎。

（2）急性前列腺炎：中极透曲骨、二溪、阴陵泉，加针耳穴：肾、神门、尿道三点。

（毕城铭）

第十章　马氏临床用药经验和常用中药药理

第一节　马氏临床用药经验

一、止咳平喘中药的现代研究

1. **缓解痉挛中药**：麻黄、附子、细辛、吴茱萸、椒目、高良姜、丁香等含有消旋去甲乌碱，具有 β 受体兴奋作用；石菖蒲对 $β_2$ 受体亦有兴奋作用，因而能解痉平喘；补骨脂、苦参、地龙、钩藤、白茅根、芦荟、麦门冬、百合等有拮抗组织胺引起的支气管痉挛；淫羊藿、当归、细辛、芦荟、山豆根等能消除缓激肽对支气管痉挛作用；连翘、白毛夏枯草、草决明、川芎等通过抑制磷酸二酯酶，减少 cAMP 的降解，从而发挥类似氨茶碱扩张支气管的止喘作用；半边莲、洋金花、石菖蒲等含有胆碱作用；当归、川芎、白芷、藁本、前胡、赤芍有钙拮抗作用，因而可松弛支气管平滑肌。

2. **补虚与调整免疫中药**：哮喘的免疫学异常一方面是过高的抗体应变能力，一方面是宿主免疫功能低下，不能有效地清除入侵的抗原物质。中医中药的免疫调节作用可大致归纳为实者泻之，为免疫抑制剂（如上述祛风、调气、化痰、通瘀等如雷公藤制剂）；虚者补之，为免疫促进剂（如补气用党参、黄芪；补血用当归、熟地；补阴用黄精、枸杞子；补阳用补骨脂、淫羊藿）；补虚泻实，为免疫调节剂，即祛邪莫忘扶正，扶正莫忘祛邪，补中有泻，泻中有补，如用黄芩泻其标实之热的同时，亦可用黄芪补其本之气虚。据研究发现哮喘无论临床有无肾虚之证，皆存在隐匿性肾虚。肾主骨生髓，为中枢免疫器官，兼有骨髓与胸腺的免疫功能。实验研究证明肾具有下丘脑－垂体－肾上腺皮质轴（HPA 轴）等功能，补肾治疗可增强抵抗力，减少气道炎症。

3. **具有祛风定喘的中药**：麻黄、紫苏、蝉蜕、荆芥、防风、桑叶、菊花、细辛等。其中麻黄对支气管平滑肌有明显松弛作用，具有作用持久的特点，其挥发油对流感病毒具有很强的抑制作用，对金黄色葡萄球菌有杀灭作用。

4. **具有降气平喘作用的中药**：苏子、莱菔子、白芥子、葶苈子、桑白皮、款冬花、杏仁、百部等。其中杏仁能抑制呼吸中枢达到镇咳平喘作用；葶苈子具有强心作用；紫菀与款冬花合用对支气管有解痉作用，并具有呼吸兴奋作用，类似尼可刹米。百部对支气管痉挛有松弛作用，其强度与氨茶碱相似，但较缓慢且持久。

5. **具有活血化瘀平喘作用的中药**：丹参、桃仁、牡丹皮、赤芍、川芎、毛冬青、当归等，药理显示具有抗病毒及细菌、清除氧自由基、改善微循环、钙通道阻滞等作用从而达到祛瘀定喘的作用。

6. **具有扶正定喘作用的中药**：人参、白术、茯苓、甘草、山药等。能提高机体免疫力，改善机体营养状态，并能增加呼吸肌收缩力，改善呼吸肌疲劳，对呼吸肌疲劳所致的呼吸困难有较好的治疗作用。为慢性阻塞性肺疾病的防治开辟了新途径。

7. **具有补肾固本平喘的中药**：生地、熟地、山茱萸、山药、熟附子、补骨脂、冬虫夏草、蛤蚧、紫河车等。对免疫功能及肾上腺皮质功能有调节作用，可长期服用，无明显毒性副作用，长期用于缓解期平喘治疗有效。

二、抗病毒、抗细菌中药的研究汇总

1. **具有抗病毒抗细菌双重作用的中药**：大青叶、青蒿、连翘、金银花、鱼腥草、射干、夏枯草、菊花、黄芩、黄连、麻黄、蔓荆子、薄荷等。

2. **具有抗细菌作用的中药**：藿香、甘草、荆芥、桑叶、穿心莲、桑白皮、葛根等。

3. **具有抗病毒作用的中药**：防风、辛夷、蒲公英、满山香、忍冬藤等。此外，板蓝根、鱼腥草还具有增强机体单核巨噬细胞活性，提高特异免疫的作用。而金银花、鱼腥草、荆芥、葛根、黄芩等还具有抗氧化的作用。其大青叶、鱼腥草、板蓝根、黄芩等，两者合用疗效优于单独用。因此，熟悉中药的药理特性有助于临床有针对性地选择用药。

4. **具有一定诱生干扰素作用的中药**：黄芪、黄精、冬虫夏草、刺五加、金银花、升麻、柴胡、苏叶、蝉蜕、白芷、苦参、茵陈、甘草、山豆根、青蒿等，临床用于反复感冒者有效。

5. **具有补气抗菌调节免疫中药**：人参、党参、黄芪、白术、灵芝、山药、甘草。

6. **具有补血抗菌调节免疫中药**：当归、川芎、地黄、何首乌、芍药、桑寄生、鸡血藤。

7. **具有抗肿瘤作用中药**：昆布、莪术、茯苓、猪苓、枸杞子、人参、丹参、乳香、没药、麝香。

8. **抑制支原体中药**：苍术、黄柏、白芷、地肤子、大黄、甘草、板蓝根、黄芩、黄连。

9. **抗钩端螺旋体中药**：虎杖、黄连、黄芩、黄柏、山楂、鱼腥草、金银花、桑叶。

10. **抑制皮肤真菌中药**：丁香、茵陈、黄精、荆芥、藁本、辛夷、知母、苦参。

11. **抑制深部真菌中药**：丁香、木香、苦楝皮、黄精、辛夷、黄芩、黄连、黄柏。

12. **抗流感病毒中药**：麻黄、桂枝、苏叶、白芷、升麻、柴胡、青蒿、辛夷、蝉蜕。

13. **抗疱疹病毒中药**：紫草、贯众、野菊花、赤芍、虎杖、射干、甘草。

14. **抑制肠道真菌中药**：虎杖、贯众、赤芍、淫羊藿、桑寄生。

15. **抑制乙型肝炎病菌中药**：大黄、虎杖、黄柏、紫草、柴胡、姜黄、白矾、甘草。

16. **抗病菌中药**：金银花、板蓝根、牡丹皮、黄连、鱼腥草、蚤休、川芎、桑枝、老鹳草。

17. **抑制葡萄球菌中药**：五味子、黄连、黄芩、黄柏、大黄、厚朴、木香、白芍、知母、桑枝。

18. **抑制链球菌中药**：五味子、厚朴、白芍、香薷、黄连、黄芩、黄柏、知母、连翘。

19. **抑制脑膜炎双球菌中药**：香薷、黄连、黄芩、黄柏、乌梅。

20. **抑制肺炎双球菌中药**：黄连、黄芩、大黄、连翘、金银花、知母、夏枯草、赤芍、白芍。

21. **抑制痢疾杆菌中药**：黄连、白头翁、椿皮、马齿苋、石榴皮、苦参、黄芩、知母、连翘、双花、黄柏。

22. **抑制变形杆菌中药**：黄连、黄芩、大黄、金银花、连翘、夏枯草、白芍、知母、牡丹皮。

23. 抑制幽门弯曲菌中药：黄连、黄芩、蒲公英、大黄、桂枝、延胡索、乌梅、三七、党参、枸杞子。

24. 抑制结核杆菌中药：黄精、百部、五灵脂、大蒜、大蒜、藜芦、大蓟、白芷、黄连、知母、白豆蔻。

25. 抑制绿脓杆菌中药：黄芩、白头翁、百部、夏枯草、黄连、大黄。

三、肺炎的中药辨证选药

1. 抗葡萄球菌、金黄色葡萄球菌、溶血性球菌作用的中药：金银花、连翘、野菊花、牛蒡子、夏枯草、蒲公英、四季春、鱼腥草、白毛夏枯草、白头翁、半枝莲、虎杖、黄芩、黄连、青黛、桑叶、栀子、大黄、败酱草、板蓝根、穿心莲、金荞麦等。

2. 抗肺炎链球菌作用的中药：金银花、虎杖、板蓝根、鱼腥草、射干、牡丹皮、大黄、知母、蒲公英、紫花地丁、大青叶、栀子、黄芩、黄连等。

3. 抗铜绿假单胞菌作用的中药：桑叶、知母、夏枯草、金银花、蚤休、紫花地丁、黄连、白头翁、黄芩、蒲公英、穿心莲、牡丹皮、大黄、虎杖、矮地茶、半边莲等。

4. 抗肺炎克雷白杆菌、变形杆菌作用的中药：野菊花、大黄、知母、夏枯草、千里光、牡丹皮、大青叶、板蓝根、金银花、连翘、虎耳草、马齿苋、茯苓、蚤休、黄连、黄芩、百部、马鞭草、虎杖、贯众、金钱草、穿心莲等。抗流感嗜血杆菌有板蓝根、败酱草、瓜蒌等。

5. 抗病毒作用的中药：板蓝根、贯众、大蒜、菊花、柴胡、白头翁、蚤休、黄芩、连翘、败酱草、薄荷、夏枯草、金银花、大青叶、秦皮、桂枝、赤芍、射干、牡丹皮、穿心莲、大黄等。

6. 抗真菌有效的中药：大黄、栀子、白头翁、黄连、黄芩、川楝子、黄柏、山豆根、牡丹皮、七叶一枝花、地荆皮等。

7. 具有抑菌、抗病毒双重作用的中药：穿心莲、蒲公英、玄参、板蓝根、鱼腥草、黄连、败酱草等。在临床中有明显毒血症表现的重度肺炎，应首选这些药。

四、马氏常用中药的药理作用

1. 止咳平喘化痰方面：甘草（镇咳、平喘、抗过敏）、细辛（松弛气管平滑肌）、紫苏（减少气管分泌物、缓解气管痉挛、抗过敏）、柴胡（皂苷有较强镇咳作用）、秦皮（祛痰镇咳、平喘）、鱼腥草（清热解毒、止咳、利尿）、防风（解呼吸肌痉挛、较强抗组胺作用）、桂枝（止咳、解表祛痰）、桔梗（宣肺化痰利咽）、石韦（清肺镇咳、提高白细胞、止血）、茜草（镇咳、祛痰、生提白细胞、止血、兴奋子宫）、侧柏叶（清肺泄热、化痰止咳止血）、川贝（清热化痰、镇咳、松弛子宫平滑肌）、杏仁（镇咳平喘）、百部（肺润镇咳、松弛气管平滑肌其强度与氨茶碱近似）、前胡（降气化痰）、款冬花（肺润明显镇咳化痰、升高血压）、紫菀（润肺止咳化痰）、瓜蒌（清热化痰）、党参（镇咳、强心降压、抗溃疡、增加白细胞、增强记忆）、开金锁（咽喉肿痛、肺热咳嗽、肺痈痰臭）、紫金牛（止咳平喘活血化瘀）、红景天（清肺止咳、健脾养心、止血散瘀）。主治肺热咳嗽、咯血、强心、缩血管作用）、麻黄（松弛气管平滑肌、祛痰、兴奋心肌、升高血压、利尿、扩张肾血流、兴奋横纹肌、治疗肌无力）、藁本（其内酯有明显平喘作用、松弛气管平滑肌）、地龙（舒张支气管、抗组胺、强心、降压、抗血栓）、苦参（解除气管痉挛平喘、利尿、增加冠脉流量、降血脂）、山豆根（有较强的平喘作用且较氨茶碱强，其平喘机制是兴奋中枢 β 受体起作用，能升高血压、抗溃疡、保肝、抗心律失常、升高白细胞、抗过敏）、石菖蒲（解痉平喘、治疗肺性脑病）、薤白、白前、穿山龙（平喘、强心利尿）、半边莲（平喘、祛痰、利尿、消肿、降压）、钩藤、紫菀、五味子（使呼吸频率增加、振幅增强、呼吸节律整齐、呼吸深而慢、减轻呼吸肌负荷、降低耗氧量、增加潮气量有利呼吸衰竭、治疗重症哮喘五味子30g、地龙15g、鱼腥草30g）、苏子（降气、化痰、止咳、平喘、通便）、白豆蔻、青皮、桑白皮（泻肺、平喘、利水、消肿）、鹿含草（有平喘止咳、清热利湿、散瘀止痛的功用。主治黄疸、胃痛、消化不良、支气管哮喘、咳嗽、急性肠炎、痢疾、泌尿系感染、白带、跌打损伤、腰腿痛等。治支气管哮喘：鹿含草30g、地龙10g、白果15g，水煎分3次服）。

2. **止喘强心方面**：黄芪、太子参、党参、地龙、沙参、葶苈子（强心、泻肺平喘、利水消肿）、淫羊藿、穿山龙、苏木（有治疗肺气肿、肺心病、心衰、咳喘作用）、罗布麻（平喘降压强心、利尿、减慢心率）、人参（强心、增加肾上腺皮质激素、降低血脂和动脉硬化、治疗慢阻肺）、附子（去甲乌药碱有显著平喘、强心、抗寒凉作用）。

3. **改善肺瘀血方面**：赤芍、川芎、丹参、益母草、鸡血藤、紫金牛（止咳平喘活血化瘀）。

4. **抗炎方面**：黄芩、鱼腥草、金银花、虎杖、开金锁、蒲公英、白花蛇舌草。

5. **抗过敏方面**：旋覆花（痉挛性哮喘）、蝉蜕、青皮、佛手、防风、紫苏、乌梅、甘草、五味子、旋覆花、钩藤、地龙、山豆根、黄芩、前胡、白果、辛夷（抗过敏平喘）。

6. **促肾上腺方面**：甘草、僵蚕、蛇床子、巴戟天、淫羊藿、穿山龙、人参。

7. **兴奋呼吸方面**：萹蓄、款冬花、五味子、白芷、白鲜皮、益母草、半边莲。

8. **祛痰方面**：桂枝（消炎、稀释分泌物、祛痰止咳）、薄荷（增加呼吸道分泌物祛痰止咳）、蔓荆子（显著祛痰作用）、佩兰（显著祛痰作用）、车前子（增加分泌物、清肺祛痰止咳、利尿）、陈皮（刺激性祛痰、增加呼吸道分泌物）、桔梗（增加呼吸道分泌物、稀释痰液、降低胆固醇、降糖、镇痛、抗溃疡）、瓜蒌（祛痰、扩张冠状动脉、抗心肌缺血、抗心律失常、泻下）、前胡（祛痰平喘、抗心律失常、缓解心绞痛、抗过敏、抗溃疡、抑制血小板凝聚）、紫菀（增加气管分泌物、利尿）、白果（祛痰平喘、增加冠脉流量、抗过敏）、远志（增加气管排红酚量，促进气管分泌明显祛痰）。

五、清热药的分类与作用

凡以清解里热、治疗里热的药物，统称清热药。根据清热药的功效应用不同，可概括分为如下5类：

1. **清热泻火药**：主清气分大热，适用壮热、汗出、口渴、烦躁、谵语、发狂、小便短赤、舌苔黄燥、脉洪有力等里热之证，主要有石膏、知母、天花粉、栀子、夏枯草、莲心、芦根、寒水石等。

2. **清热燥湿药**：主要具有清热燥湿作用，常用于烦热口苦、黄疸、泻痢、小便黄赤及痈肿疮毒、关节肿痛、湿疹等湿热内蕴或湿邪化热之证，主要有黄芩、黄连、黄柏、龙胆草、苦参、秦皮等。

3.清热解毒药：能清火热、解热毒，主要适用于温热病、疮痈、疖肿、丹毒、斑疹、咽喉肿痛、痄腮、痢疾等热毒病症，主要有金银花、连翘、大青叶、板蓝根、贯众、山豆根、射干、蒲公英、野菊花、穿心莲、白头翁、鸦胆子、败酱草、白鲜皮、鱼腥草、重楼、肿节风、紫花地丁、金荞麦等。

4.清热凉血药：能清解营分、血分之邪热，主要用于温病热入营血，症见舌绛、烦躁、神昏谵语或血热妄行之吐血、衄血、血热发斑等，主要有犀角、生地、玄参、牡丹皮、赤芍、紫草等。

5.清虚热药：具有凉血退虚热作用，主要用于骨蒸潮热、手足心热或夜热早凉、低热不退等阴虚内热之证，主要有青蒿、地骨皮、葎草等。

清热药中具有较强及较肯定抗病毒活性的药物有黄柏、虎杖、贯众、连翘、蟛蜞菊、喜树果等，它们分别对流感病毒、流行性乙型脑炎病毒、肠道病毒、脊髓灰质炎病毒、单纯疱疹病毒及乙肝病毒抗原等具有明显灭活、抑制作用，或是具有较高的抗毒效价。

清热药中具有较好解热作用的有：石膏、知母、黄芩、黄连、栀子、大青叶、金银花、连翘、玄参、紫草、牡丹皮、穿心莲、犀角、牛黄、地骨皮、青蒿等。

清热药中具有抗炎作用的有（炎症分早、中、晚三期；早期炎症表现是毛细血管扩张、通透性亢进、渗出和水肿；中期炎症主要是白细胞向炎症灶聚集及血小板聚集；晚期炎症灶中则以炎灶屏障形成和组织增生为特点）：清热药抗炎作用的主要特点是抑制早期炎症为强；对中期炎症则因药而异，有的抑制，有的增强，大多无明显影响；对晚期炎症的抑制作用常弱或无。如金银花、连翘、射干、重楼、大青叶、穿心莲、黄连、黄柏、黄芩、紫草、龙胆草、牡丹皮、秦皮、生地、牛黄、鱼腥草、金荞麦、大蒜等均有显著的抗炎作用。

抑制血小板聚集、抗凝血作用：温热病发展至一定阶段常见血小板功能亢进、内外凝血系统激活、血液流变性改变等血瘀证表现，此即所谓热瘀互结。一些清热药对此有明显影响，如赤芍具有较强的抑制血小板凝聚、抗血栓形成、改善血液流变性作用；板蓝根能显著抑制 ADP 所致家兔血小板聚集，尿苷、次黄嘌呤、尿嘧啶等是其主要有效成分；野菊花能显著抑制 ADP、胶原及金黄色葡萄球菌所致大鼠血小板聚集；穿心莲全草有明显抑制血小板聚集作用。清热药的抑制血小板聚集、抗凝和改善血液流变性等作用有利于缓解热瘀互结，避免热邪入营血。

对免疫功能的影响：许多研究表明清热药能增强机体抗感染免疫能力，抑制变态反应，如黄连、黄芩、栀子、金银花、大青叶、穿心莲、野菊花、鱼腥草、白花蛇舌草等能提高白细胞对异物的吞噬能力；蒲公英、大蒜、白花蛇舌草等能促进单核巨噬细胞系统的吞噬活性；败酱草、山豆根、白花蛇舌草、重楼、黄柏、金银花能促进抗体生成；黄连、黄芩、金银花、蒲公英、白花蛇舌草等能促进细胞免疫。另一方面，许多清热药及其成分又能抑制多型变态反应，如黄芩能抑制过敏介质释放并对抗其作用，黄连、牡丹皮能抑制肥大细胞脱颗粒；金荞麦能抑制被动皮肤过敏反应；牡丹皮可抑制免疫溶血反应中补体的下降；穿心莲能抑制迟发型超敏反应等。

保肝、利胆作用：保肝作用的中药有连翘、栀子、黄芩、龙胆草等。利胆作用的中药有金银花、茵陈、穿心莲等。

六、常用利尿药及其作用

常用的利尿药：茯苓、猪苓、泽泻、玉米须、半边莲、车前子、通草、木通、萹蓄、瞿麦、金钱草、茵陈，均有不同程度的利尿作用。

1. 利尿作用较强的中药：

（1）抑制肾小球管对电解质及水的重吸收，如猪苓、泽泻等。

（2）影响 Na^+-K^+-ATP 酶活性，如茯苓、泽泻。

（3）与钾离子排出有关，如通草、泽泻。

（4）泽泻可明显升高小鼠血浆心钠素含量。

（5）实验研究表明茯苓素是一种醛固酮拮抗剂。

2. 具有利胆保肝作用的利尿药：茵陈、金钱草、半边莲、玉米须有明显利胆作用，其中茵陈利胆，所含利胆有效成分最多。

3. 具有抗脂肪肝作用的利尿药有：泽泻、茵陈、猪苓、茯苓。

4. 具有降血脂的利尿药有：泽泻、通草、茵陈、虎杖、茯苓，方剂茵陈蒿汤、茵陈五苓散也有降血脂作用，其中茯苓、泽泻还有降糖功效。

5. 其他：茯苓、泽泻、猪苓、薏苡仁均有一定增强免疫作用。茯苓还有镇静、抗溃疡作用。

七、理气药

常用理气药：枳实、枳壳、青皮、陈皮、木香、香附、乌药、大腹皮、薤白、沉香、甘松、佛手等。

兴奋胃肠运动：枳实、枳壳、乌药能使胃肠运动加快；使肠管的节律性增强，这些药理作用是治疗脘腹胀满、胃下垂、食积不消化的药理学基础。

抑制胃肠运动：枳实、枳壳、陈皮、木香、香附具有松弛胃肠、抑制胃肠运动的作用并能对抗乙酰胆碱、组胺等引起的痉挛。

木香、陈皮有促进消化液的分泌，呈现助消化作用；枳实、陈皮又可使胃液分泌减少，降低溃疡的发病率，具有抗溃疡作用。此作用与所含的甲基橙皮苷成分有关。

以木香、乌药、沉香、厚朴、苍术、陈皮、麦芽组成的"排气汤"，能兴奋麻痹的胃肠平滑肌，使肠内积气排出。

以柴胡 15g、陈皮 15g、川芎 10g、香附 10g、枳壳 10g、白芍 10g、白术 10g、防风 10g，治疗肠易激综合征疗效较好。

利胆作用：枳壳、青皮、陈皮、香附、沉香等均有不同程度的促进胆汁分泌的作用，伴有收缩胆囊平滑肌和松弛胆道括约肌作用。

对子宫平滑肌的作用：枳实、枳壳、陈皮、土木香可兴奋子宫平滑肌，青皮、香附、乌药等能松弛痉挛的子宫平滑肌。香附能使子宫平滑肌松弛，肌张力下降，收缩减弱，其所含的挥发油还具有雌激素样活性。理气药对子宫平滑肌的兴奋作用是其治疗子宫下垂的药理学基础。

对支气管平滑肌的作用：枳实、陈皮、香附等能松弛支气管平滑肌，青皮、陈皮、香附、木香可对抗组胺引起的支气管痉挛，扩张支气管，增强肺灌注量。

八、止血药

1. 凉血止血药：此类药性寒凉，功能凉血止血，适用于火热（虚火或实火）之邪伤及血络，迫血妄行而溢出脉外之证候，常见血色鲜红，并伴有烦躁、口渴、面赤、舌红、脉滑或数。常用大蓟、小蓟、地榆、槐花、槐角、白茅根、侧柏叶等。

2. 收敛止血药：紫珠、仙鹤草、白及、棕榈炭、百草霜、藕节、铁苋菜等。常用于阳气虚弱，无权统摄血液循环于经脉或外伤所致出血，前者多见血色淡红、质稀、神疲乏力、面色萎黄、舌淡、脉细、头晕心悸等。

3. 化瘀止血药：三七、蒲黄、茜草、血余炭、花蕊石、卷柏均能活血止血，对于瘀血阻络、血不循经所致的出血证。患者血色多呈紫暗或有瘀肿，并伴有局部疼痛，痛处不移。

4. 温经止血药：艾叶、炮姜、灶心土，药性偏温，能温经止血，适用于寒凝瘀阻，脉络不通，血不归经或冲任不固，下焦虚寒性出血证，尤其适于妇女血气虚寒，寒中夹滞、滞中带虚性出血证。

九、活血化瘀药

养血活血药：丹参、赤芍、鸡血藤等；活血祛瘀药：川芎、红花、益母草、蒲黄、山楂、乳香、没药、延胡索、郁金、五灵脂等；破血散瘀药：血竭、三棱、莪术、水蛭等。

对股动脉有扩张作用的中药：以穿山甲、水蛭、益母草、莪术、桃仁的作用较突出；对冠状动脉有扩张作用的：以川芎、红花、延胡索、丹参、川芎、当归、赤芍作用突出。

活血化瘀药药理作用有以下几方面：

（1）改善血液流变学和抗血栓形成，可降低血小板表面活性，抑制血小板聚集，提高纤溶酶活性，调节血液流变性，改善血液的浓、黏、凝、聚的倾向等作用，并具有钙拮抗作用。研究表明活血化瘀药都有抗血栓形成的作用，对血栓闭塞疾病、心肌梗死、脑血栓形成、血栓闭塞性脉管炎、视网膜血管阻塞等，均有良好的治疗效果。

（2）改善微循环：通过改善血液流变学特性（浓、黏、凝、聚），使流动缓慢的血流加速。改善微血管状态，解除微血管痉挛，减轻微循环内红细胞的瘀滞和汇集，使微血管襻顶瘀血减少或消失，微血管轮廓清晰，形态趋向正常。降低毛细血管通透性，使微血管周围渗血减少或消失。

（3）活血化瘀药能降低总胆固醇、中性脂肪和β-脂蛋白，对主动脉壁的总胆固醇和总脂质也有降低作用。

（4）改善血流动力学，扩张外周血管及增加器官血流量的作用，对心、脑、肢体、肠系膜、肾等血管均有扩张作用。

（5）研究表明均有良好抗动脉粥样硬化和心肌缺血的作用，同时还具有镇静、抑制炎症、调节免疫功能等作用。

十、收涩药

具有收敛作用的药物：五味子、乌梅、五倍子、椿皮、石榴皮、诃子、赤石脂、禹余粮、罂粟壳、莲子、莲须、莲房、荷叶、芡实、山茱萸、金樱子、覆盆子、乌贼骨等。

具有收敛止血作用的药物：紫珠、仙鹤草、白及、棕榈炭、明矾等。

具有收敛镇咳作用的药物：如五味子、乌梅、五倍子、罂粟壳。

具有收敛止泻作用的药物：乌梅、五倍子、椿皮、石榴皮、诃子、肉豆蔻、赤石脂、禹余粮、罂粟壳、金樱子等。莲子、芡实则能补脾止泻，五味子收敛止泻。含鞣质多的收涩药，如乌梅、诃子、五倍子、石榴皮、椿皮等，可因其鞣质能使肠黏膜的蛋白质沉淀凝固而在肠黏膜表面形成保护膜，呈现出轻微的局部麻醉止痛作用，对肠内有害物质刺激不敏感，因而出现止泻作用。

具有抑制肠道致病细菌的药物：乌梅、诃子、五倍子、石榴皮、金樱子等对多种致病菌有抑制作用，由于石榴皮、诃子、乌梅都有较好的涩肠止泻作用，单味药也有较好疗效。

具有抑制腺体分泌作用、敛汗、固精、止带的功效的药物：五味子、五倍子、浮小麦、麻黄根、山茱萸等具有敛汗止汗的功效。五味子、五倍子、莲子、芡实、山茱萸、金樱子、桑螵蛸、覆盆子、乌贼骨具有止带功效。

具有止血作用的药物：五倍子、椿皮、赤石脂、禹余粮、乌贼骨、石榴皮、明矾等有收敛止血的功效。

具有抑菌、抗病毒作用的药物：乌梅、诃子、石榴皮、五倍子、金樱子对金黄色葡萄球菌、链球菌、肺炎球菌、伤寒杆菌、痢疾杆菌、变形杆菌、铜绿假单胞菌等均有抑制作用。

十一、调节免疫功能中药

具有扶正培本作用的中药大多有增强免疫功能的效应，如黄芪、人参、党参、白术、茯苓、桑寄生、灵芝、薏苡仁、淫羊藿、鹿茸等均有增强 T 细胞功能的作用；肉桂、仙茅、菟丝子、黄精等有增强 B 细胞功能，提高免疫球蛋白的作用；鳖甲、玄参、天门冬、北沙参等有延长免疫蛋白半衰期的作用；银耳、地黄、阿胶、蒲公英、山豆根等则有提高吞噬细胞功能的作用。绞股蓝所含的总皂苷对环磷酰胺所致小鼠免疫功能低下有显著拮抗作用，对 NK 细胞活性有显著增强作用。从甜瓜中分离出来的葫芦素（B、E）等也有提高细胞免疫的作用。

清热凉血，活血化瘀药如牡丹皮、桃仁、生地、龙胆草、石见穿、连翘、红花、赤芍、益母草、垂盆草、川芎等均有抑制免疫功能的作用；生地、牡丹皮、水红花子、大黄、茅根、丹参、桃仁、红花、紫草、赤芍、莪术等有清除免疫复合物积聚及其损害的作用；黄芩、甘草具有抗变态反应的作用。

近年来有不少报道表明，用活血化瘀法治疗因免疫复合物引起的疾病有很好的疗效。说明活血化瘀药对免疫复合物及其有害作用有抑制和消除作用，其作用机制可能是抑制抗体的生成以减少免疫复合物的产生，或通过增强吞噬细胞功能以清除免疫复合物。另有资料表明，活血化瘀药可能对免疫复合物起溶解作用。

关于中药复方对免疫功能影响的研究报道近来也有不少，如三黄汤（黄连、黄芩、黄柏）不仅能抑制细菌繁殖，而且能增强 T 细胞的免疫功能；保元汤（黄芪、人参、肉桂、甘草）对控制自身免疫性肝病有显著治疗效果，能减轻肝细胞坏死，阻止自身免疫性肝病的发展。

十二、T 细胞功能

在血液中淋巴细胞占 70% ~ 80%，在血液和淋巴组织之间反复循环，还可以停留在外周淋巴器官如淋巴结中。淋巴细胞的寿命较长，一般为数月，有的长达一年以上。T 细胞被特异性的抗原物质激活后，进行增殖和分化，形成在功能上各异的两类细胞，即 T 免疫效应细胞和 T 记忆细胞。根据 T 效应细胞的细胞表面特征的不同可区分为 T4 和 T8 两个亚群，而这些亚群还可根据不同的功能再分为不同类型。属于 T4 亚群的有淋巴因子 T 细胞、诱导性 T 细胞和辅助性 T 细胞。淋巴因子 T 细胞能通过释放淋巴因子激活巨噬细胞和造血干细胞；T 诱导性细胞能释放白细胞介素，促进其他 T 细胞的成熟分化，而辅助性 T 细胞能产生一种 B 细胞生长因子，促使 B 细胞分化为浆细胞，影响抗体的产生。

T8 亚型细胞，根据其功能可以再分为能抑制 B 细胞和 T 细胞活性的抑制性 T 细胞和对带有特异抗原的靶细胞具有杀伤作用的细胞毒性 T 细胞。由此可见，T 细胞除了具有细胞免疫作用外，它们还具有调节其他免疫细胞特别是 B 细胞的功能。

记忆 T 细胞在血液中不断循环，当它们再次遇到曾经接触过的抗原时，即使相隔几年之久仍能加以"识别"。在第二次与抗原体接触时能激发一种继发反应，这种反应比原发反应更强烈地引起细胞增殖，在短时间内形成大量的效应 T 细胞。

十三、B 细胞功能

在血液中 B 细胞约占淋巴细胞总数的 15%，固定在 B 细胞膜表面的免疫球蛋白（主要是单体 IgM 和 IgD）是抗原的特异性受体。当它们初次与某一个抗原接触而被致敏时，一部分 B 细胞即分化成熟为浆细胞，浆细胞即开始生成对该抗原特异的免疫球蛋白并将它们释放到周围的组织液中，这就是免疫抗体。只有当某些调节性因子，如由辅助性 T 细胞所释放的淋巴因子和巨噬细胞释放的白细胞介素 -1 存在时，B 细胞才能被抗原激活。浆细胞不再在血液中循环，在它们生存的 2 ~ 3 天时间里一直停留在组织中。

有小部分受抗原刺激的 B 细胞发展成为记忆性 B 细胞，寿命很长，且保持特异性，由它们增殖生成的后代细胞也保持着这种特异性。当它们再次接触具有同样特异性的抗原时，便能迅速被激活，成为特异 B 淋巴母细胞。由记忆性 B 细胞增殖生成的后代细胞愈多，被特异性抗原、激活的 B 细胞数也愈多。可见 B 细胞系统的"记忆"能力取决于具有抗原特异性的记忆细胞数目的多少。

在血液中，除了 T 细胞和 B 细胞之外还有一类淋巴细胞，根据它们的细胞表面标志既不归属于 B 细胞，也不归属于 T 细胞。这类细胞称为裸细胞，占血液中淋巴细胞总数的 5% ~ 10%。目前受注意的裸细胞有杀伤细胞和自然杀伤细胞，K 细胞上具有免疫球蛋白 IgG 的 Fc 片段受体，当表面覆盖有 IgG（抗体）的靶细胞与 K 细胞接触时，IgG 分子的 Fc 片段可与 K 细胞表面的 Fc 受体结合，激发 K 细胞的杀伤作用。由此可见，K 细胞的杀伤作用是抗原依赖性的，但抗原是非特异的。至于 NK 细胞，虽然也是杀伤细胞，但其杀伤作用不依赖于抗原和抗体的存在。NK 细胞广泛分布在血液和外周淋巴器官，对杀伤肿瘤细胞有重要作用。干扰素能活化 NK 细胞，而白细胞介素 –2 能刺激 NK 细胞的增殖和产生干扰素，因而增强 NK 细胞的杀伤作用。

十四、自然杀伤细胞的功能

自然杀伤细胞（NK）是机体重要的免疫细胞，不仅与抗肿瘤、抗病毒感染和免疫调节有关，而且在某些情况下参与超敏反应和自身免疫性疾病的发生，其发育成熟依赖于骨髓和胸腺微环境。

NK 细胞不表达特异性抗原识别受体，是不同于 T、B 淋巴细胞的一类淋巴样细胞，可表达多种表面标志，其中多数也可表达于其他免疫细胞表面。临床将 TCR^-、mIg^-、$CD^+56.CD^+16$ 淋巴样细胞鉴定为 NK 细胞。此外，NK 细胞表面还具有多种与其杀伤活化或杀伤抑制有关的受体。

NK 细胞属非特异性免疫细胞，它们无须抗原预先致敏，就可直接杀伤某些肿瘤和病毒感染的靶细胞，因此在机体抗肿瘤和早期抗病毒或胞内寄生菌感染的免疫过程中起重要作用。在肿瘤或病毒特异性 IgG 抗体存在条件下，NK 细胞也可通过表面 IgGFc 受体（$Fc\gamma R III$）介导，识别杀伤与 IgG 抗体特异性结合的肿瘤 / 病毒感染的靶细胞。此种以 IgG 抗体作为中间桥梁，定向介导 NK 细胞对靶细胞的杀伤作用，称为抗体依赖性细胞介导的细胞毒作用（ADCC）。此外，NK 细胞活化后，还可通过分泌 IFN–γ、IL–2 和 TNF 等细胞因子发挥免疫调节作用。

十五、免疫复合物

所谓抗原的反应原性是指能与由它刺激所产生的抗体或致敏淋巴细胞发生特异性反应。具备免疫原性和反应原性两种能力的物质称为完全抗原，如病原体、异种动物血清等。只具有反应原性而没有免疫原性的物质，称为半抗原，如青霉素、磺胺等。半抗原没有免疫原性，不会引起免疫反应。但在某些特殊情况下，如果半抗原和大分子蛋白质结合以后，就获得了免疫原性而变成完全抗原，也就可以刺激免疫系统产生抗体和效应细胞。在青霉素进入体内后，如果其降解产物和组织蛋白结合，就获得了免疫原性，并刺激免疫系统产生抗青霉素抗体。当青霉素再次注射人体内时，抗青霉素抗体立即与青霉素结合，产生病理性免疫反应，出现皮疹或过敏性休克，甚至危及生命。

十六、免疫复合物病

免疫复合物在体内存在有两种方式，一是存在于血液中的循环免疫复合物（CIC），一是组织中固定的免疫复合物。免疫复合物的检测技术可分为抗原特异性方法和非抗原特异性方法。在大多数情况下，免疫复合物中的抗原性质不太清楚或非常复杂，所以抗原特异性方法并不常用。免疫复合物病循环免疫复合物是体内抗原和抗体反应形成的，多数情况下对机体有利，只有少数情况下免疫复合物沉淀下来，引起组织损伤，造成疾病。形成免疫复合物的抗原可分为内源性和外源性。

十七、中药过敏反应

我国自古就有药食同源之说，认为中药不会过敏。其实，不但中药注射剂、丸剂等中成药可以引起过敏反应，甚至连单味中草药也可以引起过敏反应。

1.过敏发生的机制：过敏反应属变态反应，无论中药还是西药，都是外来性抗原物质与体内抗体间所发生的一种非正常免疫反应。中草药中可以诱发过敏反应的物质很多，如蛋白质、多肽、多糖等大分子物质具有完全抗原性；另一些分子较小的化合物可作为半抗原与体内蛋白质结合成全抗原，从而引起过敏反应，这些半抗原在中草药中广泛存在，如小檗碱、茶碱、丹参酮等。具有生化活性基因的化学成分都有可能成为半抗原。

中药可分为植物药、动物药和矿物药，其中虫类药物是最容易引起过敏的，临床上很多医生对此也有较多认识。但是植物类中药引起的过敏也不少见，现已知许多花粉（如槐树花、柳树花、椿树花、菠菜花等）都是重要的过敏原，花粉之间具有共同的抗原，尤其同科属花粉，它们之间可发生交叉反应。据了解，菊科植物、花粉均具有强力的共同抗原，多数是酸性蛋白质，分子量很大，其抗原活性取决于完整的蛋白质结构。

有人统计文献资料发现可致敏的中草药有100多种，可引起过敏反应的常见动物类中药有白僵蚕、水蛭、地龙、蜂乳、乌贼骨、蟾蜍等；植物类中药有鱼腥草、穿心莲、板蓝根、番泻叶、丹参、红花、大黄、山豆根、三七、乳香、人参、紫草、葛根、辛夷、苍耳子、大青叶、川贝、鸦胆子、胖大海、熟地、柴胡等；矿物类中药有冰片、雄黄、石膏等。还有一类过敏反应与中药的光敏性有关，如补骨脂、白芷、天竺黄、荆芥、防风、沙参等，这一类中药具有光敏性，患者服用后对光敏感性增加，可能出现日光性皮炎等，在临床应用中也应该注意。

另有资料统计认为，单味中药及其制剂过敏反应发生频率较高的为：三七、天花粉、水蛭、乳香、没药、鸦胆子、雷公藤、番泻叶、蜈蚣、丹参注射液、板蓝根注射液、鱼腥草注射液、柴胡注射液、穿心莲注射液等。

中成药及复方制剂过敏反应发生频率较高的为：清开灵注射液、复方丹参注射液、双黄连注射液、清热解毒注射液、茵栀黄注射液、银黄注射液、肝炎灵注射液、参麦注射液、正天丸、六神丸、牛黄上清丸、华佗再造丸、跌打丸、三九胃泰、牛黄解毒片、新复方大青叶片、速效伤风胶囊、藿香正气水、正红花油、白敬宇眼膏等。

2.中药过敏的预防和治疗：据调查，凡发生严重不良反应者，大多为过敏体质的人。医生在用药前一定要询问患者的药物过敏史。对于有花粉过敏史者要慎用紫菀、苍术、款冬花、红花、小蓟、大蓟、蒲公英、苍耳、茵陈、青蒿、艾叶、佩兰、菊花等药物；异种蛋白过敏者，慎用虫类药；外用药一旦发生接触性皮炎则立即停用，给予抗过敏治疗。用药期间密切观察药物反应，尤其是过敏体质或体质虚弱者更须谨慎用药，一旦有过敏症状立即停药，症状轻者可使用抗过敏药物如扑尔敏、苯海拉明、异丙嗪（非那根）或维生素C、钙制剂等治疗，症状重者应立即给予肾上腺素、地塞米松、呼吸兴奋剂、升压、吸氧等综合救治。

十八、含植物性雌激素中药的研究

1.具有植物性雌激素作用的中药对乳腺疾病的治疗研究：根据现代药理研究，植物性雌激素含量较高的中药有葛根、补骨脂、当归、女贞子、枸杞子、杜仲、银杏等。这些中药及其方剂所含雌激素或类雌激素样物质的药效是不容忽视的。乳腺腺体组织是下丘脑－垂体－性腺轴的内分泌靶器官之一。在运用中医药理论治疗乳腺疾病的过程中，这类具有雌激素或类雌激素样作用的中药及方剂常常被使用。为探求中医药治疗乳腺疾病的机制，本文就近 15 年来临床上常用的中药及方剂与雌激素的关系综述如下。

（1）补气药：

①人参：到目前为止，从植物人参中已分离并确定了结构的皂苷成分计 40 余种。人参茎叶中还含有山奈酚、三叶豆苷、人参黄酮苷等黄酮类化合物以及酚酸类、甾醇类成分。人参对生殖内分泌系统作用的机制尚不清楚，但其总皂苷的促性腺激素样作用必须依赖垂体的存在。研究表明，人参促性激素样作用的有效成分是人参皂苷，它可使垂体前叶的促卵泡激素（FSH）和促黄体生成素（LH）释放增加，从而加速幼年雌性小鼠动情期的出现，同时使子宫和卵巢重量增加。对人参粗制剂进行的药理研究表明，人参能加速大鼠的性成熟过程，使已成熟的雌性大鼠动情期延长；使家兔睾丸中精子数增多，活动力增强；使蜂王产卵能力提高。体外实验报道，用人参二醇型单体人参皂苷（Rb1）和三醇型单体人参皂苷（Rg1）作用于预培养 3 天的大鼠腺垂体细胞，发现两种皂苷对 LH 分泌均有促进作用，其相应单体也呈现相似效应，对 FSH 的影响与 LH 基本一致。但 Rb1 和 Rg1 对生殖内分泌影响的具体作用机制尚有待进一步研究。

②西洋参：将西洋参中的 Rb1 和 Rg1 作用于预培养 3 天的大鼠脑垂体细胞，发现对 LH 分泌均有促进作用，对 FSH 的作用也相似。Rb1 能使正常雄性小鼠精囊和雌性小鼠子宫增重；Rg1 也能使雄性小鼠精囊明显增重，但去睾丸后 Rg1 不再具有促精囊增重的作用，说明 Rg1 没有雄激素样作用，其促副性腺增重需要睾丸存在。研究还证明 Rg1 可刺激体外培养的大鼠垂体分泌促性腺激素。

③甘草：其主要化学成分是甘草酸、甘草次酸。大剂量的甘草甜素有雌激素样作用，能抑制 17- 羟甾类脱氢酶转变雄甾烯二醇为睾酮，由于上述酶的作用被抑制而造成 3,17- 羟基黄体酮的积聚，因此甘草次酸具有抑制小鼠生殖腺产生睾酮的作用。

（2）补阳药：

①补骨脂：研究表明，补骨脂粉对去卵巢雌鼠可引起动情周期变化，使子宫重量明显增加，有较强的雌激素样作用。雌鼠服用补骨脂后阴道角化和子宫重量增加，提示中药补骨脂具有雌激素样作用。补骨脂中的香豆素类化合物拟雌内酯具有雌激素样作用。

②淫羊藿：研究表明，淫羊藿煮提液能提高雌性大鼠垂体对促黄体生成激素释放激素（LRH）（促黄体生成激素释放激素）和 LH 的反应性，明显增加正常大鼠垂体前叶、卵巢、子宫重量；对去卵巢大鼠，给药 90min 时，垂体对注射 LRH 后的 LH 分泌约为对照组的 5 倍。王菲等研究显示淫羊藿煎剂具有性激素样作用，可以使雌性小鼠子宫增重，雌二醇（E_2）含量升高，以卯时、对雌性小鼠子宫增重、E_2 含量升高明显。

③巴戟天：研究表明巴戟天的补肾壮阳作用主要是通过提高垂体对卵巢刺激素的反应性及卵巢对黄体生成素的反应性来实现增强下丘脑 - 垂体 - 卵巢促黄体功能。

④肉苁蓉：研究发现肉苁蓉作用与雌激素相似，能促进垂体部分细胞增加，促进卵巢孕激素的分泌，能增加性腺轴雌激素受体（ER）、孕激素受体（PR）的表达，抑制卵巢和间质的 IL2 受体表达，增强下丘脑垂体卵巢的促黄体功能，提高垂体对 LRH 的反应性及卵巢的促黄体功能。

⑤锁阳：锁阳能使雄性幼年大鼠血浆睾酮水平提高，有促进动物性成熟、增加性行为等作用。

⑥菟丝子：菟丝子黄酮对下丘脑－垂体－性腺轴功能具有多方面的影响。在雌性小鼠和大鼠，它表现有雌激素样活性，能增加成年大鼠腺垂体、卵巢和子宫的重量，对血浆LH水平虽无明显影响，但能增强卵巢人绒毛膜促性腺激素（HCG）/促黄体生成素受体功能。在去卵巢大鼠，它能增强腺垂体对LRH的反应性。菟丝子的生物学作用及临床疗效与黄酮类化合物有关，已知这些黄酮类物质在结构上与雌激素近似。而其作用不能仅用某一单体成分来解释，可能是多种成分共同作用或相互作用的结果。

⑦覆盆子：对掌叶覆盆子果实水提液进行大鼠下丘脑－垂体－性腺轴功能实验，统计结果表明，服用掌叶覆盆子果实水提液的大鼠下丘脑LRH含量减少，而胸腺中含量升高；垂体LH和FSH均显著降低，而血液中无明显变化，性腺E_2含量明显下降，而血液睾酮含量反而上升。说明掌叶覆盆子果实水提液对实验大鼠有补肾固精的作用。

⑧冬虫夏草：以冬虫夏草1.75g/kg给大鼠灌胃，可增加雌性大鼠的受孕率和产子数，表明冬虫夏草有调节体内雌激素水平，改善子宫内膜功能的作用。

（3）养阴药：

①枸杞子：枸杞子对下丘脑－垂体－性腺轴功能有一定影响，枸杞子煎煮液可使正常大鼠垂体前叶、卵巢、子宫重量比对照组明显增加，卵巢HCG/LH受体特异结合力也明显提高，对去卵巢大鼠，使其垂体对注射LRH后LH分泌明显增加。

②女贞子：研究表明女贞子的有机溶剂提取物中，既有雄激素样物质，也有雌激素样物质的存在。用女贞子等补肾阴的中药在小鼠阴道黏膜上产生了雌激素样作用，服药组兔卵巢的大卵泡数明显增多，雌激素升高。

（4）活血化瘀药：

①丹参：具有雌激素样作用，用2%总丹参酮淀粉悬液给雌性幼龄小鼠灌胃后给药组子宫重量明显高于不给丹参组，而对于切除卵巢的小鼠则子宫增重不明显，说明丹参酮有较温和的通过卵巢起作用的雌激素活性。用精囊和前列腺重量法证明丹参酮I有抗雄激素的作用。

②川牛膝：具有雌激素样作用，幼年大鼠服后子宫重量增加，但对卵巢无明显影响。

③红花：含有β谷甾醇。去卵巢小鼠注射红花煎剂可使子宫重量明显增加，提示中药红花具有雌激素样作用。

（5）其他类中药：

①银杏：银杏叶总黄酮（包括异银杏双黄酮）对雌性大鼠垂体性腺轴激素分泌的影响。结果发现银杏叶总黄酮腹腔注射组对催乳素（PRL）、E_2均有明显抑制作用（$P < 0.01$），而对孕激素有促进分泌的作用（$P < 0.01$）；对FSH、LH有促进作用，对睾酮有抑制作用；口服组有相同的效用，但无统计学差异。说明银杏叶总黄酮明显影响雌性大鼠垂体激素的分泌调节。

②小茴香：用小茴香种子的丙酮提取物给雌性大鼠喂养10天后，导致阴道上皮角化及动情期循环。中剂量可使乳腺重量增加，大剂量可增加输卵管、子宫内膜、子宫肌层、

皮层及卵巢重量。结果证实小茴香种子丙酮提取物具有雌激素样活性。

③五味子：五味子能加强睾丸和卵巢内的 RNA 合成、改善组织细胞的功能，促进增殖细胞的增生及促进卵巢的排卵作用。

④蛇床子：乙醇提取的蛇床子浸膏对正常及去势小鼠有类似性激素作用。皮下注射蛇床子能延长小鼠交尾期，交尾休期缩短，用于去势小鼠出现交尾期，能使子宫、卵巢增重。

⑤蒺藜：研究表明蒺藜茎叶总皂苷具有性激素样作用，能使正常幼年雌性小鼠子宫和卵巢的重量明显增加，促进性器官的发育，进一步实验研究提示，药物可能作用于垂体以上水平。对健康人体的给药实验表明，蒺藜提取物能提高男性 LH 及睾丸激素水平，对女性则给药后 FSH 浓度提高，提示药物在影响垂体激素浓度的同时不扰乱机体中激素的平衡。

⑥香附：香附挥发油有轻度雌激素样活性，皮下注射或阴道内给药，可出现阴道上皮细胞完全角质化，在挥发油成分中，以香附子烯的作用最强，香附的这一作用可能是它治疗月经不调的主要依据之一。5% 香附流浸膏对豚鼠、兔、猫、犬等动物的离体子宫，不论已孕或未孕，均有抑制作用，使子宫平滑肌松弛，收缩力减弱，肌张力降低。

⑦葛根：葛根的主要有效成分为葛根素和大豆黄酮，前者具有扩张血管、改善微循环等作用，后者属异黄酮类植物雌激素。研究表明葛根素和葛根总异黄酮能明显增加去卵巢大鼠阴道涂片中角化细胞数量，部分恢复去卵巢大鼠的性周期；使去卵巢大鼠和幼年小鼠子宫重量明显增加，这种作用呈明显的剂量依赖性。对正常成年小鼠的子宫生长无明显影响，在合用 E_2 时，葛根素和葛根总异黄酮均使 E_2 的促子宫生长作用明显减弱。结果显示葛根素和葛根总异黄酮对雌激素低下动物显示弱雌激素活性，对正常雌激素水平动物无明显雌激素样活性，而在合用 E_2 时，则部分抑制 E_2 的促子宫生长作用，提示葛根素和葛根总异黄酮具有雌激素受体部分激动剂的特性。研究还表明，去势大鼠 E_2、雌三醇（E_3）显著下降（$P < 0.05$）；孕激素有所下降，但差异无显著性（$P > 0.05$），睾酮以及 FSH、LH、PRL、生长激素等垂体分泌激素升高（$P < 0.05$）。以葛根提取物灌胃后，正常组雌激素和促性激素水平均有不同程度的下降；去势动物的 E_2、E_3 恢复正常；雌酮（E_1）和睾酮比正常组升高（$P < 0.05$），但睾酮水平与去势组比较差异无显著性（$P > 0.05$）。说明葛根提取物可恢复去势大鼠的雌激素水平，提高促性激素水平，在正常大鼠体内，该物质表现为抗雌激素样作用。

⑧升麻：升麻中的刺芒柄花素是一种植物雌激素。升麻早在 20 世纪 40 年代初就已被欧美国家用来治疗高血压、经前期综合征以及更年期综合征等疾病，其提取物可有效地缓解更年期潮热、烦躁等症状，并可促进阴道上皮细胞的增殖和角化。研究表明用升麻给未成年雌性小鼠按小中大 3 个剂量灌胃，发现子宫重量随升麻剂量增加而增加，大剂量的升麻可显著增加动情天数（$P < 0.05$）。结果表明，CR 有增加子宫重量的趋势，高剂量时可显著促进阴道上皮角化，在体外试验中亦可以促进 ER 阳性的乳腺癌 MCF7 细胞增殖，可升高 MCF7 细胞的 ER 水平。说明升麻具有雌激素活性，其升高 ER 水平的作用可能是该物质可治疗更年期综合征的机制之一。其机制可能是通过升高组织 ER 水平，使内源性

雌激素与靶器官有效地结合，从而通过上述途径调节更年期已发生失调的内分泌状态。从升麻中粗提出 3 个组分（混合物），结果发现第 1 组分可降低大鼠血浆 LH 水平，但不能与 ER 竞争性结合；第 2 组分虽然可以与 ER 竞争性结合，却无降低血浆 LH 水平的作用；而第 3 组分的上述两种作用均为阴性。此结果暗示了升麻的作用可能是各成分共同发挥的。刺芒柄花素具有微弱的雌激素活性。其代谢产物牛尿酚，对雌激素受体有明显的激活作用。因此它可能是升麻中升高 ER 水平的主要成分。

2. 具有雌激素样作用的方剂：采用性激素靶器官发育的经典实验研究方法，探讨了由熟地、枸杞子、仙茅、肉苁蓉、丹参等药组成的补肾活血方对乳腺发育的作用及机制。结果显示，补肾活血中药在受体前和受体环节对激素尤其是性激素水平的上调以及对雌、孕激素受体的增敏调节都有助于引发靶基因转录、翻译及效应物质合成的增强，在受体后环节表现为乳腺组织 DNA 合成的增加和乳腺重量指数的明显升高，说明补肾活血中药具有显著的促进乳腺发育的作用。由此推测，在通过雌激素的升高引起雌、孕激素受体增加的间接作用之外，补肾活血中药可能还具有对雌、孕激素受体的直接作用。因此，补肾活血中药本身很可能还以雌激素类似物的形式直接与雌、孕激素受体作用，促进靶器官的生长。

另外，研究还探讨了补肾活血中药对乳腺重量指数、乳腺组织结构及乳腺雌、孕激素受体的影响。结果显示，补肾活血中药能使萎缩的乳腺组织结构得到明显改善，重量指数显著增加并有统计学意义；乳腺组织胞浆和胞核雌、孕激素受体的数量明显升高并有统计学意义；并使核/浆雌、孕激素受体比值趋于正常；补肾活血中药还能够使增生乳腺的重量指数及乳腺结构得到恢复或改善，使雌、孕激素核/浆受体比值均趋于正常。说明了补肾活血中药能够预防与改善性激素水平低下导致的成年大鼠乳腺萎缩，并促进大鼠乳腺发育；补肾活血中药与雌激素制剂虽然都具有促进乳房发育的作用，但作用途径不同。

研究观察了仙茅合剂对大鼠生殖系统形态学变化的影响。结果表明仙茅合剂能抑制卵巢和睾丸的萎缩，促进雄性大鼠的睾丸精原细胞的增殖，并使成熟精子量增多；使卵巢各级发育阶段的卵泡及成熟卵泡增多。由此可以看出，仙茅合剂可以明显地延缓大鼠生殖系统老化过程。

从以上诸多的文献资料可以看出，中药中含有大量具有雌激素类似作用的成分。近两年来，关于植物性雌激素研究较多的中药是补骨脂、淫羊藿、菟丝子、银杏叶、葛根、黑升麻。具有雌激素类似作用的中药对机体的影响是多方面的。关于这些具有雌激素类似作用的中药的研究目前还存在诸多的问题。现代研究发现，桑寄生、当归、葛根、人参、西洋参、泽泻、川芎、牡丹皮、白术、杜仲、补骨脂、菟丝子、淫羊藿、巴戟天、甘草等 100 余种中药材中都含有丰富的植物雌激素。近年来，这些中草药在防治更年期综合征方面的作用越来越受到人们的重视。在女性体内，有数百个组织和器官中都存在雌激素受体。当女性的卵巢功能开始衰退、其体内雌激素的水平明显降低时，这些组织和器官便会出现退行性变化。中医认为，与雌激素关系密切的组织和器官都属于"肾经"的范畴，其功能活动不同程度地受到肾经气血运行状况的影响。更年期综合征就是因为肾经的气血运行不畅而引起的。可按照中医辨证施治的理论进行治疗。

3.含植物性雌激素中药对心血管病的治疗研究：已有的大量研究表明，雌激素（Estrogen）对于心血管系统具有保护作用，绝经后妇女应用雌激素替代疗法（HRT）能显著降低心血管疾病的发生率。然而随着研究的进展，HRT所带来的不良后果如生殖系统肿瘤及乳腺癌的发生、子宫内膜增生、高血凝状态等已愈来愈受到人们的关注，这些不良效应在一定程度上影响了推广应用。近年来，流行病学研究、人群试验以及动物实验已经证实植物性雌激素具有抗动脉粥样硬化、舒张血管、防止骨质疏松、抑制肿瘤发生、保护神经系统、抗感染等一系列作用，且未发现有上述不良影响。植物性雌激素种类繁多，是类天然存在于植物中的具有双酚环结构的生物活性物质，其结构与雌激素非常近似。富含异黄酮类的植物主要是豆类，在亚麻籽、油菜籽、水果和蔬菜中含有较多的木酚素。在人类的饮食中，植物性雌激素主要来自豆类及豆制品。豆类食品中所含有的异黄酮也是研究最深入的植物雌激素。

大豆黄酮药理作用主要有：

（1）激素样作用：促进乳腺发育和泌乳，提高血中生长素和催乳素含量，具有强化雌激素效应的作用。大豆异黄酮类物质能增加性激素蛋白的合成，使性激素与珠蛋白结合量增加而降低性激素的血浆浓度，故可减弱性激素在体内的作用，因此根据体内雌激素水平不同，异黄酮类化合物表现出对雌激素的双向调节作用。

（2）抗氧化作用较强，可使血和组织中抗氧化酶活性增强，脂质过氧化物水平下降。

（3）抗肿瘤作用，大豆黄酮的抗癌作用依赖于其对雌激素的调节作用或其抗氧化作用，它还是很强的酪氨酸酶的特异性抑制剂，并具有抑制拓扑异构酶的活性，此与其抗癌活性有一定相关性。

（4）对心血管的保护作用，并且具有降低血压，防血管内皮损伤，抗动脉粥样硬化作用，防治绝经期雌激素不足导致骨质疏松，也用于前列腺癌和乳腺癌等肿瘤等。但大豆中异黄酮含量仅0.1%左右，虽然该物质具有较好的临床应用前景，但提取难度及成本较高。

可喜的是，近年研究发现，葛根素和葛根总异黄酮也具有雌激素样活性，传统中药葛根中异黄酮含量达10%，显示出良好的研究前景。但葛根黄酮心血管作用较强，而雌激素样生殖系活性较弱，药理药效毒理等尚待进一步研究。另外如银杏黄酮，以及早年研究的中药槐米成分"芦丁"（维脑络通主要成分）、槐米、银杏叶、紫菀、桑寄生、桑叶、高良姜的共有有效成分"槲皮素"均属黄酮类成分。这些对心血管的作用已经肯定，并已在临床应用。槲皮素的药理作用与目前研究的植物性雌激素（如大豆异黄酮）近似，如对缺血心肌具有保护作用，降血脂、增加冠脉血流量、降压作用，抑制血小板聚集作用，免疫抑制作用，抗肿瘤活性，抗氧化作用等。

总之，黄酮类成分所谓雌激素样活性实际上主要是心血管效应，与雌激素对心血管的保护作用有着相似之处，黄酮类成分对钙质丢失（骨质疏松）等老年性疾病作用目前仍待进一步确定。但可以相信，总结传统中医文献结合大样本的临床试验，更多传统方药中新的植物性雌激素成分确定和发现，仅是时间问题。会不断出现疗效高、成分明确的中药HRT制剂。已知老年妇女钙质丢失的关键因素是雌激素缺乏，更年期症状并不是所有妇女均有呈现，其核心问题是卵巢衰老是一自然过程，正常雌激素减少呈有序的渐退过程。卵巢腺外如脂肪组织、肾上腺的芳化酶系统也可以释放部分雌激素，因此，通过药物（特别是中药）使卵巢衰退或雌激素减少恢复有序渐退，才是开发 HRT 制剂根本意义所在，但这一点也正是以往黄酮类成分研究中所忽视的问题。

总结含黄酮类成分的药物如菟丝子（菟丝子黄酮）、黄芩（黄芩素及苷、汉黄芩素及苷）、槐米（芦丁、槲皮素）、紫菀（槲皮素）、萹蓄（萹蓄苷）、银杏叶（槲皮素、山奈酚）、葛根（葛根素）、菊花（刺槐苷）、金银花及忍冬藤（木犀草素）等，多具有抗炎功能（清热作用的基础）、降压作用（可能性与舒张平滑肌有关）；黄芩、槐米等具有止血功效，但药理研究抗血小板凝聚作用，此似与止血效应矛盾，其止血机制是与其雌激素样活性有关？还是存在其他机制？有待进一步研究。对这些机制的阐明，有利于合理解释中医有关治则治法，甚至中医理论的科学内涵，中医研究应与中药研究有机相结合，这符合中医学"医药一体"的特色，而目前众多研究将中医证候、中药化学及药理相互割裂进行研究，则可能会使结论误入歧途。

妇科常用药物旱莲草为二至丸组成药物之一，旱莲草（墨旱莲）中的鳢肠菊内酯与苜蓿中的拟雌内酯（Coumestrol）和苜蓿内酯（Medicagol），均有相似结构，是香豆素 3，4- 骈呋喃衍生物，已知前两个化合物都具有雌激素样的作用。墨旱莲成分是否也具有雌激素样作用？旱莲草是妇产科常用止血有效药物之一，二至丸不但常用于妇产科血证的治疗，对于围绝经期或卵巢去势后雌雄激素缺乏或不足引起的更年期症状具有肯定疗效，是否与旱莲草成分雌激素样活性有关？《本草纲目》云旱莲草："乌髭发，益肾阴。"其补肝肾阴、凉血止血功用与雌激素样作用关系如何，尚有待研究。已知女贞子含有齐墩果酸，可改善肝功能，具有强壮作用，这些药物主治阴虚证或肾阴虚证，通过药物成分，理解药物的"药证"，从而对单纯中医证候（药物主治证候）理解可以更上一层楼，从药的作用趋势角度，更准确认识中医"证"的特质。药证和方证中医药学理论重要基石之一，应加大力度深入研究。

另如，仙鹤草为常用止血药，尤擅治妇科血证，但已有的药理证实仙鹤草具有抗凝作用，似与"止血"的传统认识相矛盾，但临床证实仙鹤草在妇科血证中确有较好效果。仙鹤草内酯属异香豆素类成分，通过体内变化，是否也具有雌激素样活性？补肾中药补骨脂所含补骨脂素为呋喃香豆素类。含有香豆素类的药物很多如牛尾独活（部分地区作为当归入药）、香独活、软毛独活、当归、白芷、前胡等。李东垣常用"升阳药"，李东垣反对以四物汤治妇科血证，认为："四物汤阴柔下润……恐有降之又降之弊。"习用风药升阳治疗妇科血证，如《东垣试效方》著名的治崩三方："调经升阳除湿汤""凉血地黄汤""升阳举经汤"，均多用羌活、藁本、白芷、独活、细辛、葛根、蔓荆子等"升阳"而止血，至今仍为临床所常用。易水学派的开山易水老人张元素喜用风药，如名方"九味羌活汤"等多方中擅用风药。在妇科血证治疗，应用升阳药物治疗子宫出血，李东垣自然是得益于师门传授，并将之上升为"升阳"理论。这些升阳药可能正是通过雌激素样作用，使子宫内膜增生、修复而迅速止血。药、方作用规律总结升华即成为治则，治则既是对中药、方剂作用规律的理论总结，又用以指导临床组方、选药及论治，治则治法的独特性甚至形成一个流派学术体系特色。治则体系是中医理论的重要组成部分，是中医理论与临床实践相联系的纽带。从中药化学成分与药理作用之间关系角度，研究分析中医治则治法的合理内涵，可能会揭开医学基础理论研究领域的新篇章。这一领域的研究目前尚显缺乏，加强治则治法研究，可能更有利于推动中医药学的现代化进程。

益母草为唇形科益母草属植物的全草，为我国传统妇科良药，具有活血化瘀、利水消肿等功用。主要成分含有机胺类生物碱，已知益母草碱和水苏碱等含量较高，二者分子量小，结构简单，是益母草药效的主要成分，具有收缩子宫、降压作用。历代宫廷秘方或女性抗衰老的传统方剂中均含有益母草，益母草名称来源就与其对妇产科疾病防治及妇女保健的作用有关。已知雌激素是子宫内膜止血、修复的关键因素，而产后妇女子宫复旧常用有效药物如为益母草制剂，能够加速成子宫内膜的修复过程，具有明显雌激素样作用。对于子宫异常出血属血瘀证者配伍益母草治疗也有较好效果。我国不少地区民间将益母草作为无排卵不孕的促排卵药物。益母草成分益母草碱、水苏碱与雌激素结构完全不同，但药理作用特别是生殖系统和心血管系统的药理作用与 HRT 疗法极为相似。益母草雌激素样作用，可能是通过影响内源性雌激素合成及代谢过程起作用。并且临床发现益母草与丹参配伍，雌激素样活性更明显，是否益母草碱与丹参酮或丹参酚酸反应，生成新的物质？这种物质具有雌激素样活性？有待进一步研究证实。丹参为活血化瘀名药，主要含有脂溶性成分丹参酮、丹参醌，水溶性成分丹参酚酸，目前已证实这些是丹参药效的关键成分。有关丹参成分提取及药理研究报告极多，在心血管系统的作用已为众多的临床病例所证实。但丹参脂溶性成分丹参酮、丹参醌药理作用与植物性雌激素相似。需要指出的是单纯从结构与雌激素是否近似判断有否雌激素样作用无疑是错误的，产生雌激素样效应也可以通过内源性雌激素起作用。

4. 含植物性雌激素中药对脑有明显保护作用：植物中存在着大量结构与雌激素相似，能结合并激活哺乳动物和人类的雌激素受体，并具有雌激素样活性的有效成分。这些化学成分富含于某些中药之中，如黄芪、黄芩、三七、柴胡、白果、麦冬、仙鹤草、芦荟、木贼、虎杖、罗布麻、金钱草、鱼腥草、陈皮等都含有黄酮和异黄酮类成分；桑白皮、陈皮、甘草、满山红、紫花杜鹃中含有二氢黄酮；槐花、紫菀、银杏叶、满山红叶中含有黄酮醇；补骨脂、蛇床子、白芷、前胡、独活、茵陈、秦皮等都含有香豆素；五味子、连翘、牛蒡子、细辛等含木脂素等。

有关雌激素的脑保护作用，一直是国内外神经科学领域的研究热点。选用富含雌激素成分的中药组成复方，进行脑保护作用的研究是新的思路。《中国临床康复》2004 年第 8 卷第 34 期报道了南京大学医学院附属鼓楼医院张博生、徐运等对含雌激素中药脑保护作用的研究成果。目的旨在探讨含雌激素中药对实验动物缺血后脑损伤的保护作用及其临床意义。研究人员指出：黄芪、三七、黄芩、麦门冬均富含黄酮和异黄酮，其是具有雌激素样活性的有效成分。黄芪又是治疗脑卒中的传统名方补阳还五汤的主药，其对脑卒中的治疗有肯定的疗效。实验结果表明，缺血 2h 后再灌注 12h 和 24h，与对照组相比，中药组脑梗死面积明显小于空白对照组，并有显著意义。说明本中药复方有明显的脑保护作用。

十九、中药的毒性反应

中药的毒性反应指剂量过大或用药时间过长引起的机体生理、生化、功能和结构的病理变化。因剂量过大而立即发生毒性反应称为急性毒性，多损害循环、呼吸和神经系统；因长期用药，体内药物蓄积过多而逐渐发生，称为慢性毒性，常损害肝、肾、造血器官和内分泌器官的功能。致畸形、致癌、致突变三致反应属于中药慢性中毒的特殊毒性反应。毒性反应一般比较严重，应该尽量避免。

毒性反应：中药剂量过大或误服等均可引起中毒，《神农本草经》中记载有"莨菪多服令人狂走"等。据现代临床观察，因各种原因引起中毒性急性的发生率日益增多，致死病例也不鲜见。临床表现在以下各个方面：

1. **对中枢神经系统的毒性反应**：常见的中毒症状为唇舌和肢体发麻、头痛、眩晕、烦躁不安、意识模糊、抽搐、惊厥、昏迷、瞳孔缩小或放大、牙关紧闭，甚至死亡。如马钱子（成年人 5～10mg 可中毒，30mg 可死亡）、川乌、草乌、附子、丹参、雪上一枝蒿、雷公藤、北豆根、广豆根、苦参、天仙子、麻黄、细辛、厚朴、朱砂、艾叶、马桑、生天南星、黄药子、火麻仁、苦豆子等。常见中成药有舒筋活络丸、龙虎丸、强力补等。

2. **对心血管系统的毒性反应**：常见的中毒症状有心悸、胸闷、心律失常、血压升高或降低、循环衰竭，甚至死亡。如含乌头生物碱类药物川乌、草乌、附子、雪上一枝蒿；含强心苷类中药蟾酥、罗布麻叶、万年青、洋金花、莨菪、华山参、垂盆草、黄丹、山豆根、麻黄、黄花夹竹桃、北五加皮等。中成药有乌头碱药酒、喉症丸、牛黄清脑片、穿心莲片、牛黄解毒丸等。

3. **对呼吸系统的毒性反应**：常见的中毒症状有呼吸困难、咳嗽、咯血、急性肺水肿、呼吸肌麻痹、呼吸衰竭，甚至窒息死亡。如苦杏仁、桃仁、李子仁、枇杷仁、草乌、肉桂、商陆、雄黄、全蝎、白果（含氰苷、氢氰酸）等。常见中成药有柴胡汤、复方甘草片、消咳喘等。

4. **对消化系统的毒性反应**：常见的毒性症状有恶心、呕吐、食欲不振、腹痛、腹胀、腹泻、消化道出血、黄疸、肝肿大、肝炎、肝细胞坏死等。如瓜蒂、苦杏仁、草乌、川乌、附子、蜈蚣、广豆根、北豆根、艾叶、斑蝥、木通、益母草、沉香粉、山慈菇、芒硝、鸦胆子、苦参、青蒿、番泻叶、芫花、常山、巴豆、苍耳子、黄药子、苦楝子、雷公藤等。中成药有复方宣乌片、安络丸、牵正散等。

5. **对泌尿系统的毒性反应**：常见中毒症状有腰痛、尿频、水肿、尿少、尿闭、尿毒症、肾功能衰竭。如斑蝥、木通（关木通）、马兜铃、苦楝皮、蜈蚣粉、甘草、千年健、鱼胆、广防己、青木香（含有马兜铃酸，引起肾小管坏死）、延胡索、斑蝥素（斑蝥素 30mg 可致死亡）以及钩藤碱等。中成药有速效伤风胶囊、复方斑蝥散、中华跌打丸、云南白药等。

6. **对造血系统的毒性反应**：常见的毒性症状有白细胞减少、粒细胞缺乏，溶血性贫血、紫癜、再生障碍性贫血，甚至死亡等。如洋金花、芫花、斑蝥、狼毒、雷公藤等。中成药有十滴水、雷公藤片等。

二十、前列腺炎辨证用药

1. 清热常用药：黄芩、黄柏、栀子、大黄、黄连、连翘、金银花、蒲公英、白花蛇舌草、鱼腥草、苦参、败酱草、马齿苋等。

2. 利湿常用药：土茯苓、萆薢、车前草、车前子、萹蓄、瞿麦、薏苡仁、白茅根、猪苓、泽泻、石韦、冬葵子、滑石、海金沙、金钱草、竹叶等。

3. 祛瘀常用药：丹参、泽兰、牛膝、益母草、王不留行、桃仁、红花、牡丹皮、赤芍、三棱、莪术、穿山甲等。

4. 气虚常用药：黄芪、党参、甘草、白术、当归、陈皮、升麻、柴胡、白芍等。

5. 肾虚常用药：淫羊藿、巴戟天、山茱萸、肉苁蓉、补骨脂、菟丝子、沙苑子、巴戟天、熟地、生地、川续断、茯苓等。

6. 止痛常用药：川楝子、乌药、延胡索、香附、牡丹皮、徐长卿、青皮、佛手、五灵脂、蒲黄、郁金、荔枝核、橘核等。

第二节　马氏临床常用中药药理汇总

1. 麻黄：解表、宣肺平喘、利水退肿、散寒通滞。所含麻黄碱能使收缩压和舒张压升高，并有明显的中枢兴奋作用；并能使胃肠平滑肌松弛，增强膀胱三角肌和括约肌张力。现代药理研究显示能解除胃、肠等平滑肌痉挛，因此治疗腹痛证具有指导意义。现代研究表明，麻黄等解表药及麻黄的复方，能增强机体抗感染应答能力，另一方面又可抑制亢进的免疫功能，故治疗过敏性鼻炎及支气管哮喘、风湿性关节炎、急性肾炎、荨麻疹等变态反应疾病，较为有效。此外，麻黄碱可收缩鼻腔黏膜血管，以减轻其充血引起的鼻塞，故西医亦以之"通鼻窍"。麻黄又能治疗心动过缓。

2. 桂枝：发散风寒，温经助阳。桂枝水煎剂及桂皮醛有解热、降温作用。桂枝配麻黄对大鼠足跖部汗腺分泌有兴奋作用。在桂枝汤的单味药中，桂枝的抗炎作用最强，并与芍药有协同作用。其挥发油部分由呼吸道排出时，对局部有消炎作用。挥发油还有止咳、祛痰作用。桂皮醛有镇静、镇痛、抗惊厥作用。桂枝煎剂及乙醇浸液对多种细菌具有抑制作用。桂枝还有芳香健胃作用，并能使冠状动脉血流量增加。治疗低血压、治疗遗尿有效。

3. 香薷：发汗解表，化湿和中，利水退肿。所含挥发油有发汗、解热作用，并能刺激消化腺分泌及胃肠蠕动，能抑制小鼠离体肠平滑肌。有祛痰作用，对多种病原性细菌有抑制作用。酊剂能刺激肾血管而使肾小球充血，滤过性增大而有利尿作用，能治疗轻症低钾血性瘫软病。

4. 羌活：发散风寒，胜湿止痛。羌活挥发油能使致热性大鼠体温明显降低，具有显著的解热作用，能使醋酸所致小鼠扭体次数明显减少，具有显著的镇痛作用。还有抗菌和抗炎作用。羌活水溶部分对实验动物有抗心律失常和对心肌缺血的保护作用。临床新用可治疗支气管哮喘。

5. 防风：祛风解表，胜湿止痛，止痒，止痉。防风水浸液有明显加强机体免疫功能的作用。此外，还有抗实验性胃溃疡、抗病原微生物及抑制血栓形成等作用。防风煎剂对三联疫苗、伤寒混合菌苗所致家兔发热有解热作用。防风乙醇浸液对实验小鼠有镇痛作用，对大鼠蛋清性脚肿有抗炎作用，抗惊厥作用。

6.白芷：发散风寒，燥湿止痒，止痛通窍，消肿排脓。药理显示，白芷具有收缩外周血管、促凝血等作用。本品可扩张冠状动脉血管。白芷治疗头痛、痹痛、疮痈肿痛、面色晦暗诸症。小剂量白芷对血管运动中枢、呼吸中枢、迷走神经及脊髓有兴奋作用；大剂量则能引起强直性间歇性痉挛，甚至全身麻痹。白芷浸膏有止血作用，抗雌激素活性作用。白芷解热效果优于阿司匹林。现代研究其主要有毒成分为白芷毒素，其小剂量可兴奋呼吸中枢、血管运动中枢、迷走中枢及脊髓，出现呼吸增强、血压升高及呕吐等；大剂量使用可引起烦躁、惊厥，继而全身麻痹而死亡。从确保用药安全的角度来看，谓其"有小毒"，应引起重视。

7.细辛：祛风散寒，止痛通窍，止咳平喘，通利血脉。现代研究表明，其所含挥发油为其主要有效成分，且具有急性毒性及慢性磷中毒样的肝、肾损伤；挥发油中的黄樟醚有致癌等慢性毒性，经高温煎煮其毒性明显降低和消除。细辛对心脏有明显兴奋作用，药后可迅速出现心肌收缩力增强、心率加快等药理作用，对病态窦房结综合征、窦性心动过缓、房室传导阻滞等慢性心律失常，有一定作用。因本品性温，有助阳之功，故多用于兼有寒性的慢性心律失常，且常与附子、桂枝、黄芪等同用。

8.苍耳子：散风寒，通鼻窍，祛风湿，止痒止痛。小剂量有呼吸兴奋作用，大剂量则抑制呼吸。对兔耳血管有扩张作用；苍耳苷对正常大鼠、兔和犬，有明显的降血糖作用。苍耳子煎剂体外试验，对多种细菌均有不同程度的抑制作用。对实验小鼠有镇咳作用。

9.辛夷：散风寒，通鼻窍。辛夷挥发油有收缩鼻黏膜血管的作用。其水、醇提取物对麻醉动物，有降低血压作用。辛夷煎剂及浸膏对动物子宫有兴奋作用。辛夷浸剂或煎剂对动物有局部麻醉作用。其煎剂对葡萄球菌、乙型链球菌、脑膜炎病毒及多种致病性真菌，均有抑制作用。辛夷有收敛作用，能保护鼻腔黏膜，促进鼻腔黏膜分泌物的吸收，减轻炎症，使鼻腔通畅。

10.薄荷：疏散风热，清头目，利咽喉，透疹，疏肝解郁，宽中理气，辟秽解暑，消疮止痒。薄荷醇与薄荷酮对皮肤均有刺激作用。薄荷醇应用于皮肤，首先产生凉感，继而有微刺灼感。且可缓慢透入皮内，引起长时间的充血，并反射性引起深部血管变化，调整血管功能，而达治疗作用。薄荷内服有发汗解热作用。薄荷煎剂对多种细菌和病毒有抑制作用。薄荷油有抑制胃肠道平滑肌收缩、健胃、利胆等效果。薄荷醇能减少血液与皂苷等的泡沫，用于支气管炎时，能减少呼吸道的泡沫痰，而使有效通气腔道增大。当用于鼻炎、喉炎时由于薄荷醇能促进分泌，使黏稠的黏液稀释，而表现明显的缓解作用。此外，还可用于治疗慢性荨麻疹。

11.荆芥：祛风解表，清头目，利咽喉，透疹，消疮止痒，止血（多炒炭用），通鼻窍，祛风解痉。荆芥煎剂对金黄色葡萄球菌和白喉杆菌有较强的抗菌作用。煎剂及乙醇浸剂有微弱解热作用，并有一定镇痛作用，还能直接松弛豚鼠支气管平滑肌。药理研究证实荆芥煎剂及乙醇浸剂能直接松弛豚鼠支气管平滑肌，亦有抗过敏活性，临床用荆芥油治疗慢性气管炎有较好平喘作用。

12. **牛蒡子**：疏散风热，清热解毒，透疹。牛蒡子有消炎、解热、利尿、降血糖等作用，水浸剂能抑制金黄色葡萄球菌及多种致病性真菌，还可用于治疗鼻症。

13. **蝉蜕**：疏散风热，清利头目咽喉（明目退翳，利咽开音），透疹，息风止痉，消疮止痒，定惊安神，止咳平喘。蝉蜕水提取液小鼠皮下注射有明显镇痛作用。水提液及醇提物均有抗惊厥作用。水提液小鼠腹腔注射有明显镇静作用。醇提物亦有显著镇静作用。蝉蜕煎剂静脉注射时镇静作用更为明显。此外，本品尚有一定抗癌、免疫抑制及抗过敏等药理作用，还可用于治疗经行头痛。

14. **桑叶**：疏散风热，清肝明目，清肺润燥。桑叶有降血糖作用，鲜桑叶煎剂体外实验对金黄色葡萄球菌、乙型溶血性链球菌、白喉杆菌、炭杆菌均有较强抑制作用；对多种细菌具有一定的抑制作用。高浓度桑叶水煎剂在体外有抗钩端螺旋体作用。此外，又具清利头脑、明目、长发等功用。还可用于治疗急性结膜炎。

15. **菊花**：疏散风热，清利头目，平抑肝阳。菊花水煎醇沉制剂对离体兔心有显著扩张冠脉，增加冠脉流量的作用，减轻心肌缺血状态，并能降低血压，抑制局部毛细血管通透性。菊花水浸剂或煎剂，体外试验对多种致病菌，以及流感病毒和钩端螺旋体均有一定抑制作用。此外，菊花还有一定解热、镇静作用。

16. **蔓荆子**：疏风邪，清头目。蔓荆子水煎液小鼠腹腔注射有明显镇痛作用。70%甲醇提取物有抗炎作用，蔓荆子醇浸液有非常显著的祛痰作用。蔓荆子水煎液、石油醚提取液可使豚鼠离体气管平滑肌舒张，说明有平喘作用。此外，还发现本品有一定降压、抑制肠道平滑肌、增进外周和内脏微循环、抗凝等作用。

17. **葛根**：发表解肌，透疹，生津止渴除烦，升阳止泻，活血疗疮，解酒。葛根总黄酮和葛根素有明显扩张冠状动脉作用，可使正常和痉挛状态的冠状血管扩张。总黄酮还能对抗垂体后叶素引起的冠状动脉痉挛，并可降低心肌耗氧量，对梗死心肌代谢有良好影响。葛根煎剂、浸剂和总黄酮均有一定降压作用，并可扩张血管，改善脑循环。实验证明葛根有较为广泛的β受体阻滞作用。葛根素能抑制二磷酸腺诱导的人和动物血小板聚集。葛根煎剂有轻微降血糖作用。煎剂和醇浸剂有解热作用，但煎剂解热作用不及醇浸剂。此外，葛根含收缩和舒张平滑肌的成分，黄酮苷元对肠管有解痉作用。还可用于治疗脑血栓形成、治疗高脂血症、治疗颈项强痛或颈椎病。

18. **柴胡**：发表退热，疏肝解郁，升举阳气。柴胡有较明显的解热、镇静、镇痛、镇咳作用。柴胡皂苷的抗炎强度与泼尼松相似，对消化系统，柴胡有较明显的保肝和利胆作用。柴胡制剂对细菌性、四氯化碳及青霉素的霉等所致的动物实验性肝脏损害有显著的抗损伤作用。如配伍甘草（甘柴合剂）则效果更好。柴胡粗皂苷对动物实验性胃溃疡有防治效果。对心血管系统，柴胡皂苷有抑制心肌的作用。临床药理观察到人口服柴胡颗粒剂时，小剂量对水的排泄机能低下者有显著的利尿作用，大剂量则无利尿作用，并出现手、脚、面部水肿，肩与颈部肿胀明显，胸下部压迫性钝痛等症状。柴胡煎剂对多种细菌和钩端螺旋体有一定的抑制作用，对流感病毒也有较强抑制作用，还有抗肝炎病毒和抑制I型脊髓炎病毒引起病变的作用，还可能有阻止疟原虫发育的作用。此外，柴胡还有降血脂作用，还可用于治疗病毒性肝炎、治疗功能性水肿。

19. 升麻：发表散邪，透疹，清热解毒，升举阳气。升麻煎剂对正常离体家兔子宫有兴奋作用，表现为频率增加和短时间提高张力。对膀胱和未孕子宫呈兴奋作用，并抑制离体肠管和妊娠子宫。升麻水提物对凝血酶引起的人血纤维蛋白质凝聚时间有显著延长作用。对心血管系统，升麻具有抑制心脏，减慢心率，降低血压的作用。

20. 知母：清热泻火，滋阴润燥。知母煎剂对多种细菌具有不同程度的抑制作用。知母浸膏有持久的防治大肠埃希菌所致兔高热作用。知母能使增多的肾上腺素能受体最大结合点数减少，使减少的 M- 胆碱能受体最大结合点数增加，同时使它们各自向相反方向转换，以调整它们的关系，纠正细胞功能。知母皂苷元与水煎剂均可明显降低高甲状腺激素状态小鼠脑 β 受体 Rr 值，并显著改善该状态下小鼠体重下降。醇提物能升高血糖，水浸物能降低血糖。知母皂苷有抗肿瘤作用。此外，知母浸膏可抑制呼吸中枢和心血管系统。知母既善清血分及心肝经实热，又长于退心、肝虚火，治疗心肝阴虚诸证。

21. 天花粉：清热降火，生津润燥，消肿排脓。天花粉有致流产和抗早孕作用，对免疫系统的功能具增强和抑制作用。天花粉蛋白可抑制艾滋病病毒在感染的免疫细胞内的复制，减少免疫细胞中受病毒感染的活细胞数。天花粉可明显减少艾氏腹水癌小鼠的腹水，使生存期明显延长。结晶天花粉蛋白可抑制蛋白质的生物合成。此外，天花粉提取液可使饥饿兔血糖升高，对高血糖小鼠有明显的降糖作用。煎剂在体外对多种细菌具有不同程度的抑制作用。

22. 竹叶：清热泻火，除烦止渴，凉心利尿，清肝利胆。用于治疗病毒性心肌炎、白塞病。竹叶煎剂对金黄色葡萄球菌、绿脓杆菌等有抑制作用。

23. 决明子：清肝明目，润肠通便。决明子浸液可明显降低血压，对自发性遗传性高血压大鼠的降压作用和持续时间明显优于利血平。其脂溶、醇溶、水溶部分的降压效应均无快速耐受性，能为阿托品所阻断。决明子散有降低血浆总胆固醇甘油三酯的作用。亦有研究表明决明子不影响胆固醇总水平，而能提高血清高密度脂蛋白胆固醇含量。水浸液对多种细菌具有抑制作用，其主要成分之一大黄根酸 -9- 蒽酮对红色毛癣菌等有较强的抑制作用。此外，本品还有增强吞噬细胞功能、促进胃液分泌、泻下、加强宫缩等作用。

24. 夏枯草：清肝明目，消肿散结。夏枯草煎剂、水浸剂、乙醇 - 水浸剂、乙醇浸剂有明显的降压作用，且低浓度时可兴奋心脏，高浓度则表现出抑制作用。水煎醇沉液有明显的抗炎作用，并呈剂量依赖性。水煎醇沉液有免疫抑制作用，表现为使肾上腺重量增加，而胸腺和脾脏重量减轻，又使血中皮质醇水平提高，淋巴细胞数量减少。煎剂对多种细菌均有抑制作用。此外，本品还有降血糖作用和组胺样作用，还可用于治疗肝癌、失眠证、甲亢、卵巢病。

25. 茺蔚子：清热疏风，活血调经，养阴益精。茺蔚子碱甲有明显的兴奋子宫的作用。水浸液、乙醇水浸液、乙醇浸液均有降压作用，还可用于治疗闭经。

26. 黄芩：清热燥湿，泻火解毒，凉血止血，清热安胎。黄芩苷等对豚鼠离体气管过敏性收缩及整体动物过敏性气喘，均有缓解作用，与麻黄碱有协同作用。还可用于治疗小儿呼吸道感染、钩端螺旋体病、流行性脑脊髓膜炎带菌者、急性胆道感染、肾炎、肾盂肾炎、高血压、麦粒肿等。黄芩煎剂在体外有较广的抗菌谱，对多种细菌具有不同程度的抗菌作用。对流感病毒、钩端螺旋体及多种致病真菌亦有抑制作用。此外，还有抗变态反应与抗炎作用，还具有镇静、解热、降压、利尿、利胆与解痉、解毒、保肝、降低毛细血管通透性，以及抑制肠管蠕动等功能。

27. 栀子：泻火除烦，清热利湿，凉血解毒，消肿止痛。栀子煎剂及醇提取液有利胆作用，能促进胆汁分泌，并能降低血中胆红素，可促进血液中胆红素迅速排泄。栀子除有利胆作用外，还有促进胰腺分泌作用。栀子及其提取物有明显的利胆及降胰酶效应，其中所含京尼平有最显著的降低胰淀粉酶作用，使胰胆流量作用最强，持续时间较短。京尼平对胃机能产生抗胆碱能性的抑制作用，对溶血性链球菌和皮肤真菌有抑制作用，对心血管系统有降压作用，防治动脉粥样硬化作用。

28. 苦参：清热燥湿，杀虫利尿，止血止痢。苦参碱对实验动物有明显的利尿、平喘、祛痰、抗心律失常、免疫、升白、抗肿瘤、抗炎、抗病原微生物、安定等作用。苦参、苦参碱、苦参黄酮等均有抗心律失常作用。苦参有增加冠脉流量，保护心肌缺血及降血脂作用，总碱还有防止白细胞减低及抗辐射作用。醇提取物对阴道滴虫、阿米巴原虫有杀死作用。煎剂对多种细菌均有抑制作用，对多种皮肤真菌也有抑制作用。还可用于治疗心律失常、哮喘、白细胞减少症。

29. 生地：清热凉血止血，养阴生津。生地具有抗地塞米松对脑垂体－肾上腺皮质系统的抑制作用，从而使血浆皮质酮浓度升高。100%的生地注射液有抗辐射作用。生地醇浸膏有降血糖的作用。1% 生地浸膏有明显强心及利尿作用。生地的水煎剂有抗炎作用，且又对须疮癣菌、石膏样及杜盎氏小芽孢癣菌等多种真菌的生长有抑制作用。生地的水提取物有提高免疫功能及催眠镇静等作用。此外，生地有止血作用，能明显缩短凝血时间，又具抗癌作用，具有促进机体淋巴母细胞的转化、增加 T 淋巴细胞数量的作用，并能增强网状内皮系统的吞噬功能，尤对免疫功能低下者作用更明显。还可用于治疗席汉综合征、红斑狼疮性肢痛、关节炎及皮肤病、原发性血小板减少性紫癜、功能性子宫出血。

30. 牡丹皮：清热凉血，活血散瘀。牡丹皮煎剂在体外对多种细菌均有较强的抗菌作用。经除去丹皮酚后的水溶性部分及类部分能降低毛细血管通透性，通过抑制血小板聚集而起到抗炎作用，且对纤溶酶原及纤溶酶有显著的抑制作用。牡丹皮煎剂、去丹皮酚后的煎剂或丹皮酚均有降压作用。丹皮酚对伤寒、副伤寒菌苗引起的发热有明显的解热作用。此外，丹皮酚还有利尿、镇静、镇痛、抗惊厥、通经、抗早孕等作用，还可用于治疗血小板减少性紫癜、过敏性鼻炎等。

31. 赤芍：清热凉血，散瘀止痛，清肝泻火，利水通淋。赤芍能增加动物冠脉血流量，增加心输出量，赤芍煎剂有抗血小板凝集，抗血栓形成，抗实验性心肌缺血，改善微循环及降低门脉高压作用。赤芍的正丁醇提取物对 S180 实体瘤有明显的抑制作用。此外，芍药苷对应激性胃溃疡有预防作用。还可用于治疗冠心病、急性脑血栓形成、肺心病、肝曲综合征、急性黄疸型肝炎。

32. **紫草**：凉血活血，解毒透疹，通利二便。紫草煎剂、紫草素等对多种细菌具有明显的抑菌作用。紫草的乙酰、水、乙醇提取物均有一定抗炎作用。由新疆软紫草提得的紫草素有抗癌作用，且新疆产紫草根煎剂能明显兴奋心血管系统及缓和解热等。另外，紫草提取物还有可逆性的抗生育作用以及降血糖等作用。

33. **金银花**：清热解毒，疏散风热。金银花体外试验对多种细菌具有抑制作用，对流感病毒及铁锈色小芽孢癣菌等皮肤真菌有抑制作用。水浸剂比煎剂作用强，叶的煎剂比花的煎剂作用强。若与连翘合用，能增强抗菌作用。与青霉素合用，能增强对耐药性金黄色葡萄球菌的抗菌作用。动物实验表明，金银花提取液有很好的消炎作用和解热作用。金银花煎剂灌服有降低血清胆固醇的含量，减少肠内对胆固醇的吸收作用。其煎剂能促进白细胞的吞噬作用。大量口服，对实验性胃溃疡有预防作用，并可增强胃肠蠕动，促进胃液及胆汁分泌。对中枢神经有一定的兴奋作用。

34. **连翘**：清热解毒，消痈散结，疏散风热。连翘有广谱抗菌作用，对多种细菌和病毒均有不同程度的抑制作用。抗菌主要成分为连翘酚。连翘种子的挥发油也有抗菌和抗病毒作用，且某些活性优于果壳。近期又从连翘茎中分出新型抗真菌物质连翘苷 -B。连翘能明显抑制炎性渗出，对有害刺激所致机体炎性屏障形成无抑制作用，这对局部炎症是有利的。连翘还能增强小鼠炎性渗出细胞的吞噬能力，从而增强机体的免疫机能。连翘注射液及叶的水溶液均能降压。所含芦丁能增强毛细血管的致密度，故对毛细血管破裂出血、皮下出血有止血作用，还有抗肝损伤、解热、镇吐、利尿作用。

35. **野菊花**：疏风清热，解毒消肿。野菊花对心血管系统能增加冠脉流量，使肾血流增加。此外，能促进白细胞吞噬功能，提示有抗肿瘤活性。野菊花乙醇流浸膏水溶液具有降压作用，其作用是通过抗肾上腺素及扩张外周血管和抑制血管运动中枢而出现的。野菊花煎剂对溶血性金黄色葡萄球菌、白喉杆菌、痢疾杆菌及绿脓杆菌均有抑制作用。

36. **紫花地丁**：清热，解毒，消肿。紫花地丁有明显的抗菌作用。体外实验证明，19种药用地丁，均有不同程度的杀菌作用，其中以紫花地丁类（为堇菜科堇菜属多种植物）的杀菌作用最强，为正品药用地丁。其他如"甜地丁""苦地丁"类也有一定的杀菌作用，且为地区习惯用药。紫花地丁有确切的抗病毒作用，实验证明，紫花地丁的二甲亚砜提取物和甲醇提取物 H9 细胞培养物中的 HIV 活性，其中二甲亚砜提取物（称为 E 成分）的作用更大，$100\mu g/mL$ 的 E 成分的抗病毒作用与低毒性浓度生药提取物的抗病毒作用相似，它不诱导干扰素，不使细胞内的 HIV 或单纯疱疹病毒失活，但能抑制 HIV，而对单纯疱疹病毒无抑制作用。实验证明，紫花地丁提取液对内毒素有拮抗作用，是对内毒素的直接摧毁作用，作用强度中等。

37. **蒲公英**：清热解毒，利湿。蒲公英是传统的清热解毒药物。近年来通过进一步研究，证明它有良好的抗感染作用。现已研制成注射剂、片剂、糖浆剂不同剂型，广泛应用于临床各科的多种疾病。蒲公英多用于治疗上呼吸道感染、各种感染性疾患、先天性血管瘤、皮肤疣、"甲亢"突眼。蒲公英煎剂或浸剂，对金黄色葡萄球菌、溶血性链球菌及卡他球菌有较强的抑制作用，对多种细菌及钩端螺旋体等也有一定的抑制作用。

38. **鱼腥草**：清热解毒，消痈排脓，利尿通淋。鱼腥草鲜品汁液对金黄色葡萄球菌有抑制作用。鲜汁加热后则作用减弱。其煎剂对金黄色葡萄球菌、白色葡萄球菌、溶血性链球菌、肺炎双球菌、卡他球菌、白喉杆菌、变形杆菌、痢疾杆菌、肠炎杆菌、猪霍乱杆菌、多种革兰阳性及阴性细菌、钩端螺旋体等均有抑制作用。其乙醚提取物体外实验对结核杆菌有明显抑制作用。我国人工合成的癸酰乙醛的亚硫酸氢钠称为人工合成鱼腥草素，体外抑菌实验表明，对多种革兰阳性及阴性细菌均有较明显的抑制作用。鱼腥草煎剂体外实验表明其能明显促进人外周血白细胞吞噬金黄色葡萄球菌的能力。鱼腥草素能使全血白细胞对白色葡萄球菌的吞噬能力明显增强。鱼腥草因含槲皮苷、大量钾盐而具有利尿作用。

39. 败酱草：清热解毒，消痈排脓，祛瘀止痛。黄花败酱的乙醇浸膏或挥发油，均有明显镇静作用，且能增强戊巴比妥钠的催眠效应。在挥发油中主要起作用的是败酱烯和异败酱烯。败酱草有促进肝细胞再生，防止肝细胞变性的作用。此或与其所含的齐墩果酸有关。败酱草浸剂对多种细菌有轻度的抑制作用。白花败酱的提取物对流感病毒有明显的抑制作用。多用于治疗神经衰弱、流行性腮腺炎、急性细菌性炎症、浸润型肺结核、流感。

40. 附子：回阳救逆，补火助阳，散寒止痛。附子煎剂有明显的强心作用，熟附子强心作用较强。附子煎煮时间愈久，其强心作用愈显著而其毒性愈低，其强心作用与其所含的消旋去甲基乌药碱有密切关系。其煎剂口服对大鼠甲醛性及蛋清性关节肿呈明显的消炎作用。所含乌头碱、乌头原碱有镇痛和镇静作用。附子煎剂有抗心肌缺血缺氧的作用，生附子能引起大鼠血压下降及心率减缓。附子注射液可提高小鼠体液免疫功能及豚鼠血清补体含量。所含去甲基乌药碱能明显降低肾血流量，并使尿中钠排泄减少。乌头、附子和乌头碱能刺激局部皮肤、黏膜和感觉神经末梢，先兴奋产生瘙痒与热感，继而麻醉，丧失知觉。本品所含乌头碱有毒，过量服用可引起中毒，中毒症状及解救方法同乌头。还可用于治疗窦性心动过速、支气管哮喘、慢性肾功能衰竭。

41. 白花蛇舌草：清热解毒，利湿消肿。白花蛇舌草体外抗菌作用不显著，只对金黄色葡萄球菌和痢疾杆菌有微弱作用。高浓度水煎剂方能抑制绿脓杆菌、伤寒杆菌、变形杆菌的生长，对其他常见致病菌作用亦弱。注射液几无抑菌作用。其粗提物水溶液能增强鼠、兔及人的白细胞的吞噬作用。白花蛇舌草对兔实验性阑尾炎的治疗效果显著，可使体温下降，白细胞下降，炎症基本吸收。有报道，白花蛇舌草注射剂胸腔注射，能明显降低胸腺重量，提示有增强肾上腺皮质功能作用。本品粗制剂体外试验，在高浓度下对艾氏腹水癌、吉田肉瘤及多种白血病癌细胞有抑制作用，而体内实验则无明显效果。灌胃或口服白花蛇舌草对鼠、对人均有抑制精子生成的作用。由白花蛇舌草、夏枯草、甘草组成的"三草汤"对实验性肝损害，有利于肝细胞的恢复，减轻代谢障碍，且有利胆效果。

42. 半枝莲：清热解毒，活血祛瘀，利水消肿。体外试验证明，半枝莲可抑制乙型肝炎病毒（HBV）生长，强度中等。半枝莲可抑制急性粒细胞性白血病血细胞，其抑制率在75%以上。半枝莲多糖对肉瘤细胞及腹水肝癌细胞均有一定的抑制作用。半枝莲具有很强的抗变作用，为抗癌机制之一。半枝莲多糖对机体细胞免疫有促进作用，可能是抗癌作用的一个方面。半枝莲、金钱草等组成的半枝莲化瘀排石汤，可兴奋家兔的离体回肠，给小鼠灌胃半枝莲化瘀排石汤，可明显促进胃肠推进运动。临床资料表明，用半枝莲化瘀排石汤，对泌尿系结石有较好效果，可明显增加尿量、肾动脉血流量，还可用于治疗慢性肾功能衰竭、治疗癌症。

43. 射干：清热解毒，消痰，利咽。本品醇提取物能显著降低小鼠毛细血管通透性，对巴豆油致炎小鼠，大鼠透明质酸酶性脚水肿及甲醛性脚肿胀等炎症模型均有明显治疗作用，对酵母所致发热大鼠有一定解热作用，对流感病毒、腺病毒、疱疹病毒有抑制作用。所含鸢尾苷给家兔皮下注射，有明显利尿作用，还可用于治疗慢性鼻窦炎。

44. 独活：祛风湿，止痛，解表。独活煎剂有明显镇痛、镇静、催眠及抗炎作用。煎剂或酊剂均能明显降低血压，但持续时间较短。独活液静注，可兴奋呼吸。所含的花椒毒素、佛手柑内酯、欧芹属素乙等呋喃香豆精类化合物，具有光敏作用。所含佛手柑内酯等香豆精类化合物有抗溃疡作用，对兔回肠有明显解痉作用。所含 γ-氨基丁酸有抗心律失常的作用。

45. 徐长卿：祛风除湿，止痛止痒，解毒消肿。徐长卿煎剂有降低动物血压、降血脂和增加冠脉血流量、改善心肌代谢等作用。徐长卿全株植物及丹皮酚对多种细菌具有一定的抑制作用。

46. 桑枝：祛风湿，通经络，利关节，行水消肿。桑枝皮水煎液有明显降压作用。桑枝浸出液对兔及绵羊皆有明显的养毛作用。桑枝水煎液具有一定的抗布鲁菌的作用。

47. 砂仁：化湿行气，温中止呕，止泻，安胎。阳春砂及缩砂仁 0.25% ~ 0.75% 的水煎液，对离体肠管平滑肌呈兴奋作用，而阳春砂 1% ~ 1.25% 水煎液和挥发油的饱和水溶液均呈抑制作用。砂仁煎剂可增强胃的功能，促进消化液的分泌，可增进肠道运动，排出消化管内的积气。可起到帮助消化，消除肠胀气症状。砂仁能明显抑制因 ADP 所致家兔血小板聚集，对花生四烯酸诱发的小鼠急性死亡有明显保护作用，同时有明显的对抗由胶原和肾上腺素所诱发的小鼠急性死亡作用。

48. 茯苓：利水渗湿，健脾补中，宁心安神。茯苓煎剂或糖浆剂，对正常人体有显著利尿作用。茯苓流浸膏、煎剂对大鼠有利尿作用，能促进尿中钾、钠、氯等电解质的排出。茯苓多糖有明显增强免疫功能作用，羧甲基茯苓多糖能显著提高小鼠腹腔巨噬细胞的吞噬百分率及吞噬指数，并具有抗胸腺萎缩及拮抗脾脏增大的作用。茯苓煎剂对实验动物有降低胃液分泌及胃酸含量。茯苓对家兔离体肠管有直接松弛作用。茯苓对肝损伤有保护作用，能显著降低谷丙转氨酶的活性，防止肝细胞坏死。茯苓煎剂有镇静、降血糖等作用。茯苓有抗肿瘤作用，尤其是茯苓菌丝体中提取的多糖有显著抗癌作用，茯苓聚糖复合物（V-P）对 S180 腹水瘤有抑制作用。茯苓水、乙醇及乙醚提取物有对实验动物心肌收缩力增强、心率增快作用。

49. 猪苓：利水渗湿。猪苓煎剂有较强的利尿作用，较茯苓、木通强。其水或醇提取物能增强网状内皮系统吞噬功能；猪苓多糖能明显促进抗体生成，显著提高荷瘤小鼠腹腔巨噬细胞吞噬能力，提高淋巴细胞转化率，为一种非特异性免疫刺激剂。猪苓提取物可抑制小鼠肉瘤和肝癌。猪苓多糖有抗放射作用和护肝作用。

50.泽泻：利水渗湿，泄热。泽泻煎剂和浸膏对人和多种动物有显著利尿作用，尿中钠、氯、钾及尿素排出量也增加。有降血脂作用，泽泻多种成分对实验性高胆固醇血症有明显的降血清胆固醇作用和抗动脉粥样硬化作用，其中泽泻醇（A、B、C）醋酸酯都有降胆固醇作用，尤以泽泻醇 A-24- 醋酸酯降脂作用最强，还能提高血中高密度脂蛋白胆固醇的含量，有抗脂肪肝及保肝作用。泽泻可能降低细胞免疫功能，不影响机体的体液免疫功能，对多种细菌具有抑制作用。

51.薏苡仁：利水渗湿，健脾止泻，祛湿除痹，清热排脓。薏苡仁油能抑制骨骼肌收缩，对离体兔血管，低浓度时收缩，高浓度时扩张；对离体兔小肠，小剂量时兴奋，大剂量时抑制。薏苡仁内酯对小肠有抑制作用；对小鼠有解热、降温、镇痛作用；抑制实验动物心脏的收缩，并有减缓频率的作用。薏苡仁醇或水醇提物对实验动物一些癌细胞有一定抑制作用，有些成分可使细胞核分裂停止于中期。薏苡仁有抗炎和增强免疫功能的作用。

52.肉桂：补火助阳，散寒止痛，温经通脉。肉桂水煎剂能扩张血管，促进血液循环，增加冠脉及脑血流量，使血管阻力下降，能明显改善胸主动脉内膜的高血压性损害。在体外，其甲醇提取物及桂皮醛有抗血小板凝集、抗凝血醇作用。桂皮油、桂皮醛、肉桂酸钠具有镇静、镇痛、解热、抗惊厥等作用。桂皮油对胃黏膜有缓和的刺激作用，并通过刺激嗅觉反射性地促进胃机能，能促进肠运动，促进消化液分泌增加，增强消化功能，排除消化道积气，缓解胃肠痉挛性疼痛。肉桂水提取物能抑制单核巨噬细胞系统的吞噬功能，抑制绵羊红细胞致敏小鼠的抗体产生量，能降低幼鼠脾重，能抑制补体免疫溶血反应（体外）。桂皮醛及桂皮酸钠可使家兔的白细胞增加。桂皮酸钠能减少 ^{60}钴 γ 射线照射引起的小鼠、犬的死亡率。桂皮油可引起子宫充血，对革兰阳性及阴性菌有抑制作用。

53.枳实：破气消积，化痰除痞。枳实能缓解乙酰胆碱或氯化钡所致的小肠痉挛。对胃肠平滑肌有一定的兴奋作用，能使胃肠运动收缩节律增加而有力；对家兔离体或在体子宫均呈兴奋作用，使子宫收缩有力、肌张力增加，为治胃下垂、子宫脱垂提供依据。枳实煎剂有强心作用，枳实注射液静脉注射有明显升压作用，升压有效成分是对轻福林（辛弗林）及 N- 甲基酪胺。枳实注射液静脉注射还能增加冠脉流量，脑及肾血流量亦可增加。枳实及 N- 甲基酪胺有利尿作用。枳实能使胆囊收缩，奥狄氏括约肌张力增加，并抑制血栓的形成。此外，枳实还有较强的抗过敏活性，所含橙皮有维生素 P 样效应，能降低毛细血管的通透性和脆性。

54.厚朴：行气燥湿，消积除满，下气平喘。厚朴煎剂对肺炎球菌、白喉杆菌、溶血性链球菌、枯草球菌、志贺氏及施氏痢疾杆菌、金黄色葡萄球菌、炭杆菌及若干皮肤真菌均有抑制作用。厚朴碱、异厚朴酚有明显的中枢性肌肉松弛作用。厚朴碱、木兰箭毒碱能松弛横纹肌。对小鼠离体肠管，小剂量出现兴奋，大剂量则为抑制。厚朴酚对实验性胃溃疡有防治作用，并对组织胺所致十二指肠痉挛有一定的抑制作用，能抑制胃液分泌。厚朴有降压作用，降压时反射性地引起呼吸兴奋，心率增加。此外，厚朴煎剂对小鼠实验性肝炎能改善实质性病理损害。

55.**莱菔子**：本品水提物对葡萄球菌和大肠埃希菌等有显著的抑制作用，水浸剂对多种细菌有不同程度的抑制作用。莱菔素对葡萄球菌、痢疾杆菌、伤寒杆菌和大肠埃希菌的MIC分别为40mg/mL、125mg/mL、125mg/mL及200mg/mL，对细菌外毒素有明显解毒作用。其水提物有明显降压作用。降肺、体动脉压强度与酚妥拉明基本相符。持续微量静脉注射能抑制急性缺氧导致的肺动脉高压，同时减少降低体动脉压的副作用，明显减低体血管与肺血管阻力，明显降左、右心室搏动指数。

56.**川芎**：活血行气，祛风止痛。川芎煎剂无论对离体或在体蛙心及离体蟾蜍心脏，皆为低浓度呈现兴奋作用，收缩力增强，心率变慢；高浓度则抑制心脏，甚至完全舒张或停止。川芎及其提取物均能扩张冠状动脉，增加冠状动脉血流量，改善心肌的血氧供应和降低心肌的耗氧量。川芎的总生物碱和川芎嗪，可使麻醉犬的外周血管阻力降低，主动脉及以下动脉的血流增加。川芎对缺血性脑血管病、偏头痛，有显著的预防作用，还可防治短暂性脑缺血，治疗突发性神经性耳聋、脑变性疾病和植皮后出现的血栓。此外，川芎还可加速骨折局部血肿吸收，促进骨痂形成；对^{60}钴γ射线及氮芥等形成的动物损伤有保护作用；有抗维生素E缺乏症作用；抗组织胺和利胆作用。本品近代临床广泛用于各种心脑血管疾病如心绞痛、心肌梗死、脑梗死、缺血性中风等。

57.**牛膝**：活血祛瘀，补肝肾，强筋骨，利尿通淋，引血下行。牛膝所含昆虫变态甾体激素，具有极强的蛋白合成促进作用。牛膝总皂苷均有明显兴奋子宫平滑肌的作用，能使子宫收缩幅度增加、频率加快、张力增加。怀牛膝苯提取物皆呈明显的抗生育、抗着床及抗早孕作用；氯仿提取物呈明显的抗生育、抗早孕作用，但无明显抗着床作用。怀牛膝抗生育有效成分为脱皮醇。牛膝醇提液对实验小动物心脏有抑制作用，煎剂对麻醉犬心肌也有明显的抑制作用。牛膝煎剂或醇提液静脉注射麻醉犬、猫、兔等，均有短暂的降压作用，并可使犬肾容积缩小。血压下降时伴有呼吸兴奋。怀牛膝具有降低大鼠全血黏度、红细胞压积、红细胞聚集指数的作用，并能延长大鼠凝血酶原时间和血浆复钙时间。牛膝具有抗炎镇痛消肿作用，能提高机体免疫功能，激活巨噬细胞系统对细菌的吞噬作用，扩张血管，改善循环，促进炎性病变吸收。煎剂对小鼠离体肠管呈抑制作用，对豚鼠肠管有加强收缩作用。

58.**益母草**：活血祛瘀，利尿消肿，清热解毒。益母草煎剂、乙醇浸膏及所含益母草碱对多种动物的子宫呈兴奋作用；对小鼠有一定的抗着床和抗早孕作用。小剂量益母草碱能使离体肠管紧张性弛缓，振幅扩大；大剂量则振幅变小，而频率增加。益母草有强心、增加冠脉流量和心肌营差血流量的作用，能减慢心率，减慢去氧肾上腺素及异丙肾上腺素引起的心率加快，表现为与α受体阻滞剂相似的作用，但不能完全阻断；对实验性心肌缺血、心肌梗死或心律失常等动物模型均有不同程度的对抗作用，能缩小心肌梗死范围、减轻病变程度，保护心肌超微结构等作用。益母草对血管壁有直接扩张作用、能增加股动脉血流量，降低血管阻力，显示其持续时间较短的降压作用。对血小板聚集、血栓形成、纤维蛋白血栓形成以及红细胞的聚集性均有抑制作用。益母草能改善肾功能，对狗缺血型初发期急性肾功能衰竭具有显著效果，益母草碱能显著增加兔的尿量，在较高浓度时能使兔血悬液发生溶血，对蛙神经肌肉标本呈箭毒样作用。

59. 鸡血藤：活血补血，舒筋活络。鸡血藤水提醇沉制剂可增加实验动物股动脉血流量，降低血管阻力；水煎剂可降低动物胆固醇，升高高密度脂蛋白与 TC 的比值，对动脉粥样硬化病变有明显的对抗作用，体外试验一般浓度显示对血小板聚集有明显抑制作用，此作用较当归和赤芍为强。此外，该品尚有一定的镇静催眠作用，且能促进小鼠肾总磷代谢，还可促进小鼠子宫 24h 总磷代谢。

60. 水蛭：破血逐瘀。水经素具有强大的抗凝作用，水经水提取物、水经素对血小板聚集有明显的抑制作用。水蛭素对弥漫性血管内凝血（DIC）有很好的治疗作用，而且同肝素比较，具有不增加凝血酶 –1 的消耗的特点。水煎剂能降低全血比黏度、血浆比黏度、红细胞压积，减少纤维蛋白含量，缩短红细胞电泳时间，改善血液流变性，降低血胆固醇、甘油三酯，消退动脉粥样硬化斑块，增加心肌营养性血流量，对抗垂体后叶素引起的心律失常或明显的 T 波、ST 段的变化，促进脑血肿吸收，减轻周围脑组织炎症反应及水肿，缓解颅内压升高，改善局部血液循环，保护脑组织免遭破坏。对皮下血肿也有明显抑制作用。水煎剂对肾缺血有明显的保护作用，能明显降低血清尿素氮、肌酐水平，对升高的血清肿瘤坏死因子有明显的降低作用。水蛭素对肿瘤细胞有抑制作用。水蛭的高抗凝作用，有利于抗癌药及免疫活性细胞进入癌组织杀伤癌细胞。此外，水蛭对兔离体子宫有很强的刺激和兴奋作用，显著提高张力，增加频率。还可用于治疗冠心病、心绞痛、高脂血症、脑梗死、脑血管病所致的偏瘫、肺源性心脏病、肝硬化、肾小球肾炎、肾病综合征。

61. 钩藤：息风止痉，清热平肝。钩藤的各种制剂，包括含有钩藤的复方、单味钩藤的煎剂、乙醇提取物、总生物碱对多种动物的正常血压及高血压有降压作用，多种生物碱也分别表现降压作用。对降压机制的研究结果表明，钩藤的作用部位广泛，涉及中枢、神经节、外周神经、心脏和外周血管等不同环节。钩藤碱能降低动物平均动脉压并使心脏后负荷降低、前负荷升高，扩张血管，减少外周阻力，使心率减慢，每搏输出量增加。钩藤碱明显抑制花生四烯酸、胶原及腺苷二磷酸盐诱导的大鼠血小板聚集。钩藤对小鼠有明显的镇静作用而无催眠作用，钩藤醇浸剂皮下注射有防治实验性癫痫的作用，有一定抗戊四氮惊厥作用。钩藤煎剂能短时间降低离体回肠肠肌的张力，同时很快使收缩幅度增大，并有对抗组织胺作用。钩藤总碱能抑制组织胺引起的豚鼠哮喘，使之避免窒息。此外，钩藤还能抑制在体及离体蛙心、兔心，抑制蛙和小鼠呼吸和缩小瞳孔等作用。

62. 天麻：息风止痉，平抑肝阳，祛风通络。天麻、天麻苷、天麻苷元、香荚兰醇、香英兰素及密环菌发酵液对多种动物有抑制自发活动、协同戊巴比妥钠的作用、延长睡眠时间等，其镇静作用可能与降低中枢神经系统的兴奋性有关，能降低戊四氮所致动物惊厥率和死亡率，缩短阵挛时间。人工培育天麻抗惊厥效应比野生天麻强，多次用药比单次用药效佳。香荚兰醇、香英兰素及密环菌发酵液也有不同程度的抗惊厥作用。天麻乙醇浸出物、天麻煎剂及香荚兰醇均能有效制止实验性癫痫发作，控制脑电图癫痫样放电。有报道天麻有较强的镇痛作用，且野生天麻较人工天麻效佳。

63. 酸枣仁：养心益肝，安神，敛汗。生酸枣仁及炒酸枣仁煎剂，对实验动物及人均有显著的镇静、催眠作用，所含黄酮成分是镇静、催眠的有效成分之一。能拮抗咖啡因引起的兴奋状态，与巴比妥类药物表现协同作用。可使防御性、运动性条件反射次数显著减少，内抑制扩散，条件反射消退；抑制猫由吗啡引起的躁狂现象。亦有镇痛、抗惊厥、降温、降压、降血脂等作用。对子宫有兴奋作用。水提取物对实验动物心律失常有对抗作用，能把制离体蛙心的心率，使蛙心收缩力加强，对损伤心肌细胞有保护作用。对微循环有扩张作用。还可用于治疗神经衰弱、梦游症、更年期综合征、各种疼痛症。

64. 柏子仁：养心安神，润肠通便。因含大量脂肪油，故有滑肠作用。柏子仁的水及乙醇提取物对东莨菪碱所致的记忆贮存障碍及电休克所致的记忆巩固障碍有明显的改善作用。水提物还可改善乙醇诱导的记忆获得障恐，乙醇提取物对损伤所致的记忆再现障碍及记忆消失有改善作用。

65. 刺五加：刺五加及其苷类提取物，具有明显的抗疲劳、抗辐射、抗应激、耐缺氧、提高机体对温度变化的适应力、解毒等作用。刺五加能降低红细胞脂质过氧化物，升高 Na^+-K^+-ATP 酶活性。刺五加对动物实验性移植瘤、药物诱发瘤、癌的转移和小鼠自发白血病都有一定的抑制作用，还能减轻抗癌药物的毒性。刺五加水提物、醇提物及制五加多糖均能增加特异性和非特异性免疫功能。刺五加及刺五加苷能提高核酸和蛋白质的合成，预防蛋白质和核酸合成的减少，提高机体的无氧氧化反应，使骨骼肌中的可氧化基质增多，使机体较早地转向利用脂类作为能源的氧化方向。刺五加水提液、醇提液均有镇静作用。并且，刺五加能改善大脑皮层的兴奋、抑制过程，提高脑力劳动效能。刺五加具有抗心律失常、改善大脑供血量、升高低血压、降低高血压的作用。刺五加根提取物及刺五加苷均有促性腺作用。刺五加具有抗炎、抗菌和抗病毒作用。

66. 绞股蓝：健脾益气，化痰止咳，清热解毒。绞股蓝及绞股蓝皂苷均具有抗疲劳、抗缺氧、抗高温和抗低温的作用。绞股蓝和绞股蓝皂苷均能延长生物体细胞、果蝇、小鼠的寿命。绞股蓝能明显升高 SOD 活性，降低心、脑、肝细胞内脂褐素的含量。绞股蓝能防止正常细胞癌化，提高荷瘤动物免疫力。绞股蓝皂苷对肝癌、肺癌、胃癌等多种癌瘤有抑制作用，对 S180 肉瘤细胞有杀灭作用。绞股蓝及绞股蓝皂苷能明显增加非特异性免疫、细胞免疫、体液免疫的功能，且具免疫调节作用。绞股蓝及绞股蓝皂苷具有明显的降血脂、降血糖作用，并能提高脾脏、睾丸、大脑和血液蛋白质的合成速率。绞股蓝具有镇静、催眠、镇痛、抗紧张的作用，对学习记忆有促进作用，绞股蓝皂苷能使小鼠体温升高，而含等量的复方绞股蓝却使体温下降。绞股蓝及绞股蓝皂苷能增加冠脉流量、抗心肌缺血、增加脑血流量、抑制血栓形成。绞股蓝具有保肝、抑制结石生长的作用。绞股蓝皂苷具有保肝和抗溃疡作用。绞股蓝有性腺激素样作用，能明显增加正常大鼠血浆的 ACTH 的含量。绞股蓝皂苷具有防治糖皮激素的副作用。绞股蓝还具有抗菌、乌发、护发、美容等作用。

67. 红景天：健脾益气，清肺止咳，活血化瘀。红景天或红景天苷，能增强脑干网状系统的兴奋性，增强对光、电刺激的应答反应，调整中枢神经系统介质的含量趋于正常。红景天能增加甲状腺、肾上腺、卵巢的分泌功能。红景天能提高肌肉总蛋白含量和 RNA

的水平，能使血液中血红蛋白质和红细胞数增加，促使负荷肌肉氧化代谢指数正常化。红景天及红景天苷具有抗疲劳、抗缺氧、抗寒冷、抗微波辐射，提高工作效率，提高脑力活动等作用。红景天素能促进人胚肺二倍体成纤维细胞（2BS）增殖和降低细胞死亡率，阻抑肝细胞内脂褐素的形成和降低酸性磷酸酶活性；抑制大鼠肝细胞过氧化脂质和增强血清超氧化物歧化酶的活性。红景天素对 S180 肉瘤细胞有抑制作用。红景天具有抗炎、弛张回肠平滑肌、对抗破伤风毒素等作用。

68. 甘草：益气健脾，祛痰止咳，缓急止痛，清热解毒，缓和药性。甘草浸膏、甘草酸、甘草次酸衍生物，甘草锌等均有抗溃疡作用，甘草浸膏、异甘草素对动物离体肠管具有明显的解痉作用，甘草提取物 FM100 能促进胰液分泌，甘草浸膏、甘草酸、甘草次酸具有保肝作用。甘草次酸及其衍生物，具有止咳平喘和祛痰作用。甘草酸具有降脂作用，3- 芳香香豆素衍生物 Gu-7 能抑制血小板聚集，18β- 甘草次酸钠具抗心律失常作用。甘草酸、甘草次酸还具有解毒、抗利尿作用。甘草类黄酮具有抗氧化作用。

69. 肉苁蓉：补肾阳，益精血，润肠通便。本品的水浸液对实验动物有降低血压作用，且能促进小鼠唾液分泌，有抗家兔动脉粥样硬化的作用，还能调整内分泌，促进代谢，增强记忆、强壮等，亦有一定程度的抗衰老作用。该品的无机盐和亲水性胶质类多糖，能显著提高小鼠小肠推进度，缩短通便时间，同时对大肠的水分吸收有显著的抑制作用。

70. 蛇床子：温肾助阳，祛风燥湿，杀虫止痒。蛇床子浸膏具有性激素样作用，能增加子宫、卵巢重量，延长交尾期，并对小鼠前列腺、精囊、提肛肌重量有增加作用。尚有抗微生物、寄生虫、杀灭阴道滴虫、抑制絮状表皮癣菌的作用，并有局部麻醉作用，且能明显拮抗组织胺，慢反应物质，故有抗变态反应作用。此外，蛇床子总香豆素尚有平喘、祛痰、催眠等作用。

71. 淫羊藿：补肾壮阳，益精健骨，祛风除湿。淫羊藿能促进阳虚动物的核酸、蛋白合成，具有雄性激素样作用，并可兴奋性欲，还能镇咳、祛痰、平喘、改善心功能、镇静、降压、降血脂、降血糖、抗炎、抗病原微生物、抗惊厥等。本品具有促进免疫功能，抗衰老的作用。此外，对内源性儿茶酚具有拮抗作用。

72. 巴戟天：补肾阳，益精血，强筋骨，祛风湿。巴戟天具有明显的促进肾上腺皮质激素的作用，并能增强下丘脑 - 垂体 - 卵巢促黄的功能活动，有一定降压作用。此外，尚能增加小鼠体重，延长持续游泳时间，升高白细胞数，能增加甲状腺功能低下小鼠耗氧量，有抑制幼年小鼠胸腺萎缩等作用。此外，有雄性激素样作用。

73. 当归：补血，活血，调经，止痛，散寒，润肠，止咳。当归所含的挥发油和阿魏酸能抑制子宫平滑肌收缩，而其水溶性或醇溶性非挥发性物质，则能使子宫平滑肌兴奋。当归对子宫的作用取决于子宫的功能状态而呈双相调节作用。当归有降低血小板凝集和抗血栓作用，并能促进血红蛋白及红细胞的生成。当归浸膏对实验动物有显著扩张冠脉作用，增强冠脉血流量，有抗心肌缺血、抗心律失常及扩张血管作用，其所含阿魏酸能改善外周循环，降低血压。且有一定抗氧化和清除自由基作用，对脑缺氧、缺血后再灌注脑组织脂质过氧化物升高有明显的抑制作用。当归对实验性高脂血症有降低血脂作用，所含阿魏酸具有抑制肝合成胆固醇的作用。对非特异性和特异性免疫功能都有增强作用。当归对小鼠四氯化碳引起的肝损伤有保护作用，并能促进肝细胞再生和恢复肝脏某些功能的作用。

74.熟地：补血滋阴，益精填髓。熟地的乙醇提取物对实验动物有凝血作用，中等量的熟地流浸膏对实验动物有强心作用，对衰弱的心脏更为显著，其主要作用于心肌。多数试验研究认为熟地有降低血糖的作用，但其降血糖作用与其所用剂型和剂量有关。此外，熟地有一定的抑菌作用，对多种真菌具有抑制作用。

75.枸杞子：滋肝肾，益精血，明目，安神，生津。本品对实验动物能显著提高网状内皮系统吞噬能力，有增强细胞与体液免疫的作用，且能显著提高正常健康人的淋巴细胞转化率，能提高因放疗或恶性肿瘤所致免疫功能低下患者的淋巴细胞转化率和巨噬细胞吞噬率，提高患者的免疫功能，同时具有免疫调节作用。枸杞子对造血功能有促进作用，对实验动物有生长刺激作用，还能抗衰老、抗突变、抗肿瘤、降血脂、保肝及抗脂肪肝、降血糖、降血压。

76.桑葚：滋阴，养血，补肝，益肾，生津，润肠。本品有增强免疫，激发淋巴细胞转化之作用。

77.沙棘：养阴生津，止咳化痰，活血祛瘀。沙棘汁、沙棘黄酮、沙棘油均具有增强巨噬细胞吞噬功能，促进体液免疫及细胞免疫作用。沙棘汁、沙棘油体内实验对多种恶性肿瘤有明显的抗癌活性。沙棘汁、沙棘油有抗心肌缺氧作用；沙棘总黄酮有增加心肌血流量，改善心肌微循环，降低心肌耗氧量，抗心律失常及扩张血管等作用。沙棘汁对造血细胞有明显促进作用。沙棘黄酮有降血脂、抗溃疡作用；沙棘汁有刺激胃肠运动促进界肠腺体分泌作用。此外，沙棘油还具有明显抗放射作用和抗炎、疗伤等作用；沙棘黄酮具有一定的抗过敏作用。

78.女贞子：补肝益肾，乌须明目。本品有增强免疫功能，升高外周白细胞，增强网状内质系统吞噬能力，增强细胞免疫和体液免疫的作用，对化疗或放疗所致的白细胞减少有升高作用，有强心、利尿及保肝作用，并有止咳、缓泻、抗菌、抗癌等作用。

79.海螵蛸：海螵蛸具有抗消化性溃疡，抗肿瘤，抗放射及接骨作用。海螵蛸中所含的碳酸钙能中和胃酸，改变胃内容物 pH，降低胃蛋白酶活性，促进溃疡面愈合，另外，其所含胶质与胃中有机质作用后，可在溃疡面上形成保护膜，使出血趋于凝固，通过动物实验，海螵蛸有明显促进骨缺损修复作用。海螵蛸依地酸提取液对 S180 肉瘤及腹水型肉瘤均有抑制作用。海螵蛸水提液灌胃可明显提高射线辐射大鼠的存活率及血中 5- 羟色胺含量。

80.菟丝子：补肾固涩，益精健骨，养肝明目，固冲安胎。菟丝子是中医补肾、壮阳、固精之要药。菟丝子煎液具有延缓衰老，类似雌激素样作用，并能促进造血功能，增强机体免疫、强心、降压以及兴奋子宫等。此外，尚能降低胆固醇，软化血管，改善动脉硬化等作用。菟丝子提取物对雄激素部分缺乏大鼠具有生殖保护作用。菟丝子总黄酮可能通过调节母胎界面内分泌 - 免疫网络平衡而起到维持早孕的作用。菟丝子黄酮对氧化应激损伤 PC12 细胞具有保护作用，其机制可能是通过清除自由基、提高抗氧化酶活性，从而抑制细胞的凋亡。表明菟丝子具有增强小鼠机体免疫功能和免疫调节作用。菟丝子醇提取物能增加心肌冠脉血流量。

（唐璐、邢立刚）

参考文献

[1]于佩灵，庞敏，高静，等．动脉硬化中医证治规律的研究进展 [J]. 实用中医内科杂志 ,2020,34(02):63-66.

[2]李光宗，杨宝钟，庞鹤，等．血栓闭塞性脉管炎中西医治疗研究进展 [J]. 血管与腔内血管外科杂志 ,2019,5(06):525-530.

[3]王强．中药益气活血方治疗急性心肌梗死并急诊 PCI 术患者的临床研究 [J]. 光明中医 ,2019,34(10):1463-1466.

[4]姚耿圳，黄晶一，王倩，等．慢性心力衰竭治疗难点与对策 [J]. 新中医 ,2016,48(07):3-4.

[5]谢斌．血小板特异性 MicroRNA155 与血栓闭塞性脉管炎的相关性研究及参附注射液的干预作用 [D]. 南昌：南昌大学 ,2016.

[6]刘小成．黄芪合剂治疗扩张型心肌病室性心律失常的临床效果 [J]. 临床合理用药杂志 ,2015,8(15):140-142.

[7]周正弘．血管扩张剂治疗慢性心力衰竭的临床治疗 [J]. 中国卫生标准管理 ,2015,6(03):244-245.

[8]陈玉芹，王民．常用活血化瘀类中药的应用分析 [J]. 中国医药指南 ,2014,12(27):252-253.

[9]戴雁彦．保心方治疗慢性心力衰竭的临床研究 [D]. 北京：北京中医药大学 ,2008.

[10]李伟．健心汤对慢性心力衰竭患者临床疗效及对 BNP 的影响 [D]. 合肥：安徽中医药大学 ,2014.

[11]杨茵梅，范锡芸．阿魏酸钠治疗急性病毒性心肌炎的临床观察 [J]. 中国医药指南 ,2012,10(08):355-356.

[12]于晗．扩张型心肌病并发心力衰竭的临床治疗分析 [J]. 当代医学 ,2012,18(07):79-80.

[13]周袁申，邹旭，潘光明．慢性心力衰竭中医研究进展 [J]. 中华中医药杂志 ,2010,25(11):1842-1845.

[14]成丽．浅议川芎的药理学作用 [J]. 中国现代药物应用 ,2010,4(06):137-138.

[15]赵建生，周光辉，王婷，等．健脾益气法治疗充血性心力衰竭的疗效研究 [J]. 中医杂志 ,2009,50(S1):104-105.

[16]马波，王善博．中西医结合治疗病毒性心肌炎 50 例疗效观察 [J]. 中外医疗 ,2009,28(19):74+76.

[17]陈传山，李春艳，王媛．病毒性心肌炎的临床诊治体会 [J]. 齐齐哈尔医学院学报 ,2009,30(08):974.

[18]孙振祥，孙兴华．病毒性心肌炎诊疗思路初探 [J]. 光明中医 ,2009,24(02):325-326.

[19]潘宏，李春红，肖顺汉．中药黄芪的心血管药理作用和临床应用研究进展 [J]. 泸州医学院学报 ,2008,31(06):676-678.

[20]荆丰德．黄芪的药理作用与临床应用研究综述 [J]. 实用医技杂志 ,2008(20):2702-2704.

[21]何红涛，武蕾．汪慰寒教授治疗病毒性心肌炎经验 [J]. 河北中医 ,2008(05):461.

[22]郑树云．中西医结合治疗肺栓塞 18 例临床观察 [J]. 江苏中医药 ,2005(09):16-17.

[23]王凌云．宁心颗粒治疗病毒性心肌炎的实验和临床研究 [D]. 济南：山东大学 ,2005.

[24]方祝元．金妙文教授治疗病毒性心肌炎经验举隅 [J]. 南京中医药大学学报 ,2005(02):118-119.

[25]王振涛．病毒性心肌炎慢性期心肌纤维化证治规律初探 [J]. 四川中医 ,2003(12):8-9.

[26]赵玲．黄春林教授治疗糖尿病肾病肾功能不全经验撷菁 [J]. 中医药学刊 ,2003(06):859-860.

[27]葛海龙．生脉注射液治疗舒张性心力衰竭的临床研究 [D]. 哈尔滨：黑龙江中医药大学 ,2003.

[28]于俊生，陈兆昌．动脉粥样硬化从痰瘀毒论治探讨 [J]. 山东中医杂志 ,2002(08):451-454.

[29]蔡炳勤，王建春，黄学阳．综合治疗血栓闭塞性脉管炎Ⅲ期 47 例临床观察 [J]. 上海中医药杂志 ,1999(05):34-36.

[30]吴秋英．陈杨荣教授治疗病毒性心肌炎经验 [J]. 黑龙江中医药 ,1998(01):21-22.

[31]杨文军．丁书文治疗病毒性心肌炎经验 [J]. 山东中医药大学学报 ,1997(01):49-51.

[32]王春明．温通贴配合手法治疗风寒湿痹型肩周炎的临床研究 [D]. 长沙：湖南中医药大学 ,2013.

[33]顾强．调理脾胃法治疗脾虚湿盛型胸痹心痛（稳定型心绞痛）的临床研究 [D]. 北京：北京中医药大学 ,2013.

[34]谢文涛．人参芍药散治疗气阴两虚型冠心病心绞痛的临床研究 [D]. 哈尔滨：黑龙江省中医药科学院 ,2013.

[35]王宇宏．化瘀祛痰颗粒剂对动脉粥样硬化家兔血浆 P- 选择素水平与血小板功能影响的机理研究 [D]. 沈阳：辽宁中医学院 ,2003.

[36] 刘浩然 . 苦丁茶总萜类降脂作用的实验研究 [D]. 长沙：湖南中医学院 ,2003.

[37] 陈海燕 , 严夏 , 付鉴 . 名中医黄春林教授谈高血压病治疗的难点与对策 [J]. 现代中西医结合杂志 ,2001(19):1873.

[38] 李善庆 . 急性心肌梗塞的现代治疗 [J]. 中国医学文摘 ,2001(02)247-250.

[39] 刘秋琳 . 二陈汤降脂作用的理论探讨及实验研究 [D]. 济南：山东中医药大学 ,2005.

[40] 吴启端 . 石菖蒲挥发油及 β- 细辛醚防治急性心肌梗死的药效学研究及机理探讨 [D]. 广州：广州中医药大学 ,2006.

[41] 张芝兰 . 高血压病古今中医文献的整理与研究 [D]. 北京：北京中医药大学 ,2006.

[42] 王磊 , 郭力恒 , 颜芳 , 等 . 黄春林论治急性心肌梗死经验撷英 [J]. 辽宁中医杂志 ,2007(05):554-556.

[43] 徐浩 , 陈可冀 . 中西医结合防治高血压病的进展、难点与对策 [J]. 世界中医药 ,2007(01):3-5.

[44] 侯海晶 , 杨霓芝 . 杨霓芝治疗原发性高血压病的经验 [J]. 上海中医药杂志 ,2007(06):30-31.

[45] 戴海云 . 冠心平抗动脉粥样硬化作用及机制研究 [D]. 南京：南京中医药大学 ,2014.

[46] 刘园园 . 基于炎症研究冠心平抗动脉粥样硬化的机制 [D]. 南京：南京中医药大学 ,2014.

[47] 刘华星 . 健脾化湿方配合西药对稳定型心绞痛（痰阻心脉证）的临床应用研究 [D]. 太原：山西中医学院 ,2014.

[48] 陈灏珠 . 冠心病的几个问题——冠心病专题讲座（四）[J]. 新医学 ,1980(11):602-608.

[49] 施旭辉 , 邢立刚 , 王立洪 , 等 . 马氏参芪饮治疗冠心病稳定型心绞痛 92 例 [J]. 辽宁中医杂志 ,2015(4204):773-776.

[50] 张翔炜 , 张敏州 . 冠心病危险因素的中医干预研究进展 [J]. 中西医结合心脑血管病杂志 ,2005(08):714-717.

[51] 卢富华 , 黄春林 . 黄春林治疗心律失常的经验 [J]. 湖北中医杂志 ,2005(04):23-24.

[52] 王兆博 . 新环境下胸痹（冠心病）中医证素、证型分布及特点分析研究 [D]. 北京：北京中医药大学 ,2018.

[53] 王志英 , 郭立中 , 叶放 , 等 . 周仲瑛教授治疗肺系病证的经验 [J]. 中华中医药杂志 ,2009(2401):53-55.

[54] 梁凤莲 , 徐红 . 高脂血症的中医药辨证论治 [J]. 光明中医 ,2009(2402):379-380.

[55] 吴良昌 . 病毒性心肌炎的治疗与预防 [J]. 中国民族民间医药 ,2009(1806):79.

[56] 张持 . 养阴益气法治疗病毒性心肌炎恢复期的临床研究 [J]. 辽宁中医杂志 ,2014(4106):1205-1208.

[57] 翟旭莉 , 周翠香 . 老年患者心绞痛护理体会 [J]. 实用医技杂志 ,2014(2105):551-552.

[58] 戴国华 , 张彤 , 林慧娟 . 高血压现代中医治疗思路与方法 [J]. 中医药信息 ,2004(02):47-49.

[59] 赵玉姝 , 张余梅 , 李晓杰 , 等 . 颈动脉粥样硬化危险因素的中医药防治进展 [J]. 长春中医学院学报 ,2002(02):63.

[60] 郑培林 , 杨光宇 . 马中夫主任中医师治疗冠心病辨证经验撷拾 [J]. 中医药学刊 ,2002(03):288-289.

[61] 黄明霞 , 谢健 . 赵淳教授救治急性心肌梗塞经验 [J]. 中国中医急症 ,2002(01):36-37.

[62] 肖艳 , 吴瑜 , 黄春林 . 黄春林教授治疗高血压病经验介绍 [J]. 新中医 ,2010(4208):154-155.

[63] 杜绍安 , 杜丽君 . 参附注射液结合运动疗法治疗心功能不全 36 例 [J]. 中国当代医药 ,2010(1725):91-92.

[64] 卢新生 , 苟如虎 , 刘伯渠 , 等 . 人参的药理活性研究进展 [J]. 安徽农业科学 ,2010(3824):13095-13097.

[65] 杨爱国 . 贵州小型猪心脉瘀阻证模型制作及针刺干预研究 [D]. 贵阳：贵阳中医学院 ,2007.

[66] 姜小刚 . 安律胶囊对豚鼠心室肌细胞钠离子通道的影响 [D]. 哈尔滨：黑龙江省中医研究院 ,2009.

[67] 李华 . 辨证分型治疗真心痛 [J]. 中医临床研究 ,2013(508):52-53.

[68] 范存林 . 针灸治疗对高血压病患者血压水平与预后的影响研究 [J]. 中国实用医药 ,2013(810):249-250.

[69] 王薇 . 静注丙种球蛋白联合糖皮质激素治疗急性重症病毒性心肌炎的临床研究 [D]. 青岛：青岛大学 ,2017.

[70] 苑春凤 . 益气化痰活血方治疗老年稳定型心绞痛伴高 Hcy 血症的临床研究 [D]. 昆明：云南中医学院 ,2017.

[71] 黄烨 , 白汝芬 , 王宗仁 . 人参对心血管系统作用的实验药理学研究新进展 [J]. 第四军医大学学报 ,2006(16):1533-1535.

[72] 李翠红 . 急性右心室心肌梗死合并心源性休克 16 例临床分析 [J]. 中国当代医药 ,2011(1809):183-184.

[73] 张晓飞 . 益气活血汤治疗冠心病稳定型心绞痛临床研究 [D]. 广州：广州中医药大学 ,2007.

[74] 詹彭龄 . 炙甘草汤治疗老年性缓慢性心律失常的理论及临床研究 [D]. 济南：山东中医药大学 ,2013.

[75] 胡振波 . 复方丹参饮治疗冠心病稳定型心绞痛伴高脂血症的临床观察 [D]. 哈尔滨：黑龙江中医药大学 ,2009.

[76] 唐勇 . 木瓜复合抗氧化体系的重组及其抗 ApoE 基因敲除小鼠动脉粥样硬化的生物学效应研究 [D]. 重庆：第三军医大学 ,2008.

[77] 夏晓清 . 扩张性心肌病室性心律失常的治疗 [J]. 世界最新医学信息文摘 ,2018(1860):46.

[78] 姚和 . 黄芪养心汤治疗病毒心肌炎气阴两虚型的临床研究 [D]. 长沙：湖南中医药大学 ,2010.

[79]张琳琳.心衰合剂治疗慢性心力衰竭的随机、双盲、对照临床研究[D].成都：成都中医药大学,2013.

[80]王薇,杜波,张林,等.静注丙种球蛋白联合糖皮质激素治疗急性重症病毒性心肌炎的临床研究[J].泰山医学院学报,2016(3711):1230-1232.

[81]张世亮.心痛宁合剂治疗不稳定型心绞痛及对心肌细胞凋亡影响的研究[D].济南：山东中医药大学,2006.

[82]李璐.基于NF-κB通路探讨调脂通脉颗粒抗动脉粥样硬化机制及血脂异常证型研究[D].北京：北京中医药大学,2018.

[83]国家卫生健康委办公厅、国家中医药管理局办公室.新型冠状病毒肺炎诊疗方案(试行第七版).2020.

[84]许冬玉,许玉龙,王至婉,等.基于网络药理学研究清肺排毒汤治疗新型冠状病毒肺炎的作用机制[J].中药药理与临床,2020,3601:26-32.

[85]王朝,尹梦碟,方泓,等.基于中医名家经典浅析新冠肺炎中清肺排毒汤的运用[J].中医药文化,2020(1504):11-16.

[86]张森,欧阳嘉慧,白瑞娜,等.从"肺主治节"探讨清肺排毒汤在新冠肺炎中的应用[J].中医学报,2020(3510):2035-2039.

[87]李春波,苏韫,刘永琦,等.清肺排毒汤治疗新型冠状病毒肺炎的中医理论及现代药理学机制[J].中医杂志,2020,61(15):1299-1302.

[88]新型冠状病毒肺炎诊疗方案(试行第八版)[J].中国病毒病杂志,2020,10(05):321-328.

[89]李佳川,李思颖,王优,等.全国23个省市区新型冠状病毒肺炎中医药防治方案用药规律探讨与分析[J].西南民族大学学报(自然科学版),2020,46(02):141-160.

[90]吕天璞,张水定.清肺汤对慢性阻塞性肺病急性加重期痰热蕴肺型患者的临床疗效[J].实用临床医药杂志,2019,23(11):96-98,102.

[91]卢亚琼.射干麻黄汤联合孟鲁司特钠治疗咳嗽变异性哮喘(痰饮郁结)随机平行对照研究[J].实用中医内科杂志,2018,32(11):29-31.

[92]李智鹏,熊雪芳,斯亚琴,等.中西医结合治疗支气管哮喘效果及对炎症因子和免疫功能的影响[J].中华中医药学刊,2018,36(03):709-711.

[93]彭勇.基于病因病机谈肺痈的中医治法和用药特点[J].光明中医,2018,33(04):467-469.

[94]闫随刚.慢喉瘖的古今文献研究[D].昆明：云南中医学院,2017.

[95]陈黎婷.中医辨证治疗慢性阻塞性肺疾病急性加重期的临床研究[D].南京：南京中医药大学,2017.

[96]黎佳敏.中医辨证论治睑板腺功能障碍性干眼的临床观察[D].昆明：云南中医学院,2017.

[97]雷剑波,荣堃,杨丽,等.养阴利咽饮联合玉液散吹喉治疗阴虚肺燥型慢性咽炎效果及对血清炎症因子水平的影响[J].现代中西医结合杂志,2016,25(27):3041-3044.

[98]司园凤.益气宁嗽汤治疗儿童大叶性肺炎恢复期的临床观察[D].哈尔滨：黑龙江中医药大学,2016.

[99]韩敏娟,曹鹏鹏,胡建明,等.慢性阻塞性肺疾病不同表型与中医证型的相关性研究[J].西部中医药,2016,29(03):63-65.

[100]姬光辉.鼻舒合剂改善功能性鼻内镜术后患者生活质量的临床研究[D].沈阳：辽宁中医药大学,2016.

[101]刘淑玮,程胜平.自拟肠康散灌肠对溃疡性结肠炎患者炎性因子和氧化应激水平的影响[J].中医药导报,2016,22(03):75-77.

[102]丁宁,王胜.慢性阻塞性肺疾病发病机制最新研究进展[J].临床肺科杂志,2016,21(01):133-136.

[103]李朝娟,顾峰.热毒宁注射液治疗急性上呼吸道感染36例临床疗效分析[J].中医临床研究,2015,7(36):66-67,99.

[104]柴霞,张俊富.自拟方治疗流感后咳嗽30例疗效观察[J].世界最新医学信息文摘,2015,15(A0):123-124.

[105]黄娟,刘家昌.疏风解毒胶囊治疗慢性阻塞性肺疾病急性加重期临床疗效观察[J].世界中西医结合杂志,2015,10(06):810-811,815.

[106]马丽鑫,李竹英,刘建秋.刘建秋教授治疗支气管扩张[J].长春中医药大学学报,2015,31(03):491-493.

[107]魏洁."精血"理论下的轻度认知功能障碍治疗的临床观察[D].成都：成都中医药大学,2015.

[108]张小瑾.病炎清15号方治疗外寒内饮型PNDS的临床研究[D].广州：广州中医药大学,2015.

[109]王春梅,周庆伟.中西医结合治疗社区获得性肺炎临床研究[J].中医学报,2014,29(07):959-960.

[110]朱虹.旋覆花化学成分及其抗炎活性研究[D].天津：天津医科大学,2014.

[111]王璐璐.黄芪注射液对博来霉素诱导的大鼠肺纤维化的作用研究[D].长春：吉林大学,2014.

[112]黄满生.杏芩消痈方超声雾化吸入治疗急性肺脓肿疗效观察[J].河北中医,2013,35(09):1307-1308.

[113]陈晶晶,张念志.张念志主任论治支气管扩张经验撷萃[J].陕西中医学院学报,2013,36(05):30-31.

[114]李际强.急性上呼吸道感染中医治疗难点与对策[J].中国临床医生,2013,41(09):65-67.

[115]叶元林,邹本金,熊春波,等.排消汤中药颗粒在腹部术后的应用观察[J].时珍国医国药,2013,24(06):1456-1457.

[116]马权.支气管扩张症64例临床疗效观察[J].中国现代药物应用,2013,7(03):29-30.

[117]李学明,梅文星.疏风宣肺培土生金法治疗感染后咳嗽疗效观察[J].四川中医,2012,30(05):63-64.

[118]于海瑞,刘力群,王勇,等.复方鱼腥草糖浆的药理研究及分析[J].黑龙江医药,2012,25(02):277-278.

[119]杨继兵,陆琴,鹿竞文.支气管扩张症中医临床诊治思路辨析[J].辽宁中医杂志,2012,39(01):80-81.

[120]李应宏,赵明芳,陈云国,等.自拟苦参解毒汤治疗带状疱疹疗效观察[J].中国中医药信息杂志,2012,19(01):81+100.

[121]李珉景.参芪饮治疗小儿咳嗽变异性哮喘慢性持续期30例临床观察[D].北京：中国中医科学院,2011.

[122]吴航.老年人肺炎76例临床疗效观察[J].中外医疗,2011,30(14):83.

[123]吴君宇.慢性阻塞性肺病临床路径的优化及其实施效果评价[D].广州：广州中医药大学,2011.

[124]王璞.盐酸丙卡特罗加吸入糖皮质激素治疗咳嗽变异性哮喘的临床研究[D].大连：大连医科大学,2011.

[125]张永平,袁维真.麻杏石甘汤石膏五倍于麻黄治疗支气管哮喘急发期26例的疗效观察[J].贵阳中医学院学报,2011,33(02):115-116.

[126]张乃荣.中西医结合治疗肺脓肿的体会[J].黑龙江医学,2011,35(01):58-59.

[127]刘远新.细辛脑治疗支气管哮喘临床分析[J].中国现代药物应用,2010,4(22):127-128.

[128]张韬,尹谢添,杨德才.通痹壮骨汤治疗膝骨性关节炎临床研究[J].湖北中医杂志,2010,32(06):18-19.

[129]肖培新,张晓梅.支气管扩张症病因病机认识及论治策略[J].中国中医药现代远程教育,2010,8(09):4-5.

[130]曾丽绚.淫羊藿苷抑制大鼠慢性阻塞性肺疾病炎症的实验研究[D].上海：复旦大学,2010.

[131]张涛,丁明.镇痛和血液稀释对兔耳再植后凝血及儿茶酚胺的影响[J].临床合理用药杂志,2010,3(01):9-11.

[132]谢子任.双黄连粉针剂的组分及药用价值[J].中国医药导报,2009,6(32):146-147.

[133]黄纯美,刘小红,许仕杰.加味三叶汤治疗鼻后滴流综合征慢性咳嗽30例临床观察[J].新中医,2009,41(04):51-53.

[134]郭慧茹,郑培永.肺癌证型规范化研究进展[J].辽宁中医杂志,2008(09):1330-1331.

[135]柳慧明.祛风平喘汤治疗支气管哮喘89例[J].陕西中医学院学报,2008(05):19-20.

[136]秦小军.老年人肺部感染56例临床分析[J].内蒙古中医药,2008(13):87.

[137]蒋萍.重新认识肺脓肿的临床特点(附18例误诊报告)[J].临床误诊误治,2008(01):70-71.

[138]周龙.千金苇茎汤治疗肺脓肿(成痈期)疗效观察[D].武汉：湖北中医学院,2007.

[139]吴允华,卢方.中西医结合治疗咳嗽变异型哮喘40例[J].现代中西医结合杂志,2006(18):2498-2499.

[140]张树伟.肺脓肿诊断治疗及分析[J].中国现代医药杂志,2006(03):73.

[141]王树凡.以阴阳学说指导治疗呼吸道感染用药经验[J].中医研究,2006(02):39-40.

[142]于少泓.肺阳在哮喘病寒饮蕴肺证大鼠模型中作用机制的研究[D].济南：山东中医药大学,2004.

[143]李怡宪.中药治疗肝郁脾虚型慢性胆囊炎的临床研究[D].广州：广州中医药大学,2000.

[144]陈宏生.辨证治疗支气管扩张咯血44例[J].陕西中医,1997(04):163.

[145]夏以琳.邵长荣治疗支气管扩张验案举隅[J].安徽中医临床杂志,1997(02):62.

[146]王非,杨旭,赵文静,等.邹德琛教授肺痈治验一则[J].中医药学报,1995(02):47.

[147]刘玉莲,巫芳华,杨开令,等.补阳还五汤通过FPR2减轻大鼠脑缺血再灌注损伤[J].时珍国医国药,2021,32(06):1304-1307.

[148]范郁山,贺彩,周诗琪,等.从能量学角度探讨影响腧穴功能的因素[J].中国针灸,2021,41(05):521-524.

[149]虞逸舒,董雪莲,艾炳蔚.古代针刺补泻手法再认识[J].中医学报,2019,34(11):2450-2453.

[150]李跃兵.向贤德教授针药结合治疗功能性消化不良临床经验[J].中国针灸,2019,39(10):1089-1091.

[151]赵佳,翟伟.近五年不同毫针针刺手法研究综述[J].世界最新医学信息文摘,2019,19(66):100-101.

[152]辛思源,杨志新,郭建恩."相对穴"内关－外关透针刺法的临床应用[J].中华中医药杂志,2019,34(03):1038-1041.

[153]秦敏,梁峻铨,曾科学.秦氏头皮针治疗血管神经性头痛30例临床观察[J].湖南中医杂志,2018,34(12):66-67.

[154]王荟清,许可可,戴明.脾胃老十针治疗慢性萎缩性胃炎伴肠上皮化生的临床效果[J].中国医药导报,2018,15(33):106-109.

[155]王倩,包永欣.从肝病实脾论王乐亭"老实针"防治肝郁脾虚型溃疡性结肠炎[J].辽宁中医药大学学报,2018,20(10):144-148.

[156]傅丽琴,谢建谋.谢建谋主任医师针灸治疗妇科病疾病验案举隅[J].按摩与康复医学,2018,9(16):82-84.

[157]杜凯,努娜,沈燕,等.金针王乐亭治疗中风病学术思想探寻[J].中国针灸,2018,38(06):637-640.

[158]欧阳俊杰.不同组别志愿者针刺捻转补泻手法速率与频率的比较研究[D].长沙:湖南中医药大学,2018.

[159]李晓峰.调神针法治疗慢性紧张型头痛的临床疗效观察[D].广州:广州中医药大学,2018.

[160]赵娜娜,贾燕飞,盛鹏杰.督脉十三针结合督灸对缺血性脑卒中患者执行功能和自我效能的影响[J].中医临床研究,2018,10(11):74-76.

[161]王宽,顾沐恩,吴焕淦,等.灸法之灸向探略[J].中国针灸,2018,38(03):281-283.

[162]安歇莲.针刺治疗慢性糜烂性胃炎(肝气犯胃证)的临床观察[D].长春:长春中医药大学,2018.

[163]周诗远,石学敏.石学敏院士针刺治疗运动神经元病经验介绍[J].上海针灸杂志,2017,36(11):1372-1375.

[164]付利娟,张慧贤,张淑婧,等.阴阳透穴法联合穴位注射辨证论治消渴病痹证28例临床观察[J].糖尿病新世界,2017,20(18):109-110.

[165]童艳,黄建青,张文生,等.胰岛素泵治疗妊娠糖尿病对妊娠结局的影响分析[J].糖尿病新世界,2017,20(18):107-108,110.

[166]郑英慧.温针灸八髎穴治疗寒凝血瘀型原发性痛经的临床研究[D].广州:广州中医药大学,2017.

[167]刘先韶.针刺对重复剖官产合并盆腹腔粘连术后胃肠功能恢复的临床研究[D].广州:广州中医药大学,2017.

[168]杜宇征.国医大师石学敏院士针刺手法量学在高血压病中的应用[J].中华针灸电子杂志,2017,6(01):1-2.

[169]任国友.石氏针灸手法与传统针灸手法治疗神经根型颈椎病的临床疗效对比分析[J].健康之路,2017,16(01):234.

[170]王丰军,徐杰.益肾降糖汤辅助治疗糖尿病肾病76临床观察[J].健康之路,2017,16(01):234-235.

[171]胡书香,李翠艳,李强,等.不同频率捻转手法对大鼠胃运动和胃迷走神经传入纤维放电影响的分析研究[J].中华中医药学刊,2017,35(01):106-108.

[172]孙晨,蓝海冰."老十针"治疗脾虚湿蕴型瘾疹(慢性荨麻疹)的临床疗效观察[J].实用皮肤病学杂志,2016,9(06):394-396.

[173]胡书香,李翠艳,刘阳阳,等.不同频率捻转手法对大鼠胃运动的影响[J].中医学报,2016,31(09):1341-1344.

[174]陈鹏典,杨卓欣,黎杰运,等.任督脉与孕育的相关性探析[J].中国民族民间医药,2016,25(13):49-50,53.

[175]陈婕.妇科常见病的经方临床辨治规律研究[D].武汉:湖北中医药大学,2016.

[176]褚慧玲.基于"治未病"思想探讨缺血性脑梗死高危因素及其与情志的相关性[D].哈尔滨:黑龙江省中医药科学院,2016.

[177]王骐.针刺"颈部三风穴"治疗后循环缺血性眩晕的临床疗效观察[D].北京:中国中医科学院,2016.

[178]闫松涛.浅谈督脉十三针治疗情志病的临床应用[J].中国民间疗法,2016,24(04):22-23.

[179]张圣洙."老十针"穴位埋线配合雷火灸治疗脾胃虚寒型胃脘痛的临床研究[D].长春:长春中医药大学,2016.

[180]徐春祥,何四君.疏风解毒胶囊联合阿莫西林克拉维酸钾治疗急性扁桃体炎的临床观察[J].中医药临床杂志,2016,28(02):224-226.

[181]王雪飞,王少松,王麟鹏.早期针刺王氏夹脊穴治疗脑卒中后痉挛50例[J].环球中医药,2015,8(06):751-753.

[182]周立华.针刺治疗紧张性头痛的临床研究[D].昆明:云南中医学院,2015.

[183]史军月,张新亚,张春红.中风后痉挛性瘫痪的理论认识及针灸研究进展[J].针灸临床杂志,2015,31(03):85-87.

[184]李玉洁.腹针疗法治疗慢性原发性失眠心肾不交证的临床疗效评价及对血浆5-HT影响的研究[D].贵阳:贵阳中医学院,2015.

[185]李嘉健,郭静,王麟鹏.寿康予民,人师之榜——记近代针灸名家夏寿人教授[J].中国针灸,2015,35(02):195-198.

[186] 司衍学，乔建华，薛伶俐 . 通窍活血汤加减治疗顽固性偏头痛的临床观察 [J]. 中国社区医师 ,2014,30(21):91-92.

[187] 周凌，王冠博 . 清咽利喉汤配合针刺放血治疗急性扁桃体炎临床观察 [J]. 针灸临床杂志 ,2014,30(06):33-35.

[188] 孙媛，蔡春茜，赵建国 . 偏瘫痉挛状态治疗研究进展 [J]. 中西医结合心脑血管病杂志 ,2014,12(05):613-617.

[189] 堵靖舒 . 俞募拔罐配合针刺对岭南地区气郁化火型失眠的疗效观察 [D]. 广州：广州中医药大学 ,2014.

[190] 卢佳 . 穴位埋线对子宫腺肌病镇痛效果的临床研究 [D]. 成都：成都中医药大学 ,2014.

[191] 陈晓敏 . 杨利教授六经辨治紧张型头痛经验的临床研究 [D]. 广州：广州中医药大学 ,2014.

[192] 高昆，廖映烨，张运，等 . 平腕立指针刺手法探讨 [J]. 云南中医中药杂志 ,2014,35(03):11-12.

[193] 李朵朵，岳增辉，许丽超，等 . 电针治疗功能性消化不良远期疗效的临床观察与评价 [J]. 针灸临床杂志 ,2014,30(02):1-4.

[194] 孔德胤 . 加味牵正散治疗原发性面肌痉挛临床观察 [D]. 济南：山东中医药大学 ,2013.

[195] 杜宇征，蔡斐 . 石学敏院士针刺治疗高血压临证经验 [J]. 中国针灸 ,2013,33(11):1000-1003.

[196] 闫军堂，刘晓倩，马小娜，等 . 刘渡舟教授治疗头痛十二法 [J]. 辽宁中医药大学学报 ,2013,15(08):68-71.

[197] 陈梓欣，王圆圆 . "强弱刺激论" 与针刺补泻手法的关系 [J]. 中国针灸 ,2013,33(07):619-621.

[198] 张智泉 . "醒脑开窍" 法不同间隔针刺治疗脑缺血恢复期的临床研究 [D]. 太原：山西中医学院 ,2013.

[199] 刘温丽 . 针刺提插补泻足三里对血虚证模型家兔红细胞计数、血红蛋白量的影响 [D]. 北京：北京中医药大学 ,2013.

[200] 张俊清，孟智宏，樊小农 . 针刺内关治疗缺血性中风综合疗效的判定与最优参数的筛选 [J]. 中国中西医结合杂志 ,2013,33(04):526-530.

[201] 王桂玲，郭静，谢新才，等 . 贺普仁治疗妇科病验案举隅 [J]. 中医杂志 ,2013,54(08):643-645.

彩 图

一、马中夫与法国医生交流

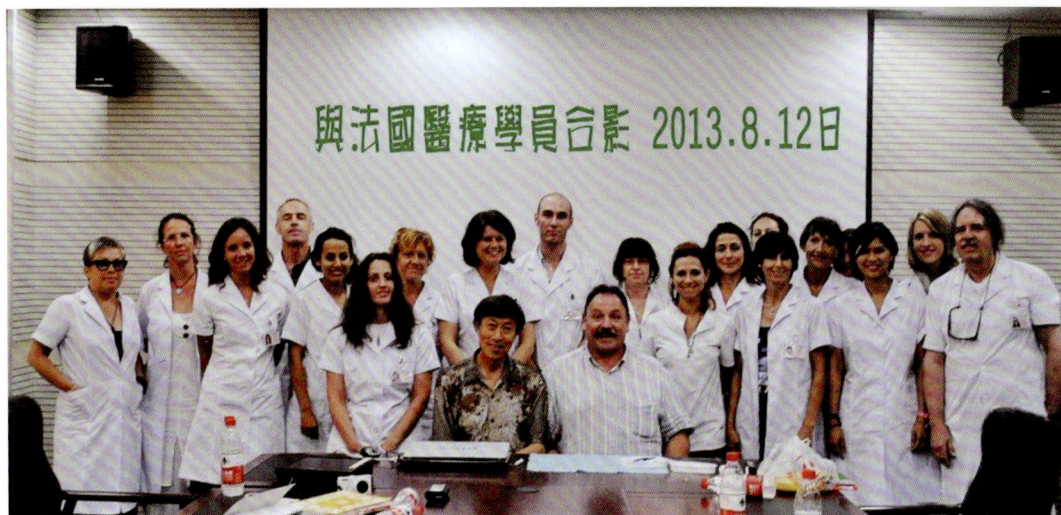

图1 马中夫与法国中医学员合影

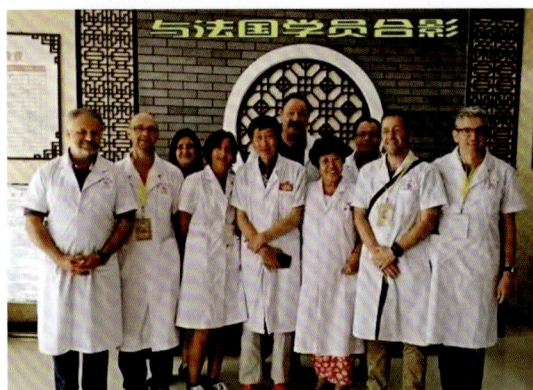

图2 马中夫与法国中医学员合影

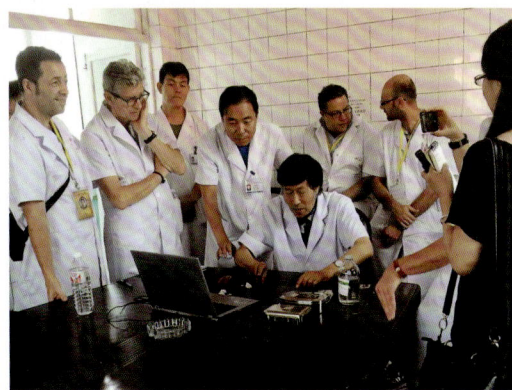

图3 马中夫为法国学员讲解针灸疗法

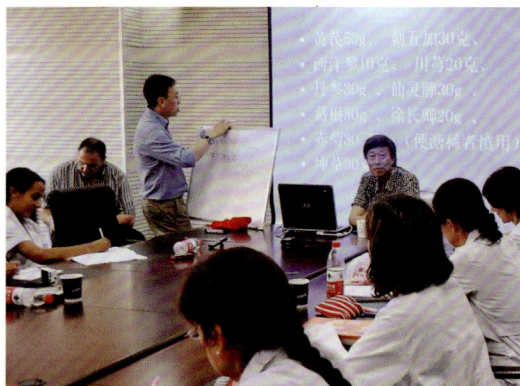

图4　马中夫为法国学员授课

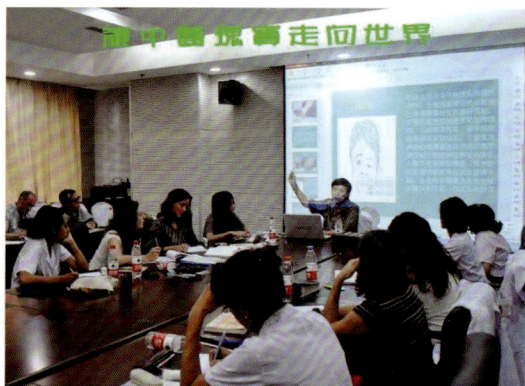

图5　马中夫为法国学员授课

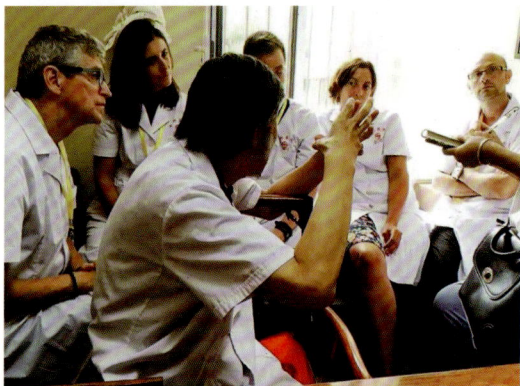

图6　马中夫为法国学员讲解针灸疗法

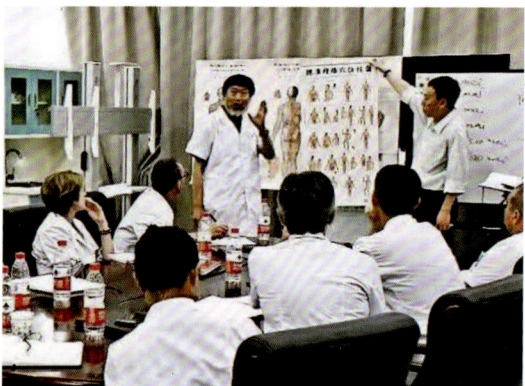

图7　马中夫为法国学员讲解针灸疗法

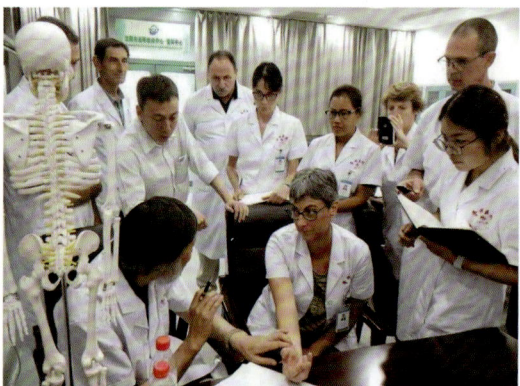

图8　马中夫为法国学员诊脉

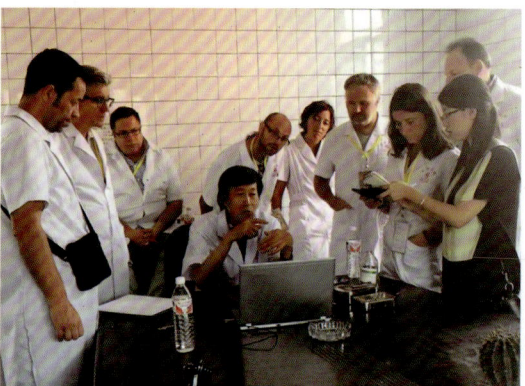

图9　马中夫为法国学员讲解针灸疗法

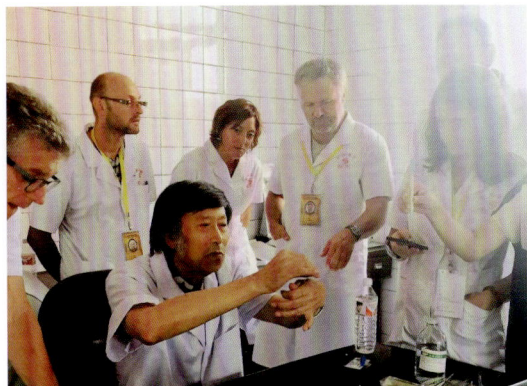

图 10　马中夫为法国学员讲解针灸及操作

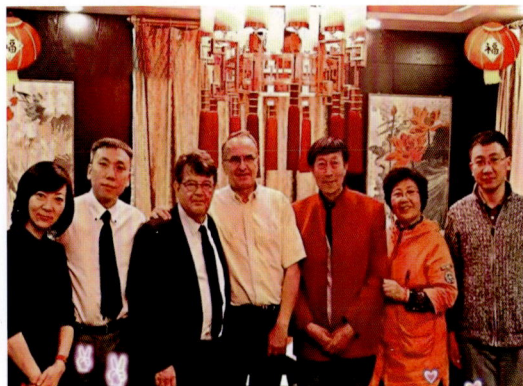

图 11　马中夫与法国学员合影

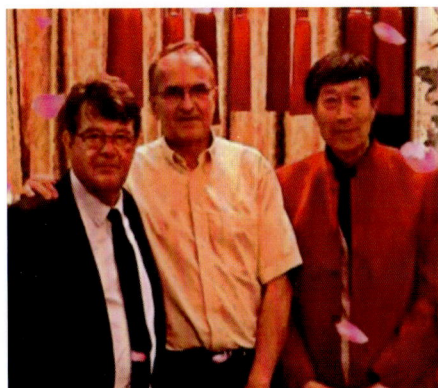

图 12　马中夫与法国学员合影

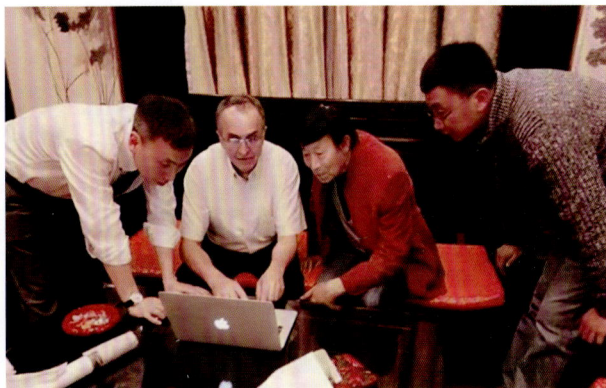

图 13　马中夫与法国学员交流探讨

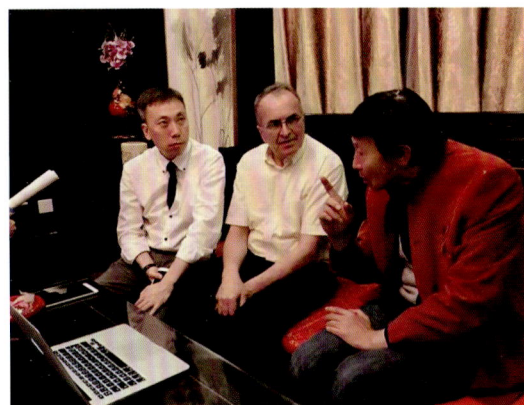

图 14　马中夫与法国学员交流探讨

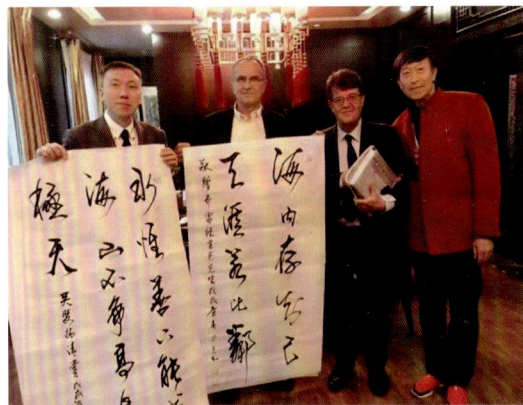

图 15　马中夫赠法国学员书法作品

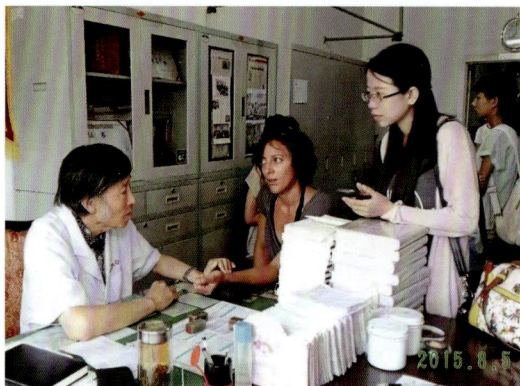

图 16　马中夫为法国学员诊脉

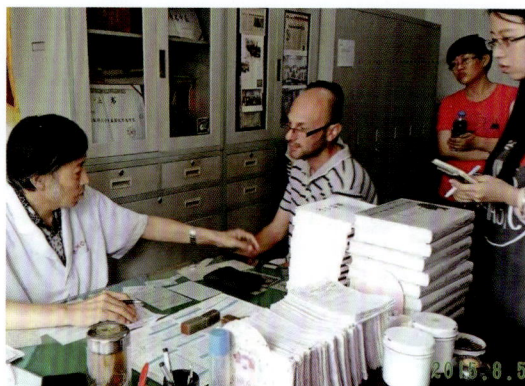

图 17　马中夫为法国学员诊脉

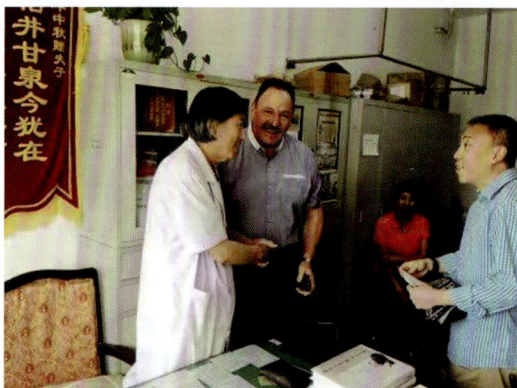

图 18　马中夫为法国学员诊断疾病

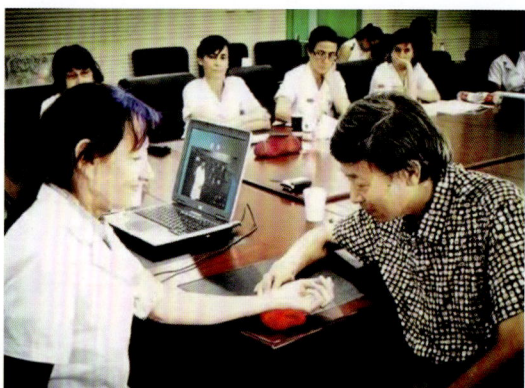

图 19　马中夫为法国学员诊脉

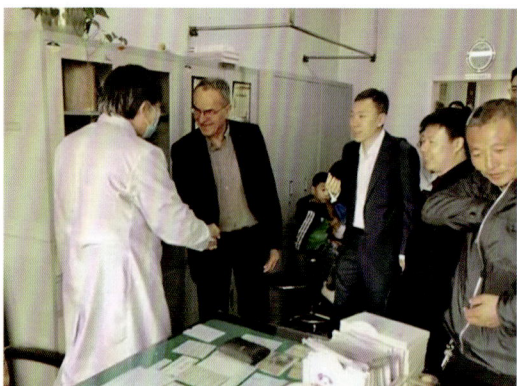

图 20　马中夫与法国学员进行交流

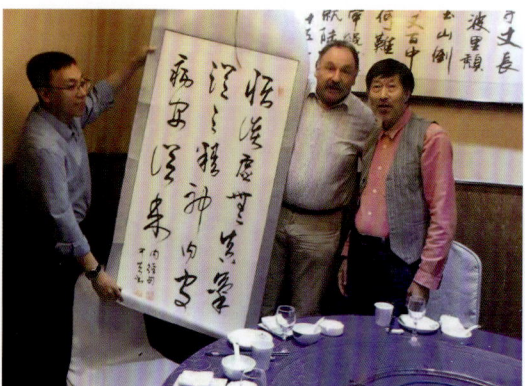

图 21　马中夫赠法国学员书法作品

二、授课·研讨会

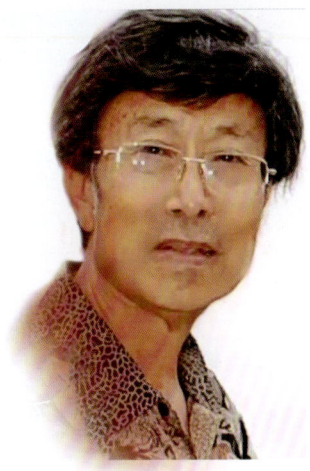

图 1　马中夫

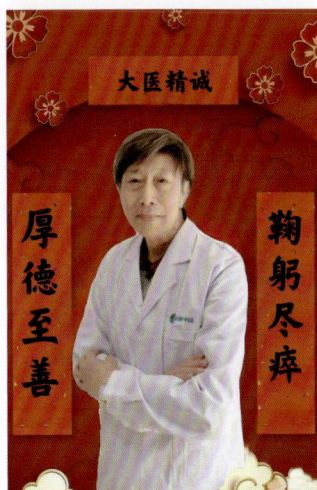

图 2　马中夫

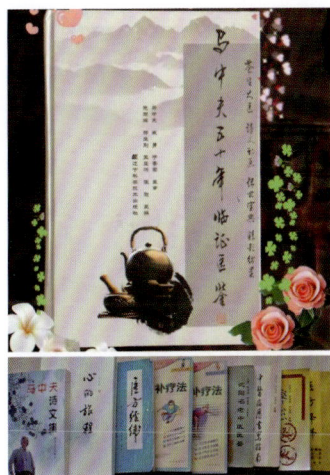

图 3　马中夫出版的著作

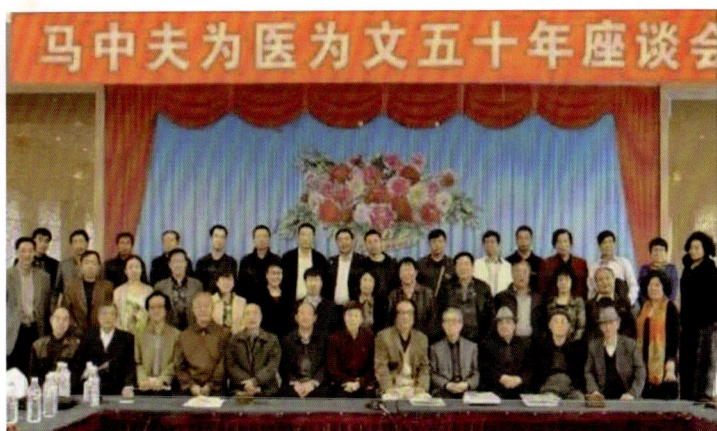

图 4　马中夫为医为文五十年座谈会

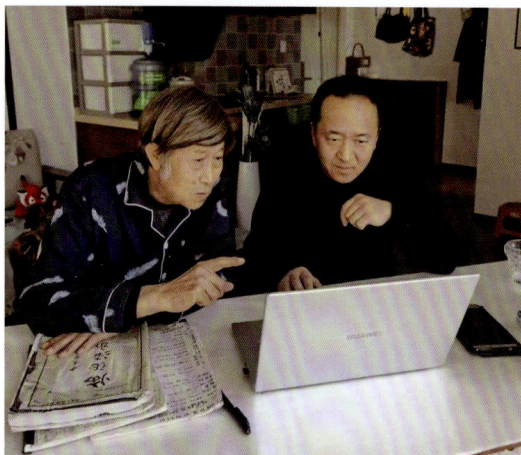

图 5　马中夫与弟子邢立刚修改书稿

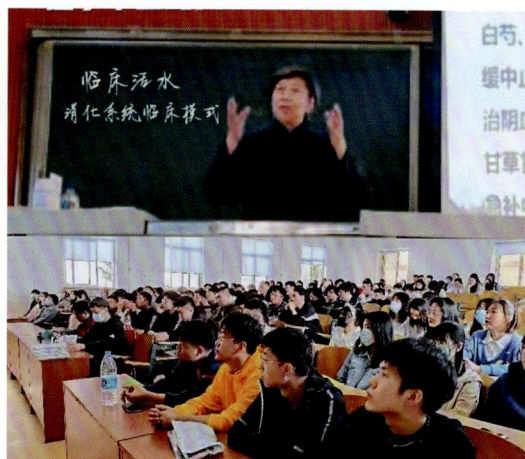

图 6　马中夫于辽宁中医药大学授课

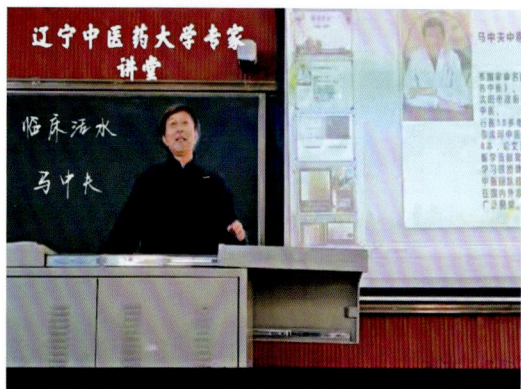

图 7　马中夫于辽宁中医药大学授课

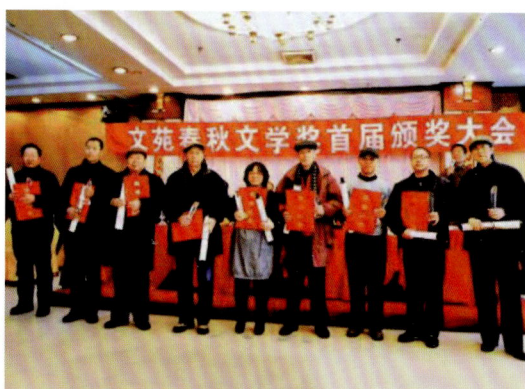

图 8　"文苑春秋文学奖"首届颁奖大会

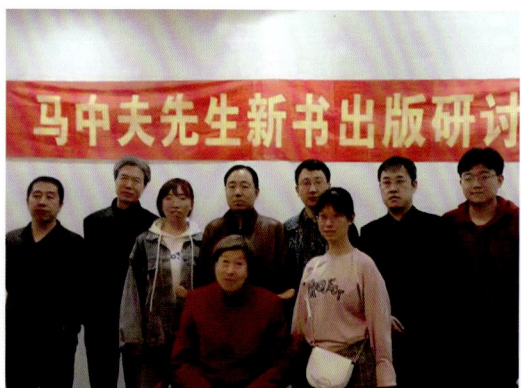

图 9　马中夫新书出版研讨会

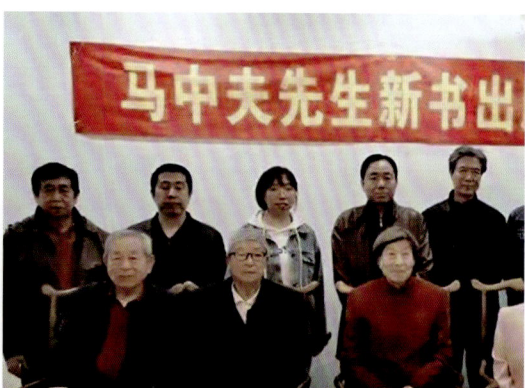

图 10　马中夫新书出版研讨会

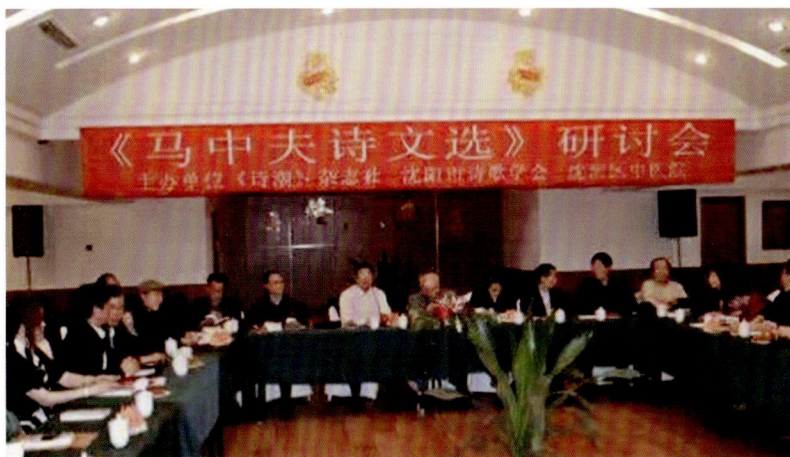

图 11　《马中夫诗文选》研讨会

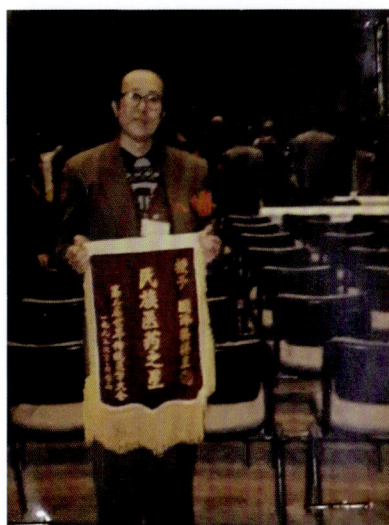

图 12　马中夫获"民族医药之星"表彰

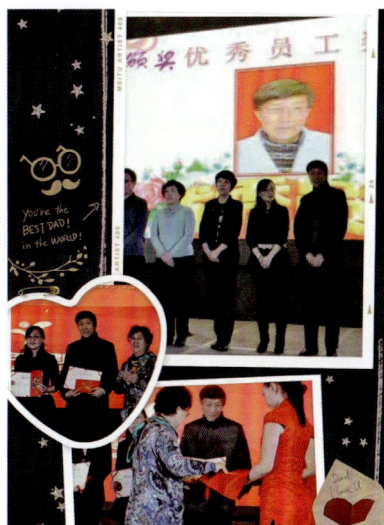

图 13　马中夫参加坐诊医院年会

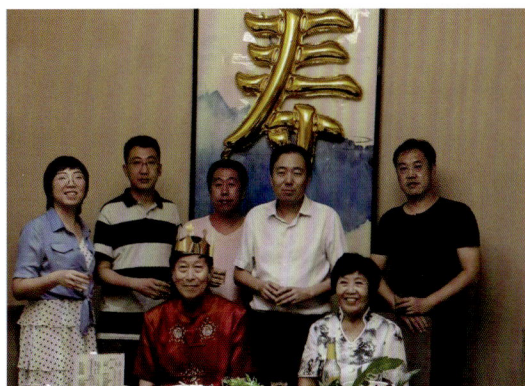

图 14　马中夫生日与弟子合影

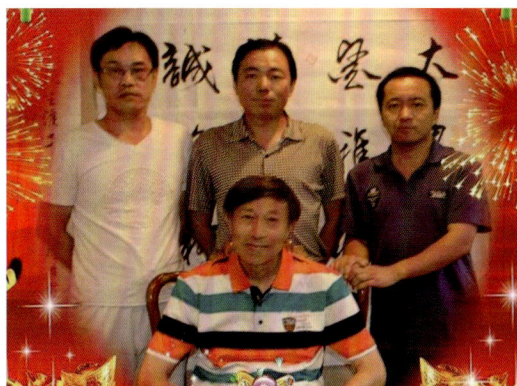

图 15　马中夫与弟子合影

三、马中夫书法绘画作品选

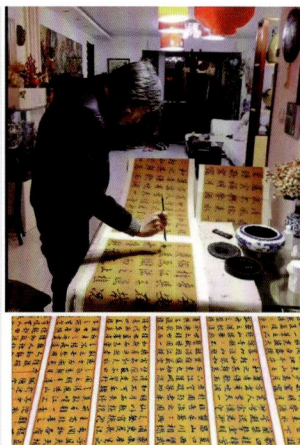

图 1　马中夫书法作品

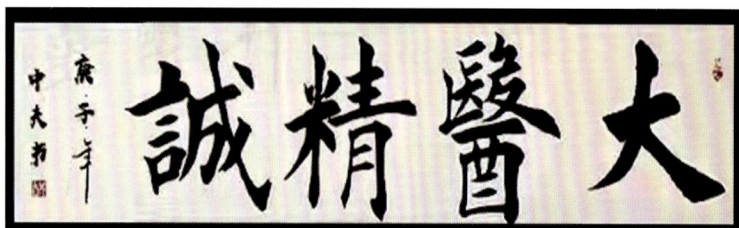

图 2　马中夫书法作品

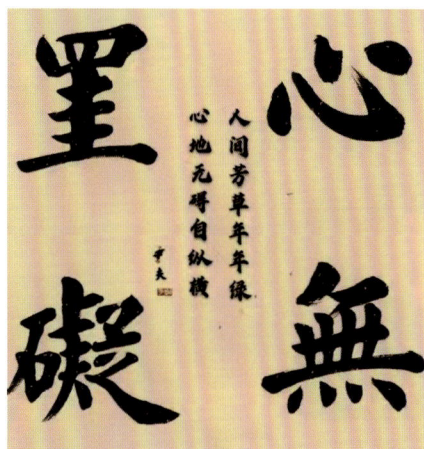

图 3　马中夫书法作品

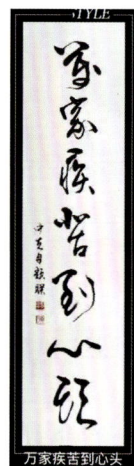

图 4　马中夫书法作品

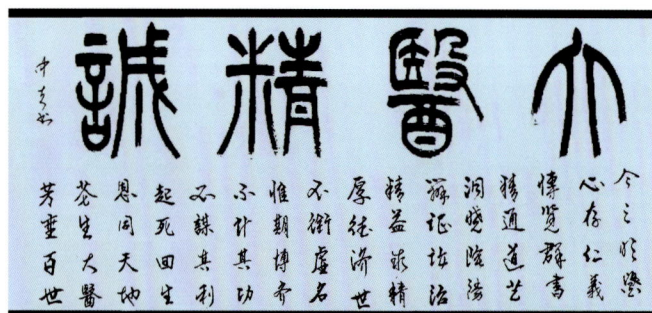

图 5　马中夫书法作品

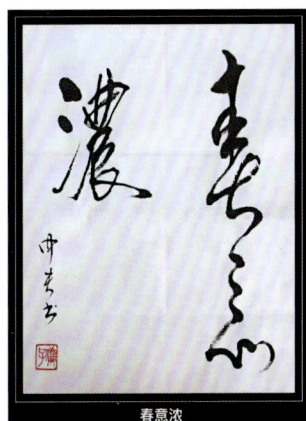

图 6　马中夫书法作品

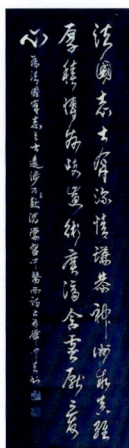

图 7　马中夫书法作品

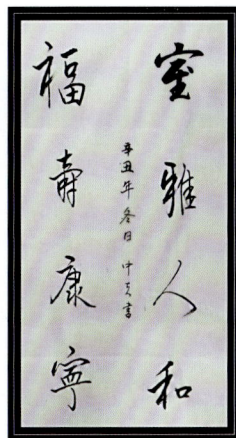

图 8　马中夫书法作品

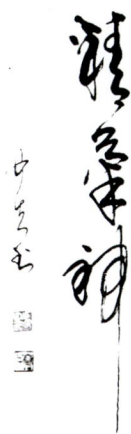

图 9　马中夫书法作品

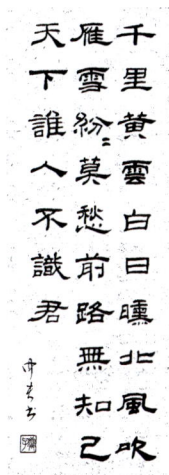

图 10　马中夫书法作品

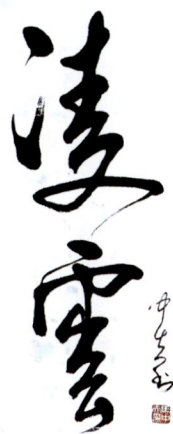

图 11　马中夫书法作品

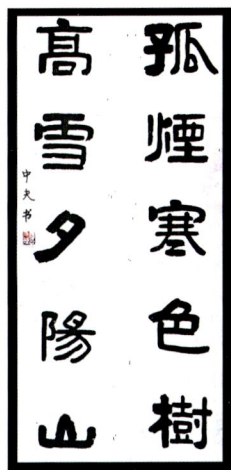

图 12　马中夫书法作品

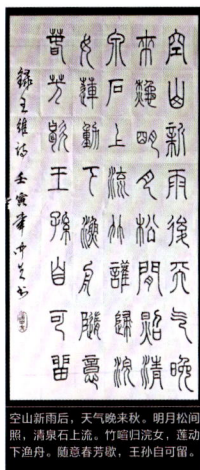

图 13　马中夫书法作品

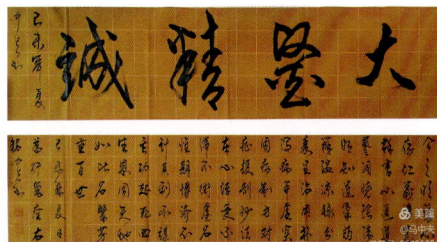

图 14　马中夫书法作品

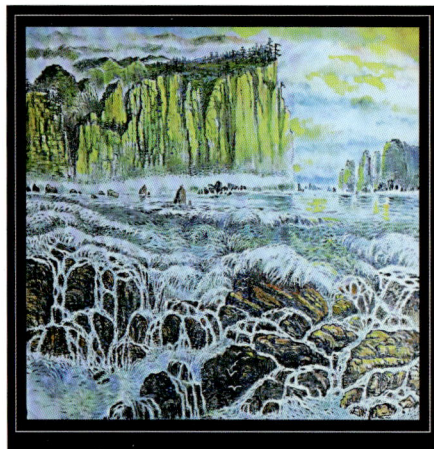

图 15　马中夫画作

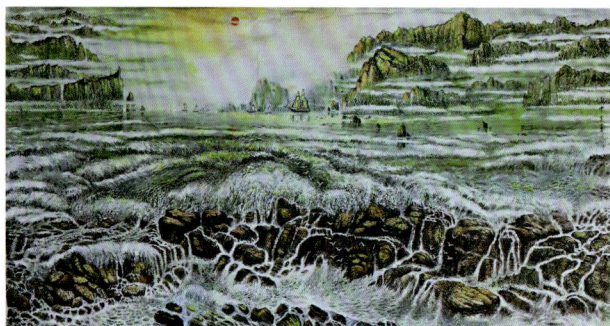

图 16　马中夫画作

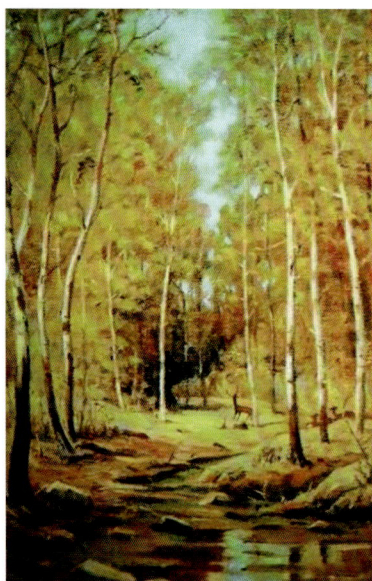

图 17　马中夫画作

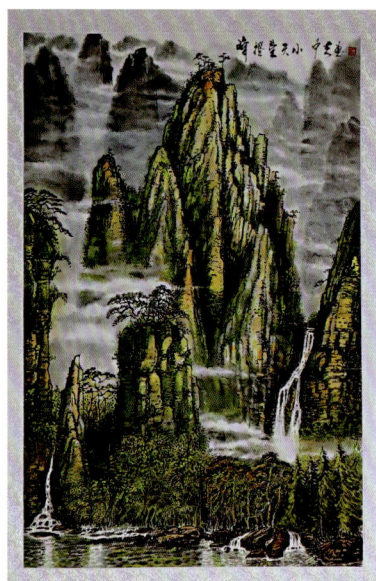

图 18　马中夫画作

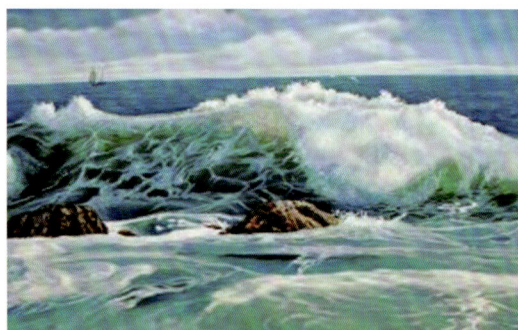

图 19　马中夫画作

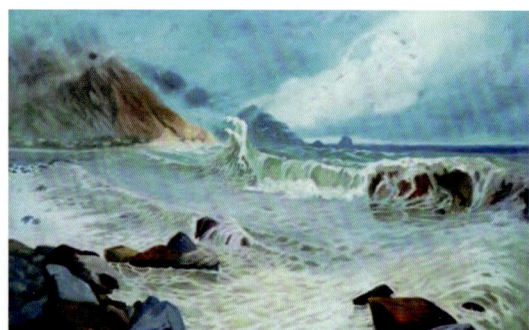

图 20　马中夫画作

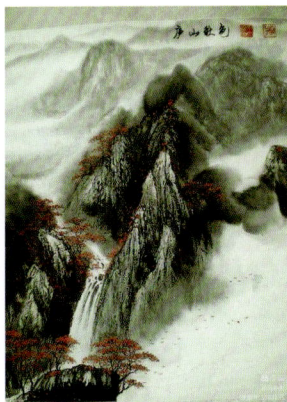

图 21　马中夫画作

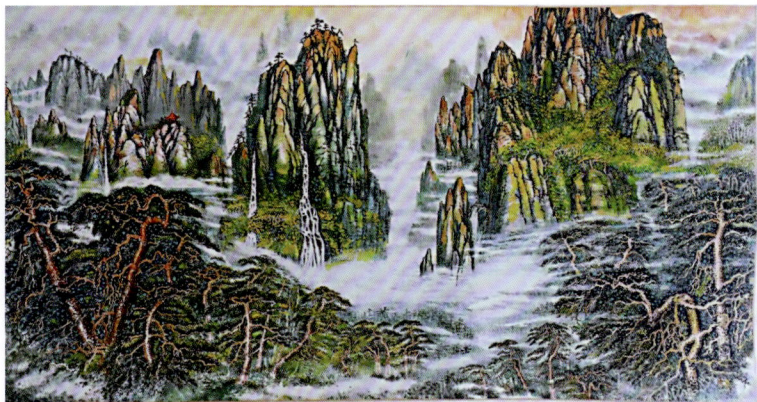

图 22　马中夫画作

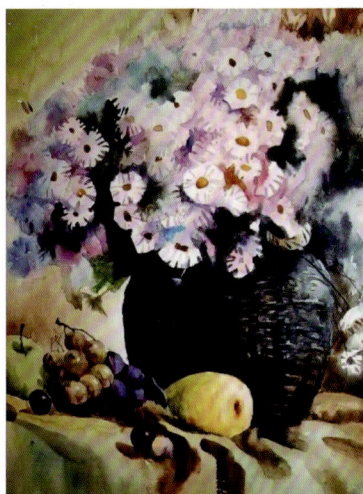

图 23　马中夫画作

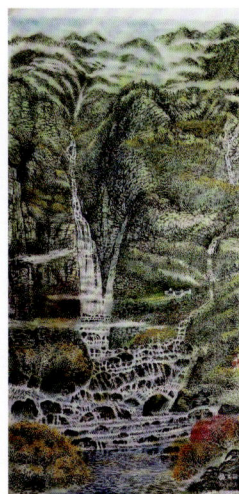

图 24　马中夫画作

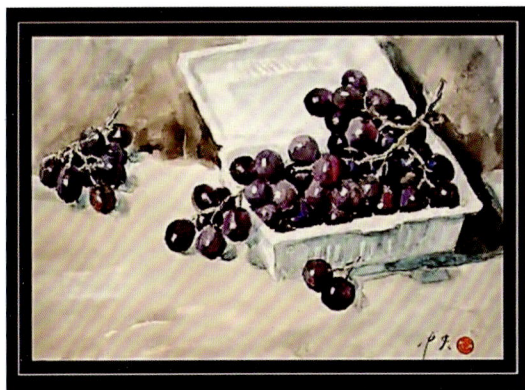

《中医院歌》
词曲作者 指挥者　马中夫

图 25　马中夫画作

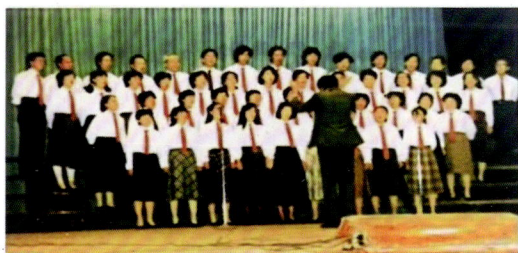

图 26　马中夫音乐作品——中医院院歌

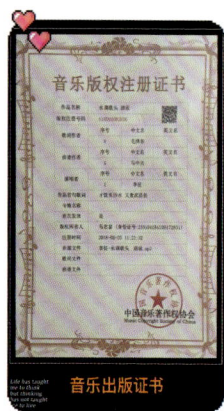

图 27　马中夫音乐作品版权证书

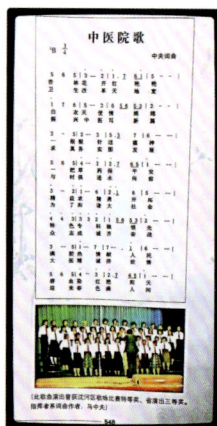

图 28　马中夫音乐作品——中医院院歌谱

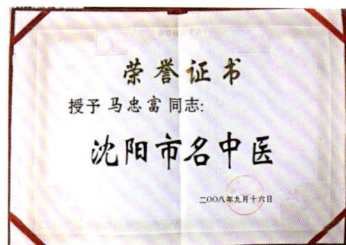

图 29　马中夫沈阳市名中医证书

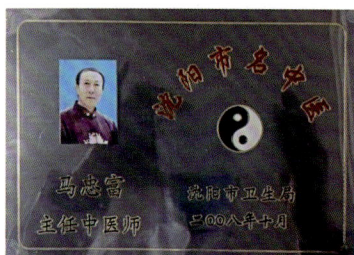

图 30　马中夫沈阳市名中医证书

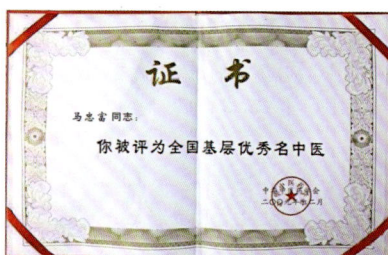

图 31　马中夫全国基层优秀名中医证书

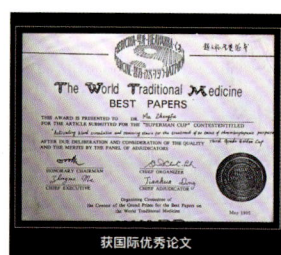

图 32　马中夫获优秀论文证书

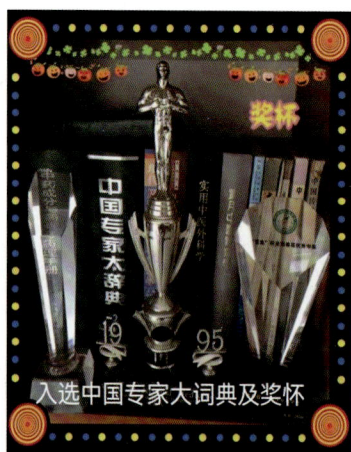

图 33　马中夫入选中国专家大词典及奖杯

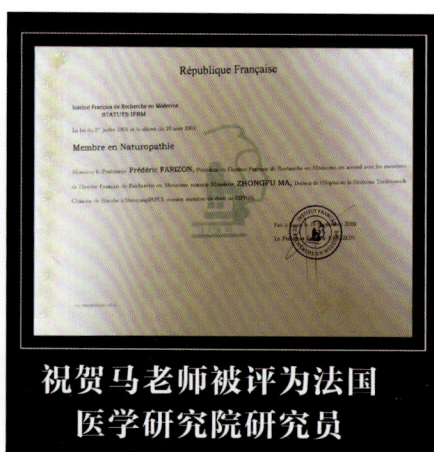

图 34　马中夫被聘为法国医学研究院研究员